R. Kreienberg

W. Jonat

T. Volm

V. Möbus

D. Alt

Management des Mammakarzinoms

3., vollständig überarbeitete und erweiterte Auflage

R. Kreienberg
W. Jonat
T. Volm
V. Möbus
D. Alt

Management des Mammakarzinoms

3., vollständig überarbeitete und erweiterte Auflage

Mit 185 Abbildungen und 106 Tabellen

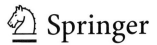 Springer

Prof. Dr. med. Rolf Kreienberg
Universitätsfrauenklinik Ulm, Prittwitzstraße 43, 89075 Ulm

Prof. Dr. med. Walter Jonat
Universitätsfrauenklinik, Universität zu Kiel, Michaelisstraße 16, 24105 Kiel

Dr. med. Tanja Volm
HMI - Hartmann Management International AG, Zollweid, CH-6331 Hünenberg

Prof. Dr. med. Volker Möbus
Städtisches Klinikum Frankfurt-Höchst, Gotenstraße 6-8, 65929 Frankfurt/Höchst

Dr. rer. nat. Dieter Alt
Untere Kippstraße 21, 69198 Schriesheim

ISBN-10   3-540-31747-3 Springer Medizin Verlag Heidelberg
ISBN-13   978-3-540-31747-0 Springer Medizin Verlag Heidelberg

Bibliografische Information der Deutschen Bibliothek
Die Deutsche Bibliothek verzeichnet diese Publikation in der Deutschen Nationalbibliografie;
detaillierte bibliografische Daten sind im Internet über http://dnb.ddb.de abrufbar.

Springer Medizin Verlag
springer.com
© Springer Medizin Verlag Heidelberg 2006

Printed in Germany

Planung: Dr. Sabine Höschele
Projektmanagement: Claudia Reich
Einbandgestaltung: deblik Berlin

SPIN 1101 0579
Satz: TypoStudio Tobias Schaedla, Heidelberg
Druck: Stürtz GmbH, Würzburg

Gedruckt auf säurefreiem Papier   106/2111/cr – 5 4 3 2 1 0

Vorwort zur 3. Auflage

Das Buch »Management des Mammakarzinoms« ist 1998 zum ersten Mal erschienen. Wegen der großen Nachfrage wurde im Jahre 2002 eine 2. Auflage erforderlich.

Seither haben sich in der Diagnostik und Therapie des Mammakarzinoms wesentliche Änderungen ergeben. Grundlagen hierfür sind die Neuerscheinungen der S3-Leitlinie für die Brustkrebsfrüherkennung sowie die S3-Leitlinie für die Diagnostik, Therapie und Nachsorge des Mammakarzinoms der Frau.

Die Diagnostik und die therapeutischen Möglichkeiten in der Behandlung des Brustkrebses wurden jedoch auch durch die Kongresse in San Antonio, durch die Konsensustagung in St. Gallen und das Meeting der American Society of Clinical Oncology (ASCO) entscheidend verändert. Erfreulicherweise hat sich das grundlegende Verständnis der Öffentlichkeit und der Politik gegenüber dem Brustkrebs geändert. Selbsthilfegruppen und auch nichtbetroffene Interessierte haben an »Stimme« gewonnen. Sie konnten in den zertifizierten Brustzentren und den Qualitätssicherungssystemen wie den Disease-Management-Programmen und bei der Bundesgeschäftsstelle für Qualitätssicherung aktiv teilnehmen und Gehör finden.

Im Bereich der Brustkrebsfrüherkennung ist durch die aktuelle Gesetzeslage erstmalig die Voraussetzung geschaffen worden, auch in Deutschland ein Mammographiescreening – wenn auch nur für die Altersgruppe von 50–70 Jahren – qualitätsgesichert flächendeckend einführen zu können.

Das durch die Deutsche Krebshilfe seit vielen Jahren geförderte Konzept (12 Kliniken in Deutschland) zur Diagnostik und zur Betreuung von Patientinnen mit familiärem Mammakarzinom konnte 2005 erstmalig in die Regelversorgung übernommen werden.

Die operative Therapie hat mit Etablierung der präoperativen, histologischen Diagnose mittels Stanzbiopsie und der rasanten Einführung der Sentinel-Lymphknoten-Biopsie zur Axilladiagnostik wesentliche Veränderungen erfahren.

Gleiches gilt für die Systemtherapie. Hier haben die Renaissance der endokrinen Therapie beim hormonrezeptorpositiven Mammakarzinom, die hervorragenden Ergebnisse der Aromatasehemmer und der Einsatz von Trastuzumab (Herceptin) in der adjuvanten Therapie zu neuen Therapiekonzepten geführt.

Aufgrund dieser rasanten Entwicklung in den verschiedensten Gebieten der Diagnostik und Therapie des Mammakarzinoms wurde eine 3. Auflage erforderlich, in der gerade diese Themengebiete erfasst und detailliert ausgearbeitet werden. Die Qualität der Therapie des Mammakarzinoms ist nicht die Leistung einer einzelnen Fachdisziplin, sondern die Summe professioneller und fachlich kompetenter gemeinsamer Behandlung durch Spezialisten im Rahmen einer Behandlungskette. Nur die effektive Kommunikation und qualitätsgesicherte Zusammenarbeit aller beteiligten Fachdisziplinen führt zu optimalen Ergebnissen. Besonders wichtig in diesem Prozess ist die aktive Einbeziehung der aufgeklärten Patientin in jeden einzelnen Schritt der Diagnostik und Behandlung.

Die Neuauflage des Buches »Management des Mammakarzinoms« will aktuell den derzeitigen Wissensstand im Zusammenhang mit dieser Erkrankung darstellen. Die äußere Erscheinung, die Präsentation und die Struktur des Buches wurden überarbeitet und z. T. neu konzipiert, um den Lesern das Wichtigste anschaulich darzustellen und die Suche nach neuen Informationen zu erleichtern.

Ulm, August 2006
Die Herausgeber

Inhaltsverzeichnis

Teil II   Äthiologie, Pathogenese, Epidemiologie, Molekularbiologie

Teil III   Diagnose, Pathologie, TNM-Stadieneinteilung, Prognostische Faktoren

Teil VI   Therapie des fortgeschrittenen Mammakarzinoms

Teil VII   Medizinische Nachsorge

Teil VIII   Therapiebegleitung

Mitarbeiterverzeichnis

Dr. Silke Adler-Ganal
Gynäkologin
Burgsteige 2
89075 Ulm

PD Dr. med. Ute-Susann Albert
Klinik für Gynäkologie,
Gyn. Endokrinologie und Onkologie
Brustzentrum Regio
Universitätsklinikum Gießen und
Marburg GmbH
Standort Marburg
Baldingerstraße
35043 Marburg

Dr. rer. nat. Dieter Alt
Untere Kippstraße 21
69198 Schriesheim

Prof. Dr. rer. nat. Norbert Arnold
Universitäts-Frauenklinik
Onkologisches Labor
Michaelistraße 16
24105 Kiel

Rolf Bäumer
KOK – Konferenz onkologischer
Kranken- und Kinderkrankenpflege
Mozartstraße 14
45478 Mülheim

Prof. Dr. med. Thomas Beck
Klinikum Rosenheim
Pettenkoferstraße 10
83022 Rosenheim

Prof. Dr. med. Matthias W. Beckmann
Frauenklinik
Universitätsklinikum Erlangen
Universitätsstraße 21-23
91054 Erlangen

Prof. Dr. med. Josef Beuth
Institut zur wissenschaftlichen
Evaluation
naturheilkundlicher Verfahren
Universität Köln
Robert-Koch-Straße 10
50931 Köln

Priv.-Doz. Dr. med. Bernhard Borgetto
Institut für gesundheits- und sozialwis-
senschaftliche Forschung und Beratung
(IFB GESO-W)
Littenweiler Straße 40b
79117 Freiburg

Prof. Dr. med. Hans-Jürgen Brambs
Abt. für Röntgendiagnostik
Universitätsklinik
Robert-Koch-Straße 87
89081 Ulm

Prof. Dr. med. Cosima Brucker
Frauenklinik Nord Nürnberg
Prof.-Ernst-Nathan-Straße 1
90419 Nürnberg

Dr. med. Corinna Crohns
Klinik für Gynäkologie und Geburtshilfe
Universität Kiel
Michaelisstraße 16
24105 Kiel

Prof. Dr. med. Klaus Diedrich
Medizinische Universität zu Lübeck
Klinik für Frauenheilkunde und
Geburtshilfe
Ratzeburger Allee 160
23558 Lübeck

Dr. med. Christoph Diederichs
Lange Lemppen 15
89075 Ulm

Dr. med. Dirk Emmerich
Universitäts-Frauenklinik
Hugstetter Straße 55
79106 Freiburg

Prof. Dr. med. Günter Emons
Frauenklinik
Georg-August-Universität
Robert-Koch-Straße 40
37075 Göttingen

Dr. med. Peter A. Fasching
Frauenklinik
Universitätsklinikum Erlangen
Universitätsstraße 21–23
91054 Erlangen

Dr. med. Etelka Földi
Földiklinik GmbH & Co. KG
Fachklinik für Lymphologie
Rößlehofweg 2-6
79856 Hinterzarten

Priv.-Doz. Dr. med. Michael Friedrich
Universitäts-Frauenklinik Lübeck
Ratzeburger Allee 160
25538 Lübeck

Hubertus Fries
Facharzt für Innere Medizin
Abteilung Medizin, Qualitätssicherung
und Benchmarking
Westdeutsches Brust-Centrum
(WCB GmbH)
Witzelstraße 63
40225 Düsseldorf

Andrea Gaisser
Deutsches Krebsforschungszentrum
Krebsinformationsdienst KID
Im Neuenheimer Feld 280
69120 Heidelberg

Dr. med. Ralph Gallinat
Universitätsfrauenklinik
Prittwitzstraße 43
89075 Ulm

Dr. med. Bernhard Gibis, MBH
Kassenärztliche Bundesvereinigung
Versorgungsqualität und Sicherstellung
Herbert-Lewin-Platz 2
10623 Berlin

Dr. med. Tanja Groten
Universitätsfrauenklinik Ulm
Prittwitzstraße 43
89075 Ulm

Dipl. Ing. Rainer Hartmann
HMI - Hartmann Management
International AG
Zollweid
CH-6331 Hünenberg

Mechthild Hahn
Dipl. Sozialarbeiterin
Elsa-Brandström-Straße 81
55124 Mainz

Prof. Dr. med. Volker Hanf
Frauenklinik Nathanstift
Klinikum Fürth
Jakob-Henle-Straße 19
90766 Fürth

Dr. phil. Ulrike Heckl
Zentrum für Tumorbiologie
Abteilung für Psychoonkologie
Universitätsklinikum Freiburg
Breisacher Straße 117
79106 Freiburg

Dr. med. Gerhard Hege-Scheuing
Universitätsklinik für Anästhesiologie
Sektion Schmerztherapie
Universitätsklinikum
Steinhövelstraße 9
89075 Ulm

Dr. med. Volker Heilmann
Parkstraße 2
89312 Günzburg

Wilfried Jacobs
AOK Rheinland
Kasernenstraße 61
40213 Düsseldorf

Dr. med. Christoph Jäger
Universitätsfrauenklinik
Prittwitzstraße 43
89075 Ulm

Prof. Dr. med. Fritz Jänicke
Klinik und Poliklinik für Gynäkologie
Universitätsklinikum Hamburg-
Eppendorf
Martinistraße 52
20246 Hamburg

Dr. med. David Jap
B-LUE Management Consulting GmbH
Esplanade 41
20354 Hamburg

Prof. Dr. med. Walter Jonat
Universitätsfrauenklinik
Universität zu Kiel
Michaelisstraße 16
24105 Kiel

Christine Kirchner
Institut für gesundheits- und
sozialwissenschaftliche
Forschung und Beratung (IFB GESO-W)
Littenweiler Straße 40b
79117 Freiburg

Dr. phil. Arnim Koerfer
Institut für Psychosomatik und
Psychotherapie
Universität Köln
Lindenthal
Kerpener Straße 62
50924 Köln

Dipl. Chem. Priv.-Doz. Dr. rer. nat.
Wolfgang Körner
Bayerisches Landesamt für Umwelt-
schutz
Bürgermeister-Ulrich-Straße 160
86179 Augsburg

Prof. Dr. med. Karl Köhle
Universität Köln
Klinik und Poliklinik für
Psychosomatik und Psychotherapie
Lindental
Kerpener Straße 62
50937 Köln

Dr. med. Hans-Christian Kolberg
Medizinische Universität zu Lübeck
Klinik für Frauenheilkunde und
Geburtshilfe
Ratzeburger Allee 160
23558 Lübeck

Prof. Dr. med. Rolf Kreienberg
Universitätsfrauenklinik
Prittwitzstraße 43
89075 Ulm

Dr. med. Hilde Kreis
Frauenklinik
Universitätsklinikum Erlangen
Universitätsstraße 21–23
91054 Erlangen

Priv.-Doz. Dr. med. Torsten Kühn
Chefarzt
Frauenheilkunde
Kreiskrankenhaus
Bergstraße 30
38518 Gifhorn

Prof. Dr. med. Hans-Joachim Lück
Dr. Horst-Schmidt-Kliniken
Ludwig-Erhard-Straße 100
65199 Wiesbaden

Priv.-Doz. Dr. med. Nicolai Maass
Frauenklinik
Universität zu Kiel
Michaelisstraße 16
24105 Kiel

Andrea Maiwald
Ziegelhalder Straße 67
47906 Kempen

Prof. Dr. Alfons Meindl
Technische Universität München
Klinikum Rechts der Isar, Frauenklinik
Ismaninger Straße 22
81675 München

Prof. Dr. med. Frank Melchert
Universitäts-Frauenklinik
Klinikum Mannheim
Theodor-Kutzer-Ufer 1-3
68167 Mannheim

Prof. Dr. med. Gunter von Minckwitz
Universitäts-Frauenklinik
German Breast Group
Schleussner Straße 42
63263 Neu-Isenburg

Priv.-Doz. Dr. med. Margarete Mitze
Dept. Histopathology
Birmingham Women's Hospital
Metchley Park Road, Edgbaston
Birmingham West Midlands B 15 2TG
United Kingdom

Prof. Dr. med. Volker Möbus
Frauenklinik
Städt. Klinikum Frankfurt-Höchst
Gotenstraße 6–8
65929 Frankfurt/Höchst

Prof. Dr. med. med. R.-P. Müller
Klinik und Poliklinik für
Strahlentherapie des
Klinikums der Universität zu Köln
Kerpener Straße 62
50924 Köln

Dr. med. Volkmar Müller
Klinik und Poliklinik für Gynäkologie
Universitätsklinikum Hamburg-
Eppendorf
Martinistraße 52
20246 Hamburg

Priv.-Doz. Dr. Christoph Mundhenke
Klinik für Gynäkologie und Geburtshilfe
Universität Kiel
Michaelisstraße 16
24105 Kiel

Priv.-Doz. Dr. phil. Reiner Obliers
Dipl. Psych.
Institut für Psychosomatik und
Psychotherapie
Universität Köln
Lindenthal
Kerpener Straße 62
50924 Köln

Prof. Dr. med. R. R. Olbrisch
MEO Clinic
Friedrichstraße 71
10117 Berlin

Dr. med. Rupert Pfandzelter
Kassenärztliche Bundesvereinigung
Dezernat 2
Herbert-Lewin-Platz 2
10623 Berlin

Dr. med. Frank Reister
Universitätsfrauenklinik Ulm
Prittwitzstraße 43
89075 Ulm

Prof. Dr. med. Andrea Rieber
Krankenhaus Neuperlach
Institut für Röntgendiagnostik
und Nuklearmedizin
Oskar-Maria-Graf-Ring 51
81737 München

Dr. med. Georg Sauer
Universitätsfrauenklinik
Prittwitzstraße 43
89075 Ulm

Prof. Dr. med. Rita Schmutzler
Molekulare Gynäko-Onkologie
Universitäts-Frauenklinik
Kerpener Straße 34
50931 Köln

Hilde Schulte
Bundesverband e.V.
Frauenselbsthilfe nach Krebs.
Bundesgeschäftsstelle
Haus der Krebsselbsthilfe
Thomas-Mann-Straße 40
53111 Bonn

Priv.-Doz. Dr. med.
Michael Schulte
Diakoniekrankenhaus
II Chirurgische Abteilung
Elise-Averdick-Straße 17
27342 Rotenburg/Wümme

Prof. Dr. med. Klaus-Dieter Schulz
Schlehdornweg 2
35041 Marburg

Prof. Dr. med.
Rüdiger Schulz-Wendtland
Institut für diagnostische Radiologie –
Gynäkologische Radiologie
Universität Erlangen-Nürnberg
Universitätsstraße 21-23
91054 Erlangen

Priv.-Doz. Dr. med. Ludger Staib
Klinik für Allgemein- und Viszeral-
chirurgie
Städt. Klinik Esslingen
Hirschlandstraße 97
73730 Esslingen

**Prof. Dr. med.
Ludger Sunder-Plassmann**
Abt. Thorax- und Gefäßchirurgie
Chirurgische Universitätsklinik u.
Poliklinik
Steinhövelstraße 9
89075 Ulm

Dr. Guido Tuschen
Geschäftsführer
WBC Westdeutsches Brust-Centrum
GmbH
Bahlenstraße 180
40589 Düsseldorf

Dr. med. Tanja Volm
HMI - Hartmann Management
International AG
Zollweid
CH-6331 Hünenberg

Stefanie Wagner
Dipl.-Kauffrau (Univ.)
Frauenklinik
Universitätsklinikum Erlangen
Universitätsstraße 21–23
91054 Erlangen

Prof. Dr. phil. Joachim Weis
Zentrum für Tumorbiologie
Abteilung für Psychoonkologie
Universitätsklinikum Freiburg
Breisacher Straße 117
79106 Freiburg

Prof. Dr. med. Frederik Wenz
EC Strahlentherapie
Klinikum Mannheim
Theodor-Kutzer-Ufer 1–3
68167 Mannheim

Dr. med. Renate Wiesner-Bornstein
Partnerschaft Dr. Wiesner-Bornstein &
Partner
Tübinger Straße 96
71732 Tamm

Stefan Zettl
Dipl.-Biol., Dipl.-Psych.
Bliessweg 10
69126 Heidelberg

Teil I Voraussetzungen und Strukturen einer effektiven Brustkrebsversorgung

Entwicklung der Mammadiagnostik und Therapie

Rolf Kreienberg

Die Brustkrebsinzidenz in Deutschland ist weiter steigend. Die Sterblichkeitsrate geht seit Beginn der 1990er Jahre deutlich zurück. In den USA und England wird ein Rückgang der Mortalität von über 20% beobachtet, der mit konsequenter Früherkennung und der adjuvanten systemischen Therapie in Zusammenhang gebracht wird. Auch die jetzt in Deutschland entstehenden Screeningprojekte auf Basis der Krebsfrüherkennungsrichtlinie (KFÜ) und der hierfür geschaffenen Bundesmantelverträge, bei denen asymptomatische Frauen im Alter zwischen 50 und 69 Jahren persönlich zum Mammographiescreening eingeladen werden, führen hoffentlich zu einer früheren Entdeckung von Mammakarzinomen und einer mittelfristigen, weiteren Senkung der Mortalität.

1.1 Präoperative Diagnostik

Entscheidende Fortschritte haben sich in der bildgebenden Diagnostik und der Etablierung von interventionellen Methoden in der präoperativen diagnostischen Abklärung ergeben.

Für Patientinnen mit Mammakarzinom, unklaren oder suspekten Befunden sowie Präkanzerosen stehen neben der sorgfältigen klinischen Untersuchung eine Vielzahl von nichtinvasiven und invasiven diagnostischen Methoden zur Verfügung.

Aktuelle Methoden der präoperativen Mammadiagnostik

- Mammographie inkl. mammographischer Zusatzaufnahmen (z. B. Vergrößerungsmammographie)
- Mammasonographie mit Hochfrequenzsonden (7,5–10 mHz)
- Magnetresonanztomographie (MRT) mit Kontrastmittelgabe
- Galaktographie
- Feinnadelpunktion (nur in speziellen Einzelfällen)
- Hochaktuelle interventionelle Methoden (z. B. Stanzbiopsie und Vakuumbiopsie)

Diese nichtinvasiven und invasiven diagnostischen Methoden erlauben in Kombination mit der histologischen Aufarbeitung der präoperativ entnommenen Stanzen und der dort gewonnenen immunhistochemischen Befunde (Östrogen- und Progesteronrezeptor, HER-2/neu-Status)

eine gezielte Operationsplanung im Rahmen einer prätherapeutischen Konsultation. Hier können die Ausdehnung der Operation unter Einbeziehung der onkologischen Sicherheitsabstände, die evtl. notwendige onkoplastische Operation zur Rekonstruktion des operativen Defektes und die Wünsche der Patientin zu einem operativen Gesamtkonzept zusammenführt werden.

1.2 Operative Therapie

Neben der frühzeitigen, umfassenden Operationsplanung hat insbesondere die Einführung der Sentinel-Lymphknoten-Biopsie zu Fortschritten in der operativen Therapie des primären Mammakarzinoms geführt. Die Beschränkung der konventionellen axillären Lymphonodektomie auf große Tumore >2 bzw. 3 cm, bzw. auf Fälle mit klinisch, bzw. sonographisch befallener Axilla ermöglicht für annähernd 60% unserer Patientinnen eine Einschränkung der Operationsradikalität in der Axilla mit deutlicher Verminderung der Kurz- und Langzeitmorbidität. Hier hat sich der operative Standard dramatisch geändert.

! Die Einführung der **Sentinel-Lymphknoten-Biopsie** führt zu einer erheblichen Verminderung der Morbidität.

Gleiches gilt auch für die onkoplastischen Operationstechniken. Der vermehrte Einsatz von intramammären Rekonstruktionen mit glandulärer Rotationslappentechnik zur Vermeidung größerer Gewebsdefekte und die Defektdeckung mittels lokaler Lappentechniken, insbesondere mittels thorakoepigastrischem Verschiebelappen bzw. Latissimus-dorsi-Lappen mit und ohne Hautinsel, ermöglichen heute eine Brusterhaltung auch bei größeren Gewebsresektionen mit annehmbaren kosmetischen Ergebnissen und wiederhergestellter Körperintegrität bei maximaler onkologischer Sicherheit.

1.3 Adjuvante systemische Therapie

Die diagnostischen und operativen Fortschritte in der Therapie des primären Mammakarzinoms werden ergänzt durch die Erfolge der primär systemischen Therapie. Hier hat die Chemotherapie – bei rezeptornegativen Tumoren – zu erstaunlichen histopathologischen Komplettremissionsraten geführt. Mithilfe dieser primär systemischen Therapie können bisher als inoperabel geltende Mammakarzinome operiert und die Rate an brusterhaltenden Operationen erhöht werden.

! Die primäre Chemotherapie ermöglicht die brusterhaltende Therapie auch in bisher als inoperabel geltenden Fällen.

Die adjuvante Systemtherapie hat anlässlich der Konsensustagung 2005 in St. Gallen durch die Renaissance der adjuvanten endokrinen Therapie bei postmenopausalen Frauen mit hormonrezeptorpositiven Tumoren einen neuen Stellenwert erhalten. Besonders bei postmenopausalen Patientinnen mit endokrin-sensiblen Tumoren hat sich der Einsatz der Aromatasehemmer a) als Up-Front-Therapie, b) als Sequenztherapie (Switch), d. h. dem Einsatz von Aromatasehemmern im Anschluss an eine verkürzte Tamoxifentherapie von 2–3 Jahren und einer Gesamttherapiedauer von 5 Jahren und c) in Form einer erweiterten adjuvanten Therapie mit Aromatase-Inhibitoren nach regulärer 5-jähriger Tamoxifentherapie als erfolgversprechend erwiesen.

Die bisher vorliegenden Daten aus großen, multizentrischen, prospektiv randomisierten Studien müssen durch Langzeitergebnisse gestützt werden, insbesondere um bisher noch nicht erkannte Nebenwirkungen der Langzeitbehandlung mit Aromatasehemmern besser ausloten zu können.

Auch bei der adjuvanten systemischen Chemotherapie lassen sich mit einem optimalen Einsatz der Taxane bzw. der dosisdichten und dosisintensivierten Chemotherapie kurz- und mittelfristig weitere Therapieerfolge erwarten. Besondere Beachtung haben die Ergebnisse der adjuvanten Therapie mit Trastuzumab (Herceptin) auf dem Meeting der American Society of Clinical Oncology (ASCO) 2005 gefunden. Zwei internationale und zwei US-amerikanische Studien (Joensuu et al. 2005; Piccart-Gebhart et al. 2005; Romond et al. 2005; Slamon et al. 2005) zeigen eine signifikante Verbesserung der Rezidivfreiheit und eine Verringerung der Metastasierungsrate sowie eine Verbesserung des Gesamtüberlebens durch den Einsatz dieses Antikörpers. Aufgrund dieser hervorragenden Ergebnisse ist eine beschleunigte Zulassung von Trastuzumab (Herceptin) in der adjuvanten Therapie des primären Mammakarzinoms im Mai 2006 erfolgt.

! Sowohl der Einsatz der Aromatasehemmer als auch von Taxanen und Trastuzumab können in den nächsten Jahren in der adjuvanten Situation eine echte Verbesserung des Therapieerfolges erzielen.

Weitere Fortschritte finden sich in der Strahlentherapie des primären und metastasierten Mammakarzinoms und auch bei der systemischen Hormon- und Chemotherapie sowie der Therapie mit Trastuzumab beim metastasierten Mammakarzinom, die alle zur schrittweisen Verbesserung der Situation für die Patientin führen.

1.4 Versorgungsstrukturen

Insgesamt steht den behandelnden Ärzten eine Fülle von diagnostischen und therapeutischen Möglichkeiten für ihre Patientinnen zur Verfügung, die sowohl primär als auch bei Metastasierung zum Einsatz kommen können. Entscheidend für die Verbesserung der Gesamtergebnisse ist sicher die Publikation der S3-Leitlinie zur Diagnostik, Therapie und Nachsorge des Mammakarzinoms, die eine strukturierte Behandlung nach dem aktuellsten Stand der wissenschaftlichen Literatur ermöglicht (evidenzbasierte Medizin).

Die Tatsache, dass immer mehr Patientinnen in zertifizierten Brustzentren therapiert werden, wird ebenfalls zur Ergebnisverbesserung beitragen. Daneben kann das Disease-Management-Programm Brustkrebs (DMP), d. h., die bessere Versorgung von Patientinnen in der Nachsorge, und auch die vermehrte Einbindung von Patientinnen adjuvant sowie in der metastasierten Situation in Therapiestudien, dazu führen, dass die Rezidivrate und die Mortalitätsrate beim Mammakarzinom weiter entscheidend gesenkt werden kann.

! Der Einsatz von Leitlinien, die Behandlung in Brustzentren und das damit verbundene Bewusstsein für die Relevanz strukturierter und überprüfbarer Diagnostik und Therapie hat eine große Bedeutung für die weitere Senkung der mammakarzinombedingten Mortalität.

Literatur

Joensuu H et al. (2005) The FinHer Trial. (Presentation SABCS 2005)
Piccart-Gebhart MJ et al. (2005) Results of the HERA Trial. (Presentation ASCO 2005)
Romond EH et al. (2005) Combined analysis of NSABP-B31/NCCTG-N9831. (Presentation ASCO 2005)
Slamon D et al. (2005) The BCIRG 006 Study. (Presentation SABCS 2005)

S3-Leitlinie Mammakarzinom

Volker Heilmann, Rolf Kreienberg

2.1   Einleitung

Die manifeste Brustkrebserkrankung beeinträchtigt die Lebensqualität betroffener Frauen in nahezu allen Bereichen. Hierzu gehören Beruf und Freizeitgestaltung, Sexualität und Familienplanung, aber auch medizinische Behandlungsmöglichkeiten (z. B. in der Postmenopause). Wie die Prävention und die Früherkennung erfordert auch die Diagnose, die Therapie und die Nachsorge des Brustkrebses eine multidisziplinäre multiprofessionelle Zusammenarbeit, wie sie in dieser Form für kaum eine andere Erkrankung erforderlich ist (Schulz u. Albert 2003). In die Betreuung der betroffenen Frauen sind chirurgische Fachdisziplinen, die diagnostische Radiologie, die Frauenheilkunde, die Humangenetik, die internistische Onkologie, die medizinische Informatik, die Pathologie, die Psychoonkologie, die Sozialmedizin und die Strahlentherapie involviert.

> **Definition**
>
> Die Leitlinie »Diagnostik, Therapie und Nachsorge des Mammakarzinoms der Frau« ist ein Instrument zur Versorgung der Patientin mit nachgewiesenem Brustkrebs. Sie dient dazu, den Patientinnen ein dem jeweiligen Stand der Erkrankung angemessenes wissenschaftlich begründetes, aktuelles und wirtschaftliches Verfahren der Diagnostik, Therapie und Rehabilitation anzubieten.

Die in der nationalen S3-Leitlinie festgelegten Statements berücksichtigen die aktuellste Literatur und die Aussagen der internationalen Leitlinien. Die vorgelegte Leitlinie soll Grundlage für handlungsrelevante ärztliche Entscheidungsprozesse liefern. Sie soll dazu beitragen, eine angemessene Gesundheitsversorgung in der Diagnostik und Therapie des Mammakarzinoms zu garantieren und die Basis für eine individuell adaptierte qualitätsgesicherte Therapie zu gewährleisten.

Therapeutische Interventionen können durch Anwendung der formulierten Statements nach dem individuellen Risiko der Patientin, dem Therapieziel, der ärztlichen Einschätzung, der Nutzen- und Risikobeurteilung, insbesondere aber auch entsprechend den Präferenzen der Patientin, ausgerichtet werden. Somit ist die jeweils aktuelle Auswahl der Therapieoptionen und der diagnostisch-therapeutischen Interventionsstrategien in den verschiedenen Stadien der Erkrankungen unter Berücksichtigung der individuellen Situation der Patientin möglich. Die Früh- und Spätfolgen der Therapiearten werden dargestellt. So

können häufige Fehler bei der Behandlungsplanung und Durchführung der Therapie des Mammakarzinoms vermieden werden. Die einzelnen ärztlichen Maßnahmen, in der Diagnostik, Therapie und Nachsorge des Mammakarzinoms der Frau werden nach dem aktuellen Stand der wissenschaftlichen Literatur geordnet. Ressourcen werden benannt und Schnittstellen definiert. Dem jeweils mitbehandelnden, auf dem Gebiet Mammakarzinom nicht spezialisierten Arzt ist es anhand dieser Leitlinie möglich, die ihm anvertraute Betroffene über das Vorgehen der Spezialisten, die Ergebnisse und Nebenwirkungen der Diagnostik und Behandlung zu beraten. In einfachen Flussdiagrammen werden die wesentlichen Therapieschritte dargestellt. Ebenso wie der Mindestumfang der Dokumentation werden auch Qualitätsindikatoren, Methoden, Ziele der Kurz- und Langzeitparameter zur Überprüfung der angewandten Therapie sowie Zeitpunkte ihrer Evaluation benannt.

Bei der Erarbeitung dieser nationalen S3-Leitlinie wurden eine Reihe von internationalen Leitlinien einbezogen. Daneben wurden die Ergebnisse internationaler prospektiv-randomisierter Studien zur Diagnostik und Therapie berücksichtigt.

> **Cave**
>
> Strukturqualität, Definition der Schnittpunkte und Mindestanforderung an die Kommunikation der Beteiligten werden nicht in der S3-Leitlinie, sondern durch die Anforderungen der Deutschen Krebsgesellschaft (DKG) an Brustzentren und durch das Disease-Management-Programm (DMP) Brustkrebs definiert.

Die vorliegende S3-Leitlinie erlaubt die flächendeckende Umsetzung einer mulitdisziplinären qualitätsgesicherten und sektorübergreifenden Therapie des Mammakarzinoms. Ziel der flächendeckenden Verbreitung der S3-Leitlinie ist es, die Diagnosekette und die stadiengerechte Therapie bei der Ersterkrankung als auch beim Rezidiv bzw. einer Metastasierung zu optimieren. Dadurch sollen mittel- und langfristig die Sterblichkeit der Patientinnen mit Brustkrebs gesenkt und die Lebensqualität erhöht werden.

2.2   Entwicklung der Leitlinie

Leitlinien als systematisch entwickelte Entscheidungshilfe für Arzt und Patienten sind ein wichtiges Instrument des Qualitätsmanagements in der Medizin. Sie werden von der Gesundheitspolitik gefordert (§ 137 e–g SGB V). Die kontinuierliche Verbesserung der methodischen Qualität von Leitlinien ist ein wichtiges Ziel (Bahrs et al. 1995). Aufgrund der klinischen Bedeutung des Mammakarzinoms unter Versorgungsaspekten beschloss die Kommission Qualitätssicherung der DKG, auf einen im Vorfeld erstellten Erstentwurf (Stufe 1) aufbauend, eine Leitlinie zu erstellen, die den methodischen Anforderungen der höchsten Entwicklungsstufe von Leitlinien der Stufe 3 entsprechend sollte (DKG 2004, Arbeitsgemeinschaft bevölkerungsbezogener Krebsregister in Deutschland 2002). Die **Koordination der Leitlinienentwicklung** wurde **Professor Kreienberg** übertragen. Die Koordination schloss die Projektplanung, Einberufung der Leitlinienarbeitsgruppen, Mitarbeit in diesen Arbeitsgruppen, Zusammenführung der Ergebnisse sowie Entwurf und Überarbeitung der Manuskripte ein. Das Projektmanagement wurde von dem Informationszentrum für Standards in der Onkologie (ISTO) übernommen und umfasste administrative Aufgaben sowie Protokollführung.

Das methodische Vorgehen erfolgte in Anlehnung an das **Leitlinienmanual der Arbeitsgemeinschaft der wissenschaftlichen medizinischen Fachgesellschaften (AWMF)** und des **ärztlichen Zentrums für Qualität in der Medizin (ÄZQ)** sowie die **Empfehlungen des Europarats** für die Erstellung und die Anforderungen der **AGREE** (Appraisal of Guidelines for Research and Evaluation) und die methodische Qualität von Leitlinien (Lorenz et al. 2001; Europarat 2001; AGREE-Collaboration 2001). Im Rahmen eines Pilotprojektes wurden vorab die Literaturrecherchen für 5 Statements durchgeführt. Eine Hochrechnung ließ einen Zeitaufwand von annähernd 5 Jahren erwarten, um für alle vorgesehenen Statements die relevante Literatur zu identifizieren. Durch die systematische Berücksichtigung der Literaturrecherchen internationaler Leitlinien konnte dieser Prozess dagegen in einem akzeptablen Zeitraum durchgeführt werden. In einem ersten Schritt wurde geprüft, ob die Literatur der ausgewählten Leitlinien zu identischen Ergebnissen führt, wie es die Arbeit der Leitliniengruppe im Pilotprojekt erbracht hat. Das Ergebnis zeigte eine Übereinstimmung der beiden Vorgehensweisen. Die inhaltliche Rahmenbildung der Leitlinie und die Identifikation von Schlüsselaussagen durch interdisziplinäre Konsensusprozesse bildeten den ersten Schritt der Leitlinienentwicklung. Um bei geringer vorhandener Evidenz Entscheidungen zu begründen und eine Abwägung alternativer Optionen und Ergebnisse vorzunehmen, sowie eine Akzeptanz für eine Leitlinie zu erzeugen, und deren Implementierung unterstützt, erfolgte ein abschließendes **Konsensusverfahren** der gesamten Leitlinengruppe nach Recherche und Bewertung der in ihrer Gesamtheit vorliegenden Literatur. Maximale Transparenz und Vermeidung von Verzerrungen der verschiedenen Feststellungen infolge gruppendynamischer Prozesse, Status- oder Persönlichkeitsvariablen der Teilnehmer sowie deren politische und wirtschaftliche Interessen wurden durch einen **nominalen Gruppenprozess** unter Leitung unabhängiger Moderatoren erreicht (Delbecq 1975; Margolis u. Cretin 1999) (Abb. 2.1). Als Evidenz-

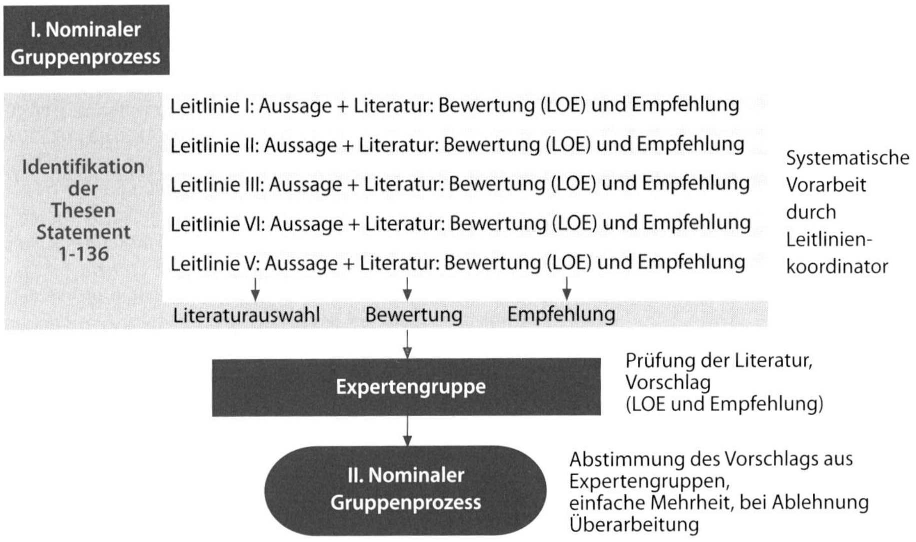

I. Nominaler Gruppenprozess

Identifikation der Thesen Statement 1-136

Leitlinie I: Aussage + Literatur: Bewertung (LOE) und Empfehlung
Leitlinie II: Aussage + Literatur: Bewertung (LOE) und Empfehlung
Leitlinie III: Aussage + Literatur: Bewertung (LOE) und Empfehlung
Leitlinie VI: Aussage + Literatur: Bewertung (LOE) und Empfehlung
Leitlinie V: Aussage + Literatur: Bewertung (LOE) und Empfehlung

Systematische Vorarbeit durch Leitlinienkoordinator

Literaturauswahl   Bewertung   Empfehlung

Expertengruppe

Prüfung der Literatur, Vorschlag (LOE und Empfehlung)

II. Nominaler Gruppenprozess

Abstimmung des Vorschlags aus Expertengruppen, einfache Mehrheit, bei Ablehnung Überarbeitung

Abb. 2.1. Nominaler Gruppenprozess

Empfehlungsgradschema wurde die Einteilung des Centre for Evidence-based Medicine aus Oxford gewählt (Centre for Evidence-Based Medicine. 2001).

2.3 Methodik

Die Leitlinien folgender internationaler Organisationen wurden als methodische Grundlage und Literaturbasis herangezogen:

1. National Health and Medical Research Council (NHMRC), Australien
2. Steering Committee on Clinical Practice Guidelines for the Care and Treatment of Breast Cancer, Kanada
3. National Comprehensive Cancer Network (NCCN), USA
4. Scottish Intercollegiate Guideline Network (SIGN), Schottland
5. Arbeitsgemeinschaft für gynäkologische Onkologie (AGO), Deutschland

Aus den einzelnen Leitlinien wurden die Kernaussagen zur Diagnostik, Therapie und Nachsorge extrahiert. Diesen Kernaussagen wurde die jeweilige zitierte Literatur zugeordnet und, sofern vorhanden, die Beurteilung der Literaturbewertung (LOE) und der Bewertungsgrad der Maßnahme. Die Gegenüberstellung zu den Statements der Leitlinie Mammakarzinom ergab somit einen Datensatz mit maximal 5 Literaturbewertungen und 5 Empfehlungen. Zusätzlich wurde die Literatur systematisch den Statements zugeordnet, um keinen Informationsverlust zuzulassen. Bei übereinstimmender Bewertung der Literatur und Empfehlung wurden diese als Vorschlag der Expertengruppe vorgelegt, bei Differenzen erfolgte kein Vorschlag. Im Rahmen des nominalen Gruppenprozesses wurde dann über die Vorschläge der Expertengruppe abgestimmt bzw. die Bewertungen und der Empfehlungsgrad neu festgelegt.

2.4 Zusammenfassung

Durch die Berücksichtigung der internationalen Leitlinien ergeben sich Vorteile aus der Zusammenführung der verschiedenen methodischen Arbeitsansätze der jeweiligen Arbeitsgruppen. Da es sich hier um die kontrollierte und geprüfte Nutzung bereits bestehender, ausgewählter Leitlinien handelt, wurde ein synergistischer Effekt er-

zielt. Die Bewertung und Auswahl der Literatur und die Empfehlungsgrade für die Statements durch die Expertengruppe war wesentlicher Bestandteil der Leitlinienentwicklung. Nur so konnte eine den nationalen Besonderheiten angepassten Leitlinie entstehen. Den engagierten Mitarbeitern der Expertengruppe und den Vertretern der beteiligten Fachgebiete ist es zu verdanken, dass eine den nationalen Bedürfnissen angepasste und methodisch auf höchstem Niveau entwickelte Leitlinie: »Interdisziplinäre S3-Leitlinie für die Diagnostik und Therapie und Nachsorge des Mammakarzinoms der Frau« entstanden ist.

❗ Die Autoren der Leitlinie, die Mitglieder der Expertengruppe, die Mitglieder der Konsensusgruppe, die sich an dem nominalen Gruppenprozes beteiligt haben, können der Langfassung der Leitlinie im Internet auf der Website der DKG und der AWMF (http://www.krebsgesellschaft.de; http://www.awmf.de) entnommen werden.

Literatur

AGREE-Collaboration (2001) Appraisal of Guidelines for Research and Evaluation (AGREE). http://www.agreecollaboration.org

Arbeitsgemeinschaft bevölkerungsbezogener Krebsregister in Deutschland in Zusammenarbeit mit dem Robert Koch-Institut (2002). Krebs in Deutschland: Häufigkeiten und Trends. 3. Aufl., Braun Druck, Saarbrücken Riegelsberg, S 48–51

Arbeitsgemeinschaft Gynäkologische Onkologie (2003) Leitlinie zur Diagnostik und Therapie primärer und metastasierter Mammakarzinome. http://www.ago-online.org/load.html

Bahrs O, Gerlach FM, Szecsenyi J (1995) Ärztliche Qualitätszirkel. 2. Aufl., Deutscher Ärzteverlag. Köln

Centre for Evidence-Based Medicine (2001) Levels of Evidence and Grades of Recommendation. http://www.cebm.net/levels_of_evidence.asp

Cantin J, Scarth H, Levine M, Hugi M, for the Steering Committee on Clinical Practice Guidelines for the Care and Treatment of Breast Cancer, 13 (2001). Sentinel lymph node biopsy. CMAJ 165(2): 166–173

Delbecq AL, Van de Ven AH, Gustafson DH (1975) Group techniques for program planning. Scott Foresman, Glenview/IL, pp 1–174

Deutsche Krebsgesellschaft (2004) Kurzgefasste interdisziplinäre Leitlinien 2004. Diagnose und Therapie maligner Erkrankungen. 4. Aufl. Zuckschwerdt, München

Europarat (2001) Recommendation of the Committee of Ministers to member states on developing a methodology for drawing up guidelines on best medical practices. http://cm.coe.int/ta/rec/2001/2001r13.htm

Gross PA, Greenfield S, Cretin S et al. (2001) Optimal methods for guideline implementation: Conclusions from Leeds Castle meeting. Med Care 39: 85–92

Kreienberg R et al (2004) Qualitätssicherung in der Onkologie. Interdisziplinäre S3-Leitline für die Diagnostik und Therapie des Mammakarzinoms der Frau. Zuckschwerdt, München

Magrolese GM, for the Steering Committee on Clinical Practice Guidelines for the Care and Treatment of Breast Cancer 1 (1998) The palpable breast lump: information and recommendations to assist decision-making when a breast lump is detected. Can Med Assoc 158 (3 Suppl)

Margolis CZ, Cretin S (1999) Implementing clinical practice guidelines. AHA Press, Chicago, pp 1–223

Mohr VD, Bauer J, Döbler K, Fischer B, Woldenga C (2003) Qualität sichtbar machen. BQS-Qualitätsreport 2002. BQS Bundesgeschäftsstelle Qualitätssicherung GmbH, Düsseldorf

Murphy KC, Coppin CML, Kader H et al., for the Steering Committee on Clinical PracticeGuidelines for the Care and Treatment of Breast Cancer 9 (1998) Follow-up after treatment for breast cancer. Can Med Assoc 158 (3 Suppl)

National Breast Cancer Centre (2001) Clinical practica guidelines for the management of early breast cancer: second edition. National Breast Cancer Centre, Camperdown, NSW

National Breast Cancer Centre (2003) The clinical management of ductal carcinoma in situ, lobular carcinoma in situ and atypical hyperplasia of the breast. National Breast Cancer Centre, Camperdown, NSW

National Breast Cancer Centre (2003) The clinical practice guidelines for the management of advanced breast cancer. National Breast Cancer Centre, Camperdown, NSW

National Comprehensive Cancer Network (2003) Practice guidelines in oncology. http://www.nccn.org/patients/patient_gls/_english/_breast/5_treatment.asp

Robidoux A, for the Steering Committee on Clinical Practice Guidelines for the Care and Treatment of Breast Cancer 2 (1998) Investigation of lesions detected by mammography. Can Med Assoc 158 (3 Suppl)

Scottish Intercollegiate Guidelines Network (1998a) Management of breast cancer in women. SIGN Publication No 29, Edinburgh

Scottish Intercollegiate Guideline Network (1998b) Breast cancer in women. http://www.sign.ac.uk/guidelines/published/index.html

Scottish Intercollegiate Guidelines Network (2001) A guideline developers handbook. SIGN Publication No. 50. http://www.show.scot.nhs.uk/sign/guidelines/fulltext/50/index.html

Schulz K-D, Albert U-S (Hrsg) (2003) Stufe-3-Leitlinie Brustkrebs-Früherkennung in Deutschland. Zuckschwerdt, München, (Langfassung, S 225)

Zertifizierung von Brustzentren

Tanja Volm, Rainer Hartmann

»Stamping out fires is a lot of fun, but it is only putting things back the way they were.«

(W. Edwards Deming)

3.1 Behandlung von Brustkrebs im Zentrum und durch Spezialisten

Während der europäischen Brustkrebskonferenz 1998 in Florenz wurde eine Arbeitsgruppe gebildet, die die Ansprüche an ein Brustzentrum definieren sollte. Im Jahr 2000 wurden die Ergebnisse dieser Arbeitsgruppe publiziert (EUSOMA 2000). Unverzichtbare Forderungen an ein Brustzentrum sind dabei das Erreichen einer kritischen Größe von mindestens 150 neuen primären Mammakarzinomfällen pro Jahr sowie die Etablierung einer interdisziplinären Zusammenarbeit aller Kerndisziplinen mit Gestaltung einer gemeinsamen Brustkonferenz.

Die Diagnose und Therapie von Brustkrebs erfordert ein multidisziplinäres Konzept. Nicht nur die Erfahrung des einzelnen Behandlers ist dabei von Bedeutung, sondern auch die reibungslose Organisation zwischen den einzelnen Behandlungsdisziplinen. In einer Untersuchung von Roohan und Mitarbeitern (Roohan et al. 1998) konnte gezeigt werden, dass die Überlebenswahrscheinlichkeit von brustkrebserkrankten Frauen mit dem Behandlungsvolumen des Krankenhauses steigt. So hatten Patientinnen unabhängig vom Stadium ihrer Erkrankung in einem Krankenhaus mit weniger als 10 Operationen pro Jahr ein 60% höheres Mortalitätsrisiko gegenüber Frauen in einem Krankenhaus mit mehr als 150 Operationen pro Jahr. In einem Krankenhaus mit 51–150 Operationen pro Jahr lag die Risikoerhöhung noch immer bei 19%. Selbst wenn die Zahl »150« durch diese Studie statistisch nicht wirklich validiert wurde, konnte klar belegt werden, dass ein Krankenhaus mit spezieller Expertise bei der Behandlung von Brustkrebspatientinnen einen Überlebensvorteil ermöglicht.

Ebenso scheint die Expertise des einzelnen Behandlers einen Einfluss auf das Behandlungsergebnis zu haben. Bei einem Vergleich von an Brustkrebs erkrankten Frauen, die von Spezialisten operiert wurden, mit Frauen, die von Nichtspezialisten operiert worden waren (Gillis u. Hole 1996), konnte in einer multivariaten Analyse gezeigt werden, dass die Operation durch einen Spezialisten eine Reduktion des Sterberisikos um 16% ausmachte. Allerdings war der Begriff des »Spezialisten« nicht nur durch die Expertise des Operateurs, sondern auch durch dessen Umfeld definiert: Nach Ansicht der Autoren war Voraus-

setzung für die Bezeichnung als Spezialist, dass dieser in einem interdisziplinären Brustzentrum tätig war.

Um herauszufinden, ob auch die Expertise des Operateurs alleine eine Auswirkung auf die Behandlungsqualität hat, untersuchten Sainsbury und Kollegen mehr als 10.000 Frauen bzgl. ihrer Überlebensrate in Bezug auf die OP-Erfahrung ihres Chirurgen. Tatsächlich konnte ein signifikanter Unterschied bei einer Zahl von über 30 Brustkrebsoperationen pro Operateur gegenüber einer kleineren Zahl pro Jahr festgestellt werden (DuBois et al. 2003).

Auch die Umsetzung gängiger Leitlinien ist in größeren Abteilungen häufiger. Für das Bundesland Hessen konnten DuBois et al. (2003) zeigen, dass mit zunehmender Zahl der Brustkrebsfälle in einer Abteilung die Zahl der brusterhaltenden Operationen steigt (Engel et al. 2002). Ähnliche Ergebnisse sahen Engel et al. (2002) bei einer Studie in mehreren deutschen Regionen (Kämmerle, Onkozert 2005, persönliche Mitteilung).

❶ Patientinnen mit Brustkrebs können einen **signifikanten Überlebensvorteil** erzielen, wenn sie sich in einem Brustzentrum behandeln lassen,
- welches mehr als 150 Primärfälle pro Jahr betreut und
- dessen Operateure mehr als 30 Brustkrebspatientinnen pro Jahr betreuen.

3.2 Grundlagen der Zertifizierung

3.2.1 Qualitätsmanagement (QM)

Grundlage einer Zertifizierung ist die Überzeugung, dass nur die systematische Erfassung und die Verbesserung der Prozessabläufe einer Klinik zu einer Verbesserung der Behandlungsqualität führen. Laut SGB V sind die »Leistungserbringer« bereits seit 1999 »zur Sicherung und Weiterentwicklung der Qualität der von ihnen erbrachten Leistungen verpflichtet. Die Leistungen müssen dem jeweiligen Stand der wissenschaftlichen Erkenntnissen entsprechen und in der fachlich gebotenen Qualität erbracht werden. … Zugelassene Krankenhäuser … sind verpflichtet, einrichtungsintern ein Qualitätsmanagement einzuführen und weiterzuentwickeln.«

Der Begriff der Qualität in der klinischen Medizin wird nicht zuletzt aufgrund dieser Forderung zurzeit etwas überstrapaziert. Eine Definition des Begriffes »Qualität« gelingt trotzdem nur schwer. Die **DIN 8402** gibt eine Erklärung für den Begriff der Qualitätsverbesserung.

Definition

»Qualitätsverbesserung wird erreicht durch überall in der Organisation ergriffene Maßnahmen zur Erhöhung der Effektivität und Effizienz von Tätigkeiten und Prozessen, um zusätzlichen Nutzen sowohl für die Organisation als auch für ihre Kunden zu erzielen.«

Erkenntnisse aus der Qualitätsverbesserung sollten sich auf die Qualitätsplanung auswirken. Ziel eines jeden Qualitätsmanagements sollte sein, vorausschauend dafür zu sorgen, dass die für die Patientenversorgung notwendigen Prozesse optimal ablaufen können.

Die **Deutsche Krebsgesellschaft (DKG)** wie auch die **Deutsche Gesellschaft für Senologie (DGS)** verlangen für die Zertifizierung eines Brustzentrums sowohl die Zertifizierung der fachlichen Anforderungen als auch die Zertifizierung eines Qualitätsmanagementsystems.

Die **Ärztekammer Nordrhein Westfalen (NRW)** verlangt für die Zertifizierung als Brustzentrum die Zertifizierung der fachlichen Anforderungen als auch die Einführung eines Qualitätsmanagement-Systems.

Die **European Society of Mastology (EUSOMA)** hat bisher kein Zertifizierungs- oder Akkreditierungsverfahren publiziert und verlangt kein Qualitätsmanagementsystem (◨ Tab. 3.1).

3.2.2 Qualitätsmanagementsysteme für Brustzentren

Es gibt unterschiedliche QM-Systeme, die für die Nutzung in einem Brustzentrum geeignet wären. Da die Zertifizierbarkeit des QM-Systems aber gewünscht und z. B. im DKG/DGS-Verfahren auch gefordert wird, haben sich für die Zertifizierbarkeit von Brustzentren nur drei Systeme durchsetzen können: a) die ISO 9001, b) das Verfahren der Kooperation für Transparenz und Qualität im Gesundheitswesen (KTQ) (proCum Cert-Verfahren für die konfessionellen Häuser) und c) das Joint-Commission-Verfahren. Alle drei Systeme bauen auf einem überschaubar großen Fragenkatalog auf.

Um ein QM-System in einem Brustzentrum zu installieren, sind große persönliche Erfahrungen des QM-Beauftragten des Zentrums und erhebliche Zeitressourcen des Koordinators des Brustzentrums erforderlich. Besteht ein Brustzentrum aus zwei oder sogar mehreren Standorten (Kooperationen), steigt der Aufwand überproportional. Sind eine oder sogar beide dieser Voraussetzungen nicht gegeben, so ist es sinnvoll, die Hilfe eines sowohl fachlich als auch technisch versierten Beraters in Anspruch zu nehmen.

❗ Adressen von akkreditierten Zertifizierungsstellen und Beratern können über Onkozert erfragt werden.

3.2.3 Fachliche Anforderungen an Brustzentren

Die fachlichen Anforderungen der DKG/DGS wurden bis Anfang 2006 überarbeitet und sind im Internet unter http://www.senologie.org und unter http://www.deutsche-krebsgesellschaft.de abgebildet. Ein am Verfahren teilnehmendes Brustzentrum muss jährlich den sogenannten Erhebungsbogen im Sinne einer Selbstbewertung ausfüllen und an die Zertifizierungsstelle der Deutschen Krebsgesellschaft (Onkozert GmbH) übergeben. Die Fachexperten von Onkozert führen ihr Audit anhand dieses Bogens durch. Fachexperten sind speziell für diese Tätigkeit von Onkozert ausgebildete und geprüfte Fachärzte, die eine

	DKG/DGS	NRW	EUSOMA
QM-System	Zertifizierung von anerkannter Zertifizierungsstelle erforderlich	Etablierung erforderlich	Etablierung nicht erforderlich
Fachliche Anforderungen / Kriterien	Zertifizierung durch Onkozert erforderlich (geprüfte Fachexperten von Onkozert)	Zertifizierung durch Ärztekammer erforderlich (zugelassene Auditoren der Ärztekammer)	Kriterien werden durch ein Vorstandsmitglied überprüft.
Zertifizierungssystem publiziert	Ja	Ja	Nein

◨ **Tab. 3.1.** Anforderungen an ein Brustzentrum

große senologisch-onkologische Erfahrung nachweisen und eine leitende Position innehaben müssen.

Der Anforderungskatalog für Brustzentren, die nach dem NRW-Verfahren zertifiziert werden, stammt von 2004 und ist unter http://www.mgsff.nrw.de hinterlegt.

Die von der Ärztekammer Westfalen-Lippe ausgewählten Auditoren des NRW-Systems führen das Audit anhand dieses Katalogs durch.

3.3 Verfahren für die Zertifizierung eines Brustzentrums

3.3.1 Zertifizierung nach DKG und der DGS

Die »EUSOMA-Empfehlungen« sind insbesondere im deutschsprachigen Raum auf große Resonanz bei Ärzten, Frauenverbänden und nicht zuletzt politischen Institutionen gestoßen. Die ersten Brustzentren wurden daraufhin ins Leben gerufen, ohne dass eine inhaltliche Bestimmung des Begriffs »Brustzentrum« bestand. Die DKG und die DGS haben daraufhin in gemeinsamer Arbeit ein Zertifizierungsverfahren für Brustzentren entwickelt. Erste Probezertifizierungen fanden 2001 im Brustzentrum Vogtareuth, 2002 im Brustzentrum des Universitätsklinikums Ulm und im Euregio Brustzentrum statt. Im Dezember 2002 erfolgte die erste komplette Pilotzertifizierung des Brustzentrums am Universitätsklinikum Tübingen zugleich mit der Zertifizierung des QM-Systems nach ISO. Nach weiteren Verbesserungen konnte 2003 das reguläre Zertifizierungsverfahren auf den Weg gebracht werden. Die Zertifizierungsstelle Onkozert wurde zunächst bei der Geschäftsstelle der DKG geführt und nahm ab Dezember 2004 als selbstständige Zertifizierungsstelle ihre Arbeit auf.

Bis August 2005 wurden 90 Brustzentren in Deutschland und Österreich nach dem DKG/DGS-Verfahren zertifiziert (◘ Abb. 3.1), darunter mehrere Kooperationen. Die durchschnittliche Zahl der Primärfälle pro Jahr und Brustzentrum beträgt dabei 203, die erfasste Zahl an Primärfällen gesamt beträgt pro Jahr 18.260. Damit sind in den bisher zertifizierten Brustzentren 37% aller primären Mammakarzinomfälle in Deutschland erfasst. Im August 2005 befanden sich weitere 21 Zentren im laufenden Verfahren, 55 weitere Zentren hatten bei Onkozert angefragt. Derzeit wird jede Woche ein neues Brustzentrum zertifiziert (Kämmerle, Onkozert 2005, persönliche Mitteilung).

Geht man von 150 Primärfällen pro Zentrum aus, wird ein Brustzentrum für eine Bevölkerung von 250.000 Men-

schen benötigt. Bei einer Bevölkerungszahl von 82,5 Millionen in Deutschland sind also 330 Brustzentren vonnöten.

Bei 200 Primärfällen pro Zentrum reduziert sich diese Zahl auf etwa 260 Zentren. Dabei ist es in manchen Regionen sinnvoll, standortübergreifende Kooperationen zu bilden, um eine flächendeckende Versorgung der Patientinnen zu gewährleisten (◘ Abb. 3.2).

3.3.2 Ablauf des Zertifizierungsverfahrens nach DKG/DGS

Hat ein Brustzentrum bereits ein zertifiziertes QM-System, übernimmt Onkozert den Ablauf des Zertifizierungsverfahrens. Ansprechpartner für die Brustzentren ist Onkozert. Informationen und Kontakte sind unter http://www.onkozert.de abzurufen.

Ist ein Brustzentrum noch nicht zertifiziert, sollte das Brustzentrum ebenfalls frühzeitig Kontakt mit Onkozert aufnehmen, in diesem Fall übernimmt jedoch der ausgewählte QM-Zertifizierer die Gesamtkoordination des kombinierten Verfahrens.

> **Cave**
>
> Jedes Brustzentrum, das eine Zertifizierung plant, sollte frühzeitig Kontakt zu Onkozert aufnehmen. Insbesondere gilt dies für geplante Kooperationen aus zwei oder mehr Häusern.

Grundsätzlich gilt, dass die erfolgreiche QM-Zertifizierung Voraussetzung für die Fachzertifizierung ist (◘ Abb. 3.3).

Wie auch bei der ISO-Zertifizierung üblich, werden von Onkozert jährliche Überwachungsaudits durchgeführt. Nach 3 Jahren erfolgt die Rezertifizierung, das heißt, sowohl das QM-Zertifikat als auch das Brustzentrumszertifikat werden neu ausgestellt.

3.3.3 Zertifizierungsverfahren in Nordrhein-Westfalen

Das Ministerium für Gesundheit, Soziales, Frauen und Familie des Landes Nordrhein-Westfalen hat Anfang des Jahres 2005 50 Brustzentren mit rund 80 operativen Standorten benannt. Die Brustzentren sind aufgefordert, sich binnen eines Jahres von der Ärztekammer Westfalen-Lippe zertifizieren zu lassen. Zum Stand August

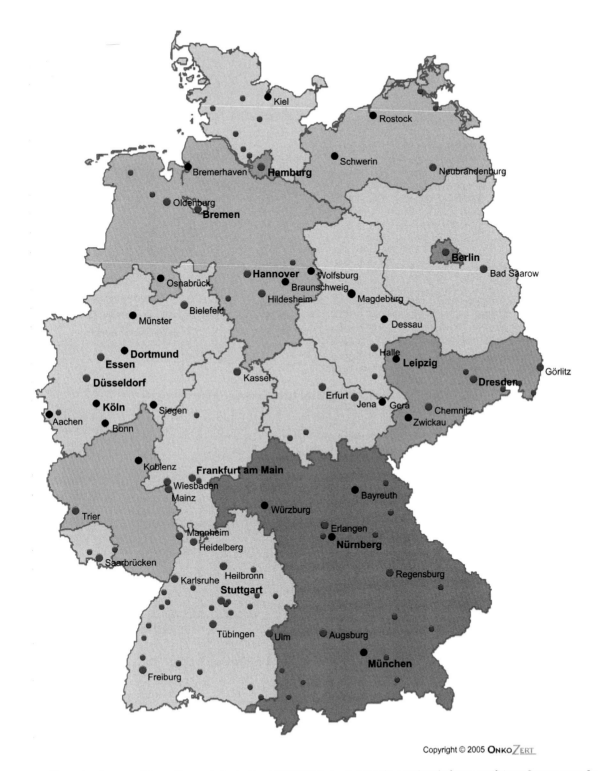

■ **Abb. 3.1.** Landkarte zertifizierter Zentren in Deutschland (DKG/DGS-System). Jeder *blaue Punkt* steht für ein zertifiziertes Brustzentrum. Stand: September 2005

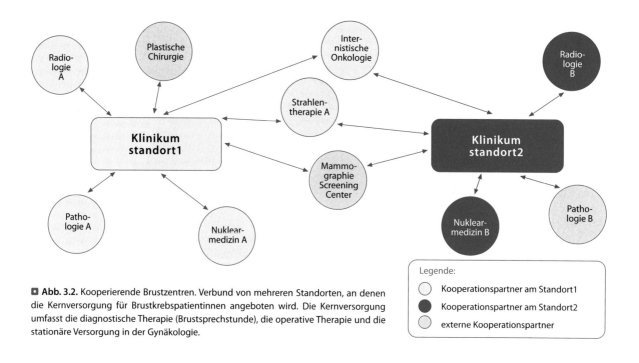

Abb. 3.2. Kooperierende Brustzentren. Verbund von mehreren Standorten, an denen die Kernversorgung für Brustkrebspatientinnen angeboten wird. Die Kernversorgung umfasst die diagnostische Therapie (Brustsprechstunde), die operative Therapie und die stationäre Versorgung in der Gynäkologie.

Legende:
- Kooperationspartner am Standort1
- Kooperationspartner am Standort2
- externe Kooperationspartner

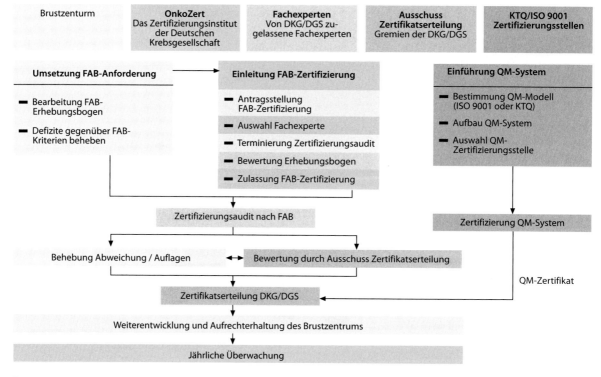

Abb. 3.3. Ablauf Zertifizierung

2005 waren 2 Zentren nach diesem Verfahren zertifiziert, 4 weitere Zentren in Nordrhein-Westfalen hatten sich bereits vor 2005 nach dem DKG-/DGS-Verfahren zertifizieren lassen.

3.3.4 EUSOMA-Akkreditierung

Die EUSOMA-Kriterien waren von ihren Autoren nicht als Grundlage für ein Zertifzierungsverfahren gedacht und beinhalten damit nur wenige prüfbare Forderungen. Es gibt z. B. keine Angabe darüber, wie viele Patientinnen in der Brustkonferenz vorgestellt werden sollen. Auch sind einige der EUSOMA-Forderungen in Deutschland nicht umsetzbar. So gibt es in Deutschland nur sehr wenige Operateure, die ausschließlich Brustoperationen durchführen, wie es die EUSOMA-Kriterien verlangen. Auch fordert die EUSOMA kein Qualitätsmanagement in den Brustzentren. Die EUSOMA-Kriterien sind daher als Grundlage für ein Zertifizierungsverfahren weniger geeignet. Trotzdem wurden einige Brustzentren in Deutschland und der Schweiz nach Besuch von EUSOMA-Vertretern vor Ort als Brustzentrum »akkreditiert«. Allerdings sind weder die hierfür von der EUSOMA geforderten Standards noch der Verfahrensablauf für eine solche Akkreditierung bisher veröffentlicht worden (Stand Herbst 2005).

Ein detaillierter Vergleich zwischen den EUSOMA-Kriterien und den fachlichen Anforderungen der DKG/DGS ist bei Schmalenberg u. Höffken (2004) nachzulesen. Kontakt zur EUSOMA kann man unter http://www.eusoma.org aufnehmen.

3.4 Fazit und Ausblick

Die Einführung des Zertifizierungssystems für Brustzentren hat nicht nur die politische Diskussion über Versorgungsqualität in der Medizin belebt, tatsächlich gibt es auch bereits erste publizierte Berichte über nachweisbare Verbesserungen im Ablauf eines Zentrums nach Einführung des QM-Systems (Brucker 2003). Ein zertifiziertes Brustzentrum soll insbesondere für die betroffenen Frauen und Angehörigen ein berechtigtes Vertrauen ausstrahlen, dass die Versorgung von Brustkrebspatientinnen auf einem überdurchschnittlichen Niveau erfolgt. Die wesentliche Erwartung an Brustzentren ist die deutliche Verbesserung der Versorgung von Brustkrebspatientinnen in allen Phasen der Behandlung. Die positiven Einflüsse auf gesetzliche und wirtschaftliche Bedingungen stellen dabei durchaus eine erwünschte Begleiterscheinung dar.

> **Nebeneffekte der Zertifizierung**
> - Marketinginstrument
> - Zulassungsvoraussetzung für Disease-Management-Programme in einzelnen Bundesländern
> - Einflussfaktor auf die Fallzahlentwicklung

Durch die große Zahl von Brustzentren in Deutschland, die damit einen großen Anteil aller Brustkrebspatientinnen in ihrer Obhut haben, wird es möglich werden, die dokumentierten Kennzahlen gemeinsam auszuwerten und bei Bedarf ein Benchmarkingsystem zu etablieren. Die Versorgungsqualität in Deutschland wird damit transparenter, eine kontinuierliche Verbesserung im Sinne eines umfassenden Qualitätsmanagements wird möglich.

Literatur

Brucker S, Krainick U, Bamberg M et al. (2003) Brustzentren: Rationale, funktionelles Konzept, Definition und Zertifizierung. Gynäkologe 36: 862-877

DuBois A, Misselwitz B, Stillger R et al. (2003) Versorgungsstruktur und Qualität bei der Behandlung des Mammakarzinoms. Geburtshilfe Frauenheilkunde 63: 743-751

Engel J, Nagel G, Breuer E et al. (2002) Primary breast cancer therapy in six regions of Germany. Eur J Cancer 38(4): 578-585

EUSOMA (2000) The requirements of a specialist breast unit. Eur J Cancer 36: 2288-2293

Gillis CR, Hole DJ (1996) Survival outcome of care by specialist surgeons in breast cancer: a study of 3768 patients in the west of Scotland. BMJ 312: 145-148

Roohan P, Bickell N, Baptist M, Therriault G, Ferrara E et al. (1998) Hospital volume differences and fife-year survival from breast cancer. Am J Public Health 88(3): 454-457

Schmalenberg H, Höffken K (2004) Zertifizierung von Brustzentren. Ist die Kritik am deutschen Verfahren berechtigt? DKG/DGS – versus EUSOMA-Kriterien. FORUM der DKG 5: 16-22

Disease-Management-Programm Brustkrebs

Wilfried Jacobs

4.1   Versorgung bei Brustkrebs in Deutschland

»Ich habe das Gefühl, ständig kämpfen zu müssen« äußerte eine an Brustkrebs erkrankte Frau zu ihren Erfahrungen während der Behandlung im Rahmen der Studie »Die an Brustkrebs erkrankte Frau im Medizinbetrieb«, die die Deutsche Krebshilfe e. V. im Juli 2003 in Bonn vorstellte. Wichtigste Ergebnisse der Studie: Brustkrebspatientinnen haben nicht das Gefühl, medizinisch defizitär behandelt worden zu sein. Sie leiden aber zusätzlich zu der ohnehin belastenden Diagnose unter den Abläufen im Medizinbetrieb.

Die Versorgung an Brustkrebs erkrankter Frauen in Deutschland ist im Vergleich mit anderen europäischen Ländern nicht herausragend. Dies ist weniger ein Problem der Medizin selbst, vielmehr lassen die bisherigen Strukturen des Medizinbetriebs keine optimale Qualität zu. Mangelnde Transparenz über die Qualität des einzelnen Leistungsanbieters führt dazu, dass es zufallsabhängig ist, ob eine an Brustkrebs erkrankte Frau eine medizinisch optimale Versorgung erhält oder sich mit schlechteren Alternativen begnügen muss. Um Trendsetter in der Versorgung bei Brustkrebs zu werden, müssen deutliche strukturelle Veränderungen eingeleitet werden. Erste Schritte sind getan – die Einführung von Disease-Management-Programmen (DMP) gehört dazu.

4.2   DMP Brustkrebs als patientinnenorientierte Qualitätsoffensive

Seit 2001 haben Krankenkassen die Möglichkeit, bei bestimmten chronischen Erkrankungen strukturierte Behandlungsprogramme, sogenannte Disease-Management-Programme (DMP), anzubieten. Als eine der Zielerkrankungen für DMP wurde Brustkrebs festgelegt.

Da die DMP an den Risikostrukturausgleich gebunden sind, müssen sie vom Bundesversicherungsamt (BVA) zugelassen werden. Die Zulassung basiert auf den Bestimmungen der Risikostrukturausgleichsverordnung (RSAV), die für Brustkrebs erstmals zum 01.07.2002 erlassen wurde. Sie enthält die medizinischen Grundlagen für das DMP Brustkrebs nach evidenzbasierten Qualitätsstandards. Diese medizinschen Grundlagen werden regelmäßig vom Gemeinsamen Bundesausschuss überarbeitet und den neuesten Erkenntnissen angepasst. Eine aktualisierte Fassung wurde am 01.02.2006 veröffentlicht.

> **Definition**
>
> Die DMP-Programme sollen »den Behandlungsablauf und die Qualität der medizinischen Versorgung chronisch Kranker verbessern« (§ 137 f. SGB V). Das DMP Brustkrebs richtet sich an alle an Brustkrebs erkrankten Frauen, bei denen die Diagnose histologisch gesichert ist und die Ersterkrankung nicht länger als 5½ Jahre zurückliegt. Bei Rezidiven ist auch nach diesem Zeitraum eine Einschreibung in das Programm möglich. Die Teilnahme am Programm ist selbstverständlich freiwillig.
> Ziel des DMP bei Brustkrebs ist es, die Qualität der Versorgung – auch für die erkrankte Frau wahrnehmbar – zu verbessern.

4.3   DMP Brustkrebs Rheinland

Als erstes Programm in der Bundesrepublik wurde im März 2003 das DMP Curaplan Brustkrebs der AOK Rheinland vom BVA akkreditiert. Grundlage ist ein kassenartenübergreifender Vertrag aller rheinischen Krankenkassen mit der Kassenärztlichen Vereinigung Nordrhein und ausgewählten Krankenhäusern (Brustkrebsschwerpunkte). Derzeit sind ca. 7.500 Frauen im Rheinland in das DMP Brustkrebs eingeschrieben. Strukturierte Behandlungsprogramme Brustkrebs werden inzwischen auch bundesweit umgesetzt.

> **Zielsetzungen des DMP Rheinland**
>
> - Verbesserung der Qualität des gesamten Behandlungs- und Nachsorgeprozesses bei Brustkrebs (z. B. operative Standards)
> - Vernetzung des ambulanten und stationären Bereichs
> - Verbesserung der Begleitung und Information von Brustkrebspatientinnen
> - Stärkung der Möglichkeit der Patientin, über ihre Behandlung mit zu entscheiden
> - Verbesserung der Lebensqualität der Patientin

Im Folgenden wird exemplarisch auf die Inhalte und die Umsetzung des DMP Brustkrebs im Rheinland eingegangen.

4.3.1 Patientinnen

Im Mittelpunkt des DMP steht die Patientin mit ihrem Anspruch auf eine optimale Behandlung und ihrem Wunsch nach psychosozialer Begleitung, guter Information und Möglichkeiten der partizipativen Mitentscheidung. Das Ergebnis der oben zitierten Studie der Deutschen Krebshilfe weist hier ebenfalls aus Sicht der erkrankten Frauen auf Veränderungsbedarf hin. Wichtigster Begleiter und Ansprechpartner ist für die Frauen nach den Studienergebnissen der Arzt. Das DMP Brustkrebs stärkt diese Beziehung zusätzlich.

4.3.2 DMP-Arzt

Entsprechend den Erwartungen der erkrankten Frauen ist der **niedergelassene Gynäkologe** der primäre Ansprechpartner. Als DMP-Arzt, der im Rahmen der Einschreibung in das DMP von der Patientin gewählt wird, ist es seine Aufgabe, die Patientin während des gesamten Behandlungsprozesses und der Nachsorge zu begleiten und die Behandlung durch andere Leistungserbringer zu koordinieren. Vorgesehen ist ein etwa 30-minütiges Gespräch nach ambulanter Diagnosesicherung, in dem der Arzt der erkrankten Frau Informationen zu Behandlungsmöglichkeiten und zu den vertraglich verbundenen Brustkrebsschwerpunkten gibt. Unmittelbar nach der Krankenhausentlassung ist ein weiteres strukturiertes Gespräch mit dem begleitenden DMP-Arzt vorgesehen, das je nach Situation der Patientin Themen wie adjuvante Therapie, Physiotherapie bzw. Lymphdrainage, Rehabilitation und Informationen zu Selbsthilfegruppen zum Inhalt hat. Im Rahmen der Nachsorge finden zusätzlich einmal pro Quartal ca. 15-minütige Gespräche mit der Patientin statt. Alle Gespräche werden gesondert vergütet. In allen Phasen der Behandlung und Nachsorge spielt selbstverständlich die psychosoziale Situation der Patientin eine wichtige Rolle, ggf. notwendige Interventionen werden vom DMP Arzt eingeleitet.

Der gesamte Behandlungsprozess wird vom DMP-Arzt in einer Erstdokumentation bei der Einschreibung sowie halbjährlichen Folgedokumentationen festgehalten, die als Basis für die Qualitätssicherung des Programms dienen.

Voraussetzung für die Teilnahme eines Arztes, ist die Teilnahme an einem **DMP-Fortbildungscurriculum** sowie an **Qualitätszirkeln**. Derzeit nehmen 958 von 1382 niedergelassenen Gynäkologen im Rheinland am DMP teil.

4.3.3 Brustkrebsschwerpunkte

Weitere wichtige Programmpartner sind die stationären Brustkrebsschwerpunkte, die vertraglich verbunden sind und deren medizinisches Handeln auf den Qualitätsvorgaben der RSAV beruht. Voraussetzung für die Teilnahme am Programm ist die Erreichung einer Zahl von 150 Erstoperationen pro Jahr, bei Kooperationen zwischen Krankenhäusern 100 pro Standort. Zwar ist die Fallzahl nicht das einzig entscheidende Qualitätskriterium, wohl aber ein Indikator für die Erfahrung des jeweiligen Hauses.

Bestandteil des Vertrags mit den Brustkrebsschwerpunkten ist z. B. ein Gespräch des Chefarztes mit der erkrankten Frau am Tag der Aufnahme. Dies stellt den Paradigmenwechsel hin zu einer stärker patientinnenorientierten Medizin dar. Verpflichtend ist auch, ein ausführlicher Entlassungsbericht, der spätestens 3 Tage nach der Entlassung der Patientin bei dem DMP-Arzt ist und eine Voraussetzung für eine bessere Vernetzung zwischen der ambulanten und stationären Behandlung bildet.

39 Brustkrebsschwerpunkte, die 69 von insgesamt 124 die Brust operierenden Häuser umfassen, nehmen am DMP teil. Eine weitere Zentrierung hat in NRW dadurch stattgefunden, dass das Land NRW Anfang 2006 im Rahmen der Landeskrankenhausplanung 49 Brustzentren in den Krankenhausplan aufgenommen hat. Es ist geplant, dass die nicht als Brustzentrum anerkannten Brustkrebsschwerpunkte aus dem DMP-Vertrag ausscheiden. Die in den Krankenhausplan aufgenommenen Brustzentren müssen im Abstand von 3 Jahren in einem Zertifizierungsverfahren nachweisen, dass sie die geforderten Qualitätskriterien erfüllen.

4.3.4 Krankenkassen

Aufgabe der Krankenkassen ist die Begleitung ihrer Versicherten durch zusätzliche Informationen. Exemplarisch seien die wichtigsten Inhalte des Informationskonzepts der AOK Rheinland beschrieben: Alle Frauen erhalten unmittelbar nach ihrer Einschreibung das »AOK-Brustbuch«, ein Ratgeber für erkrankte Frauen, der sie während der Behandlung begleiten soll und Hilfestellung bei

Entscheidungen gibt, die die Erkrankung fordert. Außerdem erhalten sie die Zeitschrift *JaVita*, die der Patientin aktuelle Informationen gibt, z. B. über Tumorerkrankungen und deren Behandlung sowie über Menschen, die den Krebs überwunden oder ihren Weg gefunden haben, mit der Erkrankung zu leben. Zusätzlich steht den an Brustkrebs erkrankten Versicherten eine spezielle Servicestelle zur Verfügung, in der ein multidisziplinäres Expertenteam, das ausschließlich aus Frauen besteht, zu allen Fragen rund um das Programm und zu Leistungen im Rahmen der Erkrankung Brustkrebs telefonisch oder auf Wunsch auch persönlich informiert, begleitet und betreut.

❶ *JaVita* kann von allen Interessenten, z. B. Betroffenen, Angehörigen oder Fachärzten auch außerhalb des Rheinlands abonniert werden.

4.3.5 Selbsthilfe

Die Selbsthilfe hat eine wichtige Funktion für die Information und Begleitung Erkrankter. Im Rheinland war die »Frauenselbsthilfe nach Krebs« bereits an der Programmentwicklung beteiligt, um Erfahrungen von Patientinnen für eine optimale Programmgestaltung nutzbar zu machen. Die Kooperation wird auch bei der Programmumsetzung weitergeführt. Mindestens einmal jährlich findet ein Gespräch mit dem Vorstand der Frauenselbsthilfe nach Krebs NRW statt, um Erfahrungen mit der Umsetzung des DMP auszutauschen.

4.3.6 Qualitätsmanagement

Ein medizinische Qualitätssicherung wird durch die »Gemeinsame Einrichtung Disease-Management-Programme GbR« der rheinischen Krankenkassen, der KV Nordrhein und der Krankenhausgesellschaft NRW sichergestellt. Diese erstellt auf Basis der Dokumentationsdaten halbjährlich Feedbackberichte (praxisbezogenes Benchmarkinginstrument) und jährlich einen Qualitätsbericht für die teilnehmenden Ärzte und Brustkrebsschwerpunkte. In diesen Berichten werden alle relevanten DMP-Dokumentationsdaten ausgewertet. Zusätzlich wird eine externe Evaluation durchgeführt, die außer der Auswertung medizinischer Daten auch eine Lebensqualitätsbefragung vorsieht.

4.4 Ausblick

Rückblickend auf mehr als 3 Jahre DMP Brustkrebs im Rheinland ist festzustellen, dass das Programm von allen Beteiligten gut angenommen worden ist. Wichtig für die Zukunft des DMP sind andauerndes Engagement und konsequente Umsetzung der Vertragsinhalte. Ein Ziel ist der verminderte Verwaltungsaufwand für alle Beteiligten. Selbstverständlich muss das Programm auf Basis neuer wissenschaftlicher Erkenntnisse, der medizinischen Evaluationsergebnisse und der Lebensqualitätsbefragung bei den teilnehmenden Frauen stetig weiterentwickelt werden. Eine schnellstmögliche Vereinheitlichung des Verfahrens zur Zertifizierung auf Bundesebene durch die wissenschaftlichen Gesellschaften ist empfehlenswert. Eine weitere Vernetzung des DMP mit der Phase der Diagnosestellung ist eine sinnvolle Voraussetzung für eine optimale Behandlung. Dies gilt sowohl für die Diagnosestellung im Rahmen des Mammographiescreenings als auch außerhalb. Ein Vergütungssystem, das auf Qualität ausgerichtet ist und unterschiedliche Vergütungen je Arztpraxis und Krankenhaus zulässt, würde die Versorgungsqualität weiterentwickeln. Strukturierte Behandlungsprogramme werden in der Zukunft des Gesundheitssystems eine wichtige Rolle als Qualitätssicherungsprogramme spielen. DMP in Verbindung mit neuen Möglichkeiten der flexiblen Vertragsgestaltung durch das Gesundheitsmodernisierungsgesetz (z. B. der integrierten Versorgung) werden die Zukunft einer qualitätsgesicherten und patientinnenorientierten Medizin prägen.

Bedeutung von Screeninguntersuchungen

Bernhard Gibis, Rupert Pfandzelter

Screeningverfahren als epidemiologische Untersuchungsmethoden dienen der Erfassung klinisch symptomloser oder prämorbider Krankheitsstadien (Früherkennung) in einer definierten Personengruppe. Eine Methode zur Früherkennung des Mammakarzinoms ist die Mammographie. Nachdem in zahlreichen Ländern regionale oder nationale Mammographiescreeningkonzepte etabliert wurden, wird nun auch in Deutschland ein organisiertes bundesweites Sreeningprogramm eingerichtet.

Das folgende Kapitel befasst sich mit

- dem Grundverständnis, das Screeningprogrammen zugrunde liegt,
- den Besonderheiten, die für den Tumor Mammakarzinom zutreffen,
- den bislang erbrachten Nachweisen der Wirksamkeit des Mammographiescreenings und der daran geäußerten Kritik,
- der Einführung des Screenings in anderen Gesundheitssystemen,
- den Besonderheiten des Mammographiescreenings in Deutschland.

5.1   Grundlagen des Karzinomscreenings

Zur Senkung der Sterblichkeit an Karzinomen stehen prinzipiell drei Interventionen zur Verfügung:

Stadien der Prävention

1. Vermeidung von Karzinomen durch Noxenverzicht (z. B. Rauch) oder durch Entfernen von Karzinomvorstufen (z. B. Zervix- oder Colonkarzinom) **(Primärprävention)**
2. Frühe Erkennung von Karzinomen, um deren Progression zu verhindern und damit Mortalität zu senken **(Sekundärprävention)**
3. Therapie des Tumors **(Tertiärprävention)**

Die Hauptziele von Karzinomscreeningprogrammen sind die Senkung der Mortalität und der Krankheitslast. Screeningprogramme sind insbesondere bei solchen Tumoren effektiv, deren präklinische Phase (sog. **Sojourn-Time**) in der Regel lange genug ist, um den Tumor durch geeignete Untersuchungsmethoden erkennen zu können. Beträgt die Sojourn-Time beispielsweise im Durchschnitt 4 Jahre, dann ist ein Testintervall von 2 Jahren ausreichend, um

mit hinreichender Sicherheit Frühstadien erkennen zu können. Eine Wirksamkeit des Screenings erst dann gegeben, wenn die tatsächliche Lebenserwartung verlängert und die Mortalität damit reduziert wird (◘ Abb. 5.1).

Weitere Voraussetzungen für die Wirksamkeit von Screeningprogrammen sind ausreichend zuverlässige Testverfahren sowie eine effektive, standardisierte Therapie. Screeningprogramme bestehen demnach auch aus einer Abfolge von Test- und Therapieverfahren und beschränken sich nicht auf die ausschließliche Testdurchführung. In der Regel wird durch einen standardisierbaren und verhältnismäßig unaufwändigen Filtertest (Screen) eine Gruppe von Programmteilnehmern identifiziert, für die eine erhöhte Erkrankungswahrscheinlichkeit zutrifft. Durch einen Bestätigungstest (Goldstandard) wird die Diagnose bestätigt oder verworfen und bei vorliegender Erkrankung die entsprechende Therapie eingeleitet. Nur wenn alle Bestandteile dieser Kette ineinander greifen und in ihrer Wirksamkeit belegt sind, wird derzeit die Einführung eines Screeningprogramms empfohlen (Health Departments of the United Kingdom 1998; Muir Gray 2001; US Preventive ServicesTask Force 1996; Wilson u. Jungner 1968).

Screeningprogramme vereinen wie jede andere medizinische Intervention Vor- und Nachteile in sich (Hennekens u.Buring 1987). Bei einem erfolgreichen Programm ist neben der Senkung der Mortalität auch eine Verbesserung der Lebensqualität für die Teilnehmer zu erwarten. Dies kann sich aus der früheren Erkennung und damit besseren Behandelbarkeit der Erkrankung sowie aus der aufeinander abgestimmten und damit optimierten Diagnostik und Behandlungskette ergeben. Einige der Nachteile hingegen ergeben sich aus Besonderheiten der jeweiligen Tumorbiologie und der limitierten Wirksamkeit von Früherkennungsprogrammen. In der Regel werden rasch wachsende Tumoren, die häufig aggressiverer Natur sind, in Screeningprogrammen seltener erkannt, da sie nicht durch angemessene Screeningintervalle abgedeckt sind (sog. **Length-Bias**) (◘ Abb. 5.2).

Es besteht also die Tendenz, in der Regel langsam wachsendere und damit häufig gutartigere Tumoren zu erkennen ((Hennekens u.Buring 1987). Die Vorverlegung des Diagnosezeitpunktes durch die Früherkennung (sog. Lead-Time) ist per se ein angestrebter Effekt, doch wenn dies grundsätzlich nichts an der Gesamtüberlebenszeit der Patienten ändert, verlängert sich letztlich nur die Zeit in Kenntnis des Tumors und damit oft die Leidenszeit (sog. **Lead-Time-Bias**). Durch das vermehrte Erkennen von Tumoren und der damit (artifiziell) ansteigenden

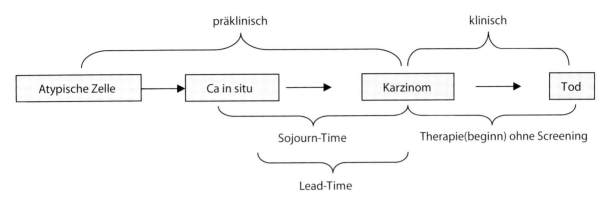

Abb. 5.1. Vorverlagerung des Diagnosezeitpunktes in die präklinische Phase der Tumorentstehung durch Screening. *Sojourn-Time*: klinisch inapparente Phase des Tumors, Tumor durch Früherkennung darstellbar. *Lead-Time*: tatsächliche Vorverlagerung des Diagnosezeitpunktes, in der Regel kürzer als die Sojourn-Time.

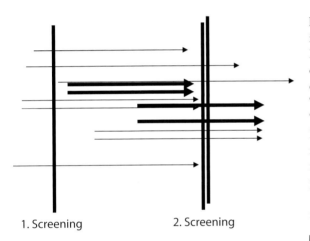

Abb. 5.2. Screeningintervall und Wachstumsgeschwindigkeit des Tumors. Schnell wachsende Karzinome werden weniger häufig erfasst als langsam wachsende. Zur Darstellung kommt die Sojourn-Time

Inzidenz entsteht der Eindruck, dass weniger Teilnehmer mit der Diagnose Krebs an dieser Krankheit versterben, tatsächlich ist dies der häufigeren Detektion, nicht aber der Verbesserung des Gesamtüberlebens geschuldet.

Ein ähnliches Phänomen ist zu verzeichnen, wenn durch den Lead-Time-Bias der Anteil der Patienten mit einer Überlebenszeit von mehr als 5 Jahren nach Diagnosestellung vermeintlich zunimmt. Hinzu kommt, dass nicht alle erkannte Tumoren tatsächlich Einfluss auf das Überleben nehmen: Manche, insbesondere Frühstadien, werden häufig als Zufallsbefund bei Obduktionen festgestellt und haben die Gesundheit der Patienten nie ernst-

lich beeinflusst oder gehen nicht vom In-situ-Stadium in das invasive Stadium über (sog. Overdiagnosis bzw. Pseudodisease) (Welch 2004). Andere Tumoren aber werden so spät erkannt, dass eine Therapieverbesserung nicht erreicht werden kann. Es profitiert also nur ein Teil der Teilnehmer des Screeningprogramms, während viele der Teilnehmer Nebenwirkungen in Kauf nehmen müssen. Da kein Testverfahren, auch bei bester Qualitätssicherung, vollkommene Sicherheit hinsichtlich des Testergebnisses bieten kann, gehören hierzu beispielsweise falschpositive oder falsch-negative Befunde.

Damit wird deutlich, dass nicht alle Karzinome prinzipiell für eine Früherkennung geeignet sind.

Cave

In sorgfältigen Untersuchungen mit validen Ergebnisparametern wie der Mortalität ist vor Einführung eines Programms sicherzustellen, dass eine Mortalitätsreduktion durch Screening auch tatsächlich erzielt werden kann.

5.2 Screening des Mammakarzinoms

In randomisierten, kontrollierten Therapiestudien konnte für das Mammakarzinom nachgewiesen werden, dass die frühe therapeutische Intervention zu einer Überlebensverlängerung führt. Bei metastasierten Stadien hingegen ist der therapeutische Vorteil weniger ausgeprägt (Fisher et al. 2002a,b). Zusätzlich liegt mit der Mammographie eine über Jahrzehnte standardisierte und ständig verbesserte Untersuchungsmethode vor, die in rascher Abfolge die Untersuchung von Teilnehmerinnen erlaubt. In acht randomisierten kontrollierten Studien wurde das Mammographiescreening als Methode untersucht. Kein anderes Früherkennungsprogramm wurde einer so intensiven Untersuchung unterzogen[1]. Die großen Screeningstudien haben dabei gezeigt, dass durch das Screening andere Tumorstadien und -arten entdeckt werden, die sowohl in der Diagnostik als auch der Therapie differente Vorgehensweisen erfordern (Tabar u. Dean 2003).

So erfordert die Bewertung von Screeningmammographien aufgrund der deutlich geringeren Erwartungswahrscheinlichkeit (ca. 4 Tumoren auf 1.000 Untersuchungen) und der Konzentration auf Frühstadien andere Qualifikationen als die sog. diagnostische Mammographie, die in der Regel die Abklärung manifester Befunde zum Inhalt hat. In der Zusammenfassung aller acht Studien in einer Meta-Analyse wurde eine Mortalitätsreduktion für die Altersgruppe von 50–74 Jahren um 22%, für die Altersgruppe der 40- bis 49-jährigen bei insgesamt geringerer Inzidenz um 15% ermittelt (Smith et al 2004) (◘ Tab. 5.1).

Hochgerechnet auf ca. 18.000 mammakarzinombedingte Todesfälle in 1995 in Deutschland bedeutet dies eine Reduktion um 3.600 Todesfälle (Becker et al. 2002)[2].

Typischerweise kommt es nach Einführung des Screeningprogramms zunächst zu einem Anstieg der Prävalenz des Mamma-Karzinoms und in einem folgenden Schritt zum Rückgang des Anteils festgestellter fortgeschrittener Karzinome. Danach schließt sich der Mortalitätsrückgang an. Dieser setzt, den randomisierten Studien folgend, ca. 7–10 Jahre nach Programmeinführung ein (Verbeek u. Broeders 2003)[3].

Diese, in Relativprozenten dargestellte Bilanz ist beeindruckend. Bezogen auf die Erkrankungs- und Sterbewahrscheinlichkeit ergeben sich jedoch weitere Sicht-

---

[1] Randomisierte, kontrollierte Studien für Früherkennungsprogramme wurden bislang nur für das Kolonkarzinom und das Neuroblastom durchgeführt. Derzeitig andauernd sind randomisierte kontrollierte Studien für das Prostatakarzinom.

[2] Einschränkend ist hinzuzufügen, dass die erwähnte Zahl Frauen aller Altersgruppen umfasst, auch die, die nicht den nach heutiger Auffassung gewählten Altersgrenzen für ein Mammographiescreening entsprechen.

[3] Erschwert wird diese Betrachtung durch den gegenwärtig rückläufigen Trend der Brustkrebsmortalität in Europa, der auch in Ländern ohne eingeführtes Mammographiescreening wie z. B. Deutschland, Österreich, Schweiz beobachtet wird (Levi et al. 2001; Otto et al. 2003).

◘ **Tab. 5.1.** Randomisierte, kontrollierte Studien mit Mammograpie als alleiniger Screeningmethode und ungescreenter Kontrollgruppe (nach Hackshaw 2003)

Studie	Screening-intervall [in Monaten]	Anspruchs-berechtigtes Alter	Anzahl eingeladener Frauen	Durchschnittliche Follow-up-Zeit [in Jahren]	Gesamtzahl der Todesfälle an Brustkrebs in der Studie	Relatives Mortalitäts-risiko für Brustkrebs [95% CI]
New York	12	40–64	31.000	10	228	0,71 (0,55–0,91)
Edinburg	24	45–64	23.000	10	217	0,85 (0,65–1,12)
Schweden						
»Two-county«	24, 33	40–74	77.000	11	481	0,78 (0,65–0,93)
Malmö	18–21	45–70	21.000	9	195	0,81 (0,62–1,07)
Stockholm	28	40–65	39.000	7	93	0,76 (0,50–1,14)
Göteborg	18	40–59	21.000	5	74	0,81 (0,50–1,29)
Schweden zusammen-gefasst	–	–	–	–		0,77 (0,67–0,88)
Alle Studien	–	40–74	212.000	–	1.288	0,78 (0,70–0,87)

weisen, die gleichermaßen für sich reklamieren können, den Fakten zu entsprechen. Das Mammakarzinom trägt zur Gesamtmortalität bei Frauen ca. 5% bei, 95% versterben an anderen Ursachen. Mit anderen Worten: Sehr viele Frauen müssen an dem Programm teilnehmen, um eine aus Bevölkerungssicht nennenswerte Reduktion der Brustkrebssterblichkeit zu erzielen. Gefordert werden 70% der anspruchberechtigten Bevölkerung (Nystrom et al. 1993; Perry et al. 2001; Verbeek u. Broeders 2003). Für die Gesamtmortalität über alle Todesursachen hinweg ist ein Effekt auch in den großen randomisierten Studien nur marginal erkennbar (Olsen u. Gotzsche 2001; Smith et al. 2004).

Auf der Grundlage der schwedischen Studienergebnisse und der Erkenntnisse aus dem niederländischen Programm lässt sich folgern, dass, aufgrund der glücklicherweise nicht so hohen Brustkrebsmortalität, im Alter von 50–69 Jahren ohne Mammographiescreening in einem Zeitraum von 10 Jahren 4 von 1.000 Frauen an Brustkrebs versterben, mit Mammographiescreening 3 von 1000. Die Vermittlung dieser Zahlenverhältnisse als Grundlage einer informierten Entscheidung für die Teilnehmerinnen wird als essenziell für den langfristigen Erfolg von Mammographieprogrammen angesehen (Mühlhauser u. Höldke 2000). Wie bei anderen Screeningprogrammen auch heißt dies, dass die Last des Programms von vielen getragen werden muss, damit einige davon profitieren. Mitgeteilt werden muss auch, dass sowohl falsch-negative als auch falsch-positive Befunde resultieren können. Im norwegischen Programm wird jede fünfte teilnehmende Frau im Laufe von 10 Screenings aufgrund einer sich nicht bestätigenden Verdachtsdiagnose zu Assessmentuntersuchungen eingeladen, in den Vereinigten Staaten ist dies nahezu jede zweite Frau (Fletcher u. Elmore 2005)

Die randomisierten Studien unterscheiden sich erheblich in ihrem Setting (z. B. Altersgrenzen, Screeningintervall, Mammographiemethodik, mit oder ohne klinische Brustuntersuchung) und wurden z. T. vor 40 Jahren begonnen. Hinzu kommt, dass die Art der Durchführung und Dokumentation der Studien nicht heutigen Ansprüchen genügen (Altman et al. 2001). Es verwundert daher nicht, dass erhebliche Kritik an der Gültigkeit der gewonnenen Ergebnisse geäußert wurde. Zwei Autoren des Nordic-Cochrane-Centers haben wiederholt eine viel beachtete Fundamentalkritik an der bisherigen Studienauswertung geäußert (Olsen u. Gotzsche 2001a,b). Zweifel unter anderem an der Randomisation, der nachträglichen Zuordnung von Karzinomfällen zur Kontrollgruppe

sowie der fehlenden Betrachtung der Gesamtmortalität veranlassten die Autoren zu der Erkenntnis, dass von den 8 Studien 6 schlechter und 2 mittlerer Qualität waren. Gerade Studien, die von den Autoren als »von mittlerer Qualität« bewertet wurden (Andersson et al. 1988; Miller et al. 1992, 1997), konnten keinen signifikanten Vorteil für die Screeninggruppe nachweisen.

Zahlreiche internationale Gremien haben sich nach intensiver Auseinandersetzung mit der Thematik und den Autoren schließlich darauf verständigt, dass die Kritik im Kern unbegründet und der Wirksamkeitsnachweis als erbracht angesehen werden kann (Hackshaw 2003). Der Vorgehensweise der GRADE-Collaboration für die Abgabe von Empfehlungen in Leitlinien folgend (Atkins et al. 2004) ist für die Bewertung der Evidenz u.a. neben der internen Validität die Konsistenz dieser Ergebnisse in unterschiedlichen, möglichst hochwertigen Studien wichtig. Nach 8 randomisierten kontrollierten Studien und dem festgestellten konsistenten Effekt kann eine Mortalitätsreduktion durch Mammographiescreening angenommen werden.

Entsprechend empfehlen Fachgesellschaften und (inter-)nationale Screeningkommissionen die Einführung eines Mammographiescreenings in der Regel für Frauen ab 50–69 Jahren bei zweijährigem Intervall. Aufgrund uneinheitlicher Evidenz differieren die Empfehlungen für die Altersgruppe der 40- bis 49-jährigen (Bjurstam et al. 1997; Miller et al. 2002; Hackshaw 2003).

5.3 Mammographiescreening im Ausland

Auf der Grundlage der durchgeführten Studien haben zahlreiche Industrieländer Mammographiescreeningprogramme eingeführt. Die Europäische Kommission hat hierzu Leitlinien erlassen, die im Unterschied zu anderen Standards das komplette Programm deklinieren, u. a. Qualifikation von Radiologie, Pathologie und Fachpersonal, technische Anforderungen, Qualitätsanforderungen an Ergebnis- und Surrogatparameter, Einladungssystem (Perry et al. 2001) (◘ Tab. 5.2).

9 Länder, die Mammographiescreeningprogramme eingeführt haben, orientieren sich an dieser Leitlinie (Hendrick et al. 2002). Die Programme unterscheiden sich erheblich in ihrer Organisation und Ausrichtung. Screeningprogramme auf nationaler Ebene haben eingeführt Australien, Finnland, Irland, Israel, Niederlande und Großbritannien. Frankreich, Italien oder Kanada haben

◻ **Tab. 5.2.** Ausgewählte EU-Standards (nach Hackshaw 2003)

Qualitätsindikatoren	Großbritannien	Schweden	Finnland	Island
Erreichbarkeit des Screenings für die Anspruchsberechtigten [%]	unbekannt	53	>80	67
Teilnahmequote im Screening (%)	73	75	89	67
Rate der Wiedereinbestellung (Assessmentrate) [%]	6,2	5,0	2,9	4,2
Benigne Biopsien [pro 1.000 untersuchter Frauen]	2,67	unbekannt	2,30	2,73
in der Prävalenzrunde entdeckte Karzinome [pro 1.000 untersuchter Frauen]	6,23	6-7	3,75	5,45
Verhältnis maligner zu benignen Biopsien	2,3:1	4:1	1,6:1	2:1
Anteil von Tumoren <10 mm Durchmesser [%]	22	unbekannt	40	31

regionale Screeningkonzepte initiiert. Interessanterweise wird die Qualitätssicherung nicht in allen Screeningprogrammen als gesetzliche Voraussetzung geregelt. Die Ergebnisse hinsichtlich der Mortalitätsreduktion variieren ebenso und reichen von 33% für die Altersgruppe der 60–65-jährigen in Schweden, 25% in Dänemark bis zu 8% für alle Anspruchsberechtigen in England und Wales. Nationale und zentral organisierte Programme scheinen dabei die höchsten Beteiligungsraten erzielen zu können, in Großbritannien und den Niederlanden durchschnittlich über 75% bei geringerer Beteiligung in den Großstädten (Sasieni 2003; Olsen et al. 2005; Nystrom et al. 2002).

Beispiel Niederlande (Fracheboud et al. 2001)

- Erste Pilotprogramme in Utrecht und Nijmegen ab 1975
- Einführung eines nationalen Screeningprogramms ab 1989
- Über 10-jährige Einführungsphase
- Vollständige Ausführung und Organisation des Programms in 2000
- Anspruchsberechtigung für alle Frauen von 50–69 Jahren
- Zweijähriges Intervall
- Einladungssystem
- Beteiligungsrate 80%
- Senkung der Brustkrebsmortalität nach jahrelanger Stabilität seit 1997

5.4 Mammographiescreening in Deutschland

Seit mehreren Jahren ist die Brustkrebsmortalität in Deutschland rückläufig, ohne dass bislang ein organisiertes Screeningprogramm eingeführt wurde (Levi et al. 2001). Die Ursachen hierfür sind unklar, zumal dieser Trend auch in anderen Ländern zu verzeichnen ist, unabhängig davon ob ein Screeningprogramm eingeführt wurde oder nicht. Bis 2004 hatten alle krankenversicherten Frauen ab 30 Jahren im Rahmen des gesetzlichen Früherkennungsprogramms gemäß § 25 SGB V ausschließlich Anspruch auf eine jährliche Untersuchung auf Brustkrebs, bestehend aus Inspektion, Palpation und Anleitung zur Selbstuntersuchung der Brust. Auch hinsichtlich der Stadienverteilung werden in Deutschland zwar nicht die gleichen Werte wie beispielsweise in den Niederlanden oder ausgewählten Regionen Großbritanniens erreicht, doch ist die Ausgangssituation ungleich günstiger als in diesen Ländern vor Einführung des Screenings. Giersiepen et al. gehen deshalb davon aus, dass der möglicherweise durch ein Screening zu erzielende Effekt in Deutschland geringer als in anderen Ländern ausfallen wird (Giersiepen et al. 2005). Im internationalen Vergleich ist die Brustkrebsmortalität in Deutschland geringer als in Großbritannien oder den Niederlanden (OECD 2004). Ob dies auch der Effekt eines sogenannten »grauen Screenings« sein kann, das ohne besondere Qualifikationsanforderungen bislang schon durchgeführt wurde, kann nicht geklärt werden, da hierfür keinerlei valide Dokumentationen und Auswertungen existieren (Gibis et al. 1998).

Unbenommen von der Entwicklung in Deutschland war es Ausdruck politischer Willensbildung, ein Mammographiescreening unmittelbar einzuführen. Zum 1. Januar 2004 hat der Bundesausschuss der Ärzte und Krankenkassen ein organisiertes, bundesweites und flächendeckendes Screeningprogramm nach den Grundsätzen der europäischen Leitlinien verabschiedet, nachdem ein parteienübergreifender Bundestagsbeschluss im Jahre 2002 die Einführung gefordert hatte. Zuvor wurden durch den Bundesausschuss der Ärzte und Krankenkassen Modellprojekte initiiert, deren Abschluss aufgrund des Bundestagsbeschlusses nicht abgewartet werden konnten, deren Erfahrungen aber gleichwohl in die Programmentwicklung eingeflossen sind.

Zu den Kernelementen des deutschen Screeningprogramms gehören der Bevölkerungsbezug, umfassende und einheitliche Qualitätssicherungsmaßnahmen, eine kontinuierliche Evaluation sowie die regionale Gliederung in bundesweit ca. 90 Sreeningeinheiten, in denen ein Team aus Ärzten und radiologischen Fachkräften unter der Leitung eines oder zweier programmverantwortlicher Ärzte zusammenarbeiten. Auf der Basis der Daten der Einwohnermeldeämter erhält jede Frau in der Altersgruppe von 50-69 Jahren und unabhängig vom Versicherungsschutz eine persönliche Einladung zur Screeningmammographie. Die Einladung erfolgt alle 2 Jahre und wird zusammen mit einem Informationsblatt versandt. Dieses informiert umfassend und allgemein verständlich über Inhalt und Ablauf der Mammographie- und Assessmentuntersuchungen sowie über die Vorteile, Grenzen und möglichen Nachteile und bildet damit die Grundlage für eine informierte autonome Entscheidung für oder gegen eine Teilnahme am Screening. Eine schriftliche Einladung und ggf. Erinnerung zusammen mit einer detaillierten Information sowie einem Vorschlag für Termin und Ort der Untersuchung scheint wesentlich für eine hohe Teilnahmequote zu sein. Befragungen von Frauen zeigen, dass die Hauptgründe für die Nichtteilnahme an Früherkennungsuntersuchungen auf Brustkrebs Bequemlichkeit und Vergesslichkeit sind und Palpation und Selbstuntersuchung nach wie vor wichtiger eingeschätzt werden als die Mammographie (Paepke et al. 2001).

Das Programm sieht obligate Qualitätssicherungsmaßnahmen vor, welche alle Teilschritte des Mammographiescreenings von der ersten Untersuchung bis hin

zur interdisziplinären Besprechung vor Therapiebeginn umfassen. Die Gesamtverantwortung tragen dabei die programmverantwortlichen Ärzte einer Screeningeinheit, die Qualität ist somit zuschreibbar. Der gewählte Ansatz entspricht den Qualitätsmanagementprinzipien, die einen kontinuierlichen Verbesserungsprozess implizieren. Die Maßnahmen beinhalten Anforderungen an die apparative Ausstattung, Anforderungen an die fachliche Qualifikation der beteiligten Leistungserbringer (z. B. Radiologen, Gynäkologen, Pathologen, radiologische Fachkräfte) sowie ein organisiertes und strukturiertes Zusammenwirken der Organisationseinheiten (einladende Stelle, Screeningeinheit, Referenzzentrum, Leistungserbringung in Teams). So beinhaltet beispielsweise eine Screeningmammographie grundsätzlich 4 Röntgenaufnahmen in 2 standardisierten Projektionen, die von 2 Ärzten unabhängig voneinander befundet werden. Bei positivem oder nicht einheitlichem Befund erfolgt eine Drittbefundung im Rahmen einer Konsensuskonferenz. Jeder befundende Arzt muss regelmäßig an Fortbildungsveranstaltungen und der Beurteilung von definierten Fallsammlungen teilnehmen sowie pro Jahr mindestens 5.000 Screeningmammographien befunden, um die erforderliche Routine zu gewährleisten.

Weitere wesentliche Elemente des Screeningprogramms sind die regelmäßige Kontrolle und Auswertung der Qualitätssicherungsmaßnahmen durch die Kassenärztlichen Vereinigungen und eigens eingerichteten regionalen Referenzzentren sowie eine Qualitätsdarlegung und Programmevaluation zur Prüfung der Effektivität des Programms. Grundlage hierfür sind standardisierte Indikatoren inklusive der Zielkorridore, wie sie durch die europäischen Leitlinien vorgegeben werden (Perry et al. 2006). Hierzu gehören beispielsweise die Teilnahmequote, die Quote an Teilnehmerinnen, die zu Assessmentuntersuchungen wieder einbestellt werden wie auch die Entdeckungsrate von Karzinomen. Von besonderer Bedeutung sind hier die Intervallkarzinome, deren Erfassung allerdings funktionierende bevölkerungsbezogene Krebsregister voraussetzt. Die Qualitätsdarlegung schließlich dient nicht nur der Information der Öffentlichkeit, sondern erlaubt auch über die Rückspiegelung von Daten einen Benchmarkingansatz mit dem Ziel, bewährte Ansätze zu identifizieren (◻ Abb. 5.3).

Die Einführung des Screeningprogramms und Einbettung in das föderale, sektororientierte Gesundheitssystem Deutschlands ist aufwändig und erfordert die Zusammenführung aller beteiligten Organisationen und Einrichtungen auf Bundes- und Landesebene. Hierzu gehören die

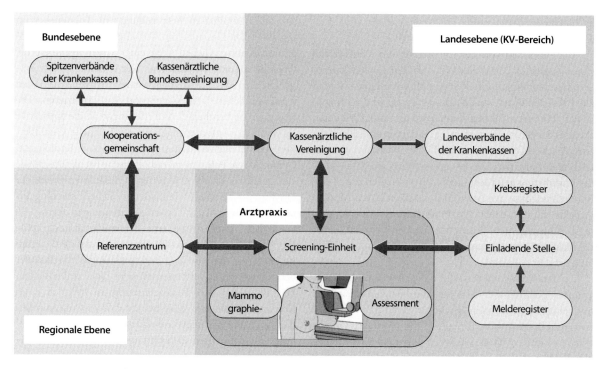

◘ **Abb. 5.3.** Organisation des deutschen Screeningprogramms

Änderung von Einwohnermeldegesetzen ebenso wie haftungs- und datenschutzrechtliche Fragen sowie die kostenaufwändige Schaffung neuer ambulanter Einrichtungen, die dem modernsten Stand der Technik entsprechen. Zum Zeitpunkt der Publikation arbeiten etwa 25% der geplanten Screeningeinheiten, eine flächendeckendeVersorgung wird im Laufe des Jahres 2007 erwartet.

Danksagung

Die Autoren möchten Frau G. Sander für die Unterstützung bei der Beitragserstellung danken.

Literatur

Altman DG, Schulz KF, Moher D, Egger M, Davidoff F, Elbourne D et al. (2001) The revised CONSORT statement for reporting randomized trials: explanation and elaboration. Ann Intern Med 134(8): 663–694

Andersson I, Aspegren K, Janzon L, Landberg T, Lindholm K, Linell F et al. (1988) Mammographic screening and mortality from breast cancer: The Malmo mammographic screening trial. BMJ 297(6654): 943–948

Atkins D, Best D, Briss PA, Eccles M, Falck-Ytter Y, Flottorp S et al. (2004) Grading quality of evidence and strength of recommendations. BMJ 328(7454): 1490

Becker N, Wahrendorf J, Holzmeier S (2002) Krebsatlas der Bundesrepublik Deutschland. Springer, Berlin

Bjurstam N, Bjorneld L, Duffy SW, Smith TC, Cahlin E, Eriksson O et al. (1997) The Gothenburg breast screening trial: first results on mortality, incidence, and mode of detection for women ages 39–49 years at randomization. Cancer 80(11): 2091–2099

Fisher B, Anderson S, Bryant J, Margolese RG, Deutsch M, Fisher ER et al. (2002) Twenty-year follow-up of a randomized trial comparing total mastectomy, lumpectomy, and lumpectomy plus irradiation for the treatment of invasive breast cancer. N Engl J Med 347(16): 1233–1241

Fisher B, Jeong JH, Anderson S, Bryant J, Fisher ER, Wolmark N (2002) Twenty-five-year follow-up of a randomized trial comparing radical mastectomy, total mastectomy, and total mastectomy followed by irradiation. N Engl J Med 347(8): 567–575

Fletcher SW, Elmore JG (2005) False-positive mammograms – can the USA learn from Europe? Lancet 365: 7–8

Fracheboud J, de Koning HJ, Boer R, Groenewoud JH, Verbeek AL, Broeders MJ et al. (2001) Nationwide breast cancer screening programme fully implemented in The Netherlands. Breast 10 (1): 6–11

Freedman DA, Petitti DB, Robins JM (2004) On the efficacy of screening for breast cancer. Int J Epidemiol 33(1): 43–55.

Gibis B, Busse R, Reese E, Richter K, Schwartz FW, Köbberling J (1998) Das Mammographie-Screening als Verfahren zur Brustkrebsfrüherkennung. Nomos, Baden-Baden

Giersiepen K, Haartje U, Hentschel S, Katalinc A, Kieschke J (2005) Brustkrebsregistrierung in Deutschland: Tumorstadienverteilung in der Zielgruppe für das Mammographie-Screening. DÄB 101 (30): A-2117

Gotzsche PC, Olsen O (2000) Is screening for breast cancer with mammography justifiable? Lancet 355(9198): 129–134

Hackshaw A (2003) EUSOMA review of mammography screening. Ann Oncol 14(8): 1193–1195

Hartmann LC, Schaid DJ, Woods JE, Crotty TP, Myers JL, Arnold PG et al. (1999) Efficacy of bilateral prophylactic mastectomy in women with a family history of breast cancer [see comments]. N Engl J Med 340(2): 77–84

Health Council of the Nederlands (2002) The benefit of population screening for breast cancer with mammography. The Hague, Health Council of the Nederlands

Health Departments of the United Kingdom (1998) First Report of the National Screening Committee. http://www.open.gov.uk/doh/nsc/nsch.htm

Hendrick RE, Bassett LW, Dodd GD et al. (1999) Mammography Quality Control: Radiologist´s manual, Radiologic Technologists Manual, Medical Physicist´s manual, 4th edn. American College of Radiology, Reston

Hendrick RE, Klabunde C, Grivegnee A, Pou G, Ballard-Barbash R (2002) Technical quality control practices in mammography screening programs in 22 countries. Int J Qual Health Care 14(3): 219–226

Hennekens CH, Buring JE (1987) Epidemiology in Medicine. Little, Brown & Company; Boston;Toronto,

Kopans DB (2003) The most recent breast cancer screening controversy about whether mammographic screening benefits women at any age: nonsense and nonscience. AJR Am J Roentgenol 180(1): 21–26

Levi F, Lucchini F, Negri E, La Vecchia C (2001) The fall in breast cancer mortality in Europe. Eur J Cancer 37(11):1409–1412

Miller AB, Baines CJ, To T, Wall C (1992) Canadian National Breast Screening Study: 2. Breast cancer detection and death rates among women aged 50 to 59 years. CMAJ 147(10):1477–1488

Miller AB, To T, Baines CJ, Wall C (1997) The Canadian National Breast Screening Study: update on breast cancer mortality. J Natl Cancer Inst Monogr (22): 37–41

Miller AB, To T, Baines CJ, Wall C (2002) The Canadian National Breast Screening Study-1: breast cancer mortality after 11 to 16 years of follow-up. A randomized screening trial of mammography in women age 40 to 49 years. Ann Intern Med 137(5): 305–312

Mühlhauser I, Höldke B (2000) Mammographie-Screening: Darstellung der wissenschaftlichen Evidenz als Grundlage zur Kommunikation mit der Frau. ZaeFQ 94: 721–731

Muir Gray JA (2001) Evidence-based Healthcare. How to make Health Policy and Management Decisions. 2nd edn. Churchill Livingstone, Edinburg

Nystrom L, Andersson I, Bjurstam N, et al. (2002) Long-term effects of mammography screening: updated overview of the Swedish randomised trials. Lancet 359: 909–919.

Nystrom L, Rutqvist LE, Wall S, Lindgren A, Lindqvist M, Ryden S et al. (1993) Breast cancer screening with mammography: overview of Swedish randomised trials [see comments] [published erratum appears in Lancet 1993 Nov 27;342 (8883): 1372]. Lancet 341(8851): 973–978

OECD (2004) CREDES.OECD Health Data 2004. http://www.oecd.org/document/30/0,2340,en_2649_33929_12968734_1_1_1_1,00.html

Olsen AH, Njor SH, Vejborg I, Schwartz W, Dalgaard P, Jensen MB et al. (2005) Breast cancer mortality in Copenhagen after introduction of mammography screening, cohort study. BMJ 330(7485): 220 ff.

Olsen O, Gotzsche PC (2001) Cochrane review on screening for breast cancer with mammography. Lancet 358(9290):1340–1342

Olsen O, Gotzsche PC (2001) Screening for breast Cancer with mammography. The Cochrane Database of systematic Reviews 2001, Issue 4. Wiley, New York

Otto SJ, Fracheboud J, Looman CW, Broeders MJ, Boer R, Hendriks JH et al. (2003) Initiation of population-based mammography screening in Dutch municipalities and effect on breast-cancer mortality: a systematic review. Lancet 361(9367): 1411–1417

Paepke S, Schwarz-Boeger U, von Minckwitz G, et al. (2001) Brustkrebsfrüherkennung; Kenntnisstand und Akzeptanz in der weiblichen Bevölkerung. DÄB 98(34-35): 2178–2186

Perry N, Broeders M, de Wolf C, Törnberg S, Holland R, von Karsa L, Puthaar E (Hrsg.) (2006) European Guidelines for Quality Assurance in Breast Cancer Screening and Diagnosis. 4th edn. Office for Official Publication of the European Communities, Luxemburg

Perry N, Broeders M, de Wolf C, Törnberg S, Schouten J (Hrsg.) (2001) European Guidelines for Quality Assurance in Mammography Screening. 3rd edn. Office for Official Publications of the European Communities, Luxemburg

Sasieni P (2003) Evaluation of the UK breast screening programmes. Ann Oncol 14(8): 1206–1208

Smith RA, Duffy SW, Gabe R, Tabar L, Yen AM, Chen TH (2004) The randomized trials of breast cancer screening: what have we learned? Radiol Clin North Am 42(5): 793–806

Smith RA, Saslow D, Sawyer KA, Burke W, Costanza ME, Evans WP III et al. (2003) American Cancer Society guidelines for breast cancer screening: update 2003. CA Cancer J Clin 53(3): 141–169

Tabar L, Dean PB (2003) Mammography and breast cancer: the new era. Int J Gynaecol Obstet 82(3): 319–326

Tabar L, Yen MF, Vitak B, Chen HHT, Smith RA, Duffy SW (2003) Mammography service screening and mortality in brast cancer patients: 20-year follow-up before and after introduction of screening. Lancet 361: 1405–10

US Preventive ServicesTask Force (USPSTF) (1996) Guide to Clinical Preventive Services. 2nd edn. Williams & Wilkins, Baltimore

Verbeek AL, Broeders MJ (2003) Evaluation of The Netherlands breast cancer screening programme. Ann Oncol 14(8): 1203–1205

Welch HG (2004) Should I Be Tested For Cancer? University of California Press, California

Wilson JMG, Jungner G (1968) Principles and practice of screening for disease. Public Health. Paper No. 34. WHO, Genf

Working IARC (2002) Group on the evaluationof cancer preventive strategies, breast cancer screening. IARC Press, Lyon

Theoretische und praktische Aspekte bei der Einführung einer Kostenträgerrechnung

David Jap, Stefanie Wagner

6.1 Definition der Kostenträger

Unter den gegeben Umständen der Finanzierung der Leistungserbringer kann eine Erhöhung des Gewinns nur durch eine Fallzahlerhöhung oder die Nutzung von Kostensenkungspotentialen erzielt werden. Aus diesem Grund strebt das Krankenhausmanagement nach mehr Transparenz im Hinblick auf die betriebsinternen Kosten- und Erlösstrukturen. Gerade im Zuge des erhöhten Wettbewerbsdrucks ist es wichtig, alle anstehenden Entscheidungen durch fundierte, am Bedarf orientierte Kosten- und Erlösinformationen zu unterstützen.

> **Definition**
>
> Kostenträger sind alle betrieblichen Leistungen die Kosten verursachen. Im weiten Sinn gelten auch die innerbetrieblichen Leistungen als Kostenträger. Die Kalkulation und Abrechnung dieser internen Kostenträger gehört jedoch zu den Aufgaben der Kostenstellenrechnung.

Für die Definition der Kostenträger im Krankenhauswesen stehen verschiedene Möglichkeiten zur Auswahl. Fest steht jedoch, dass eine zur Steuerung zweckmäßige Kostenträgerrechnung an der Patientenbehandlungen ansetzen muss, da diese Auslöser und damit Grund für alle im Krankenhaus erbrachten Leistungen und den damit verbundenen Kosten sind.

Zum einen besteht die Möglichkeit, jeden einzelnen Fall als Kostenträger zu definieren. Eine derartige Produktdefinition bedeutet, dass es ebenso viele Kostenträger wie Patientenbehandlungen gibt. Eine weitere Möglichkeit stellt die Kostenträgerdefinition von Patientengruppen dar. Durch das Zusammenfassen vergleichbarer Patientenbehandlungen zu Gruppen, wird das behandlungsbezogene Leistungssortiment des Krankenhauses überschaubarer. Neben dem medizinischen Zusammenhang müssen die zusammengefassten Behandlungsfälle eine große Ähnlichkeit hinsichtlich ihrer verursachten Kosten und Erlöse aufweisen. Die Kostenhöhe und -struktur wird von den jeweiligen Einzelleistungen einer Patientenbehandlung bestimmt. Die Art und der Verlauf der Erkrankung determinieren den Ablauf der Patientenbehandlung und damit die benötigten Einzelleistungen. Sie sind daher als wichtigste Kriterien zur Fallklassenabgrenzung heranzuziehen. Weitere Merkmale, die den Ressourcenverbrauch beeinflussen, sind die Behandlungsmethode (diagnostisch, therapeutisch), die Schwere der Erkrankung, evtl. Nebendiagnosen und persönliche Merkmale (z. B. Alter, Geschlecht). Auch sie sollten als Abgrenzungskriterien hinzugezogen werden. Je mehr Abgrenzungskriterien für die Fallklassenbildung berücksichtigt werden, desto homogener sind die Kosten der Behandlungsfälle innerhalb der Gruppen. Doch im gleichen Zug erhöht sich auch die Anzahl der Fallklassen. Dies geht wiederum zu Lasten der Überschaubarkeit des Fallklassifikationssystems.

In der Vergangenheit wurden mehrere Fallklassifikationssysteme für Krankenhäuser entwickelt und zum Teil praktisch umgesetzt. Es liegt also nahe, auf ein bereits bestehendes System wie das der **Diagnosis Related Groups (DRG)** zurückzugreifen. Diese Einordnungssystematik berücksichtigt sämtliche den Ressourcenverbrauch beeinflussenden Größen und ist daher besser geeignet als eine Klassifikation z. B. nach **International Classification of Diseases (ICD)** oder **Operationsschlüssel (OPS)**. Dennoch bildet die ICD- und die OPS-Kodierung der Diagnosen die Basis für die DRG-Zuordnung der einzelnen Behandlungsfälle. Aus diesem Grund ist unbedingt auf eine hohe Kodierqualität zu achten.

Im Gegensatz zu den DRG berücksichtigen die Patient-Management-Categories (PMC) nicht nur die Diagnose und den Schweregrad, sondern zusätzlich auch das Therapieverfahren, wodurch sich eine stärkere medizinische Leistungsbezogenheit ergibt. Diese Gruppen beinhalten Krankenhausfälle, die ähnliche Behandlungsprozesse aufweisen. Die Abfolge der medizinischen Maßnahmen wird patientenkategoriebezogen durch die Patient-Management-Paths (PMP) festgelegt, welche die von einer PMC typischerweise verursachten diagnostischen und therapeutischen Leistungskomplexe beschreibt. Dieses Verfahren bietet die beste Grundlage zum Aufbau einer Kostenträgerrechnung, da mit der Berücksichtigung der Krankheitsart, Krankheitsschwere und dem Behandlungsprozess die bedeutendsten kostenbeeinflussenden Faktoren in die Gruppierung einbezogen werden.

Dennoch muss überlegt werden, ob die dem neuen fallpauschalen Vergütungssystem zugrunde gelegten Fallklassen eine geeignete Ausgangsbasis für eine Kostenträgerrechnung darstellen. Die Abgrenzung der Fallklassen greift auf Klassifikations- und Verschlüsselungssysteme (ICD, OPS) zurück, die auch im Zuge der Datenübertragung an die Krankenkassen zur Anwendung kommen. Einen Einfluss auf die Kostenträgerrechnung im

Krankenhaus hat diese Art der Fallklassifizierung nur indirekt über die Ergebnisrechnung, denn die Fallklassifikation der Bundespflegesatzverordnung betrifft nur die Erlösstruktur. Die Grundvoraussetzung einer kostenträgerbezogenen Gegenüberstellung der Kosten und Erlöse ist eine einheitliche Zurechnungsbasis. Um das mit den Fallpauschalen vorgegebene Klassifikationssystem der Kostenträgerdefinition zugrundezulegen, müssen Kosten und Erlöse identische Bezugsobjekte haben, was wiederum eine fallklassifikationsbezogene Ergebnisermittlung erleichtert. Zwar sind in den nächsten Jahren sicherlich noch einige Änderungen und Anpassungen des deutschen DRG-Systems nötig, um die Homogenität des Ressourcenverbrauchs und der Kosten innerhalb der einzelnen Fallklassen weiter zu erhöhen, dennoch werden mit dem Einbezug der Krankheitsart und der Behandlungsmethode sowie dem Schweregrad und Persönlichkeitsmerkmalen wichtige Abgrenzungskriterien berücksichtigt, sodass das Klassifikationssystem der Bundespflegesatzverordnung durchaus als geeignete Ausgangsbasis für eine fallorientierte Kostenträgerrechnung im Krankenhaus dienen kann. Bei dieser Kostenträgerdefinition muss jedoch berücksichtigt werden, dass sich die Gruppierung der Patienten mit einer Modifikation des ICD und der DRG ändern kann. Diese Tatsache darf bei zukunftsgerichteten Entscheidungen nicht außer Acht gelassen werden.

6.2   Leistungserfassung

Für eine fallklassenbezogene Kostenzurechnung sind im Wesentlichen 2 Voraussetzungen zu erfüllen: eine **fallklassenbezogene Patientenzuordnung** und eine **patientenbezogene Leistungserfassung**. Nur wenn die einzelnen Patienten den richtigen Fallklassen zugeordnet werden, ist eine verursachungsgerechte kostenträgerbezogene Zuteilung der Kosten und damit die Generierung entscheidungs- und kontrollrelevanter Informationen gewährleistet. Hierzu muss bestimmt werden,

- welches die Zuordnungskriterien sind,
- wie die für die Klassifizierung notwendigen Informationen beschafft werden,
- zu welchem Zeitpunkt des Patientenaufenthaltes die Zuordnung erfolgt,
- unter welchen Umständen eine Klassifizierung geändert werden muss
- und wer für die Gruppierung verantwortlich ist.

Eine weitere Bedingung einer verursachungsgerechten Verteilung der Kosten ist die Installation eines Leistungserfassungssystems, welches sämtliche, von den einzelnen Patienten in Anspruch genommenen Leistungen so weit wie möglich patientenorientiert aufzeichnet. Das Erfassungssystem ist an den Leistungserstellungsprozessen des Krankenhauses auszurichten. Auf diese Weise werden die Leistungen am Ort ihrer Inanspruchnahme, d. h. in den Fachabteilungen und Stationen des Krankenhauses, aber auch in den medizinischen Zentralinstitutionen, erfasst. Zumeist wird man auf eine bereits bestehende medizinische Leistungsdokumentation zurückgreifen können, dennoch ist genau zu prüfen, inwieweit diese Dokumentation für die Kostenträgerrechnung genutzt werden kann.

In den medizinischen Zentralinstitutionen werden die standardisierten Leistungen bereits im Rahmen der innerbetrieblichen Leistungsverrechnung nach Art und Umfang erfasst. Jedoch sind diese nicht nur im Hinblick auf die empfangenden Kostenstellen, sondern ebenso bezüglich des empfangenden Patienten zu dokumentieren.

Die Bestimmung und Erfassung standardisierter Leistungen auf den Pflegestationen gestaltet sich schwieriger als in den medizinischen Zentralinstitutionen. Hier muss, aufgrund der Menge von Einzelleistungen, die ein Patient auf einer Station erhält, genau abgewogen werden, wie differenziert diese Einzelleistungen in Bezug auf ihre patientenbezogene Erfassung abgegrenzt werden sollen. Dies ist nicht zuletzt eine Frage der Wirtschaftlichkeit und Genauigkeit. Oft ist es sinnvoller, die aus den Leistungen resultierenden Kosten nach der Anzahl der Pflegetage auf die Patienten zu verteilen, da diese, aufgrund der überwiegenden Proportionalität zu den am Patienten erbrachten Einzelleistungen, den bedeutendsten Maßstab darstellen. Es erscheint wenig zweckmäßig, die allgemeine ärztliche und pflegerische Betreuung nach Einzelleistungen (z. B. Visite, Verbandanlegen) oder patientenbezogen zu erfassen. Ebenso wenig macht es Sinn, die für den täglichen Pflegeablauf benötigten medizinischen und pflegerischen Sachleistungen (z. B. Spritzen, Salben) für jeden Patienten einzeln zu dokumentieren und aufzuzeichnen. Hier bietet sich eine verweildauerabhängige Kostenzuordnung an. Besonders kostenintensive Sachleistungen wie Prothesen oder besondere Medikamente sollten jedoch patientenbezogen erfasst werden.

Auch wenn sich viele der vom Patienten in Anspruch genommenen Leistungen proportional zu der Anzahl an

Pflegetagen verhalten, darf nicht außer Acht gelassen werden, dass Patienten in unterschiedlichem Maße pflegebedürftig sein können und somit einen unterschiedlichen Bedarf an Personal- und Sachmittel beanspruchen. Um dem gerecht zu werden, sind die von einem Patienten in Anspruch genommenen Pflegetage differenziert nach Pflegekategorien bzw. Pflegestufen zu erfassen. Hierfür ist eine geeignete Anzahl und Abgrenzung der Pflegekategorien festzulegen.

Neben der Betreuung und den Sachleistungen erhalten Patienten auf den Stationen auch die sog. Hotelleistungen (Unterkunft, Verpflegung). Diese korrelieren positiv mit der Aufenthaltsdauer und sind somit nach der Anzahl der Pflegetage patientenbezogen zuzuordnen. Um die Genauigkeit der Kostenzuordnung zu erhöhen, bietet sich an, die ohnehin für die Speisezubereitung und -verteilung sowie für die medizinische Leistungsdokumentation nach Normal-, Diät- und Schonkost differenziert erfassten Beköstigungstage heranzuziehen.

❗ Am Ende eines Krankenhausaufenthalts sollten folgende Informationen patientenbezogen vorliegen:
- Daten der innerbetrieblichen Leistungsverrechnung,
- besondere, mit der Behandlung verbundene Sachleistungen,
- nach Pflegekategorien und Stationen differenzierte Behandlungstage.

Auch wenn das bedeutendste Anwendungsgebiet der Kostenträgerrechnung der stationäre Bereich ist, gibt es darüber hinaus noch weitere Endprodukte des Krankenhauses, die einer Analyse bedürfen. Insbesondere in den Bereichen ambulante Behandlungsleistungen, Wahlleistungen des stationären Bereichs und sonstigen krankenhausextern vertriebenen Einzelleistungen bietet sich eine Kostenträgerrechnung an.

6.3 Kostenrechnungssysteme

Je nach Verrechnungsart der Kosten unterscheidet man zwischen **Vollkostenrechnung** und **Teilkostenrechnung**. Systeme der Vollkostenrechnung verrechnen sämtliche Kostenarten auf die Kalkulationsobjekte, wohingegen Teilkostenrechnungssysteme nur Teile der Gesamtkosten dem Kalkulationsobjekt direkt zuordnen. Dabei handelt es sich um so genannte Einzelkosten, also Kosten, die direkt für das jeweilige Objekt erfasst werden können. Die übrigen Kostenelemente bleiben dabei aber auf keinen

Fall unberücksichtigt. Im Gegensatz zur Vollkostenrechnung gehen Teilkostenrechnungssysteme retrograd vor und ordnen sukzessive die direkten Kosten den immer umfassender werdenden Bezugsobjekten zu.

Vollkostenrechnungssysteme, wie z. B. im **Kalkulationshandbuch der Selbstverwaltungspartner** vorgesehen, dienen vor allem der Preisfindung. Man muss jedoch beachten, dass Gemeinkosten bestenfalls annäherungsweise verursachungsgerecht auf die Kostenträger verrechnet werden können. Ebenso kommt es zu einer Proportionalisierung der Fixkosten. So könnte bei einer Berechnung von Stundensätzen für Ärzte fälschlicherweise der Eindruck entstehen, diese Kosten würden pro Stunde neu entstehen.

> **Cave**
>
> Grundsätzlich gilt: je höher der Anteil der Fix- und Gemeinkosten, desto weniger aussagefähig ist eine Vollkostenrechnung.

Die stufenweise Fixkostendeckungsrechnung ist ein Teilkostenrechnungssystem und spaltet die Fixkosten in mehrere Schichten. Dazu wird eine Hierarchie von Kalkulationsobjekten gebildet, in der die Fixkosten jeweils der Ebene zugerechnet werden, auf der sie als Einzelkosten erfassbar sind. In einem Krankenhaus könnte die Zurechnung an folgender Hierarchie ausgerichtet sein:
- Fallklassen des Krankenhauses,
- Gruppen von Fallklassen,
- Stationen,
- Fachabteilungen,
- Gesamtkrankenhaus.

Die als Deckungsbeitrag bezeichneten Bruttoerfolge werden sukzessive zusammengefasst und den jeweiligen Fixkostenbeträgen gegenübergestellt. Auf längere Sicht müssen die Erlöse der einzelnen Fallklassen nicht nur ihre variablen Kosten decken, sondern auch die möglicherweise sogar als Fallklasseneinzelkosten erfassbaren Fixkosten.

Die Fallklassen einer Gruppe müssen mit ihren Deckungsbeiträgen zusammen die dieser Gruppe direkt zurechenbaren Fixkosten decken. Eine Stufe höher werden die aggregierten Gruppendeckungsbeiträge den Fixkosten der jeweiligen Station gegengerechnet. Schließlich müssen die Fixkosten der Fachabteilungen durch die Deckungsbeiträge der Stationen und die Krankenhausfix-

▣ **Tab. 6.1.** Stufenweise Fixkostendeckungsrechnung im Krankenhaus	
Erlös der einzelnen Fallklasse	
./. Variable Kosten der Fallklasse	
= *Deckungsbeitrag I* (Deckungs- beitrag der einzelnen Fallklassen	
./. Fixkosten der Fallkasse	
= *Deckungsbeitrag II*	Zusammenfassung nach Fallklassengruppen
./. Fixkosten der Fallklassengruppe	
= *Deckungsbeitrag III*	Zusammenfassung nach Stationen
./. Stationsfixkosten	
= *Deckungsbeitrag IV*	Zusammenfassung nach Fachabteilungen
./. Fachabteilungsfixkosten	
= *Deckungsbeitrag V*	Zusammenfassung aller Deckungsbeiträge
./. Krankenhausfixkosten	
= Nettoerfolg des Krankenhauses	

kosten durch die Deckungsbeiträge der Fachabteilungen ausgeglichen werden (▣ Tab. 6.1).

Die stufenweise Fixkostendeckungsrechnung basiert auf der Trennung der Kosten in fixe und variable Bestandteile. Diese Trennung spiegelt sich auch in dem Berechnungsschema wieder. Soweit möglich sollen sämtliche variable Kosten den einzelnen Patienten zugeordnet werden. Die dann eventuell noch verbleibenden variablen Kosten werden nun mittels geeigneter Schlüssel auf die DRG verteilt. Nachdem eine Gliederung in geeignete Hierarchiestufen erfolgt ist, können die Fixkosten zugeteilt werden. Zuerst geschieht dies mit den Abteilungsfixkosten, welche ohne Schlüsselungen zugerechnet werden können, dann mit solchen, die mehrere Abteilungen, nicht jedoch die ganze Klinik betreffen und aus diesem Grunde verteilt werden müssen. Auf der untersten Stufe der Klinik verbleiben dann jene Fixkosten, welche die ganze Klinik betreffen. In einem letzten Schritt kann dann der von der Klinik zu tragende Anteil der Gemeinkosten des Klinikums ermittelt werden.

6.4 Vorgehensweise einer Kalkulation stationärer Leistungen auf Teilkostenbasis

Ausgangspunkt der Berechnungen ist meist ein automatisch generierter, nach Kostenstellen und Kostenarten gegliederter **Gesamtkostenbericht**. Dieser wird um die periodenfremden und sich nicht auf das Kalkulationsjahr beziehenden Aufwendungen bereinigt. Außerdem müssen aus dem Bericht alle die Kostenstellen der Forschung und Lehre betreffenden Kosten sowie die Kosten der Kostenstellen für ambulante und teilstationäre Leistungen ausgegliedert werden.

Im nächsten Schritt folgt die Einteilung der Kostenarten in **variable Kostenbestandteile** (z. B. OP-Bedarf, Desinfektionsmittel) und **fixe Kostenbestandteile** (z. B. Personalkosten, Wartungsverträge). Hier müssen die jeweiligen Kostenarten auf ihre patientengenaue Erfassung hin analysiert werden. Bei Kostenarten ohne genaue Zuteilung können Stichproben durch Messung erfolgen. Dabei muss der Aufwand der Erfassung der Relevanz der Kostenarten, also deren Höhe, gegenüber gestellt werden. Oft steht der Aufwand für die Erfassung in keinem Verhältnis zum Informationsgewinn. Die Kosten für ärztliches und pflegerisches Verbrauchsmaterial können z. B. eine relevante Höhe erreichen, der Verbrauch wird aber kaum patientenexakt belegt werden können. Sinnvoller hingegen ist die patientengenaue Ermittlung der Kosten der internen Leistungsverrechnung und der teuren Materialien wie z. B. Implantate und der teuren Medikamente.

Die Kosten der **internen Leistungsverrechnung** können oft anhand der medizinischen Dokumentation und den errechneten Punktwerten patientengenau ermittelt werden. Ebenso lassen sich auch teuere Medikamente wie Zytostatika anhand von mg-Preisen und der Dokumentation im Nachhinein errechnen. Implantate und sonstige teuere Materialien müssen im Falle einer nicht EDV-basierten Dokumentation ebenfalls anhand von Patientenakten nacherfasst werden. Es ist zu beachten, dass die Kostenarten des Kostenberichts jeweils um die auf diese Weise ermittelten patientengenauen Kosten zu bereinigen sind.

Für die jetzt noch im Kostenbericht enthaltenen variablen Kosten müssen bezogen auf die jeweiligen Umlageschlüssel die Kosten je Einheit (▣ Tab. 6.2) berechnet und auf die DRG verteilt werden. Die Kostenhöhe wird in den meisten Fällen von der Anzahl der Pflegetage oder der Fallzahl determiniert. So lassen sich die Kosten für die Beköstigung oder die Wäsche ohne weiteres über die

Anzahl der Pflegetage umrechnen. Druckarbeiten hingegen werden nicht täglich, sondern bei der Aufnahme und Entlassung eines Patienten durchgeführt. Aus diesem Grund bietet sich hier die Verrechnung nach der Fallzahl an. (◘ Tab. 6.2)

Die gesamten mittels Schlüsselungen zu verteilenden variablen Kosten errechnen sich somit durch die Multiplikation der von den einzelnen DRG in einer Periode verursachten Einheiten der Umlageschlüssel mit den Kosten je Einheit.

Der Deckungsbeitrag wird pro DRG ermittelt. Er errechnet sich aus den jeweiligen DRG-Erlösen der Periode abzüglich der gesamten sich auf dieselbe DRG beziehen-den, variablen Kosten desselben Zeitraumes. In dieser Berechnung werden also alle bisherigen Rechnungen zusammengefasst (◘ Tab. 6.3).

Damit eine an diese Hierarchie angelehnte stufenweise Fixkostendeckungsrechnung aussagefähig ist, bedarf es einer klaren und überschneidungsfreien Struktur, außerdem müssen die Fixkosten möglichst ohne Schlüsselungen den Elementen der Hierarchie zuordenbar sein. Eine klare und überschneidungsfreie Struktur bedeutet, dass jede DRG genau von einer Station erbracht wird, und jede Station genau einer Abteilung zuweisbar ist (◘ Abb. 6.1). Sollte dies nicht der Fall sein, da z. B. alle DRG auf allen Stationen behandelt werden, ist es auch denkbar, fiktive

◘ **Tab. 6.2.** Berechnung der Kosten je Umlageeinheit

Umlageschlüssel	Umzulegende Kosten	Gesamteinheiten im Betrachtungszeitraum	Kosten/Einheit
Fallzahl	45.000 €	3.000	15,00 €
Pflegetage	675.000 €	15.000	45,00 €

◘ **Tab. 6.3.** Berechnung des Deckungsbeitrag I einer DRG

	DRG		
Periode		Erlöse der Periode	40.000 €
	./.	Kosten aus Interner Leistungsverrechnung	400 €
	./.	Kosten teurer Materialien	4.000 €
	./.	geschlüsselte variable Kosten (10 Fälle à 15 €; 50 Pflegetage à 45€)	2400 €
	=	Deckungsbeitrag I	33.200 €

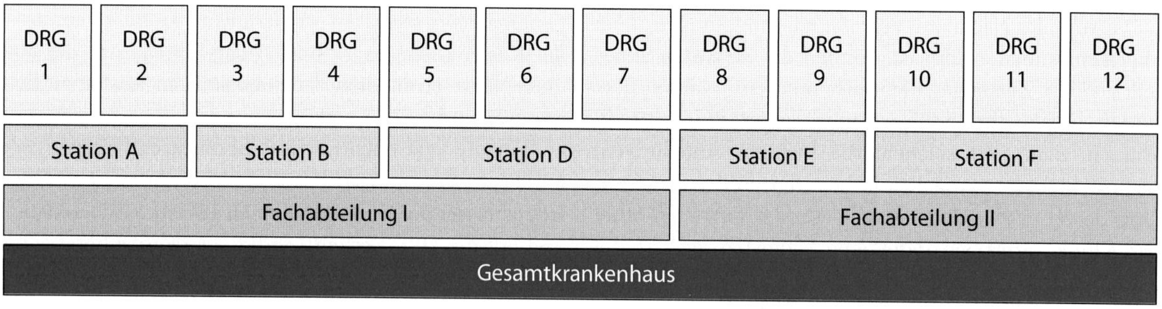

◘ **Abb. 6.1.** Beispiel einer hierarchischen Gliederung

Stationen für die Kalkulation zu bilden. Die ausschlaggebende Überlegung für die endgültige hierarchische Gliederung eines Krankenhauses sollte von der Betrachtung der Fixkosten und deren möglichst genauen Zuordnung zu medizinischen Elementen ausgehen.

Für die Ermittlung der Krankenhausfix- bzw. Gemeinkosten müssen zuerst die relevanten Kostenstellen des Klinikums ermittelt werden. Relevant sind alle Kostenstellen, die zentrale Aufgaben übernehmen, nicht mittels interner Leistungsverrechnung umgeschlagen und nicht einer Abteilung zugeordnet werden können, also z. B. zentrale Kostenstellen der Verwaltung oder EDV.

Nachdem die variablen Kosten auf die Kostenträger verteilt sind, die Hierarchiestufen festgelegt sind, die Fixkosten und die Klinikumsgemeinkosten zugeordnet sind, können die Ergebnisse dieser Zwischenrechnungen zu der eigentlichen Rechnung zusammengefügt werden. Die stufenweise Deckungsbeitragsrechnung kann sowohl als Zeit- wie auch als Stückrechnung durchgeführt werden. Für die Berechnung der durchschnittlichen Stückdeckungsbeiträge wurden die zeitbezogenen Deckungsbeiträge durch die jeweiligen Fallzahlen dividiert.

Fazit

Wie hier am Beispiel der stationären Fälle gezeigt, sollte analog eine Berechnung für andere, ambulante oder teilstationäre Fälle erfolgen. Die Gesamtheit der Berechnungen bildet die Grundlage für die strategischen Entscheidungen in der Planung des Leistungsportfolios einer Organisation.

Vor einer Kalkulation muss grundsätzlich geklärt werden, ob entsprechende Reaktionen auf die Ergebnisse erfolgen. In den meisten ärztlichen Einrichtungen werden weiterhin Entscheidungen nach persönlichen Vorlieben oder aufgrund historisch gewachsener Umstände gefällt und nicht aufgrund fundierter Analysen oder Berechnungen.

Nur wenn die Analysen Grundlage für Veränderung sind, können sie einen Mehrwert für eine Einrichtung bedeuten.

Des Weiteren müssen bei der Steuerung und Veränderung des Leistungsgeschehens auch mögliche Alternativen berücksichtigt werden. Der gesamte Behandlungspfad der Patientinnen muss darauf analysiert werden, in welcher Form und durch welche Einrichtung die Betreuung sichergestellt ist.

Literatur

Baukmann D (2001) Die Kosten- und Erlösrechnung im Krankenhaus und ihre Prüfung: Ein Steuerungsinstrumenten des Krankenhaus-Managements. Idw-Verlag, Düsseldorf

Deutsche Krankenhausgesellschaft e.V. (DKG) in Zusammenarbeit mit dem Verband der privaten Krankenversicherungen (PKV) und den Spitzenverbänden der Krankenkassen (GKV) (2002) Kalkulationshandbuch der Selbstverwaltungspartner. http://www.g-drg.de/dokumente/drg_kalkhand.php

Keun F (2001) Einführung in die Krankenhaus-Kostenrechnung: Anpassung an neue Rahmenbedingungen, 4. Aufl. Gabler, Wiesbaden

Versorgung der Mammakarzinompatientin in der gynäkologischen Praxis

Renate Wiesner-Bornstein

7.1 Aufgaben einer gynäkologischen Praxis

Zu einem effektiven Qualitätsmanagement gehören nach der Definition der World Health Organization (WHO) (Albert u. Schulz 2003)

- das Streben nach einer kontinuierlichen Verbesserung von Gesundheitsversorgung und Lebensqualität,
- die Fokussierung auf die Bedürfnisse der Frauen,
- die Entwicklung systematischer Entscheidungsfindungsprozesse,
- die Einbindung in ein übergeordnetes Gesundheits- und Sozialsystem,
- die partnerschaftliche Zusammenarbeit zur Harmonisierung
- und die Effizienzsteigerung der interdisziplinären und Sektor übergreifenden Kooperation.

Bezogen auf das Management des Mammakarzinoms ergeben sich hier für die gynäkologische Praxis vielfältige Aufgaben und Ansatzpunkte.

Die Patientin will in ihrer ganzen Person wahrgenommen werden. Sie erwartet, dass der Arzt mit ihr in einer angemessenen und verständlichen Weise kommuniziert, sie über ihre Krankheit und ihren Zustand sowie die Behandlungsmöglichkeiten informiert und in den Entscheidungsprozess zur Diagnostik und Therapie miteinbezieht. Sie wünscht sich, dass ihre Sorgen und Ängste ernst genommen und ihr Hilfestellungen im psychosozialen Bereich angeboten werden. Außerdem geht sie davon aus, dass ihre Behandlung stets auf dem neuesten Stand der Medizin erfolgt. Oberstes Ziel des Qualitätsmanagements bzw. des Managements des Mammakarzinoms ist es, diese Anforderungen unserer Patientinnen zu erfüllen und **Patientenzufriedenheit** zu erreichen. Das bezieht sich sowohl auf die Früherkennung als auch auf die Betreuung in Diagnostik und Therapie bis hin zur Sterbebegleitung. Dieses Ziel zu messen und mit entsprechenden Kennzahlen zu belegen, ist eine Aufgabe, die der Praxisleitung zufällt. Bei der Festlegung der Strukturen und Abläufe sind gesetzliche Anforderungen, Verträge (z. B. Disease-Management-Programme) und Krebsfrüherkennungsrichtlinien zu berücksichtigen.

Bei Problemen, die z. B. mithilfe von Patientenbefragungen und eines Beschwerdemanagements erkannt werden können, sind Maßnahmen zur Verbesserung oder Vorbeugung zu ergreifen.

 Die Einstellung zur Patientin, der Umgang und die Kultur der jeweiligen Praxis drücken sich im **Leitbild der Praxis** aus.

7.2 Bereitstellung der Mittel

Betrachten wir zunächst einmal die **Strukturqualität** (Ausrüstung, personelle und fachliche Qualifikation des gesamten Personals, Arbeitsumgebung), die eine Praxis bereit zu stellen hat, um im Management des Mammakarzinoms gut aufgestellt zu sein. Im Bereich der **Früherkennung** benötigt ein Arzt sein Wissen über die Entwicklung von Brustkrebs, über die Technik des Abtastens der Brust und der zugehörigen Lymphabflusswege sowie die weiterführende Diagnostik. Ferner sollte er die Patientin zur Selbstuntersuchung anleiten können. Als Grundlage und Orientierung dienen zum einen die S3-Leitlinien, zum anderen fachspezifische Fortbildungen.

> **Praxistipp Selbstuntersuchung**
> Der Patientin können Informationen zur Selbstuntersuchung der Brust, aber auch Brustmodelle mit Knoten für spezifische Kurse z. B. dem »MammaCare-Programm« zur Verfügung gestellt werden.

Die Ausrüstung in **Diagnostik und Therapie** umfasst wiederum das Wissen und Können und ggf. die apparative Ausstattung im Rahmen von Mammographie und Sonographie. Auch das Personal ist mittels Schulungen mit einzubeziehen. In einer größeren Praxis kann z. B. eine Helferin nach entsprechender Schulung die Aufgabe einer »Casemanagerin« übernehmen und den Arzt damit in diesem Aufgabenbereich entlasten. Für die Information der Patientin können Informationsbroschüren über das Mammakarzinom und Angebote der Praxis ausgelegt werden.

Im weiteren Sinne gehört zur Strukturqualität auch das **Netzwerk von Mitbehandlern und Kooperationspartnern** wie z. B. Krankenhaus, Hausarzt, Onkologe, Physiotherapeut und Sanitätshaus (◘ Abb. 7.1). Im Sinne der Patientenzufriedenheit sollte sich eine Praxis Gedanken dazu machen, welche Voraussetzungen im Sinne eines umfassenden Qualitätsverständnisses diese »Partner« zu erfüllen haben. Beschwerden von Patientinnen z. B. über mangelnde Aufklärung bezüglich Vorgehen und Befund, Unfreundlichkeit und lange Wartezeiten sollten in die Entscheidung für oder gegen eine weitere Zusammenarbeit mit den Partnern mitbedacht werden.

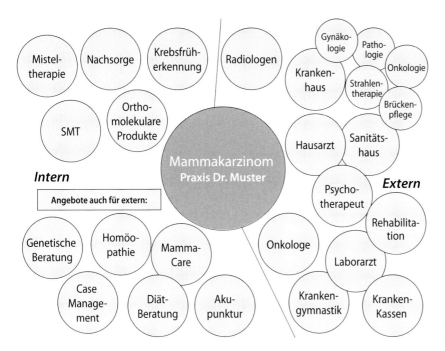

◻ Abb. 7.1. Beispiel »Netzwerk« beim Management des Mammakarzinoms

7.3 Patientenbezogene Prozesse

Die Güte der Anamneseerhebung, die fachgerechte Ausführung einer diagnostischen Untersuchung oder therapeutischen Leistung, die Koordination der Behandlung oder die Organisation der kontinuierlichen Nachversorgung des Patienten im Sinne von Schnittstellenmanagement wird der **Prozessqualität** zugeordnet (Frank 2003). Hier gehen auch die Arzt-Patienten-Beziehung, die Kommunikation mit anderen Ärzten bzw. anderen Berufsgruppen im Gesundheitssystem, die Verfügbarkeit von Unterlagen, ein optimaler Organisationsablauf und effektive Abläufe ein.

Dazu sind zunächst einmal die für die Patientin mit Mammakarzinom relevanten Prozesse zu erfassen. Neben dem Vorgehen bei der Früherkennung des Mammakarzinoms sind dies

- der Ablauf der Diagnostik bei der symptomatischen Patientin,
- die Therapieplanung nach der Diagnose Mammakarzinom,
- die Therapiebegleitung während der Primärtherapie,
- die Nachsorge und Rehabilitation,
- die Betreuung der Patientin mit Lokalrezidiv und bzw. oder Metastasen
- und ggf. die Sterbebegleitung.

Bei der Erstellung der entsprechenden Prozessbeschreibungen sollte die gültige S3-Leitlinie (Kreienberg et al. 2004) Grundlage sein. Außerdem sind bei Teilnahme am DMP-Programm die entsprechenden vertraglichen Bestimmungen, (z. B. Abrechnungsmodi) einzuarbeiten. Als Beispiel sei hier die Beschreibung des Ablaufs der Nachsorge dargelegt (◻ Abb. 7.2). Checklisten ergänzen die Prozessbeschreibungen, wo dies erforderlich ist.

Ein besonderes Augenmerk ist auf das Management der Schnittstellen zu legen, denn hier entstehen am häufigsten Reibungsverluste.

Zunehmend ambulant von den Krankenhäusern erbrachte Leistungen und der Wechsel von der uni- zur multi- bzw. interdisziplinären Betrachtungsweise (Brucker et al. 2004) stellen die Praxen vor neue Anforderungen und vor die Aufgabe, Prozessbeschreibungen jeweils aktuell anzupassen. Wichtig ist auch, dass die Schnittstellen zu anderen Bereichen klar definiert sind. So kann z. B. die Sterbebegleitung durch den Gynäkologen, den Onkologen, den Hausarzt und bzw. oder durch das Krankenhaus erfolgen.

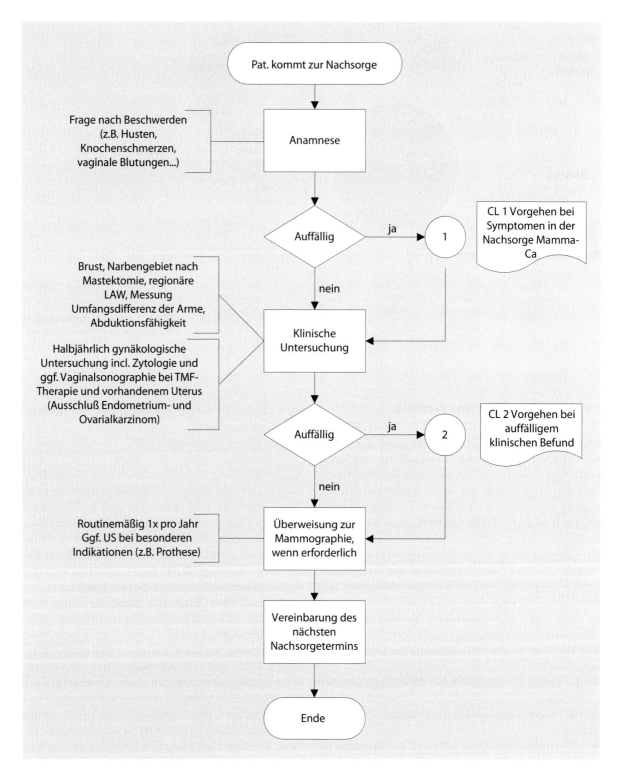

◘ **Abb. 7.2.** Ablauf der Nachsorge

7.4   Messung, Analyse, Verbesserung

Lebensqualität und informierte Selbstbestimmung der Frau sind unverzichtbare Bestandteile der **Ergebnisqualität**. Indikatoren für ein erfolgreiches Management des Mammakarzinoms werden von der Praxisleitung festgelegt. (◻ Tab. 7.1):

◻ **Tab. 7.1.** Mögliche Kennzahlen zum Nachweis von Ergebnisqualität

Definiertes Ziel	Nachweis / Kennzahl
Erkennung möglichst vieler Frühkarzinome	Statistik Tumorstadien der behandelten Patientinnen, Benchmarking
Optimaler Ablauf der Nachsorge	Fehlersammlung und -analyse, Aufnahme von Beschwerden, Audit
Erhalt der Lebensqualität der Patientinnen	Lebensqualitätsbögen, Benchmarking (Psychoonkologische Basisdokumentation 2004)
Behandlung auf dem neuesten Stand	Nachweis von fachspezifischen Fortbildungen (im DMP impliziert)
Motivation von Patientinnen zur Behandlung in Studien	Anzahl von Patientinnen in Studien (Benchmarking)

Fazit

Das Management des Mammakarzinoms in der gynäkologischen Praxis erfordert permanente Aufmerksamkeit und Anpassung an die aktuelle Entwicklung. Besondere Beachtung ist dabei den Bedürfnissen der Patientin, ihren Ängsten und Sorgen zu schenken. Um für die Zukunft im Sinne unserer Patientinnen weitere Verbesserungen zu erreichen, ist eine sorgfältige Dokumentation und Zusammenführung von Daten unerlässlich.

Literatur

Schulz KD, Albert US et al. (2004) Stufe-3-Leitlinie Brustkrebsfrüherkennung in Deutschland. Zuckschwerdt Verlag, München

Kreienberg R et al. (2004): Diagnostik, Therapie und Nachsorge des Mammakarzinoms der Frau, eine nationale S3-Leitlinie. http://www.senologie.org/download/pdf/DL8xFF7W.pdf. Gesehen 9 Juni 2006

Psychoonkologische Basisdokumentation (2004) http://www.po-bado.med.tu-muenchen.de. Gesehen 9 Juni 2006

Albert US, Schulz KD (2003) Aktuelle Entwicklung der Brustkrebs-Früherkennung in Deutschland, Gynäkologe 9: 806

Brucker S et al. (2003) Brustzentren. Gynäkologe 10: 862–877

Frank M (2003) Praktisches Qualitätsmanagement in der Arztpraxis. Schattauer, Stuttgart

Einführung eines EDV-gestützten Dokumentationssystems

Hubertus Fries, Guido Tuschen

8.1 Vorraussetzungen für eine qualitätssichernde Dokumentation

Eine Grundvoraussetzung der effektiven und qualitätsgesicherten medizinischen Behandlung ist die vollständige und jederzeit reproduzierbare Dokumentation der Behandlungsinhalte. Insbesondere die Behandlung des Mammakarzinoms erfordert durch die Interdisziplinarität der verschiedenen Diagnostik- und Therapieschritte die Verwendung einer umfassenden Dokumentation. Dieser Anforderung, die sich auch in den Ansprüchen zum Beispiel der Fachgesellschaften und unterschiedlicher Qualitätsinitiativen der Bundesländer widerspiegelt, kann einzig durch die Verwendung einer elektronischen Dokumentationssoftware Rechnung getragen werden, da die Grenzen und Möglichkeiten einer reinen Papierdokumentation inhaltlich und formal überschritten werden.

Anforderungen an Dokumentationssoftware

1. Patientenzentrierte Abbildung der Diagnostik- und Behandlungsinhalte (elektronische Patientenakte).
2. Reproduzierbarkeit der Daten, um qualitätssichernde und medicokollegiale Fragenstellungen zu beantworten. Dokumentationsinhalte müssen nachvollziehbar der Realität entsprechen.
3. Usability und Workflowoptimierung: Nutzbarkeit für den Anwender und Übereinstimmung der ablaufenden Diagnostik- und Behandlungsschritte mit den entsprechenden Leitlinien.
4. Integration in schon vorhandene EDV-Systeme der Einrichtung, um Doppeleingaben zu vermeiden, erfordert standardisierte Schnittstellen zu vorhandenen Systemen oder Integrationen an Kommunikationsserver.
5. Datensicherheit und -hoheit in der Einrichtung. Anforderungen des Datenschutzes und der Datensicherheit auf aktuellem Niveau müssen berücksichtigt werden.
6. Möglichkeit der Nutzung der dokumentierten Daten für verschiedene klinikinterne Aktivitäten wie Arztbriefschreibung, Apothekenbestellung oder Terminplanungen.
7. Qualitätskontrolle ermöglichen und Hilfestellung bei einer leitlinienkonformen Behandlung leisten.
8. Datenexport zur Erstellung eines standardisierten Vergleichs der Brustkrebsschwerpunkte (Benchmarking) muss möglich sein.

Die einheitliche elektronische Dokumentation muss die Vielzahl der beschriebenen Anforderungen erfüllen können, **ohne einen nennenswerten Mehraufwand für den Dokumentierenden** zu verursachen. Insbesondere ist hier die Vermeidung von Doppeldokumentationen durch Datenübergabe aus und in unterschiedlichen Anwendersystemen beim Nutzer (z. B. aus sog. KIS-Systemen), um den Dokumentationsaufwand so klein wie möglich zu halten (◘ Abb. 8.1).

8.2 Vorteile eines EDV-gestützten Dokumentationssystems

Die Anwendung einer Softwarelösung, die diese Anforderungen erfüllt, unterstützt die Sicherstellung einer hochwertigen Versorgung der Patientinnen durch Optimierung der Prozess- und Ergebnisqualität. Die gewonnenen Daten dienen im Hinblick auf eine Zertifizierung und Rezertifizierung der Behandlungseinrichtung und erhöhen die Kommunikationsfähigkeit zu externen Dokumentationssystemen oder zu anderen Systemen z. B. im niedergelassenen Bereich. Den Forderungen nach integrativen bzw. sektorübergreifenden Dokumentationsmodellen sollte unbedingt Rechnung getragen werden.

Durch die Bündelungen dieser beschrieben Anforderungen und Ziele kann die gesamte patientenzentrierte Dokumentation sowie die damit verbundene Qualitätssicherung aus einem einheitlichen System heraus erfolgen.

Durch eine optimierte Gestaltung der Software entsprechend dem Patientinnenpfad wird der Behandlungsweg parallel in der EDV abgebildet. Dadurch kommt es zu einer gewollten Kongruenz zwischen dem realen Patientinnenpfad und der Dokumentation.

Nutzt die Software zur Datengenerierung eine ansprechend grafische Benutzeroberfläche, wird die Akzeptanz durch die dokumentierenden Behandler natürlich noch steigen. Abbildung 8.2 zeigt beispielhaft an der Software ODSeasy die strukturellen Möglichkeiten einer Dokumentationssoftware für den senologischen Bereich (◘ Abb. 8.2).

Insbesondere der Zusatznutzen durch eine Verbindung zu klinikinternen Warenwirtschaftssystemen oder zum gesamten Termin- und Dokumentenmanagement der Einrichtung erhöht die Bereitschaft zum Dokumentieren, da die Ressourcenschonung für den Anwender arbeitsalltäglich erlebbar wird. Dieses wiederum erhöht ganz entscheidend die Dokumentationsqualität, sodass

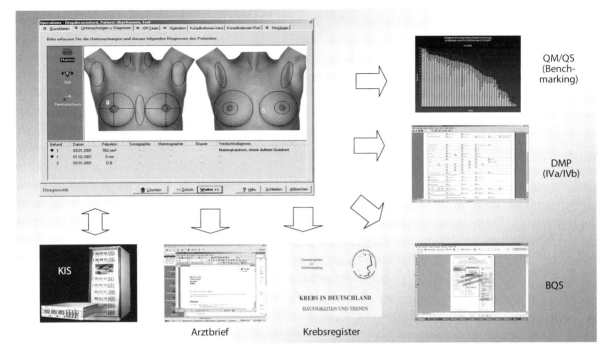

☑ **Abb. 8.1.** Schnittstellen und Ausgabefunktionalitäten

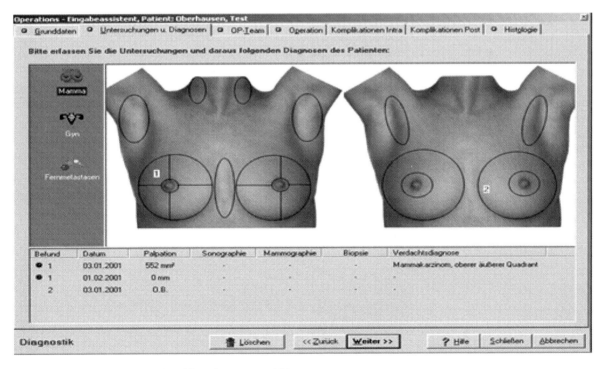

☑ **Abb. 8.2.** Grafische Oberfläche und Workflowadaptation von ODSeasy

im nächsten Schritt wiederum die Behandlungsqualität durch die greifenden Qualitätssicherungsmaßnahmen steigen wird (sog. Hawthorne-Effekt).

Zusammenfassend zeichnet sich für eine Steigerung der Ergebnisqualität in der Behandlung Brustkrebs erkrankter Frauen – neben den Fähigkeiten und der Leistungsfähigkeit der Behandler – das Zusammenwirken verschiedener Faktoren im Umfeld der Behandlung verantwortlich, deren Kern die qualitätsgesicherte und qualitätssichernde Dokumentation darstellt.

Vorteile eines EDV-gestützten Dokumentationssystems

- Vollständige und umfassende sowie reproduzierbare Dokumentation der Behandlungsinhalte.
- Externe Qualitätssicherung (wie z. B. das Benchmarking WBC) zur objektiven Überprüfung der durchgeführten Behandlungsschritte möglich.
- Kommunikationsmodell der standardisierten Dokumentationsinhalte sowohl zwischen Einrichtungen als auch mit dem niedergelassenen Bereich.
- Arbeitspraktisches Umsetzen von Leitlinien im Behandlungsalltag.
- Ressourcenschonung durch die Verwendung von intelligenter Software mit nützlichen Ausgabefunktionen.

Durch die konsequente Nutzung eines Dokumentations- und Qualitätssicherungssystems konnten im Bereich der Senologie erkennbare Erfolge im Sinne der Patientinnen erzielt werden, die als beispielhaft für andere Bereiche der Onkologie und der gesamten Medizin betrachtet werden können.

Medikamentöse Therapiestudien zur Behandlung des Mammakarzinoms in Deutschland

Gunter von Minckwitz

Die Studienlandschaft in Deutschland zum Mammakarzinom war historisch durch eine Vielzahl kleinerer Therapiestudien geprägt. Die Organisation erfolgte dezentral in z. T. wenig spezialisierten Einrichtungen, die Aufnahme von Patientinnen war langwierig und die benötigte Gesamtzahl wurde häufig unterschritten. Durch die Änderung des Arzneimittelgesetzes hat sich diese Situation entscheidend geändert. Jede Studie muss jetzt den Anforderungen der **Good Clinical Practice** entsprechen. Der logistische und organisatorische Aufwand der Studiendurchführung hat sich erheblich vergrößert. Zudem hat die Überwachung der Studien durch die Ethikkommission, das Bundesinstitut für Arzneimittel und Medizinprodukte (BfArM) und die Regierungspräsidien deutlich zugenommen. Es ist anzunehmen, dass in Zukunft der Leiter einer klinischen Prüfung wie auch der Sponsor einer Studie häufiger zur (haftungsrechtlichen) Verantwortung gezogen werden. Es bleibt abzuwarten, ob diese Änderung nicht nur zu einer Verringerung der Zahl klinischer Studien in Deutschland, sondern tatsächlich auch zu einer qualitativen Verbesserung der Studiendesigns führt.

Die folgende Übersicht beschränkt sich auf von kooperativen Studiengruppen durchgeführten Studien, da nur bei diesen Studien von der Möglichkeit einer Teilnahme interessierter Prüfzentren auszugehen ist. Es wird darauf verzichtet, Studien, die kurz vor dem Abschuss stehen und womöglich bei Drucklegung nicht mehr aktiv rekrutieren, zu erwähnen.

❗ Aktuelle Informationen finden Sie auf den Homepages der Studiengruppen http://www.germanbreastgroup.de, http://www.noggo.de, http://www.uni-duesseldorf.de bzw. dem Studienportal der Deutschen Gesellschaft für Senologie (DGS) http://www.dgs-studien.de oder der Deutschen Krebsgesellschaft (DKG) http://www.krebsgesellschaft.de/wub_studienregister.html .

9.1 Studien zur Prävention des Mammakarzinoms

Bislang gibt es in Deutschland nur wenig Erfahrung mit der Durchführung von Präventionsstudien. Die International Breast Cancer Intervention Study (IBIS-I-Studie) Ende der 1990er Jahre war aufgrund mangelnder Bereitschaft der Ärzte und Betroffenen nicht erfolgreich. Danach konnte nur bei kleinen Studien, z. B. der GISS-Studie (Goserelin Ibandronat Screening vs. Screening),

Erfahrung gesammelt werden. Bei prämenopausalen Patientinnen mit deutlich erhöhtem Brustkrebsrisiko sollte in dieser Studie die Frage geklärt werden, inwieweit eine präventive vorübergehende Ausschaltung der Ovarialfunktion von gesunden Frauen akzeptiert wird. Während eines Zeitraums von 1,5 Jahren konnten nur 32 Teilnehmerinnen für diese Studie gewonnen werden, die Teilnahmerate lag bei nur ca. 5%.

Seit August 2004 besteht in Deutschland die Möglichkeit an der **IBIS-II-Studie** (■ Abb. 9.1) teilzunehmen. Bei dieser Studie wird der Aromatasehemmer Anastrozol gegen ein Placebo verglichen. Tamoxifen hat zwar in vorhergehenden Studien (IBIS-I, NSABP-P1) eine effektive Risikosenkung um ca. 40% für invasive und nicht-invasive Mammakarzinome gezeigt, jedoch wurden die mit einer fünfjährigen Behandlung verbundenen Risiken als schwerwiegend eingeschätzt. Die Risiko-Nutzen-Abwägung fiel zuungunsten eines präventiven Tamoxifen-Einsatzes aus. In der **ATAC-Studie** (Arimidex Tamoxifen Alone or in Combination) konnte eine deutliche Risikoreduktion kontralateraler Mammakarzinome mit einer Anastrozol-Behandlung im Vergleich zu einer adjuvanten Tamoxifen nachgewiesen werden. Verbindet man diese Ergebnisse für Anastrozol aus der adjuvanten Situation mit den Erkenntnissen aus der **NSABP-P1-Studie** (National Surgical Adjuvant Breast and Bowel Project), so lässt sich für einen Aromatasehemmer ein präventiver Effekt von ca. 70% gegenüber keiner endokrinen Maßnahme erwarten.

Für den **Präventionsteil der IBIS-II-Studie** werden 6.000 postmenopausale Frauen im Alter von 40–70 Jahren

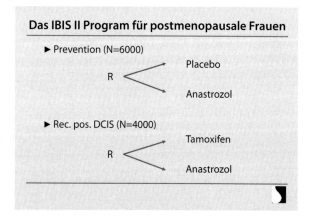

■ **Abb. 9.1.** Die Studien der International Breast Intervention Group (IBIS) zur Prävention bei postmenopausalen Frauen mit moderatem Risiko und nach duktalem Karzinom in situ

gesucht, die bestimmte Risikokriterien für die Entstehung eines Mammakarzinoms aufweisen. Als Risikofaktoren werden Alter, familiäre Anamnese, Parität, Menopausenalter, vorbestehende gutartige proliferiernde Erkrankung, prämaligne Erkrankung und Mammographiedichte herangezogen. Das Augenmerk richtet sich auf Familien, in denen ≥2 Brust- oder Eierstockkrebserkrankungen aufgetreten sind, Brustkrebs im Alter unter 50 Jahren diagnostiziert wurde, eine beidseitige Brustkrebserkrankung vorliegt oder ein Familienmitglied eine Verwandte ersten Grades mit Brustkrebs und kinderlos ist. Die Teilnahme ist auch für Frauen möglich, die bereits wegen einer Vorläufererkrankung behandelt wurden. Hierzu zählen das lobuläre Karzinom in situ, die atypische duktale oder lobuläre Hyperplasie und auch ein duktales Karzinom in situ, welches innerhalb der letzten 6 Monate mittels Mastektomie behandelt wurde.

Parallel zur Präventionsstudie wird eine Studie zum rezeptorpositiven duktalen Karzinom in situ (IBIS II-DCIS) durchgeführt. 4.000 Patientinnen werden mit Tamoxifen oder aber mit Anastrozol über jeweils fünf Jahre behandelt. Die Aktualität dieser Studie begründet sich in der zunehmenden Diagnose dieser Erkrankung. Aufgrund des deutlich erhöhten Brustkrebsrisikos nach DCIS und der höheren Effektivität von Tamoxifen beim rezeptorpositiven DCIS verschiebt sich die Risiko-Nutzen-Relation von Tamoxifen zugunsten eines generellen Einsatzes. Somit wird Tamoxifen in diesem Teil der IBIS-Studie im Kontrollarm eingesetzt. Auch hier wird aufgrund der vorliegenden adjuvanten Daten erwartet, dass mit Anastrozol eine höhere Risikoreduktion möglich ist.

Im Juni 2006 waren in beide Studienteile in Deutschland 210 Patientinnen und international 1.891 Patientinnen aufgenommen.

9.2   Studien zu präoperativen Therapie des Mammakarzinoms

Mittlerweile hat Deutschland international eine führende Rolle auf dem Gebiet der präoperativen Chemotherapie erreicht. Die German Breast Group (GBG) wie auch die Studien der Arbeitsgemeinschaft Gynäkologische Onkologie (AGO) haben internationale Anerkennung erzielt. Im Juni 2005 wurde die Rekrutierung der GeparTrio-Studie beendet. In weniger als 3 Jahren wurden über 2.100 Patientinnen in diese Phase-III-Studie eingeschlossen. Zur gleichen Zeit wurde von der AGO-Studiengruppe die

PREPARE-Studie bei HER2-negativen Patienten durchgeführt und mit ca. 600 aufgenommenen Patientinnen abgeschlossen. Für HER2-neupositive Patienten wurde im Techno-Trial die kombinierte Gabe von Chemotherapie und Trastuzumab untersucht.

Seit August 2005 führen die GBG und die AGO gemeinsam die GeparQuattro-Studie durch(Abb. 9.2).

Diese GeparQuattro-Studie untersucht 3 Hauptfragestellungen:

- Wie ist eine weitere Substanz (Capecitabine) am besten in bisherige Standardregime zu integrieren?
- Führt eine Kombinationsbehandlung (EC-TX) oder eine weitere Sequenz (EC-T-X) zu höheren histologischen Komplettremissionen?
- Kann die Hinzunahme von Trastuzumab zur Chemotherapie die histologische Komplettremissionsrate deutlich verbessern?

Alle HER2-positiven Patienten erhalten über ein Jahr beginnend mit der ersten Chemotherapie den Antikörper. Das Ansprechen von HER2-positiven Tumoren wird mit dem Ansprechen HER2-negativer Tumore verglichen. Dies ist möglich, da in vorangegangenen Untersuchungen keine unterschiedlichen Ansprechraten HER2-negativer und HER2-positiver Tumore auf eine anthracyclin- und taxanhaltige Chemotherapie beobachtet wurden.

Insgesamt sollen an der GeparQuattro-Studie 1.500 Patientinnen, davon 420 mit HER2-positivem Tumor teilnehmen. Im Juni 2006 waren bereits 800 Patientinnen in die Studie aufgenommen.

Seit Längerem stellt sich die Frage, inwieweit Patientinnen mit verbliebenem Resttumor nach präoperativer Chemotherapie von einer weiteren postoperativen systemischen Behandlung profitieren können, da sie ein sehr hohes Rückfallrisiko aufweisen. Im Falle einer hormonabhängigen Tumorerkrankung steht hier natürlich die endokrine Therapie zur Verfügung. Bei rezeptornegativen Patientinnen gibt es diese Option jedoch nicht. Deshalb wurde die NATAN-Studie (Neo-Adjuvant Trial Add-On Study) (Abb. 9.3) Anfang 2005 begonnen. Patientinnen mit einem Resttumor von mindestens 2 cm oder positiven Lymphknoten werden entweder nur beobachtet oder erhalten über 5 Jahre eine adjuvante Therapie mit dem Bisphosphonat Zoledronat. Die Zoledronatinfusionen erfolgen anfänglich alle 4 Wochen und werden später nur noch alle 6 Monate durchgeführt. Postmenopausale Patientinnen mit rezeptorpositivem Tumor erhalten gleichzeitig Letrozol über 5 Jahre.

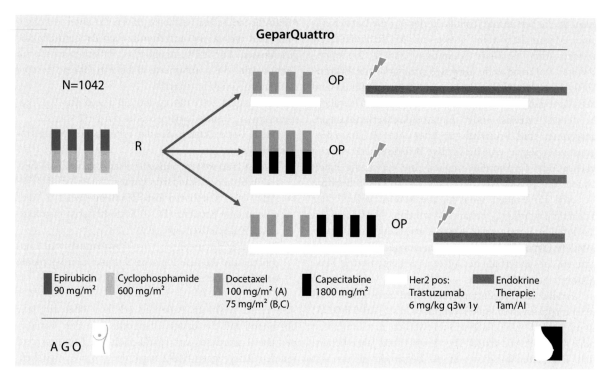

■ **Abb. 9.2.** Die GeparQuattro Studie zur Verbesserung der präoperativen Chemotherapie

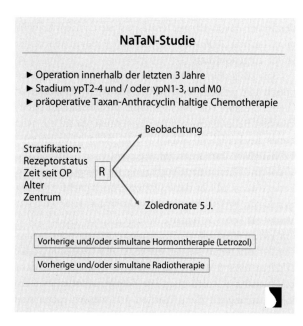

■ **Abb. 9.3.** Die NATAN-Studie zur postoperativen Behandlung von Patientinnen mit Tumorrest nach präoperativer Chemotherapie

9.3 Adjuvante Therapie

9.3.1 Therapiestudie zur dosisdichten Therapie

Die ETC-Studie zur sequenziellen Chemotherapie der AGO hat genauso wie die Studie der Cancer and Leukemia Group B (CALGB) gezeigt, dass eine dosisdichte und dosisintensivierte Chemotherapie zu einer signifikanten Verbesserung des Überlebens bei Patientinnen mit befallenen Lymphknoten führt. Konsekutiv wurde die German Adjuvant Intergroup Node-Positive-Study (GAIN-Studie) (■ Abb. 9.4) in der zweiten Hälfte 2004 begonnen. Neben dem dosisdichten, sequenziellen Ansatz werden in einem experimentellen Arm synergistische Effekte einer Kombinationsbehandlung bei gleichzeitiger Integration einer vierten neuen Substanz untersucht. Das neue experimentelle Schema beginnt mit einer dosisdichten 14-tägigen Gabe von Epirubicin und Cyclophosphamid über 4 Zyklen und wird gefolgt von einer wöchentlichen Gabe von Paclitaxel über 10 Wochen in Kombination mit einer oralen Capecitabinegabe. In einem 2×2 faktoriellen De-

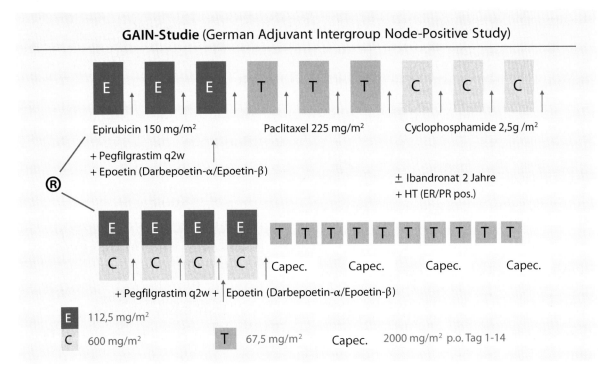

GAIN-Studie (German Adjuvant Intergroup Node-Positive Study)

Epirubicin 150 mg/m²

+ Pegfilgrastim q2w
+ Epoetin (Darbepoetin-α/Epoetin-β)

Paclitaxel 225 mg/m²

Cyclophosphamide 2,5g /m²

± Ibandronat 2 Jahre
+ HT (ER/PR pos.)

Capec.   Capec.   Capec.   Capec.

+ Pegfilgrastim q2w + Epoetin (Darbepoetin-α/Epoetin-β)

E 112,5 mg/m²

C 600 mg/m²   T 67,5 mg/m²   Capec. 2000 mg/m² p.o. Tag 1-14

☐ **Abb. 9.4.** Die GAIN-Studie zur dosisdichten Chemotherapie bei nodal-positiven Mammakarzinomen

sign wird zudem die Frage gestellt, inwieweit eine 2-jäh-rige orale Ibandronatgabe einen positiven Einfluss auf das Überleben hat. Die aktuelle Rekrutierung im Juni 2006 lag bei 1300 von 3.000 benötigten Patientinnen.

9.3.2 Studien zur Integration neuer Substanzen

In der SUCCESS-Studie (☐ Abb. 9.5) wird versucht, das französische FEC-DOC-Schema weiter zu optimieren. Nodal-negative und nodal-positive Patienten erhalten entweder diesen als Standard bezeichneten Arm oder eine Sequenz aus FEC (5-Fluorouracil, Epirubicin und Cyclophosphamid) gefolgt von Docetaxel und Gemcitabine. Auch in dieser Studie wird zudem der adjuvante Einsatz einer Bisphosphonatabe gegen eine unbehandelte Kontrollgruppe überprüft. Der Studienstart war Ende 2005.

In der ICE-Studie (☐ Abb. 9.6) wird der Einsatz des Capecitabine als Monotherapie bei Patientinnen im Alter über 65 Jahren untersucht. Als Basistherapie erhalten alle Frauen eine 2-jährige Behandlung mit Ibandronat.

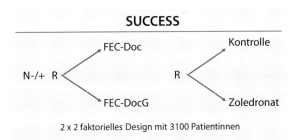

SUCCESS

FEC-Doc   Kontrolle

N-/+ R   R

FEC-DocG   Zoledronat

2 x 2 faktorielles Design mit 3100 Patientinnen

☐ **Abb. 9.5.** Die SUCCESS-Studie zur Optimierung einer anthrazyklin- und taxanhaltigen Kombinationschemotherapie durch Hinzunahme eines Antimetaboliten

Die Patientin kann hierbei die Applikationsweise (oral oder intravenös) selbst wählen. Wichtig ist hierbei eine ausführliche geriatrische Beurteilung, um diejenigen Patientinnen zu identifizieren, die eine ausreichend gute Lebenserwartung haben, um von einer adjuvanten Therapie profitieren zu können. Ebenfalls soll das Risiko für

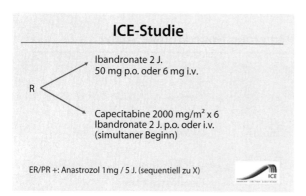

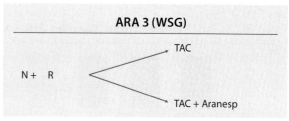

Abb. 9.7. Die ARA-3-Studie zur Optimierung des TAC-Schemas

Abb. 9.6. Die ICE-Studie zur Frage der Chemotherapie bei älteren Patientinnen (>64 Jahre)

therapiebedingte Nebenwirkungen durch diese Vorauswahl reduziert werden. Hierbei kommen zwei Scores zum Einsatz: der Charlson-Score zur Erfassung und Gewichtung relevanter Begleiterkrankung und der Vulnerable-Elderly-Score (VES-13) zur Beurteilung der körperlichen Funktionsfähigkeit. Beide Scores werden im Rahmen der ICE-Studie bestimmt und helfen bei der Patientenauswahl. Im Juni 2006 waren 670 von 1.400 Patientinnen in die Studie aufgenommen.

9.3.3 Studie zur Verbesserung der supportiven Therapie

Die **ARA-3-Studie** (Abb. 9.7) der Westdeutschen Studiengruppe (WSG) untersucht die Wirksamkeit einer zusätzlichen Gabe des erythropoesestimulierenden Faktors Darbepoetin bei einer adjuvanten Chemotherapie mit TAC (Docetaxel mit Doxorubicin und Cyclophosphamid). Zielsetzung der Studie ist nicht nur eine Untersuchung der Verträglichkeit sondern auch der Wirksamkeit.

9.3.4 Studie zur Chemotherapie bei nodal-negativen Mammakarzinom

Bei Patientinnen mit nodal-negativem Brustkrebs (NNBC) ist die Risiko-Nutzen-Analyse einer Chemotherapie aufgrund der günstigen Grundprognose weniger positiv. Es werden relativ mehr Patientinnen behandelt, die eigentlich kein Rückfallrisiko aufweisen. Die Identifikation dieser Patientinnen stellt jedoch ein Problem dar. Die

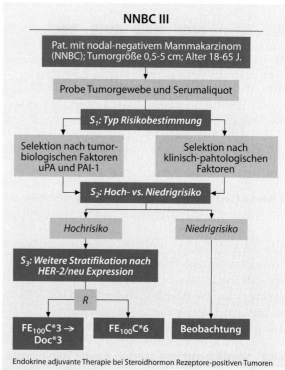

Abb. 9.8. Das NNBC-3-Protokoll zur verbesserten Indikationsstellung der Chemotherapie beim nodal-negativen Mammakarzinom

NNBC-3-Studie (Abb. 9.8) versucht entweder mittels der Proteasen PAI 1 und UPA oder durch histomorphologische Kriterien (Tumorgröße, Grading, Alter) eine Hochrisikogruppe zu identifizieren, bei der 6 Zyklen FEC gegen 3 Zyklen FEC gefolgt von 3 Zyklen Docetaxel verglichen werden. Patientinnen mit niedrigem Rezidivrisiko werden beobachtet. Im Juni 2006 waren in die Studie 650 von 2.000 Patientinnen aufgenommen worden.

9.3.5 Studien zur endokrinen Therapie bei prämenopausalen Patientinnen

In 3 Studien **SOFT**, **TEXT** und **PERCHE** (◻ Abb. 9.9) soll der Stellenwert der Ovarialfunktion nach Mammakarzinom weiter untersucht werden. Unter der Leitung der International Breast Cancer Study Group (IBCSG) werden prämenopausale Patientinnen mit rezeptorpositivem Mammakarzinom, die innerhalb von 6 Monaten nach adjuvanter Chemotherapie noch prämenopausalen Status haben, zur Therapie mit Tamoxifen, GnRH und Tamoxifen oder GnRH und Exemestan randomisiert (SOFT). In der TEXT-Studie wird der bessere Kombinationspartner zu einer GnRH-Therapie – Tamoxifen oder Exemestan – gesucht. Der GnRH-Therapie kann eine Chemotherapie vorausgehen oder die Patientin kann zusätzlich an der PERCHE-Studie teilnehmen, die diese Fragestellung (GnRH mit oder ohne Chemotherapie) prospektiv randomisiert untersucht.

In der **ZORO-Studie** (Zoladex Rescue of Ovarian Function) soll die Frage geklärt werden, inwieweit die Ovarialfunktion durch eine vor der Chemotherapie beginnenden GnRH-Gabe geschützt werden kann. Teilnehmerinnen sollen eine hormonrezeptornegative Erkrankung mit Notwendigkeit zu einer taxanhaltigen Chemotherapie und den Wunsch zur Erhaltung der Ovarialfunktion haben (z. B. wegen nicht abgeschlossener Familienplanung, Vermeidung klimakterischer Symptome, Prävention der Osteoporose).

Die klinisch besonders anspruchsvolle Situation einer Brustkrebserkrankung in der Schwangerschaft wird in Form einer Registerstudie wissenschaftlich erörtert. Ziel der Untersuchung ist zu erfahren, wie die Brustkrebserkrankung in der Schwangerschaft behandelt wird. Es wird ein Algorithmus zur Behandlung in den einzelnen Schwangerschaftstrimestern vorgeschlagen, an die sich der behandelnde Arzt halten kann. Es besteht jedoch eine sehr große Unsicherheit, ob diese Therapieempfehlungen im Einzelfall Anwendung finden können. Diese Registerstudie wird von der GBG auch international unter der Schirmherrschaft der Breast International Group durchgeführt.

9.4 Palliative Therapiestudien bei Mammakarzinom

Die Behandlung metastasierter Mammakarzinome ist stark von der Risikokonstellation der Patientin abhängig und sollte deshalb auch bei der individuellen Auswahl einer Therapiestudie Berücksichtigung finden. Für Pati-

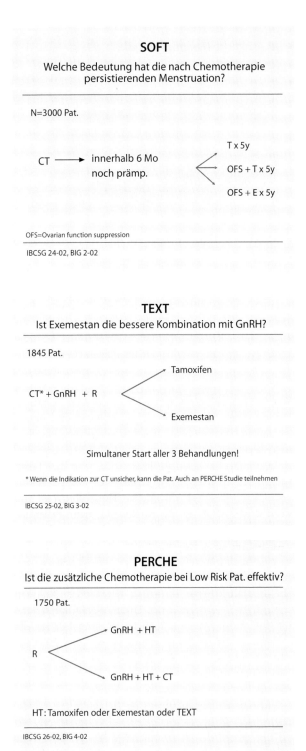

◻ **Abb. 9.9.** Die SOFT-, TEXT- und PERCHE-Studie bei prämenopausalen Patientinnen mit rezeptorpositivem Mammakarzinom

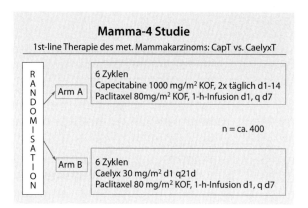

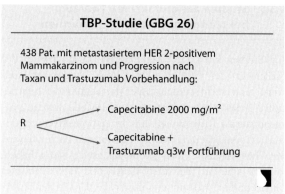

Abb. 9.10. Die Mamma-4-Studie der AGO beim metastasierten Mammakarzinom

Abb. 9.11. Die TBP-Studie zur Fortsetzung der Trastuzumabbehandlung über den Progress hinaus

entinnen mit ausgeprägtem Tumorbefall, rasanter Progression oder hormoninsensitiver Erkrankung stehen die Studien der AGO zur Verfügung. In der Mamma-3-Studie wurde eine Zweierkombination aus Epirubicin und Paclitaxel mit einer Zweierkombination aus Capecitabine mit Paclitaxel verglichen. In der geplanten Mamma-4-Studie (Abb. 9.10) soll die Capecitabine-Paclitaxel-Kombination mit einer Kombination aus Paclitaxel und einem liposomalen Doxorubicin (Caelyx) verglichen werden. Im Vergleich zu den vorher in diesem Rahmen eingesetzten Anthrazyklin-Taxan-Regimen wird jetzt das Taxan wöchentlich eingesetzt. Der Einsatz des weniger kardiotoxischen, liposomal-verkapselten Doxorubicin ist von besonderer Bedeutung, da zunehmend mehr Patientinnen bereits adjuvant mit einem Anthrazyklin behandelt worden sind.

Bei Patientinnen mit einer Low-risk-Metastasierung steht die Monica-Studie (Mono Efficacy of Capecitabine) seit Juli 2005 zur Verfügung. Hier wird im Rahmen eines Phase-II-Konzeptes der Einsatz von Capecitabine mit einer Dosierung von 2000 mg/m² über 14 Tage alle 3 Wochen untersucht. Zielsetzung ist es, dank 200 Patientinnen eine relativ exakte Angabe über die mit dieser Behandlung erreichbare Zeit bis zur Progression bzw. über die Remissionsrate machen zu können.

Für Patientinnen, die unter einer Behandlung mit Trastuzumab eine Progression erleiden, stellt sich die Frage, ob die Antikörperbehandlung trotz der Progression weiter fortgesetzt werden soll. Diese Frage wird mit dem randomisierten Design der TBP -Studie (Treatment beyond Progression) (Abb. 9.11) untersucht. Patientinnen, die

entweder Trastuzumab und ein Taxan in der adjuvanten Therapie, Trastuzumab und ein Taxan als Primärbehandlung oder aber Trastuzumab alleine bzw. in Kombination mit einer anderen Chemotherapie als Primärbehandlung erhalten haben, werden in dieser Studie zu einer alleinigen Behandlung mit Capecitabine oder aber der Kombination aus Capecitabine und Fortführung der Trastuzumab Behandlung therapiert. Die Studie wird mittlerweile auch in Kooperation mit Studiengruppen anderer europäischer Länder durchgeführt. Im Juni 2006 waren 123 der geplanten 433 Patienten in die Studie aufgenommen.

9.5 Fazit

Deutsche kooperative Studiengruppen versuchen zunehmend, ein breites Angebot an klinischen Studien anzubieten, um eine Behandlung möglichst aller Patientinnen in Studien zu ermöglichen. Hierbei hat sich in den letzten Jahren eine erfreuliche Zusammenarbeit etabliert. Es ist davon auszugehen, dass mit den hier vorgestellten Studien bis zu 10% aller Patientinnen ihre Primärbehandlung im Rahmen von Studien erhalten. Dies sollte erheblich dazu beitragen, dass sich die hohe Behandlungsqualität der Studien flächendeckend durchsetzt. Sie erlaubt dem Therapeuten, seine Patientinnen nach modernsten Gesichtspunkten, häufig mit noch nicht für die Indikation zugelassenen Medikamenten, in einem dennoch rechtlich abgesicherten Umfeld zu behandeln. Es ist zu erwarten, dass dies den schon jetzt zu beobachtenden Trend einer abnehmenden Mortalität weiter fortsetzt.

Effektive Brustkrebsversorgung aus Patientensicht am Beispiel der Frauenselbsthilfe nach Krebs

Christine Kirchner, Hilde Schulte, Bernhard Borgetto

Eine effektive Brustkrebsversorgung zeichnet sich durch eine Vielzahl von Merkmalen aus, z. B. durch einen hohen Grad an Qualitätssicherung, eine umfassende Berücksichtigung medizinischer und psychosozialer Aspekte, eine möglichst gleichmäßige und allen Betroffenen zugängliche Versorgung. Um diese Ziele zu erreichen, sind bestimmte Voraussetzungen und Strukturen nötig, die sich je nach Perspektive unterschiedlich darstellen können. Dieses Kapitel legt den Schwerpunkt auf die Perspektive der Betroffenen. Grundlage ist die Arbeit der **Frauenselbsthilfe nach Krebs** (FSH), an die die unterschiedlichsten Probleme der Krankheitsbewältigung von krebskranken Frauen herangetragen werden.

Die Arbeit der FSH ist gewissermaßen ein Spiegelbild dessen, was die professionelle Versorgung aus einer Vielzahl von Gründen nicht zu leisten vermag. Es soll versucht werden, die Arbeit der FSH möglichst umfassend darzustellen, um zu zeigen, welche Kooperations- und Anschlussmöglichkeiten für die professionelle Versorgung existieren und welche Versorgungsdefizite sich in der Arbeit der FSH widerspiegeln.

10.1 Beratung

Die FSH wurde 1976 mit einer ersten Gruppe gegründet. Das wichtigste Ziel war es zunächst, die erste Schockwirkung der Diagnose Brustkrebs so früh wie möglich aufzufangen. Deshalb wurde 1977 ein Programm mit 5 Punkten entwickelt, das sich durch die Schlagworte »Auffangen, Informieren, Begleiten« zusammenfassen lässt. Über eine lange Zeit hinweg war dieses Motto zentral für die Arbeit der FSH, geprägt durch den Blick auf die Nöte und Bedürfnisse der Betroffenen.

> **Das 5-Punkte-Programm der Frauenselbsthilfe nach Krebs**
>
> Wir wollen…
> 1. Krebskranke psychosozial begleiten: Durch menschliche Zuwendung in Einzelgesprächen und Aussprache in Selbsthilfegruppen gemeinsam lernen, mit Krebs zu leben.
> 2. helfen, die Angst vor weiteren Untersuchungen und Behandlungen zu überwinden: Vermitteln von Hoffnung durch persönliche Erfahrung und eigenes Erleben.
> 3. Vorschläge zur Stärkung der Widerstandskraft geben: durch aktuelle Vorträge von Fachleuten aus den verschiedenen Bereichen des Gesundheitswesens, z. B. Ernährung und Bewegung.
> 4. die Lebensqualität verbessern helfen: Hilfe zur Selbsthilfe, Überwindung von Isolation, Förderung der Kreativität.
> 5. über soziale Hilfen, Versicherungs- und Schwerbehindertenrecht informieren: Informationen zu Anschlussheilbehandlung, Rehabilitation, Pflegeversicherung, Renten vermitteln.

Die FSH hat dabei eigene Strukturen entwickelt, die sich von der üblichen organisierten Selbsthilfe unterscheiden. Mitglieder in der FSH sind nur diejenigen, die eine ehrenamtliche Funktion übernehmen: Gruppenleiterinnen, stellvertretenden Gruppenleiterinnen oder Kassiererinnen. Die Teilnehmerinnen an den Treffen der Selbsthilfegruppen der FSH sind keine Mitglieder des Verbands. Alle Positionen auf der überörtlichen Ebene (Landesverbände und Bundesverband) sind in der Regel mit Gruppenleiterinnen bzw. deren Stellvertreterinnen besetzt, die auch für die Beratung auf den unterschiedlichen Ebenen zuständig sind. Allerdings kommt es auch vor, dass Teilnehmerinnen in der Beratung aktiv werden. Die Beratung der FSH findet in unterschiedlichen Settings statt: in Einzel- oder Gruppengesprächen mit Betroffenen und bzw. oder Angehörigen, bei Besuchen im Krankenhaus oder zu Hause am Krankenbett, durch telefonische Beratung, über das Internet und indirekt durch Broschüren und Magazine.

Die Beratung der FSH ist im Kontext anderer Beratungsangebote zu sehen. Patientinnen mit Brustkrebs erhalten üblicherweise im Zusammenhang mit der medizinischen Versorgung Informationen über ihre Erkrankung und entsprechende Untersuchungs- und Behandlungsmöglichkeiten. Darüber hinaus gibt es unterschiedliche von der Behandlung unabhängige Informations- und Beratungsangebote. Hierzu zählen z. B. die Angebote der regionalen Krebsgesellschaften, die Beratungstelefone der **Deutschen Krebshilfe** und des **Krebsinformationsdienstes des Deutschen Krebsforschungszentrums** (DKFZ) sowie die Angebote von Selbsthilfegruppen und -organisationen wie der FSH.

Die Besonderheit des Beratungsangebots von Selbsthilfezusammenschlüssen wie der FSH liegt in der Kombination von Information und sozialer Unterstützung, die nur durch die Beratung durch Betroffene entstehen kann (Bachl et al. 1988). Die FSH kann als »unterstes Netz« der krebskranken Frauen angesehen werden, in dem alle Probleme thematisiert werden können, die im Zusammenhang mit der Krebserkrankung stehen. Diese lassen sich in zwei großen Gruppen zusammenfassen: die medizinische Versorgung und die psychosoziale Krankheitsbewältigung.

10.1.1 Medizinische Versorgung

Ein Großteil der Beratungsthemen bezieht sich auf die medizinische Versorgung. Dabei geht es z. B. um die Durchführung einer geeigneten, qualitätsgesicherten Früherkennung, Diagnostik, Behandlung, Rehabilitation und Nachsorge, um die richtigen Untersuchungs- und Behandlungsmethoden bei bestimmten Krebsarten bzw. in bestimmten Krankheitsstadien, um Nebenwirkungen von Operationen, Bestrahlungen und Medikamenten. Andere Anliegen sind die Rückversicherung bezüglich vorgeschlagener oder bereits durchgeführter Behandlungsmaßnahmen und deren Bewertung im Lichte des aktuellen Wissensstandes oder die Einordnung von ärztlichen Informationen oder medizinischen Informationen aus anderen Quellen. Die FSH kann in Beratungsgesprächen solche Fragen natürlich weder außer Acht lassen noch medizinisch und individuell angemessen beantworten.

❗ In der Beratung der Frauenselbsthilfe nach Krebs gelten die folgenden Grundprinzipien: Die Möglichkeiten der Schulmedizin werden aufgezeigt, aber keine Therapieempfehlungen ausgesprochen und keine Diagnosen gestellt oder in Frage gestellt.

Eine Beratung basiert vor allem auf Hinweisen über Wege und Strukturen im Medizinsystem und auf dem Austausch von Erfahrungen und Fallschilderungen, ohne dass diese für die Ratsuchende einen Empfehlungscharakter haben. Empfohlen werden kann bei Fragen nach der »richtigen« Behandlung nur die Inanspruchnahme ärztlicher Beratung und Behandlung, möglichst im Rahmen qualitätsgesicherter bzw. zertifizierter Versorgungsangebote. Bei bereits erfolgten Versorgungsleistungen werden diese nicht bewertet, sondern die Betroffenen bei Zweifeln zum Einholen einer Zweitmeinung ermutigt. Ein wichtiges Ziel der Beratung ist die Befähigung der Betroffenen zu einer aktiven Mitgestaltung der Arzt-Patientin-Beziehung im Sinne des sog. Shared-Decision-Making. »Empower-

ment« soll die Mündigkeit der Patientinnen stärken und sie dabei unterstützen, ihre Rechte einzufordern. Gleichzeitig soll vermittelt werden, dass es kein Patentrezept gibt, sondern dass jede Betroffene ihren eigenen Weg finden muss, da ihr oftmals unterschiedliche Therapieoptionen offen stehen und die individuelle Responsivität auf eine Behandlung unterschiedlich sein kann.

> **Cave**
>
> Die Zertifizierung von Brustzentren und die Entwicklung von Leitlinien und Disease-Management-Programmen sind jüngste Beispiele dafür, dass das Versorgungssystem vielschichtiger und differenzierter wird. Für die betroffenen Frauen ist es ohne Informationen immer weniger möglich, sich in diesem System zurechtzufinden.

Dadurch steigen auch die fachlichen Anforderungen an die Arbeit und insbesondere die Beratungsqualität der FSH.

10.1.2 Psychosoziale Krankheitsbewältigung

Bei der psychosozialen Krankheitsbewältigung geht es um praktische Dinge wie Perücken, Prothesen und Kleidung, um sozialrechtliche Fragen, aber auch um Sexualität und gravierende psychosoziale Probleme. Die Diagnose einer Brustkrebserkrankung ist für die Betroffenen häufig ein Schock. Schlagartig treten massive Ängste vor dem Tod, vor finanziellen und beruflichen Problemen, vor dem Verlust der körperlichen Attraktivität und der Beeinträchtigung des Familienlebens auf. In der Beratung sind Angst, Verzweiflung und Selbstmordgedanken auch für die Beraterinnen belastende Themen. Schwierigkeiten bereiten auch Fragen nach Tod und Sterben sowie der Wunsch nach Sterbebegleitung.

Bei vielen dieser Probleme ist es für die Betroffenen zunächst einmal wichtig, überhaupt einen Gesprächspartner zu finden, dem sie sich anvertrauen können. Gerade bei Themen wie Tod und Selbstmord sind die Beraterinnen der FSH jedoch einer starken Belastung ausgesetzt. Es kann hier keine professionelle Krisenintervention erwartet werden und sie ist auch nicht intendiert. Im Vordergrund steht vielmehr, einfach da und ansprechbar zu sein, ggf. eigene Erfahrungen in das Gespräch einzubringen, die mögliche Bewältigungsformen aufzeigen.

In schweren Fällen ist es wichtig, die Inanspruchnahme professioneller Hilfe zu erreichen.

🛇 Die Beraterinnen dürfen ihre eigene Geschichte nicht zu sehr in den Vordergrund schieben und mit eigenen Erlebnissen das Beratungsgespräch dominieren. Wenn es gewünscht wird, kann aufgrund der Vielfältigkeit der lokalen Gruppen häufig auch ein Kontakt zu Betroffenen mit ähnlichen Problemen hergestellt werden.

Ziel ist es, die Ratsuchende möglichst ohne Wenn und Aber anzunehmen und zu akzeptieren, gleichzeitig aber einen Wechsel der Wahrnehmung und der Perspektive auf die eigene Lebenssituation zu ermöglichen und zu einer Neuordnung der Lebensziele, Prioritäten und Wertvorstellungen beizutragen. Es gibt kein »Leben wie vorher«. Das Leben nach der Diagnose Krebs ist anders, Einschränkungen und Behinderungen müssen in das Leben integriert werden. Auch die Thematisierung etwaiger sekundärer Krankheitsgewinne kann ein Beratungsziel sein. Das Erreichen dieser Ziele soll durch die Teilnahme an Gruppentreffen und anderen Aktivitäten der FSH unterstützt werden. Nicht selten führt der Kontakt durch eine Beratung auch zu einem Engagement in der FSH. Eine wichtige Hilfe bei der Bewältigung von psychosozialen Krisen sind Rituale, die in jeder Gruppe unterschiedlich sind. Gemeinsam ist diesen jedoch, dass sie Orientierung und Halt geben.

10.2 Interessenvertretung

Die jüngere Entwicklung des Verbandes ist maßgeblich in Zusammenhang mit einer zunehmenden Patientenaktivierung und -orientierung im Gesundheitswesen und der parallel verlaufenden sich wandelnden Rolle der Selbsthilfe in der Gesellschaft zu sehen.

So hat die Selbsthilfe in einer Zeit, in der bürgerschaftliches Engagement gefragt ist, da das Gesundheitssystem mit den bislang genutzten Koordinations- und Verteilungsmechanismen immer mehr an seine Grenzen stößt, an Bedeutung gewonnen. 1992 wurde die Praxis der finanziellen Förderung von Selbsthilfezusammenschlüssen durch einzelne gesetzliche Krankenkassen im Sozialgesetzbuch legitimiert, 2000 wurde die Kannregelung durch eine Sollregelung ersetzt (SGB V § 20 Abs. 4). Ergänzt wurde dies durch die Förderung einer unabhängigen Patientenberatung (SGB V § 65b) und durch den Anstoß einer breiten Debatte um die Bürgerorientierung des Gesundheitswesens und die Beteiligung von Bürgern,

Versicherten und Patienten (Borgetto 2004). Die Enquetekommission des Deutschen Bundestags zur Zukunft des bürgerschaftlichen Engagements hat Handlungsempfehlungen zur Stärkung der Selbsthilfe formuliert (Enquetekommission 2002). Eine weitere Aufwertung hat die Selbsthilfe durch den Sachverständigenrat des Gesundheitswesens erfahren (Sachverständigenrat 2001). In seinem dreibändigen Gutachten zur »Bedarfsgerechtigkeit und Wirtschaftlichkeit« spricht er der Selbsthilfebewegung u. a. einen wesentlichen Beitrag zur Veränderung der Rolle der Patienten im Gesundheitswesen zu und stellt fest, dass sie heute einen anerkannten Partner für die Unterstützung des Patienten und die Vertretung seiner Interessen darstellt. Die Bedeutung der Selbsthilfe wird z. B. für die Erarbeitung von Gesundheitszielen und Leitlinien hervorgehoben (Sachverständigenrat 2001).

Das 2004 in Kraft getretene Gesetz zur Modernisierung der gesetzlichen Krankenversicherung (GMG) garantiert Vertretern von Patienteninteressen erstmals formale Beteiligungs- und Mitspracherechte auf Bundes- und Länderebene, allerdings nicht das Recht, mit zu entscheiden. Neben Vertretern der Ärzte und Krankenkassen wurde im gemeinsamen Bundesausschuss eine dritte Bank für Patientenvertreter eingeräumt (SGB V § 140 f).

Dementsprechend hat die FSH 2001 ihr 5-Punkte-Programm um einen Punkt ergänzt, der ihren Entschluss, sich stärker in der gesundheits- und sozialpolitischen Interessenvertretung zu engagieren, widerspiegelt: »Wir wollen die Interessen Krebskranker sozialpolitisch und gesundheitspolitisch vertreten.«

10.3 Professionalisierung

Inzwischen ist der Verband auf 12 Landesverbände mit ca. 430 Gruppen angewachsen. Dadurch ist die Verbandsspitze vor die Aufgabe gestellt, eine komplexe Organisation mit vielfältigen Schnittstellen zu führen. In einer Organisation, die sich weiter ausdifferenziert, werden Fragen nach Mitarbeiter- und Mitgliederführung, nach Teamentwicklung, nach einer effizienteren Planung und Steuerung des Kommunikationsflusses sowie nach klar konturierter und inhaltlich einheitlicher Profilierung laut.

Um sich Klarheit darüber zu verschaffen, welche Rolle sie künftig in welcher Weise einnehmen will und kann, hat die FSH 2004 mit einer umfassenden Standortbestimmung begonnen, deren Folge ein weiterer Professionalisierungsschub des gesamten Verbandes darstellt.

Angestoßen wurde dieser Prozess durch ein vom Bundesverband der BKK gefördertes, noch laufendes Projekt, dessen Ziel sich ursprünglich auf die Entwicklung eines Gesprächsleitfadens beschränkte. Dahinter steckte der Wunsch, vor allem den Beraterinnen an der Basis die Arbeit zu erleichtern und gleichzeitig eine einheitliche Vorgehensweise in dem bundesweit agierenden Verband durchzusetzen. Schnell stellte sich heraus, dass ein schriftlicher Leitfaden nicht ausreichen würde, um die Mitglieder der FSH über alle Ebenen hinweg ausreichend für die Fragen und Anforderungen zu rüsten, die verstärkt an sie herangetragen werden. Daraufhin entschloss sich der geschäftsführende Bundesvorstand, mit einer Gruppe von vier erfahrenen Mitgliedern ein eigenes Schulungscurriculum zu entwickeln, das alle Mitglieder innerhalb von 2 Jahren durchlaufen sollen. Das Projekt wird von dem Institut für gesundheits- und sozialwissenschaftliche Forschung und Beratung professionell begleitet, wobei sich die Beratung ausschließlich auf den Prozess konzentriert und keinerlei Fachberatung erfolgt.

Die Inhalte des Curriculums sind an den Gegebenheiten der FSH ausgerichtet und haben als Maßgabe die Orientierung der Beratung an der erlebten Kompetenz der Mitglieder. Es soll kein »fremdes« Wissen von nicht betroffenen Experten vermittelt, sondern der reiche Erfahrungsschatz aus den unterschiedlichsten Beratungssituationen und aus den Erlebnissen und Erkenntnissen der Gruppenarbeit sowie das erworbene Wissen über Krebserkrankungen von »Experten in eigener Sache« anhand der folgenden Module geschult werden:

- Wir – die FSH nach Krebs,
- Ich als Beraterin der FSH,
- Krebs und Medizin heute,
- Organisation muss sein,
- Alles, was Recht ist,
- Miteinander im Gruppenalltag.

Bei der Erarbeitung des Moduls »Ich als Beraterin der FSH« erkannten die Frauen erstmals die Notwendigkeit, die Beratung der FSH klar von anderen Beratungsangeboten abzugrenzen. Das betrifft nicht nur die Abgrenzung zur rechtlichen oder medizinischen Fachberatung, sondern auch zu Angeboten anderer Selbsthilfeorganisationen. Da man von außen als FSH erkennbar sein will, muss auch die zentrale Tätigkeit – die Beratung von Betroffenen – eindeutig dem Verband zurechenbar sein.

Mit dem Schulungscurriculum, welches die lange aufgebaute Erfahrung der Mitglieder ordnet und dokumentiert, wird zum ersten Mal die Möglichkeit geschaffen, gezielt auf dieses Erfahrungswissen zuzugreifen. Gerade neu gegründeten Gruppen oder neu hinzugekommenen Mitgliedern wird damit der Einstieg in einen vielschichtigen Verband erleichtert. Ebenso kann jetzt außenstehenden Interessengruppen, z. B. Ärzten, ein Abbild über das in den Köpfen (und Herzen) der Betroffenen angesammelte Wissen gegeben werden. Dieser Fundus an Wissen hilft aber nicht nur Betroffenen weiter. Die Offenlegung seiner Existenz dürfte die Präsenz und Akzeptanz der FSH im Gesundheitssystem weiter erhöhen.

Um die Schulungsinhalte immer auf dem Laufenden zu halten, werden Qualitätszirkel als Instrument der Qualitätssicherung genutzt: Durch regelmäßige Treffen aller Ebenen des Verbandes von der Spitze bis zur Basis wird die Möglichkeit geschaffen, das Programm aus unterschiedlichen Perspektiven an aktuellen Fragen auszurichten.

Innerhalb eines Jahres hat die FSH also ein umfassendes Programm erstellt, das sowohl zur Stärkung ihrer Mitglieder als auch zur Identifikation mit den Verbandszielen beitragen soll und das gleichzeitig der Außendarstellung dient.

Das Bedürfnis und die Notwendigkeit, sich umfassend weiterzuentwickeln, sind jedoch nach wie vor groß. Beschränkten sich diese anfangs auf einzelne Ebenen bzw. ausgewählte Gremien des Verbandes, so geht es im Weiteren um die Organisation der FSH als Ganzes. Nach der vorgenommenen Standortbestimmung erkennt vor allem die Spitze des Verbandes, dass sie ihre Arbeit – will sie gesundheits- und sozialpolitisch mitreden – fachlich auf eine breitere Basis stellen muss. Dazu sollen zum einen Fachausschüsse ins Leben gerufen werden, die aus Expertensicht wichtige Entscheidungen mit vorbereiten. Die Fachausschüsse sollen sich vorrangig mit Fragen der Qualität, der Gesundheitspolitik und der Öffentlichkeitsarbeit beschäftigen.

Außerdem soll im Hinblick auf den anstehenden Umzug der Geschäftsstelle von Mannheim nach Bonn in das von der Deutschen Krebshilfe unterstützte »Haus der Selbsthilfe« hauptamtliches Fachpersonal eingestellt werden. Dessen Zuständigkeit soll sich vornehmlich um das operative Geschäft drehen, damit sich der Vorstand auf die wesentlichen inhaltlichen Fragen konzentrieren kann.

Bis alle Pläne umgesetzt sind, bedarf es sicher noch großer Anstrengungen. Schließlich geht es darum, den Weg gemeinsam zu gehen und nicht auf Kosten einzelner Mitglieder und Gruppen. So ist die FSH – trotz eindeutiger Weichenstellung hin zu einer weiteren Professionalisierung – entschlossen, die »Zügel nicht aus der Hand zu geben«. Der geschäftsführende Vorstand wird sich weiterhin aus einem Gremium von Betroffenen zusammensetzen und die strategischen Entscheidungen treffen. Dieses Spannungsfeld immer gut auszubalancieren, ist eine Herausforderung für einen im Wandel begriffenen Verband.

10.4   Ausblick

Fragen zu Diagnose und Therapie, die in Beratungsgesprächen der FSH aufkommen, weisen auf Defizite in der Aufklärung, Aktivierung und Beteiligung der Patientinnen an Untersuchungs- und Therapieentscheidungen sowie der Berücksichtigung des psychosozialen und biographischen Lebenszusammenhangs der Patientinnen in der medizinischen Kommunikation hin. Zu einer ähnlichen Schlussfolgerung kommen auch die Autoren der Gesundheitsberichterstattung des Bundes durch die Auswertung von Daten zu den Beratungsgesprächen am Brustkrebstelefon des Deutschen Krebsforschungszentrums (Giersiepen et al. 2005). Über 60% aller Anfragen beziehen sich auf die Behandlung und stellen damit den thematisch mit Abstand wichtigsten Bereich der Beratung dar. An zweiter Stelle kommen Fragen zum Leben mit Krebs, die allerdings nur weniger als 10% aller Anfragen dort ausmachen. In einer früheren Untersuchung des Krebsinformationsdienstes des Deutschen Krebsforschungszentrums schätzten die Befragten ihren Informationsstand überwiegend als gut ein. Mit der Information durch den Arzt waren jedoch nur 35% voll zufrieden, die Hälfte der Befragten gab an, für eine Beteiligung und Mitentscheidung wesentliche Informationen erst »danach« erhalten zu haben (Gaisser u. Stamatiadis-Smidt 2004).

Die FSH kann diese Defizite teilweise auffangen und stellt mit ihren Strukturen einen wichtigen Bestandteil einer effektiven Brustkrebsversorgung dar. Für die Praktiker in der professionellen Versorgung werden insbesondere die Selbsthilfegruppen und die unterschiedlichen Beratungsangebote der FSH als Versorgungselement von Bedeutung sein. Insbesondere die Beratung im Krankenhaus könnte zu einer systematischen Schnittstelle in der Brustkrebsversorgung ausgebaut werden. Voraussetzung ist, dass man die Selbsthilfe fördert, aber nicht überfordert. Die finanzielle Förderung nach SGB V § 20 Abs. 4 ist wichtig und notwendig, kann aber keinen Versorgungsauftrag durch die FSH im Sinne eines flächendeckenden Angebots mit Beratungsstellen und Selbsthilfegruppen

begründen und den Abbau von psychoonkologischen Versorgungsangeboten legitimieren.

 Professionelle Versorgung und Selbsthilfe können einander nicht ersetzen, aber sinnvoll ergänzen.

Die hierfür notwendigen Voraussetzungen und Strukturen müssen weiter verbessert werden, um dem Ziel einer effektiven Brustkrebsversorgung näher zu kommen.

Literatur

Bachl A, Büchner BR, Stark W (1988) Beratungskonzepte und Dienstleistungen von Selbsthilfe-Initiativen. Projekt C 22 des bayrischen Forschungsverbundes Public Health, Schlussbericht

Borgetto B (2004) Selbsthilfe und Gesundheit. Analysen, Forschungsergebnisse und Perspektiven. Verlag Hans Huber, Bern, Göttingen, Toronto, Seattle

Enquetekommission »Zukunft des bürgerschaftlichen Engagements« (2002) Bericht bürgerschaftliches Engagement: auf dem Weg in eine zukunftsfähige Bürgergesellschaft. Bd. 4. Bundestagsdrucksache 14/8900

Gaisser A, Stamatiadis-Smidt H, (2004) Die Bedeutung von Information für Krebspatienten und Erfahrungen aus der Arbeit des Krebsinformationsdienstes in Heidelberg. In: Bundesgesundheitsblatt – Gesundheitsforschung – Gesundheitsschutz 47: S 957–968

Giersiepen K, Heitmann C, Janhsen K, Lange C (2005) Brustkrebs. Heft 25 der Gesundheitsberichterstattung des Bundes. Robert Koch-Institut, Berlin

Sachverständigenrat (2001) Gutachten 2000/2001 des Sachverständigenrates der konzertierten Aktion im Gesundheitswesen: Bedarfsgerechtigkeit und Wirtschaftlichkeit. Bd. I–III, Bundestagsdrucksachen 14/5660, 5661, 6871

Teil II Äthiologie, Pathogenese, Epidemiologie, Molekularbiologie

Krankheitsbild: Mammakarzinom

Rolf Kreienberg, Tanja Volm, Dieter Alt

11.1   Epidemiologie

In Deutschland treten jährlich, je nach Quelle der Hochrechnung (Stand 2000), etwa 46.000 bis 50.000 neue Brustkrebserkrankungen auf. Das Mammakarzinom ist damit die häufigste Krebserkrankung der Frau und für 24% aller jährlichen Malignomneuerkrankungen bei Frauen verantwortlich. Die Inzidenz ist in Deutschland, wie in allen anderen westlichen Ländern, steigend. Derzeit muss etwa jede zehnte Frau damit rechnen, im Laufe ihres Lebens ein Mammakarzinom zu entwickeln. Das mittlere Erkrankungsalter liegt bei 63,9 Jahren. Mehr als die Hälfte aller Mammakarzinome wird im Alter von über 60 Jahren, ein Drittel über 70 Jahren diagnostiziert.

In Deutschland sterben pro Jahr 18.000 Frauen an Brustkrebs. Bei Frauen im Alter zwischen 35 und 55 Jahren ist das Mammakarzinom die häufigste Todesursache. Es ist für 18% aller Krebstodesfälle bei Frauen verantwortlich. Das Verhältnis zwischen Mortalität und Inzidenz beträgt etwa 0,4. Damit nimmt Deutschland in der westlichen Welt nur einen mittleren Rang bezüglich der Überlebensrate bei Brustkrebs ein.

Die relative 5-Jahres-Überlebensrate wird mit etwa 77% angegeben.

11.2   Risikofaktoren

Das Alter ist der wichtigste Risikofaktor für die Entwicklung eines Mammakarzinoms. So liegt die altersspezifische Inzidenz zwischen 50 und 70 Jahren um den Faktor 5 höher als im Alter zwischen 35 und 40 Jahren. Eine 65-jährige Frau hat bereits eine 3-mal höhere Wahrscheinlichkeit, in ihrem nächsten Lebensjahr ein Mammakarzinom zu entwickeln, als eine 45-jährige.

Ein weiterer wichtiger Risikofaktor ist die familiäre Belastung. Hat eine Frau eine Verwandte ersten Grades (Mutter oder Schwester) mit einem Mammakarzinom, so steigt ihr persönliches Risiko um den Faktor 3–4. Liegt eine Keimbahnmutation im BRCA-Gen vor, beträgt ihr Risiko bereits das 7- bis 8fache einer familiär nicht belasteten Frau.

War eine Frau bereits an einem Mammakarzinom erkrankt, hat sie ein 5fach erhöhtes Risiko, erneut an einem Mammakarzinom zu erkranken.

Neben diesen »starken« Risikofaktoren spielen weitere Parameter wie Übergewicht, späte erste Geburt, frühe Menarche, späte Menopause oder eine Hormonsubstitution (relatives Risiko zwischen 1,3 bis 2) eher eine untergeordnete Rolle.

11.3   Reduktion der Mammakarzinomsterblichkeit

Da fast alle genannten Risikofaktoren als schicksalhaft gelten müssen, kann eine Reduktion der Inzidenz des Mammakarzinoms, z. B. durch eine Änderung von Verhaltensmustern, nach aktuellem Wissen nicht erreicht werden.

Die ersten vorliegenden Ansätze zur primären Prävention, also Prophylaxe einer Mammakarzinomerkrankung, mit Tamoxifen und anderen selektiven Östrogenrezeptormodulatoren (SERM) könnten erfolgreich sein, bedürfen aber noch eingehender Prüfung.

Eine Reduktion der Mortalität scheint jedoch möglich zu sein. Das größte Potential liegt hierbei in der Verbesserung der Früherkennung sowie einer Verbesserung der multimodalen Therapie des neu diagnostizierten Mammakarzinoms. Aufgrund randomisierter Studien aus verschiedenen Ländern wird z. B. die mögliche Mortalitätsreduktion allein durch die Einführung der Früherkennungsmammographie bei 50- bis 70-jährigen Frauen auf 20 bis 30% geschätzt. Da jedoch der Nutzen eines Screenings für die einzelne Frau sehr gering ist, sind qualitätsgesicherte Mammographieprogramme essenziell (▶ Kap. 5).

11.4   Versorgungsstrukturen

Früherkennung, professionelle bildgebende Diagnostik, histologische Befundsicherung durch Stanzbiopsien, Operation, Strahlenbehandlung, medikamentöse Therapie und Nachsorge sollten unbedingt als Teile eines Gesamtkonzeptes gesehen werden, welches nur durch eine fachübergreifende Kooperation tragfähig sein kann.

❗ Die qualitative Optimierung dieser Versorgungskette scheint – eher als die Optimierung einzelner Therapieschritte – dazu geeignet zu sein, die Mortalität des Mammakarzinoms zu senken.

Ausgangspunkt für eine Qualitätsverbesserung kann die Etablierung zertifizierter Brustzentren und die Beachtung der S3-Leitlinien zur Brustkrebsfrüherkennung, Diagnostik, Therapie und Nachsorge des Mammakarzinoms (Schulz et al. 2003, Kreienberg et al. 2004) sein.

Defizite in einzelnen Bereichen der Versorgungskette beeinträchtigen zwangsweise auch die übrigen Bereiche der Therapie. Somit sollten sich alle Maßnahmen zur Verbesserung der Versorgung an Brustkrebs erkrankter Frauen nicht nur auf einzelne Aspekte, sondern immer auf die gesamte Versorgungskette beziehen.

11.5   Beispiele für Defizite der Versorgung

Versorgungsdefizite können sowohl in einer Unterversorgung als auch in einer Fehl- oder Überversorgung bestehen. Nach wie vor werden in Deutschland Patientinnen mit frühen Mammakarzinomen in nicht ausreichendem Maße brusterhaltend operiert und wiederum ein Teil der brusterhaltend operierten Patientinnen nicht bestrahlt (Unter- und Fehlversorgung). Auf der anderen Seite werden innovative, möglicherweise riskante und kostenintensive Therapiekonzepte, welche nicht abschließend evaluiert sind, außerhalb von Studien angewendet (Überversorgung). Dagegen erhält ein immer noch zu hoher Prozentsatz der Patientinnen mit primärem Mammakarzinom trotz anders lautender Empfehlungen der S3-Leitlinien keine oder keine adäquate adjuvante Therapie (Unterversorgung).

11.6   Bewusstsein in der Öffentlichkeit

Trotz der hohen Inzidenz ist das Thema Brustkrebs immer noch ein Tabu, das von weiten Teilen der Bevölkerung verdrängt wird. Der offene Umgang mit dieser Erkrankung fällt allgemein schwer.

Es ist daher besonders wichtig, das Krankheitsbild Brustkrebs und seine Zusammenhänge immer wieder in das öffentliche Bewusstsein zu bringen. Durch breite Aufklärung muss deutlich gemacht werden, dass durch verbesserte, qualitätsgesicherte Früherkennungsmaßnahmen und fachgerechte, rechtzeitige Abklärung von verdächtigen Befunden aufgrund moderner Diagnoseverfahren und differenzierter Therapiemöglichkeiten der Krankheitsverlauf und die Heilungschancen günstig beeinflusst werden können. Die Komplexität des Krankheitsbildes Mammakarzinom verlangt die stadiengerechte Behandlung durch ein erfahrenes, interdisziplinäres Expertenteam.

Es ist noch nicht ausreichend in das Bewusstsein der Frauen gelangt, dass Brustkrebs heilbar ist, wenn er früh genug erkannt und richtig behandelt wird. Ein wichtiger Aspekt zur stärkeren Wahrnehmung der Selbstverantwortung der Frau ist die Förderung der Teilnahme an ärztlichen Früherkennungsuntersuchungen und qualitätsgesicherten Mammographiescreeningmaßnahmen sowie die Anleitung zur regelmäßigen Selbstuntersuchung der Brust.

Da immer noch über 80% der Knoten von den Frauen selbst entdeckt werden, sind Maßnahmen zur Motivation zu mehr Körperbewusstsein notwendig, um auftretende Veränderungen frühzeitig zu erkennen und mit dem Arzt zu besprechen. Ein in frühem Stadium entdeckter Brustkrebs bedeutet einen kleineren operativen Eingriff, verträglichere Therapiemaßnahmen und eine deutlich bessere Prognose mit erhöhten Heilungschancen. Zielsetzung muss es daher sein, alle Frauen zu bewegen, die Brustkrebsfrüherkennung als Chance zu sehen, sich bewusster mit diesem Thema auseinander zu setzen und an den Angeboten des Mammographiescreenings teilzunehmen.

 Das beste Mittel gegen die Angst vor Brustkrebs ist Aufklärung und Wissen über die Zusammenhänge dieser Erkrankung. Durch ausführliche, verständliche Information über die heutigen Behandlungsmöglichkeiten, z. B. die brusterhaltende Therapie, kann die Angst der Brustkrebspatientin vor notwendigen therapeutischen Maßnahmen abgebaut werden. Auch erscheint es absolut notwendig, die aufgeklärte Patientin mit Mammakarzinom als mündigen Partner aktiv in das interdisziplinäre Behandlungsteam zu integrieren.

Literatur

Kreienberg R et al (2004) Qualitätssicherung in der Onkologie. Interdisziplinäre S3-Leitline für die Diagnostik, Therapie und Nachsorge des Mammakarzinoms der Frau. Zuckschwerdt, München

Schulz K-D, Albert U-S (Hrsg) (2003) Stufe-3-Leitlinie Brustkrebs-Früherkennung in Deutschland. Zuckschwerdt, München, (Langfassung, S 225)

Mammakarzinom und Umweltfaktoren

Volker Hanf, Wolfgang Körner

In westlichen Industrieländern ist das Mammakarzinom der häufigste bösartige Tumor der Frau. Von besonderer Bedeutung ist der seit vielen Jahren in den meisten westlichen Industrienationen verzeichnete **Inzidenzanstieg**, der in den USA seit den 40er Jahren im Schnitt 1% pro Jahr betrug und in Deutschland Mitte der 90er Jahre erstmalig zurückging. Über den weiteren Verlauf des langfristigen Trends wird erst die nächste Schätzung Klarheit bringen. Ein Teil der Inzidenzsteigerung ist sicherlich auf die Veränderung des Reproduktionsverhaltens und die damit verlängerte Östrogeneinwirkung auf das undifferenzierte Brustdrüsenparenchym zurückzuführen. Dennoch kann der Anstieg, wie auch die hohe Inzidenz selbst, nur zu etwa 25–30% mit den heute bekannten Risikofaktoren erklärt werden. Daher ist es von besonderer Bedeutung, sich mit den exogenen (Umwelt-) Faktoren auseinander zu setzen, die im Verdacht stehen, eine Rolle bei der Entstehung und Promotion des Brustkrebses zu spielen.

> **Umweltfaktoren, die als Risikofaktoren für das Mammakarzinom gelten:**
>
> - bestimmte Medikamente und Hormone (z. B. Östrogene),
> - radioaktive Strahlung,
> - Zugehörigkeit zu höheren sozioökonomischen Klassen (längere Ausbildungszeiten und konsekutiv spätere erste Schwangerschaft),
> - westliche Lebensweise (wenig Bewegung, falsche Essgewohnheiten)
> - hoher Konsum tierischer Fette,
> - frühe Menarche,
> - späte Menopause,
> - späte erste Schwangerschaft
> - und Nulliparität.

Aus der unüberschaubar großen Anzahl verschiedener Noxen sollen hier ohne Anspruch auf Vollständigkeit folgende Einflussfaktoren exemplarisch besprochen werden:
- Viren,
- ionisierende Strahlung,
- elektrische und magnetische Felder,
- Genussgifte, z. B. Alkohol, Zigarettenrauch und seine Bestandteile,
- persistente Halogenorganika und andere Stoffe mit endokriner Wirkung (Xenoöstrogene, endokrine Disruptoren)

❽ Exkurs Forschungsprogramme

Seit der Mitte der 1960er Jahre haben das National Cancer Institute (NCI) und das National Toxicology Program (NTP) der USA ein großes Krebsvermeidungsprogramm zur Erkennung und Bewertung von Chemikalien mit krebserregender Wirkung durchgeführt. In Deutschland ist u. a. die Deutsche Forschungsgemeinschaft (DFG) mit ähnlichen Aktivitäten befasst. Dabei ist die Identifikation von krebserregenden Substanzen im Tierversuch eine erste Spur, um die chemische Karzinogenese beim Menschen näher zu definieren. Seit das NCI-NTP-Bioassay-Programm zur Aufklärung chemischer Karzinogenese begann, wurden über 500 Chemikalien in Tierversuchen getestet, wobei 8% dieser Substanzen in Nagern eine Brustkrebsentwicklung förderten. Der hier vorliegende Beitrag zielt darauf ab, nach Möglichkeit Daten beim Menschen zu präsentieren und zu diskutieren, deshalb sei nur auf die Zusammenstellung von Wolff et al. (1996) verwiesen, in der die für das Mammakarzinom relevanten Tierversuchsergebnisse des NTP zusammengestellt sind.

12.1   Viren

In den späten 1970er und frühen 1980er Jahren wurde die Frage untersucht, ob Viren eine Rolle in der Pathogenese des Mammakarzinoms spielen. Ausgelöst wurden diese Überlegungen durch die Erkenntnis, dass gewisse maligne Tumore auch beim Menschen durch sog. Onkoviren mitverursacht werden.

12.1.1   Onkoviren

In der Gynäkologie ist die Rolle der menschlichen Papillomaviren (HPV) in der Genese des Zervix- und des Vulvakarzinoms hinlänglich bekannt. Tatsächlich gibt es für die Mammakarzinogenese durch Viren geeignete Tiermodelle. Gut dokumentiert ist der kausale Zusammenhang zwischen dem Auftreten spontaner Mammakarzinome bei der Maus und einem Onkovirus, dem Mouse Mammary Tumor Virus (MMTV). Obwohl es sich beim MMTV um ein retrovirales, exogenes Agens handelt, wird es auch vertikal als endogene Provirus-DNA in der Keimzelllinie aller Mausinzuchtstämme weitergegeben. In der Maus, die keinem exogenen MMTV ausgesetzt wurde, ist der erste Schritt in der Mammakarzinogenese die hormoninduzierte Transkription endogener MMTV-Provirus-

DNA, die im Mtv-1-Lokus liegt. Die Transkription ist Folge der hormonellen Situation in der Schwangerschaft. Ab der zweiten Schwangerschaft werden Mtv-1-spezifische Transkriptionsprodukte in der laktierenden Mamma nachweisbar. Dabei ist der Transkriptionsgrad u. a. von der über die Nahrung zugeführten Fettmenge abhängig. Mäuse, die knapp 50% ihres Kalorienbedarfs über Fett decken mussten, entwickelten häufiger und früher Tumore als Tiere mit einer niedrigeren Fettaufnahme.

12.1.2 Onkogene

In der Folge wurde versucht, die Erkenntnisse aus dem Mausmodell auf die Situation beim Menschen zu übertragen. Segal-Eiras et al. (1983) untersuchten 240 Brustkrebspatientinnen auf eine Serumreaktivität gegenüber murinen onkogenen Retroviren und fanden in einem hohen Prozentsatz eine entsprechende Immunreaktivität, die im Serum von 200 gesunden Probanden durchweg nicht nachweisbar war. Lloyd et al. (1983) wiesen in Gewebeschnitten von Mammakarzinomen bei Mann und Frau ein mit dem MMTV verwandtes Antigen und das wichtigste Hüllglykoprotein des MMTV (gp52) mittels immunhistochemischer Technik nach. 89% der Karzinome beim Mann und 28% der Karzinome von Frauen waren gp52-positiv.

Levine et al. (2004) fanden in jüngster Zeit zunehmende Hinweise auf MMTV-ähnliche Genomsequenzen in Material von Brustkrebspatientinnen verschiedener regionaler Herkunft. In Tunesien wurden bei 74% der untersuchten Proben Onkogensequenzen gefunden, in den USA nur bei 36%. Die Unterschiede finden sich auch in der MMTV-Prävalenz wildlebender Mäuse. Daher sehen die Autoren eine biologische Plausibilität ihrer Humandaten als gegeben an.

In menschlichen Mammakarzinomzelllinien, die zu Forschungszwecken im Labor kultiviert werden, wurden retrovirale Partikel gefunden, die Ähnlichkeit mit MMTV besitzen. Die Hybridisierung mit genomischer menschlicher, muriner oder feliner DNA zeigt, dass diese Partikel endogener menschlicher Herkunft sind. In jüngster Zeit wurde herausgefunden, dass diese Partikel in der Mammakarzinomzelllinie T47D tatsächlich reverse Transkriptaseaktivität aufweisen und damit als (endogene) **Retroviren** anzusehen sind. Unter »endogenen Viren« wird eine Virussequenz verstanden, die ohne vorherige individuelle Infektion »ererbt« wurde. Man kann sich vorstellen, dass derartige Genome im Laufe der Stammesentwicklung, z. B. durch eine echte Infektion in früher Zeit in das Genom

der Menschheit eingebracht wurden. Während also die Existenz MMTV-verwandter retroviraler Sequenzen im menschlichen Genom im Allgemeinen und in Mammakarzinomgewebe im Besonderen eindeutig bestätigt werden konnte, ist die Frage nach ihrer biologischen und evtl. auch pathogenetischen Bedeutung nach wie vor unbeantwortet.

! Epidemiologische Hinweise, dass es in westlichen Ländern eine direkt infektiöse Verbreitung des Mammakarzinoms geben könnte, liegen nicht vor. Weitere Grundlagenforschung auf diesem Gebiet erscheint aber unbedingt erforderlich.

12.2 Strahlenbelastung

12.2.1 Ionisierende Strahlung

Die höchste Exposition gegenüber ionisierender Strahlung entstammt für die deutsche Bevölkerung aus der natürlichen Umgebungsstrahlung und aus der medizinischen Röntgendiagnostik. Die natürliche durchschnittliche jährliche Gonadendosis beträgt in Deutschland ca. 1,1 mSv (110 mRem). Durch zivilisatorische Strahlenbelastung wird diese etwa verdoppelt. Allgemein gilt, dass es durch die Einwirkung ionisierender Strahlung dosisabhängig zur Induktion von Krebserkrankungen kommt. Dabei spielt das Alter des Individuums zum Zeitpunkt der Bestrahlung eine Rolle: Je jünger ein Mensch zum Zeitpunkt der Exposition ist, desto größer ist die Wahrscheinlichkeit, dass nach einer gewissen Latenzperiode Tumore auftreten. Der Risikoanstieg bei den Überlebenden der Atombombenabwürfe in Japan beträgt bei Kindern von 0–9 Jahren 2,7% pro cGy-Ganzkörperstrahlendosis, bei 35- bis 49-jährigen nur noch 0,2%. Die internationale Strahlenschutzkommission hat 1995 Wichtungsfaktoren veröffentlicht (◻ Tab. 12.1), die den Anteil der einzelnen Gewebe am Gesamtrisiko der Strahlung angeben.

Strahlenbelastung der Brust

Die Brust gilt als relativ strahlensensibles Organ. Eine medizinische Röntgenstrahlenbelastung der Brustdrüse tritt z. B. bei folgenden Anwendungen auf:

- Mammographie: 0,1–0,5 cGy,
- Thoraxaufnahmen: 0,04 cGy Mammabelastung pro Projektion seitlich/pa,
- Thorax-CT: 1,2 cGy pro 8 Schichten.

◨ **Tab. 12.1.** Wichtungsfaktoren der internationalen Strahlenschutzkommission (1995)

Gewebe	Wichtungsfaktor
Gonaden	0,20
Rotes Knochenmark	0,12
Kolon	0,12
Lunge	0,12
Magen	0,12
Blase	0,05
Brustdrüse	0,05
Leber	0,05
Ösophagus	0,05
Schilddrüse	0,05
Haut	0,01
Knochenoberflächen	0,01
Übrige	0,05
Gesamt	1,00

Die Strahleninduktion des Mammakarzinoms beim Menschen ist durch Untersuchungen verschiedener Patientenkollektive gut dokumentiert. Dabei dienten insbesondere Tuberkulosepatientinnen mit wiederholter Durchleuchtung und Patientinnen mit akuter Mastitis und therapeutischer Bestrahlung der Brustdrüse zur Untersuchung der Zusammenhänge. Die Größe der Studienpopulationen und die Länge der Beobachtungsdauer beweisen die Induzierbarkeit des Mammakarzinoms durch ionisierende Strahlung.

Bedeutung der radiologischen Diagnostik

Während veraltete diagnostische und therapeutische Strahlenanwendungen im Bereich der Brust sicher nicht als umweltmedizinisches Risiko angesehen werden dürfen, sind Vorsorgemammographien oder Röntgenthoraxreihenuntersuchungen schon eher dieser Kategorie zuzurechnen. Wie bei allen röntgendiagnostischen Maßnahmen muss vom indizierenden Arzt eine Risiko-Nutzen-Abschätzung durchgeführt werden.

🛈 Zur Demonstration einer solchen Überlegung soll die Bilanz der Vorsorgemammographie dargestellt werden: Jedes Jahr werden in Deutschland pro 1 Million Frauen im Alter über 40 Jahren ca. 800 Mammakarzinomfälle beobachtet. Bis zum Lebensende dieser Frauen sind 93.000 Fälle zu erwarten. Würde diese Million Frauen ab dem 40. Lebensjahr jährlich einer Vorsorgemammographie unterzogen, wäre bei ihnen unter Annahme der ungünstigsten linearen Modellrechnungen bis zum Lebensende mit 150 weiteren Brustkrebsfällen zu rechnen. Diesen maximal 150 neu induzierten Karzinomen sind die 93.000 «spontanen» Fälle gegenüberzustellen, die eine große Chance haben, als Frühfälle durch die Vorsorgemammographie erkannt zu werden.

12.2.2 Elektrische und magnetische Felder

Dass ionisierende Strahlung aufgrund der transportierten Energie in der Lage ist, direkt an der DNA Mutationen zu induzieren ist hinlänglich bekannt. Aber auch nicht ionisierende Strahlung kann auf diesem direkten Wege kanzerogen wirken, ein alltägliches Beispiel stellt die UV-Lichtstrahlung dar.

> **Cave** ▮
>
> Über nieder- bis hochfrequente **elektromagnetische Feldstrahlung** (EMF) ist wenig bekannt und gerade deshalb finden sich in der Bevölkerung hier z. T. irrationale Ängste. Diesen gilt es, das bekannte Wissen entgegenzusetzen und Forschungsbedarf aufzuzeigen.

In diesem Zusammenhang sind folgende Bereiche zu diskutieren:
- elektrische Feldwirkung,
- magnetische Feldwirkung,
- und deren Anwendungen in Form von Licht, insbesondere in der Nacht
- Radio- und Radarstrahlung

Auf die komplexen Grundlagen, die für das Verständnis der Materie unerlässlich sind, kann hier nicht eingegangen werden, wir verweisen auf die hervorragende Monographie von Bernhard (1999). Die elektrische Feldstärke wird in Volt pro Meter (V/m), die magnetische Feldstärke in den Einheiten der magnetischen Flussdichte (Mikroteslar µT) angegeben. Der Mensch ist in seiner natürlichen Umgebung sowohl elektrischen als auch magnetischen Feldwirkungen ausgesetzt, die statische elektrische Feldstärke der Erde beträgt je nach Situation ca. 0,1–20 kV/m, z. B. bei Gewittern (das elektrische Feld einer 380-kV-Starkstromfreileitung beträgt ca. 5 kV/m). Anthropogene elektrische und magnetische Felder treten u. a. überall dort auf, wo elektrische Leiter von Strom durchflossen werden. Dabei erzeugen Gleichströme statische Felder, Wechselströme hingegen Wechselfelder. Sehr hochfrequente elektromagnetische Wechselfelder können sich von ihren stromdurchflossenen Leitern (Antennen) lösen, und als Radio- oder Radarstrahlung den Raum durchqueren (◻ Tab. 12.2).

Cave

Pathogene Effekte durch EMF-Exposition finden sich in vielen Zell- und Tierexperimenten, die zusammen mit Ergebnissen epidemiologischer Studien am Menschen insbesondere hinsichtlich hämatologischer Malignome und Hirntumoren aber auch Brustkrebs ein Risiko nicht ausschließen lassen.

Die Anwendung elektrischen Stroms zur Erzeugung von Licht in der Nacht (englisch: Light-at-night, deutsch: Licht-des-Nachts), die u. a. die weite Verbreitung von nächtlicher Arbeit und Freizeitaktivität erst möglich gemacht hat, führt zu Störungen der Chronobiologie und der Neurosekretion mit weitreichenden biologischen und pathogenetischen Konsequenzen, deren Endergebnisse nur schwer oder nicht von den physikalischen Begleiterscheinungen der Stromanwendung (elektromagnetische Feldeinwirkung) zu unterscheiden sind.

Die Melatoninhypothese zur Mammakarzinogenese

Melatonin, als Hauptsekretionsprodukt der Zirbeldrüse zentrale Regulatorsubstanz der Chronobiologie, gilt als natürlicher onkostatischer Mediator. Eine Reduktion der mittleren Sekretionsmenge wird als Risikofaktor für das Auftreten eines Malignoms angesehen (Bartsch et al. 1981) und scheint mit einer erhöhten Empfänglichkeit für Brustkrebs verknüpft zu sein. Zwar ist heute noch relativ wenig über die Signaltransduktions- und Regulationsvorgänge bekannt, die entlang des Melatoninrezeptors (MR) zu dem experimentell bestätigten onkostatischen bzw. onkopräventiven Effekt beitragen, jedoch scheint im Hinblick auf das Mammakarzinom die Interaktion der Signaltransduktionswege MR und Östrogenrezeptor (ER) von besonderer Bedeutung zu sein. Augenscheinlich besteht ein »MR-ER-Crosstalk« mit der Folge einer ER-

◻ **Tab. 12.2.** Magnetische Flussdichten, die beim Betrieb elektrischer Geräte im häuslichen Umfeld auftreten (50 Hz Wechselstrom in µT). Mod. nach Bernhardt (1999)

Gerät	Flussdichte bei Abstand 3 cm	Flussdichte bei Abstand 30 cm
Tischlampe (60 W)	0,1–0,2	< 0,01
Personalcomputer	0,3–3	0,01
Kaffeemaschine	1–2	0,1–0,2
Wasserkocher (1 KW)	5–7	0,08
Radio	16–56	1
Bügeleisen	8–30	0,12–0,3
Trockenrasierer	15–1500	0,08–9
Kleintransformator (Netzgerät)	135–150	06–1,1
Uhr	300	2,25
Bohrmaschine	300–800	2–3,5
Dosenöffner	1000–2000	3,5–30

down-Regulation durch Melatonin. Als gesichert gilt, dass sich Melatonin nicht an den ER bindet und die beobachtete Antiöstrogenität von Melatonin damit nur indirekter Natur sein kann.

Stevens (1993) stellte die Hypothese auf, dass durch EMF-Einwirkung die Melatoninproduktion in der Zirbeldrüse beeinträchtigt wird. Eine weitere experimentell gut bestätigte Noxe, die zur Beeinträchtigung der Melatoninsekretion führt und indirekt mit der Einwirkung elektrischer Energie zusammenhängt, beruht auf der Exposition gegenüber Licht des Nachts (LDN). Bereits eine geringe Leuchtdichte von 200 Lux kann, in der Nacht appliziert, den zirkulierenden Melatoninspiegel reduzieren. Diese Suppression ist dosisabhängig bis zu einem Maximaleffekt bei ca. 3000 Lux (Reiter 1985; McIntyre et al. 1989).

Diverse experimentelle und einige humanbiologische bzw. epidemiologische Hinweise für die Melatoninhypothese liegen vor (Liburdy et al. 1993; Löscher et al. 1994; Stevens u. Davis 1996; Preston-Martin 1996; Schernhammer u. Schulmeister 2004).

Kanzerogenese durch elektromagnetische Feldexposition

Die mögliche Induktion von Langzeit- und Spätfolgen durch niederfrequente EMF einer Stärke unterhalb derer akute biologische Effekte ausgelöst werden, ist wissenschaftlich umstritten. Obwohl es ernst zu nehmende epidemiologische Hinweise auf derartige z. B. kanzerogene bzw. leukämogene Effekte bei Kindern gibt, fehlt über weite Strecken noch ein allgemein akzeptiertes pathophysiologisches Konzept. Hier besteht noch erheblicher grundlagenwissenschaftlicher Forschungsbedarf. Das **Bundesamt für Strahlenschutz** fördert derartige Untersuchungen in erheblichem Umfang auf verschiedenen Ebenen. Unsere eigene Arbeitsgruppe in Göttingen und Ulm befasst sich mit der Modulation der Melatonin- und Östrogenrezeptorsignaltransduktion in Brustkrebszellen durch die Einwirkung niederfrequenter EMF (Hanf 2002b). So konnten wir durch geeignete experimentelle EMF-Exposition die Wirksamkeit von Tamoxifen in kultivierten Mammakarzinomzellen herabsetzen (Girgert et al. 2005)

> **❗** Während ein Beweis für eine kanzerogene Langzeitwirkung niederfrequenter EMF-Exposition fehlt, haben doch verschiedene Studien die Befürchtung nahe gelegt, dass eine EMF-Exposition das Risiko, an Krebs – insbesondere Brustkrebs – zu erkranken, erhöhen könnte.

Vorsorgemöglichkeiten

Wenn einerseits die Unbedenklichkeit elektromagnetischer Felder von vielen Menschen in Zweifel gezogen wird, andererseits aber Beweise für eine pathogene Wirkung fehlen, bleibt nur die Befolgung einiger Vorsorgeregeln, um die persönliche Feldexposition mit vertretbarem Aufwand zu minimieren. Während elektrische Felder relativ leicht abgeschirmt werden können, ist dies bei Magnetfeldern im häuslichen Umfeld praktisch nicht möglich. Es bleibt daher nur die Einhaltung von Mindestabständen zu stromdurchflossenen Leitern. Hier erscheint insbesondere der Verzicht auf den Gebrauch elektrischer Heizdecken während der Nacht sinnvoll, handelt es sich doch um eine vermeidbare hautnahe Exposition, die die Hintergrundbelastung etwa verdoppelt. Da an der Oberfläche von elektrischen Hausgeräten z. T. erhebliche Magnetfelder auftreten, gilt die Empfehlung, einen **Abstand von mindestens ca. 30 cm** einzuhalten, da in dieser Entfernung die Magnetfeldflussdichte bereits deutlich geringer ist.

> **❸** **Praxistipp Vorsorgemöglichkeiten**
>
> In der 26. Verordnung zur Durchführung des Bundes-Immissionsschutzgesetzes (Verordnung über elektromagnetische Felder, 26. BlmSchV) sind **Grenzwerte** zum Schutz der Bevölkerung vor gesundheitlichen Gefahren durch elektrische, magnetische und elektromagnetische Felder von Niederfrequenz- und Hochfrequenzanlagen festgelegt. Diese Informationen sind im Internet abrufbar unter http://www.bfs.de/elektro/nff/recht.html.

12.3 Genussgifte

Genussgifte zählen nicht zu den Umweltfaktoren im engeren Sinne, jedoch entspricht es dem ganzheitlichen Ansatz der Umweltmedizin, diese Faktoren mit einzubeziehen. Alkohol- und Tabakkonsum besitzen in unserer Gesellschaft eine so lange bestehende Tradition, dass in Abhängigkeit vom sozialen Umfeld die Exposition gegenüber Alkohol und Nikotin praktisch unvermeidbar erscheint und damit einem klassischen Umweltfaktor gleichkommt. Dies trifft insbesondere für die Exposition gegenüber Tabakrauch durch passives Rauchen zu.

12.3.1 Alkohol

 Diverse epidemiologische Studien legen einen Zusammenhang zwischen Alkoholkonsum und einem moderat erhöhten Brustkrebsrisiko nahe. Untersuchungen dazu liegen aus den verschiedensten Regionen der Welt vor. Auffällig ist dabei, dass bereits geringe konsumierte Mengen (z. B. >4 g/Tag) einen Anstieg des relativen Risikos bewirken.

Im Zusammenhang zwischen Alkoholkonsum und Brustkrebsrisiko spielt der Östrogen- bzw. Progesteronrezeptorstatus eine besonders wichtige Rolle. So zeigt die Iowa Women's Health Study für ER/PR-negative Tumore eine Erhöhung des relativen Risikos auf 2,6 bei einem Konsum von >4 g/Tag (Gapstur et al. 1995). Höhere Dosen (>3–4 Gläser) sind mit einem erhöhten Risiko (Odd-Ratio [OR] 3,01; Confidence Interval [CI] 1,14–7,95) belastet (Katsouyanni et al. 1994). Dabei scheint die Art des alkoholischen Getränks auch eine gewisse Rolle zu spielen: Biertrinkerinnen waren mit einem signifikanten Risiko behaftet, andere alkoholische Getränke wiesen in dieser Studie kein Risiko auf. Dabei ist zu beachten, dass Hopfenextrakte Phytoöstrogene enthalten. Aus Italien stammen Daten von 1989, die bei einer täglichen Aufnahme von 10–30 g reinen Alkohols ein relatives Risiko von 1,3–1,4 belegen (LaVecchia et al. 1989). Es bleibt jedoch anzumerken, dass viele epidemiologische Studien eine dosimetrische Schwachstelle aufweisen: Die Mengenangabe wird geschätzt bzw. von den Probanden angegeben, aber nicht gemessen oder anhand biologischer Parameter (z. B. γ-GT) validiert.

Während es also als gesichert angesehen werden darf, dass ein regelmäßiger Alkoholkonsum in mittleren bis höheren Dosen zu einer Erhöhung des relativen Risikos führt, geben die epidemiologischen Untersuchungen naturgemäß keine Erklärung für einen möglichen **biologischen Kausalzusammenhang**. Ginsburg et al. (1995) führten zur Aufklärung des Wirkmechanismus Experimente durch: Postmenopausale Frauen, die eine Östrogenersatztherapie bekamen, wiesen nach akuter Alkoholingestion von ca. 65 ml reinem Alkohol über mehrere Stunden einen erhöhten Prolaktinspiegel auf, der wiederum eine Rolle bei der Mammakarzinogenese spielen könnte. Reichman et al. (1993) untersuchten die Hypothese, dass Alkohol über die Modulation der Geschlechtshormone bei prämenopausalen Frauen einen Einfluss auf die Entstehung des Brustkrebses ausüben könnte. Bei einer täglichen Aufnahme von 30 g Ethanol wurden die bioverfügbaren Gesamtöstrogene

der Probandinnen gegenüber der Kontrollgruppe erhöht, was einen nachvollziehbaren pathophysiologischen Ansatz ergeben könnte.

 Praxistipp Vorsorgemöglichkeiten
Frauen, die aufgrund ihrer Anamnese ein erhöhtes Mammakarzinomrisiko haben, sollten sich nach Möglichkeit eines regelmäßigen Alkoholkonsums enthalten. Zusätzlich könnte eine ausreichende oder hochnormale Versorgung mit Folsäure (>500 µg/Tag) zu einer Normalisierung des Risikos führen (Bailey 2003).

12.3.2 Zigarettenrauchen

Einfluss auf den Östrogenhaushalt

Während frühere Arbeiten zu dem Schluss kamen, dass Raucherinnen ein gegenüber Nichtraucherinnen erniedrigtes Brustkrebsrisiko haben, kommen neueste Untersuchungen zu anderen Ergebnissen. Die Überlegung, dass Rauchen quasi einen Schutz gegen das Auftreten des Mammakarzinoms darstellen könnte, geht auf Untersuchungen zurück, die zeigten, dass Raucherinnen eine weniger östrogenisierte Situation aufweisen als Nichtraucherinnen. So tritt bei Raucherinnen die Menopause durchschnittlich früher ein als bei Nichtraucherinnen. Dies ist am ehesten auf eine direkte ovotoxische Wirkung der Tabakrauchbestandteile zurückzuführen. Damit gehen niedrigere zirkulierende endogene Hormonkonzentrationen einher. Diese Überlegungen haben aber stets außer Acht gelassen, dass dieselben Tabakrauchbestandteile, die für eine Erniedrigung der Östrogenspiegel verantwortlich sind, potente Tumorpromotoren, z. T. komplette Kanzerogene darstellen.

Morabia et al. (1996) führten in der Schweiz eine Fallkontrollstudie zum Einfluss von passiver oder aktiver Tabakrauchexposition auf die Häufigkeit des Mammakarzinoms durch. Aktive Raucherinnen hatten ein relatives Risiko von 2,2 (CI: 1,0–4,4) bei einer durchschnittlichen Lebenszeitkonsumation von 1–9 Zigaretten/Tag, von 2,7 (CI: 1,4–5,4) bei 10–19 Zigaretten/Tag und von 4,6 (CI: 2,2–9,7) bei 30 oder mehr Zigaretten pro Tag. Passive Raucherinnen, die durchschnittlich über 25 Jahre täglich 2 Stunden Zigarettenrauch ausgesetzt waren, hatten ebenfalls ein erhöhtes relatives Risiko von 3,2 (CI: 1,6–6,3). Diese Studie ist von besonderer Bedeutung, da sie eine aus toxikologischer Sicht plausible Dosis-Wirkungs-Beziehung erkennen lässt. Eine dänische Studie (Bennicke et al. 1995) mit einem anderen Design fand bei Raucherinnen nach einem Nikotinabusus von 30 oder mehr Jahren ebenfalls ein signifikant erhöhtes Risiko (OR 1,6, CI: 1,1–2,3). Allerdings gibt es auch widersprechende Ergebnisse. Braga et al. (1996) konnten in einer großen Fallkontrollstudie in Italien keine praktisch relevante Assoziation zum Zigarettenkonsum feststellen. Solche widersprüchlichen Ergebnisse zeigen die Probleme der Interpretation epidemiologischer Studien auf. Deshalb ist es erforderlich, vermeintliche kausale Zusammenhänge aus epidemiologischen Studien auf ihre biologische Plausibilität hin zu überprüfen und nach experimentellen Bestätigungen oder Gegenargumenten zu suchen.

Einfluss der Kohlenwasserstoffe

❽ **Exkurs Stoffwechsel der Kohlenwasserstoffe**
Viele **polyzyklische aromatische Kohlenwasserstoffe (PAK)** sind als native Chemikalien nicht krebserregend, werden aber im Fremdstoffwechsel des Körpers »metabolisch aktiviert« und in einem zweiten Schritt konjugiert und ausgeschieden. Dabei ist die Regulation der beiden zeitlich bzw. funktionell hintereinander geschalteten Schritte kritisch: Kommt es nicht zur raschen, äquimolaren Weiterverarbeitung der metabolisch aktivierten Zwischenprodukte, können diese als ultimative Kanzerogene eine Erbgutschädigung bewirken, die z. B. durch die Messung von DNA-Addukten mittels der ^{32}P-postlabelling-Methode nachgewiesen werden kann.

Li et al. (1996) haben derartige Addukte in Probeexzidaten von Krebs- und Kontrollpatientinnen gemessen. Während aromatische DNA-Addukte in allen Geweben nachgewiesen werden konnten, waren die totalen Adduktkonzentrationen bei Mammakarzinompatientinnen signifikant erhöht. Diese Ergebnisse unterstützen die Hypothese, dass PAK, die in hoher Konzentration im Zigarettenrauch vorkommen, eine Rolle in der Mammakarzinogenese spielen. Ambrosone et al. (1995) untersuchten die Aktivität von Cytochrom P 450 1A1 (ein aktivierendes Phase-I-Enzymsystem) und Glutathion-S-Transferase (ein entgiftendes Phase-II-Enzymsystem) bei Frauen mit postmenopausalem Brustkrebs. Obwohl die statistische Aussagekraft der Untersuchung beschränkt ist, konnte mit Veränderungen der Cytochrom-P-450-1A1-Aktivität, die mit einem erhöhten mutagenen Potenzial der Produkte vergesellschaftet sind, ein erhöhtes Risiko assoziiert werden. Dies war insbesondere bei Raucherinnen mit

ihrem höheren Substratangebot für Cytochrom P 450 1A1 der Fall. So bestätigen Li et al. (2004) das leicht erhöhte Risiko für langjährige Raucherinnen mit bestimmten CYP1A1-Polymorphismen. Bestimmte Polymorphismen bei fremdstoffmetabolisierenden Enzymen, die für die Entgiftung von kanzerogenen aromatischen Aminen, die ebenfalls im Zigarettenrauch vorkommen, verantwortlich sind, wie die N-Acetyltransferase 2 (NAT2), gehen in ähnlicher Weise mit einem erhöhten Risiko einher. Ambrosone et al. (1996) fanden in einer Fallkontrollstudie bei stark rauchenden sog. langsamen Azetyliererinnen ein in etwa vervierfachtes relatives Risiko.

> **Cave**
>
> PAK als Brustkanzerogene sind aus anderen Quellen natürlich nicht anders einzuschätzen. Bei jeder (unvollständigen) Verbrennung organischen Materials entstehen PAK, denen wir meist unwissentlich ausgesetzt sind: beim sommerlichen Grillpicknick (Hanf u. Gonder 2005) genauso wie beim Einatmen von Autoabgasen. Die für das Individuum am leichtesten regulierbare Expositionsquelle stellt aber das Tabakrauchen dar.

12.4   Substanzen mit endokriner Wirkung

12.4.1   Organohalogene

Die Bedeutung von **halogenierten Kohlenwasserstoffen** in der Umweltmedizin und der Umwelttoxikologie ist durch ihre besonderen physicochemischen Eigenschaften und ihre großtechnische Produktion und den weltweiten Einsatz bedingt. Viele dieser Substanzen haben eine geringe akute Toxizität und erweisen sich in der ihnen zugedachten Funktion als erfreulich stabil. Entsprechend umfangreich war ihre Verwendung. Dies führte zu einer Anreicherung in der Umwelt und in den Nahrungsketten mit der Konsequenz, dass einige dieser Chemikalien weltweit in praktisch allen Umweltmedien und Lebewesen nachgewiesen werden können. Zu dieser großen heterogenen Gruppe von Chemikalien gehören viele Organochlorinsektizide und einige weitere Pestizide.

Nicht wenige Organohalogenverbindungen stehen im Verdacht, krebserregend zu sein. Meist sind kausale Zusammenhänge mit seltenen Tumoren diskutiert worden. Hier fällt es naturgemäß leichter, eine Inzidenz, die über dem Erwartungswert liegt, statistisch zu erfassen. Bei dem häufigen Auftreten des Mammakarzinoms sind schwach wirksame Einflüsse von Umweltfaktoren statistisch nicht auszumachen. Für einige Oganohalogenverbindungen und für viele PAK ist zwar eine genotoxische initiierende Wirkung beschrieben worden, die Initiation selbst jedoch ist ein alltägliches Geschehen. Jedes Photon aus der natürlichen Umgebungsstrahlung, jedes endogen entstandene Molekül Nitrosamin kann eine DNA-Schädigung bewirken, die die Zelle zur klonalen Expansion befähigt. Von besonderer Bedeutung für die Weiterentwicklung dieses »Zellunfalls« zur Krebserkrankung ist die Wirkung der **Tumorpromotoren**, die ungerichtet eine Vielzahl von Geweben unter einen proliferativen Druck bringen können. Für viele Vertreter der Organohalogene ist eine promovierende Wirkung im Tierexperiment nachgewiesen worden (z. B. DDT, PCB, Dioxine) (Flodstrom et al. 1990; Harada et al. 2003; Vansell et al. 2004; Moennikes et al. 2004).

12.4.2 Xenoöstrogene

Für die Brustdrüse sind die Östrogene die wichtigsten Tumorpromotoren. So beträgt die Inzidenz des Mammakarzinoms bei Frauen, die niemals eine ovarielle Östrogenproduktion hatten, lediglich 1% von derjenigen von Frauen mit intakten Ovarien. Der primäre Effekt eines Östrogens besteht in der Proliferationssteigerung östrogensensitiver Gewebe und wird über die Bindung an den intrazytoplasmatischen Östrogenrezeptor (ER) vermittelt. Nun sind aber nicht nur endogene und pharmazeutisch erzeugte Steroide in der Lage, sich an den ER zu binden. Auch nichtsteroidale Verbindungen können nachweislich diesen Effekt auslösen und sich damit wie Östrogene (oder Antiöstrogene) verhalten. Sie werden daher als Fremdöstrogene oder **Xenoöstrogene** bezeichnet.

Definition

> Da für einige Xenoöstrogene auch antiöstrogene und vor allem antiandrogene Wirkungen nachgewiesen werden konnten und insbesondere während der Reproduktion Störungen des normalen Ablaufs durch diese Xenohormone beobachtet wurden, fasst man die chemisch sehr heterogene Gruppe der hormonartig oder antihormonartig wirkenden Substanzen auch unter dem Begriff »endokrine Disruptoren« oder »hormonell aktive Agenzien (HAA)« zusammen.

Östrogenartig wirksame halogenierte Kohlenwasserstoffe

Unter den umweltrelevanten endokrinen Disruptoren sind auffallend viele persistente halogenierte Kohlenwasserstoffe. ◘ Tab. 12.3 zeigt eine Aufstellung solcher expositionsrelevanter Chemikalien, die als östrogenartig wirksam erkannt wurden. Eigene Proliferationsexperimente mit östrogensensitiven menschlichen Brustkrebszellen sowie Untersuchungen anderer Arbeitsgruppen zeigen, dass sich bei Gemischen östrogenartiger Substanzen die Wirkung der einzelnen Komponenten addiert (Körner et al. 1999; Soto et al. 1994; 1995). Alle bisher bekannten östrogenartigen Chemikalien zeigten in den verschiedenen Testsystemen eine Potenz, die im Vergleich zu 17-β-Östradiol (E2) 4–6 Größenordnungen schwächer war. Trotz dieser geringen Wirkstärke der einzelnen Substanzen besteht der begründete Verdacht, dass eine Vielzahl strukturell z. T. völlig verschiedener Chemikalien (-gruppen) einen unregulierten östrogenen Wirkungsdruck ausüben, der im Verhältnis zur physiologischen östrogenen Wirkstärke nicht als irrelevant erachtet werden kann.

Für natürliche und verschiedene synthetische steroidale Östrogene ist bekannt, dass sie durch Bindung an z. T. hochspezifische Trägerproteine (Steroid Hormone Binding Globulin [SHBG]) nur zu einem ganz geringen Anteil frei, d. h. biologisch verfügbar vorliegen. So beträgt der freie und damit bioaktive Anteil für Östradiol ca. 2%, für Östron 4% und für Östriol 8% (Dunn et al. 1991).

Für verschiedene Xenoöstrogene wurde hingegen festgestellt, dass sie nur relativ schlecht an Albumin und spezifische Bindungsproteine (z. B. SHBG, α-Fetoprotein) gebunden werden. Aus der geringen Eiweißbindung der Xenoöstrogene resultieren eine geringe Inaktivierung und eine mangelnde Kompartimentbeschränkung (z. B. bei der Plazentapassage).

Folglich wird die In-vivo-Wirksamkeit der Xenoöstrogene im Vergleich zu Östradiol unterschätzt, wenn In-vitro-Experimente mit nur geringem Serumzusatz als Vergleichsbasis herangezogen werden. So erwies sich Bisphenol-A in vivo als 500-mal stärker östrogenartig wirksam als aus In-vitro-Bestimmungen der relativen Östrogenrezeptorbindungsaffinität im Vergleich zu Östradiol abgeleitet wurde (Nagel et al. 1997, 1999).

Insbesondere der sich entwickelnde Embryo ist hormonellen Dysregulationen gegenüber sehr empfindlich. So legen Untersuchungsergebnisse nahe, dass eine pränatale Exposition gegenüber ungewöhnlich hohen Konzentrationen von (steroidalen) Östrogenen die Brustdrü-

◻ Tab. 12.3. Aufstellung expositionsrelevanter Chemikalien mit nachgewiesener bzw. vermuteter östrogenartiger Wirkung

Substanz	Verwendung	in vivo
a) Bekannte Xenoöstrogene[a]		
o,p´-DDT	Organochlorinsektizide	+++
o,p´-DDE		++
o,p´-DDD		
Endosulfan		++
Dieldrin		
Toxaphen		
Methoxychlor		++
Kelthane (Dicofol)		
Kephone (Chlordecon)		
â-HCH		++
Nonachlor, cis u. trans		
Alachlor	Herbizid	
p-Alkylphenole (C3-C9)	Detergenzien (APEO)	+++
4-OP, 4-NP	Antioxidanzien in Kunststoff	
Bisphenol-A	Kunstoffmonomer	**
BP-A-dimethacrylat	Polycarbonate	
3-t-Butyl-4-OH-anisol	Antioxidans in Lebensmitteln	
4-Hydroxybiphenyl	Gummizusatz	
Benzylbutylphthalat	Weichmacher in Kunststoffen	(+)
Dibutylphthalat		
4-Hydroxy-PCB		
4,4´-Dihydroxybiphenyl		
6-bromo-2-naphtol		
Eigene ortho-PCB		+
Phenolrot	pH-Indikator	
b) Verdacht auf östrogene Wirkung		
Benzophenon[b,c]		
4-Nitrotoluol[c]		
2,4-Dichlorphenol[c]	Herbizidsynthese	
DEHP[c]	PVC-Weichmacher	
Diphenylphthalat	Weichmacher	
n-Butylbenzol[c]		
Bis-(2-ethylhexyl)adipat[c]		
2-Hydroxybiphenyl[b]	Fungizid, Konservierungsmittel	
Lindan (y-HCH)[b]	Insektizid	
á-HCH	Lindan-Verunreinigun	
Tetrabrom-Bisphenol-A[b]	Flammschutzmittel	
4-Chlor-3-methylphenol[b]	Konservierungsmittel	
4-Chlor-2-methylphenol[b]	Herbizidsynthese	
2,4-D[b]	Herbizid	
2,4-Dibromphenol[b]		
2-t-Butyl-4-methylphenol[b]		
Aldrin	Insektizid	
Endrin	Insektizid	
Chlordan	Insektizid	

[a]Östrogene Wirkung in vitro nachgewiesen; soweit positive In-vivo-Befunde bekannt sind, ist dies angegeben. Die Liste erhebt keinen Anspruch auf Vollständigkeit
[b]Proliferation von humanen MCF-7-Brustkrebszellen (Körner et al. 1996)
[c]Inhibierung der Bindung von E2 an Forellen-ER (Jobling et al. 1995)

senzellen auf eine spätere maligne Entartung vorbereiten (primen) können (Davis u. Bradlow 1995). Analog ist es nicht völlig von der Hand zu weisen, dass Xenoöstrogene eine ähnliche Wirkung entfalten könnten. Als mehrheitlich hochlipophile Substanzen sind sie dem sich entwickelnden Feten bioverfügbar. Eine derartige primende Wirkung konnten Birnbaum und Fenton (2003) für die hormonell aktiven Umweltsubstanzen Atrazin und 2,3,7,8-TCDD nachweisen.

Mammakarzinogene Wirkungsmechanismen der Xenoöstrogene

Es kommen mehrere Wirkungsmechanismen in Betracht, die aber nicht individuell betrachtet werden dürfen, da eine Substanz über mehrere dieser Mechanismen wirken kann. Da sich die Xenoöstrogene prinzipiell den steroidalen Östrogenrezeptorliganden ähnlich verhalten, wird in diesem Zusammenhang auf die Erkenntnisse von Emons verwiesen (▶ Kap. 13). Folgende Mechanismen kommen in Betracht:

- Eigentlicher östrogenartiger, ER-vermittelter Mechanismus:
  Zellproliferation, Tumorpromotion
- Beeinflussung des endogenen Steroidmetabolismus (◘ Abb. 12.1):
  Adduktbildung (16αOH-E1-Weg)
- Direkte DNA-Schädigung durch substanzeigene Genotoxizität
- Verschiedene »supportive« Mechanismen:
  Angioneogenese, Immuntoxizität

Da für einige Xenoöstrogene, z. B. o,p′-DDT, eine östrogenartige, tumorpromovierende Wirkung in der Mamma

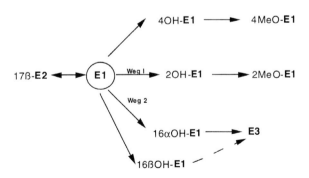

◘ **Abb. 12.1.** Metabolismus des 17-β-Östradiols (17-β-E2). E1: Östron; 2OH-E1: 2-Hydroxyöstron; 2MeO-E1: 2-Methoxyöstron; 16αOH-E1: 16-α-Hydroxyöstron; 16βOH-E1: 16-β-Hydroxyöstron; E3: Östriol

von Tieren als bewiesen angesehen werden darf, ist anzunehmen, dass für den Menschen Ähnliches gelten könnte. Tatsächlich gibt es aktuelle epidemiologische Daten zu dieser Hypothese.

12.4.3 Epidemiologische Studien mit Fremdstoffanalytik im Serum

Eine prospektive Studie an Patientinnen mit inzidenten Mammakarzinomen wurde im von Wolff et al. (1993) vorgelegt: Im Serum der Patientinnen wurden polychlorierte Biphenyle (PCB) und p,p′-DDE (ein DDT-Metabolit) bei Mammakarzinompatientinnen und Kontrollprobandinnen bestimmt. Unter Berücksichtigung einer Reihe bekannter Risikofaktoren ergab sich mit Anstieg der DDE-Konzentrationen im Serum von der 10. auf die 90. Perzentile ein 4fach erhöhtes relatives Brustkrebsrisiko. Für die PCB war der entsprechende Zusammenhang nicht signifikant. Kritik verdient allerdings die chemische Spurenanalytik dieser und anderer vornehmlicher US-amerikanischer Arbeiten. So wurde nicht das östrogenartig wirksame o,p′-DDT oder sein persistenter Metabolit o,p′-DDE, sondern der Einfachheit halber das in technischen Gemischen als insektizides Hauptisomer vorliegende p,p′-DDT bzw. sein Metabolit p,p′-DDE gemessen. Letzterer ist aber zu keiner relevanten ER-Interaktion fähig, sondern wurde kürzlich als potenter Androgenrezeptorantagonist erkannt. Wenn man mit größerem analytischem Aufwand o,p′-DDE und die PCB als Homologengruppen gemessen hätte, wären die Aussagen von Wolff et al. wahrscheinlich noch klarer ausgefallen.

Wenig später wurde von Krieger et al. (1994) eine weitere prospektive Studie zum selben Thema mit einem gänzlich anderen Ergebnis vorgelegt: Wieder wurden PCB und p,p′-DDE im Serum bestimmt. Da Patientinnen und Kontrollprobandinnen verschiedener Rassen gemeinsam analysiert wurden, konnte kein uniformer, statistisch signifikanter Trend erkannt werden. Savitz (1994) überprüfte die von Krieger et al. publizierten Daten und errechnete Trends für jede einzelne rassische Gruppe. Schwarze und Weiße mit den höchsten Pestizidspiegeln hatten ein 2- bis 3-mal höheres Risiko, während Asiatinnen mit hohen Pestizidkonzentrationen im Serum kein erhöhtes Risiko aufwiesen. Auch neuere epidemiologische Studien können die Hypothese der Karzinomförderung durch Umweltsubstanzen weder eindeutig bestätigen noch widerlegen. In einer neueren prospektiv angelegten Arbeit konnten Hoyer et al. (1998) das Risiko von 7712 Frauen untersuchen, in Abhängigkeit verschiedener Xenobiotikakonzentrationen im Serum ein Mammakarzinom innerhalb von 17 Jahren zu entwickeln. Die Serumanalysen von 240 Erkrankten und 477 gesunden Kontrollpersonen der gleichen Kohorte ergaben ein signifikant erhöhtes Risiko (OR 2,05; CI: 1,17–3,57), bei erhöhten Dieldrinspiegeln (ein Insektizid mit bekannter östrogener Wirkung) an einem Mammakarzinom zu erkranken. Auch für β-HCH, p,p′-DDE und einige PCB-Metabolite fand sich ein (statistisch nicht signifikanter) Trend zu einem erhöhten Risiko. Die Autoren schlussfolgerten, dass die Untersuchung die Hypothese unterstützt, dass Xenoöstrogene das Risiko für ein Mammakarzinom erhöhen. 2001 publizierten Hoyer et al. Nachfolgedaten aus Dänemark: das erhöhte Risiko in Assoziation zu Dieldrin stammt erstaunlicherweise von Patientinnen mit Östrogenrezeptornegativen Tumoren. Die vorhandenen Daten zeigen möglicherweise eine Prognoseverschlechterung bei ER-positiven Tumoren in Abhängigkeit von den anderen gemessenen Substanzen (z. B. PCB). Hier sind weitere Untersuchungen erforderlich.

Long Island, New York gehört zu den am schwersten mit Organochlorrückständen belasteten Gegenden der USA. Aufgrund der hohen Brustkrebsinzidenz in dieser Region wurde die Long-Island-Studie aufgelegt, um einen eventuellen Zusammenhang zwischen Brustkrebs und Chlororganika zu untersuchen (Gammon et al. 2002a). Für die verschiedenen Chlororganika ergab sich keine signifikante Risikoerhöhung (Gammon et al. 2002a), allerdings war eine hohe Belastung mit PAK mit einer ca. 50%igen Risikoerhöhung vergesellschaftet (OR 1,51) (Gammon et al. 2002b).

Um ein Maß für die fremdstoffbedingte Östrogenität zu erhalten, entwickelten spanische Forscher einen neuen Ansatz. Ibarluzea et al. (2004) fanden deutlich erhöhte relative Risiken ein Mammakarzinom zu entwickeln bei Frauen, die eine erhöhte xenoöstrogene Belastung (Total Effective Xenoestrogen Burden [TEXB-alpha]) in ihrem Fettgewebe aufwiesen. Insbesondere schlankere postmenopausale Frauen mit erhöhter xenoöstrogener Belastung hatten eine OR von 3,42 (CI 1,59–20,21). Die östrogenartig wirkenden Pestizide Aldrin und Lindan trugen als individuelle Substanzen aus einem Cocktail von 16 getesteten Chemikalien zu einer Risikoerhöhung bei.

Allerdings gibt es in Abhängigkeit von der Nachweismethode und den gewählten Zielchemikalien auch nicht wenige negative Studien über einen Zusammenhang von Chlororganika und Brustkrebs. (McCready et al. 2004; Calle et al. 2002).

> **Cave**
>
> Möglicherweise kommt die Probennahme zur Bestimmung der Fremdstoffkonzentrationen im Erwachsenenalter viel zu spät, wenn eine pränatale oder frühkindliche Exposition die Weichen in Richtung erhöhter Brustkrebsempfindlichkeit stellt (Birnbaum u. Fenton 2003). Zum Zeitpunkt des Erkrankungsausbruches können die Substanzspiegel bereits wieder auf unauffällige Werte abgefallen sein.

12.4.4 Epidemiologische Studien mit Fremdstoffanalytik im Brustgewebe

Da sich die bisher besprochenen persistenten Chemikalien im Fettgewebe stark anreichern und das östrogensensitive Brustdrüsengewebe in einem der größten Körperfettdepots der Frau liegt, über dessen Zusammensetzung das Blutfett nur eine indirekte Aussage macht, ist es von besonderem Interesse, Brustfett und Brustdrüsengewebe in Zusammenhang mit dem Auftreten eines Mammakarzinoms zu untersuchen.

Bisher haben nur wenige Studien in dieser Weise den möglichen Zusammenhang zwischen der Exposition gegenüber chlororganischen Verbindungen und Brustkrebs untersucht. Wassermann et al. (1976) fanden eine deutliche Anreicherung von o,p′-DDT, seines Metaboliten o,p′-DDE sowie der Gesamtmenge der PCB im Mammakarzinomgewebe von Verstorbenen im Vergleich zu benachbartem gesunden Brustdrüsen- und Brustfettgewebe. Darüber hinaus war die Metabolisierung von o,p′-DDT zu o,p′-DDE im Tumorgewebe geringer als im gesunden Nachbargewebe.

Falck et al. (1992) fanden im Brustfettgewebe von 20 Frauen mit malignen Mammatumoren eine statistisch signifikante Erhöhung der Konzentrationen von PCB (Summe) und von p,p′-DDE um durchschnittlich 50–60% gegenüber dem Brustfettgewebe von 20 Frauen mit benignen Veränderungen. Bei anderen Chlorpestiziden konnte kein signifikanter Zusammenhang gefunden werden.

Von besonderer Bedeutung erscheint die Arbeit von Mussalo-Rauhamaa et al. (1990): Im Brustfett von 44 Mammakarzinompatientinnen wurden im Vergleich zu einer Kontrollgruppe von 33 Frauen ohne Krebserkrankung signifikant erhöhte Konzentrationen von β-HCH gemessen. β-HCH ist das persistenteste Hexachlorzyklohexanisomer und zeigt in vitro wie in vivo eine deutliche östrogene Wirkung. Die Autoren stellten fest, dass β-HCH-Konzentrationen im Brustfett über 0,1 mg/kg Fett mit einem fast 11fach erhöhten Brustkrebsrisiko verbunden sind. Keine signifikante Konzentrationserhöhung fand sich für die PCB sowie p,p′-DDE und einige weitere chlororganische Verbindungen.

Nur eine einzige Arbeit (Dewailly et al. 1993) berücksichtigt bisher die Menge der Östrogenrezeptoren im Brustgewebe. Die Konzentrationen mehrerer östrogenartig wirkender Chlorpestizide und von 10 PCB-Einzelverbindungen (Kongenere) wurden im Brustfettgewebe und Blut von 20 Brustkrebspatientinnen und 17 Frauen mit benignen Brusterkrankungen bestimmt. Die mittleren Konzentrationen im Blut der Frauen mit Brustkrebs waren im Allgemeinen gegenüber der Kontrollgruppe erhöht, wobei lediglich für Hexachlorbenzol (HCB) der Unterschied signifikant war. Im Brustfettgewebe selbst wurde zunächst kein statistisch signifikanter Unterschied zwischen den beiden Gruppen entdeckt. Nach Einteilung der Brustkrebsfälle in zwei auf die Östradiolrezeptorkonzentration im Zytosol der Tumorzellen bezogene Untergruppen zeigte die Untergruppe mit dem höheren Rezeptorgehalt statistisch signifikant erhöhte Konzentrationen insbesondere von p,p′-DDE (3fach erhöht) und einigen weiteren Chlororganika.

In einer Würdigung der vorhandenen epidemiologischen Untersuchungen stellt Davidson (1998) fest, dass die bisher beim Menschen erhobenen Daten aufgrund der oben genannten Limitationen kein klares Bild ergeben konnten und dass es unwahrscheinlich erscheint, epidemiologische Studien in einer Größe durchführen zu können, die in der Lage sind, ein begrenztes Risiko durch Organochlorverbindungen auszuschließen. Die Autorin fordert daher die Förderungsinstitutionen auf, die Forschung von klinischen bzw. epidemiologischen Studien mehr grundlagenorientiert auf diesen möglichen Zusammenhang hinzulenken.

12.4.5 HAA als Faktoren in der Genese des Mammakarzinoms

1993 wurde die Hypothese aufgestellt, dass ein beträchtlicher Anteil der Brustkrebsfälle mit der Exposition gegenüber persistenten, östrogenähnlich wirkenden Umweltchemikalien zusammenhängen könnte. Auch wenn bis jetzt schlüssige Beweise für diese Hypothese fehlen und

nicht wenige Studien zu diesem brisanten Thema ohne Nachweis einer Risikoerhöhung abgeschlossen wurden, so deuten für o,p′-DDE, β-HCH und Dieldrin, epidemiologische und experimentelle Hinweise auf einen solchen Zusammenhang hin. Bis heute ist für ca. 100 anthropogene Chemikalien, darunter zahlreiche Pestizide, eine östrogenartige Wirkung in vitro und z. T. auch in vivo nachgewiesen (Schäfer et al. 1996; Sonnenschein u. Soto 1998; Hanf u. Körner 1999; Schlumpf et al. 2001). Diese Substanzen unterscheiden sich in ihren chemischen Strukturen stark. Eine gemeinsame spezifische chemische Substruktur, die für die östrogene Wirkung verantwortlich ist, wurde bisher nicht entdeckt. Die Erkennung östrogener Eigenschaften hängt deshalb weitgehend von einer empirischen Testung ab. Da bis heute eine umfassende systematische Untersuchung von Substanzen auf östrogene (und andere hormonartige) Wirkungen nicht durchgeführt wurde, muss davon ausgegangen werden, dass es noch weitere Verbindungen mit bislang unerkannter östrogener Wirkung gibt. In die Gesamtbilanz sind allerdings auch solche Chemikalien einzuschließen, die als Xenoantiöstrogene einen möglichen protektiven Effekt auf die Brustdrüse ausüben, wie dies für die Dioxine der Fall zu sein scheint (Hanf 2002).

Cave

Die Exposition gegenüber endokrin aktiven persistenten Chemikalien ist für das Individuum praktisch nicht möglich. Wie Untersuchungen zur Dioxinbelastung als Marker für persistente Chlororganika bei Vegetariern und Omnivoren zeigten, ergibt sich durch die vegetarische Ernährungsweise kein Schutz vor persistenten Chemikalien, da bei Vegetariern Mich und Milchprodukte die Hauptbelastungsquelle darstellen. Nur Veganern (völliger Verzicht auf tierische Lebensmittel) wiesen signifikant erniedrigte Dioxinspiegel auf. Diese Ernährungsweise ist aber generell nicht empfehlenswert, da eine Mangelversorgung insbesondere bei Kindern mit ihrem großen Protein- und Kalziumbedarf droht.

12.5 Umwelthygienische Maßnahmen

Experimentelle und epidemiologische Daten belegen, dass es für einen Teil der Mammakarzinome eine Assoziation mit verschiedenen Umweltfaktoren gibt. Einige davon sind durch umwelthygienische Maßnahmen beeinflussbar. Es empfiehlt sich also eine **3fache Strategie:**

- Bei ausreichender wissenschaftliche Evidenzlage muss von professioneller und ggf. staatlicher Seite reguliert werden. In Bezug auf weite Bereiche in der Röntgenstrahlenanwendung ist dies z. B. bereits geschehen.
- Bei unklarer Evidenzlage muss die Forschung weiter vorangetrieben werden.
- In den Bereichen, in denen eine letztliche Sicherheit durch die wissenschaftliche Erkenntnis noch nicht gegeben ist, die Evidenzlage aber dergestalt ist, dass ein weiteres Warten auf letztliche Sicherheit nicht vertreten werden kann, muss die Politik entscheiden, ob nicht das Vorsorgeprinzip Vorrang vor z. B. wirtschaftlichen Interessen haben muss. In diesem Zusammenhang ist nur schwer einzusehen, warum im Rahmen der europäischen Harmonisierung z. B. die strengeren Vorschriften der deutschen Trinkwasserverordnung zugunsten großzügigeren EU-Rechts fallen sollen. In diese Gruppe gehört auch die Karzinomindukation durch passives Rauchen. Nichtraucher müssen in der Öffentlichkeit besser als bisher vor ungewollter Tabakrauchexposition durch regulative Maßnahmen geschützt werden.

ⓘ Praxistipp Eigeninitiative

Jede einzelne Frau kann durch verschiedene Maßnahmen dazu beitragen, ihr persönliches Mammakarzinomrisiko zu reduzieren. Da wir von einer Chemoprävention noch weit entfernt sind, bleibt nur die Einhaltung einer »vernünftigen« Lebensführung. Dazu gehört der Verzicht auf regelmäßigen Alkoholkonsum, eine gesunde ausgewogene Ernährung unter Vermeidung häufigen Verzehrs von Geräuchertem oder scharf Gebratenem. Der regelmäßige Verzehr von frischem Gemüse und Salaten stellt eine ausreichende Folsäureversorgung sicher, ggfs. sollte supplementiert werden (Hanf u. Gonder 2005). Kanzerogene sollten gemieden werden, wo dies möglich ist. Zu den am leichtesten vermeidbaren Kanzerogenen gehören die diversen Substanzen, die im Tabakrauch enthalten sind. Eine auch nur geringe Senkung der Inzidenz durch umwelthygienische und persönliche Vorsorgemaßnahmen wäre weltweit mit einer großen Zahl geretteter Frauen verbunden. Dies verhindert nicht nur persönliches Leid, sondern führt zusätzlich zu einer bedeutenden finanziellen Entlastung der Gemeinschaft.

Literatur

Ambrosone CB, Freudenheim JL, Graham S et al. (1995) Cytochrome P450 1A1 and glutathione S-transferase (M1) genetic polymorphisms and postmenopausal breast cancer risk. Cancer-Res 55(16): 3483–3485

Ambrosone CB, Freudenheim JL, Graham S et al. (1996) Cigarette smoking, N-acetyltransferase 2 genetic polymorphisms, and breast cancer risk. JAMA 276(18): 1494–1501

Arbeitsgemeinschaft bevölkerungsbezogener Krebsregister in Deutschland (1999) Krebs in Deutschland, Häufigkeiten und Trends. 2. Aufl., Robert-Koch-Institut, Berlin

Bailey LB (2003) Folate, methyl-related nutrients, alcohol, and the MTHFR 677C→T-polymorphism affect cancer risk: intake recommendations. J Nutr 133 (11): 3748–3753

Bartsch C, Bartsch H., Jain AK, Laaumas KR, Wetterberg L (1981) Urinary melatonin levels in human breast cancer patients. J Neural Transm 52: 269–279

Bennicke K, Conrad C, Sabroe S, Sorensen HT (1995) Cigarette smoking and breast cancer. BMJ 310 (6992): 1431–1433

Bernhardt JH (1999) Hochfrequente elektromagnetische Felder einschließlich Mikrowellen. In: Mersch-Sundermann V (Hrsg): Umweltmedizin – Grundlagen der Umweltmedizin, klinische Umweltmedizin, ökologische Medizin. Thieme, Stuttgart, New York, S 118–126

Bertazzi PA, Pesatori AC, Landi MT (1996) Cancer mortality 1976–1991 in the population exposed to 2,3,7,8-Tetrachlorodibenzo-p-dioxin. Organohalogen Compounds 30: 294–297

Birnbaum LS, Fenton SE (2003) Cancer and developmental exposure to endocrine disruptors. Environ Health Perspect 111(4): 389–394

Bradlow HL, Michnovicz JJ, Telang NT, Osborne MP (1991) Diet, oncogenes and tumor viruses as modulators of estrogen metabolism in vivo and in vitro. Cancer Prev Dect 16: 35–42

Bradlow HL, Sepkovic DW, Telang NT, Osborne MP (1995) Indole-3-carbinol. A novel approach to breast cancer prevention. Ann N Y Acad Sci 768: 180–200

Bradlow HL, Telang NT, Sepkovic DW, Osborne MP (1996) 2-hydroxyestrone: the 'good' estrogen. J Endocrinol 150: 259–265

Braga C, Negri E, LaVecchia C, Filiberti R, Franceschi S (1996) Cigarette smoking and the risk of breast cancer. Eur J Cancer Prev 5(3): 159–164

Brown NM, Manzolillo PA, Zhang JX, Wang J, Lamartiniere CA (1998) Prenatal TCDD and predisposition to mammary cancer in the rat. Carcinogenesis 19(9): 1623–1629

Calle EE, Frumkin H, Henley SJ., Savitz DA, Thun MJ (2002) Organochlorines and breast cancer. CA Cancer J Clin 52(5): 301–309

Cantor KP, Dosemeci M., Brinton LA, Stewart PA (1995) Re: Breast cancer mortality among female electrical workers in the United States. J Natl Cancer Inst 87: 227–228

Caplan LS, Schoenfeld ER, O'Leary E, Leske MC (2000) Breast cancer and electromegnetic fields – a review. AEP 10(1): 31–44

Coogan PF, Aschengrau A (1998) Exposure to power frequency magnetic fields and the risk of breast cancer among female electrical workers in the upper Cape Cod incidence study. Arch Environ Health 53: 359–367

Davidson NE (1998) Environmental estrogens and breast cancer risk. Current Opinion in Oncology 10: 475–478

Davis DL, Bradlow HL (1995) Can environmental estrogens cause breast cancer? Scientific American 95(10): 144–149

Davis DL, Bradlow HL, Wolff M, Woodruff T, Hoel DG, Anton-Culver H (1993) Medical hypothesis: xenoestrogens as preventable causes of breast cancer. Environ Health Perspect 101: 372–376

Demers PA, Thomas DB, Rosenblatt KA et al. (1991) Occupational exposure to electromagnetic fields and breast cancer in men. Am J Epidemiol 134: 340–347

Dewailly E, Dodin S, Verreault R, Ayotte P, Sauve L, Morin J (1993) High organochlorine body burden in breast cancer women with estrogen receptors. Organohalogen Compounds 13: 385–388

Dunn JF, Nisula B, Rodbard D (1991) Transport of steroid hormones: binding of 21 endogenous steroids to both testosterone-binding globulin and corticosteroid-binding globulin in human plasma. J Clin Endo Metab 53: 58–64

Emons G, Gründker C, Hanf V (2003) Are estrogens carcinogens? Gynäkologe 36(3): 182–189

Falck F, Ricci A, Wolff MS, Godbold J, Deckers P (1992) Pesticides and polychlorinated biphenyls residues in human breast lipids and their relation to breast cancer. Arch Environ Health 47(2): 143–146

Fear NT, Roman E, Carpenter LM, Newton R, Bull D (1996) Cancer in eletrical workers: an analysis of cancer registrations in England 1981–87. Br J Cancer 73: 935–939

Flesch-Janys D, Berger J, Manz A, Nagel S, Ollroge I (1993) Exposure to polychlorinated dibenzo-p-dioxins and -furans and breast cancer mortality in a cohort of female workers of a herbicide producing plant in Hamburg, FRG. Organohalogen Compounds 13: 381–384

Flodstrom S, Hemming H, Warngard L, Ahlborg UG (1990) Promotion of altered hepatic foci development in rat liver, cytochrome P450 enzyme induction and inhibition of cell-cell communication by DDT and some structurally related organohalogen pesticides. Carcionogenesis 11(8): 1413–1417

Gammon MD, Santella RM, Neugut AI et al. (2002a) Environmental toxins and breast cancer on Long Island. I. Polycyclic aromatic hydrocarbon DNA adducts. Cancer Epidemiol Biomarkers Prev 11(8): 677–685

Gammon MD, Wolff MS, Neugut AI et al. (2002b) Environmental toxins and breast cancer on Long Island II. Organochlorine compound levels in blood. Cancer Epidemiol Biomarkers Prev 11(8): 686–697

Gapstur SM, Potter JD, Drinkard C, Folsom AR (1995) Synergistic effect between alcohol and estrogen replacement therapy on risk of breast cancer differs by estrogen/progesterone receptor status in the Iowa Women's Health Study. Cancer Epidemiol Biomarkers Prev 4(4): 313–318

Ginsburg ES, Walsh BW, Shea BF, Gao X, Gleason RE, Feltmate C, Barbieri RL (1989) Effect of acute ethanol ingestion on prolactin in menopausal women using estradiol replacement. Gynecol Obstet Invest 39(1): 47–49

Girgert R, Schimming H, Körner W et al. (2005) Induction of tamoxifen resistence in breast cancer cells by ELF electromagnetic fields. Biochem Biophys Res Commun 336(4): 1144–1149

Guenel P, Rasmark P, Andersen JB et al. (1993) Incidence of cancer in persons with occupational exposure to electromagnetic fields in Denmark. Br J Ind Med 50: 758–764

Güttes S, Failing K, Neumann K, Kleinstein J, et al. (1998) Chlororganic pesticides and polychlorinated biphenyls in breast tissue of women with benign and malignant breast disease. Arch Environ Contam Toxicol 35: 140–147

Hanf V (2002a) Mammakarzinom und Umweltfaktoren. In: Kreienberg R et al. (Hrsg.): Management des Mammakarzinoms. 2. Aufl. Springer, Berlin, Heidelberg New York Tokio, S 7–32

Hanf V (2002b) Electromagnetic fields and breast cancer – A review. Geburtshilfe und Frauenheilkunde 62(1): 22–29

Hanf V, Gonder U (2005) Nutrition and primary prevention of breast cancer: foods, nutrients and breast cancer risk. Eur J Obstet Gynecol Reprod Biol 123(2): 134–149

Hanf V, Körner W (1999) Gynäkologie Teil 2: Umweltmedizinische Bedeutung endokriner Disruptoren. In: Beyer A, Eis D (Hrsg): Praktische Umweltmedizin – Klinik, Methoden, Arbeitshilfen. Springer, Berlin Heidelberg New York Tokio, S 1–28

Harada T, Yamaguchi S, Ohtsuka R et al. (2003) Mechanisms of promotion and progression of preneoplastic lesions in hepatocarcinogenesis by DDT in F344 rats. Toxicol Pathol 31(1): 87–98

Hoyer AP, Grandjean P, Jorgensen T, Brock JW, Hartvig HB (1998) Organochlorine exposure and risk of breast cancer. Lancet 352: 1816–1820

Hoyer AP, Gerdes AM, Jorgensen T, Rank F, Hartvig HB. (2002) Organochlorines, p53 mutations in relation to breast cancer risk and survival. A Danish cohort-nested case-controls study. Breast Cancer Res Treat 71(1): 59–65

Hunter DJ, Hankinson SE, Laden F et al. (1997) Plasma organochlorine levels and the risk of breast cancer. N Engl J Med 337: 1253–1258

Ibarluzea JJ, Fernandez MF, Santa-Marina L, Olea-Serrano MF et al. (2004) Breast cancer risk and the combined effect of environmental estrogens. Cancer Causes Control 15(6): 591–600

ICRP (1990) Recommendations of the International Commission on Radiological Protection. ICRP publication 60, Annals of the ICRP 21, No. 1–3, Pergamon Press, United Kingdom

Jobling S, Reynolds T, White R, Parker MG, Sumpter JP (1995) A variety of environmentally persistent chemicals, including some phthalate plasticizers, are weakly estrogenic. Environ Health Perspect 103: 582–587

Johansen C, Olsen JH (1998) Risk of cancer among Danish utility workers – a nationwide cohort study. Am J Epidemiol 147: 548–555

Katsouyanni K, Trichopoulou A, Stuver S et al. (1994) Ethanol and breast cancer: an association that may be both confounded and causal. Int J Cancer 58(3): 356–361

Kelsh MA, Sahl JD (1997) Mortality among a cohort of electric utility workers 1960–1991. Am J Industr Med 31: 534–544

Kociba RJ, Keyes DG, Beyer JE et al. (1978) Results of a two-year chronic toxicity and oncogenicity study of 2,3,7,8-tetrachlorodibenzo-p-dioxin in rats. Toxic Appl Pharmac 46: 279–303

Körner W, Hanf V, Faust A, Temmen R, Tinneberg H-R, Hagenmaier H (1994) Concentrations and profiles of PCDDs and PCDFs in human mammary carcinoma tissue. Chemosphere 29(9-11): 2339-2347

Körner W, Hanf V, Schuller W, Bartsch H, Kreienberg R, Hagenmaier H (1996) Validation and application of a rapid in vitro assay for assessing the estrogenic potency of halogenated phenolic chemicals. Organohalogen Compounds 27: 297–302

Körner W, Hanf V, Schuller W, Kempter C, Metzger J, Hagenmaier H (1999): Development of the E-screen assay for sensitive quantitative analysis of estrogenic activity in waste water. Sci Tot Environ 225: 33–48.

Krieger N, Wolff MS, Hiatt RA, Rivera M, Vogelman J, Orentreich N (1994) Breast cancer and serum organochlorides: a prospective study among white, black, and Asian women. J Natl Cancer Inst 86: 589–599

LaVecchia C, Negri E, Parazzini F, Boyle P, Fasoli M, Gentile A, Franceschi S (1989) Alcohol and breast cancer: update from an Italian case-control study. Eur J Cancer Clin Oncol 25(12): 1711–1717

Lamartiniere CA, Moore J, Holland M, Barnes S (1995) Neonatal genistein chemoprevents mammary cancer. Proc Soc Exp Biol Med 208: 120–123

Levine PH, Pogo BG, Klouj A, Coronel S, et al. (2004) Increasing evidence for a human breast carcinoma virus with geographic differences. Cancer 101(4): 721–726

Li D, Wang M, Dhingra K, Hittelman W-NTI (1996) Aromatic DNA adducts in adjacent tissues of breast cancer patients: clues to breast cancer etiology. Cancer-Res 56(2): 287–293

Li Y, Millikan RC, Bell DA et al. (2004) Cigarette smoking, cytochrome P4501A1 polymorphisms, and breast cancer among African-American and white women. Breast Cancer Res 6(4): 460–473

Liburdy RP, Sloma TR, Sokolic R et al. (1993) ELF magnetic fields, breast cancer and melatonin: 60 Hz fields block melatonin's oncostatic action on ER+ breast cancer cell proliferation. J Pineal Res 14: 89–97

Liehr JG, Ricci MJ (1996) 4-Hydroxylation of estrogens as marker of human mammary tumors. Proc Natl Acad Sci 93(8): 3294–3296

Linet MS, Hatch EE, Kleinerman RA et al. (1997) Residential exposure to magnetic fields and acute lymphoblastic leukemia in children. N Engl J Med 337: 44–46

Liu H, Wormke M, Safe SH, Bjeldanes LF (1994) Indolo[3,2-b]carbazole: a dietary-derived factor that exhibits both antiestrogenic and estrogenic activity. J Natl Cancer Inst 86(23): 1758–1765

Lloyd RV, Rosen PP, Sarkar NH et al. (1983) Murine mammary tumor virus related antigen in human male mammary carcinoma. Cancer 51(4): 654–61

Loomis DP, Savitz DA, Ananth CV (1994) Breast cancer mortality among female electrical workers in the United States. J Natl Cancer Inst 86(12): 921–925

López-Carillo L, Blair A, López-Cervantes M et al. (1997) Dichlorodiphenyltrichloroethane serum levels and breast cancer risk: a case control study from Mexico. Cancer Res 57: 3728–3732

Löscher W, Wahnschaffe U, Mevissen M, Lerchl A, Stamm A (1994) Effects of weak alternating magnetic fields on nocturnal melatonin production and mammary carcinogenesis in rats Oncology 51: 288–295

Matanoski GM, Breysse PN, Elliott EA (1991) Electromagnetic field exposure and male breast cancer. Lancet 337: 737

McCready D, Aronson KJ, Chu W, Fan W, Vesprini D, Narod SA (2004) Breast tissue organochlorine levels and metabolic genotypes in relation to breast cancer risk Canada. Cancer Causes Control 15(4): 399–418.

McIntyre IM, Norman TR, Burrows GD, Armstrong SM (1989) Human melatonin suppression by light is intensity dependent. J Pineal Res 6: 149–156

Moennikes O, Loeppen S, Buchmann A et al. (2004) A constitutively active dioxin/aryl hydrocarbon receptor promotes hepatocarcinogenesis in mice. Cancer Res 64(14): 4707–4710

Morabia A, Bernstein M, Heritier S, Khatchatrian N (1996) Relation of breast cancer with passive and active exposure to tobacco smoke. Am J Epidemiol 143(9): 918–928

Mussalo-Rauhamaa H, Häsänen E, Pyysalo H, Antervo K, Kauppila R, Pantzar P (1990) Occurrence of Beta-Hexachlorcyclohexane in breast cancer patients. Cancer 66: 2124–2118

Nagel SC, vom Saal FS, Thayer KA, Dhar MG, Boechler M, Welshons WV (1997) Relative binding affinity-serum modified access (RBA-SMA) assay predicts the relative in vivo bioactivity of the xenoestrogens Bisphenol A and octylphenol. Environ Health Perspect 105: 70–76

Nagel SC, vom Saal FS, Welshons WV (1999) Developmental effects of estrogenic chemicals are predicted by an in vitro assay incorporating modification of cell uptake by serum. J Steroid Biochem Mol Biol 69: 343–357

O'Leary ES, Vena JE, Freudenheim JL, Brasure J (2004) Pesticide exposure and risk of breast cancer: a nested case-control study of residentially stable women living on Long Island. Environ Res 94(2): 134–144

Osborne MP, Bradlow HL, Wong GY, Telang NT (1993) Upregulation of estradiol C16 alpha-hydroxylation in human breast tissue: a potential biomarker of breast cancer risk. J Natl Cancer Inst 85: 1917–1920

Pollan M, Gustavsson P (1999) High-risk populations for breast cancer in the Swedish female working population. Am J Public Health 89: 875–881

Preston-Martin S (1996) Breast cancer and magnetic fields. Epidemiology 7: 457–458

Pyykkö K, Tuimala R, Aalto L, Perkiö T (1991) Is hydrocarbon hydroxylase a new prognostic indicator for breast cancer? Br J Cancer 63: 596–600

Reichman ME, Judd JT, Longcope C et al. (1993) Effects of alcohol consumption on plasma and urinary hormone concentrations in premenopausal women. J Natl Cancer Inst 85(9): 722–727

Reiter RJ (1985) Action spectra, dose-response relationships, and temporal aspects of light's effects on the pineal gland. Ann NY Acad Sci 453: 215–230

Rosenbaum PF, Vena JE, Zielezny MA, Michalek AM (1994) Occupational exposure associated with male breast cancer. Am J Epidemiol 140: 974–979

Savitz D (1994) Breast cancer and serum organochlorines: a prospective study among white, black, and Asian women. Journal of the National Cancer Institute 86: 1255–1256

Schäfer WR, Zahradnik HP, Frijus-Plessen N, Schneider K (1996) Antropogene Substanzen mit unerwünschter Östrogenwirkung: Auswahl von expositions-relevanten Stoffen. Umweltmed Forsch Prax 1: 35–42

Schernhammer E, Schulmeister K (2004) Light at night and cancer risk. Photochem Photobiol 79(4): 316–318

Schlumpf M, Cotton B, Conscience M, Haller V, Steinmann B, Lichtensteiger W. (2001) In vitro and in vivo estrogenicity of UV screens. Environ Health Perspect 109: 239–244.

Segal-Eiras A, Croce MV, Pasqualini CD (1983) Antibodies presumably cross-reacting with mouse retrovirus type B and C in the sera of both leukemia-lymphoma and mammary cancer patients. Arch Geschwulstforsch 53 (4): 321–327

Sonnenschein C, Soto AM (1998) An updated review of environmental estrogen and androgen mimics and antagonists. J Steroid Biochem Molec Biol 65: 143–150

Soto AM, Chung KL, Sonnenschein C (1994) The pesticides endosulfan, toxaphene, and dieldrin have estrogenic effects on human estrogen-sensitive cells. Environ Health Perspect 102: 380–383.

Soto AM, Sonnenschein C, Chung KL, Fernandez MF, Olea N, Olea-Serrano MF (1995): The E-Screen assay as a tool to identify estrogens: an update on estrogenic environmental pollutants. Environ Health Perspect 103(7): 113–122

Stevens RG (1987) Electric power use and breast cancer: a hypothesis. Am J Epidemiol 125: 556–561

Stevens RG (1993) Breast cancer and electric power. Biomed Pharmacother 47(10): 435–438

Stevens RG, Davis S (1996) The melatonin hypothesis: Electric power and breast cancer. Environ Health Perspect 104(1): 135–140

Strahlenschutzkommission (1995) Schutz von niederfrequenten elektrischen und magnetischen Feldern der Energieversorgung und -anwendung. Empfehlungen der Strahlenschutzkommission vom 10.5.1995. Bundesanzeiger 47, Nr. 147a, Köln

Tiwari RK, Guo L, Bradlow HL, Telang NT, Osborne MP (1994) Selective responsiveness of human breast cancer cells to indole-3-carbinol, a chemopreventive agent. J Natl Cancer Inst 86(2): 126–131

Trichopoulos D (1994) Are electric or magnetic fields affecting mortality from breast cancer in women? J Natl Cancer Inst 86: 885–886

Tynes T (1993) Electromagnetic fields and male breast cancer. Biomed Pharmacother 47: 425–427

Tynes T, Andersen A (1990) Electromagnetic field exposure and male breast cancer. Lancet 336: 1596

Vågerö D, Ahlbom A, Olin R et al. (1985) Cancer morbidity among workers in the telecommunication industry. Br J Ind Med 42: 211–212

Vansell NR, Muppidi JR, Habeebu SM, Klaasen CD (2004) Promotion of thyroid tumors in rats by pregnenolone-16-α-carbonitrile (PCN) and polychlorinated biphenyl (PCB). Toxicol Sci. 81(1): 50–59

Verordnung zur Durchführung des Bundesimmissionsschutzgesetzes (1996) Verordnung über elektromagnetische Felder. Bundesgesetzblatt I vom 16.12.1996. http://www.bfs.de/elektro/nff/recht.html

Wartenberg D (1996) EMFs: Cutting through the controversy. Public Health Rep 3: 204–217

Wartenberg D (1998) Residential magnetic fileds and childhood leukemia: a meta-analysis. Am J Public Health 88:1787–1794

Wassermann M, Nogueira DP, Tomatis L et al. (1976) Organochlorine compounds in neoplastic and adjacent apparently normal breast tissue. Bull Environ Contam Toxicol 15: 478–484

Westin JB, Richter E (1990) The Israeli Breast-Cancer Anomaly. Ann NY Acad Sci 609: 269–279

Wichmann HE, Schlipköter HW, Fülgraff G (1992) Handbuch der Umweltmedizin. Ecomed-Verlag, Landsberg

Wolff MS, Toniolo PG, Lee EW, Rivera M, Dubin N (1993) Blood levels of organochlorine residues and risk of breast cancer. J Natl Canc Inst 85(8): 648–652

Wolff MS, Collmann GW, Barett JC, Huff J (1996) Breast cancer and environmental risk factors: epidemiological and experimental findings. Annu Rev Pharmacol Toxicol 36: 573–596

Yager JD, Liehr JG (1996) Molecular mechanisms of estrogen carcinogenesis. Annu Rev Pharmacol Toxicol 36: 203–232

Sexualsteroide und Karzinogenese des Mammakarzinoms

Günter Emons

13.1   Östrogene und Karzinogenese

13.1.1   Studien zur Epidemiologie und Prävention

Klinische Parameter wie z. B. frühe Menarche, späte Menopause, hohe Dichte des Drüsenkörpers, hohe Knochendichte und Gewichtszunahme in der Perimenopause sind mit einem erhöhten Mammakarzinomrisiko assoziiert. Diese Parameter reflektieren eine erhöhte bzw. verlängerte Exposition gegenüber endogenen Östrogenen (Yue et al. 2003; Chavez-MacGregor et al. 2005; Yager und Davidson 2006). Zahlreiche prospektive Studien haben gezeigt, dass die Höhe der endogenen Östrogenspiegel mit dem späteren Brustkrebsrisiko korreliert (Yue et al. 2003; Dunn et al. 2005; Missmer et al. 2004). Eine frühzeitige Ovarektomie reduziert das Brustkrebsrisiko (Yue et al. 2003), auch bei Trägerinnen von BRCA1/2 Mutationen. Mehrere prospektiv randomisierte Studien haben übereinstimmend gezeigt, dass die präventive Gabe von Tamoxifen bei Frauen mit erhöhtem Brustkrebsrisiko die Wahrscheinlichkeit für das Auftreten der Erkrankung um 38% reduziert. Laufende Studien prüfen, ob der selektive Östrogenrezeptormodulator (SERM) Raloxifen oder die Aromatasehemmer Anastrozol bzw. Exemestan präventive Wirkungen bei günstigerem Nebenwirkungsprofil aufweisen. Die Blockade der Östrogenwirkung durch Tamoxifen bzw. die Hemmung der endogenen Östrogenproduktion durch ovarielle Ablation oder Aromatasehemmer ist nicht nur eine hochwirksame Strategie in der adjuvanten bzw. palliativen Therapie hormonabhängiger Mammakarzinome, sondern verhindert auch effizient das Auftreten von Zweitkarzinomen (Dunn et al. 2005; Yager u. Davidson 2006).

13.1.2   Östrogene als Tumorpromotoren

Auch wenn inzwischen weitgehend akzeptiert ist, dass Östrogene zur Entstehung von Mammakarzinomen beitragen können, sind die dafür verantwortlichen Mechanismen noch nicht eindeutig aufgeklärt. Die allgemein akzeptierte Hypothese besagt, dass Östrogene typische Tumorpromotoren sind: Durch Bindung an ihre spezifischen Rezeptoren stimulieren Östrogene die Transkription von Proliferationsgenen. Mit jedem neuen DNA-Synthesezyklus steigt die Wahrscheinlichkeit des Auftretens spontaner Replikationsfehler. Die Möglichkeiten der DNA-Reparatur sind bei rasch proliferierenden Zellen

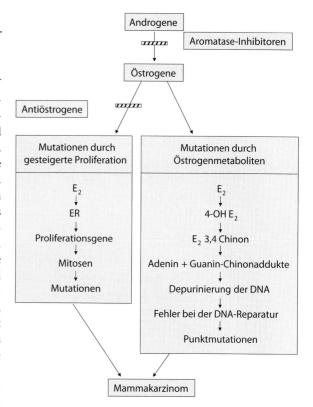

◘ **Abb. 13.1.** Hypothetische Mechanismen, über die Östrogene Brustkrebs verursachen könnten. Antiöstrogene blockieren nur den Mechanismus über den Östrogenrezeptor (*links*), während Aromatasehemmer zusätzlich die Bildung von genotoxischen Metaboliten unterdrücken. Modifiziert nach Yue et al. 2003

reduziert. Wenn eine gewisse Zahl relevanter Mutationen stattgefunden hat, können diese zur malignen Transformation führen (Emons et al. 2003; Yue et al. 2005; Yager und Davidson 2006) (◘ Abb. 13.1).

13.1.3   Östrogene als Tumorinitiatoren

Eine alternative Hypothese, die nach wie vor kontrovers diskutiert wird, postuliert, dass Östrogene in genotoxische Metaboliten umgewandelt werden, die direkt die DNA schädigen können. Nach dieser Hypothese wären Östrogene Tumorinitiatoren bzw. Mutagene (Emons et al. 2003; Yue et al. 2005; Yager und Davidson 2006). Dieser hypothetische genotoxische Mechanismus beginnt mit der Umwandlung von Östradiol in das Catecholöstrogen 4-Hydroxyöstradiol durch das Cytochrom P 450 1B1. Dieses Steroid wird dann weiter umgewandelt in das Östradiol-3,4-Chinon, welches kovalent an Guanin oder Adenin bindet und diese Purine aus der DNA herausbrechen kann. Dadurch kommt es zu Einzelstrangbrüchen und Punktmutationen, die die maligne Transformation initiieren können (Emons et al. 2003; Yue et al. 2005; Yager und Davidson 2006) (☐ Abb. 13.1).

Zahlreiche experimentelle Untersuchungen untermauern diese Hypothese (Yue et al. 2005). Hervorzuheben sind Befunde aus der Arbeitsgruppe um Russo, die zeigen konnten, dass die spontan immortalisierte Mammaepithelzelllinie MCF-10F, die keine Östrogenrezeptoren exprimiert, selbst durch sehr niedrige Östradiolkonzentrationen (0,007 nM) maligne transformiert werden kann. Dieser Prozess war durch den reinen Östrogenrezeptorantagonisten ICI-182-780 nicht hemmbar (Lareef et al. 2005).

Rogan et al. (2003) zeigten, dass die Konzentrationen von 4-Hydroxyöstrogenen und Chinon-Konjugaten in menschlichen Mammakarzinomen deutlich höher waren als in normalem Mammagewebe. Yue et al. (2003) postulieren, dass dieser genotoxische mutagene Effekt von Östrogenen synergistisch mit dem allgemein akzeptierten mitogenen Effekt von Östrogenen als Tumorpromotoren wirkt. Sie erklären mit dieser Hypothese auch das Phänomen, dass Aromatasehemmer, die die endogene Östrogenproduktion weitgehend unterdrücken, wirksamer sind als Tamoxifen, das nur den Mechanismus der rezeptorvermittelten Tumorpromotion hemmt (Yue et al. 2005) (☐ Abb. 13.1). Inzwischen liegen erste Daten vor, die postulieren, dass Frauen mit Genotyp-Polymorphismen, die eine hohe Konzentration von genotoxischen Östrogenmetaboliten begünstigen, ein signifikant erhöhtes Mammakarzinomrisiko aufweisen (Emons et al. 2003; Dunn et al. 2005; Cheng et al. 2005; Yager und Davidson 2006). Auch wenn sich diese molekular-epidemiologische Forschung noch in einem frühen Stadium befindet und die Ergebnisse z. T. noch widersprüchlich sind, hat sie ein großes klinisches Potenzial.

❗ Eventuell lassen sich in Zukunft Frauen definieren, deren Enzymausstattung in einem potenziell gefährlichen Östrogenmetabolismus resultiert. Bei diesen Frauen wäre eine exogene Östrogengabe nicht ratsam. Eventuell wäre es sogar sinnvoll, präventive Strategien (SERM, ovarielle Ablation, Aromatasehemmer) gezielt bei denjenigen Frauen einzusetzen, bei denen der Metabolismus der endogenen Östrogene zu einem erhöhten Mammakarzinomrisiko führt (Yager und Davidson 2006).

13.2 Gestagene und Karzinogenese

Während eine Assoziation zwischen Östrogenexposition und der Entstehung von Mammakarzinomen weitgehend akzeptiert ist, wird die Rolle der Gestagene weiterhin kontrovers diskutiert. Menschliche Mammakarzinomzelllinien sowie Explantatkulturen aus normalem menschlichen Drüsengewebe können durch Gestagene sowohl stimuliert als auch inhibiert werden (Santen 2003). Die 17-Alpha-Acetoxy-Progesteronderivate (z. B. Medroxyprogesteronacetat) haben sowohl gestagen- als auch glukokortikoidähnliche Wirkungen. Die Gruppe der 19-nor-Testosteronderivate hat eine relevante androgene Aktivität. In Abhängigkeit von ihrer Struktur und den Geweben, in denen sie untersucht werden, können synthetische Gestagene entweder androgene, synandrogene, antiandrogene oder östrogene Wirkungen entfalten (Santen 2003). Das natürliche Progesteron und seine Metaboliten im Mammagewebe können proliferationsfördernd auf Tumorzellen wirken (Bradlow u. Sepkovic 2004). Eine Assoziation zwischen endogenen Progesteronspiegeln und dem späteren Mammakarzinomrisiko konnte allerdings bisher nicht nachgewiesen werden (Missmer et al. 2004). Die epidemiologischen und prospektiv randomisierten Studien zur Hormontherapie in der Postmenopause zeigen, dass das Mammakarzinomrisiko durch eine kombinierte Östrogen- und Gestagentherapie stärker erhöht wird, als durch eine reine Östrogengabe (Santen 2003) (▶ Kap. 13.5).

Die Hypothese, dass in der Mamma Gestagene als Zusatz zur Östrogentherapie ähnlich protektiv wirken wie im Endometrium, ist verlassen worden (Santen 2003) und es ist unter Experten weithin akzeptiert, dass der Gestagenzusatz das Mammakarzinomrisiko erhöht (Come et al. 2005).

13.3 Androgene und Karzinogenese

Östrogene werden durch Aromatisierung von Androgenen gebildet. Auch Mammakarzinomgewebe besitzt eine hohe Aromataseaktivität. Humane Mammakarzinomzelllinien können durch Androgene in ihrem Wachstum stimuliert werden (Sonne-Hansen u. Lykkesfeldt 2005). Der höchst erfolgreiche Einsatz von Aromatasehemmern in der adjuvanten und palliativen Therapie und möglicherweise auch in der Prävention von Mammakarzinomen basiert auf der Hemmung dieses Mechanismus

(Dunn et al. 2005). In den meisten Studien konnte eine Assoziation zwischen hohen endogenen Androgenspiegeln und dem späteren Brustkrebsrisiko nachgewiesen werden (Missmer et al. 2004; Dunn et al. 2005; Yager und Davidson 2006).

13.4 Hormonelle Kontrazeption

> **Cave**
>
> Hormonelle Kontrazeptiva gehören zu den am häufigsten verordneten Medikamenten. Selbst eine leichte Assoziation zwischen ihrer Einnahme und dem Mammakarzinomrisiko wäre deshalb klinisch relevant (European Society for Human Reproduction and Embryology [ESHRE] Capri Workshop Group 2004).

Eine Reanalyse der epidemiologischen Daten, basierend auf 53.297 Brustkrebspatientinnen und 100.239 Kontrollen, ergab folgendes (Collaborative Group on Hormonal Factors in Breast Cancer 1996a,b):

- Während der Einnahme von oralen Kontrazeptiva war das Brustkrebsrisiko leicht erhöht (relatives Risiko [RR]: 1,24; 95% Confidence Interval [CI]: 1,15–1,33).
- Nach Absetzen der Medikation sank das relative Risiko wieder ab und erreichte nach 10 Jahren den Wert von 1,01 (CI: 0,96–1,05).
- »Recent User«, die die Einnahme von oralen Kontrazeptiva in einem Alter von unter 20 Jahren begannen, hatten im Vergleich zu Nichtanwenderinnen ein relatives Risiko von 1,95, in einem Alter von unter 30 Jahren an Brustkrebs zu erkranken. Ihr relatives Risiko, im Alter von 30–34 bzw. 35–39 Jahren zu erkranken, betrug 1,54 bzw. 1,27.
- Für »Recent User«, die die Einnahme von oralen Kontrazeptiva nach dem 20. Lebensjahr begonnen hatten, betrug das relative Risiko für die Diagnose Brustkrebs im Alter von 40–44 Jahren bzw. 45–49 Jahren 1,22 bzw. 1,11.
- Die absolute Zahl von Mammakarzinomen, die auf orale Kontrazeptiva zurückgeführt werden konnte, wurde mit 1,5 Fällen (CI: 0,7–2,3) und 4,7 Fällen (CI: 2,7–7,6) auf 10.000 Frauen berechnet, die die Medikamente vom 20.–24. Lebensjahr bzw. vom 25.–29. Lebensjahr einnahmen. Diese Schätzung bezog sich auf die Zeit der Einnahme und die folgenden 10 Jahre.

Eine große Fallkontrollstudie (Marchbanks et al. 2002) evaluierte das Brustkrebsrisiko in einer Population von 35–64 Jahre alten Frauen (4575 Mammakarzinompatientinnen und 4682 Kontrollen). Das relative Risiko für ein Mammakarzinom betrug 1,0 (CI: 0,8–1,3) für Frauen, die orale Kontrazeptiva einnahmen und 0,9 (CI: 0,8–1,0) für frühere Anwenderinnen.

❗ Die Daten lassen die Schlussfolgerung zu, dass die Einnahme oraler Kontrazeptiva zu einem kleinen vorübergehenden Anstieg des relativen Risikos für Brustkrebs führt. Da orale Kontrazeptiva typischerweise in einem Lebensalter eingenommen werden, in dem Mammakarzinome relativ selten sind, hätte ein solcher Anstieg nur eine geringe Auswirkung auf die allgemeine Inzidenzrate (ESHRE Capri Workshop Group 2004).

13.5 Hormontherapie in der Postmenopause

Die Reanalyse von 51 epidemiologischen Studien durch die Collaborative Group on Hormonal Factors in Breast Cancer (1997) ergab eine Erhöhung des relativen Risikos für Brustkrebs durch Hormontherapie (HT) um 2,3% pro Jahr der Anwendung, vergleichbar mit dem Effekt einer entsprechend später eintretenden Menopause. Dieser Risikoanstieg normalisierte sich innerhalb weniger Jahre nach Absetzen der Therapie wieder. 80% der Hormonanwenderinnen in dieser Reanalyse hatten reine Östrogene eingenommen.

Andere Epidemiologen kamen zu der Schlussfolgerung, dass die vorliegenden Daten nicht dafür sprechen, dass die Therapie mit Östrogenen bzw. Östrogenen und Gestagenen das Brustkrebsrisiko erhöht (Bush et al. 2001).

Analysen, die auch die Studien der letzten Jahre berücksichtigten, kamen zu dem Ergebnis, dass eine reine Östrogentherapie das Brustkrebsrisiko leicht erhöht und dass der Effekt einer kombinierten Östrogen- und Gestagentherapie deutlich stärker ist (Colditz 2005; Greiser et al. 2005; Shah et al. 2005; Lee et al. 2005).

Shah et al. (2005) berechneten auf Basis der Daten von 700.000 Frauen eine Odd-Ratio (OR) von 1,16 (95% CI: 1,06–1,28) für eine reine Östrogentherapie. Bei einer Anwendungsdauer <5 Jahren betrug die OR 1,16 (CI: 1,02–1,32), bei längerer Anwendung 1,2 (CI: 1,06–1,37). Die Metaanalyse der Daten von 650.000 Frauen ergab für die kombinierte Östrogen- und Gestagentherapie eine OR von 1,39 (CI: 1,12–1,72). Bei einer Anwendungsdauer <5 Jahren betrug die OR 1,35 (CI: 1,16–1,57), bei Anwendung >5 Jahre betrug die OR 1,63 (CI:1,22–2,18) (Shah et al. 2005).

In dem prospektiv randomisierten Women's Health Initiative Trial (WHI-Studie) führte die kombinierte Östrogen- und Gestagentherapie zu einer Hazard Ratio (HR) für Brustkrebs von 1,24 (p<0,001). Die in der Östrogen- und Gestagengruppe diagnostizierten Mammakarzinome waren im Mittel größer (1,7 cm) als in der Plazebogruppe (1,5 cm) (p= 0,04) und waren weiter fortgeschritten (pN+: 26% vs 16%, p=0,03) (Chlebowski et al. 2003).

Die reine Östrogentherapie bei hysterektomierten Frauen führte in der WHI-Studie im Vergleich zur Plazebogruppe zu einer HR für Brustkrebs von 0,77 (CI: 0,59–1,01). Diese nicht signifikante Risikoreduktion war von den Autoren der WHI-Studie nicht erwartet worden (Women's Health Initiative Steering Committee 2004).

Die Analyse der prospektiv randomisierten Studien zu diesem Thema durch die Cochrane Collaboration (Farquhar et al. 2005) kam zu folgender Schlussfolgerung: Die kontinuierlich kombinierte Hormontherapie erhöht bei relativ gesunden Frauen nach 5-jähriger Einnahme signifikant das Brustkrebsrisiko. Für die reine Östrogentherapie wurde kein signifikanter Risikoanstieg berechnet, es fand sich sogar eine nicht signifikante Risikoreduktion.

> ❗ Die Beobachtungsstudien und die prospektiv randomisierten Untersuchungen lassen die Schlussfolgerung zu, dass eine reine Östrogentherapie das Brustkrebsrisiko entweder nicht oder nur leicht erhöht, während die Risikosteigerung durch eine kombinierte Östrogen- und Gestagensubstitution eindeutig und ausgeprägter ist.

13.6 Konsequenzen für die Praxis

Auch wenn die Daten aus den verfügbaren epidemiologischen und prospektiv randomisierten Studien zahlreiche Ungereimtheiten aufweisen, ist zu erkennen, dass sowohl orale Kontrazeptiva im reproduktiven Alter als auch die kombinierte Östrogen- und Gestagentherapie in der Postmenopause zu einem vorübergehenden Anstieg des Risikos, an Brustkrebs zu erkranken, führen (ESHRE Capri Workshop Group 2004). Aus tumorbiologischer Sicht ist es unwahrscheinlich, dass diese Effekte auf eine Initiierung der beobachteten Mammakarzinome durch die oralen Kontrazeptiva bzw. die kombinierte Östrogen- und Gestagentherapie zurückzuführen sind. Die Dynamik des

Effektes der exogenen Steroide, vor allem die Tatsache, dass sich nach Absetzen der Medikation das Risiko wieder normalisiert, spricht eher für eine Promotion präexistenter Mammakarzinome bzw. deren Vorstufen durch die Steroidgabe (Dietel et al. 2005).

> ❷ **Praxistipp Medikation**
>
> Eine zeitlich begrenzte Gabe einer Östrogen- und Gestagentherapie und insbesondere einer reinen Östrogentherapie scheint hinsichtlich des Mammakarzinomrisikos relativ sicher zu sein (Farquhar et al. 2005). Es sollten möglichst niedrige Dosen eingesetzt werden (Lobo 2005).

Unabhängig von der teilweise ideologisch überlagerten Diskussion über Nutzen und Risiken exogener Sexualsteroide hat unser Wissen über die Entstehung von Mamma- und anderen hormonabhängigen Karzinomen in den letzten Jahren deutlich zugenommen. Die Mechanismen, über die endogene Sexualsteroide Karzinome induzieren könnten, werden klarer. Erste Daten über Genpolymorphismen der steroidmetabolisierenden Enzyme und dem Brustkrebsrisiko eröffnen völlig neue Perspektiven zur gezielten endokrinen Prävention. Durch die Technologie der Genexpressionsanalyse und das zunehmende Wissen über die Rolle von somatischen Stammzellen werden in den nächsten Jahren die Lehrbücher über die Entstehung von Mammakarzinomen wahrscheinlich neu geschrieben werden müssen (Sorlie et al. 2003; Yager und Davidson 2006).

Am Ende dieser Entwicklung wird hoffentlich die Möglichkeit stehen, Frauen zu unterscheiden, bei denen die Gabe von Sexualsteroiden gefahrlos möglich ist, bzw. bei denen eine gezielte Prävention durch z. B. SERM, Aromatasehemmer oder prophylaktische Ovarektomie sinnvoll ist. Bis dahin erscheint es ratsam, Sexualsteroide in der Postmenopause zeitlich begrenzt und in möglichst niedriger Dosierung einzusetzen.

Literatur

Bradlow HL, Sepkovic W (2004) Steroids as procarcinogenic agents. Ann NY Acad Sci 1028: 216–232

Bush TL, Whiteman M, Flaws JA (2001) Hormone replacement therapy and breast cancer: A qualitative Review. Obstet Gynecol 98: 498–508

Chavez-MacGregor M, Elias SG, Onland-Moret NC, van der Schouw YT et al. (2005) Postmenopausal breast cancer risk and cumulative number of menstrual cycles. Cancer Epidemiol Biomarkers Prev 14: 799–804

Cheng TC, Chen ST, Huang CS et al. (2005) Breast cancer risk associated with genotype polymorphism of the catechol estrogen-metabolizing genes: A multigenic study on cancer susceptibility. Int J Cancer 113: 345–353

Chlebowski RT, Hendrix SL, Langer RD et al. (2003) Influence of estrogen plus progestin on breast cancer and mammography in healthy postmenopausal women. JAMA 289: 3243–3253

Colditz GA (2005) Estrogen, estrogen plus progestin therapy, and risk of breast cancer. Clin Cancer Res 11(1): 909–917

Collaborative Group on Hormonal Factors in Breast Cancer (1996) Breast cancer and hormonal contraceptives: collaborative reanalysis of individual data on 53.297 women with breast cancer and 100.239 women without breast cancer from 54 epidemiological studies. Lancet 347: 1713–1727

Collaborative Group on Hormonal Factors in Breast Cancer (1996) Breast cancer and hormonal contraceptives: further results. Contraception 54(1): 1–106

Collaborative Group on Hormonal Factors in Breast Cancer (1997) Breast Cancer and hormone replacement therapy: collaborative reanalysis of data from 51 epidemiological studies of 52,705 women with breast cancer and 108,411 women without breast cancer. Lancet 350: 1047–1059

Come SE, Buzdar AU, Ingle JN et al. (2005) Proceedings of the Fourth International Conference on Recent Advances and Future Directions in Endocrine Manipulation of Breast Cancer: conference summary statement. Clin Cancer Res 11(1): 861–864

Dietel M, Lewis MA, Shapiro S (2005) Hormone replacement therapy: pathological aspects of hormone-sensitive cancers in women relevant to epidemiological studies on HRT: a mini-review. Hum Reprod 20: 2052–2060

Dunn BK, Wickerham DL, Ford LG (2005) Prevention of hormone-related cancers: breast cancer. J Clin Oncol 23: 357–367

Emons G, Gründker C, Hanf V (2003) Sind Estrogene Karzinogene? Der Gynäkologe 36: 182–189

ESHRE Capri Workshop Group (2004) Hormones and breast cancer. Hum Reprod Update 10: 281–293

Farquhar CM, Marjoribanks J, Lethaby A, Lamberts Q, Suckling JA, the Cochrane HAT Study Group (2005) Long term hormone therapy for perimenopausal and postmenopausal women. The Cochrane Database of Systematic Reviews 2005, Issue 3. DOI: 10.1002/14651858

Greiser CM, Greiser EM, Dören M (2005) Menopausal hormone therapy and risk of breast cancer: a meta-analysis of epidemiological studies and randomized controlled trials. Hum Reprod Update 11: 561–573

Lareef MH, Garber J, Russo O, Russo I, Heulings R, Russo J (2005) The estrogen antagonist ICI-182-780 does not inhibit the transformation phenotypes induced by 17-β-estradiol and 4-OH estradiol in human breast epithelial cells. Int J Oncol 26: 423–429

Lee SA, Ross RK, Pike MC (2005) An overview of menopausal oestrogen-progestin hormone therapy and breast cancer risk. Br J Cancer 92: 2040–2058

Lobo RA (2005) Appropriate use of hormones should alleviate concerns of cardiovascular and breast cancer risk. Maturitas 51: 98–109

Marchbanks PA, McDonald JA, Wilson HG et al. (2002) Oral contraceptives and the risk of breast cancer. N Engl J Med 346: 2025–2032

Missmer SA, Eliassen AH, Barbieri L, Hankinson SE (2004) Endogenous estrogen, androgen, and progesterone concentrations and breast cancer risk among postmenopausal women. J Natl Cancer Inst 96: 1856–1865

Rogan EG, Badawi AF, Devanesan PP et al. (2003) Relative imbalances in estrogen metabolism and conjugation in breast tissue of women with carcinoma: potential biomarkers of susceptibility to cancer. Carcinogenesis 24: 697–702

Santen RJ (2003) Risk of breast cancer with progestins: critical assessment of current data. Steroids 68: 953–964

Shah NR, Borenstein J, Dubois RW (2005) Postmenopausal hormone therapy and breast cancer: a systematic review and meta-analysis. Menopause 12: 668–678

Sonne-Hansen K, Lykkesfeldt AE (2005) Endogenous aromatization of testosterone results in growth stimulation of the human MCF-7 breast cancer cell line. J Steroid Biochem & Mol Biol 93: 25–34

Sorlie T, Tibshirani R, Parker J, et al. (2003) Repeated observation of breast tumor subtypes in independent gene expression data sets. Proc Natl Acad Sci USA 100: 8418–8423

Women's Health Initiative Steering Committee (2004) Effects of conjugated equine estrogen in postmenopausal women with hysterectomy. The Women's Health Initiative Randomized Controlled Trial. JAMA 291: 1701–1712

Yager JD, Davidson NE (2006) Estrogen carcinogenesis in breast cancer. N Engl J Med 354: 270–282

Yue W, Santen RJ, Wang J-P, Li Y et al. (2003) Genotoxic metabolites of estradiol in breast: potential mechanism of estradiol induced carcinogenesis. J Steroid Biochem & Mol Biol 86: 477–486

Yue W, Wang JP, Li Y, Bocchinfuso WP et al. (2005) Tamoxifen versus aromatase inhibitors for breast cancer prevention. Clin Cancer Res 11(1): 925–930

Familiäres Mammakarzinom: Beratung, Gendiagnostik und Betreuung betroffener Familien

Rita Katharina Schmutzler, Alfons Meindl

Brustkrebs ist die häufigste Krebserkrankung der Frauen in Deutschland, 10% davon erkranken lebenslang. Das mittlere Erkrankungsalter liegt bei 65 Jahren.

> ❗ Bei einer kleinen Gruppe von Frauen liegt das Erkrankungsrisiko jedoch sehr viel höher: Sie erkranken zu ca. 85% mit einem mittleren Erkrankungsalter von 45 Jahren. Ursache ist i.d.R. eine erbliche Belastung (Veränderung in einem Risikogen). Die allgemeinen Präventionsmaßnahmen sind in dieser Hochrisikogruppe nicht ausreichend.

Populationsbasierte Untersuchungen belegen, dass bei jeder 500. –2.500. Frau (0,04–0,2%) der Allgemeinbevölkerung eine prädisponierende Genveränderung (Mutation) vorliegt. Unter den bereits erkrankten Frauen haben rund 5% eine Mutation in den bekannten BRCA-Genen. Bei weiteren 5% liegen Hinweise auf Mutationen in noch unbekannten Genen vor. Durch die Identifikation der Hochrisikogruppe und die Durchführung effizienter Präventionsmaßnahmen könnte somit die Brustkrebsinzidenz der Allgemeinbevölkerung um absolut 0,5% gesenkt werden. Diese Frauen können durch eine Stammbaumanalyse identifiziert und das Risiko in vielen Fällen durch eine molekulargenetische Untersuchung verifiziert werden. Letzterer muss eine interdisziplinäre und nichtdirektive Beratung vorausgehen. Als präventive Maßnahmen kommen prophylaktische Operationen, die medikamentöse Prävention und eine intensivierte Früherkennung in Betracht.

> ❗ Im Rahmen eines **Verbundprojektes »Familiärer Brustkrebs«** der Deutschen Krebshilfe wurde von 1997–2004 in 12 spezialisierten und interdisziplinär ausgerichteten Zentren ein Konzept zur Identifikation und Prävention für diese Hochrisikogruppe etabliert und evaluiert.

Im folgenden Kapitel werden die Besonderheiten des familiären Mammakarzinoms, das darauf beruhende Betreuungskonzept und die im Rahmen des Verbundprojektes erstellten Ergebnisse mit den daraus abgeleiteten Empfehlungen dargestellt.

14.1 Genetik des familiären Mammakarzinoms

Definition

Der erbliche Brust- und Eierstockkrebs wird autosomal-dominant mit inkompletter Penetranz an statistisch gesehen 50% der Nachkommen vererbt.

In rund 50% der familiären Fälle liegen Mutationen in den sog. Brustkrebsgenen BRCA1 (breast cancer gene) oder BRCA2 vor (Frank et al. 2002; German Consortium for Hereditary Breast and Ovarian Cancer 2002). Für weitere 40–45% der erblichen Erkrankungen werden Mutationen in noch nicht identifizierten Brustkrebsgenen verantwortlich gemacht (BRCAX). Die restlichen erblichen Brustkrebserkrankungen (5–10%) treten im Zusammenhang mit seltenen Syndromen auf (▶ Kap. 14.1.3).

Die Vererbung von Mutationen in den Brustkrebsgenen folgt dem autosomal-dominanten Erbgang, d. h. die Betroffenen tragen jeweils eine veränderte und eine normale Erbanlage. Sie geben nach dem Zufallsprinzip entweder die veränderte oder die normale Erbanlage an ihre Kinder weiter. Somit haben die Kinder ein Risiko von 50%, die veränderte Anlage zu erben. Die molekulargenetische Untersuchung der schon bekannten Brustkrebs-Gene BRCA1 und BRCA2 hat daher nicht nur Implikationen für die jeweilige Ratsuchende, sondern für die gesamte Familie. Aus dem Nachweis einer krankheitsassoziierten Mutation ergibt sich unmittelbar, dass erstgradig Verwandte, z. B. die Kinder und Geschwister ein Risiko von 50% haben, diese Mutation ebenfalls zu tragen. Die Ratsuchenden werden motiviert, ihre Verwandten auf dieses Risiko und die Möglichkeit der tumorgenetischen Beratung, Gendiagnostik und risikoadaptierten Präventionsmaßnahmen hinzuweisen.

> Zur Tumorinitiation kommt es bei einer Mutationsträgerin erst nach der Inaktivierung des zweiten gesunden Allels (Wildtypallel) in einer einzelnen Epithelzelle des betreffenden Organs.

Diese Inaktivierung geschieht i.d.R. erst im Erwachsenenalter im Rahmen eines zufällig auftretenden chromosomalen Umbaus in der Zelle und kann im Tumor durch den Verlust der Heterozygotie (engl.: loss of heterozygosity [LOH]) nachgewiesen werden. Da dieses zweite Ereignis aber nicht bei allen Mutationsträgerinnen auftritt, erklärt dies die unvollständige Penetranz (85%) der Erkrankung.

14.1.1 Die prädisponierenden Gene BRCA1, BRCA2 und BRCAX

Das BRCA1-Gen

Das BRCA1-Gen liegt auf dem langen Arm des Chromosoms 17 (17q21) und besteht aus 22 kodierenden Exons (insgesamt 24 Exons), die ein Protein von 1863 Aminosäuren generieren (Miki et al. 1994).

Weltweit wurden inzwischen mehr als 2000 verschiedene und eindeutige Mutationen in diesem Gen gefunden. Zusätzlich wurden zahlreiche einzelne Aminosäurenaustausche oder putative Spleißveränderungen unklarer Bedeutung identifiziert. Diese sog. unklassifizierten Varianten (UV) erfordern aufwendige weiterführende Untersuchungen zur Klärung des pathogenen Charakters. Dabei konnten bereits einige als ebenfalls ursächlich für erblichen Brust- oder Eierstockkrebs definiert werden (Mirkovic et al. 2004).

Im Rahmen des Verbundprojektes »Familiärer Brust- und Eierstockkrebs« wurde für die deutsche Bevölkerung ein Mutationsprofil erstellt. Es wurden Gründermuta-

tionen identifiziert, die auch in anderen kaukasischen Populationen nachgewiesen wurden sowie populationsspezifische Veränderungen (German Consortium for Hereditary Breast and Ovarian Cancer 2002; unveröffentlichte Daten). Diese Ergebnisse erlauben nun ein gezieltes Präscreening von potenziellen Mutationsträgerinnen.

Inzwischen ist auch einiges über die Funktion des BRCA1-Proteins bekannt (◘ Abb. 14.1a). Es interagiert mit einer Reihe von Proteinen, die an der DNA-Reparatur durch homologe Rekombination beteiligt sind und ist dadurch für die Integrität des Genoms verantwortlich (Venkitaraman 2004). Andere für das BRCA1-Protein beschriebene Funktionen wie Zellzyklus-Regulation, Ubiquitylierung und »Chromatin-Remodelling« stehen wahrscheinlich ebenfalls im Zusammenhang mit der DNA-Reparatur (Narod u. Foulkes 2004) (◘ Abb. 14.2). Kommt es in einer Brustepithelzelle zur kompletten Inaktivierung des BRCA1-Proteins, resultiert daraus folgerichtig eine komplexe Desintegration des Genoms.

Das BRCA2-Gen

Das BRCA2 liegt auf dem langen Arm des Chromosoms 13 (13q13.1) und besteht aus 26 kodierenden Exons

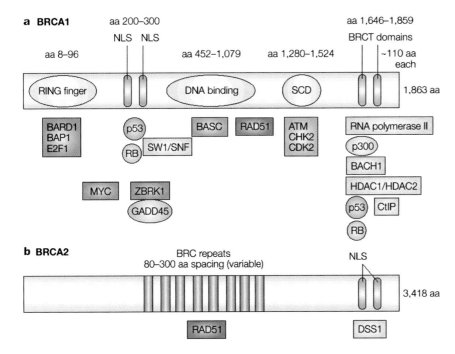

◘ **Abb. 14.1.** Funktionelle Regionen der Gene BRCA1 und BRCA2

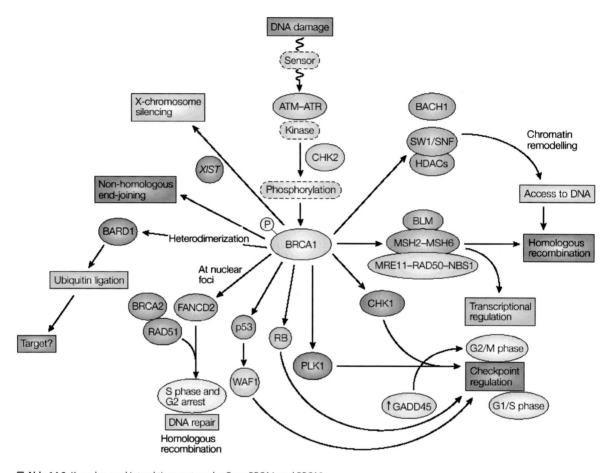

◼ **Abb. 14.2.** Komplex- und Interaktionspartner der Gene BRCA1 und BRCA2

(insgesamt 27 Exons), die für die Bildung eines Proteins von 3418 Aminosäuren verantwortlich sind (Wooster et al. 1995).

Weltweit sind für dieses Gen mehr als 1000 unterschiedliche pathogene Mutationen beschrieben worden (Informationen bei Breast Cancer Information Core [BIC] unter http://research.nhgri.nih.gov/bic/). Wie im BRCA1-Gen, wurden auch im BRCA2-Gen viele UV detektiert, deren pathogene Bedeutung größtenteils noch nicht geklärt ist.

Obwohl das BRCA2-Protein noch nicht so eingehend wie das BRCA1-Protein charakterisiert ist, ist klar, dass es ebenfalls an der DNA-Reparatur beteiligt ist. Zusammen mit dem Protein RAD51 initiiert es die homologe Rekombination nach Doppelstrangbrüchen (Venkitaraman 2004) (◼ Abb. 14.2).

Vor kurzem konnte das BRCA2-Protein auch mit der Fanconi-Anämie, einem strahlungssensitiven Syndrom, assoziiert werden. Dieses tritt bereits in der Kindheit auf und ist durch Skelettanomalien, anormale Hautpigmentierung, Kleinwüchsigkeit und Mikroophtalmie gekennzeichnet. Überraschenderweise wurden in Patienten mit Fanconi-Anämie trunkierende Mutationen auf beiden Allelen (engl.: compound heterozygotes) gefunden (Howlett et al. 2002). Dagegen resultieren in Knock-out-Mäusen homozygote Mutationen im BRCA1-Gen in embryonaler Letalität.

Die Suche nach BRCAX-Genen

Nur in ca. 50% der Familien, in denen gehäuft Brustkrebs oder andere BRCA-assoziierte Tumoren auftreten, werden Mutationen in den beiden bekannten BRCA-

Genen gefunden. Familien, in denen eine BRCA1- oder BRCA2-Mutation ausgeschlossen wurde, können für die Suche nach noch unbekannten Genen herangezogen werden. Geeignet sind hierfür Familien mit ≥3 Mammakarzinomen, die einen autosomal-dominanter Erbgang eines noch unbekannten Gens nahe legen. Solche Familien werden innerhalb des Verbundprojektes gegenwärtig durch gesamtgenomische Kopplungsanalysen zur Identifikation neuer Regionen für prädisponierende Gene charakterisiert (Seitz et al. 1997). Parallel werden Kandidatengene untersucht, die ebenfalls direkt oder indirekt am Prozess der DNA-Reparatur (z. B. BARD1 und DSS1) (◻ Abb. 14.1b) beteiligt sind.

In BRCA1/2-negativen Familien wird derzeit aber auch ein polygenes Vererbungsmuster, d.h. ein Zusammenspiel mehrerer niedrig-penetranter Gene, vermutet. Mit Hilfe des Kandidatengenansatzes konnten bereits einige Gene identifiziert werden (siehe ▶ Kap. 14.1.2). Genomweite Assoziationsstudien unter Verwendung neuester methodischer Entwicklungen, z. B. SNP-Chips (Single Nucleotide Polymorphisms Chips), könnten weiteren Aufschluss geben.

14.1.2 Erblicher Brustkrebs und niedrig penetrante Varianten

Neben den hochpenetranten Genen BRCA1 und BRCA2 wurden in letzter Zeit zwei weitere Gene beschrieben, die für erblichen Brustkrebs prädisponieren. Interessanterweise spielen auch diese beiden eine Rolle bei der DNA-Reparatur. Allerdings ist ihr genauer Beitrag und ihre quantitative Bedeutung bei der Entstehung des Mammakarzinoms noch unklar.

CHEK2

Das den Zellzyklus regulierende Protein CHEK2 (Checkpoint-Kinase-2) interagiert direkt mit dem BRCA1-Protein. Ein international organisiertes CHEK2-Konsortium fand in ca. 5% der BRCA1/2-negativen Familien eine trunkierende Mutation im Exon 10 (Meijers-Heijboer et al. 2002). In Nichterkrankten-Kontrollen wurde diese Veränderung seltener (ca. 1%) gefunden. Damit haben Frauen mit dieser Mutation ein ca. 5fach erhöhtes Risiko für Brustkrebs. Die Untersuchung des kompletten CHEK2-Gens in BRCA1/2-negativen Familien der deutschen Population ergab jedoch geringere Mutationsfrequenzen in

Erkrankten und Nicht-Erkrankten. Außerdem konnte eine neue trunkierende Veränderung identifiziert werden, die nicht mit erhöhten Brustkrebsrisiko assoziiert ist (Dufault et al. 2004). Daher wird gegenwärtig keine Diagnostik dieses Gens angeboten. Es kann aber nicht ausgeschlossen werden, dass dem CHEK2 eine relevante Rolle im Rahmen eines polygenen Erbmodus zukommen könnte.

ATM

Das Protein ATM (Ataxia Telangiectasia Mutated) wird nach der Induktion von DNA-Schäden mittels Strahlung direkt aktiviert und tritt in Interaktion mit dem CHEK2-Protein (◻ Abb. 14.2). »Compound Heterozygosity« (Allele mit unterschiedlichen Mutationen) im ATM-Gen, welches auf 11q23.2 lokalisiert ist, führt zu dem seltenen Syndrom Ataxia Teleangiectasia. Die Patienten entwickeln eine progressive zerebellare Ataxie und haben ein stark erhöhtes Risiko für maligne Tumoren, speziell Lymphome. Heterozygote Trägerinnen einer ATM-Mutation haben ein 4fach erhöhtes Risiko an Brustkrebs zu erkranken (Teraoka et al. 2001). Obwohl ca. 0.7% der weiblichen Bevölkerung eine solche Veränderung besitzen, konnten bis jetzt nur wenige Familien identifiziert werden, in denen eindeutig pathogene Mutationen im ATM-Gen mit Brustkrebs segregieren. Nachgewiesene einzelne Aminosäurenaustausche im ATM-Protein (Thorstenson et al. 2003) müssen hinsichtlich ihrer pathogenen Bedeutung für Brustkrebs noch überprüft werden.

14.1.3 Erblicher Brustkrebs innerhalb von Syndromen

Brustkrebs kann auch in Familien mit Syndromerkrankungen auftreten, in denen i.d.R. weitere Tumoren auftreten. Diese erblichen Syndrome sind insgesamt selten und machen deshalb nur einen geringen Teil des erblich bedingten Brustkrebses aus.

Dazu gehört das Li-Fraumeni-Syndrom, für das Sarkome und Karzinome in verschiedenen Organen, die bereits im Kindesalter auftreten, typisch sind. Bei dieser schweren und praktisch immer letalen Erkrankung liegt eine Keimbahnmutation im TP53-Gen, das auf Chromosom 17p13 liegt und ein bekanntes Tumorsuppressorgen kodiert, vor (Gasco et al. 2003).

Eine Keimbahnmutation im Tumorsuppressorgen PTEN/MMAC, das auf Chromosom 10q13 lokalisiert ist, führt zum **Cowden-Syndrom** (Liaw et al. 1997). Klinische Leitsymptome sind hier mukokutane Läsionen, Macrozephalie, gastrointestinale Hamartome, Fibrome und Lipome in verschiedenen Organen. Neben den häufigsten malignen Erkrankungen, dem Mamma- und Schilddrüsenkarzinom treten insbesondere Glioblastome, genitouretrale und gastrointestinale Karzinome auf.

Das **Peutz-Jeghers-Syndrom** schließlich ist charakterisiert durch multiple Hamartome, die im Dünndarm, aber auch Magen und Kolon, auftreten. Kennzeichnend ist die periorale Melaninpigmentierung, die bereits im Kindesalter auftritt. Bei diesem Syndrom, in dem Frauen ein erhöhtes Risiko für Brustkrebs und Granulosazelltumoren der Ovarien haben, ist das STK11-Gen heterozygot mutiert. Dieses Gen liegt auf Chromosom 19p13 und kodiert für eine Serin-Threonin-Kinase (Shen et al. 2002).

14.2 Individuelle Risikokalkulation

Die Bestimmung des individuellen genetischen Risikos und die Klärung der Frage, ob erblicher Brust- und bzw. oder Eierstockkrebs oder eine andere familiäre Krebserkrankung vorliegt, kann erst nach einer ausführlichen Analyse des Stammbaums geklärt werden. Bei der Stammbaumanalyse müssen folgende Faktoren erfasst werden: vollständiger Stammbaum über mindestens 3 Generationen, Diagnose aller Tumoren bei allen betroffenen Angehörigen, Alter bei Erstdiagnose bei allen Tumorpatienten in der Familie, Alter und Geschlecht aller betroffenen und nichtbetroffenen Familienangehörigen. Des Weiteren werden reproduktive und Lebensstil bedingte Risikofaktoren sowie frühere Brusterkrankungen erfasst.

Diese Daten werden genutzt, um mit Hilfe geeigneter Risikokalkulationsmodelle das individuelle Risiko zu berechnen.

> **Cave**
>
> Zur Risikokalkulation stehen verschiedene Modelle zur Verfügung, bei denen die Risiken unterschiedlich gewichtet werden. Die Kenntnis dieser Grundannahmen ist Voraussetzung für die Anwendung eines entsprechenden Modells, da es ansonsten zu einer falschen Risikoermittlung (zu hoch oder zu niedrig) und in der Folge zu einer nicht sachgerechten Beratung kommen kann.

Das unter Klinikern am häufigsten verwendete epidemiologische Modell ist das **Gail-Modell**. Es basiert auf Daten, die im Rahmen einer Fallkontrollstudie unter den Teilnehmerinnen einer großen Mammographiestudie (BCDDP-Studie) zwischen 1973–1980 in den USA erhoben wurden (Gail et al. 1994). Neben reproduktiven Faktoren und früheren Brustbiopsien geht lediglich die Anzahl der erstgradig Verwandten an Brustkrebs in die Risikokalkulation ein. Dieses Modell wurde in modifizierter Form für die amerikanische Tamoxifenpräventionsstudie (NSABP-P1) verwendet. Das Gail-Modell ist für die Abschätzung eines moderaten Brustkrebsrisikos basierend auf vorrangig nicht-genetischen Faktoren geeignet, jedoch nicht für die Abschätzung des Vorliegens eines autosomal-dominanten Erbgangs.

Als genetisches Modell stehen die **Claus-Tabellen** zur Verfügung. Diese Daten beruhen auf einer Fallkontrollstudie, die im Rahmen der amerikanischen Cancer and Steroid Hormone Study (CASH) zwischen 1980–1982 erhoben wurden (Claus et al. 1996). In dieses Modell gehen Mamma- und Ovarialkarzinomfälle von Müttern und Schwestern der Ratsuchenden ein. Jedoch wird nicht der komplette Stammbaum berücksichtigt. Auch macht das Modell keine Aussage über die Wahrscheinlichkeit für das Vorliegen einer BRCA1- oder BRCA2-Mutation. Es eignet sich am besten zur Berechnung des Risikos bei moderater familiärer Belastung (d. h. polygener Erbmodus). Insbesondere in großen Familien mit vielen Erkrankten kann es zur Berechnung falsch-niedriger Erkrankungsrisiken kommen.

Eine Weiterentwicklung des genetischen Modells wurde durch Parmigiani et al. (1998) vorgenommen. Sie entwickelten das Computerprogramm **BRCAPRO** (Cyrillic), welches die Trägerwahrscheinlichkeit für eine Mutation in den BRCA-Genen durch einen Algorithmus basierend auf dem Bayes-Theorem und dem Mendel-Erbgang kalkuliert. Es werden erst- und zweitgradig verwandte Erkrankte, die Prävalenzen und Penetranzen für BRCA1- und BRCA-Mutationen, die Verwandtschaftsverhältnisse der erkrankten Familienmitglieder, das Alter bei Erkrankung und das Alter der gesunden Familienmitglieder berücksichtigt, um die Heterozygotenwahrscheinlichkeit und die Erkrankungswahrscheinlichkeit zu berechnen. Es stellt derzeit das beste Modell zur Bestimmung des individuellen Risikos für das Vorliegen einer BRCA-Mutation dar.

Häufig stellt sich bereits durch die Bestimmung des individuellen Risikos heraus, dass kein hohes Risiko für Brust- und Eierstockkrebs vorliegt. Die tumorgenetische Beratung kann somit zur Entlastung der Ratsuchenden beitragen und die Kosten sowie Unsicherheiten durch unnötige diagnostische und prophylaktische Maßnahmen vermeiden.

> **!** Als hohes Risiko für eine genetische Disposition wird eine Heterozygotenwahrscheinlichkeit von mindestens 20% oder ein Lebenszeitrisiko, zu erkranken, von mindestens 30% betrachtet. In diesen Fällen sind präventive Maßnahmen auch bei nicht informativem Gentest indiziert.

14.3 Klinische Besonderheiten

Heterozygote BRCA1-Mutationsträgerinnen haben ein Risiko von ca. 81%, im Laufe ihres Lebens an Brustkrebs und von ca. 54%, an Eierstockkrebs zu erkranken. Heterozygote BRCA2-Mutationsträgerinnen haben ein Risiko von ca. 85%, im Laufe ihres Lebens an Brustkrebs und von ca. 23%. an Eierstockkrebs zu erkranken. Damit haben Frauen mit BRCA2-Mutationen ein geringeres Risiko Eierstockkrebs zu entwickeln. Außerdem treten die Erkrankungen bei BRCA2-Mutationsträgerinnen i.d.R. später auf (King et al. 2001; Antionou et al. 2003).

Auch das Risiko für ein kontralaterales Mammakarzinom ist signifikant erhöht und abhängig vom Ersterkrankungsalter (Verhoog et al. 2000). Bei Ersterkrankung vor dem 50. Lebensjahr haben nach 10 Jahren rund 40% ein kontralaterales Mammakarzinom, bei Ersterkrankung nach dem 50. Lebensjahr nur rund 12%. Das Risiko ist außerdem höher für Trägerinnen einer BRCA1-Mutation (43%) als für Trägerinnen einer BRCA2-Mutation (35%) und kann durch eine Ovarektomie oder Tamoxifengabe reduziert werden (Metcalfe et al. 2004).

Zusätzlich besteht für Personen mit einer BRCA1-Mutation ein erhöhtes Risiko für Magenkrebs, Leukämien, Nierenkrebs, Pankreaskrebs und Gebärmutterkrebs. Bei Personen mit einer BRCA2-Mutation werden als assoziierte Tumoren Darmkrebs, Magenkrebs, Pankreaskrebs, Prostatakrebs und Melanome beschrieben (Risch et al. 2001; Thompson et al. 2002). Die absoluten Risiken sind noch nicht abschließend bewertet und Gegenstand aktueller Untersuchungen.

Insbesondere BRCA1-Tumoren weisen histopathologische Charakteristika auf. Sie sind gehäuft vom medullären Subtyp, zeigen eine lymphozytäre Infiltration und einen polyzyklischen Randsaum. Sie sind i.d.R. hormonrezeptornegativ, Her2/neu-negativ und schlecht differenziert (Lakhani et al. 1998).

Cave

Ein aufmerksamer Pathologe kann bereits auf Grund der histopathologischen Kriterien den Verdacht auf einen BRCA1-Tumor stellen.

Es gibt erste Hinweise darauf, dass die prognostische Bedeutung des axillären Lymphknotenstatus bei BRCA-assoziierten Tumoren im Vergleich zu sporadischen Tumoren eingeschränkt ist und dass diese Tumoren ein anderes Chemosensibilitätsspektrum aufweisen (Robson et al. 2003). Bevor diese Hinweise zu modifizierten Therapiestrategien herangezogen werden, sind noch umfangreiche In-vitro-Untersuchungen sowie retro- und prospektive Mortalitätsanalysen erforderlich.

> **!** Die Therapie des erblichen Mamma- und Ovarialkarzinoms erfolgt derzeit nach den Leitlinien für die sporadischen Karzinome.

14.4 Das Verbundprojekt »Familiärer Brust- und Eierstockkrebs« der Deutschen Krebshilfe

Von 1997 bis 2004 förderte die Deutsche Krebshilfe im Rahmen eines überregionalen Projektes 12 universitäre Zentren für Familiären Brust- und Eierstockkrebs in Berlin, Dresden, Düsseldorf, Frankfurt, Heidelberg, Kiel, Köln/Bonn, Leipzig, München, Münster, Ulm, Würzburg. Ziele dieser Förderung waren die Etablierung einer standardisierten interdisziplinären Beratung, die Durchführung einer qualitätsgesicherten molekulargenetischen Analyse der Brustkrebsgene BRCA1 und BRCA2 und die Etablierung einer strukturierten Prävention des Familiären Brust- und Eierstockkrebses.

14.4.1 Interdisziplinäre tumorgenetische Beratung

Innerhalb des nationalen Verbundprojekts Erblicher Brust- und Eierstockkrebs wird eine tumorgenetische Beratung bei Vorliegen folgender Kriterien empfohlen:

- Familien mit ≥2 an Brust- und bzw. oder Eierstockkrebs Erkrankten, davon eine ≤50 Jahren.
- Familien mit ≥3 Brustkrebs Erkrankten, aber altersunabhängig.

- Familien mit einer an einseitigem Brustkrebs Erkrankten im Alter von ≤35 Jahren.
- Familien mit einer an beidseitigem Brustkrebs Erkrankten im Alter ≤40 Jahren.
- Familien mit einer an Brust- und Eierstockkrebs Erkrankten unabhängig vom Alter.
- Familien mit einem an Brustkrebs erkrankten Mann.

Nach den Richtlinien der Bundesärztekammer ist eine angemessene Beratung und Betreuung von Patienten und Personen aus Familien mit genetischer Krebsdisposition nur durch ein interdisziplinäres Vorgehen gewährleistet. In die Beratung müssen ein mit dem jeweiligen Krankheitsbild vertrauter Facharzt (im Fall des erblichen Brust- und Eierstockkrebs ein Facharzt für Frauenheilkunde) sowie ein Facharzt für Humangenetik einbezogen sein. Nach unseren Erfahrungen im Rahmen des Verbundprojektes ist eine psychologische Beratung in bestimmten Fällen ebenfalls indiziert.

> ❗ Ziel der interdisziplinären Beratung ist es, die Ratsuchende in die Lage zu versetzen, eine eigenständige Entscheidung darüber zu treffen, wie sie mit ihrem genetischen Risiko umgehen möchte, d. h. ob sie eine molekulargenetische Diagnostik wünscht und welche präventiven Maßnahmen für sie in Betracht kommen.

Folgende Inhalte stehen bei dem interdisziplinären Beratungsgespräch im Vordergrund:

Humangenetische Beratung:

- Bestimmung des individuellen genetischen Risikos, incl. der Erhebung eines Stammbaums über mindestens 3 Generationen,
- Aufklärung über die Möglichkeiten, Grenzen und Konsequenzen einer molekulargenetischen Untersuchung,
- Hilfestellung bei der Entscheidungsfindung für oder gegen die genetische Analyse,
- Erklärung des Ergebnisses der molekulargenetischen Untersuchung,
- Bewertung der Konsequenzen für die Ratsuchende und die weitere Familie, insbesondere für die eigenen Kinder.

Gynäkologische Beratung:

- Aufklärung über Möglichkeiten, Chancen und Risiken präventiver Optionen, insbesondere Früherkennung sowie medikamentöse und operative Maßnahmen,
- Aufklärung über die Prognose und Therapie von BRCA-assoziierten Karzinomen,
- Aufklärung über vermeidbare zusätzliche Risiken für die Entstehung BRCA-assoziierter Karzinome (z. B. Kontrazeptiva, Hormonersatztherapie, Beratung zur Familienplanung).

Psychoonkologische Beratung:

- Beurteilung der psychosozialen Situation und Identifikation von Ratsuchenden, die eine psychologische Beratung und ggf. auch Behandlung benötigen,
- Hilfestellung bei Entscheidungsschwierigkeiten (bzgl. Gentest und präventiver Operationen),
- Hilfestellung bei der Bewältigung belastender Lebensumstände, z. B. Tod oder schwere Krankheit, für die Ratsuchende und ihre Angehörigen,
- psychosoziale Prävention (Lebensführung); psychotherapeutische Nachsorge bei Personen mit emotionalen Problemen nach dem Gentest.

Im Rahmen des Verbundprojektes wurden über 7000 Frauen mit einem erhöhten Risiko beraten. Die begleitende psychoonkologische Evaluation belegt, dass der interdisziplinäre Beratungsprozess und das konkrete Wissen um die Erkrankungsrisiken und Interventionsmöglichkeiten bei den ratsuchenden Frauen zu einer Entlastung und zur Reduktion psychopathologischer Werte führen.

14.4.2 Durchführung und Konsequenzen der molekulargenetischen Diagnostik

> **Cave**
>
> Die Wahrscheinlichkeit von Erblichkeit, die für eine Familie anhand des Heterozygotenrisikos ermittelt wird, ist nicht identisch mit der empirisch ermittelten Wahrscheinlichkeit, eine BRCA-Mutation zu finden. Diese Wahrscheinlichkeiten sind vom Konsortium für erbliches Mamma- und Ovarialkarzinom durch die genetische Analyse von >3000 Familien ermittelt worden und können nun für die Indikation zur Gentestung herangezogen werden (❑ Abb. 14.3)

3150 Frauen aus 2471 Familien wurden auf Mutationen in den Genen BRCA1 und BRCA2 untersucht. In 914 Frauen aus 594 Familien konnte eine eindeutig pathogene Mutation nachgewiesen werden. In ❑ Abb. 14.3 ist die prozen-

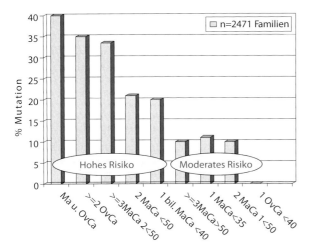

Abb. 14.3. Wahrscheinlichkeit einer BRCA-Mutation in Abhängigkeit von der Familienkonstellation

tuale Verteilung der positiven Familien auf die verschiedenen familiären Risikokategorien dargestellt. Die Zahlen stellen eine Annäherung basierend auf einer Umfrage in den Verbundprojektzentren dar. Die exakten Zahlen werden derzeit durch die zentrale Dokumentation sowie die laufenden Untersuchungen auf große Deletionen in den Genen BRCA1 und BRCA2 ermittelt.

Als normativer »Cut-Off« für eine genetische Testung wurde ein empirisches Risiko von 10% für eine BRCA1/2-Mutation festgelegt. Lediglich Familien mit nur einer an einem Ovarialkarzinom erkrankten Frau unter 40 Jahren lagen unter diesem Wert. Dieser Gruppe wird zukünftig keine molekulargenetische Testung mehr angeboten.

Die beiden für die komplette Mutationsanalyse der Gene BRCA1 und BRCA2 verwendeten Methoden, DHPLC (Denaturing High Pressure Liquid Chromatography) und direkte Sequenzierung, sind darauf ausgerichtet, Mutationen auf Basenpaarniveau, d. h. Punktmutationen oder kleinere Deletionen, zu erfassen. Die Sensitivität liegt bei jeweils >95%. Qualitätskontrollen innerhalb des Konsortiums haben gezeigt, dass die beiden Methoden DHPLC und Sequenzierung gleichwertig sind. Das Konsortium hat auch ein standardisiertes Protokoll für die DHPLC-Analyse und für die Sequenzierung erstellt. Die Teilnahme an regelmäßigen Qualitätskontrollen ist verpflichtend.

In seltenen Fällen liegen größere Deletionen in den Genen vor. Sie können mittels DHPLC oder direkter Sequenzierung nicht nachgewiesen werden. Seit kurzem existiert aber ein spezieller Kit, mit dem sich auch größere

Verluste nachweisen lassen (Hogervorst et al. 2003). Erste Ergebnisse aus den Zentren Heidelberg, Kiel, Köln und München weisen darauf hin, dass ca. 5% BRCA1/2-Mutationen in Hochrisikofamilien auf diesen Typus zurückzuführen sind (Verbundprojekt, unveröffentlichte Daten).

Nur der Nachweis einer eindeutig pathogenen Mutation bei einer Betroffenen in der Familie (Indexfall) erlaubt eine Konkretisierung des statistischen Risikos und ermöglicht eine prädiktive Genanalyse bei den gesunden Ratsuchenden aus dieser Familie. Wird die Mutation bei der gesunden Ratsuchenden ebenfalls nachgewiesen, so erhöht sich ihr Risiko auf über 80%. Präventionsmaßnahmen sind indiziert. Wird die Mutation bei der Ratsuchenden ausgeschlossen, so kann diese entlastet und in die allgemeine Versorgung zurück überwiesen werden. Im Verbundprojekt wurden bisher über 1000 Familien mit einer pathogenen Mutation identifiziert. In den betreffenden Familien konnten bisher ca. 500 Frauen entlastet werden.

Findet man bei dem Indexfall eine UV, von der man zum jetzigen Zeitpunkt nicht sagen kann, ob sie mit einem erhöhten Brustkrebsrisiko einhergeht, so kann eine prädiktive Genanalyse nicht angeboten werden. Die Präventionsmaßnahmen richten sich dann nach dem errechneten Risiko nach BRCAPRO. Im Verbundprojekt machen UV ca. 30% aller gefundenen Mutationen aus. Weiterführende Untersuchungen zur funktionellen Evaluation dieser Mutationen stellen eine Hauptaufgabe der zukünftigen Arbeit in den Zentren dar.

Es ist auch möglich, dass bei der Untersuchung eines Indexfalles keine Veränderung in einem der beiden bekannten Brustkrebsgene gefunden wird. Es ist dann nicht auszuschließen, dass eine Veränderung in einem noch unbekannten Gen für die Entstehung des Brustkrebses verantwortlich ist. Eine prädiktive Genanalyse ist auch dann nicht möglich und die Präventionsmaßnahmen richten sich nach dem rechnerischen Risiko. Das gleiche gilt, wenn keine lebende Indexpatientin mehr vorhanden ist. Im Verbundprojekt wurde bisher bei ca. 2000 Familien eine Mutation im BRCA1- oder BRCA2-Gen ausgeschlossen. In diesen Familien kann in assoziierten wissenschaftlichen Projekten nun nach neuen Risikogenen gefahndet werden.

14.4.3 Prävention und Früherkennung des familiären Brust- und Eierstockkrebses

Die für die Allgemeinbevölkerung zur Verfügung stehenden präventiven Maßnahmen sind für die kleine Gruppe der Frauen mit einer erblichen Belastung für Brust- und Eierstockkrebs nicht ausreichend. Spezielle Früherkennungsmaßnahmen für Brustkrebs beginnen erst nach dem 50. Lebensjahr. Zu diesem Zeitpunkt ist bereits ein Großteil der genetisch belasteten Frauen erkrankt. Aufgrund des jungen Erkrankungsalters ist insbesondere die Mammographie kein geeignetes alleiniges Screeningverfahren, da sie bei der typischen Parenchymdichte der jungen Brust eine hohe falsch-negativ Rate hat.

❗ Eine klinische Prävention ist nach herrschender Meinung dann indiziert, wenn eine Mutation in einem der bekannten Brustkrebsgene nachgewiesen wurde oder das Heterozygotenrisiko über 20% oder das lebenslange Erkrankungsrisiko über 30% liegt. Die spezifischen präventiven Maßnahmen hängen außerdem vom Alter und der individuellen Lebenssituation ab.

Indikation und Durchführung prophylaktischer Operationen

Für die Durchführung prophylaktischer Operationen haben die Verbundpartner basierend auf der derzeit besten Evidenz Richtlinien erstellt. Neben einem standardisierten Operationsverfahren zur Minimierung des Restrisikos ist die individuelle Situation von entscheidender Bedeutung: Eine prophylaktische Operation muss auf einer individuellen Risikoeinschätzung basieren, die nur von Experten durchgeführt werden kann. Zusammen mit der Ratsuchenden erfolgt dann im Prozess des sog. Shared Decision Making eine individuelle Bewertung dieser Risiken, die schließlich zu einer von der Patientin getragenen Entscheidung über die Inanspruchnahme prophylaktischer Operationen führt.

Ovarektomie

Neue prospektive und retrospektive Untersuchungen belegen, dass die prophylaktische Salpingo-Ovarektomie das Risiko für Eierstockkrebs bei Frauen mit einer familiären Belastung für das Ovarialkarzinom um >90% reduziert (Kauff et al. 2002; Rebbeck et al. 2002). Auch das Risiko für das Mammakarzinom konnte durch die Salpingo-Ovarektomie signifikant gesenkt werden. Dies wird durch einen Wegfall der hormonellen Stimulation des Brustdrüsengewebes erklärt. Die prophylaktische Salpingo-Ovarektomie wird daher unter bestimmten Voraussetzungen empfohlen (◻ Tab. 14.1). Eine detaillierte histologische Aufarbeitung in den Zentren soll Aufschluss über das

Vorliegen von eventuellen Präneoplasien oder Frühkarzinomen geben, um zukünftig den Zeitpunkt der Operation zu optimieren. Bisher haben sich ca. 15% der Mutationsträgerinnen für einen solchen Eingriff entschieden.

Mastektomie

Retrospektive und prospektive Untersuchungen belegen, dass bei Frauen mit einer familiären Belastung für Brustkrebs das Erkrankungsrisiko durch eine beidseitige komplette Brustdrüsenentfernung deutlich vermindert werden kann (Meijers-Heijboer et al. 2001). Um einen größtmöglichen präventiven Effekt zu erzielen, sollte die beidseitige Mastektomie unter Mitnahme der Pectoralisfaszie, des Mamillen-Areola-Komplexes und des Lobus axillaris durchgeführt werden. Eine simultane Rekonstruktion sollte angeboten werden. Auch hierfür hat das Verbundprojekt Richtlinien erstellt (◻ Tab. 14.1). Bisher haben sich 10% der Mutationsträgerinnen für diese Maßnahme entschieden.

Medikamentöse Prävention

Für das familiäre Mammakarzinom liegen noch keine zuverlässigen Daten vor. Eine retrospektive Genanalyse der erkrankten Frauen in der NSABP-P1-Studie deutet auf einen protektiven Effekt des Tamoxifens bei Frauen mit einer BRCA2-Mutation hin (King et al. 2001). Dies wird auch durch die Reduktion kontralateraler Zweitkarzinome unter Tamoxifengabe untermauert (Metcalfe et al. 2004). Als nachteilig wird die ovarielle Stimulation unter Tamoxifen angesehen. Gegenwärtig wird den betroffenen Frauen auch eine Teilnahme an der europaweit laufenden IBIS-II-Studie angeboten, bei der ein Aromatasehemmer in der Postmenopause eingesetzt wird. Nachteil ist hierbei allerdings der späte Beginn der antihormonellen Therapie.

Strukturiertes Früherkennungsprogramm

Für Frauen mit einer erblichen Belastung für Brustkrebs liegen Untersuchungen vor, die den Nutzen einer intensiven Früherkennung bereits vor dem 50. Lebensjahr belegen (Brekelmans et al. 2001; Gui et al. 2001; Kollias et al. 1998; Lalloo et al. 1998; Scheuer et al. 2002; Tilanus-Linthorst et al. 2000).

Im Verbundprojekt wurde daher ein strukturiertes Früherkennungsprogramm etabliert und evaluiert, welches neben der klinischen Untersuchung die Sonographie, Mammographie und Kernspintomographie umfasst (◻ Tab. 14.2).

□ Tab. 14.1. Prophylaktische Operationen

	Ovarektomie	Mastektomie
Indikationen	Abgeschlossener Kinderwunsch	
	Alter >35 Jahre oder 5 Jahre vor frühestem Erkrankungsalter in der Familie	Alter >25 Jahre oder 5 Jahre vor frühestem Erkrankungsalter in der Familie
	Interdisziplinäre Beratung[a]	Interdisziplinäre Beratung[a]
	Nachgewiesene Mutation im BRCA1- oder BRCA2-Gen	Nachgewiesene Mutation im BRCA1- oder BRCA2-Gen
	Heterozygotenrisiko ≥20% oder lebenslanges Erkrankungsrisiko ≥30%[b,c,d]	Heterozygotenrisiko ≥20% oder lebenslanges Erkrankungsrisiko ≥30%[b,c,d]
Operation	Laparoskopische Exstirpation der Ovarien und Eileiter	Komplette Mastektomie incl. Mamillen-Areola-Komplex
	Probeentnahmen des Bauchfells	Simultaner Wiederaufbau sollte angeboten werden
	Peritoneallavage	Subkutane Mastektomie auf Wunsch der ratsuchenden Patientin

[a]Vor einer prophylaktischen Operation wird eine gynäkologische, humangenetische und psychoonkologische Beratung zur Klärung des individuellen Erkrankungsrisikos, der zu erwartenden Risikoreduktion und der Motivationslage empfohlen.
[b]Bei nicht durchführbarer molekulargenetischer Diagnostik, d. h. es ist kein lebender Indexfall in der Familie vorhanden.
[c]Bei nicht informativer molekulargenetischer Diagnostik. Diese liegt vor, wenn bei dem Indexfall der Familie keine Mutation oder eine UV in den Genen BRCA1 oder BRCA2 nachgewiesen wurde. In diesen Fällen wird keine prädiktive Analyse bei den gesunden Ratsuchenden angeschlossen.
[d]Für bereits erkrankte Ratsuchende liegen bisher keine Daten zur Lebensverlängerung durch »sekundär« prophylaktische Operationen vor. Bei nicht erkrankten Ratsuchenden ohne eindeutig pathogene Mutation besteht eine mindestens 50%ige Chance, nicht Trägerin der evtl. in der Familie vererbten Mutation zu sein. Daher ist die Indikation zu prophylaktischen Operationen bei diesen Frauen sehr kritisch und zurückhaltend zu stellen.

□ Tab. 14.2. Strukturiertes Programm zur Früherkennung des familiären Brustkrebs

Zielgruppen:
- Frauen mit einer nachgewiesenen pathogenen Mutation in den Genen BRCA1 oder BRCA2
- Frauen mit einem Heterozygotenrisiko ≥20% oder einem lebenslangen Erkrankungsrisiko ≥30% bei nicht durchführbarem Gentest[a] oder nicht informativen Gentest[b]

Untersuchungen:
- Regelmäßige Selbstuntersuchung der Brust nach ärztlicher Einweisung[c]
- Tastuntersuchung der Brust und der Eierstöcke alle 6 Monate[c,f]
- Ultraschalluntersuchung der Brust (mind. 7,5 MHz) alle 6 Monate[c]
- Mammographie der Brust alle 12 Monate[d]
- Kernspintomographie der Brust (MRM) alle 12 Monate[c,e]

[a]Eine molekulargenetische Diagnostik wird nicht durchgeführt, wenn kein lebender Indexfall in der Familie vorhanden ist.
[b]Eine nicht informative molekulargenetische Diagnostik liegt vor, wenn bei dem Indexfall der Familie keine Mutation oder eine UV in den Genen BRCA1 oder BRCA2 nachgewiesen wurde. In diesen Fällen wird keine prädiktive Analyse bei den gesunden Ratsuchenden angeschlossen.
[c]Ab dem 25. Lebensjahr oder 5 Jahre vor dem frühesten Erkrankungsalter in der Familie lebenslang
[d]Ab dem 30. Lebensjahr lebenslang
[e]Die Kernspintomographie endet in der Regel mit dem 55. Lebensjahr oder bei Involution des Drüsenparenchyms (ACR1 oder 2).
[f]Die Effizienz der Früherkennungsuntersuchungen der Ovarien ist bisher nicht belegt und wird gegenwärtig in Studien evaluiert.

Alle Untersuchungen, einschließlich unserer eigenen, belegen eine niedrige Sensitivität der Mammographie in diesem jungen Risikokollektiv. Die Kernspintomographie führt zu einer verbesserten Detektionsrate früher Mammakarzinome (Kuhl et al 2000; Warner et al. 2001; Kriege et al. 2004). Da in der jüngsten Arbeit von Kriege et al. (2004) jedoch rund 18% der im Screening detektierten Karzinome nur in der Mammographie auffällig waren, darunter >50% präinvasive Läsionen, muss die Mammographie auch weiterhin obligater Bestandteil des Screeningprogramms bleiben. Auch zur hochauflösenden Sonographie der Brust liegen erste Hinweise auf den Nutzen in diesem Risikokollektiv vor (unpublizierte Daten). Ungeklärt sind noch die optimalen Screeningintervalle und Kombination der verschiedenen bildgebenden Verfahren.

14.4.4 Ergebnisse und Perspektiven des Verbundprojektes »Familiärer Brust- und Eierstockkrebs« der Deutschen Krebshilfe

Im Zeitraum der Förderung von 1997 bis 2004 wurden folgende Ergebnisse erzielt:

- Mehr als 7000 Ratsuchende wurden durch Humangenetiker, Gynäkologen und Psychoonkologen interdisziplinär beraten. Für dieses Beratungskonzept wurde ein einheitliches Vorgehen definiert. Die Beratung versetzte die Ratsuchenden in die Lage, eine eigenständige Entscheidung für oder gegen die molekulargenetische Untersuchungen der Brustkrebsgene BRCA1 und BRCA2 zu treffen.
- Mehr als 3000 Familien wurden auf Mutationen in den Genen BRCA1 und BRCA2 untersucht. Diese Ergebnisse führten zur Definition des spezifischen Mutationsspektrums in Deutschland und zu epidemiologisch fundierten Mutationswahrscheinlichkeiten in Abhängigkeit von der familiären Risikokonstellation. Die Analysen werden durch Qualitätskontrollen und Ringversuche gesichert.
- Ein strukturiertes Früherkennungsprogramm wurde etabliert, Richtlinien für die Standardisierung prophylaktischer Operationen erstellt und in die Praxis umgesetzt. Für das Mammakarzinom konnte die Detektion früher Tumorstadien als Surrogatmarker für eine Mortalitätsreduktion nachgewiesen werden.

> **Fazit**
>
> Follow-up-Untersuchungen sind dringlich erforderlich, um die Mortalitätsreduktion der vorgestellten Maßnahmen zu sichern und zu vergleichen. Dies kann nur dann konsequent umgesetzt werden, wenn die Indikationsstellung und Durchführung der präventiven Maßnahmen unter begleitenden Qualitätskontrollen und standardisierter Dokumentation in spezialisierten Zentren für familiären Brust- und Eierstockkrebs erfolgt. Weitere Schwerpunkte der Arbeit in den Zentren sind die Einführung und Evaluation neuer Präventions- und Therapiekonzepte, die Evaluation unklassifizierter Varianten in den Genen BRCA1 und BRCA2 sowie die Identifikation neuer Brustkrebsgene

Literatur

Antionou et al. (2003) Average risks of breast and ovarian cancer associated with BRCA1 or BRCA2 mutations detected in case series unselected for family history: a combined analysis of 22 studies. Am J Hum Genet 72: 1117–1130

Brekelmans CT, Seynaeve C, Bartels CC et al. (2001) Effectiveness of breast cancer surveillance in BRCA1/2 gene mutation carriers and women with high familial risk. J Clin Oncol 19: 924–30

Claus EB, Schildkraut JM, Thompson WD, Risch NJ (1996) The Genetic Attributable Risk of Breast and Ovarian Cancer: American Cancer Society 20: 2318–2324

Dufault MR, Betz B, Wappenschmidt B et al. (2004) Limited relevance of the CHEK2 gene in hereditary breast cancer. Int J Cancer 110: 320–325

Frank TS, Deffenbaugh AM, Reid JE et al. (2002) Clinical characteristics of individuals with germline mutations in BRCA1 and BRCA2: Analysis of 10.000 individuals. J Clin Oncol 20: 1480–1490

Gail MH, Benichou J (1994) Epidemiology and Biostatistics Program of the National Cancer Institute: Journal of the National Cancer Institute 86: 573–575

Gasco M, Yulug IG, Crook T (2003) TP53 mutations in familial breast cancer: functional aspects. Hum Mut 21: 301–306

German Consortium for Hereditary Breast and Ovarian Cancer (2002) Comprehensive analysis of 989 patients with breast or ovarian cancer provides BRCA1 and BRCA2 mutation profiles and frequencies for the German population. Int J Cancer 97: 472–480

Gui GPH, Hogben RKF, Walsh G, Hern RA, Eeles R (2001) The incidence of breast cancer from screening women according to predicted family history risk: does annual clinical examination add to mammography? Eur J Cancer.37: 1668–1673

Hogervorst FB et al. (2003) Large Genomic Deletions and Duplications in the BRCA1 Gene Identified by a Novel Quantitative Method: Cancer Research 63: 1449–1453

Howlett NG et al. (2002) Biallelic inactivation of BRCA2 in Fanconi anemia. Science 297: 606–609

Kauff ND, Satagopan JM, Robson ME et al. (2002) Risk-reducing salpingo-oophorectomy in women with a BRCA1 or BRCA2 mutation. N Engl J Med 346:1609–15

King MC, Wieand S, Hale K et al. (2001) Tamoxifen and breast cancer incidence among women with inherited mutations in BRCA1 and BRCA2: National Surgical Adjuvant Breast and Bowel Project (NSABP-P1) Breast Cancer Prevention Trial. JAMA 286: 2251–6

Kollias J, Sibbering DM, Blamey RW (1998) Screening women aged less than 50 years with a family history of breast cancer. Eur J Cancer 34: 878–883

Kriege M, Brekelmans CTM, Boetes C et al. (2004) Efficacy of MRI and Mammography for Breast Cancer Screening in Women with a Familial or Genetic Predisposition: N Engl J Med 351: 427–437

Kuhl CK, Schmutzler RK, Leutner CC et al. (2000) Breast MR imaging screening in 192 women proved or suspected to be carriers of a breast cancer susceptibility gene: preliminary results. Radiology 215:267–79

Lakhani SR, Jacquemier J, Sloane JP, et al. (1998) Multifactorial Analysis of Differences between Sporadic Breast Cancers and Cancers involving BRCA1 and BRCA2 Mutation. JNCI 90: 1138–1145

Lalloo F, Boggis CR, Evans DG et al. (1998) Screening by mammography, women with a family history of breast cancer. Eur J Cancer 34: 937–940

Liaw D, Marsh DJ, Li J et al. (1997) Germline mutations of the PTEN gene in Cowden disease, an inherited breast and thyroid cancer syndrome. Nat Genet 16: 64–67

Meijers-Heijboer H, van den Ouweland A, Klijn J et al. (2002) Low penetrance susceptibility to breast cancer due to CHEK2 del1100delC in noncarriers of BRCA1 and BRCA2 mutations. Nat Genet 31: 55–59

Meijers-Heijboer H., van Geel B, van Putten WL et al. (2001) Breast cancer after prophylactic bilateral mastectomy in women with a BRCA1 or BRCA2 mutation. N Engl J Med 345: 159–64

Metcalfe K, Lynch HT, Ghadirian P, et al. (2004) Contralateral breast cancer in BRCA1 and BRCA2 mutation carriers. J Clin Oncology 22: 2328–35

Miki Y, Swensen J, Shattuck-Eidens D et al. (1994) A strong candidate for the breast and ovarian cancer susceptibility gene BRCA1. Science 266: 66–71

Mirkovic N, Marti-Renom MA, Weber BL et al. (2004) Structure-based assessment of missense mutations in human BRCA1: implications for breast and ovarian cancer predisposition. Cancer Res 64: 3790–3797

Narod SA und Foulkes WD (2004) BRCA1 and BRCA2: 1994 and beyond. Nat Rev Cancer 4: 665–676

Parmigiani G, Berry DA, Aguilar O. (1998) Termining Carrier Prohabilities for Breast Cancer-Susceptibility Genes BRCA1 and BRCA2: Am J Hum Genet 62: 145–158

Rebbeck TR, Lynch HT, Neuhausen SL et al. (2002) Prophylactic oophorectomy in carriers of BRCA1 or BRCA2 mutations. N Engl J Med 346: 1616–22

Risch HA, McLaughlin JR, Cole DE et al (2001) Prevalence and penetrance of germline BRCA1 and BRCA2 mutations in a population series of 649 women with ovarian cancer. Am J Hum Genet 68: 700–710

Robson ME, Chappuis PO, Satagopan J et al. (2003) A combined analysis of outcome following breast cancer : differences in survival based on BRCA1/BRCA2 mutation status and administration of adjuvant treatment. Breast Cancer Research 6: 8-17

Scheuer L, Kauff N, Robson M et al. (2002) Outcome of preventive surgery and screening for breast and ovarian cancer in BRCA mutation carriers. J Clin Oncol 20: 1260–1268.

Seitz S, Rohde K, Bender E et al. (1997) Strong indication for a breast cancer susceptibility gene on chromosome 8p12-22: linkage analysis in German breast cancer families. Oncogene 14: 741–743

Shen Z, Wen XF, Lan F et al. (2002) The tumor suppressor gene LKB1 is associated with poor prognosis in human breast carcinoma. Clin Cancer Res 8: 2085–2090

Teraoka SN, Malone KE, Doody DR et al. (2001) Increased frequency of ATM mutations in breast carcinoma patients with early onset disease and ovarian cancer. Cancer 93: 479–487

Thompson D, Easton DF, Breast Cancer Linkage Consortium (2002) Cancer incidence in BRCA1 mutation carriers. J Natl Cancer Inst 94: 1358–1365

Thorstenson YR, RoxasA, Kroiss R et al. (2003) Contributions of ATM mutations to familial breast and ovarian cancer. Cancer Res 63: 3325–3333

Tilanus-Linthorst MM, Bartels CC, Obdeijn AI, Oudkerk M (2000) Earlier detection of breast cancer by surveillance of women at familial risk. Eur J Cancer 36: 514–519

Venkitaraman AR (2004) Tracing the network connecting BRCA and Fanconi anaemia proteins. Nat Rev Cancer 4: 266–276

Verhoog LC, Brekelmans CTM, Seynaeve C et al. (2000) Contralateral breast cancer risk is influenced by the age at onset in BRCA1-associated breast cancer: BJC 83: 384–386

Warner E, Plewes DB, Shumak RS et al. (2001) Comparison of breast magnetic resonance imaging, mammography, and ultrasound for surveillance of women at high risk for hereditary breast cancer. J Clin Oncol 19: 3524–3531

Wooster R, Bignell G, Lancaster J et al. (1995) Identification of the breast cancer susceptibility gene BRCA2. Nature 378: 789–792

Aufklärungsgespräch beim hereditären Mammakarzinom

Stefan Zettl

Die Kenntnisse über erbliche Formen von Brust- und Ovarialkrebs haben sich in den letzten Jahren erheblich vermehrt. 1994 konnte mit dem BRCA1-Gen eine Grundlage für die Disposition für erblichen Brustkrebs identifiziert werden (Miki et al. 1994). Ein Jahr später folgte die Entdeckung des BRCA2-Gens (Wooster et al. 1995). Weitere Gene werden derzeit auf ihre Bedeutung für die Entstehung von Brustkrebs untersucht (▶ Kap. 14). Das stetig wachsende Wissen um die genetischen Grundlagen eröffnet zunehmend die Möglichkeit zur prädiktiven Diagnostik, der jedoch eine Vielzahl bisher noch ungelöster naturwissenschaftlicher, juristischer, psychosozialer und ethischer Probleme und potenzielle Risiken gegenüberstehen.

> **Cave**
>
> Genetische Testungen können zwar auf ein erhöhtes Krebserkrankungsrisiko hinweisen, sagen aber nichts darüber aus, ob und wann die Erkrankung tatsächlich ausbrechen wird. Mutationsträger erkranken nicht zwangsläufig.

Die Richtlinienkommission der Bundesärztekammer hat bereits 1998 Grundsätze zur Diagnostik der genetischen Disposition für Krebserkrankungen verabschiedet, die einen weitgehenden Schutz der Betroffenen gewährleisten sollen. Eine nichtdirektive, ergebnisoffene Haltung der beratenden Ärzte soll gewährleisten, dass die Entscheidung für oder gegen eine genetische Testung ausschließlich bei der ratsuchenden Person verbleibt. Es soll ausführlich über die medizinischen Grundlagen, die Grenzen und die Tragweite einer Prädispositionsdiagnostik informiert werden, unter Wahrung des Rechts auf Selbstbestimmung, die das Recht auf Nichtwissen ausdrücklich mit einschließt. Die Bedeutung für die Ratsuchenden und die potenziellen familiären Auswirkungen müssen erörtert werden wie auch das Risiko eines nichtinformativen Testergebnisses. Darüber hinaus ist die genetische Beratung dadurch gekennzeichnet, dass nicht Diagnosen, sondern Risikowahrscheinlichkeiten mit einem relativen Maß an Unsicherheit vermittelt werden.

15.1 Ablauf der Beratung

Für die genetische Beratung wurden zwischen 1997 und 2004 an 12 Zentren in Deutschland Beratungsstellen mit Unterstützung der Deutschen Krebshilfe eingerichtet, um Familien mit gehäuft auftretendem Mamma- und Ovarialkarzinom zu betreuen. Die Beratung erfolgt interdisziplinär durch Gynäkologen, Humangenetiker und Psychologen und vollzieht sich in mehreren Schritten, in denen für die Ratsuchenden immer wieder die Möglichkeit besteht, das weitere Vorgehen zu besprechen und gegebenenfalls zu unterbrechen. Das Vorgehen wurde inzwischen in einem Leitlinienpapier des Konsortiums verbindlich festgelegt (▶ Kap. 14).

15.1.1 Erstberatung

- Erläuterung der genetischen Grundlagen des Brustkrebses
  Stammbaumerhebung zur Abschätzung des individuellen Risikos
- Informationsübermittlung zum Ablauf der genetischen Beratung
- Erläuterung der empfohlenen Früherkennungsmaßnahmen je nach individuellem Erkrankungsrisiko
- Klärung offener Fragen zu bisherigen Erfahrungen mit eigenen Erkrankungen und zu den Möglichkeiten prophylaktischer Maßnahmen
- Psychologische Einschätzung (▶ Kap. 15.2)
- Zusammenfassung der Inhalte der Erstberatung und gegebenenfalls das Angebot zur Durchführung einer prädiktiven Diagnostik

Nach dem Angebot ist eine mindestens vierwöchige Bedenkzeit einzuhalten.

15.1.2 Zweitberatung

- Reflektion der bisherigen Beratungsinhalte
- Klärung offener Fragen
- Blutentnahme

Wartezeit bis zum Abschluss der Befundermittlung Schriftliche Mitteilung an die Patientin über das Vorliegen des Ergebnisses mit der Aufforderung zur Entscheidung, ob sie den Befund mitgeteilt bekommen möchte.

15.1.3 Drittberatung

- Persönliche Befundmitteilung unter Beteiligung aller 3 Fachdisziplinen

Da das durch eine prädiktive Diagnostik gewonnene Wissen irreversibel ist und anhaltende Auswirkungen auf das Selbstverständnis und den weiteren Lebensentwurf eines Individuums und bzw. oder einer ganzen Familie zeigt, kommen psychosozialen Aspekten der genetischen Beratung eine besondere Bedeutung zu.

15.2 Psychologische Einschätzung und Beratung vor der Testung

Bereits vor der Durchführung einer Gendiagnostik werden die Ratsuchenden einem psychodiagnostischen Gespräch zugeführt. Es ermöglicht die Früherkennung von psychosozialen Risikofaktoren und gegebenenfalls die Indikationsstellung zu unmittelbaren oder späteren therapeutischen Interventionen.

**Inhalte der Erstberatung
(Von der Groeben et al. 1999):**

- Erwartungshaltung der Ratsuchenden,
- Klärung der Motivation für den Test (z. B. Auslöser, freiwillige Teilnahme oder Nutzen der Beratung),
- Klärung der Beziehung zu den von Brustkrebs betroffenen Familienmitgliedern (z. B. Verwandtschaftsgrad, Intensität des Kontakts, emotionale Bedeutung),
- Einschätzung der Zeit bis zur Bekanntgabe des Testergebnisses,
- Bewertung der Beteiligten hinsichtlich eines möglichen positiven Testergebnisses,
- Gegenwärtiges somatisches, psychisches und soziales Befinden,
- Biographische Vulnerabilitätsfaktoren (z. B. bisherige Bewältigung von Lebenskrisen und -anforderungen, Krankheitsanamnese, persönliche und soziale Ressourcen),
- Klärung des weiteren Vorgehens, evtl. Indikation zu weiteren Gesprächen oder zu einer psychotherapeutischen Behandlung.

Identifiziert werden sollen Ratsuchende mit
- hoher psychosozialer Belastung,
- aktuell bestehender behandlungsbedürftiger psychischer bzw. psychiatrischer Erkrankung (z. B. manifeste Depression),
- ungünstigen Bewältigungsmöglichkeiten,
- Entscheidungsauffälligkeiten bzgl. der Testung,
- inadäquaten Vorstellungen bzgl. der Zielsetzung der Testung,
- neurotischen Motiven, die in den Wunsch nach einer Testung und ggf. therapeutischen Maßnahmen (z. B. prophylaktische Operationen) einfließen.

Die systematische Einbeziehung von Partnern und weiteren Angehörigen hilft dabei, die Thematik der familiären Krebserkrankung aus unterschiedlichen, häufig divergierenden Perspektiven zu erfassen und eine Einschätzung der familiären Beziehungen, Konflikte und Ressourcen vornehmen zu können. Bei unvollständigen Familien können über die gemeinsame Erstellung und Auswertung eines Familiengenogramms ergänzende Informationen über Beziehungskonstellationen liefern, die u. U. Rückschlüsse auf zukünftige Complianceprobleme erlauben.

Im Bonner Zentrum für familiären Brustkrebs entschieden sich 75% der Ratsuchenden nach dem Interview und einer Bedenkzeit von 4 Wochen für die Genanalyse. Etwa 10% lehnten den Gentest ab; durch die mögliche Gewissheit eines hohen Krankheitsrisikos sahen sie ihr psychisches Gleichgewicht als gefährdet an. Bei 13% ergaben sich auch bei Einverständnis für die genetische Testung aus der Beurteilung der Psychologen Kontraindikationen

Gründe für die Ablehnung der Testung durch die Psychologen (Von der Groeben et al. 1999):

- unklare oder neurotisch überlagerte Motivation,
- inadäquate Erwartungen und Vorstellungen hinsichtlich der Genanalyse,
- hohe psychische Belastung,
- behandlungspflichtige psychische Erkrankungen,
- ungünstige Bewältigungsstrategien in der bisherigen Biographie.

15.3 Motivation zur Testung

Die Hoffnung auf Kontrollierbarkeit und die Verringerung von Angst und Unsicherheit sind die von Gesunden am häufigsten genannten Gründe für den Wunsch nach einer genetischen Testung. Daneben werden Entscheidungshilfen für die Lebensgestaltung und die Eröffnung von (präventiven) Behandlungsoptionen erwartet (Audrain et al. 1999). Ältere Ratsuchende oder bereits an Brust- oder Eierstockkrebs Erkrankte beschäftigt häufig vor allem das Erkrankungsrisiko für ihre Kinder oder andere Verwandte (Brain et al. 2000; Metcalfe et al. 2003). Wird das Wissen um ein potenzielles Risiko als erträglich eingeschätzt, ist die Motivation zur Testung höher, sie nimmt jedoch in dem Maß ab, in dem nachteilige psychische Auswirkungen erwartet werden (Kash et al. 1992; Lerman et al. 1995)

Als Gründe für die Ablehnung einer genetischen Untersuchung wird insbesondere die als gering eingeschätzte externe oder interne Kontrollierbarkeit genannt: Zweifel an der Zuverlässigkeit der prädiktiven Diagnostik, den Möglichkeiten der effektiven Prävention, eigenen gesundheitsfördernden Maßnahmen oder Angst vor einer genetischen Diskriminierung (Bleiker et al. 1997; Hopwood 1997; Rimer et al. 1996).

In einer retrospektiven Pilotstudie an der Amsterdamer Family Cancer Clinic wurden die Gründe für eine genetische Beratung bei familiärem Krebsrisiko ermittelt (Hahn 1999). Mehr Sicherheit wünschten 67% der befragten Patientinnen, Krebsvorbeugung gaben 61% der Frauen an. Weiter wurden genannt (Mehrfachnennungen möglich): Risikoeinschätzung für die Kinder (47%), Forschungszwecke (44%), Druck seitens der Familie (22%), Familien- und Zukunftsplanung (je 6%), verschiedene andere Gründe (14%).

Diese eher rational getönten Gründe sind jedoch nicht alleine maßgebend für die Entscheidung für oder gegen eine Testung. Die subjektiven Erfahrungen mit eigenen Krankheiten und denen der Angehörigen, Verlusterlebnisse, latente Vorstellungen über die eigene Gefährdung werden im Kontext der bevorstehenden Entscheidungsfindung reaktualisiert und bestimmen in nicht unerheblicher Weise das Ergebnis. Daher erscheint ein psychodynamisch orientiertes Gespräch mit der Ratsuchenden Erfolg versprechender als ein Interview auf einer rein kognitiven Ebene.

Ergibt sich aus diesem Beratungsgespräch eine Notwendigkeit an weiterer Klärung, Konfliktbearbeitung oder Gesprächen mit Angehörigen, sollten den Ratsuchenden weitere Gespräche in zeitlich begrenztem Umfang angeboten werden, bevor eine Entscheidung getroffen werden muss.

Während der Wartezeit bis zur Befundmitteilung sollte allen Ratsuchenden und ihren Angehörigen bei Bedarf eine psychosoziale Unterstützung angeboten werden.

15.4 Reaktionen auf den Test

Die psychoonkologische Beratung im Kontext der Bekanntgabe des Testergebnisses konzentriert sich vor allem auf die Beurteilung des Befundes durch die Betroffene und die möglichen persönlichen oder familiären Konsequenzen.

 Zusammenfassend haben sich die erwarteten katastrophalen Auswirkungen nach Mitteilung eines Risikobefundes nicht bestätigt.

Stattdessen wurde eine Vielzahl unterschiedlicher und komplexer Reaktionen beobachtet, die im Einzelfall nur bedingt vorhersagbar sind. So reagierten Probandinnen mit einem »negativen Ergebnis« (kein erhöhtes Risiko) nicht unbedingt mit Erleichterung, noch bewirkte ein »positives« Ergebnis (erhöhtes Risiko) automatisch eine massive psychische Belastung (Lynch et al. 1997). In einer Metaanalyse untersuchten Meiser u. Halliday (2002) den Einfluss der genetischen Beratung von Frauen mit einem hohen Risiko für erblichen Brustkrebs auf die Parameter Angst, psychische Belastung und die Genauigkeit der Wahrnehmung des eigenen Erkrankungsrisikos. Da die Studien unterschiedliche Indikatoren verwandten, wurden die Ergebnisse in Effektgrößen umgewandelt. Dabei zeigte sich eine signifikante Zunahme in der Genauigkeit der eigenen Risikowahrnehmung ($r=0,56$; $p<0,01$) und eine signifikante, allerdings geringe Abnahme der Angst ($r=-0,17$; $p<0,01$). Die psychische Belastung nahm minimal ab, der Effekt war jedoch nicht signifikant ($r=-0,074$; $p=0,052$).

Im Vergleich dazu zeigt sich bei Ratsuchenden mit präsymptomatischer Chorea Huntington folgender Befund: Die Mutationsträger weisen zwar in den ersten Monaten nach dem Aufklärungsgespräch erhöhte Depressionswerte auf und äußerten Suizidgedanken, im Verlauf von 6–12 Monaten glich sich jedoch die psychische Befindlichkeit der der Nichtmutationsträger an (Tibben et al. 1993, 1997).

 Die bisher vorliegenden Untersuchungen zu den Folgen der genetischen Testung erwecken den Eindruck, dass es nicht die Befundmitteilung per se ist, die über die psychischen Folgen entscheidet, sondern die subjektive Bedeutungsgebung in Verbindung mit individuellen psychosozialen Merkmalen der Ratsuchenden (Tibben et al. 1993).

Familiäre Krankheitserfahrungen beeinflussen dabei in einem nur schwer einzuschätzenden Maß das subjektiv erlebte Erkrankungsrisiko sowie die Vorstellungen von Erblichkeit. Dazu kommt möglicherweise ergänzend eine Diskrepanz zwischen objektiven Beratungsinhalten, der Informationsverarbeitung und daraus folgender subjektiver Selbsteinschätzung. Weite Teile der Bevölkerung interpretieren genetische Faktoren deterministisch (Davison et al. 1994). Die Rezeption der von dem Beratungsteam kommunizierten Risikoinformation hängt sehr stark vom genetischen Verständnis ab, welches die Ratsuchenden zu Beginn des Gesprächs haben (Pearn 1973). Nur etwa die Hälfte der Ratsuchenden geben ihr subjektives Risiko entsprechend der ihnen mitgeteilten Befunde korrekt wieder, 10–20% unterschätzen ihr Risiko systematisch, während es 20–30% anhaltend und weitgehend unbeeinflusst von der vorausgegangenen Beratung überschätzen (Hopwood 1997; Robinson et al. 1997).

Die Ratsuchenden mit einer subjektiven Überschätzung ihres Erkrankungsrisikos stellen eine Risikogruppe für ein hohes Maß an psychosozialer Belastung dar und benötigen einen veränderten Modus der genetischen Beratung sowie gezielte psychosoziale Unterstützung. Wegen der zu der Überschätzung beitragenden irrationalen Vorstellungen, Phantasien und Mythen ist eine Unterstützung durch Information auf rein kognitiver Ebene unzureichend. Es bedarf einer gezielten Exploration der subjektiven und irrational getönten Vorstellungen, um eine Veränderung erreichen zu können. Deshalb kann es kein allgemeingültiges Verfahren geben, wie die Informationen über ein individuelles und bzw. oder familiäres Erkrankungsrisiko sensibel und effektiv kommuniziert werden können, um sicher zu stellen, dass die Wahrscheinlichkeitsangaben korrekt verstanden werden (Bottorff et al. 1998).

15.5 Folgen für die Angehörigen

Über Reaktionen des familiären Umfeldes auf die Diagnostik und Befundmitteilung liegen bisher nur unzureichend Befunde vor. In manchen Familien kommt es zu einer Intensivierung und Verbesserung der Beziehungen, in anderen zu negativen Auswirkungen (Metcalfe et al. 2003). Gesunde Frauen scheinen dabei das Ergebnis der Mutationsanalyse eher zurückzuhalten als bereits an Brustkrebs Erkrankte (Julian-Reynier et al. 2000).

Das durch die genetische Testung gewonnene Wissen ist irreversibel und betrifft nicht nur die Ratsuchenden, sondern schließt – gewollt oder ungewollt – nahe Angehörige und Nachkommen ein. Das Recht auf Nichtwissen wird beispielsweise unterhöhlt, wenn Angehörige von einem Familienmitglied ungewollt über ein potenzielles Tumorrisiko erfahren. Die genetische Beratung darf sich deshalb nicht auf die ratsuchende Person beschränken, sondern sollte den Partner und weitere Familienangehörige systematisch mit einbeziehen. Aus klinischer Sicht besteht ein Bedarf an Information und Beratung zur Risikokommunikation in der Familie: Wer überbringt welche Botschaften an wen? Wer will von welchen Informationen Kenntnis erhalten? Welche Unterstützung steht bei Bedarf für die Familienangehörigen wo zur Verfügung?

15.6 Psychologischer Beratungsbedarf

Die Ergebnisse von Langzeitbeobachtungen nach genetischer Testung zeigen einen wechselhaften Verlauf, der vor allem durch die individuellen Verarbeitungs- und Bewältigungsprozesse determiniert wird. Eine rational erscheinende Entscheidungsfindung vor der Testung schließt heftige affektive Reaktionen auf die Befundmitteilung keineswegs aus. Dabei ist sowohl unmittelbar als auch noch nach mehreren Monaten mit emotionalen Schwankungen zu rechnen, die auch in Form von Somatisierungsstörungen oder hypochondrischen Entwicklungen zum Ausdruck kommen können. De Silva et al (1996) gehen allerdings von einer eher geringen Anzahl derer aus, die eine gezielte psychotherapeutische Unterstützung benötigen. In der retrospektiven Untersuchung der Amsterdamer Family Cancer Clinic (Hahn 1999) nannte ein Drittel aller Testprobandinnen eine psychosoziale Betreuung nach Bekanntgabe des Testergebnisses als »dringend wünschenswert.« Bei Frauen mit hohem Brustkrebsrisiko bekundeten 67% ein prinzipielles Interesse an einer psychosozialen Unterstützung (Audrain et al. 1998).

Hopwood et al. (1998) stellten bei Anwendung eines standardisierten psychiatrischen Interviews bei 13% der Probandinnen mit erhöhtem Brustkrebsrisiko eine behandlungsbedürftige psychische Störung fest, gegenüber 26% behandlungsbedürftigen Frauen bei Einsatz eines Screeninginstruments. Knapp die Hälfte der klinisch diagnostizierten Frauen nahm das Angebot einer psychotherapeutischen Unterstützung an.

Zur differenziellen Indikationsstellung psychotherapeutischer Verfahren bei bestehenden oder in der Folge der genetischen Beratung auftretenden Belastungen liegen bisher keine gesicherten Befunde vor. Dies gilt ebenso für die katamnestische Erfassung von Ergebnissen spezifischer psychotherapeutischer Interventionen bei belasteten Personen.

15.7 Gefahr der genetischen Diskriminierung

Was es gesamtgesellschaftlich bedeutet, wenn die genetische Testung einen noch unbekannt großen Teil der Bevölkerung aus Gesunden in latent oder potenziell Kranke verwandelt, das ist heute nur schwer abzuschätzen.

❗ Genetische Diagnostik kann im Kontext sozialer Beziehungen Anlass zu Konflikten, Stigmatisierungen und Diskriminierungen geben. Die Gefahr einer genetischen Diskriminierung durch Versicherungsgesellschaften oder durch Nichtbeschäftigung ist bereits Realität – nicht nur in den USA, sondern auch in Europa (Bauer 1999; Cho et al. 1999) – und wird von den Ratsuchenden befürchtet (Lynch et al. 1999).

Die deutschen Versicherer haben vorerst auf die Durchführung von Gentests als Voraussetzung für einen Vertragsabschluss freiwillig verzichtet. Dies gilt zunächst bis zum 31. Dezember 2006. Damit solle der Befürchtung in der Bevölkerung begegnet werden, dass genetisch belastete Personen keinen Versicherungsschutz mehr erhalten. Hat ein privater Krankenversicherer einen Antrag angenommen und Versicherungsschutz gewährt, bleibt der Vertrag ungeachtet der weiteren Gesundheit des Versicherten bestehen, da bisher keine nachträglichen Risikozuschläge vorgesehen sind. Es gibt während der Laufzeit des Vertrages auch keine diesbezügliche Informationspflicht durch die Versicherten. Bis dahin dürfen Versicherer von ihren Kunden auch nicht verlangen, zuvor freiwillig durchgeführte Gentests bei Vertragsabschluss vorzulegen. Eine Ausnahme davon soll nur in der Lebensversicherung bei sehr hohen Versicherungssummen von mehr als 250.000 € oder bei einer Jahresrente von mehr als 30.000 € in der Berufsunfähigkeits-, Erwerbsunfähigkeits- und Pflegerentenversicherung gelten. Ein Schutz gegen die missbräuchliche Ausnutzung genetischer Testergebnisse kann deshalb nur darin bestehen, dass getestete Personen gesetzlich gesichert keiner Mitteilungspflicht über die ihnen mitgeteilten Befunde unterliegen.

Literatur

Audrain J, Rimer B, Cella D, Garber J, Peshkin BN, Ellis J, Schildkraut J, Stefanek M, Vogel V, Lerman C (1998): Genetic counseling and testing for breast-ovarian cancer susceptibility: what do women want? J Clin Oncol 16(1): 133–138

Bauer AW (1999): Prädiktive Medizin und der Wandel ethischer Werte. Forum der DKG 14: 210–216

Bottof JL, Ratner PA, Johnson JL, Lovato CY, Joab SA (1998): Communicating cancer risk information: the challenges of uncertainty. Patient Educ Couns 33: 67–81

Brain K, Gray J, Norman P, Parsons E, Clarke A, Rogers C, Mansel R, Harper P (2000): Why do women attend familial breast cancer clinics? J Med genet 37: 197–202

Bleiker EM, Aaronson NK, Menko FH, Hahn DE, van-Asperen CJ, Rutgers EJ, ten-Kate LP, Leschot NJ (1997): Genetic counseling for hereditary cancer: a pilot study on experiences of patients and family members. Patient Educ Couns 32(1–2): 107–116

Cho MK, Sankar P, Wolpe PR, Godmilow L (1999): Commercialisation of BRCA 1/2 testing: practioner awareness and use of a new genetic test. Am J Med Genet 19: 157–163

Croyle RT, Smith KR, Botkin JR, Baty B, Nash J (1997): Psychological responses to BRCA 1 mutation testing: preliminary findings. Health Psychology 16(1): 63–72

Davison C, Macintyre S, Smith GD (1994) The potential social impact of predictive genetic testing for susceptibility to common chronic diseases. Sociol Health Illn 16(3): 340–371

De Silva D, Haites N, Walter GL (1996): Psychological effects of individual breast cancer risk counselling. Abstract. Conference proceeding for the December 1995. Psycho-Oncology 5: 350–351.

Hahn D (1999): Psychosoziale Beratung bei genetisch erhöhtem Brustkrebsrisiko; Ein Erfahrungsbericht nach 1300 Beratungsgesprächen in der Amsterdamer »Family Cancer Clinic«. Zentralbl Gynäkol 121: 24–26.

Hopwood P (1997): Psychological issues in cancer genetics: current research and future priorities. Patient Educ Couns 32(1–2): 19–31

Hopwood P, Keeling F, Long A, Pool C, Evans G, Howell A (1998): Psychological support needs for women at high genetic risk of breast cancer: some preliminary indicators. Psychooncology 7(5): 402–412

Julian-Reynier C, Eisinger F, Chabal F, Lasset C, Nogués C, Stoppa-Lyonnet D, Vennin P, Sobol H (2000): Disclosure to the family of breast/ovarian cancer genetic results: patient's willingness and associated factors. Am J Med Genet 94: 13–18

Kash KM, Holland JC, Halper MS, Miller DG (1992): Psychological distress and surveillance behaviors of women with a family history of breast cancer. J Nat Cancer Inst 84(1): 24–30

Lerman C, Seay J, Balshem A, Audrain J (1995): Interest in genetic testing among first-degree relatives of breast cancer patients, Am J Med Genet 57(3): 385–392

Lerman C, Croyle RT (1996): Emotional and behavioral responses to genetic testing for susceptibility to cancer. Oncology-Huntington 10(2): 191–195

Lynch HT, Lemon SJ, Durham C (1997): A descripive study of BRCA1 testing and reactions to disclosure of test results. Cancer 79: 2219–2228

Meiser B, Halliday JL (2002): What is the impact of genetic counselling in women with increased risk of developing hereditary breast cancer? A meta-analytic review. Soc Sci Med 54: 1463–1470

Metcalfe KA, Liede A, Hoodfar E, Scott A, Foulkes WD, Narod SA (2003): An evaluation of needs of female BRCA1 and BRCA2 carriers undergoing genetic counselling. J Med Genet 37: 866–874

Miki J, Swenson J, Shattuck-Eidens et al (1994): A strong candidate for the breast and ovarian cancer susceptibility gene BRCA1. Science 266: 66–71

Narod SA (1999): An update on DANN-based BRCA1/BRCA2 genetic counselling in hereditary breast cancer. Cancer Genet Cytogenet 109(2): 91–98

Pearn JH (1973): Patient's subjective interpretation of risks offered in genetic counselling. J med Genet 10: 129–134

Richtlinien-Kommission der Bundesärztekammer (1998): Richtlinien zur Diagnostik der genetischen Disposition für Krebserkrankungen. Dtsch Ärztebl 95(22): 1120–1127

Rimer BK, Schildkraut JM, Lerman C, Lin TH, Audrain J (1996): Participation in an women's breast cacner risk counseling trial. Who participates? Who declines? High Risk Breast Cancer Consortium. Cancer 77(119): 2348–2355

Robinson GE, Rosen BP, Bradley LN, Rockert WG, Carr ML (1997): Psychological impact of screening for familial ovarian cancer: reactions to initial assessment. Gynecol Oncol 65: 197–205

Schmutzler R, Schlegelberger B, Meindl A, Gerber W.-D., Kiechle M (2003): Beratung, genetische Testung und Prävention von Frauen mit einer familiären Belastung für das Mamma- und Ovarialkarzinom. Interdisziplinäre Empfehlungen des Verbundprojektes »Familiärer Brust- und Eierstockkrebs« der Deutschen Krebshilfe. Medgen 15: 385–395

Tibben A, Duivenvoorden HJ, Vegter-van der Vlis M et al. (1993): Presymptomatic DANN testing for Huntington disease: identifying the need for psychological intervention. Am J Med gen 48: 137–144

Tibben A, Timman R, Bannik EC, Duivenvoorden HJ (1997): Three-year follow-up after presymptomatic testing for Huntington's disease in tested individuals and partners. Health Psychol 16: 20–35

Wooster R, Bignell G, Lancaster J, Swift J et al. (1995): Identification of the breast cancer susceptibility gene BRCA2. Nature 378: 789–792.

Von der Groeben C, Neef K, Rohde A, Bodden-Heidrich R, Schmutzler RK (1999): Psychosoziale Aspekte der prädiktiven Gendiagnostik bei familiärem Mamma-und Ovarialkarzinom. Dtsch med Wschr 124: 361–362

Genetische Veränderungen des sporadischen Mammakarzinoms

Norbert Arnold

16.1 Mutationsraten in der Onkogenese

Wie in ▶ Kap. 14 ausgeführt, kommen 5% der Brust-krebserkrankungen entsprechend einem autosomal-do-minanten Erbgang und weitere 10% aufgrund prädispo-nierender Gene mit niedriger Penetranz familiär gehäuft vor. Der größte Teil der Erkrankungsfälle tritt allerdings sporadisch ohne familiäre Korrelation auf.

Der Tumor wird häufig als Knoten bei der Selbstabtas-tung der Brust detektiert. Es gibt Schätzungen, dass bis zur Entstehung eines Tumors von 1 cm³, was etwa der kleins-ten detektierbaren Masse entspricht, ca. 8 Jahre vergehen. Eine der interessantesten Fragen ist, wie viele Mutationen innerhalb dieser 8 Jahre in den normalen Stammzellen des Brustepithels auftreten können. Unter der Annahme, dass die normale Mutationsrate $1{,}4 \times 10^{-9}$ pro Nukleotid und pro Zellteilung beträgt und das diploide Genom aus 10^{10} Basen besteht, würden bei zirka 50 Zellteilungen pro Jahr in diesem Zeitraum 5.700 Mutationen auftreten.

Fast alle diese Veränderungen dürften jedoch keine funktionelle Auswirkung haben, da sie zumeist in In-tronbereichen und repetitiven Abschnitten vorkommen. Des Weiteren stellen der degenerative Code und auch der diploide Chromosomensatz eine Schutzfunktion dar. Auch verfügt die Zelle über funktionierende Reparatur-systeme. Die Entstehung von Tumoren dürfte nach diesen Berechnungen eine Ausnahme bilden, da gewöhnlich nur 2 unabhängige somatische Ereignisse im gleichen Gen zu einem für eine Tumorentwicklung relevanten Funkti-onsverlust führen können. Es ist statistisch sehr unwahr-scheinlich, dass diese seltenen Ereignisse in mehreren Zellen 2-mal hintereinander auftreten. Deshalb scheint die normale Mutationsrate zu gering zu sein, um die Veränderungen in den 5–6 Genen, die für eine Tumo-rentstehung als Minimum angesehen werden, hervorzu-bringen (Loeb 2001). Die Erhöhung der Mutationsrate scheint somit eine der Voraussetzungen für die maligne Transformation einer Zelle zu sein. Im Gegensatz dazu zeigen Berechungen von Tomlinson (2001), dass unter Berücksichtigung des Modells der klonalen Expansion (Nowell 1989) die normale Mutationsrate ausreichend ist, um die für eine Tumorgenese erforderlichen kritischen Veränderungen zu erzeugen. Beide Autoren kommen je-doch einhellig zu dem Schluss, dass Tumorzellen eine große Anzahl an Mutationen zeigen und die Zahl der Hintergrundmutationen unterschätzt wird. Das Konzept der **tumoralen Heterogenität** wird durch die Tatsache bestärkt, dass bei soliden Tumoren in keinem Fall ein On-kogen oder Tumorsuppressorgen existiert, das allgemein mutiert oder vermindert exprimiert würde. Die beobach-tete Heterogenität innerhalb einer Tumorzellpopulation bietet eine Vielzahl an zufällig mutierten Zellen, von denen einige z. B. von vornherein Resistenzen gegenüber Chemotherapeutika aufweisen.

16.2 Genetische Veränderungen

Gefrier- und Paraffinschnitte, Kurzzeitkulturen und an-dere Biopsiemethoden (z. B. Feinnadelbiopsien) liefern das Material für die Analyse spezifischer Antigene, Ge-nexpression und Veränderungen in der Struktur ver-schiedener Gene und Chromosomen. Die verschiedenen Techniken, die für diese Untersuchungen zur Verfügung stehen, umfassen
- die Immunhistochemie,
- das komplette Arsenal molekulargenetischer Techni-ken (in jüngster Zeit insbesondere die Hochdurch-satzmethoden [Chiptechnologie sowie
- die molekularzytogenetischen Methoden (vor allem die vergleichende Genomhybridisierung (CGH) und die Vielfarben-Fluoreszenz-in-situ-Hybridisierung [M-FISH]).

Viele Mammakarzinome sind aneuploid beziehungsweise polyploid und deshalb wahrscheinlich chromosomal in-stabil. Andere, größtenteils lobuläre und gut differen-zierte Karzinome, sind wiederum nahezu diploid. Im Gegensatz zum Kolonkarzinom (Peltomaki 2001) gab es bisher über das Auftreten und die Art der genetischen Instabilität beim Mammakarzinom nur geringe Erkennt-nisse. Es existieren zwar Hinweise auf eine Korrelation zwischen der Amplifikation von Zentrosomen und der chromosomalen Instabilität (Miyoshi et al. 2001), deren Ursächlichkeit nicht geklärt ist, jedoch bis auf wenige Be-richte keine Anzeichen für eine Mikrosatelliteninstabilität (Caldes et al. 2000).

16.2.1 Akkumulation genetischer Veränderungen in der Progression des Mammakarzinoms

Fearon und Vogelstein (1990) propagierten ein gene-tisches Modell für die Entwicklung des kolorectalen Karzinoms, das auf der Akkumulation genetischer Veränderungen während der Transition normaler epithelialer Zellen über Adenome bis hin zum Karzinom erfolgte. Beim Mammakarzinom gibt es ebenfalls eine Progression, die über definierte histologische Parameter beschrieben werden kann. Diese geht vom normalen luminalen Epithel über eine duktale Hyperplasie, atypische duktale Hyperplasie (ADH), duktales Karzinom in situ (DCIS) zum invasiven und schließlich metastasierenden Karzinom. Neuere Daten (Chin et al. 2004; Porter et al. 2003) zeigen, dass substanzielle Unterschiede im Expressionsmuster verschiedener Gene und der chromosomalen Instabilität zwischen normalen Brustepithelzellen und DCIS jedoch nicht zwischen DCIS und invasiven Tumoren bestehen. Chin et al (2004) konnten nun belegen, dass die Transition vom benignen zum malignen Wachstum beim Mammakarzinom von einer verstärkten Zunahme chromosomaler Instabilität begleitet wird. Die stärkste Zunahme erfolgt während der Transition von der duktalen Hyperplasie zum DCIS und ist bei der Weiterentwicklung zum fortgeschrittenen Karzinom nur noch gering. Die Beobachtung des Zusammenhangs der Telomererosion und der Zunahme von Anaphasebrücken (Brücke-Fusion-Bruchereignis) bei der Transition der Hyperplasie zum DCIS und bei der Zunahme der Telomeraseaktivität beim DCIS und invasiven Karzinom unterstützen das Konzept der »Telomere Crisis« als kritischem Ereignis in der Mammakarzinomentwicklung.

❗ Die Rolle der Telomere im Bezug zur chromosomalen Instabilität ist ein interessanter Aspekt, da damit ein potenzieller Zusammenhang der Telomeraseaktivität und der altersabhängigen Inzidenz verschiedenster Tumore aufgezeigt werden kann.

Mit diesem Modell wäre auch eine Korrelation zwischen der Anzahl der erneuerten Epithelzellen im Rahmen der Menstruationszyklen in der Prämenopause, der damit verbundenen Abnutzung der Telomere und dem erhöhten Risiko für ein Mammakarzinom herstellbar. Jedoch ist die »Telomere Crisis« wahrscheinlich nicht die einzige Ursache, welche für die Entstehung der Aneuploidie in epithelialen Tumoren verantwortlich ist. Es gibt verschiedene Gene, die mit der Entstehung von Aneuploidien in Zusammenhang gebracht werden. Dazu gehören zum Beispiel die Kontrollgene für den Aufbau des mitotischen Spindelapparates (Bub1, BubR1 und MAD2), sowie Gene, die in der DNA-Reparatur (MRE11) und Zellzykluskontrolle (CDC4 und Cyclin E) involviert sind.

Veränderungen in diesen Genen kommen jedoch nur in einer kleinen Anzahl der Fälle vor, deshalb ist es ebenfalls unwahrscheinlich, dass diese Gene hauptursächlich für die alterabhängige Zunahme von epithelialen Tumoren in Frage kommen (De Pinho u. Polyak 2004). Da die genetische Instabilität anscheinend nicht nur eine zentrale Rolle in der Entwicklung der Neoplasien spielt, sondern auch in der Ausprägung von Resistenzen gegenüber chemotherapeutischer Agenzien, hat die Aufklärung der Mechanismen, die für diesen Prozess verantwortlich sind, einen hohen Stellenwert in der gegenwärtigen Tumorforschung.

16.2.2 Bedeutung bestimmter chromosomaler Bereiche

Klassische zytogenetische und molekularzytogenetische Analysen zeigen, dass es, obwohl fast alle Chromosomen in Veränderungen involviert sind, chromosomale Bereiche gibt, die in bestimmten histologischen Subtypen überproportional häufig betroffen sind. So zeigten Loveday et al. (2000), dass die Deletion von 16q und der Zugewinn von 5p in lobulären Karzinomen gehäufter auftritt als in duktalen (75% vs. 16% und 50% vs. 9%). Ein Vergleich der CGH-Daten aus den meisten Mammakarzinomzelllinien mit denen von 698 Tumoren ergab einen hohen Grad an Übereinstimmungen (Forozan et al. 2000). Die durch CGH detektierten Regionen, die eine Veränderung der Kopienanzahl aufweisen, können als Anhaltspunkte für weitergehende Analysen dienen und somit einen ersten Schritt für die Identifizierung relevanter Gene darstellen.

❗ Ausgeklügelte statistische Verfahren zeigen Korrelationen von in CGH-Analysen auffälligen Chromosomen mit klinischen Daten, z. B. Zugewinn von 8q24 und Verlust von 9q13 mit einem schlechteren Überleben (Jain et al. 2001).

Neuere CGH-Daten an 305 Tumoren ergaben 3 distinkte Gruppen, die mit spezifischen chromosomalen Kopienzahlen korrelierten. Gruppe A war definiert durch +1q, +16p und -16q, Gruppe B durch +11q, +20q, +17q und -13q und Gruppe C durch -8p und +8q. Nur Patientinnen mit Veränderungen der Gruppe A hatten eine statistisch signifikant höhere Überlebensrate. Die 5-Jahres-Überlebensrate variierte von 96% in Gruppe A gegenüber 56% in Gruppe C. Diese Korrelation war unabhängig von Nodalstatus, Tumorgröße und Progesteronrezeptorstatus (Rennstam et al. 2003). Man muss sich jedoch vergegenwärtigen, dass mit der CGH-Analyse nur Unterschiede in der Kopienzahl detektiert werden können. Translokationen, die nicht mit einem Verlust oder Zugewinn von genetischem Material einhergehen (balancierte Translokationen), Inversionen, Punktmutationen, kleinere intragenetische Rearrangements, Ploidie des gesamten Genoms und auftretende Subpopulationen werden deshalb nicht erfasst (Arnold et al. 1996). Dies kann auch ein Grund dafür sein, warum CGH-Daten und Ergebnisse, die mit der klassischen Zytogenetik erzielt wurden, nur partiell übereinstimmen.

Interphase-Fluoreszenz-in-situ-Hybridisierung (I-FISH) und M-FISH, in Kombination mit CGH-Daten, verbessern das Verständnis für die Entstehung klonaler Veränderungen (Teixeira et al. 2001; Weimer et al. 2000). Untersuchungen an Mammakarzinomzelllinien mittels Kombination dieser molekularzytogenetischen Techniken in Hinblick auf die am häufigsten beschriebenen Veränderungen am Chromosom 8 zeigen, dass die Markerchromosomen, die Chromosom-8-Material enthielten, in den einzelnen Zelllinien sehr komplex und die Bruchpunkte verschieden waren (Rummukainen et al. 2001). Des Weiteren konnten zwar in 69% der Fälle zusätzliche c-myc-Kopien nachgewiesen werden, jedoch nur in einem Fall eine starke Amplifikation des Gens. Dies legt die Vermutung nahe, dass eine starke Amplifikation des c-myc-Gens nicht so häufig auftritt wie bisher angenommen. Die Analyse der c-myc-Genexpression in Tumorbiopsien wird durch die extrem kurze Halbwertszeit des Proteins und das Fehlen einer Vielzahl unterschiedlicher paraffingängiger Antikörper erschwert.

Obwohl einige spezifische Veränderungen in Onkogenen (z. B. c-erb-B2, c-myc, Cyclin D1, Cyclin E) und Tumorsuppressorgenen (z. B. p53, RB1, E-cadherin) mit überprüfter Relevanz und hoher Frequenz in Mammakarzinomen gefunden wurden, gibt es sicherlich weitere noch aufzuklärende Veränderungen. Die 2-Schritt-Hypothese, der zufolge eine Keimbahnmutation in einem Allel mit nachfolgendem Verlust des verbleibenden Allels eines Tumorsuppressorgens in den Somazellen mit zur Tumorentstehung beiträgt, liefert eine gute Erklärungsgrundlage für die Tumorprädisposition bei familiär gehäuft auftretenden Tumoren. In sporadischen Karzinomen wurden in denjenigen Regionen, in denen ein Verlust der Heterozygotie (eng.: loss of heterozygosity, [LOH]) häufig beschrieben wird, bis auf wenige Ausnahmen (z. B. p53, RB1, APC)

sehr selten somatische Mutationen in den in diesen Bereichen kartierten Tumorsuppressorgenen nachgewiesen. Das Fehlen des Nachweises einer somatischen Mutation wurde zumeist damit begründet, dass in der entsprechenden Region, neben dem bekannten Tumorsuppressorgen, ein oder mehrere weitere Gene existieren, die für Initiierung oder Progression des Karzinoms mitverantwortlich sind, oder das in hereditären Tumoren relevante Gen bei sporadischen Karzinomen keine oder nur eine geringe Rolle spielt.

Neuere Erkenntnisse belegen, dass für das Ausschalten des zweiten Allels eine Mutation innerhalb des Genes oder der Promotorregion nicht zwingend notwendig ist. Untersuchungen zeigen, dass eine Haploinsuffizienz, bei der die Aktivität des normalen Allels quantitativ nicht ausreicht, den Ausfall des mutierten Allels zu kompensieren, bei sporadischen Karzinomen für eine phänotypische Manifestation ausreichend sein kann (Xu et al. 2000). Weitere Faktoren, die die Transkription eines Genes beeinflussen können und somit zu einem Ausfall des zweiten Allels in einer LOH-Region führen, sind

- Hypermethylierungen von Promotoren,
- Deacetylierung von Histonen und
- Imprinting (Feinberg 2001).

Ein Beispiel für die Unterstützung der LOH-Plus-Hypermethylierungs-Hypothese stellt das BRCA1-Gen dar. Wie in ► Kap. 14 beschrieben, ist es mit dem familiären Mammakarzinom assoziiert und zeigt dort in den Tumoren nach der klassischen 2-Schritt-Hypothese eine Mutation in einem Allel und einen Ausfall des Wildtypallels durch LOH. Beim sporadischen Mammakarzinom ist bei vermehrtem LOH in der Genregion jedoch keine Mutation im verbleibenden Allel, sondern häufig eine Hypermethylierung des Promotors nachweisbar (Esteller et al. 2000; Rice u. Futscher 2000). Gleiches gilt auch für E-cadherin (Graff et al. 2000). Cheng et al. (2001) stellen durch die Ergebnisse ihrer Analysen des E-cadherin-Gens in Mammakarzinomen, unter Einbeziehung der Ergebnisse von Graff et al. (2000), die Hypothese auf, dass es für Tumorzellen während der klonalen Evolution von Vorteil ist, wenn Tumorsuppressorgene, die in verschiedene regulative Stoffwechselwegen involviert sind, durch Nutzung flexibler Mechanismen zeitweilig in ihrer Funktion stillgelegt oder reaktiviert werden können. Dies kann ein Grund dafür sein, dass die Rate an somatischen Mutationen bei einigen Tumorsuppressorgenen – trotz erhöhter LOH-Rate – sehr niedrig ist.

16.3 Expressionsprofile zur Subklassifizierung von Mammakarzinomen

Brusttumore können, wie auch andere Tumortypen, gemäß ihres klinischen Stadiums und pathologischer Typisierung in verschiedene Gruppen eingeteilt werden. Diese Kategorien können mit Überlebensdaten und Therapieresponse korreliert werden. Die momentan verfügbaren Methoden zur Subtypisierung von Mammakarzinomen sind jedoch relativ ungenau, was zum Teil zu einer Überbehandlung von Patientinnen führt. Obwohl der immunhistochemische Nachweis von Östrogen- und HER-2/neu Rezeptoren sehr gute Prädiktoren für den Therapieresponse von Tamoxifen und Herceptin darstellen, gibt es keine Marker, die darüber Klarheit verschaffen, welche Patientinnen von verschiedenen Chemotherapien profitieren.

Legt man die bekannte klinische Heterogenität der Mammakarzinome zugrunde, könnte die Microarraytechnologie ein Instrument für eine bessere Klassifizierung sein. Jüngste Versuche, unterschiedliche biologische Subtypen von Brusttumoren mit Hilfe der Expressionsprofile zu stratifizieren, führten zur Identifikation verschiedenster Subgruppen (Veer van't et al. 2002; Sorlie et al. 2003). Die vergleichende Clusteranalyse des van't Veer und eines norwegisch-stanfordschen Datasets ergab eine gute Übereinstimmung in der Subklassifizierung der Tumoren in 5 distinkte Gruppen. Dieses sind Tumoren des luminalen Subtyps A, luminalen Subtyps B, ErbB2-positive Tumore, des basalen Subtyps und Tumoren, die ein ähnliches Muster wie normale Brustzellen aufzeigen (Sorlie et al. 2003). Eine Erklärung für die beständigen Unterschiede in den Expressionsmustern der einzelnen Subtypen wäre die Annahme, dass die entsprechenden Tumore aus verschiedenen Zelltypen des Mammagewebes ihren Ursprung nehmen. Ein Hinweis für die Richtigkeit der Annahme ist die Ähnlichkeit des Expressionsmusters einiger Brusttumorsubtypen mit dem der luminalen epithelialen Zellen. Weiterhin fand man eine Ähnlichkeit zwischen dem basalen Subtyp und dem Muster, das in basalen Epithelzellen des normalen Brustdrüsengewebes gefunden wird, hauptsächlich charakterisiert durch die Expression der Zytokeratine 5, 6 und 17.

Die Korrelation der über Expressionsanalysen definierten klinischen Subgruppen mit dem klinischen Verlauf der Erkrankung (Auftreten von Fernmetastasen) ergab ebenfalls Unterschiede zwischen den einzelnen Subgruppen. Der klinische Verlauf war am schlechtesten in der Gruppe der Tumoren des basalen Typs und am besten bei Tumoren des luminalen Subtyps A (Sorlie et al. 2003). Dies konnte in einer Vergleichsstudie von Expressionsdaten mit LOH-Analysen bestätigt werden. Die LOH-Daten in dieser Studie wurden mit dem SNP-Chip (Single Nucleotide Polymorphism Chip) der Firma Affymetrix erhoben. Dabei konnte gezeigt werden, dass Tumore des basalen Typs häufige LOH in den chromosomalen Regionen 4p15.3, 5q11.2, 5q14 und 5q21-32 aufweisen (Wang et al. 2004). Viele dieser Tumoren zeigten in der immunohistochemischen Färbung gegen p53 eine positive Reaktion, was auf eine Mutation in diesem Gen hindeutet. CGH-Analysen fanden ebenfalls eine Korrelation zwischen p53 Mutation und dem Verlust der chromosomalen Region 5q15-21 (Jain et al. 2001). Nathanson et al. (2002) vermuten aufgrund des mittels CGH nachgewiesenen gehäuften Verlustes der 5q-Region bei BRCA1-positiven Tumoren einen positiven Regulator der BRCA1-Penetranz in diesem Bereich. Durch den weiteren Befund, dass das Expressionsmuster der BRCA1-assoziierten Tumoren dem des basalen Subtyps ähnelt, könnte damit eine Verbindung eines defekten BRCA1-Stoffwechselweges mit den sporadischen Tumoren hergestellt werden. Zur Unterstützung dieser Hypothese müssen jedoch noch weitere Daten generiert werden.

Obwohl Microarrayanalysen globale Veränderungen der Expression in Tumorzellen nachweisen und zu einer eventuell genaueren Klassifizierung der Subtypen führen können, fehlen bis heute strenge Standards bezüglich der Datenerhebung, Analyse (experimentell und statistisch) und Validierung der erzielten Resultate.

> ❶ Diese bis heute ungeklärten technischen Aspekte stellen die Achillessehne der gegenwärtig durchgeführten Microarrayanalysen dar. Die Schaffung allgemeingültiger Standards ist der Schlüssel für einen zukünftigen Erfolg dieser Technologie bei der Anwendung in der Tumorforschung und Übertragung in den klinischen Routinealltag (Russo et al. 2003).

Die menschliche Epidermale-Wachstumsfaktor-Rezeptoren-Familie (HER-Familie) besteht aus 4 Mitgliedern: Epidermaler-Wachstumsfaktor-Rezeptor (EGFR auch HER1 oder ErbB1), HER2 (auch ErbB2 oder neu), HER3 (ErbB3) und HER4 (ErbB4). Sie bestehen aus einer extrazellulären Ligandenbindungsdomäne, einer einzelnen Transmembrandomäne, einer intrazellulären Domäne mit Tyrosinkinaseaktivität und einem aus Tyrosinen bestehenden zytoplasmatischen Ausläufer. Neuere Daten zeigen eine starke Interaktion zwischen den Wachstumsfaktor-Rezeptoren. Insbesondere kann es nach Aktivierung durch einen Liganden neben Homodimeren zur Bildung von Heterodimeren zwischen den einzelnen Mitgliedern der Rezeptorfamilie kommen. Durch die Dimerisierung erfolgt die Kinaseaktivierung, Transautophosphorylierung und Initiierung der Signaltransduktion (Roskoski 2004). Um die Funktion dieser Proteine zu blockieren, wurden 2 Strategien entwickelt. Bei der einen handelt es sich um Antikörper gegen die extrazelluläre Domäne und bei der anderen um kleine Moleküle, welche die Tyrosinkinaseaktivität inhibieren. Ein Musterbeispiel für die Umsetzung von genetischen Informationen zu einer genspezifischen Therapie stellt der Nachweis der Amplifikation und Überexpression von HER-2/neu in Mammakarzinomen und die Behandlung der Patientinnen mit einem rekombinanten, monoklonalen Antikörper (Herceptin) gegen HER-2/neu dar. Dagegen ist noch nicht klar, warum nur ca. 25% der Patientinnen mit einem positiven HER-2/neu-Status von einer Therapie profitieren. Es wurde die Hypothese aufgestellt, dass bei denjenigen Patientinnen, die auf die Therapie nicht ansprechen, eine unterschiedliche Expression von HER-2/neu im Primärtumor gegenüber der Metastase vorliegt. Diese Hypothese konnte durch die Ergebnisse von 2 verschiedenen Gruppen widerlegt werden, sodass andere, noch unbekannte Faktoren für das Ansprechen oder Nichtansprechen auf Herceptin bei positivem HER-2/neu-Status eine Rolle spielen (Simon et al. 2001; Tanner et al. 2001). Neuere Daten von In-vitro-Modellen und retrospektiven Untersuchungen bei Brusttumorpatientinnen lassen vermuten, dass die Überexpression von EGFR und HER2 zur Resistenzentwicklung unter hormoneller Therapie beiträgt. Interaktionen zwischen dem Östrogenrezeptor (ER) und dem ErbB-Stoffwechselweg können über verschiedene Wege erfolgen. Unter anderem durch die Heraufregulierung der EGFR- und HER2-Expression via Tamoxifen. In präklinischen Modellen führte die gemeinsame Blockade von EGFR- und ER-Stoffwechselwegen mittels Iressa und Tamoxifen oder Fulvestrant zur Wiederherstellung der Tamoxifensensitivität in HER2-überexprimierenden Tumorzellen (Lin u. Winer 2004).

Obwohl monoklonale Antikörper und Tyrosinkinaseinhibitoren das gleiche Protein inhibieren, scheint es substanzielle Unterschiede in ihrer klinischen Aktivität zu geben. Es gibt beim NSCLC (Non Small Cell Lung Cancer) Hinweise, dass Patienten, die von einer Behandlung mit Iressa profitieren, somatische Mutationen in der Kinasedomäne aufweisen. Ob das beim Mammakarzinom auch der Fall ist, ist noch ungeklärt. Auch wenn ErbB-Rezeptoren ein attraktives Ziel für die Krebstherapie darstel-

len, liegt die Herausforderung in der Anwendung dieser Medikamente in der Identifikation solcher Patientinnen, die von einer Therapie gegen ErbB-Rezeptoren profitieren werden (Lin u. Winer 2004).

16.4 Zusammenfassung

Kennzeichnend für das sporadische Mammakarzinom sind

- ein unkontrolliertes Wachstum,
- das Verschwinden von myoepithelialen Zellen,
- genomische Instabilität sowie
- ein umfassender Verlust zellulärer Organisation bis hin zur Entstehung der Metastase.

In diesem Prozess involviert sind genetische Veränderungen wie chromosomale Alterationen und Genmutationen, die Auswirkungen auf die Zellproliferation, DNA-Reparatur und Apoptose haben. Amplifikationen von c-erb-B2, c-myc, Cyclin D1, Cyclin E und Mutationen oder Deletionen in p53 und RB1 sind die häufigsten Manifestationen genetischer Instabilität beim sporadischen Mammakarzinom. Weiterhin stellt die Rolle der Telomere (»Telomere Crisis«) im Bezug zur chromosomalen Instabilität einen interessanten Aspekt dar, dieweil damit ein potenzieller Zusammenhang der Telomeraseaktivität und der altersabhängigen Inzidenz verschiedenster Tumore aufgezeigt werden kann. Die Aufklärung der Mechanismen, die für den Prozess der genetischen Instabilität verantwortlich sind, hat in der gegenwärtigen Tumorforschung einen hohen Stellenwert. Expressions- und Mutationsanalysen von E-cadherin und auch BRCA1 machen deutlich, dass epigenetische Faktoren, wie Hypermethylierungen der Promotorregion und Chromatinremodelling in der Tumorentwicklung eine größere Rolle spielen, als bisher angenommen wurde. Statistische Auswertungen der Expressionsdaten aus Chipanalysen führten bei verschiedenen Datensets zur gleichen Subklassifizierung der Tumoren in 5 distinkte Gruppen. Dieses sind Tumoren des luminalen Subtyps A, des luminalen Subtyps B, des basalen Subtyps, ErbB2-positive Tumoren und Tumoren, die ein ähnliches Muster wie normale Brustzellen aufzeigen. Die für diese Analyse prädiktiven Gensets könnten in Zukunft für eine genauere Klassifizierung der Tumoren und individualisierte Therapieentscheidung herangezogen werden. Die Vorraussetzung dafür ist jedoch die Schaffung allgemeingültiger Standards bezüglich der Datenerhebung, Analyse und Validierung der erzielten Resultate. Die Entwicklung und Anwendung von Herceptin bei Patientinnen mit einer Amplifikation im Her-2/neu-Gen wird als Musterbeispiel für den Transfer von genetischen Erkenntnissen zu einer genspezifischen Therapie angesehen. Darauf aufbauend sind heute weitere Substanzen (Antikörper und Inhibitoren) gegen die verschiedenen Mitglieder der HER-Familie in der klinischen Erprobung. Im Gegensatz zu Antikörpern sind die Inhibitoren als Monotherapie nicht sehr wirksam, scheinen jedoch ihr Potenzial in der Kombination mit anderen Substanzen gegen Rezeptoren der gleichen Familie oder in Kombination mit chemotherapeutischen Substanzen zu entwickeln.

Literatur

Arnold N, Hägele L, Walz L, Schempp W, Pfisterer J, Bauknecht T, Kiechle M (1996) Overrepresentation of 3q and 8q material and loss of 18q material are recurrent findings in advanced human ovarian cancer. Genes Chromosomes Cancer 16: 46–54

Caldes T, Perez-Segura P, Tosar A, De La Hoya M, Diaz-Rubio E (2000) Low frequency of microsatellite instability in sporadic breast cancer. Int J Oncol 16: 1235–1242

Cheng C-W, Wu P-E, Yu J-C, Huang C-S, Yue C-T, Wu C-W, Shen C-Y (2001) Mechanisms of inactivation of E-cadherin in breast carcinoma: modification of the two-hit hypothesis of tumor suppressor gene. Oncogene 20: 3814–3823

Chin K, De Solorzano CO, Knowles D et al. (2004) In situ analyses of genome instability in breast cancer. Nat Genet 36: 984–988

De Pinho RA, Polyak K (2004) Cancer chromosomes in crisis. Nat Genet 36: 932–934

Esteller M, Silva JM, Dominguez G et al. (2000) Promotor hypermethylation and BRCA1 inactivation in sporadic breast and ovarian tumors. J Natl Cancer Inst 92: 564–569

Fearon ER, Vogelstein B (1990) A genetic model for colorectal tumorigenesis. Cell 61:759–767

Feinberg AP (2001) Cancer epigenetics takes center stage. Proc Natl Acad Sci USA 98: 392–394

Forozan F, Mahlamäki EH, Monni O et al. (2000) Comparative Genomic Hybridization analysis of 38 breast cancer cell lines: A basis for interpreting complementary DNA microarray data. Cancer Res 60: 4519–4525

Graff JR, Gabrielson E, Fujii H, Baylin SB, Herman JG (2000) Methylation patterns of the E-cadherin 5′ CpG island are unstable and reflect the dynamic, heterogeneous loss of E-cadherin expression during metastatic progression. J Biol Chem 275: 2727–2732

Jain AN, Chin K, Boerresen-Dale AL, Erikstein BK, Lonning PE, Kaaresen R, Gray JW (2001) Quantitative analysis of chromosomal CGH in human breast tumors associates copy number abnormalities with p53 status and patient survival. Proc Natl Acad Sci USA 98: 7952–7957

Lin NU, Winer EP (2004). New targets for therapy in breast cancer: Small molecule tyrosine kinase inhibitors. Breast Cancer Res 6: 204–210

Loeb LA (2001) A mutator phenotype in cancer. Cancer Res 61: 3230–3239

Loveday RL, Greenman J, Simcox DL, Speirs V, Drew PJ, Monson JRT, Kerin MJ (2000) Genetic changes in breast cancer detected by comparative genomic hybridisation. Int J Cancer 86: 494–500

Miyoshi Y, Iwao K, Egawa C, Noguchi S (2001) Association of centrosomal kinase STK15/BTAK mRNA expression with chromosomal instability in human breast cancers. Int J Cancer 92: 370–373

Nathanson KL, Shugart YY, Omaruddin R, Szabo C, Goldgar D, Rebbeck TR, Weber BL (2002). CGH-targeted linkage analysis reveals a possible BRCA1 modifier locus on chromosome 5q. Hum Mol Genet 11: 1327–1332

Nowell PC (1989) The clonal nature of neoplasia. Cancer Cells 1: 29–30

Peltomaki P (2001) Deficient DNA mismatch repair: a common etiologic factor for colon cancer. Hum Mol Genet 10: 735–740

Porter D, Lahti-Domenici J, Keshaviah A et al. (2003) Molecular markers in ductal carcinoma in situ of the breast. Mol Cancer Res 1: 362–75

Rennstam K, Ahlstedt-Soini M, Baldetorp B et al. (2003) Patterns of chromosomal imbalances defines subgroups of breast cancer with distinct clinical features and prognosis. A study of 305 tumors by comparative genomic hybridisation. Cancer Res 63: 8861-8868

Rice JC, Futscher BW (2000) Transcriptional repression of BRCA1 by aberrant cytosine methylation, histone hypoacetylation and chromatin condensation of the BRCA1 promoter. Nucleic Acids Res 28: 3233–3239

Roskoski R (2004) The ErbB/HER receptor protein tyrosine kinases and cancer. Biochem Biophys Res Commun 319: 1–11

Rummukainen J, Kytola S, Karhu R, Farnebo F, Larsson C, Isola JJ (2001) Aberrations of chromosome 8 in 16 breast cancer cell lines by comparative genomic hybridisation, fluorescence in situ hybridization, and spectral karyotyping. Cancer Genet Cytogenet 126: 1–7

Russo G, Zegar C, Giordano A (2003) Advantages and limitations of microarray technology in human cancer. Oncogene 22: 6497–6507

Simon R, Nocito A, Hübscher T et al. (2001) Patterns of HER-2/neu amplification and overexpression in primary and metastatic breast cancer. J Natl Cancer Inst 93: 1141–1146

Sorlie T, Tibshirani R, Parker J et al. (2003) Repeated observation of breast tumor subtypes in independent gene expression data sets. Proc Natl Acad Sci USA 100: 8418–8423

Tanner M, Järvinen P, Isola J (2001) Amplification of HER-2/neu and Topoisomerase-IIa in primary and metastatic breast cancer. Cancer Res 61: 5345–5348

Teixeira MR, Tsarouha H, Kraggerud SM et al. (2001) Evaluation of breast cancer polyclonality by combined chromosome banding and comparative genomic hybridisation analysis. Neoplasia 3: 204–214

Tomlinson IPM (2001) Mutations in normal breast tissue and breast tumors. Breast Cancer Res 3: 299–303

Veer van't LJ, Dai H, Vijver van de MJ, He YD et al. (2002) Gene expression profiling predicts clinical outcome of breast cancer. Nature 31: 530–536

Wang ZC, Lin M, Wei LJ et al (2004) Loss of heterozygosity and its correlation with expression profiles in subclasses of invasive breast cancers. Cancer Res 64: 64–71

Weimer J, Kiechle M, Arnold N (2000) FISH-microdissection (FISH-MD) analysis of complex chromosome rearrangements. Cytogenet Cell Genet 88: 114–118

Xu X, Brodie SG, Yang X et al. (2000) Haploid loss of the tumor suppressor Smad4/Dpc4 initiates gastric polyposis and cancer in mice. Oncogene 19: 1868–1874

Teil III Diagnose, Pathologie, TNM-Stadieneinteilung, Prognostische Faktoren

Bildgebende Verfahren: Früherkennung und Diagnostik

Andrea Rieber, Hans-Jürgen Brambs, Christoph Diederichs, Rolf Kreienberg

Die Tatsache, dass Mammakarzinome mithilfe der Screeningmammographie früher diagnostiziert werden können und dadurch auch prinzipiell die Überlebensrate verbessert werden kann (erwiesenermaßen bei Patientinnen über 50 Jahre), ist allgemein akzeptiert (Andersson et al. 1988; Baker 1982; Roberts et al. 1990; Rodes et al. 1986; Rutquist et al. 1990; Tabár 2003; Tabár et al. 2003; Verbeek et al. 1984). Die Hauptziele der Mammadiagnostik sind vor allem die Früherkennung des Mammakarzinoms und die Differenzierung von gutartigen Läsionen. Bislang gilt die Mammographie (MG) als das einzige zuverlässige Screeningverfahren in diesem Bereich. Für die weitere Differenzierung von mammographisch oder klinisch suspekten Veränderungen kommen Ultraschall (US), MR-Mammographie (MRM) und transkutane Biopsie zum Einsatz. Andere Verfahren, wie Thermographie, Transillumination oder szintigraphische Verfahren, finden aufgrund ihrer mäßigen Sensitivität und Spezifität keine nennenswerte Akzeptanz (American College of Radiology [ACR] 1984; Gisvold et al. 1986; Meyer et al. 1984).

Im Folgenden soll auf den Stellenwert der etablierten diagnostischen Verfahren sowie auf den derzeitigen Forschungsstand neuer Verfahren und ihren möglichen klinischen Routineeinsatz eingegangen werden.

17.1   Mammographie

Das wichtigste bildgebende Verfahren in der Mammakarzinomdiagnostik ist die Mammographie. Vorteilhaft sind z. B.:
- die relativ geringen Kosten der Einzeluntersuchungen,
- die weite Verbreitung der Mammographiegeräte und
- die gute und rasche Verfügbarkeit dieser Methode.

> ❶ Die mammographischen Diagnostik ist unter klinischen Gesichtspunkten das einzige Verfahren, dass zuverlässig Karzinome detektieren kann, die sich ausschließlich durch suspekte Mikrokalzifikationen nachweisen lassen.

Die **Hauptaufgabe der Mammographie** ist die Erkennung symptomloser Mammakarzinome im Rahmen des Tumorscreenings. Das Screening erlaubt prinzipiell die Erkennung kleinerer Karzinome bzw. Karzinome in einem früheren klinischen Stadium. Hierdurch ist es gelungen, die Mortalität bei Patientinnen über 50 Jahren zu senken (Tabár et al. 2003). Die Untersuchung wird ferner dazu eingesetzt, die Dignität palpabler Tumore abzuklären. Weiterführende Einsatzbereiche sind, bei klinisch sicherem Karzinom, die

Feststellung der exakten Tumorgröße bzw. der Nachweis bzw. der Ausschluss von multifokalen Herden oder eines kontralateralen, asymptomatischen Zweitkarzinoms.

17.1.1   Untersuchungstechnik

Eine optimierte Technik sowie Anforderungen zur Qualitätssicherung sind in den aktuellen Leitlinien der Fachgesellschaften geregelt (Schulz u. Albert 2003). Informationen dazu sind unter http//www.drg.de zu finden.

> ❶ Standard der Untersuchung ist die Aufnahme jeder Mamma in 2 Ebenen, und zwar im **kraniokaudalen** und im **obliquen Strahlengang**. Bei den Aufnahmen ist darauf zu achten, dass der **M. pectoralis** mit abgebildet wird, um thoraxwandnahe Malignome nicht zu übersehen.

Üblicherweise werden Filmformate von 18 cm×24 cm pro Aufnahme verwandt. Bei der Bilderstellung ist ferner auf eine ausreichende Kompression zu achten. Diese führt durch die Abnahme der Brustdicke zu einer Reduktion der applizierten Dosis und verhindert eine Objektunschärfe. Die neueren Mammographiegeräte bzw. -filme sind darauf ausgelegt, bei einer möglichst geringen applizierten Dosis einen maximalen Kontrast und eine optimale Schärfe zu gewährleisten. Die **digitale Mammographie** ist in reinen Screeningprojekten mittlerweile zugelassen. Auch im klinischen Alltag setzt sich das Verfahren aufgrund seiner Vorzüge und der Tatsache, dass digitale und konventionelle Mammographie mindestens gleichwertig sind, zunehmend durch. Die wesentlichen Vorzüge der digitalen Mammographie sind:
- konstant gute Bildqualität, weniger Fehlbelichtungen,
- weniger oder keine Artefakte,
- bessere Detektion von Mikroverkalkungen,
- bessere Qualität der Vergrößerungsaufnahmen,
- gute Eignung nach Brustaugmentation,
- interaktive Filmverarbeitung,
- Möglichkeit der Telemammographie,
- Möglichkeit der computerassistierten Diagnose (CAD)

(Diekmann et al. 2002; Funke et al. 2002; Hermann et al. 2002; Obenauer et al. 2002).

Auswertung der Bilder

Zur Beurteilung der Filme hat es sich bewährt, die obliquen bzw. kraniokaudalen Aufnahmen beider Mammae nebeneinander spiegelbildlich zu betrachten. Der genaue Vergleich von linker und rechter Brustdrüse verbessert die Feststellungsmöglichkeit struktureller Asymmetrien. Empfohlen werden unterschiedliche Abdecktechniken, nämlich das horizontale und das schräge Abdecken, um mögliche Asymmetrien im Parenchym zu erkennen. Beurteilt wird zunächst die regelmäßige und symmetrische Darstellung von Cutis und Subcutis bzw. mögliche Hauteinziehungen, die auch mammographisch sichtbar sind. Anschließend wird das Parenchym auf mögliche Asymmetrien durchmustert. Eventuell vorhandene Mikrokalzifikationen werden daraufhin untersucht, ob sie gruppiert angeordnet und inwiefern sie als suspekt zu werten sind.

17.1.2 Grundlagen der mammographischen Diagnostik

Haut und Drüsenparenchym

Die Haut stellt sich mammographisch im Allgemeinen gleichmäßig dick dar, wobei sich eine harmonische Verdickung in Richtung der Mamille nachweisen lässt. Das Drüsengewebe hat bei jungen Patientinnen ein wolkiges und dichtes Aussehen, wobei es mit zunehmendem Alter an Dichte abnimmt. Das Ausmaß dieser Fettgewebsinvolution wird meist mit den Termini…

- keine,
- mäßige,
- mittelgradige,
- fortgeschrittene bzw.
- komplette

Involution des Drüsengewebes belegt, wobei die Beurteilung subjektiven Schwankungen unterliegt.

Seit kurzem setzt sich auch die **Klassifikation des ACR** durch:

- ACR1: (fast) komplette Involution, <25% Brustdrüsengewebe,
- ACR2: 25–50% Brustdrüsengewebe,
- ACR3: 50–75% Brustdrüsengewebe,
- ACR4: >75% Brustdrüsengewebe.

❗ Bei jungen Patientinnen ist eine ausreichende Beurteilbarkeit der Mammographie wegen der Dichte des Drüsenparenchyms nicht gegeben, daher ist in den meisten Fällen die Durchführung dieser Untersuchung vor dem 35. Lebensjahr nicht sinnvoll.

Mastopathie

Das Brustdrüsengewebe erfährt im Laufe der Jahre, bis es zu einer fortgeschrittenen Gewebsinvolution kommt, einen mehr oder minder ausgeprägten mastopathischen Umbau. In der Mammographie wird dieser mit den Termini

- klein-,
- mittel- bzw.
- grobfleckige

Mastopathie beschrieben, wobei es sich hier um rein deskriptive Begriffe handelt.

Differenzierung zwischen Mastitis und inflammatorischem Karzinom

Häufig ist es bei Patientinnen mit Mastitis oder inflammatorischem Karzinom aufgrund der Schmerzhaftigkeit bei Kompression nicht möglich, eine Mammographie durchzuführen. Allerdings ist diese Untersuchung neben der Biopsie das einzige diagnostische Verfahren, welches in einigen Fällen eine Mastitis von einem inflammatorischen Karzinom differenzieren kann, insbesondere in jenen Fällen, bei denen malignomtypische Mikrokalzifikationen vorliegen. Die Mastitis und das inflammatorische Karzinom weisen mammographisch eine deutliche Hautverdickung auf. Das Drüsenparenchym ist deutlich wolkig verdichtet, sodass umschriebene Herdbildungen, wie z. B. Abszesse oder nekrotische Einschmelzungen, nicht mehr detektiert werden können. Liegen **polymorphe Mikrokalzifikationen** vor, muss davon ausgegangen werden, dass es sich um ein inflammatorisches Karzinom handelt.

Zysten

Zysten stellen sich mammographisch glatt berandet dar. Sie wirken umschrieben, oval oder rund und sind meist von einer homogenen Dichte. Ferner weisen benigne Tumoren, wie auch Zysten, einen glatt berandeten Aufhellungsrand auf, den sog. **Halo.**

Fibroadenome

Fibroadenome stellen sich üblicherweise im Mammogramm den Zysten identisch dar, sodass diese beiden Strukturen mammographisch nicht zu differenzieren sind. Zum Teil sind im Randbereich grobschollige Verkalkungen erkennbar, die aufgrund der Größe immer als

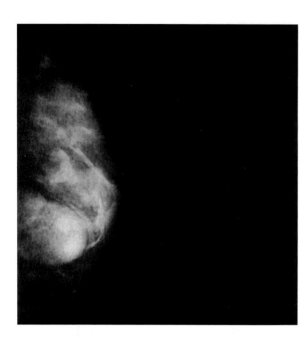

☐ **Abb. 17.1.** Mammographisches Bild eines »klassischen« Fibroadenoms: glatt abgrenzbarer Tumor mit typischem, umgebendem Aufhellungsrand (Halo)

Makrokalzifikationen zu klassifizieren sind. Differenzialdiagnostisch ist bei dem genannten Erscheinungsbild an Galaktozelen, intramammäre Lymphknoten oder aber Hämatome zu denken (☐ Abb. 17.1).

Lipome

Lipome sind im Mammogramm eindeutig zu identifizieren. Sie sind glatt berandet, lassen teilweise eine dünne Kapsel mit verminderter Strahlendurchlässigkeit erkennen und sind ansonsten vollständig strahlentransparent.

In situ-Karzinome

Die Detektion eines Carcinoma lobulare in situ (**CLIS**) ist mammographisch nur dann möglich, wenn es sich dabei um eine Verdichtung handelt, die durch eine Asymmetrie im Drüsenkörper evident wird. Die meisten CLIS entgehen jedoch der mammographischen Detektion. Ca. 65% der duktalen Karzinome in situ (**DCIS**) weisen suspekte Mikrokalzifikationen auf. Dies hat dazu geführt, dass die Inzidenz an DCIS seit Einführung der Screeningmammographie deutlich angestiegen ist.

Zwischen 1979 und 1986 ist die **Inzidenz** an DCIS bei Frauen >50 Jahren um 235% angestiegen, während die Inzidenz der invasiven Karzinome um 50% zugenommen hat (Kessler et al. 1991). Im gleichen Zeitraum ist auch die Inzidenz an DCIS bei Frauen <50 Jahren um 138% gestiegen (Kessler et al. 1991).

Durch die Möglichkeit, Mikrokalzifikationen nachzuweisen, ist die Mammographie das Verfahren, welches am zuverlässigsten ein DCIS nachweisen kann.

Karzinome

Karzinome haben ein unterschiedliches Erscheinungsbild. Sie können sich entweder als umschriebene Verdichtung, als Nest von gruppierten Mikrokalzifikationen oder als Kombination von Verdichtung und Mikrokalzifikationen darstellen. Bei einigen wenigen Karzinomen fällt lediglich eine »Architekturzerstörung« des Parenchyms auf. In diesen Fällen kann die mammographische Erkennung schwierig sein. Bei einigen Patientinnen wird das Karzinom ausschließlich durch eine Hautverdickung oder Mamilleneinziehung evident.

Umschriebene Verdichtungen

Das klassische Mammakarzinom sollte unscharf berandet sein und sog. Krebsfüßchen aufweisen, die sternförmig in das Fettgewebe einstrahlen. Diese Malignome lassen histologisch häufig einen Faseranteil erkennen, sodass sie z. T. das umgebende Drüsen- oder Fettgewebe retrahieren und zu der typischen Hauteinziehung bzw. im Drüsenparenchym zum sog. Zeltphänomen führen. Medulläre oder muzinöse Karzinome stellen sich dagegen mehr glatt und abgegrenzt dar. Typischerweise lässt sich allerdings bei diesen Veränderungen aufgrund ihres invasiven Wachstums kein Halo nachweisen. Ferner weisen Karzinome meist eine inhomogene Dichte auf.

🛇 Wichtigstes diagnostisches Kriterium des **invasiven Mammakarzinoms** ist die asymmetrische Verdichtung im Vergleich zur Gegenseite. Sie sollte Anlass zu einer weiteren diagnostischen Abklärung sein (☐ Abb. 17.2).

Mikrokalzifikationen

Ca. 80% der Mikrokalzifikationen in der Mamma sind benigner Natur. **Vor einer Biopsie** sollten diese entsprechend systematisch analysiert werden, um die Rate falsch-positiver Probenentnahmen so gering wie möglich zu halten.

Die Analyse von Kalzifikationen in der Brust beinhaltet deren…

- Lokalisation,
- Größe,
- Anzahl,
- Morphologie und
- Verteilung.

Zunächst muss bei vermeintlichen Mikrokalzifikationen eruiert werden, ob diese Veränderungen tatsächlich intramammär liegen oder aber in der Haut, da Fettdepots in der Haut kleine Verkalkungen vortäuschen können. Dieser Aspekt ist nicht so trivial wie man vielleicht glauben mag, da er im klinischen Alltag durchaus eine falschpositive Diagnose zur Folge haben kann. Die Größe dieser Veränderungen spielt eine entscheidende Rolle: Mammakarzinome weisen selten Mikrokalzifikationen auf, die größer als 1 mm sind. Die meisten derartigen Läsionen haben einen Durchmesser unter 0,5 mm.

Als **gruppierte Mikrokalzifikation** bezeichnet man eine Gruppe von 5 oder mehr Mikrokalzifikationen in 1 cm^3. Dieser definierte Schwellenwert entspricht zwar nicht unbedingt der Biologie der Mammakarzinome, hat sich aber in der Routine bewährt (Kopans 1995).

❗ Das wichtigste Element in der Analyse von Mikrokalzifikationen ist ihr morphologisches Aussehen. Hier muss unterschieden werden, ob es sich um…

- lobuläre,
- intraduktale,
- periduktale oder
- polymorphe

Mikrokalzifikationen handelt.

Benigne Mikrokalzifikationen. Lobuläre Mikrokalzifikationen nehmen ihren Ausgang von azinären Strukturen, meistens von erweiterten Drüsenläppchen. Somit ist ihr Aussehen im kraniokaudalen Strahlengang meist rundlich. Sind sie gruppiert, so fällt ein »gänseblümchen-ähnliches« Bild auf. Da Kalkmilch sedimentiert, kann es zu einem »Teetassenphänomen« kommen, wobei sich diese »Teetassen« häufiger im medio-lateralen bzw. obliquen Strahlengang nachweisen lassen, was durch die Schwerkraft zu erklären ist. Bei ausschließlicher Darstellung lobulärer Mikrokalzifikationen handelt es sich um einen benignen Prozess. Das Vollbild dieser Kalzifikationen ist bei der **sklerosierenden Adenose** zu erkennen (◰ Abb. 17.3). In ektatischen Milchgängen kann es analog zu Verkalkungen kommen, die tubuläre Formen annehmen. Hierbei handelt es sich entweder um peri- oder intraduktale Ablagerungen. Meistens sind diese Veränderungen größer als 0,5 mm und sollten deswegen mit intraduktalen malignen Läsionen nicht verwechselt werden. Üblicherweise sind sie, der Anatomie entsprechend, zur Mamille hin ausgerichtet. Die ausgeprägteste Form dieser intra- bzw. periduktalen Verkalkungen kön-

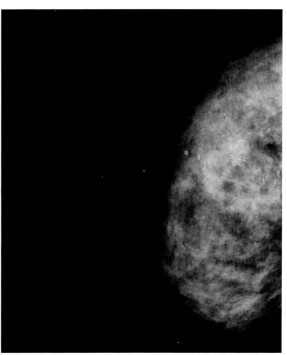

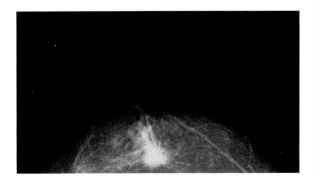

◰ Abb. 17.2. Mammakarzinom: strahlige, unscharf berandete Verdichtungsstruktur

◰ Abb. 17.3. Sklerosierende Adenose: lobuläre, rundliche Mikrokalzifikationen, z. T. halbmondförmig (»Teetassen«)

nen bei der sog. **Plasmazellmastitis** beobachtet werden (◘ Abb. 17.4). Andere Strukturen, wie eierschalenförmige Verkalkungen oder Gefäßverkalkungen, sind üblicherweise mit vorliegenden Mikrokalzifikationen nicht zu verwechseln.

Maligne Mikroverkalkungen. Maligne Mikroverkalkungen haben, wie bereits erwähnt, meistens eine Größe von weniger als 0,5 mm im Durchmesser. Sie sind insgesamt unregelmäßig konfiguriert, z. T. punktförmig oder länglich, rundlich oder vieleckig. Das Bild ähnelt dem von ausgestreuten Salzkörnchen (◘ Abb. 17.5). Meist treten sie in einer erheblichen Anzahl auf und sind unregelmäßig und dicht gruppiert. Als wichtiges Unterscheidungskriterium zu benigen, lobulären oder intraduktalen Verkalkungen kann gelten, dass sie auf keine anatomische Struktur projiziert werden können.

Postoperative Veränderungen

Die Etablierung der brusterhaltenden Therapie hat die **Rezidivdiagnostik** deutlich erschwert, da es naturgemäß einfacher ist, ein Thoraxwandrezidiv nach Ablatio zu diagnostizieren als ein Rezidiv in einer voroperierten, mehr oder minder deformierten und durch Strahlentherapie veränderten Mamma. Das Follow-up der operierten Patientinnen erfolgt üblicherweise klinisch, mammographisch und sonographisch.

Cave	

Im ersten postoperativen Jahr kann die diagnostische Beurteilbarkeit erschwert sein, da die Brust nach vorangegangener Strahlentherapie sowohl klinisch als auch mammographisch nur eingeschränkt zu bewerten ist. Durch die Deformierung kann es zu fokalen, fleckig imponierenden Dichteminderungen kommen, die ein Rezidiv vortäuschen können.

Im zweiten postoperativen Jahr treten bei 50% der Patientinnen Kalzifikationen auf, die z. T. suspekt imponieren (Isaacs et al. 1985).

Es können im Rahmen der Nachsorge unterschiedliche Probleme auftreten, zwischen denen klar differenziert werden sollte:

- Ausschluss von Resttumorgewebe nach brusterhaltender Therapie, insbesondere bei multifokalem Karzinom und fehlenden Mikrokalzifikationen;
- Rezidivnachweis bei dichter oder stark deformierter Mamma;
- erschwerte Beurteilung der Mammographie bei fehlenden Voruntersuchungen bzw. bei differenter Technik der Voruntersuchung;
- diskrepante klinische, sonographische und bzw. oder mammographische Befunde.

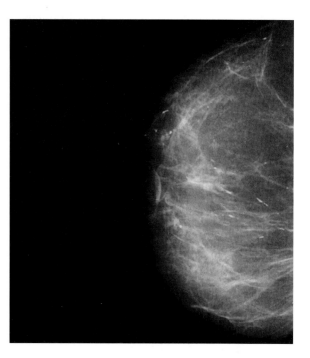

◘ **Abb. 17.4.** Peri- und intraduktale Mikro- und Makroverkalkungen, zur Mamille hin ausgerichtet, im Sinne einer Plasmazellmastitis

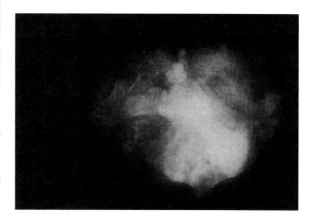

◘ **Abb. 17.5.** Präparateradiographie mit malignitätstypischen Mikrokalzifikationen (»Salz und Pfeffer«)

Bei fehlenden Mikrokalzifikationen ist es mittels Mammographie nicht möglich, zu entscheiden, ob der Tumor in toto entfernt worden ist. Die postoperativen Veränderungen maskieren jegliches Resttumorgewebe. Aus diesem Grund kann eine unmittelbar postoperative Mammographie nur in jenen Fällen indiziert sein, bei denen der **Verdacht auf eine inkomplette Resektion** der Mikrokalzifikationen besteht.

Eine **poststoperative Mammographie** wird üblicherweise 3–6 Monate nach Abschluss der Strahlentherapie empfohlen (Dershaw 1995). Radiogene Veränderungen imponieren als Hautverdickung, Verdickung der Cooper-Ligamente sowie einer erhöhten Dichte des Restdrüsenparenchyms. Diese Veränderungen sind vergleichbar denen, die bei Mastitis oder inflammatorischem Karzinom gesehen werden können. Sie sind jedoch mit zunehmendem Abstand zum Bestrahlungszeitpunkt rückläufig. Die Hautverdickung bildet sich nach 2–3 Jahren bei 46–60% der Patientinnen komplett zurück (Dershaw 1995). Treten jedoch im Verlauf neue, suspekte Mikrokalzifikationen oder eine umschriebene Verdichtungsfigur auf, so sind diese dringend auf einen Rezidivtumor verdächtig.

Schwieriger ist die **Beurteilbarkeit der Narbenregion**. Die erste Mammographie sollte hier als Ausgangsbefund gewertet werden. Jede Änderung in der Narbenkonfiguration oder -dicke sollte als suspekt angesehen werden. In den meisten Zentren wird zusätzlich eine Sonographie dieser Region durchgeführt.

Das zuverlässigste Verfahren zur Erkennung eines Narbenrezidivs ist die MR-Mammographie.

Befundbewertung

> **Definition**
>
> Die Befundbewertung sollte in 6 Stufen entsprechend der amerikanischen BIRADS-Klassifikation erfolgen (ACR 1998):
> - BIRADS I: negativ, regelmäßige Früherkennungsmammographie
> - BIRADS II: gutartig, regelmäßige Früherkennungsmammographie
> - BIRADS III: wahrscheinlich gutartig, Follow-up in 6 Monaten
> - BIARDS IV: suspekt, Biopsie
> - BIRADS V: hochsuspekt auf Malignität, Exstirpation
> - BIRADS O: zusätzliche diagnostische Verfahren

17.1.3 Sensitivität und Spezifität der Mammographie

Die **Sensitivität der Mammographie** ist relativ hoch, wobei sie bei einer kompletten Fettgewebsinvolution 100% erreicht.

> **Cave**
>
> Etwa 5–15% der Karzinome werden mammographisch nicht erkannt, wobei es schwierig bleibt, die falschnegative Rate verlässlich zu eruieren (Baker 1982; Bird et al. 1992; Samuels et al. 1992).

So wurde in einer retrospektiven Auswertung von 320 Karzinomen festgestellt, dass primär 24% der Malignome in der Mammographie übersehen worden waren (Bird et al. 1992). Die gleiche Arbeitsgruppe hatte in einer früheren Arbeit die Sensitivität der Mammographie in ihrem Kollektiv mit 85% und 90% angegeben (Bird u. Mc Lelleand 1986). Die Gründe für diese Diskrepanzen sind:
- die mangelnde Qualifizierung des Gutachters,
- die ungenügende Röntgentechnik,
- die diagnostischen Grenzen der Methode an sich (z. B. mammographisch dichter Drüsenkörper, grobfleckige Mastopathie etc.) sowie
- die Tumorbiologie (Größe und Art der Läsion).

Auch wenn die mammographische Diagnostik weiter optimiert werden kann, wird es somit immer Karzinome geben, die der Detektion entgehen.

Das noch größere Problem scheint die mäßige Spezifität der Methode zu sein. Die Screeningmammographie führt bekanntermaßen zu einer **Erhöhung der Biopsierate** von vermeintlichen Läsionen, die ausschließlich mammographisch erkannt werden. Bei ca. 2% der am Screening teilnehmenden Frauen wird die Empfehlung zur Biopsie gegeben (Hall et al. 1988; Sickles et al. 1990). In Abhängigkeit von der »Aggressivität« des Radiologen, liegt bei einem solchen Vorgehen die falsch-positive Biopsierate zwischen 9 und 65% (Choucair et al. 1988; Tabár u. Gad 1981).

Wert der Mammographie

Trotz kritischer Betrachtung der Mammographie unterstreichen neuere Publikationen den Wert der Methode. In einer Arbeit von Haffty et al. (1998) wurden die Befunde von 953 Patientinnen mit Mammakarzinom ausgewertet. Von diesen 953 Mammakarzinomen waren 205 nicht tastbar und wurden lediglich mammographisch entdeckt. Diese Karzinome hatten im Vergleich zu den bereits palpablen Tumoren eine geringere Größe, waren häufiger hormonrezeptorpositiv und benötigten seltener eine neoadjuvante Chemotherapie. Zusätzlich war die 10-Jahres-Überlebensrate mit 82% vs. 68% und einer metastasenfreien Rate von 87% vs. 75% deutlich besser. Wurde dieses Kollektiv in Altersgruppen eingeteilt, so zeigte sich, dass insbesondere Patientinnen <50 Jahren von der Mammographie profitierten. Mittlerweile gilt als erwiesen, dass durch die Screeningmammographie eine Mortalitätsreduktion erreicht werden kann. Nach Tabár et al. 2003 betrug sie im Gesamtkollektiv der 40–69-jährigen 44%, im Alter von 49–49 Jahren 32%. Bei den 133.000 Frauen im Alter von 40–49 Jahren, die sich am Screening beteiligten, lagen die Ergebnisse von 1000 Frauen mit Mammakarzinom vor. In einem Zeitraum von 20 Jahren betrug die Überlebensrate bei einer Tumorgröße von 1–9 mm 95%, bei einer Größe von 10–14 mm 90% und bei einer Größe von 15–20 mm 86%. Logischerweise profitieren ausschließlich die Frauen potenziell an der Mammographie, die de facto an einem Mammakarzinom erkranken. Bei einer Inzidenz von 0,3–0,4% in einer Screeningpopulation von 1.000 Frauen, ist es damit unter Berücksichtigung o. g. Zahlen möglich, 1 bis maximal 2 Frauen von 1.000 das Leben durch die Mammographie zu retten (Mülhäuser und Höldke 2002). Dass sich somit Tausende von Frauen gewissermaßen »nutzlos« einem Screeningverfahren unterziehen, da sie kein Mammakarzinom entwickeln, liegt im Wesen von Früherkennungsuntersuchungen.

Indikationsbereiche

Die Indikation für eine Mammographie resultiert aus dem eingangs erwähnten Bestreben, ein Mammakarzinom in einem möglichst frühen Stadium zu erfassen, um die Prognose der Patientinnen zu verbessern, bzw. im idealen Falle zu heilen.

❗ Da die Mammographie das einzige Verfahren ist, welches zuverlässig Mikrokalzifikationen nachweisen kann und die beste Sensitivität in der Detektion von In-situ-Karzinomen (vor allem DCIS, aber auch CLIS) aufweist, ist sie bislang das wichtigste und etablierteste Verfahren in der Mammadiagnostik. Dies gilt sowohl für die Tumorfrüherkennung als auch die Tumornachsorge. Alle anderen Verfahren gelten als additiv.

Eine **Kosten-Nutzen-Analyse** ist aus ethischen Gründen sicherlich problematisch. Nach Rosenquist und Lindfors (1994) beliefen sich die Kosten für ein gerettetes Lebensjahr einer Frau, die ab dem 40. Lebensjahr an der Screeningmammographie regelmäßig teilnahm, innerhalb der Größenordnung von anderen, akzeptierten Interventionen wie z. B. Koronarbypassoperationen.

Die amerikanische Krebsgesellschaft (ACS 2003) empfiehlt in ihren aktuellen Leitlinien folgendes Vorgehen:

- <40 Jahre: Regelmäßige klinische Untersuchung in mindestens 3-jährlichen Abständen
- ≥40 Jahre: Jährliche klinische Untersuchung und Mammographie
- Erhöhtes Risiko: Individuelles Früherkennungsprogramm

Die **Empfehlungen der ACS** basieren auf den Ergebnissen neuerer Studien (Carlson et al. 1999; Hunt et al. 1999; Michaelson et al. 1999). Übereinstimmend kommen alle Autoren zu dem Schluss, dass der jährlichen Früherkennungsuntersuchung der Vorzug zu geben ist. Nach Hunt et al. (1999) wiesen 0,15% der Patientinnen, die alle 2 Jahre eine Mammographie erhielten, ein Intervallkarzinom auf, während in der Gruppe der jährlich Mammographierten wie zu erwarten nur 0,07% an einem Mammakarzinom erkrankt waren. Die Karzinome der Gruppe, die alle 2 Jahre mammographiert wurde, waren mit durchschnittlich 15 mm größer (1-Jahresintervall: 11 mm), 24% hatten Lymphknotenmetastasen (1-Jahresintervall: 14%), und 29% wurden als Tumorstadium-II oder höher (1-Jahresintervall: 17%) klassifiziert. Nach Carlson et al. (1999) betrug die Größe eines DCIS in der 2-Jahresgruppe durchschnittlich 2,27 cm, beim 1-Jahresintervall durchschnittlich 1,69 cm. Nach Michaelson et al. (1999) führt ein Screeningintervall von 2 Jahren rein rechnerisch zu einer Reduktion der Fernmetastasen um 22%, bei einem Intervall von einem Jahr um 51%. Würde alle 6 Monate mammographiert, könnte die Fernmetastasenrate um 80% reduziert werden. Die letztgenannten Autoren kommen zu folgendem Schluss: »These findings suggest that more frequent screening could dramatically reduce the death rate from breast cancer«. In Deutschland wird zusätzlich häufig die Sonographie eingesetzt. Es gilt als erwiesen, dass die Sensitivität und Spezifität durch die Kombination beider Verfahren erhöht wird (Flobbe et al. 2003).

Einsatzmöglichkeiten der Mammographie

Unter Berücksichtigung der Stufe-3-Leitlinien Brust-krebsfrüherkennung in Deutschland (Schulz und Albert 2003) wird folgende Vorgehensweise empfohlen:

- **Tumorfrüherkennung:** Basismammographie zwischen dem 35. und 40. Lebensjahr jährlich, 2-jährliche Mammographien ab dem 40. Lebensjahr; eine Sonographie sollte entweder additiv zu jeder Mammographie, mindestens aber bei mammographischen Befunden der Kategorie BIRADS IV und V durchgeführt werden. Jede Patientin sollte zudem klinisch untersucht werden.
- **Hochrisikopatientinnen:** Basismammographie vor dem 35. Lebensjahr, jährliche sonographische Kontrollen, bis ausreichende Beurteilbarkeit der Mammographie gegeben ist; ggf. jährliche MR-Mammographie
- **Therapierefraktäre Mastitis in der Differenzialdiagnose des inflammatorischen Karzinoms:** der Nachweis von Mikrokalzifikationen ermöglicht die Differenzialdiagnose »inflammatorisches Karzinom«;
- **Tumornachsorge:** Gegenseite bzw. betroffene Seite nach brusterhaltender Therapie in den ersten beiden postoperativen Jahren alle 6 Monate, nach dem 2. Jahr alle 12 Monate.

Bedeutung der Selbstuntersuchung

Allen Patientinnen wird zusätzlich empfohlen, ihre Brust regelmäßig selbst abzutasten. Die Sensitivität der klinischen Untersuchung allein ist zwar mit 54% mäßig, die Spezifität ist jedoch mit 94% hoch (Barton et al. 1999). Demnach werden durch die klinische Untersuchung allein zwischen 3 und 45% der Mammakarzinome gefunden, die der Mammographie entgehen. Die Autoren stützen sich hierbei auf Daten einer Medline-Recherche zwischen 1966 und 1997. Nach Sener et al. (1999) ist der Stellenwert der klinischen Untersuchung stark von dem Alter der Patientin abhängig. Gerade bei jüngeren Frauen, bei denen der Drüsenkörper noch sehr dicht ist, ist die klinische Untersuchung sehr wichtig. In einer Population von 609 Frauen wurden bei 184 Patientinnen unter 50 Jahren 29% der Karzinome ausschließlich durch die Mammographie erkannt und 26% ausschließlich durch die klinische Untersuchung.

17.2 Ultraschall (einschließlich Doppler)

Die Ultraschalluntersuchung ist in der Mammadiagnostik ein etabliertes Verfahren, wobei es übereinstimmend als additive Untersuchung zur Mammographie gewertet wird.

❽ Exkurs Historischer Abriss

Die Mamma war eines der ersten Organe, die mit Ultraschall untersucht wurden (Wild u. Neal 1951). Erst nachdem in den 1970er Jahren hochauflösende Schallköpfe (7,5 MHz) zur Verfügung standen, fand der Ultraschall eine weitere Verbreitung in der Mammadiagnostik (Cole-Beuglet et al. 1982; Deland 1969; Jellins et al. 1971; Kelly-Fry 1980; Kobayashi et al. 1974). Da eine Karzinominduktion durch die Mammographie nicht ausgeschlossen war, wurden in den späten 1970er Jahren Bemühungen unternommen, die Sonographie als Screeningmethode einzuführen (Cole-Beuglet et al.1981; Jellins et al. 1975; Kobayashi 1979).

17.2.1 Untersuchungstechnik

Üblicherweise erfolgt die Untersuchung in Rückenlage der Patientin. Die Sonographie sollte ausschließlich an hochauflösenden Real-time-Scannern mit hervorragender Qualität durchgeführt werden. Es werden Schallköpfe mit einer Frequenz von 7–12,5 MHz eingesetzt, wobei sich die Verwendung von linearen Schallköpfen bewährt hat. Häufig empfiehlt sich der Einsatz einer Wasservorlaufstrecke. Lineare Schallköpfe haben den Vorteil, dass sie ein weiteres Nahfeld aufweisen und günstigere Sichtverhältnisse bei Biopsien aufweisen als Sektorschallköpfe.

Cave

Dem untersuchenden Arzt sollten zwingend die Mammographien vorliegen, um sich ein Gesamtbild machen zu können.

Nur so ist es möglich, unklare mammographische Befunde gezielt sonographisch zu überprüfen. Zusätzlich gehört die klinische Untersuchung zu jeder Sonographie, um eine gezielte Korrelation zwischen klinischen und sonographischen Befunden zu gewährleisten. Die Wasservorlaufstrecke hat sich vor allem zur Beurteilung oberflächlicher Läsionen bewährt.

In einigen Zentren wird eine Dopplersonographie fokaler Läsionen durchgeführt. Unterschieden werden Continuous-wave-Doppler, Duplexdoppler und Farbdoppler. Die Dopplersonographie ist derzeit nicht in der Routine etabliert (siehe ▶ Kap. 17.2.4).

17.2.2 Grundlagen der sonographischen Mammadiagnostik

Haut und Drüsenparenchym

Die Haut kommt als reflexreiches Band zur Darstellung. Das Drüsengewebe weist eine mittlere Echogenität auf. Fettgewebe stellt sich sehr echoarm dar. Im Gegensatz zur Mammographie wird die sonographische Beurteilung mit zunehmender Fettgewebsinvolution immer schwieriger. Dies macht die Sonographie zu einem hervorragenden additiven Verfahren, da insbesondere im drüsenreichen Gewebe die Sensitivität recht hoch ist. Der **M. pectoralis** stellt sich homogen und relativ echoarm dar und lässt sich glatt vom Drüsengewebe abgrenzen.

Mastopathie

Prinzipiell stellt sich das Drüsengewebe auch sonographisch klein-, mittel- oder grobfleckig verändert oder relativ homogen dar, wobei diese Termini für den Ultraschall nicht gebräuchlich sind. Für die Detektion von Tumoren ist relativ gleichmäßiges, dichtes Drüsenparenchym günstig. Je unruhiger das Drüsengewebe durch einstrahlende Reflexe vom Fettgewebe ist, desto schwieriger ist die Detektion von umschriebenen Herdbefunden.

Mastitis

Die diffuse Mastitis wird üblicherweise klinisch diagnostiziert und entsprechend behandelt. Spricht eine Mastitis nicht adäquat auf eine antibiotische Therapie an, so kann hierfür eine **Abszessbildung** die Ursache sein. Die Durchführung einer Mammographie ist häufig wegen der erheblichen Schmerzen technisch nicht möglich. Hier bietet sich der Ultraschall vor allem zur Detektion eines Abszesses an. Neben der Diagnostik des Abszesses kann gleichzeitig eine sonographisch gezielte Punktion durchgeführt bzw. eine Drainage gelegt werden.

Sonographisch fällt zunächst eine **Hautverdickung** auf. Die normale Haut stellt sich meist als 3-geschichtetes Band dar (echoreich – echoarm – echoreich). Bei einer

Mastitis ist dagegen das übliche schmale, echoarme Band durch ein Ödem deutlich verdickt und die echoreiche Grenzlamelle zum Drüsengewebe hin aufgehoben.

Das **entzündlich veränderte Drüsengewebe** weist eine mehr oder minder ausgeprägte Inhomogenität auf. Umschriebene Abszesse lassen sich meist als unscharf berandete, echolose bis echoarme Strukturen nachweisen und zeigen meist inhomogene Reflexe. Die dorsale Grenzlamelle ist weitgehend echoreich, aber deutlich irregulärer konfiguriert als bei banalen Zysten und wird z. T. von echoarmen, dorsalen Schallauslöschungen unterbrochen.

Zysten

 Die wichtigste Indikation für die Durchführung einer Mammasonographie besteht in der Differenzierung eines soliden Prozesses von einer Zyste.

Durch den Einsatz des Ultraschalls konnte die Anzahl der Biopsien, die wegen der Abklärung fraglicher zystischer Läsionen durchgeführt wurden, deutlich gesenkt werden. Die diagnostische Genauigkeit zur Detektion von Zysten wird in der Literatur mit 96–100% angegeben (Egan u. Egan 1984a, b; Hilton et al. 1986; Jellins et al. 1977; Sickles et al. 1984).

Zystenaufbau

Zysten zeigen sonographisch eine dünne Wand, sind scharf abgegrenzt, haben keine Binnenechos und weisen eine dorsale Schallverstärkung auf. Die meisten Zysten lassen sich komprimieren. Für Binnenechos sind meist proteinreiches Material, Debris, Einblutungen, eine Infektion oder Cholesterolkristalle verantwortlich (Khaleghian 1993; Stavros u. Dennis 1993). **Intrazystische Karzinome** machen ca. 0,5–2,0% aller Mammakarzinome aus. Aus diesem Grunde empfehlen einige Autoren, sonographisch sichtbare Wandverdickungen weiter abzuklären (Reuter et al. 1984). Einige Autoren empfehlen für diese Fälle den Einsatz des Farbdopplers (Delorme 1993). Der Nachweis von Fluss in einer intrazystischen Läsion soll demnach für eine solide Läsion sprechen und sollte Anlass zu einer zytologischen Abklärung sein (Delorme 1993).

 Die Ultraschalldiagnostik von Zysten ist klinisch wichtig, da bei einem sonographischen Nachweis einer unkomplizierten Zyste auf eine weitere Abklärung verzichtet werden kann.

Bei Vorliegen multipler Zysten kann durch die dorsale Schallauslöschung der einzelnen Zyste eine andere überlagert werden und der Ausschluss solider Prozesse zwischen den Zysten schwierig oder sogar unmöglich sein. In diesen Fällen bietet sich bei klinisch unklarem Befund oder familiärer Disposition **die Durchführung einer MR-Mammographie an** (siehe ▶ Kap. 17.3).

Fibroadenome

Fibroadenome stellen sich homogen echoarm dar. Sie sind glatt abgrenzbar und weisen einen posterioren echoreichen Randsaum auf. Üblicherweise lassen sich keine lateralen Schallschatten nachweisen. Problematisch kann die Beurteilbarkeit sein, wenn sich in Fibroadenomen zusätzlich grobschollige Verkalkungen finden, da es hierdurch zu entsprechenden Schallauslöschungen kommt, die die eindeutige Diagnose erschweren können (◘ Abb. 17.6).

Lipome

Lipome stellen sich als rundliche, echoarme Raumforderungen dar, wobei sie gelegentlich eine dünne Kapsel aufweisen. Die Diagnose sollte sonographisch nicht problematisch sein.

In-situ-Karzinome

Wie oben beschrieben, lässt sich das DCIS häufig durch vorhandene Mikrokalzifikationen im Mammogramm detektieren. Diese Mikrokalzifikationen sind zu klein, um eine Schallauslöschung im Ultraschall zu produzieren. Der Ultraschall weist damit eine **geringe Sensitivität** in der Detektion von In-situ-Karzinomen auf. Dies gilt sowohl für das DCIS als auch für das CLIS. Nach Literaturangaben sind nur ca. 20% der mammographisch sichtbaren Mikrokalzifikationen auch sonographisch darstellbar (Soo et al. 2002).

Invasive Karzinome

Invasive Karzinome sind typischerweise schlecht von ihrer Umgebung abgrenzbar, weisen keine kapselähnliche Struktur auf und zeigen eine dorsale Schallauslöschung, die ebenfalls irregulär erscheinen kann. Allerdings können Karzinome auch relativ glatt abgrenzbar aussehen, sodass die Differenzierung zum Fibroadenom schwierig sein kann. Ein wichtiges Unterscheidungskriterium ist, dass das bei Karzinomen typische, **dorsale, signalreiche Band**, welches bei Fibroadenomen nachweisbar ist, entweder **gar nicht oder aber irregulär durchbrochen** zur Darstellung kommt (◘ Abb. 17.7).

Postoperative Veränderungen

Nach einer Radiatio der Mamma im Rahmen der brusterhaltenden Therapie kann sonographisch ebenfalls eine **Hautverdickung** nachgewiesen werden. Ähnlich wie bei der Mastitis stellt sich insbesondere eine Verbreiterung der normalen schmalen, echoarmen Innenschicht dar. Je stärker das **Ödem**, desto echoärmer erscheint das Drüsengewebe. Narbenregionen stellen sich sonographisch deut-

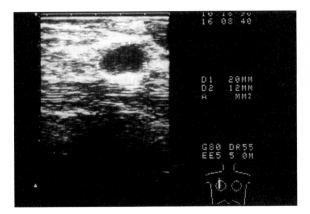

◘ **Abb. 17.6.** Sonographische Darstellung eines typischen Fibroadenoms: glatt abgrenzbarer Tumor mit posteriorem echoreichen Randsaum

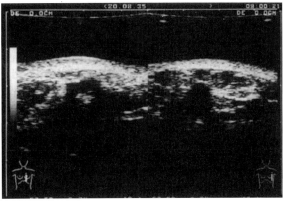

◘ **Abb. 17.7.** Sonographisches Bild eines Mammakarzinoms: unscharf begrenzter Tumor mit dorsaler Schallauslöschung

lich echoarm dar und sind üblicherweise glatt abgrenzbar. **Rezidive** ähneln meist dem Bild invasiver Karzinome, sind echoarm, unscharf berandet und können ebenfalls dorsale Schallauslöschungen aufweisen. Mithilfe des Ultraschalls ist es meist nicht möglich, zwischen Narbengranulomen und Rezidiven sicher zu differenzieren.

17.2.3 Sensitivität und Spezifität des Ultraschalls

In den USA wird der Ultraschall fast ausschließlich eingesetzt, um eine Zyste von einer soliden Raumforderung zu differenzieren, bzw. um Biopsien ultraschallgesteuert durchführen zu können (Basset et al. 1987; Jackson 1990). In Deutschland dagegen wird der Ultraschall meist additiv im Rahmen der Tumorfrüherkennung, zur Beurteilung der **asymmetrisch verdichteten Brust** und in der **Tumornachsorge** eingesetzt. Amerikanische Autoren lehnen diesen weitgefächerten Einsatz des Ultraschalls ab (Jackson 1990). Als Hauptargument gegen einen solchen routinemäßigen Einsatz des Ultraschalls werden in diesen Publikationen die zusätzlichen Kosten aufgeführt (Jackson 1990). Ferner wird darauf hingewiesen, dass der Ultraschall im Vergleich zur Mammographie eine relativ schlechte Sensitivität und Spezifität besitzt. Bei palpablen und nicht palpablen Mammakarzinomen hat die Sonographie eine **relativ hohe falsch-negative** Rate von ca. 20,7%, wobei die Zahlenangaben zwischen 0,3 und 47% schwanken (Basset et al. 1987; Cole-Beuglet et al. 1983; Croll et al. 1982; Dempsey 1988; Egan u. Egan 1984 a, b; Guiseppetti et al. 1989; Jellins et al. 1982; Kopans et al. 1985; Sickles et al. 1983, 1984). Die Zahlenangaben bezüglich der ausschließlich sonographischen Detektion von Karzinomen bei unauffälligem Tastbefund und negativer Mammographie variieren zwischen 0 und 20% (Basset et al. 1987; Cole-Beuglet et al. 1983; Croll et al. 1982; Dempsey 1988; Egan u. Egan 1984a,b; Fung u. Jackson 1990; Guiseppetti et al. 1989; Hilton et al. 1986; Jellins et al. 1977, 1982; Sickles et al. 1984; Smallwood et al. 1986; Stavros u. Dennis 1993).

Auch die **falsch-positive Rate** des Ultraschalls ist nicht unerheblich: In einer Arbeit von Kopans et al. (1985) wurden 94 Patientinnen, die einen pathologischen Ultraschallbefund bei unauffälligen Mammogrammen und unauffälliger Klinik aufwiesen, nach 3–4 Jahren erneut untersucht. Keine dieser Läsionen war retrospektiv maligne. In einer Arbeit von Sickles et al. (1984) wurden bei 587 asymptomatischen Frauen 80 (13,6%) sonographisch nachgewiesene Herdbefunde beschrieben. Auch hier fand sich kein einziges Karzinom. Fung und Jackson (1990) berichteten über die Biopsieergebnisse von 62 Läsionen, die ausschließlich sonographisch in einer mammographisch dichten Brust bei asymptomatischen Patientinnen gefunden wurden. Keine einzige der Läsionen war maligne. Aus diesen Gründen war in den USA die Praxis verlassen worden, routinemäßig im Rahmen des Mammographiescreenings eine Ultraschalluntersuchung durchzuführen. Erst in neuerer Zeit wird in den USA wieder der großzügigere Einsatz des Ultraschalls als additives Verfahren zur Mammographie diskutiert. Zonderland et al. (1999) stellten die Ergebnisse anhand von 4.811 Patientinnen vor. 338 dieser Frauen hatten ein Mammakarzinom. Die Sensitivität der Mammographie alleine betrug 83%, die Spezifität 97%. Unter Einsatz des additiven Ultraschalls konnte die Sensitivität auf 91% und die Spezifität auf 98% gesteigert werden. Diese Verbesserungen waren statistisch signifikant. Die Sensitivität konnte vor allem bei jungen Patientinnen deutlich gesteigert werden.

In Deutschland wird der Einsatz des Ultraschalls unterschiedlich gehandhabt. Einige Zentren haben sich dem amerikanischen Vorgehen angeschlossen, in anderen Zentren wird weiterhin bei Anfertigung einer Mammographie routinemäßig ein additiver Ultraschall durchgeführt. Im aktuell eingeführten, bundesweiten Screeningprogramm ist die Durchführung der Sonographie nicht routinemäßig, sondern lediglich im Rahmen der weiteren Abklärungsdiagnostik (sog. Assessment) bei mammographisch auffälligem Befund vorgesehen (Stand: 2006).

Einsatzbereiche des Farbdopplers

Eine Doppleruntersuchung wird z. Z. in Deutschland nicht routinemäßig eingesetzt. Mit dem Farbdoppler wird nicht die gesamte Mamma beurteilt, sondern es wird eine fokale Läsion gezielt untersucht. Da die meisten Mammakarzinome eine höhere Durchblutung aufgrund einer hohen Gefäßdichte und eine hohe Flussgeschwindigkeit aufweisen, gilt der Nachweis dieser beiden Parameter als Malignitätskriterium. Die von Madjar et al. (1990) und Srivastava et al. (1988) berichteten Differenzen des Dopplersignals von malignen und benignen Läsionen sind zwar statistisch signifikant, eine hinreichend sichere Dignitätsbeurteilung ist aber wegen des großen Überlappungsbereichs bislang nicht möglich. Der Wert der Methode wird vor allem dadurch eingeschränkt, dass Mammakarzinome eine sehr heterogene Gruppe von Tumoren darstellen und dass die Gefäßdichte, die Durchblutungsmenge und der periphere Widerstand von einer Vielzahl, im Einzelnen derzeit noch nicht bekannten und vorhersagbaren Faktoren abhängen. In einer Arbeit von Delorme waren die guten Dopplerergebnisse von Schönberger et al. (1988), die eine Sensitivität und Spezifität von 100% zeigten, nicht nachvollziehbar.

❗ Der klinische Wert des Farbdopplers in der Mammadiagnostik ist bislang unbewiesen, die Methodik noch nicht abschließend beurteilt.

Die Duplexsonographie kann mittels **Levovistgabe** verbessert werden (Huber et al.1998, Moon et al. 2000).

In einer Arbeit von Huber et al. (1998) wurden insgesamt 47 Patientinnen mit gutartigen und bösartigen Mammaläsionen untersucht. Nach Levovistgabe zeigten die Malignome eine deutliche Verstärkung des Farbsignals im Vergleich zu den benignen Läsionen, die statistisch signifikant war. Ähnlich wie bei der Mamma-MRT kam es vor allem zu einem frühen Enhancement bei Karzinomen, während das Enhancement bei benignen Tumoren verzögert war. Die Sensitivität bei Einschluss des ersten Parameters betrug 55%, die Spezifität 79%, die diagnostische Genauigkeit 62%. Wurde die Anflutungsgeschwindigkeit bewertet (Schwellenwert 50 Sekunden), betrug die Sensitivität 84%, die Spezifität 57%, die diagnostische Genauigkeit 76%. Die Autoren kommen ebenfalls zu dem Schluss, dass die **kontrastverstärkte Dopplersonographie** deutliche Vorteile aufweist. Sie weisen aber gleichzeitig darauf hin, dass große Überschneidungsbereiche bestehen und das Verfahren damit limitieren.

Die Autoren kommen zu dem Schluss, dass die Gabe von Ultraschallsignalverstärkern zusätzliche Differenzierungskriterien bei Mammatumoren durch verbesserte Vaskularisationsmuster zulässt.

17.2.4 Indikationsbereiche

❗ Da ein Karzinom, das mammographisch nicht detektiert wird, sonographisch nachgewiesen werden kann, ist trotz der kritischen Stimmen aus den USA der Einsatz der Sonographie bei der mammographisch dichten Brust bzw. bei Frauen mit bekannten Risikofaktoren (z. B. familiäre Belastung) bei der asymmetrischen Darstellung des Drüsengewebes sinnvoll.

Bezüglich der Dignitätsbeurteilung erlaubt die Sonographie die Erkennung unkomplizierter Zysten und eines Großteils der Fibroadenome. Wegen der relativ schlechten Sensitivität und insbesondere der fehlenden Möglichkeit, Mikrokalzifikationen zu detektieren, ist der Ultraschall jedoch als alleinige Screeningmethode nicht geeignet. Als **additives Verfahren** kann der Ultraschall beim mammographisch suspekten Bezirk Zusatzinformationen liefern. Ein solcher Herd, der in der 2. Ebene nicht dargestellt werden kann, ist mittels Ultraschall lokalisierbar. Der Einsatz der Sonographie bietet sich bei Hochrisikopatientinnen <35 Jahren an, bei denen die Mammographie aufgrund der Dichte des Drüsenparenchyms nur eingeschränkt beurteilbar ist (Feig 1989; Harper et al. 1981). Eine Basismammographie ist aber auch bei diesen Patientinnen zum Ausschluss von Mikrokalzifikationen indiziert.

Indikationsbereiche der Mammasonographie

- ▬ Die Mammasonographie ist ein additives Verfahren zur Mammographie.
- ▬ Zentrumsabhängig wird die Ultraschalluntersuchung in folgenden Bereichen eingesetzt:
  - – routinemäßig bei jeder Durchführung einer Mammographie;
  - – additiv bei mammographisch dichter Brust;
  - – additiv bei asymmetrischer Verdichtung in der Mammographie;
  - – zur Abklärung mammographisch suspekter Verdichtungen;
  - – zur Lokalisation eines Herdes, der mammographisch in der 2. Ebene nicht sicher abgrenzbar ist;
  - – zur Differenzierung zwischen Zyste und Fibroadenom;
  - – bei Hochrisikopatientinnen vor dem 35. Lebensjahr (+ Basismammographie);
  - – zur Beurteilung der Narbenregion in der Tumornachsorge.

Cave ▮

Die Abklärung von Mikrokalk stellt keine Indikation dar.

17.3 Magnetresonanzmammographie (MRM)

ℹ Exkurs historischer Abriss

Die Erstbeschreibung einer Diagnostik von malignen Mammaerkrankungen mittels Magnetresonanztomographie (MRT) geht auf Heywang et al. (1986) bzw. Kaiser u. Zeitler (1989) Mitte bis Ende der 1980er Jahre zurück.

Die MR-tomographische Diagnostik von Mammatumoren beruht auf der Beobachtung, dass die meisten **pathologischen Veränderungen der Mamma Kontrastmittel aufnehmen.** Heywang et al. (1986) beobachtete ferner, dass Karzinome im Vergleich zu benignen Veränderungen mehr Kontrastmittel aufnehmen.

Durch die Entwicklung neuer ultraschneller 2D- und 3D-Sequenzen, die es ermöglichten, die Mamma in einer Minute komplett zu untersuchen, war die Möglichkeit gegeben, das dynamische Kontrastmittelverhalten der Läsionen zu untersuchen. Kaiser (1993) beobachtete, dass invasive Karzinome im Gegensatz zu benignen Läsionen nicht nur eine hohe, sondern auch eine sehr rasche Kontrastmittelaufnahme von meist über 100% in den ersten 2 Minuten aufweisen. In einer größeren Studie berichtete Kaiser (1993) von einer Spezifität von 97,2%. Nach dieser anfänglichen Euphorie wurden allerdings diese Zahlen von anderen Autoren nie mehr erreicht. In der amerikanischen Literatur wird der MRM nach wie vor mit deutlicher Skepsis begegnet (Harms u. Flamig 1993; Weinreb u. Newstead 1994).

17.3.1 Untersuchungstechnik

Zur Untersuchung der Mamma wird die Patientin in einer sog. **Doppelmammaspule** auf dem Untersuchungstisch **auf dem Bauch gelagert** und in den MR-Tomographen eingefahren. Anschließend erfolgt zunächst die Anfertigung von sog. T2-gewichteten Spinechosequenzen. Diese Sequenzen haben die Eigenheit, dass wasserhaltige bzw. zellreiche Areale sehr signalreich, d. h. hell, zur Darstellung kommen. Die Messzeit einer solchen Sequenz beträgt zwischen 3 und 4 Minuten. Zur eigentlichen Diagnostik solider Mammaläsionen kommen T1-gewichtete, schnelle sog. Gradientenechosequenzen (GE) zur Anwendung. Die Messzeit dieser Sequenzen beträgt ca. 1 Minute/Sequenz.

Zunächst werden **Aufnahmen vor Kontrastmittelgabe** durchgeführt. Hierzu wird in Form von 2D- oder 3D-Blöcken ein Volumen untersucht, welches in Einzelbilder (Partitionen) umgerechnet wird. Üblicherweise werden, ähnlich wie im CT, axiale Einzelschnitte mit einer Schichtdicke von 4 mm angefertigt. Meist werden **32 Einzelschnitte** durchgeführt, sodass beide Mammae lückenlos erfasst werden.

Nach dieser ersten T1-gewichteten Sequenz wird das Kontrastmittel injiziert. Hierzu werden 0,1–0,15 mmol/kg Körpergewicht (Gesamtvolumen ca. 10–20 ml) eines **Gadoliniumchelats intravenös injiziert.** In der 1., 2. und 3. Minute wird nochmals je eine GE-Sequenz angefertigt. Anschließend erfolgt nach 8–10 Minuten eine letzte Sequenz. Somit besteht eine komplette MR-Mammographie mindestens aus **192 Schnittbildern** (32 Einzelbilder T2-gewichtet, 160 Einzelbilder T1-gewichtet). Zur Diagnostik müssen alle Einzelbilder dokumentiert werden. Zur Erfassung der qualitativen Kontrastmittelaufnahme werden Subtraktionsaufnahmen errechnet, wobei die Einzelbilder der nativen Sequenz von den akquirierten Bildern derselben Schichtposition 2–3 Minuten nach Kontrastmittelinjektion subtrahiert werden. Diese Subtraktionsbilder ermöglichen die schnelle visuelle Erfassung einer Kontrastmittelaufnahme im Parenchym.

Von Strukturen, die nach Kontrastmittelgabe herdförmig imponieren bzw. Areale, die den klinisch suspekten Bezirken entsprechen, wird die Signalintensitätszunahme im zeitlichen Verlauf (Mean Curve) berechnet. Wichtig ist hierbei, dass reproduzierbare Werte erfasst werden. Dieses dynamische Kontrastmittelverhalten einer Läsion gilt heute nach wie vor als wichtigstes Kriterium, um einen malignen von einem benignen Prozess zu differenzieren.

17.3.2 Grundlagen der MR-mammographischen Diagnostik

❶ Neben morphologischen Kriterien ist insbesondere die Kontrastmittelaufnahme einer Läsion im zeitlichen Verlauf wichtigstes diagnostisches Unterscheidungskriterium zwischen malignen und benignen Tumoren.

Kontrastmittelverteilung. Bei dem verwendeten Gd-Komplex handelt es sich um ein extrazelluläres Kontrastmittel, welches bereits innerhalb der ersten Minute zum größten Teil aus den Gefäßen in den Extrazellularraum reversibel diffundiert (Weinmann et al. 1994). Die sichtbare Kontrastierung entsteht somit überwiegend durch den extra- und weniger durch den intravasalen Anteil. Da Tumorgefäße eine erhöhte Gefäßwandpermeabilität besitzen, führt dies im Allgemeinen zu einer schnelleren und höheren sichtbaren Kontrastierung des Malignoms (Haran et al. 1995).

MR-Anatomie

Das **Fettgewebe** stellt sich signalgebend (weiß) in der T2-gewichteten und in der T1-gewichteten Sequenz dar. Das **Drüsengewebe** bildet sich sowohl in der T1- als auch in der T2-Gewichtung signalarm (dunkelgrau) ab. Normales Drüsengewebe reichert nicht oder nur mäßig diffus Kontrastmittel an (◘ Abb. 17.8).

Mastopathie

Mastopathische Veränderungen lassen sich weder in der T2- noch in der T1-gewichteten nativen Sequenz abgrenzen. Nach Kontrastmittelinjektion nehmen sie entweder kein oder diffus fleckförmig Kontrastmittel auf. Eine eindeutige Differenzierung zwischen den einzelnen Mastopathieformen ist nicht möglich (Sittek et al. 1996). Wenn Mastopathien Kontrastmittel aufnehmen, zeigen

sie überwiegend eine protrahierte und kontinuierliche Kontrastmittelaufnahme. Somit sind sie meistens von Fibroadenomen und invasiven Karzinomen zu differenzieren. Die größten Probleme bestehen in der Differenzierung einer mastopathischen Veränderung von einem In-situ-Karzinom.

Mastitis

Die puerperale Mastitis ist eine klinische Diagnose. Hauptprobleme bestehen in der Differenzialdiagnostik zum inflammatorischen Karzinom.

Cave ▌

Prinzipiell kann MR-mammographisch nicht zwischen einer Mastitis und einem inflammatorischen Karzinom differenziert werden, da Kriterien wie Hautverdickung und Retraktion im Drüsengewebe sowie eine diffuse oder fleckige mittelgradige bis starke Kontrastmittelaufnahme des Drüsenparenchyms bei beiden Veränderungen in gleicher Intensität angetroffen werden können.

Die MR-Mammographie kann aber zur **Verlaufskontrolle** bei einer negativen Histologie hilfreich sein, um einen möglichen falsch negativen Befund auszuschließen.

❶ Da Mastitiden unter Antibiose eine deutlich rückläufige Kontrastmittelaufnahme zeigen, liegt der Verdacht auf ein inflammatorisches Karzinom vor, falls sich die Kontrastmittelaufnahme unter Antibiose nicht zurückbildet (Rieber et al. 1997).

Zysten

Zysten stellen **keine Indikationen für die MRM** dar, da sie sonographisch gut zu erfassen sind. Unkomplizierte Zysten sind glatt abgrenzbar und stellen sich in der T2-Gewichtung stark signalgebend dar. Es lässt sich keine Kontrastmittelaufnahme nachweisen. Zeigt jedoch die Zystenwand eine Kontrastmittelaufnahme, ist diese auf das Vorliegen eines Zystenwandkarzinoms suspekt und sollte entfernt werden. Ist aufgrund ausgedehnter Zystenbildungen der Ausschluss eines Malignoms mit anderen Verfahren nicht mehr möglich, bietet die MRM aufgrund der einzelnen Schnitte eine gute Übersichtlichkeit.

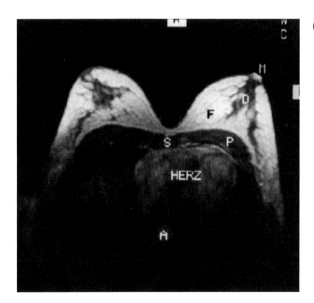

◘ **Abb. 17.8.** T1-gewichteter Einzelschnitt einer MR-Mammographie mit Darstellung der anatomischen Strukturen: Mamille, Fettgewebe, Drüsengewebe, M. pectoralis, Sternum, Herz, Aorta

Fibroadenome

Das Fibroadenom sollte sich, ähnlich wie in der Mammographie und Sonographie, glatt begrenzt darstellen. Nach Kontrastmittelgabe sollte das Fibroadenom nur mäßig zeitlich verzögert und kontinuierlich Kontrastmittel aufnehmen, ähnlich wie es bei Mastopathien beobachtet wird (◘ Abb. 17.9). Allerdings können Fibroadenome auch eine sehr starke und rasche Kontrastmittelaufnahme aufweisen, wofür das Ausmaß der Epithelhyperplasien verantwortlich zu sein scheint. Bei diesen lässt sich meist auch ein Wash-out-Phänomen nachweisen, welches für Karzinome als typisch gilt. In diesem Fall ist eine Differenzialdiagnose zum Mammakarzinom häufig nicht möglich.

> **Cave**
>
> Da die überlappende »Grauzone« relativ groß ist und im Einzelfall die histologische Klärung nicht vermieden werden kann, ist die MR-Mammographie für die Differenzialdiagnose Fibroadenom vs. Mammakarzinom«ungeeignet (Fischer et al. 1993; Gribbestad et al. 1994; Heywang-Köbrunner 1994).

In-situ-Karzinome

Die eindeutige Erkennung von In-situ-Karzinomen ist MR-mammographisch nicht möglich. Die meisten CIS

nehmen Kontrastmittel auf, meist aber ebenfalls zeitlich protrahiert, wie es für mastopathische Läsionen üblich ist. Somit ist eine Detektion nur dann möglich, wenn das übrige Drüsengewebe keinerlei Kontrastmittelaufnahme zeigt und sich eine fokale Läsion mit einer umschriebenen Kontrastmittelmehranreicherung nachweisen lässt.

> **Cave**
>
> Eine Indikation zur Durchführung einer MR-Mammographie zur Erkennung eines CIS besteht nicht (Fischer et al. 1996).

Invasive Karzinome

Invasive Karzinome, die sich ausschließlich durch mammographisch nachweisbare Mikrokalzifikationen detektieren lassen, sind MR-mammographisch häufig nicht zu erkennen. Herdbefunde, die mammographisch als Verdichtung auffallen, sind MR-tomographisch mit über 95%iger Wahrscheinlichkeit abgrenzbar. Das typische Mammakarzinom sollte in der MR-Mammographie als strahlig berandete, weichteildichte Figur nachweisbar sein, ähnlich wie in der Mammographie. Als typisches Kontrastmittelverhalten gilt eine **maximale (über 100%ige) und rasche (in den ersten 2 Minuten erfolgende) Kontrastmittelaufnahme** (◘ Abb. 17.10). Dies trifft aber nur für einen Teil der Karzinome zu. Es gibt Malignome, die kein oder nur mäßig und auch zeitlich verzögert Kontrastmittel anreichern (Dean u. Komu 1994; Fischer et al. 1993; Gilles et al. 1994; Gribbestad et al. 1994; Heywang-Köbrunner 1990). Als Ursache hierfür wird das Ausmaß der Tumorangiogenese diskutiert, das bekanntermaßen in invasiven Karzinomen sehr unterschiedlich sein kann (Haran et al. 1995).

> ❗ Die MRM ist aufgrund ihrer hohen Sensitivität in der Erkennung fokaler Kontrastmittelanreicherungen geeignet, multifokale Herde und kontralaterale Zweitkarzinome bei gesichertem Mammakarzinom zu detektieren sowie den Primärtumor bei axillären Lymphknotenmetastasen zu erkennen, auch wenn dieser Herd den anderen diagnostischen Verfahren entgeht (Fischer et al. 1994, 1999).

Die MRM eignet sich besser als alle anderen Verfahren zum **Therapiemonitoring unter neoadjuvanter Chemotherapie.** Hier erlaubt die MRM eine Aussage über das Ansprechen des Tumors auf die Therapie, eine zu-

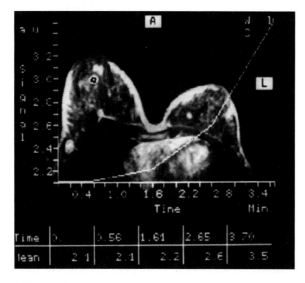

◘ Abb. 17.9. »Mean Curve« eines typischen Fibroadenoms: protrahierte Kontrastmittelaufnahme im zeitlichen Verlauf

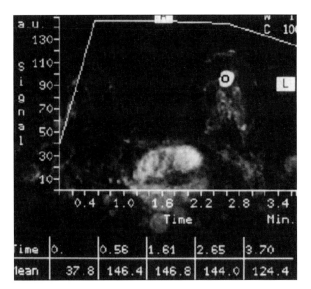

Abb. 17.10. Signal-Intensitäts-Zeitkurve eines Mammakarzinoms: rascher, Signalintensitätsanstieg, Plateaubildung sowie langsamer Signalintensitätsabfall im Sinne eines »Wash-out-Phänomens«

verlässige Beurteilung der Resttumorgröße ist aber in einigen Fällen nicht mehr möglich. Ursache hierfür scheint auch hier die Änderung der Gefäßwandpermeabiltät unter Chemotherapie zu sein, die sogar zu komplett falsch-negativen MR-Befunden führen kann (Rieber et al. 1997).

Cave

Falsch-negative MR-Befunde sind unter neoadjuvanter Chemotherapie möglich.

Postoperative Veränderungen

Tumorrezidive sind sonographisch und mammographisch meist schwierig zu diagnostizieren. Die MRM weist eine Sensitivität von 99–100% für diese Patienten auf. Das Narbengewebe weist 6 Monate postoperativ keine relevante Kontrastmittelaufnahme mehr auf, sodass es von einem kontrastmittelaufnehmenden Rezidiv unterschieden werden kann. Nach vorangegangener Bestrahlung kann nach einem Jahr bis spätestens nach 18 Monaten MR-mammographisch mit einer Wahrscheinlichkeit von ca. 90% zwischen strahlentherapiebedingten Verände-

rungen und einem Narbenrezidiv unterschieden werden (Heywang et al. 1986; Heywang-Köbrunner 1990, 1994). Dabei ist zu betonen, dass auch Silikonprothesen die MR-mammographische Diagnostik – im Gegensatz zur mammographischen oder sonographischen Diagnostik – nicht erschweren. Auch Prothesenrupturen sind mittels MRT hochsensitiv zu erfassen.

Nach **autologen Rekonstruktionen** (Latissimus-dorsi-flap oder TRAM-flap) ist die MRT ebenfalls gut für die Nachsorge geeignet. Probleme können allerdings Liponekrosen an der Kontaktstelle zwischen stationärem Gewebe und Implantat bereiten: hier sind falsch-positive Ergebnisse beschrieben worden (Rieber et al. 2003).

17.3.3   Sensitivität und Spezifität der MRM

Die Sensitivität der MRM in der Diagnostik von Mammakarzinomen ist hoch, wobei die Literaturangaben zwischen 83% und 100% variieren, die durchschnittlichen Werte betragen etwa 90% (Dean u. Komu 1994; Fischer et al. 1993; Flickinger et al. 1993; Gilles et al. 1994; Harms u. Flamig1993; Heywang-Köbrunner 1994; Hickman et al. 1994; Kaiser 1993; Öllinger et al. 1993; Tesoro-Tess et al. 1995). Die Spezifität wird durchschnittlich mit ca. 80–85% angegeben (Dean u. Komu 1994; Fischer et al. 1993; Flickinger et al. 1993; Gilles et al. 1994; Harms u. Flamig 1993; Heywang-Köbrunner 1994; Hickman et al. 1994; Kaiser u. Zeitler 1989; Öllinger et al. 1993; Tesoro-Tess et al. 1995). Es ist wichtig zu wissen, dass es mehrere **Einflussfaktoren** gibt, die die Sensitivität und insbesondere die Spezifität der Methode beeinflussen:

- die unterschiedliche Technik,
- die unterschiedliche Patientenselektion,
- die unterschiedlichen Auswertungsparameter sowie
- unterschiedliche Methoden zur Evaluation der Ergebnisse.

Des Weiteren ist jede Methode durch die Tumorbiologie limitiert.

Um eine gewisse Vergleichbarkeit der Untersuchungen zu gewährleisten, hat die **Deutsche Röntgengesellschaft** 1994 eine **Empfehlung zur Standardisierung** der Technik erarbeitet (Gerhardt 1995). Diese Empfehlungen wurden 2005 in selber Form nochmals von der Deutschen Röntgengesellschaft bestätigt und werden üblicherweise von allen Radiologen, die MR-Mammographien anfertigen, akzeptiert.

Problematik der Auswertung

Andere Faktoren, wie Patientenselektion, Auswertungsparameter und Methoden zur Evaluation der Ergebnisse sind schwieriger zu standardisieren. Inbesondere gibt es verschiedene Möglichkeiten, das Kontrastmittelverhalten der suspekten Läsion zu werten. Hier spielen die Kompetenz und berufliche Erfahrung des Untersuchers mit dem Verfahren die wichtigste Rolle (Dean u. Komu 1994; Fischer et al. 1993; Flickinger et al. 1993; Gilles et al. 1994; Gribbestad et al. 1994; Kaiser 1993; Tesoro-Tess et al. 1995). Allgemein kann hierzu gelten, dass in **Abhängigkeit vom gewählten Schwellenwert** entweder die Sensitivität oder aber die Spezifität steigen bzw. sinken wird. Bei niedrigem Schwellenwert ist mit einer hohen Sensitivität und schlechten Spezifität zu rechnen, bei einem hohen Schwellenwert von umgekehrten Verhältnissen.

Bedeutung der Tumorbiologie

Ferner ist das Verfahren durch die Tumorbiologie limitiert. Invasive Karzinome weisen eine hohe histologische Variationsbreite auf, sodass es primär sogar verwunderlich erscheint, dass invasive Karzinome in einem hohen Prozentsatz ein relativ stereotypisches dynamisches Kontrastmittelverhalten aufweisen. Die Grundlage für das dynamische Kontrastmittelverhalten der Läsionen scheint in der Tumorangiogenese begründet zu sein, wobei die Gefäßwandpermeabilität bei Malignomen meist erhöht ist (Brown et al. 1993; Folkman et al. 1971; Ney et al. 1972; Shweiki et al. 1992; Toi et al. 1995; Wellstein 1996). Da der rein extrazelluläre Gadoliniumkomplex klein ist, kann er zunächst vaskulär anfluten und später durch die Gefäßwand aufgrund der gestörten Permeabilität reversibel in das Interstitium diffundieren (Haran et al. 1995). Hierdurch lässt sich die als typisch geltende Signalzeitkurve erklären, die sich durch…

— eine rasche und hohe Kontrastierung (Neovaskularisation und gestörte Gefäßwandpermeabilität),
— Ausbildung eines Plateaus (gestörte Gefäßwandpermeabilität) und
— Wash-out-Phänomen (Rückdiffusion)

auszeichnet. Durch den unterschiedlich hohen Grad der Neovaskularisation und Gefäßwandpermeabilität der Malignome ist dieser typische Kurvenverlauf nicht in allen Fällen zu erwarten. Eine Differenzierung zwischen den histologischen Typen ist ebenfalls nicht möglich (Fischer et al. 1993; Flickinger et al. 1993; Gilles et al. 1994; Heywang-Köbrunner 1990; Weidner et al. 1992).

Durch die histologische Variabilität können auch benigne Veränderungen, insbesondere **Fibroadenome**, unterschiedliche Kurvenverläufe aufweisen. Dies führt dazu, dass ein Großteil der Fibroadenome wegen einer eher malignomtypischen Kontrastmitteldynamik **falsch-positiv als invasives Karzinom** diagnostiziert wird (Fischer et al. 1993; Heywang-Köbrunner 1990; Hickman et al. 1994).

> **Cave**
>
> Eine eindeutige Differenzierung zwischen Fibroadenom und Karzinom ist MR-tomographisch häufig nicht möglich. Damit ist einer Biopsie der MRM bei dieser Fragestellung der Vorzug zu geben.

In-situ-Karzinome weisen a) keine, b) eine unterschiedlich hohe Tumorangiogenese oder c) 2 differente Typen der Tumorangiogenese auf (Weidner et al. 1992). Dadurch ist zu erklären, warum sich auch hier kein spezifisches Kontrastmittelverhalten nachweisen lässt.

Die meisten **Mastopathien** nehmen kein Kontrastmittel auf. Wird eine Kontrastmittelaufnahme beobachtet, tendieren Mastopathien zu einem kontinuierlichen Kontrastmittelenhancement mit Maximum in den späten Aufnahmen, sodass sich eine Mastopathie relativ sicher diagnostizieren lässt.

Bekannt ist ferner, dass das normale Drüsengewebe prämenopausaler Patientinnen Zyklusschwankungen unterworfen ist. Prinzipiell scheint eine Untersuchung in dem Zeitfenster, wie es auch für die Mammographie empfohlen wird, sinnvoll, um durch die diffuse Kontrastmittelaufnahme des Drüsengewebes suspekte Läsionen nicht zu maskieren (Rieber et al. 1999).

17.3.4 Indikationsbereiche

Lässt man die relativ **hohen Kosten** für eine MRM außer Betracht (400–550 €), so hätte diese Methode sicherlich die diagnostische Potenz, einen außerordentlichen Stellenwert in der Mammadiagnostik einzunehmen. Die MRM hat als ein weiteres **additives Verfahren** zu gelten. Aber auch unter konkurrierender Betrachtung kann sie sich neben der Sonographie und der Mammographie behaupten. Die Stärke der Methode liegt zunächst in der Sensitivität, d. h. in der Detektion von fokalen Läsionen, die Kontrastmittel aufnehmen.

Indikationsbereiche der MRM

- Rezidivdiagnostik bei fraglichem klinischen, mammographischen und sonographischen Befund nach brusterhaltender Therapie;
- nach Silikonimplantaten;
- nach autologen Rekonstruktionen;
- Ausschluss oder Nachweis von multifokalen Herden und/oder Zweitkarzinomen bei fraglichem klinischen, mammographischen und sonographischen Befund und gesichertem Karzinom;
- Detektion des Primärtumors bei axillären Lymphknotenmetastasen und negativer Palpation, Sonographie und Mammographie.
- zum Tumorausschluss bei Hochrisikopatientinnen mit schwer beurteilbarer Klinik, Sonographie und Mammographie;
- therapierefraktäre Mastitis unter Antibiose und negativer Histologie zum Nachweis eines inflammatorischen Karzinoms (gezielte Punktion suspekter Bezirke).
- Therapiemonitoring unter neoadjuvanter Chemotherapie;
- präoperative Beurteilung einer Brustwandinfiltration bei thoraxwandnahem Karzinom.

Keine Indikationen sind:

- Differenzierung benigner von malignen Läsionen, da die bioptische Klärung nicht vermieden wird;
- Differenzierung einer Mastitis von einem inflammatorischen Karzinom in der Primärdiagnostik;
- Abklärung von mammographisch suspekten Mikrokalzifikationen.

Derzeitige Forschungsgegenstände sind:

- Verbesserung der diagnostischen Genauigkeit durch neue Sequenzentwicklungen;
- Entwicklung neuer MR-Kontrastmittel, die vor allem die Spezifität erhöhen sollen.

17.4 Positronenemissionstomographie (PET)

17.4.1 Grundlagen

Die PET wurde zunächst hauptsächlich zu quantitativen Messungen des Hirn- und Myokardstoffwechsels eingesetzt. In den letzten Jahren kamen zunehmend onkologische Fragestellungen hinzu.

Für die PET stehen verschiedene Radiopharmazeutika zur Verfügung, wobei im Nachweis des Tumormetabolismus derzeit am häufigsten ^{18}F-2-Fluoro-2-Desoxy-D-Glukose (FDG) eingesetzt wird (Som et al. 1980).

> Die Bildgebung beruht auf der Beobachtung, dass maligne Tumore einen erhöhten Gukosestoffwechsel aufweisen. Diese Mehranreicherung von FDG kann bildgebend dargestellt werden.

17.4.2 Untersuchungstechnik

Da die Untersuchung mittels PET auf dem Glukosestoffwechsel beruht, ist es wichtig, dass die Patienten **12 Stunden vor der Untersuchung fasten**, wobei sie nicht glukosehaltige Getränke zu sich nehmen dürfen. Zur Quantifizierung des FDG-Uptakes in einem Tumor wird der Serumglukosespiegel bei der FDG-Injektion bestimmt. Üblicherweise werden 300–500 MBq FDG intravenös in den zur erkrankten Seite kontralateralen Arm injiziert. Prinzipiell ist es möglich, die Patientinnen **in Bauchlage** zu untersuchen. Hierzu wird, ähnlich wie bei der MR-Mammographie, eine Schale verwendet, in der beide Mammae derart zu liegen kommen, dass keine Kompression bzw. Verziehung des Gewebes erfolgt. Die statische Akquisition der Ganzkörper-FDG-Verteilung (Emission) wird ca. 40 Minuten nach intravenöser Injektion des FDG begonnen. Aufgrund der Isotropie der Aquisitionsmatrix der neuen Scannergeneration werden routinemäßig Schichten ähnlicher Qualität und Ortsauflösung in 3 Ebenen berechnet. Die Schichtdicke beträgt ca. 5 mm. Für eine Ganzkörperemmission wird ca. 1 Stunde benötigt.

Ein **Vorteil der PET-Technik** ist, dass nicht nur der Primärtumor lokalisiert und bezüglich seiner Dignität beurteilt werden kann, sondern dass in der gleichen Untersuchung auch lymphogene, ossäre, pulmonale und hepatische Metastasen im Untersuchungsgebiet detektiert werden können (Fishman et al. 1996). Nach Avril et al. (1996) beträgt die Sensitivität des PET zwischen 68% und 94% bei einer Spezifität von 84–97% in Abhängigkeit von den Kriterien für die Bildinterpretation. In dieser Arbeit zeigten die Fibroadenome eine deutlich geringere Aufnahme. Allerdings gibt es bereits Berichte darüber, dass auch bei Fibroadenomen eine FDG-Mehranreicherung beobachtet werden kann. Die Autoren schließen, dass die FDG-Mehranreicherung keinesfalls malignitätsspezifisch ist (Nitzsche et al. 1993). Ferner sind ebenfalls bereits falsch negative Befunde der Methode beschrieben worden. Genannt werden hier vor allem Primärtumoren bzw. Metastasen unter 1 cm Größe bzw. eine (zeitweise) Änderung der Glykolyserate unter Chemotherapie.

Die Tatsache, dass nach Chemotherapie noch vorhandene Metastasen zum Teil keine fokale FDG-Mehranreicherung zeigen können, lenkt auf ein ungelöstes Problem: Auch wenn der MR-Mammographie ein unterschiedliches Prinzip zugrunde liegt, so ist es doch überraschend, dass auch mit dieser Methode die gleichen Erfahrungen bezüglich der schlechteren Sensitivität nach Chemotherapie bestehen (Rieber et al. 1997).

Richtigkeit der Diagnose

Die positiven Literaturergebnisse werden auch in neueren Studien bestätigt. Eine Studie von Rostom et al. (1999) umfasst 109 Patientinnen, wobei von 105 Frauen der histologische Befund vorlag. Eine korrekte Diagnose wurde bezüglich des Primärtumors bei 89,2% gestellt, wobei die falsch-positive Rate 3,2% und die falsch-negative 7,6% betrug. Bezüglich eines positiven Lymphknotenbefalls war die PET in 90,5% richtig positiv, in 9,5% falsch negativ. Bei 86 Patientinnen konnten Mammographie und PET verglichen werden. Die PET war mit 89,5% genauer als die Mammographie (72%). Bei 19 Patientinnen lagen Metastasen vor, wobei die PET alle diagnostizierte.

17.4.3 Indikationen

 Die PET wird heute bislang nur im Rahmen klinischer Studien eingesetzt und ist nicht in der Routine etabliert.

> **Cave**
>
> **Probleme bei der Diagnostik mit PET:**
> - Detektion von Tumoren unter 1 cm
> - Detektion von hochdifferenzierten Malignomen
> - Nachweis von Malignomen mit einem niedrigen Glukosestoffwechsel, z. B. aufgrund eines langsamen Wachstums
> - Falsch-negative Befunde nach vorangegangener Chemotherapie
> - Falsch-negative Befunde bei ausgedehnten Metastasen

Benigne Läsionen reichern zwar deutlich weniger Glukose an als maligne, der aber ebenfalls vorhandene Überlappungsbereich kann es aber wohl im Einzelfall unmöglich machen, eine benigne von einer malignen Läsion zu differenzieren.

Der besondere Vorteil der PET im Gegensatz zu den anderen diagnostischen Verfahren liegt offenbar in der Tatsache, dass **Lymphknotenmetastasen** besser detektiert werden können. In einer Arbeit von Adler et.al. (1997) betrug die falsch-negativ Rate bei 19 Patientinnen mit positiver Lymphknotendissektion und 35 Patientinnen mit negativer Dissektion nur 5%. Dieses Ergebniss wurde mit keiner anderen bildgebenden Methode erreicht, allerdings bei einer Spezifität von nur 63%.

17.5 Sonstige diagnostische nuklearmedizinische Verfahren

Szintigraphische Verfahren spielen bei der Mammabildgebung in der klinischen Routine keine nennenswerte Rolle und sind seit Jahren lediglich Gegenstand klinischer Forschung. Ursache hierfür ist die Tatsache, dass ihre Sensitivität und Spezifität den etablierten Verfahren unterlegen ist und für die Patientinnen nur eine zusätzliche Strahlenbelastung bedeuten, ohne das weitere diagnostische und therapeutische Procedere relevant zu beeinflussen.

Lediglich der **Sentinel-Lymphknoten-Biopsie** (▶ Kap. 23.8) gelang in den letzten Jahren der Durchbruch.

17.5.1 Thermographie

Entsprechend der unterschiedlichen Gefäßversorgung und Durchblutung der Brust resultiert eine unterschiedliche Wärmeabstrahlung, die mit der Thermographie aufgezeichnet werden kann. Temperaturdifferenzen äußern sich in Farbunterschieden. Veränderungen des Wärmebildes finden sich sowohl bei mastopathischen, d. h. gutartigen Veränderungen der Brust als auch beim Mammakarzinom.

 Da der Prozentsatz an falsch-positiven und falsch-negativen Ergebnissen relativ hoch ist, kann das Verfahren heute nicht mehr empfohlen werden, zumal Sensitivität und Spezifität deutlich geringer sind als die der Mammographie (Lochmüller et al. 1986).

17.5.2 Xeroradiographie

Elektrostatisch aufgeladene Selenplatten erfahren durch die unterschiedliche Absorption der Röntgenstrahlen in der Brust eine unterschiedliche Entladung. Dieses Ladungsbild wird durch ein ebenfalls elektrostatisch aufgeladenes Pulver, das je nach Ladung der Selenplatte verschieden stark von dieser angezogen wird, in ein sog. Pulverbild umgewandelt und in ein kunststoffbeschichtetes Papier eingeschmolzen. Die Xeroradiographie weist einen größeren Kontrast an der Grenze zwischen Geweben unterschiedlicher Absorption (z. B. Drüsengewebe und Kalk) auf. Der Nachteil ist der geringe Kontrast in gewebeähnlicher Absorption. Da wegen dieser Kontrastharmonisierung flächige, unscharfe Verschattungen, speziell solche, die malignomverdächtig sind, im Parenchym schwerer abzugrenzen sind als im Mammogramm, ist die Xeroradiographie kein Alternativerfahren zur Mammographie. Ihre Treffsicherheit ist deutlich geringer.

> ❗ Die Xeroradiographie wird mit Röntgenstrahlen durchgeführt und bedeutet damit für die Patientin eine zusätzliche Strahlenbelastung. Aus diesem Grunde kann diese Methode heute nicht mehr empfohlen werden (Lochmüller et al. 1986).

17.5.3 Transillumination

Auch die Transillumination konnte sich in der Konkurrenz zu den anderen Verfahren in der Mammadiagnostik nicht behaupten, zumal diese Technik nur eine Sensitivität von 30% aufweist (Meyer et al. 1984).

17.5.4 Computertomographie

Ähnlich wie in der MR-Mammographie konnte in früheren Arbeiten gezeigt werden, dass bei der Computertomographie (CT) der Mamma maligne Läsionen in einem hohen Prozentsatz Kontrastmittel aufnehmen (Chang et al. 1979).

> ❗ Da auch dieses Verfahren mit einer zusätzlichen Strahlenbelastung für die Patientin behaftet ist, konnte sich die Computertomographie in der Mammadiagnostik nicht durchsetzen.

17.5.5 Galaktographie

Die **einseitig sezernierende Mamma** ist eine Indikation zur Galaktographie. Nach Sondierung des sezernierenden Milchganges wird jodhaltiges Kontrastmittel instilliert und mithilfe einer Mammographie in 2 Ebenen das Milchgangsystem abgebildet. Es lassen sich zystische Veränderungen, Duktektasien, Milchgangspapillome, aber auch Milchgangsabbrüche durch ein Karzinom differenzieren.

> ❗ Die sichere Differenzierung maligner von benignen Läsionen ist galaktographisch nicht möglich. Deshalb ist derzeit die operative Abklärung die einzige Methode, um eine vorliegende Malignität auszuschließen.

Die Galaktographie hat aber den Vorteil, auch nur wenige Millimeter große Läsionen nachzuweisen, die mit allen anderen Verfahren der Detektion entgehen. Damit wird die präoperative Lokalisation auch kleinster Befunde möglich und eine Ausweitung der Operation verhindert. Da eine beidseitige Sekretion üblicherweise auf einer hormonellen Störung beruht, besteht nur dann eine Indikation zur Galaktographie, wenn im Abstrich des Mammasekrets zytologisch suspekte Zellen gefunden werden (Lochmüller et al. 1986).

17.5.6 Biopsie

> ❗ Der überwiegende Anteil der fraglichen Befunde der Mamma wird histologisch abgeklärt, da ein maligner Prozess trotz aller diagnostischen Verfahren nicht immer verlässlich ausgeschlossen werden kann.

Relativ einfach ist die Punktion palpabler Herde bzw. die Punktion von Herden unter sonographischer Kontrolle. Unter Sicht können diese Herde dann entweder freihändig oder mit speziellen Punktionsschallköpfen punktiert werden. Herde, die weder palpiert noch sonographisch nachgewiesen werden können, lassen sich gegebenenfalls mammographisch gezielt punktieren. Hierzu gibt es im Handel unterschiedliche Sterotaxieeinrichtungen. Auch eine Punktion unter MR-mammographischer Sicht ist möglich, aber technisch relativ aufwendig, da die Patientin zwischen den einzelnen Schritten von Lokalisation bis Punktion mehrfach in den Magneten ein- und ausgefahren werden muss.

Durch die Entwicklung der Vakuumstanze sind viele Arbeiten zu neuen bioptischen Verfahren Ende der 1990er

Jahre publiziert worden. Methodisch wird zwischen Punktionen zur Zytologiegewinnung mit 20 und 22-G-Nadeln, Stanzbiopsien mit 16 und 18-G-Nadeln sowie Vakuumstanzbiopsien mit Nadeln >14 G unterschieden. Für die Vakuumstanzbiopsie stehen derzeit im Wesentlichen 2 Systeme, das **Advanced Breast Biopsy Instrumentation (ABBI)** und das **Mammotome** zur Verfügung. Da das ABBI eine hohe Komplikationsrate aufweist, wird im Allgemeinen der **Vakuumstanzbiopsie** der Vorzug gegeben. Die Vakuumstanze ermöglicht die Entfernung von Herden bis zu 1 cm Durchmesser. Dadurch erhofft man sich, operative Eingriffe zur Abklärung von unklaren Läsionen zu reduzieren und die diagnostische Genauigkeit der transkutanen Biopsie zu erhöhen. Mikroverkalkungen können potenziell in toto entfernt werden, eine Operation bei histologisch benignem Befund vermieden werden.

Die Erfolgsrate wird mit 79,4–99%, die Komplikationsrate mit 2,7–16,8% (insbesonders aufgrund der hohen Anzahl an Hämatomen) angegeben (Mathews u. Williams 1999; Rebner et al. 1999). Nur bei einem relativ geringen Anteil der Malignome ist der Biopsierand tumorfrei, sodass auf eine zusätzliche Exzision bei Malignomen nicht verzichtet werden kann (Leibman et al. 1999; Liberman et al.1999c; Matthews u. Williams 1999; Rebner et al. 1999). Um tumorfreie Ränder zu ereichen, sind mehrfache Biopsien nötig. Hierdurch steigen Kosten und Dauer der Intervention. Die Kosten werden mit ca. 1000 $ angegeben, die Interventionsdauer beträgt ca. 40–60 Minuten (LaRaja et al. 1999; Diebold et al. 2003). Weitere Probleme stellen die Möglichkeit der Zellverschleppung durch die Biopsie sowie das sog. Undergrading der Läsion dar.

Gefahr der Zellverschleppung

Diaz et al. (1999) untersuchten eine Patientengruppe von 352 Fällen, bei denen entweder eine Vakuumstanzbiopsie oder eine herkömmliche Biopsie durchgeführt wurden. Eine Verschleppung von Tumorzellverbänden war bei 23% der Vakuumstanzbiopsie- und bei 37% der herkömmlichen Biopsiepistolen nachweisbar. Zudem machten die Autoren eine überraschende Beobachtung: Lagen die Biopsie und die operative Exzision der Läsion weniger als 15 Tage zurück, so konnten verschleppte Tumorzellverbände bei 42% der Patienten gesehen werden. Betrug das Intervall 15–28 Tage, so waren diese Tumorzellverbände nur noch bei 31% nachweisbar, lagen mehr als 28 Tage zwischen der Biopsie und der Operation nur noch 15%. Die Autoren kommen zu dem Schluss,

dass die **verschleppten Tumorzellverbände die räumliche Dislokation nicht überleben**. Liberman et al. (1999b) konnten in den Tumorpräparaten benigne Epithelverbände durch die Biopsie finden. Maligne Zellverbände ließen sich im Biopsiekanal nicht nachweisen.

Gefahr von Fehldiagnosen

Brem et al. (1999) untersuchten 16 Biopsiepräparate, bei denen die primäre Diagnose »atypische duktale Hyperplasie« lautete. Intraoperativ fanden sich in 4 Fällen Karzinome, wobei es sich bei zweien um DCIS handelte, bei einem um ein invasives Karzinom und bei dem vierten um ein tubuläres Karzinom. Ein ähnliches Problem wird von Won et al. (1999) geschildert: Bei 41 Läsionen war anhand einer stereotaktischen Nadelbiopsie ein DCIS diagnostiziert worden. Dabei waren die ersten 21 Läsionen mit einer 14-G-Nadel biopsiert worden. Bei den anderen 20 Läsionen war eine 11-G-Vakuumstanzbiopsie durchgeführt worden. Bei 35% der Fälle, die mit einer 14-G-Nadel biopsiert worden waren, fand sich ein invasives Karzinom. Auch bei der Vakuumstanzbiopsierate traten solche Fälle auf, allerdings waren sie deutlich seltener als mit der 14-G-Nadel. Hier fanden sich bei 15% intraoperativ invasive Karzinome. Die Autoren kommen zu dem Schluss, dass eine Unterschätzung des histologischen Tumorgrades mit der 11-G-Vakuumstanzbiopsie seltener, aber ebenfalls nicht auszuschließen ist.

Jackman et al. (1999) untersuchten eine Patientengruppe mit durch die Stanzbiopsie gewonnenen, benignen Histologien im Follow-up, um die Rate der falschnegativen Befunde zu bestimmen. Es zeigte sich eine falsch-negative Rate von 1,2% in einem Nachbeobachtungszeitraum von durchschnittlich 55 Monaten. In der Literatur wird sie mit 4% angegeben.

 Die Vakuumstanzbiopsie liefert im Vergleich zur einfachen Stanzbiopsie zuverlässigere histologische Ergebnisse. Eine Operation kann bei histologisch benignem Befund vermieden werden. In diesem Fall ist die Durchführung ein Kontrollmammographie nach 3–9 Monaten obligat.

Ein weiteres Problem der stereotaktischen Nadelbiopsie ist, dass sich in der Mammographie sichtbare Narbenzüge durch die Biopsie entwickeln, die wiederum diagnostische Probleme bereiten können. In einer Arbeit von Lee et al. (1999) traten mammographische Veränderungen bei 7% aller Fälle in einem Zeitraum von durchschnittlich

20 Monaten auf. Dies führte zu einer erneuten Biopsie bei 18 der insgesamt 21 Fälle. Hierbei ließen sich 2 Karzinome detektieren. Hieraus ließ sich eine falsch-negative Rate von 2% ermitteln.

> **Cave** ▮
>
> Auch bei vermeintlich tumorfreien Rändern eines Malignoms in der Vakuumstanze sollte unbedingt nachreseziert weden.

Qualitätssicherung der Vakuumstanzbiopsie (nach Heywang-Köbrunner et al. 2003)

Vor der Stanze:
- State-of-the-Art-MG
- Ggf. Zielaufnahme
- Vergrößerungsaufnahme
- US oder MRM

Indikationen:
- Non-palpable Verdichtungen
- Mikrokalzifikationen
- BIRADS IV und V, ggf. auch III

Weniger geeignet:
- Architekturzerstörungen (z. B. V.a. radiäre Narbe)
- Läsionen nahe der Haut

Durchführung:
- Strikte kraniokaudale und mediolaterale Aufnahme
- Zugangsweg mit Gynäkologie absprechen
- Zugangsweg dokumentieren
- Eindringtiefe der Nadel in 2. Ebene überprüfen
- ≥11-G-Nadel
- Mindestens 20 Biopsien
- Kleine Läsionen weitmöglichst entfernen
- Präparateradiogramm
- Abschluss-MG

Nach der Intervention:
- Vermerk, ob Biopsie repräsentativ oder nicht
- Procedere angeben

Nachsorge:
- MG nach 3–9 Monaten
- Datenbasis anlegen

17.6 Zusammenfassung

Die **Mammographie** ist das wichtigste Verfahren im Rahmen der Tumorfrüherkennung bzw. Tumornachsorge. Als Vorteile gelten die hohe Verbreitung der Methode und die relativ geringen Kosten. Es handelt sich dabei um das einzige Verfahren, welches Mikrokalzifikationen verlässlich detektieren kann. Damit ist die Mammographie das sensitivste Verfahren zur Detektion von DCIS.

Die **Sonographie** gilt als additives Verfahren zur Mammographie. Hiermit können Zysten von Fibroadenomen differenziert werden, ein Großteil der mammographisch auffallenden Gewebeasymmetrien evaluiert und in einem geringen Prozentsatz Mammakarzinome detektiert werden, die bei dichtem Drüsengewebe der Mammographie entgehen.

Die **MR-Mammographie** muss vor allem wegen der hohen Kosten bestimmten Problemfällen vorbehalten werden. In der Rezidivdiagnostik ist sie das Verfahren mit der besten Sensitivität. Auch hier muss die Untersuchung jedoch denjenigen Patientinnen vorbehalten bleiben, bei denen die Narbe aufgrund der anderen Untersuchungsmethoden suspekt erscheint. Gute Indikationen für die MRM sind diejenigen, bei denen man sich die hohe Sensitivität des Verfahrens zunutze machen kann. Für die Differenzierung zwischen benignen und malignen Prozessen ist die MRM wegen des Überschneidungsbereichs der Kontrastmittelaufnahme benigner bzw. maligner Läsionen nicht geeignet, da eine Biopsie letztendlich so gut wie nie verhindert werden kann.

Die **PET** wird nicht in der klinischen Routine eingesetzt, ist aber ein vielversprechendes Verfahren. Zwar ist auch hier zu erwarten, dass die Differenzierungsmöglichkeit zwischen benignen und malignen Läsionen im Einzelfall unmöglich sein wird, der Vorteil des Verfahrens liegt aber vor allen Dingen in der Detektion von Fernmetastasen bzw. Lymphknotenmetastasen. Die Sentinel-Lymphknoten-Biopsie setzt sich vor allem bei kleinen Mammakarzinomen in der klinischen Routine durch, alle anderen szintigraphischen Verfahren konnten sich im klinischen Alltag nicht etablieren.

Auch die **anderen aufgeführten Verfahren** wie Xeroradiographie, Transillumination, Thermographie und Computertomographie haben **keinen Stellenwert** in der Mammakarzinomdiagnostik.

Die **Galaktographie** ist bei einseitiger Sekretion indiziert und auch durch keines der anderen genannten Verfahren zu ersetzen.

Fazit

Für den praktizierenden Arzt stellt sich bei der Fülle der verschiedenen Verfahren häufig die Frage, welches Verfahren wann eingesetzt werden soll. Empfohlen werden die beiden wichtigsten deutschen Leitlinien:

- Leitlinie der Deutschen Röntgengesellschaft (http://www.uni-duesseldorf.de/WWW/AWMF/ll/dirado3h.htm)
- Stufe-3-Leitlinie zur Brustkrebsfrüherkennung in Deutschland (Schulz und Albert 2003)

Literatur

ACS (2003) Finding breast cancer early. CA Cancer J Clin 53:170–171

Adler LP, Faulhaber PF, Schnur KC, Al-Kasi NL, Shenk RR (1997) Axillary lymh node metastases: screening with [F-18]2-deoxy-2-fluoro-D-glucose (FDG) PET. Radiology 203(2): 223–227

American College of Radiology (1984) College policy reviews use of thermography. Am Coll Radiol Bull 40: 13–15

American College of Radiology (1998) Breast Imaging Reporting and Data System (BIRADS), 3rd edn. Reston, Virginia

Andersson I, Aspegren K, Janzon L et al. (1988) Mammographic screening and mortality from breast cancer: the Malmö mammographic screening trial. Br Med J 297: 943–948

Avril N, Dose J, Jänicke F et al. (1996) Metabolic characterization of breast tumors with positron emission tomography using F-18-fluorodeoxyglucose. J Clin Oncology 14: 1848–1857

Baker LH (1982) Breast Cancer Detection Project: five-year summary report. CA Cancer J Clin 32: 194–225

Barton MB, Harris R, Fletcher SW (1999) Does this patient have breast cancer? The screening clinical breast examination: should it be done? How? Jama 282: 1270–1280

Bassett LW, Kimme-Smith C, Sutherland LK et al. (1987) Automated and hand-held breast US: Effect on patient management. Radiology 165: 103

Bird RE, Mc Lelland R (1986) How to initiate and operate a low-cost screening mammography center. Radiology 161: 43–47

Bird RE, Wallace TW, Yankaskas BC (1992) Analysis of cancers missed at screening mammography. Radiology 184: 613–617

Brem RF, Behrndt VS, Sanow L, Gatewood OMB (1999) Atypical ductal hyperplasia: histologic underestimation of carcinoma in tissue harvested from impalpable breast lesions using 11-Gauge stereotactically guided directional vacuum-assisted biopsy. Am J Roentgenol 172: 1405–1407

Brown LF, Berse B, Jackmann RW, Tognazzi K, Manseau J, Senger DR, Dvorak HF (1993) Expression of vascular permeability factor (vascular endothelial growth factor) and its receptors in adenocarcinomas of the gatrointestinal tract. Cancer Research 53: 4727–4735

Carlson KL, Helvie MA, Roubidoux MA et al. (1999) Relationship between mammographic screening intervals and size and histology of ductal carcinoma in situ. Am J Roentgenol 172: 313–317

Chang CH, Sibala JL, Fritz SL, Dwyer SJ (1979) Specific value of computed tomographic breast scanner (CT/M) in diagnosis of breast disease. Radiology 132: 647–652

Choucair R, Holcomb M, Matthews R et al. (1988) Biopsy of non-palpable breast lesions. Am J Surg 156: 453–456

Cole-Beuglet C, Goldberg BB, Kurtz AB, Patchefsky AS, Shaber GS, Rubin CS (1981) Ultrasound mammography: a comparison with radiographic mammography. Radiology 139: 693–698

Cole-Beuglet C, Goldberg BB, Kurtz AB, Patchefsky AS, Shaber GS, Rubin CS (1982) Clinical experience with a prototype real-time dedicated breast scanner. Am J Roentgenol 139: 905–911

Cole-Beuglet C, Soriano RZ, Kurtz AB et al. (1983) Ultrasound analysis of 104 primary breast carcinomas classified according to histopathologic type. Radiology 147: 191–196

Croll J, Kotevich J, Tabrett M (1982) The diagnosis of benign disease and the exclusion of malignancy in patients with breast symptoms. Semin US 3: 38

Dean KI, Komu M (1994) Breast tumor imaging with ultra low field. MRI. Magn Res Imaging 12: 395–401

Deland FH (1969) A modified technique of ultrasonography for the detection and differential diagnosis of breast lesions. Am J Roentgenol 105: 446–452

Delorme S (1993) Dopplersonographie des Mammakarzinoms. Radiologe 33: 287–290

Dempsey PJ (1988) The importance of resolution in the clinical application of breast sonography. Ultrasound Med Biol 14 (Suppl 1): 43

Dershaw DD (1995) Evaluation of the breast undergoing lumpectomy and radiation therapy. Radiol Clin North Am 33: 1147–1160

Diaz LK, Wiley EL, Venta LA (1999) Are malignant cells displaced by large-gauge needle core biopsy of the breast? Am J Roentgenol 173: 1303–1313

Diebold T, Jacobi V, Krapfl E et al. (2003) Wertigkeit der stereotaktischen 11 G-Vakuumbiopsie zur Abklärung von Befunden der Kategorie BI-RADS™ IV in der Mammographie. RöFo 175: 489–494

Diekmann S, Diekmann F, Hauschild M, Hamm B (2002) Digitale Vollfeldmammographie nach Brustaugmentation. Radiologe 42: 275–279

Egan RL, Egan KL (1984a) Automated water-path full-breast sonography: Correlation with histology in 176 solid lesions. Am J Roentgenol 143: 499–507

Egan RL, Egan KL (1984b) Detection of breast carcinoma: Comparison of automated water-path whole-breast sonography, mammography, and physical examination. Am J Roentgenol 143: 493–497

Feig SA (1989) The role of ultrasound in a breast imaging center. Semin Ultrasound CT MR 10: 90–105

Fischer U, Kopkas L, Grabbe E (1999) Breast Carcinoma: Effect of preoperative contrast-enhanced MR Imaging on the therapeutic approach. Radiology 213: 881–888

Fischer U, von Heyden D, Vosshenrich R, Vieweg I, Grabbe E (1993) Signalverhalten maligner und benigner Läsionen in der dynamischen 2D-MRT der Mamma. Fortschr Röntgenstr 158: 287–292

Fischer U, Vosshenrich R, Probst A, Burchhardt H, Grabbe E (1994) Präoperative MR-Mammographie bei bekanntem Mammakarzinom. Sinnvolle Mehrinformation oder sinnloser Mehraufwand? Fortschr Röntgenstr 161: 300–306

Fischer U, Westerhof JP, Brinck U, Korabiowska M, Schauer A, Grabbe F (1996) Das duktale In-situ-Karzinom in der dynamischen MR-Mammographie bei 1,5 T. Fortschr Röntgenstr 164: 290–294

Fishman AJ (1996) Positron emission tomography in the clinical evaluation of metastatic cancer. J Clin Oncology 14:691–696

Flickinger FW, Allison JD, Sherry RM, Wright JC (1993) Differentiation of benign from malignant breast masses by time-intensity evaluation of contrast enhanced MRI. Magn Res Imaging 11: 617–620

Flobbe K, Bosch AM, Kessels AG, Beets GL, Nelemans PJ, Meyenfeldt MF von, van-Engelshoven JM (2003) The additional diagnostic value of ultrasonography in the diagnosis of breast cancer. Arch Intern Med 163:1194–1199

Folkman L, Meerler E, Abernathy C (1971) Isolation of a tumor factor responsible for angiogenesis. J Exp Med 33: 275–288

Fung HM, Jackson FI (1990) Clinically and mammographically occult breast lesions demonstrated by ultrasound. J R Soc Med 83: 696–698

Funke M, Obenauer S, Hermann K-P, Fischer U, Grabbe E (2002) Softcopy- versus Hardcopybefundung in der digitalen Mammographie. Radiologe 42: 265–269

Gerhardt P (1995) Empfehlungen des Ausschusses Magnetresonanztomographie für Qualitätsanforderungen der MRT der Mamma. Jahresbericht der Deutschen Röntgengesellschaft 43: 59–61

Gilles R, Guinebretière JM, Lucidarme O (1994) Nonpalpable breast tumors: diagnosis with contrast-enhanced subtraction dynamic MR imaging. Radiology 191:6 25–631

Gisvold JJ, Brown LR, Swee RG (1986) Comparison of mammography and transillumination light scanning in the detection of breast lesions. Am J Roentgenol 147: 191–194

Giuseppetti GM, Rizzatto G, Gozzi G et al. (1989) Ruolo dell'ectomografia nella diagnosi del carcinoma infraclinico della mammella. Radiol Med 78: 339–342

Gribbestad IS, Nilsen G, Fjosne HE, Kvinnsland S, Haugen OA, Rinck PA (1994) Comparative signal intensity measurements in dynamic gadolinium-enhanced MR mammography. J Magn Reson Imaging 4: 477–480

Haffty BG, Lee C, Philpotts L, Horvath L, Ward B, McKhann C, Tocino I (1998) Prognostic significance of mammographic detection in a cohort of conservatively treated breast cancer patients. Cancer J Sci Am 4: 35–40

Hall FM, Storella JM, Silverstone DZ, Wyshak G (1988) Nonpalpable breast lesions: recommendations for biopsy based on suspicion of carcinoma at mammography. Radiology 167: 353–358

Haran EF, Margalit R, Grobgeld D, Degani H (1995) Angiogenesis in breast cancer visualized by dynamic contrast enhanced MRI and histochemistry. Syllabus SMR Washington, Workshop in breast MR

Harms SE, Flamig DP (1993) MR imaging of the breast. J Magn Reson Imaging 3: 277–283

Harper AP, Kelly-Fry E, Noe S (1981) Ultrasound breast imaging – the method of choice for examining the young patient. Ultrasound Med Biol 7: 231–237

Hermann K-P, Obenauer S, Funke M, Grabbe EH (2002) Magnification mammography: a comparison of full-field digital mammography and screen-film mammography for the detection of simulated smallmasses and microcalcifications. Eur Radiol 12:2188–2191

Heywang SH, Hahn D, Schmidt H, Krischke I, Eiermann W, Bassermann R, Lissner J (1986) MR imaging of the breast using Gd-DTPA. J Comput Assist Tomogr 10: 199–204

Heywang-Köbrunner SH (1990) Contrast enhanced MRI of the breast. HD Med Information. Berlin: Schering

Heywang-Köbrunner SH (1994) Contrast-enhanced magnetic resonance imaging of the breast. Invest Radiol 29: 94–104

Heywang-Köbrunner SH, Schreer I, Decker T, Böcker W (2003) Interdisciplinary consensus on the use and technique of vacuum assisted stereotactic breast biopsy. Eur J Radiol 47: 232–236

Hickman PF, Moore NR, Shepstone BJ (1994) The indeterminate breast mass: assessment using contrast enhanced magnetic resonance imaging. Br J Radiol 67: 14–20

Hilton SVW, Leopold GR, Olson LK et al. (1986) Real-time breast sonography: Application in 300 consecutive patients. Am J Roentgenol 147: 479

Huber S, Helbich T, Kettenbach J, Dock W, Zuna I, Delorme S (1998) Effects of a microbubble contrast agent on breast tumors: computer-assisted quantitative assessment with color coppler US – early experience. Radiology 208: 485–489

Hunt KA, Rosen EL, Sickles EA (1999) Outcome analysis for women undergoing annual versus biennial screening mammography: a review of 24,211 examinations. Am J Roentgenol 173: 285–289

Isaacs GI, Rozner L, Fox JW (1985) Breast lumps after reduction mammography. Ann Plast Surg 15: 394–399

Jackman RJ, Nowels KW, Rodriguez-Soto J, Marzoni FA Jr, Finkelstein SI, Shepard MJ (1999) Stereotactic, automated, large-core needle biopsy of nonpalpable breast lesions: false-negative and histologic underestimation rates after long-term follow up. Radiology 210: 799–805

Jackson VP (1990) The role of US in breast imaging. Radiology 177: 305–311

Jellins J, Kossoff G, Buddee FW, Reeve TS (1971) Ultrasonic visualization of the breast. Med J Aust 1: 305–307

Jellins J, Kossoff G, Reeve TS (1977) Detection and classification of liquid-filled masses in the breast by gray scale echography. Radiology 125: 205–212

Jellins J., Kossoff G, Reeve TS, Barraclough BH (1975) Ultrasonic grey scale visualization of breast disease. Ultrasound Med Biol 1: 393–404

Jellins J, Reeve TS, Croll J et al. (1982) Results of breast echographic examinations in Syndey, Australia, 1972–1979. Semin US 3: 58

Kaiser (1993) MR-Mammographie. Radiologe 33: 292–298

Kaiser WA, Zeitler E (1989) MR-imaging of the breast: fast imaging sequences with and without Gd-DTPA. Preliminary observations. Radiology 170: 681–686

Kelly-Fry E (1980) Breast imaging. In: Sabbagha RE (Ed) Diagnostic ultrasound applied to obstetrics and gynecology. Harper & Row, New York, pp 327–350

Kessler LG, Feur EJ, Brown ML (1991) Projection of the breast cancer burden to US women: 1990–2000. Prev Med 20: 170–181

Khaleghian R (1993) Breast cysts: Pitfalls in sonographic diagnosis. Australasian Radiol 37: 192–194

Kobayashi T (1979) Diagnostic ultrasound in breast cancer: analysis of retrotumorous echo patterns correlated with sonic attenuation by cancerous connective tissue. JCU 7: 471–479

Kobayashi T, Kobayashi T, Taktani O, Hattori N, Kimura K (1974) Differential diagnosis of breast tumors: the sensitivity graded method of ultrasonography. Cancer 33: 940–951

Kopans DB (1995) Mammography screening and the controversy concerning women aged 40 to 49. Radiol Clin North Am 33: 1273–1290

Kopans DB, Meyer JE, Lindfors KK (1985) Whole-breast US imaging: Four-year follow-up. Radiology 157: 505–507

LaRaja RD, Saber AA, Sickles A (1999) Early experience in the use of the advanced breast biopsy instrumentation: a report of one hundred twenty-seven patients. Surgery 125: 380–384

Lee CH, Philpotts LE, Horvath LJ, Tocino I (1999) Follow-up of breast lesions diagnosed as benign with stereotactic core-needle biopsy: frequency of mammographic change and false negative rate. Radiology 212: 189–194

Leibman AJ, Frager D, Choi P (1999) Experience with breast biopsies using the advanced breast biopsy instrumentation system. Am J Roentgenol 172: 1409–1412

Liberman L, Vulo M, Dershaw DD et al. (1999b) Epithelial displacement after stereotactic 11-Gauge directional vacuum-assisted breast biopsy. Am J Roentgenol 172: 677–681

Liberman L, Zakowski MF, Avery S et al. (1999c) Complete percutaneous excision of infiltrating carcinoma at stereotactic breast biopsy: how can tumor size be assessed? Am J Roentgenol 173: 1315–1322

Lochmüller H, Baumgärtner M, Kessler M (1986) Radiologische Methoden in Gynäkologie und Geburtshilfe. In: Lissner J (Hrsg): Radiologie II. Ferdinand Enke Verlag, Stuttgart, S 451–472

Madjar H, Münch S, Sauerbrei W, Bauer M, Schillinger H (1990) Differenzierte Mammadiagnostik durch CW-Doppler-Ultraschall. Radiologie 30: 193–197

Matthews BD, Williams GB (1999) Initial experience with the advanced breast biopsy instrumentation system. Am J Surg 177: 97–101

Meyer JE, Kopans DB, Stomper PC (1984) Occult breast abnormalities: Percutaneous preoperative needle localization. Radiology 150: 335–340

Michaelson JS, Halpern E, Kopans DB (1999) Breast cancer: computer simulation method for estimating optimal intervals for screening. Radiology 212: 551–560

Moon WK, Im JG, Noh DY et al. (2000) Nonpalpable breast lesions: evaluation with power Doppler US and a microbubble contrast agent – initial experience. Radiology 217: 240–246

Mühlhauser I, Höldke B (2002) Information zum Mammographiescreening – vom Trugschluss zur Ent-Täuschung. Der Radiologe 4(42): 299–304

Ney FG, Feist JN, Altemus LR (1972) Characteristic angiographic criteria of malignancy. Radiology 104: 567–570

Nitzsche EU, Hoh CK, Dalbohm M, Glaspy A, Phelps ME, Moser EA (1993) Ganzkörper-Positronen-Emissions-Tomographie beim Mammakarzinom. Fortschr Röntgenstr 158: 293–298

Obenauer S, Luftner-Nagel S, Heyden D von, Munzel U, Baum F, Grabbe E (2002) Screen film vs full-field digital mammography: image quality, detectability and characterization of lesions. Eur Radiol 12: 1697–1702

Öllinger H, Heins S, Sander B, Schönegg W, Flesch U, Meissner R, Felix R (1993) Gd-DTPA enhanced MRI of the breast: the most sensitive method for detecting multicentric carcino- mas in female breast? Eur Radiol 3: 223–226

Rebner M, Chesbrough R, Gregory N (1999) Initial experience with the advanced breast biopsy instrumentation device. Am J Roentgenol 173: 221–226

Reuter K, D'Orsi CJ, Reale F (1984) Intracystic carcinoma of the breast: Role of ultrasonography. Radiology 153: 233–234

Rieber A, Nüssle K, Merkle E, Kreienberg R, Tomczak R, Brambs H-J (1999) MR-Mammography: Influence of menstrual cycle on the dynamic contrast enhancement of fibrocystic disease. Eur Radiol 9: 1107–1112

Rieber A, Tomczak R, Mergo P, Wenzel V, Zeitler H, Brambs H-J (1997) Magnetic resonance mammography in the differential diagnosis of mastitis versus inflammatory carcinoma. J Comput Assist Tomog 21: 128–132

Rieber A, Tomczak R, Rosenthal H, Görich J, Kreienberg R, Brambs H-J (1997) Magnetic resonance imaging of the breast: changes in sensitivity during neoadjuvant chemotherapy. Br J Radiol 70: 452–458

Rieber A, Schramm K, Helms G et al. (2003) Breast-conserving surgery and autogenous tissue reconstruction in patients with breast cancer: efficacy of MRI of the breast in the detection of recurrent disease. Eur Radiol 13: 780–787

Roberts MM, Alexander FE, Anderson TJ et al. (1990) Edinburgh trial of screening for breast cancer: mortality at seven years. Lancet 335: 241–246

Rodes N, Lopez M, Pearson D (1986) The impact of breast cancer screening on survival: a 5- to 10-year follow-up study. Cancer 57: 581–585

Rosenquist CJ, Lindfors KK (1994) Screening mammography in women aged 40–40 years: analysis of costeffectiveness. Radiology 191: 647–650

Rostom AY, Powe J, Kandil A et al. (1999) Positon emission tomography in breast cancer: a clincopathological correlation of results. Br J Radiol 72: 1064–1068

Rutquist LE, Miller AB, Andersson I, Hakama M, Hakulinen T, Sigfusson BT, Tabár L (1990) Reduced breast cancer mortality with mammography screening: an assessment of currently available data. Int J Cancer 5: 76–84

Samuels JR, Haffty BG, Lee CH, Fischer DB (1992) Breast conservation therapy in patients with mammographically undetected breast cancer. Radiology 185: 425–427

Schönberger SG, Sutherland CM, Robinson AE (1988) Breast neoplasms: duplex sonographic imaging as an adjunct in diagnosis. Radiology 168: 665–668

Schulz K-D, Albert U-S (2003) Stufe-3-Leitlinie Brustkrebs-Früherkennung in Deutschland. Zuckschwerdt, München Wien New York

Seidman H, Gelb SK, Silverberg E, La Verda N, Lubera J (1987) A survival experience in the breast cancer detection demonstration project. CA Cancer J Clin 37: 258–290

Sener SF, Winchester DJ, Winchester DP et al. (1999) Spectrum of mammographically detected breast cancers. Am Surg Aug 65: 731–735

Shweiki D, Itin A, Soffer D, Keshet E (1992) Vascular endothelial growth factor induced by hypoxia may mediate hypoxia-initiated angiogenesis. Nature 359: 843–845

Sickles EA, Filly RA, Callen PW (1983) Breast cancer detection with sonography and mammography: Comparison using state-of-the-art equipment. Am J Roentenol 140: 843–845

Sickles EA, Filly RA, Callen PW (1984) Benign breast lesions: Ultrasound detection and diagnosis. Radiology 151: 467–470

Sickles EA, Ominsky SH, Solitto RA, Galvin HB, Monticciolo DL (1990) Medical audit of a rapid-throughput mammography screening practice: methodology and results of 27.114 examinations. Radiology 175: 323–327

Sittek H, Kessler M, Heuck AF et al. (1996) Dynamische MR-Mammographie: Zur Differenzierung unterschiedlicher Formen der Mastopathie geeignet? Fortschr Röntgenstr 165: 59–63

Smallwood JA, Guyer P, Dewbury K et al. (1986) The accuracy of ultrasound in the diagnosis of breast disease. Ann R Coll Surg Engl 68: 19–22

Som P, Atkins HL, Bandoypadhyay D et al. (1980) A fluorinated glucose analog, 2-fluoro-2-deoxy-D glucose (F-18): nontoxic tracere for rapid tumor detection. J Nucl Med 21: 670–675

Soo MS, Baker JA, Rosen EL, Vo TT (2002) Sonographically guided biopsy of suspicious microcalcifications of the breast: a pilot study. Am J Roentgenol 178: 1007–1015

Srivastava A, Webster DJT, Woodcock JP, Shrotria S, Mansel RE, Hughes LE (1988) Role of Doppler ultrasound flowmetry in the diagnosis of breast lumps. Br J Surg 75: 851–853

Stavros AT, Dennis MA (1993) The ultrasound of breast pathology. In: Parker SH, Jobe WE (Eds) Percutaneous Breast Biopsy. New York: Raven: 111

Tabár L (2003) Mammographic screening: key conclusions supporting screening. The Breast J 9:S7–S10

Tabár L, Gad A (1981) Screening for breast cancer: the Swedish trial. Radiology 138: 219–222

Tabár L, Yen M, Vitak B, Chen HAT, Smith RA, Duffy SW (2003) Mammography service screening and mortality in breast cancer patients: 20-year follow-up before and after introduction of screening. The Lancet 361: 1405–1410

Tesoro-Tess JD, Amoruso A, Rovini D et al. (1995) Microcalcifications in clinically normal breast: the value of high field, surface coil, Gd-DTPA-enhanced MRI. Eur Radiol 5: 417–422

Toi M, Inada K, Suzuki H, Tominaga T (1995) Tumor angiogenesis in breast cancer: is importance as a prognostic indicator and the association with vascular endothelial growth factor expression. Breast Cancer Res Treat. 36: 193–204

Verbeek ALM, Hendricks JHCL, Holland R, Mravunac M, Sturmans F, Day NE (1984) Reduction of breast cancer mortality through mass screening with modern mammography: first results of the Nijmegen project, 1975–1981. Lancet 1: 1222–1224

Weidner N, Folkman J, Pozza F et al. (1992) Tumor angiogenesis: a new significant and independent prognostic indicator in early-stage breast carcinoma. J Natl Cancer Inst 84: 1875–1887

Weinmann HJ, Laniado M, Mützel W (1994) Pharmakokinetics of Gd-DTPA/Dimeglumine after intravenous injection into healthy volunteers. Physiol Chem Phys 16: 67–83

Weinreb JC, Newstead G (1994) Controversies in breast MRI. Magn Reson Q10: 67–83

Wellstein A (1996) Control of angiogenesis. In: Harris JR, Lippman ME, Morrow M, Hellman S: Diseases of the breast. Philadelphia, Lippincott-Raven,New York, pp 293–298

Wild JJ, Neal D (1951) The use of high frequency ultrasonic waves for detecting changes of texture in the living tissue. Lancet 1: 655–657

Won B, Reynolds HE, Lazaridis CL, Jackson VP (1999) Stereotactic biopsy of ductal carcinoma in situ of the breast using an 11-Gauge vacuum-assisted device: persistent underestimation of disease. Am J Roentgenol 173: 227–229

Zonderland HM, Coerkamp EG, Hermans J, van de Vijer MJ, van Voorthuisen Ad E (1999) Diagnosis of breast cancer: contribution of US as an adjunct to mammography. Radiology 213: 413–422

Früherkennung von Mammakarzinomen

Ute-Susann Albert, Klaus-Dieter Schulz

18.1   Versorgungsprobleme bei Brustkrebs

Die Brustkrebserkrankung ist kein einheitliches Krankheitsbild. Tumorbiologisch handelt es sich um eine Gruppe sehr heterogener Malignome. Die definitiven Erkrankungsursachen sind nicht bekannt. Erkrankungsrisiken sind familiäre Belastung, endogene und exogene hormonelle Faktoren, reproduktives Verhalten, Lebensstil und Ernährungsgewohnheiten. Herausragendes **Erkrankungsrisiko** ist jedoch das **Lebensalter** (Peto 2001; Rosen et al. 1989; Engel et al. 2001; Engel et al. 2000a). Die Erkrankungshäufigkeit steigt mit zunehmendem Lebensalter kontinuierlich an. Das mittlere Erkrankungsalter liegt in Deutschland bei 63 Jahren. Populationsbezogene Feldstudien in 5 Regionen Deutschlands zeigen, dass im Durchschnitt 79% (74,8–82,9%) der brustkrebserkrankten Frauen jenseits des 50. Lebensjahres diagnostiziert werden (Engel et al. 2002). Die prognostisch günstigsten Stadien der Erkrankung, d. h. Stadium 0 (nicht invasiver Brustkrebs) und Stadium I (Brustkrebs auf die Brustdrüse beschränkt bei einer Tumorgröße bis 2 cm Durchmesser) werden durchschnittlich in 40,8% (35,5%–44,9%) der Fälle diagnostiziert (Engel et al. 2002). Im Vergleich hierzu erfolgte in den Vereinigten Staaten bereits 1993 die Primärdiagnose in 55,2% der Brustkrebsfälle in diesen frühen Stadien (National Cancer Institute 2000). Diese Differenz ist sehr wahrscheinlich das Ergebnis unterschiedlich wirksamer Früherkennungsprogramme in beiden Ländern.

18.2   Umfassendes Brustkrebs-Früherkennungsprogramm

! In Deutschland besteht ein vorrangiger Bedarf für ein altersgruppenspezifisches, fachübergreifendes, qualitätsgesichertes, flächendeckendes und sektorübergreifendes Brustkrebs-Früherkennungsprogramm.

Nach derzeitigen Erkenntnissen ist eine deutliche Mortalitätssenkung um mindestens 30% nach 10 Jahren zu erwarten (Engel et al. 2000a; Hölzel et al. 2002; Michaelson et al. 2003a,b; Blanks et al. 2000). Zusätzlich dürfte die rechtzeitige Diagnose von Brustkrebsvorstufen auch eine Verminderung der Erkrankungshäufigkeit bewirken (Cady u. Michaelsen 2001; Banks et al. 2002). Das mögliche Ausmaß einer Inzidenzreduktion ist wissenschaftlich bisher nicht untersucht (Cady u. Michaelsen 2001; Peto et al. 2000), wird aber mit 10% durch die American Society of Clincal Oncology (ASCO) prospektiv veranschlagt.

Nicht tastbare, d. h. nur apparativ zu diagnostizierende, invasive Läsionen (Durchmesser <10 mm) haben eine 18-Jahres-Überlebensrate von über 92% (Rosen et al. 1989). Sie sind meist auf den Entstehungsort begrenzt. Eine Ausbreitung in die regionären Lymphknoten ist in der überwiegenden Zahl der Fälle noch nicht gegeben (Carter 1998). Eine Heilung von In-situ-Befunden und Frühstadien ist durch relativ wenig belastende Therapieverfahren, wie sie heute durch die **brusterhaltende Therapie** und die **Sentinel-Lymphknoten-Biopsie** gegeben sind, möglich (Stanton et al. 2001; Veronesi et al. 2003). Damit kann eine durch die Brustkrebserkrankung ausgelöste Lebensqualitätseinschränkung betroffener Frauen auf ein Minimum reduziert werden (Albert et al. 2006; Engel et al. 2003).

Ziel der Brustkrebsfrüherkennung ist…

- die Senkung der Sterblichkeit,
- die Erhöhung der Heilungschancen,
- der Erhalt und die Wiederherstellung der Lebensqualität betroffener Frauen.

Die Gestaltung eines Früherkennungsprogrammes muss qualitätsgesichert und ergebnisorientiert sein. Die Lebensqualität bedarf in diesem Zusammenhang einer besonderen Berücksichtigung (Kerr et al. 2003; Schulz et al. 2004). Früherkennungsuntersuchungen sind zweifelsfrei mit psychischen Belastungen verbunden (Kerr et al. 2003). Dies ist um so mehr zu beachten, als es sich bei Frauen, die Früherkennungsuntersuchungen wahrnehmen, um primär gesunde Personen handelt, bei denen glücklicherweise nur im Einzelfall eine weiter zu diagnostizierende bzw. zu behandelnde Brustveränderung im Sinne eines Malignoms vorliegt (Schulz u. Albert 2001).

Die psychischen Probleme betreffen dabei:

- die Angst vor Entdeckung eines Karzinoms,
- die Furcht vor einer Strahlenbelastung durch die Röntgenuntersuchungen,
- die Angst vor unnötigen operativen Interventionen bei falsch-positivem Befund
- sowie die Befürchtung, dass abklärungsbedürftige Befunde übersehen werden.

Sachkompetente Informationen über diagnostische Möglichkeiten und deren Risiken dienen dem Abbau bestehender Ängste, erhöhen die Motivation zur Auseinandersetzung mit Themen der individuellen Gesunderhaltung und stellen gleichzeitig eine individuelle Entscheidungshilfe dar, Angebote zur Krebsfrüherkennung wahrzunehmen. Somit bedarf es der sachkompetenten und verständlichen Information für Frauen (Leitlinie Fraueninformation) sowie einer gezielten Öffentlichkeitsarbeit, die die Frauen befähigt, sich für oder gegen die Durchführung einer Brustkrebsfrüherkennungsuntersuchung auszusprechen (Hölzel et al. 2002; Schulz u. Albert 2001).

Methodisches **Kernelement eines nationalen Früherkennungsprogramms** ist jetzt und in absehbarer Zukunft die **Mammographie**, d. h. die Röntgenuntersuchung der Brust. Langjährige Erfahrungen anderer Länder zeigen jedoch, dass die alleinige Mammographie die Möglichkeiten einer optimierten Früherkennung und Diagnostik nicht hinreichend nutzt (▶ Kap. 17). Die Mammographie muss daher in eine **qualitätsgesicherte Diagnosekette** eingebettet sein, bestehend aus Anamnese, Risikoberatung, Anleitung zur Selbstuntersuchung, ärztliche Tastuntersuchung, im Einzelfall notwendige apparative Zusatzuntersuchungen (Sonographie, Kernspintomographie) , interventionelle Gewebsgewinnung, offene Biopsie und pathohistologische Befundung. Diese Diagnosekette ist qualitativ hochwertig nur multidisziplinär und sektorübergreifend in einem Gesamtkonzept zu gewährleisten (WHO 2002; Albert u. Schulz 2003). Eine Ergebnisorientierung der Qualitätssicherung ist unumgänglich. Hierfür ist die flächendeckende Einrichtung von Krebsregistern nach internationalem Standard unerlässlich.

Cave

Die apparativ und personell qualitätsgesicherte Screeningmammographie im Sinne einer Röntgenreihenuntersuchung ohne unmittelbare ärztliche Begleitung ist ein wirksamer Einstieg in die Problematik, stellt aber keine langfristige bzw. endgültige Lösung dar (Peto et al. 2000; Nyström 2000; Perry et al. 2001, Palmieri 2000; Shen 2001, Perry 2001; Advisory Committee on Cancer Prevention 2000; Engel et al. 1999; Duffy et al. 2002).

18.3 S3-Leitlinie Mammakarzinom als Basis für neue Versorgungskonzepte

Nach international anerkannter Definition sind Leitlinien systematisch entwickelte Empfehlungen, die Ärzte und Patienten bei der gemeinsamen Entscheidung über Maßnahmen in der Krankenversorgung unter spezifi-

schen klinischen Umständen unterstützen. Prävention, Früherkennung, Diagnose, Therapie, Rehabilitation und Nachsorge von Brustkrebserkrankungen erfordern eine komplexe Betreuung, die nicht mehr nur von einer ärztlichen Berufsgruppe oder Fachdisziplin allein zu leisten ist (Banks et al. 2002). Berufsverbände, 32 medizinische Fachgesellschaften sowie Frauen- und Patientinnenorganisationen haben an der Entwicklung der Stufe-3-Leitlinie zur Brustkrebsfrüherkennung in Deutschland mitgewirkt (▶ Kap. 2). Sie ist die erste Leitlinie, die evidenzbasiert, medizinisch-inhaltlich, qualitätsgesichert, ergebnisorientiert und patientenbezogen eine Diagnose- bzw. Versorgungskette beschreibt und Regelungsempfehlungen für eine umfassende fach- und sektorübergreifende Versorgung ausspricht (Schulz et al. 2001, Albert et al. 2003b). Die Mammographie ist dabei integriert in eine Diagnosekette, bestehend aus Risikoberatung, Selbstuntersuchung, ärztlichem Tastbefund, apparativer Diagnostik, interventioneller Zusatzdiagnostik, operativer Abklärung und pathomorphologischer Befundung (Albert u. Schulz 2003; Albert et al. 2003b).

❶ Die Stufe-3-Leitlinie wurde im August 2003 in der Langfassung publiziert (Schulz u. Albert 2003) und ist über die Internetseiten der Deutschen Gesellschaft für Senologie (DGS) unter http://www.senologie.org, und der Arbeitsgemeinschaft Medizinisch Wissenschaftlicher Fachgesellschaften (AWMF) unter http://www.leitlinien. de einzusehen (Schulz et al. 2003). Die englische Kurzversion erschien im Journal of Cancer Research and Clinical Oncology 2004 und ist über die Internetseiten der AWMF http://www.awmf.de und der Guideline International Network (GIN) http://www.g-i-n.net zugänglich (Albert et al. 2004).

Die Leitlinie basiert auf 20 Konsensusempfehlungen und ist Grundlage für den klinischen Entscheidungsbaum (◘ Abb. 18.1) (Schulz u. Albert 2003). Dieser Algorithmus führt zu einem von 3 vorab definierten Ergebnissen und zu entsprechenden Handlungsempfehlungen:

1) Unauffälliger Befund: die weitere kontinuierliche Teilnahme an Früherkennungsmaßnahmen im Rahmen des altersspezifischen Vorgehens wird empfohlen.
2) Unklare oder suspekte Befundkonstellation: die Diagnostik wird im Rahmen einer individuellen, befundadaptierten Strategie fortgeführt.
3) Pathohistologische Diagnose »Mammakarzinom«: (präinvasive oder invasive): Einleitung einer adäquaten onkologischen Behandlung.

◘ Tab. 18.1. Zusammenfassung und Einteilung der Leitlinienempfehlungen

Leitlinie	Level	Grad
Neue tumorbiologische Kenntnisse und aktuelle therapeutische Entwicklungen lassen innerhalb der nächsten Jahre keine grundlegende Reduktion der Brustkrebssterblichkeit erwarten.	II	A
Nur ein qualitätsgesichertes, fachübergreifendes Brustkrebs-Früherkennungsprogramm verspricht eine deutliche Reduktion.	II	B
Mit Beginn des gesetzlichen Krebs-Früherkennungsprogramms soll ab dem 20. Lebensjahr ein Anamnese- und Aufklärungsgespräch über Risikofaktoren angeboten werden (§ 25 Abs. 2 SGB V).	k. A.	A
Qualitätsgesicherte Brustkrebs-Früherkennungsuntersuchungen sind, unabhängig von verschiedenen Erkrankungsrisiken, für jede Frau nützlich, deren Alter eine höhere Erkrankungsrate erwarten lässt.	II	B
Bei Vorliegen von Risikofaktoren muss eine individuelle Früherkennungsstrategie besprochen und empfohlen werden. Für BRCA1/BRCA2-Mutationsträgerinnen werden Früherkennungsstrategien derzeit in Studien angeboten.	II	B
Die Selbstuntersuchung der Brust trägt wesentlich zur individuellen Motivation und Bewusstseinsförderung für präventive Maßnahmen bei. Die regelmäßige, sachgerechte Selbstuntersuchung begünstigt die Entdeckung von Karzinomen. Auch wenn die Wirksamkeit der Selbstuntersuchung nicht überschätzt werden darf, muss die Selbstuntersuchung der Brust Bestandteil eines Früherkennungsprogramms sein und bleiben. Sie kann nicht früh genug erlernt und begonnen werden, soll jedoch ab dem 30. Lebensjahr regelmäßig erfolgen. Frauen sollten über die Wirkung, Vor- und Nachteile der Maßnahme in einem Früherkennungsprogramm informiert und aufgeklärt werden.	II	C
Die ärztliche palpatorische und inspektorische Untersuchung von Brustdrüse und regionären Lymphabflussgebieten muss Bestandteil jedes Früherkennungsprogramms sein. Sie soll zumindest ab dem 30. Lebensjahr lebenslang in regelmäßigen Abständen durchgeführt werden. Studienergebnisse zeigen, dass gerade ab dem 40. Lebensjahr durch die ärztliche palpatorische und inspektorische Untersuchung der Brustdrüse und der Lymphabflussgebiete in Kombination mit der Mammographie die Brustkrebsfrüherkennung wirksamer zu gestalten ist.	II	B
Der individuelle Nutzen der Mammographie überwiegt ab dem 40. Lebensjahr die sich aus der Strahlenexposition ergebenden Risiken. Das Optimum des Verhältnisses aus Nutzen und Risiko liegt zwischen dem 50. und 70. Lebensjahr.	II	B
Die Mammographie ist z. Z. die einzige für die Erkennung von Brustkrebsvorstufen oder frühen Tumorstadien allgemein als wirksam anerkannte Methode.	I	A
Prospektiv randomisierte Studien zeigen, dass mit der Einführung einer Screeningmammographie als Röntgenreihenuntersuchung eine altersabhängige Brustkrebssterblichkeitsreduktion um 20–40% möglich ist. Aufgrund der randomisierten Studien ist eine Wirksamkeit der Früherkennungsmammographie für Frauen zwischen dem 50. und 70. Lebensjahr, neuerdings auch zwischen dem 40. und 50. Lebensjahr, belegt, aber auch nach dem 70. Lebensjahr anzunehmen. Für ein Brustkrebsfrüherkennungsprogramm sollen z. Z. folgende Vorgaben berücksichtigt werden: Die Durchführung einer mammographischen Untersuchung ohne Vorliegen von Symptomen erfolgt auf jeden Fall zwischen dem 50. und 70. Lebensjahr, da für diese Altersgruppe der größte Benefit beschrieben wird, in 2 Ebenen in Kombination mit einer ärztlich-klinischen Untersuchung, in Untersuchungsintervallen von längstens 24 Monaten sowie unter Sicherung der technischen und der Befundungsqualität.	I	B
Die Sonographie ist eine Zusatzuntersuchung für die Abklärung unklarer Befunde. Als alleinige Methode ist sie für die Früherkennung ungeeignet.	III	B
Der Wert der MRT ist im Rahmen von prospektiv randomisierten Studien nicht evaluiert.	III	B

18

◘ Tab. 18.1. *Fortsetzung*

Leitlinie	Level	Grad
Die Wirkungen endogener und exogener Hormone sind bei Durchführung und Befundung diagnostischer Maßnahmen zu berücksichtigen.	II	B
Früherkennungsuntersuchungen können zu einer psychischen Belastung führen. Diesem Umstand ist dringend durch eine sorgfältige Aufklärung Rechnung zu tragen.	II	B
Das Intervall zwischen Erstbefundung und notwendigen apparativen sowie invasiven diagnostischen Zusatzmaßnahmen muss auf ein zeitliches Minimum reduziert werden.	III	B
Die Leitlinie Fraueninformation ist Bestandteil der S3-Leitlinie Brustkrebsfrüherkennung und ein Instrument der Implementierung.	k. A	k. A.
Die Leitlinie Fraueninformation gibt als Empfehlung den Korridor an, in dem die Erstellung qualifizierter und sachkompetenter Informationsmaterialien und ihre Bewertung, unabhängig vom präsentierenden Medium, erfolgen soll.	k. A.	k. A.
Gesundheitsergebnis und Lebensqualität müssen erfasst und bewertet werden.	k. A.	k. A.
Implementierung gelingt nicht durch Richtlinien sondern nur durch wissenschaftlich fundierte Veränderungsstrategie.	k. A.	k. A.
Nur solche klinischen Messgrößen sollten zur Beurteilung der Qualität der Versorgung bei der Brustkrebsfrüherkennung zum Einsatz kommen, die den anerkannten Qualitätsforderungen genügen, die im Konsenspapier der Bundesärztekammer (BÄK), Kassenärztlichen Bundesvereinigung (KBV) und AWMF niedergelegt sind.	k. A.	k. A.
Qualitätssicherung: Brustkrebsfrüherkennung ist eine fachübergreifende Aufgabe. Es muss ein qualitätsgesicherter interdisziplinärer Verbund aus klinischer Untersuchung, apparativer Diagnostik, operativer Abklärung, pathomorphologischer Beurteilung und medizinischer Dokumentation bestehen. Qualitätssicherung in der Mammographie: Der technischen Qualitätssicherung werden die Europäischen Leitlinien zugrunde gelegt. Spezielle Aus- und Fortbildung des medizinisch-technischen sowie Weiter- und Fortbildung des ärztlichen Personals (Stufenkonzept) muss sichergestellt sein. Bei der mindestens selektiv notwendigen Doppelbefundung (BIRADS III-V) ist die Zweitbefundung durch einen zertifizierten Experten durchzuführen. Die sorgfältige Befunddokumentation und Befundevaluation muss gewährleistet sein.	IV	B
Die histologische Diagnostik unklarer Befunde erfolgt durch Stanzbiopsie, Vakuumbiopsie oder offene Biopsie. Perkutane Interventionen müssen nach den Qualitätsempfehlungen durchgeführt werden. Die Punktionsrichtung ist so zu wählen und zu dokumentieren, dass der Stichkanal bei typischer Schnittführung durch die nachfolgende Operation exzidiert werden kann.	II	B
Die operative Qualitätssicherung bei der Entnahme mammographisch entdeckter Läsionen erfolgt in Anlehnung an die Leitlinien der europäischen Kommission. Vor einer offenen Biopsie kann bereits durch interventionelle Techniken eine histologische Vorabklärung erfolgen. Grundsätzlich ist die präoperative Markierung des nicht tastbaren, mammographisch nachgewiesenen Befundes erforderlich. Die Sicherung der korrekten Gewebeentnahme erfolgt durch Präparatradiographie, ggf. ergänzt durch Präparatsonographie. Die Schnittführung muss an die Befundlokalisation angepasst werden (keine Gewebetunnelung). Bei intraoperativ nicht tastbaren Gewebeveränderungen keine Schnellschnittuntersuchung.	IV	B
Die Qualitätssicherung der pathohistologischen Befundung erfolgt entsprechend den Leitlinien der europäischen Kommission. Pathologische Referenzzentren sind zur zentralisierten Befunddokumentation und ggf. Zertifizierung einzurichten. In schwierigen Fällen ist eine Doppelbefundung durch ein Expertenpanel vorzusehen.	II	B

k. A. = keine Angaben

Diagnosekette: Klinischer Algorithmus Brustkrebs-Früherkennung

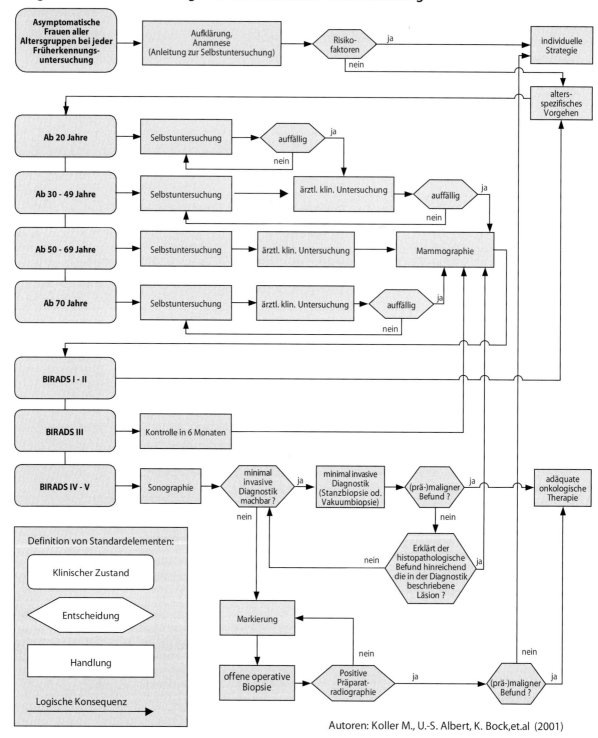

Autoren: Koller M., U.-S. Albert, K. Bock,et.al (2001)

◨ **Abb. 18.1.** Diagnosekette: Klinischer Algorithmus Brustkrebsfrüherkennung

S3-Leitlinien müssen Möglichkeiten und Notwendigkeiten der Qualitätssicherung beschreiben (Schulz u. Albert 2003). In diesem Fall zählt hierzu die apparative Diagnostik durch Mammographie und Sonographie sowie die interventionellen Abklärungstechniken, das operative Vorgehen und die pathomorphologische Beurteilung entsprechender Gewebsanalysen. Zur Qualitätssicherung gehört auch die gleichzeitige Formulierung einer Laien-Leitlinie, um über transparente Informationen die Beteiligung der Frauen am medizinischen Entscheidungsprozess zu unterstützen. Die integrierte Leitlinie »Fraueninformation« hilft, das Recht auf eine informierte Selbstbestimmung zu gewährleisten (Albert et al. 2003a).

> **Qualitätskriterien der Leitlinie »Frauen-information« (nach Albert et al. 2003a)**
>
> 1. Ziele der Information definieren und auf die Zielgruppe abstimmen
> 2. Ansprache der Frau als Person in einem spezifischen sozialen Umfeld
> 3. Seriöse, richtige und angemessene Darstellung der evidenzgeprüften Information
> 4. Verständliche Sprache
> 5. Bereitstellung und Zugänglichkeit der Informationen für Frauen
> 6. Praktische Informationen und Hilfen
> 7. Nachweis der Erkenntnisquellen mit Datumsangaben
> 8. Angaben zu Verfassern und finanzielle Abhängigkeiten
> 9. Qualitätsbewertung der Information durch Test- und Zertifizierungsverfahren, wie z. B. DISCERN, HON, MedCertain, Afgis e. V.

18.4 Implementierung der S3-Leitlinie Brustkrebsfrüherkennung in Deutschland

Implementierung bezeichnet die Umsetzung der Leitlinieninhalte für die Routineanwendung im ärztlichen Alltag (Selbmann u. Kopp 2005). Hierfür bedarf es der konkreten Festlegung von Strukturen und Abläufen in Klinik und Praxis natürlich unter Berücksichtigung von Rahmenbedingungen und Regeln (Kopp et al. 2002b) und möglichst unter optimaler Nutzung bereits vorhandener Ressourcen.

Gesetzliche Regelungen und Richtlinien haben einen bestimmenden Einfluss auf die Anwendbarkeit von Leitlinien im ärztlichen Alltag (Kopp et al. 2002a; Albert u. Schulz 2002). Die Begriffe »Leitlinie« und »Richtlinie« sind keine Synonyme. Sie unterscheiden sich in ihrer Zielsetzung deutlich (◘ Abb. 18.2) (Albert u. Schulz 2002). Insbesondere die **Richtlinien**, die vom **Gemeinsamen Bundesausschusses (GBA)** verabschiedet werden und die Finanzierung von ärztlichen Leistungen regeln, haben einen starken, steuernden Einfluss auf die Versorgung und schließlich auch forensische Konsequenzen für das ärztliche Handeln (Wienke 2003).

Für die Anwendung der S3-Leitlinie Brustkrebsfrüherkennung in Deutschland hat die veränderte Richtlinie zur Krebsfrüherkennung von Krankheiten und die Richtlinie zum Mammographiescreening mit Bezug zur Änderung der Röntgenverordnung vom 1. Januar 2004 (siehe ◘ Tab. 18.2) einen besonders gravierenden Einfluß (Hahn u. Gumprecht 2002; Bundesärztekammer 2002; Rehabilitationsrichtlinie 2004; Vereinbarung zur Strahlendiagnostik und Therapie 2004).

Im ambulanten Sektor hat die aktualisierte Krebsfrüherkennungsrichtlinie eine duale Strukturänderung herbeigeführt. Die Diagnosekette muss **2 parallelen Ent-**

◘ **Tab. 18.2.** Krebsfrüherkennungsrichtlinien für Frauen (nach Redaktionsbüro Gesundheit, BMGSS, http://www.die-gesundheitsreform.de, Übersicht vom 24.2.2005)

≥20 Jahre	Genitaluntersuchung	jährlich
≥30 Jahre	Brust- und Hautuntersuchung	jährlich
≥40 Jahre	Mammographiescreening (Strukturen erforderlich)	alle 2 Jahre
≥50 Jahre	Dickdarm- und Rektumuntersuchung	jährlich
≥55 Jahre	Darmspiegelung oder	alle 10 Jahre
	Test auf verborgenes Blut im Stuhl	alle 2 Jahre

LEITLINIE		RICHTLINIE
Charakter: empfehlend		Charakter: zwingend
Leitlinienkonzept der AWMF/ÄZQ		Gesetzlich verankerte Verordnungen und Verträge

- Evidenz-basierter, medizinischer Kenntnisstand (EbM) - Algorithmus (Logik der Problemlösung) - Entscheidungsanalyse - Outcome-Analyse - Konsensusverfahren - Qualitätssicherung Inhalt: Diagnosekette Brustkrebs-Früherkennung in Deutschland	- Krebsfrüherkennungs-Richtlinie (SGB V) - Röntgenverordnung (RöV) - EU-Vorgaben - DIN Normen - GKV-Modernisierungsgesetz - Bundesmantelverträge (BMV-Ä), (BMV-Ä/EKV)

◻ Abb. 18.2. Leitlinie und Richtlinien

scheidungswegen folgen, die entweder eine präventive oder kurative Ausrichtung haben kann. Frauen, bei denen während der jährlichen Krebsfrüherkennungsuntersuchung klinisch ein unklarer Befund entdeckt wird, bedürfen einer weiteren apparativen Abklärung durch eine sog. **kurative Mammographie.** Anders stellt sich die Situation für symptomlose Frauen im Alter von 50 bis 69 Jahren im Rahmen einer angestrebten Früherkennung dar. Sie sind zusätzlich in ein Einladungssystem integriert, das sie einer Röntgenreihenuntersuchung, d. h. einem Mammographiescreening, zuführt. Wird eine operative Abklärungsdiagnostik notwendig, oder wird die Diagnose Brustkrebs bestätigt (◻ Abb. 18.3), folgen beide wieder einer gemeinsamen Sequenz.

Die S3-Leitlinie macht deutlich, dass Implementierung nicht durch Richtlinien sondern nur durch wissenschaftlich fundierte Veränderungsstrategie gelingt.

Für die Implementierung von Leitlinien in den medizinischen Alltag tragen somit die »Anwender« selbst eine hohe Verantwortung, ihr Verhalten entsprechend auszurichten (Field u. Lohr 1992). Neben Ärztinnen und Ärzten der an der Früherkennung beteiligten medizinischen Fachrichtungen sind dies auch die an einer Brustkrebsfrüherkennung interessierten und primär symptomlosen Frauen (Gross et al. 2001; Grol u. Grimshaw 2003). Damit eine möglichst rasche Umsetzung erfolgt, müssen nicht nur die evidenzbasierten, medizinischen Inhalte der Leitlinie bekannt sein, sondern es bedarf zusätzlich unterstützender aktiver Maßnahmen, um ein Handeln danach zu ermöglichen.

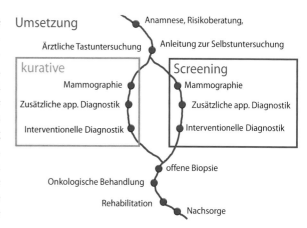

◻ Abb. 18.3. Die Diagnosekette in der leitlinienkonformen Umsetzung. Duale Strukturen als Folge von Richtlinien

Zu den eingesetzten Veränderungsstrategien zählen: a) die Adaptation der strukturellen und personellen Vorgaben an die medizinischen Inhalte der Leitlinie b) die Etablierung von Diagnose- und Behandlungspfaden in Klinil und Praxis, c) die Entwicklung von geeigneten Dokumentationssystemen (klinische Krebsregister), d) die Einrichtung von Schulungs- und Fortbildungsangeboten, e) die Mitgestaltung von Öffentlichkeitskampagnen, f) die aktive Beteiligung an Qualitätszirkeln und Tumorkonferenzen (Gross et al. 2001; Grol u. Grimshaw 2003; Cretin 1999).

Die nach den Vorgaben der Deutschen Krebsgesellschaft und der Deutschen Gesellschaft für Senologie zertifizierten Brustzentren sind besonders prädestiniert, die in den Leitlinien verankerten Qualitätsanforderungen zu realisieren, und für ein begleitendes Qualitätsmanagement zu nutzen.

Der ambulante Versorgungsbereich sollte eng mit dem stationären Bereich kooperieren. Die Umsetzung der Leitlinie setzt dabei eine sektor- und fachübergreifende Zusammenarbeit voraus. Die Früherkennung von Brustkrebs ist somit nicht mehr nur eine ärztliche Einzelleistung. Sie obliegt in Planung, Durchführung und Resultat einer, in einem qualitätsgesicherten Versorgungsnetz kooperierenden, über besondere Kenntnisse und Erfahrungen verfügenden Ärztegruppe. Deren gemeinsame Aufgabe ist es, Frauen über die Angebote der Brustkrebsfrüherkennung zu informieren und bei den medizinischen Entscheidungen im Rahmen der Diagnosekette zu unterstützen.

Literatur

Advisory Committee on Cancer Prevention (2000) Recommendations on cancer screening in the European Union. Eur J Cancer 36: 1473–1478

Adzersen KH, Eustachi A, Gerhard I (1999) Stellungnahme zu Umwelt, Ernährung und Brustkrebs Arbeitsgemeinschaft Naturheilkunde und Umweltmedizin (NATUM). Frauenarzt 10: 1233–1239

Albert US, Schulz KD (2002) Leitlinien – Unterstützung oder Reglementierung ärztlicher Entscheidung? Gynäkologe 35: 1065–1072

Albert US, Schulz KD (2003) Mammkarzinom: Vom Mammographiescreening zum umfassenden Früherkennungsprogramm. Der Gynäkologe 36: 753–760

Albert US, Schulz KD, Alt D et al. (2003a) Eine Leitlinie für Leitlinien: methodische Erstellung und Anwendung der Leitlinie Fraueninformation. Zentralbl Gynäkol 125: 484–493

Albert US, Koller M, Lorenz W et al. (2003b) Report über die Entwicklung der Leitlinie zur Brustkrebs-Früherkennung in Deutschland: methodisches Vorgehen, Ergebnisse und Implikationen. Gesundh ökon Qual manag 8: 39–51

Albert US, Schulz KD, the Guideline Steering Committee and the Chairs of the Task Force Groups (2004) Short version of the guideline – Early Detection of Breast Cancer in Germany. An evidence-, consensus- and outcome-based Guideline according to the German Association of the Scientific Medical Societies and the German Agency for Quality in Medcine. J Cancer Res Clin Oncol 130: 527–536

Albert US, Koller M, Lorenz W et al. (2006) Early self-reported impairments in arm functioning of primary breast cancer patients predict late side effects of axillary lymph node dissection: Results from a population-based cohort study. Breast Cancer Res Treat. DOI: 10.1007/s10549-006-9247-3

Arbeitsgemeinschaft Bevölkerungsbezogener Krebsregister in Deutschland (2004) Krebs in Deutschland. Braun Druck, Saarbrücken

Banks E, Beral V, Hogg A et al. (2002) Comparison of various characteristics of women who do and do not attend for breast cancer screening. Breast Cancer Res 4: R1–11

Bancej C, Decker K, Chiarelli A et al. (2003) Contributions of clinical breast examination to mammography screening in the early detection of breast cancer. J Med Screen 10: 16–21

Blanks RG, Moss SM, McGahan CE et al. (2000) Effect of NHS breast screening programme on mortality from breast cancer in England and Wales, 1990–8: comparison of observed with predicted mortality. BMJ 321: 665–669

Bock K, Duda V, Albert US et al. (2002) Hormonelle Einflüsse auf die mammographische Gewebsdichte. Gynäkologe 35: 1081–1093

Bundesärztekammer KBH (2002) Änderung der Vereinbarung zur Strahlendiagnostik und -therapie gemäß § 135, Abs. 2, SGB V, Anlage 3 BMV/EKV. Deutsches Ärzteblatt 99: B738, A886–B742, A890

Cady B, Michaelsen JS (2001) The Life-Sparing Potential of Mammographic Screening. Cancer 91: 1699–1703

Carter CL (1998) Relation of tumor size, lymphnode status and survival in 24.740 breast cancer cases. Cancer 63: 81–87

Cretin S (1999) Putting clinical guidelines into practice. In: Cretin S (ed) Implementing clinical practice guidelines. AHA Press, Chicago, pp 99

Duffy S, Tabar L, Chen H et al. (2002) The impact of organized mammography service screening on breast carcinoma mortality in seven swedish counties. Cancer 95: 458–469

Engel J, Heywang-Köbrunner SH, Schreer I et al. (1999) Mammographiescreening in Deutschland – kritische Anmerkungen zu dem geplanten Erprobungsmodell. Onkologe 5: 1111–1115

Engel J, Baumert J, Hölzel D (2000a) Brustkrebsfrüherkennung in Deutschland – Zeit zum Handeln. Radiologe 40:177–183

Engel J, Baumert J, Dirschedl P et al. (2000b) Wirksamkeit der Selbstuntersuchung, Palpation und Mammographie zur Früherkennung des Mammakarzinoms: Erste Ergebnisse der Feldstudie München. Geburtsh Frauenheilk 60: 155–164

Engel J, Ludwig S, Schubert-Fritschle G et al. (2001) Cancer prevention and the contribution of cancer registries. J Cancer Res Clin Oncol 127:3 31–339

Engel J, Nagel G, Breuer E et al. (2002) Primary breast cancer therapy in six regions of Germany. Eur J Cancer 38: 578–585

Engel J, Kerr J, Schlesinger-Raab A et al. (2003) Axillary surgery severley affects quality of life:results of a 5 year prospective study in breast cancer patients. Breast Cancer Res and Treat 79: 47–57

Field M, Lohr K (1992) Guidelines for clinical practice: from development to use. National Academy Press, Washington DC

Gross PA, Greenfield S, Cretin S et al. (2001) Optimal methods for guideline implementation: Conclusions from Leeds Castle meeting. Med Care 39: 1185–1192

Grol R, Grimshaw J (2003) From best evidence to best practice: effective implemantation of change. Lancet 362: 1225–1230

Hahn V, Gumprecht D (2002) Mammographiescreening in Deutschland: Bewertung des Strahlenrisikos; Stellungnahme der Strahlenschutzkommission mit wissenschaftlicher Begründung. Urban & Fischer, München

Hölzel D, Engel J, Kunath H (2002) Frührkennung – Definition und Anforderungen für die Gratwanderung zwischen Nutzen und Schaden. Onkologe 8: 1030–1039

Homer MJ, Berlin L (2002) Malpractice Issue in Radiologie: Mammography and the Patient Information Form. AJR 178: 307–310

Kerr J, Engel J, Schlesinger-Raab A et al. (2003) Communication, quality of life and age: result of a 5 year prospective study in breast cancer patients. Annals of Oncology 14: 421–427

Kopans D (2004) Mammographic screening is saving thousands of lives, but will it survive medical malpractice? Radiology 230: 20–24

Kopp I, Albert US, Lorenz W (2002a) Gesamtergebnis diagnostischer und therapeutischer Maßnahmen in der Medizin (Outcome). Gynäkologe 35: 1073–1077

Kopp I, Encke A, Lorenz W (2002b) Leitlinien als Instrument der Qualitätssicherung in der Medizin. Bundesgesundheitsbl-Gesundheitsforsch-Gesundheitsschutz 45: 223–233

Lash TL, Silliman RA, Guadagnoli E et al. (2000) The effect of less than definitive Care on Breast Carcinoma Recurrence and mortality. Cancer 89: 1739–1747

Michaelson J, Satija S, Kopans D et al. (2003s) Gauging the impact of breast carcinoma screening in terms of tumor size and death rate. Cancer 96: 2114–2124

Michaelson J, Silverstein M, Sgroi D et al. (2003b) The effect of tumor size and lymph node status on breast cancer lethality. Cancer 98: 2133–2143

National Cancer Institute (2000) SEER Cancer Statistics Review 1973–1997

Nyström L (2000) How effective is screening for breast cancer? Reduction in mortality should not bethe only marker of success. BMJ 321: 647–648

Palmieri C (2000) Breast Cancer Screening: Screening has to be combined with good surgical and oncological services. BMJ 321: 567–569

Perry N, Broeders M, de Wolf C et al. (2001) European Guidelines for Quality Assurance in Mammography Screening. 3rd edn. European Communities Publication, Luxembourg

Perry NM (2001) Quality assurance in the diagnosis of breast disease (EUSOMA Working Party). Europ J Cancer 37: 159–172

Peto J (2001) Cancer epidemiology in the last century and the next decade. Nature 411: 390–395

Peto R, Boreham J, Clarke M et al. (2000) UK and USA breast cancer deaths down 25% in year 2000 at age 20–69 years. Lancet 355: 1822

Rehabilitationsrichtlinie (2004) Richtlinien des Gemeinsamen Bundesausschusses über Leistungen zur medizinischen Rehabilitation nach § 92 Abs 1 Satz 2 N 8 SGB V in der Fassung vom 16. März 2004. Deutsches Ärzteblatt 101: A1194–A1200

Rosen PP, Groshen S, Saigo PE et al. (1989) Pathological prognostic factors in stage I (T1N0M0) and stage II (T1N1M0) breast carcinoma: a study of 644 patients with median follow-up of 18 years. J Clin Oncol 7: 1239–1251

Sachverständigenrat für die Konzertierte Aktion im Gesundheitswesen (2001) Bedarfsgerechtigkeit und Wirtschaftlichkeit. Bd. I; Bd. II: 11, 47–45, 96

Schulz KD, Albert US (2001) Konzertierte Aktion zur Brust-Früherkennung in Deutschland – Patientinnenrechte Brustkrebs. J Menopause 4:34–35

Schulz KD, Albert US (2003) und die Mitglieder der Arbeitsgruppe »Konzertierte Aktion: Brustkrebs-Früherkennung in Deutschland: Stufe 3 Leitlinie Brustkrebs-Früherkennung in Deutschland. Zuckschwerdt, München

Schulz KD, Kreienberg R, Albert US et al. (2001) Konzertierte Aktion zur Brustkrebs-Früherkennung in Deutschland. Forum Dt Krebs Ges 6: 21–25

Schulz KD, Kreienberg R, Fischer R et al. (2003) Stufe-3-Leitlinie Brustkrebs-Früherkennung in Deutschland – Kurzfassung für Ärzte. Onkologe 9: 394–403

Schulz KD, Bock K, Duda V et al. (2004) Brustkrebsfrüherkennung im fortgeschrittenen Lebensalter – ein ungelöstes medizinisches und gesundheitspolitisches Problem. J Menopause 11: 4–9

Selbmann H, Kopp I (2005) Implementierung von Leitlinien in den versorgungsalltag. Die Psychiatrie 2: 14–20

Shen YMZ (2001) Screening sensitivity and sojourn time from breast cancer early detection clinical trials: mammograms and physical examinations. J Clin Oncol 19: 3490–3499

Stanton A, Krishnan K, Collins C (2001) Form or Function? Part 1. Subjective cosmetic and functional correlates of quality of life in women treated with breast-conserving surgical procedures and radiotherapy. Cancer 91: 2273–2281

Veronesi U, Paganelli G, Viale G et al. (2003) A randomized comparison of sentinel-node biopsy with routine axillary dissection in breast cancer. N Engl J Med 349: 546–553

Vereinbarung zurn Strahlendiagnostik und -therapie (2004) Vereinbarung von Qualifikationsvoraussetzungen gemäß § 135 Abs 2 SGB V zur Durchführung von Untersuchungen in der diagnostischen Radiologie und Nuklearmedizin und von Strahlentherapie. Anlage zum BMV und EKV. Daris-Archivnummer 1003686233

Wienke A (2003) In: Deutschen Gesellschaft für Medizinrecht (DGMR): Leitlinien. Hessisches Ärzteblatt 640–642

World Health Organisation (WHO) (2002) National Cancer Control Programms: Policies and managerial Guidelines. Health and Development Networks (HDN), Geneva, Italy

Morphologische Grundlagen

Margarete Mitze

19.1 Histologische Differenzierung als Grundlage für Prognose und primäre Therapie

Die von der Weltgesundheitsorganisation (WHO) 2003 vorgelegte revidierte **Klassifikation der Mammakarzinome** ist die diagnostische Basis, auf der die Einordnung der individuellen Tumoren beruht (Tavassoli u. Devilee 2003) (◘ Tab. 19.1). Sie stellt den **morphologischen Phänotypus** der einzelnen Karzinome in den Vordergrund, ohne auf pathogenetische Gesichtspunkte näher einzugehen. Die einzelnen histologischen Subtypen zeigen durchaus Unterschiede in der Aggressivität und im Muster der Ausbreitung (Ellis 1992). Die lupenmikroskopischen und histologischen Untersuchungen in dreidimensionaler Darstellung von Wellings (1980) und neuere immunhistologische Untersuchungen haben gezeigt, dass die meisten Mammakarzinomformen von den terminalen Abschnitten der Milchgänge und den Übergängen zu den Endstücken ihren Ausgang nehmen. Nichtinvasive Tumorformen können sich von dort aus in das Gangsystem und auch in die Läppchen hinein entwickeln sowie auch infiltrierend in das umgebende Stroma einwachsen (◘ Abb. 19.1).

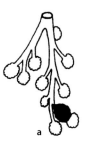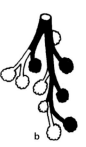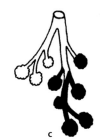

Invasives duktales Karzinom · Carcinoma ductale in situ · Carcinoma lobulare in situ

◘ **Abb. 19.1a–c.** Schematische Darstellung der Ausbreitung der In-situ-Karzinome: (**a**) Invasives Wachstum; (**b**) Retrograde Ausbreitung in die Läppchen; (**c**) Anterograde Ausbreitung in das Gangsystem. (Nach Bässler 1995)

◘ **Tab. 19.1.** WHO-Klassifikation der Mammakarzinome

Nichtinvasive Karzinome	Invasive Karzinome	Morbus Paget der Mamille
Intraduktales Karzinom	Invasive duktale Karzinome Mischdifferenzierte Karzinome Pleomorphe Karzinome Karzinome mit osteoklastischen Riesenzellen oder Anteilen eines Choriokarzinoms oder eines Melanoms	
Carcinoma lobulare in situ (CLIS)	Invasive lobuläre Karzinome Tubuläre Karzinome Invasive kribriforme Karzinome Muzinöse Karzinome Medulläre Karzinome Neuroendokrine Karzinome Invasive papilläre Karzinome Invasive mikropapilläre Karzinome Apokrine Karzinome Metaplastische Karzinome Lipidreiche Karzinome Sekretorische Karzinome Onkozytische Karzinome Adenoid-zystische Karzinome Azinuszellkarzinome Glykogenreiche Klarzellkarzinome Talgdrüsenkarzinome Inflammatorische Karzinome	

19

19.1.1 Nichtinvasive Mammakarzinome

Die nichtinvasiven Mammakarzinomformen werden in ▶ Kap. 22 gesondert betrachtet.

19.1.2 Invasive Mammakarzinome

Wie bereits ausgeführt, entstehen die verschiedenen Differenzierungsformen der Mammakarzinome in den terminalen duktulo-lobulären Einheiten, haben also keine spezifische Histogenese, sondern stellen lediglich Varianten des Erscheinungsbildes dar. Welche Faktoren die Differenzierung beeinflussen, ist bislang unbekannt.

In molekulargenetischen Untersuchungen (Buerger et al. 1999) konnten in höher differenzierten Karzinomen (tubulär, lobulär) andere Mutationen nachgewiesen werden als in wenig differenzierten (duktal, medullär). Daraus lässt sich schließen, dass die Entstehung hoch bzw. wenig differenzierter Karzinome möglicherweise verschieden ist. Aber auch das duktale Karzinom scheint keine einheitliche genetische Entstehung zu haben (Buerger 1999).

Den verschiedenen Erscheinungsformen kann jedoch in gewissem Rahmen auch ein besonderes Ausbreitungsmuster und damit ein besonderes klinisches Verhalten zugeordnet werden.

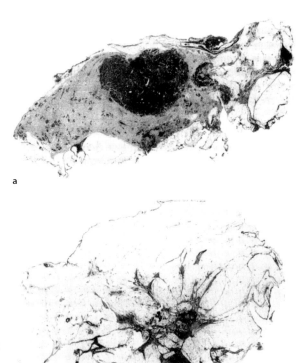

a

b

□ **Abb. 19.2a,b.** Großflächenschnitte von duktalen Mammakarzinomen. (**a**) Stromaarmer Tumor mit glatter Konturierung; (**b**) Bindegewebsreicher Tumor mit zahlreichen radiären Ausläufern

Invasiv-duktales Mammakarzinom

Diese Differenzierungsvariante stellt mit einer Häufigkeit von etwa 60–**70% mit Abstand den** häufigsten Mammakarzinomtyp dar und verfügt über eine **variable Morphologie.** Das makroskopische und mikroskopische Erscheinungsbild wird variiert durch eine gelegentliche drüsige Differenzierung, eine unterschiedlich starke Polymorphie der Zellkerne, eine verschieden hohe Mitoserate sowie durch den Gehalt an kollagenen Fasern. Der Anteil kollagener Fasern bestimmt das makroskopische und damit auch radiologische Erscheinungsbild. Bei hohem Anteil an Fasern entsteht ein Tumor mit sternförmigem, faserreichem Zentrum und radiären Ausläufern. Diese sind verantwortlich für die evtl. klinisch sichtbare Haut- oder Mamillenretraktion. Bei nur geringem Fasergehalt erscheinen die Mammakarzinome mehr glatt konturiert (□ Abb. 19.2a,b). Neben Tubulusbildung können in diesen Tumoren auch Schleimbildung sowie intraduktale Tumoranteile auftreten.

Nur etwas mehr als die Hälfte (55–65%) der duktalen Karzinome enthalten Steroidhormonrezeptoren (Stegner 1992).

Zwischen den individuellen durchaus variablen Ausformungen des duktalen Karzinoms bestehen deutliche Unterschiede hinsichtlich der Prognose. Diese werden durch das **histologische Grading** subklassifiziert. Das Grading stützt sich auf Kernpolymorphie, Mitoserate und drüsige Differenzierung (Bloom u. Richardson, in der Neufassung von Bässler et al.1992) (□ Tab. 19.2). Den 3 Grading-Gruppen kommt prognostische Bedeutung zu. Bei alle anderen histologischen Typen des Mammakarzinoms hat das Grading nur einen geringen prognostischen Einfluss.

Meist stellen die invasiv-duktalen Karzinome umschriebene einzelne Tumorherde dar und sind deshalb für ein brusterhaltendes operatives Vorgehen geeignet. Es gibt jedoch duktale Karzinome, die einen hohen Anteil an Carcinoma ductale in situ enthalten. Die In-situ-Komponente kann bei dieser Variante viel ausgedehnter

◻ Tab. 19.2. Histologisches Grading nach Bloom u. Richardson (mod. nach Bässler et al. 1992)

Merkmale	Kriterien	Scorewerte
Tubulusbildung	>75%	1
	10–75%	2
	<10%	3
Kernpleomorphie	gering	1
	mittelgradig	2
	stark	3
Mitoserate (HPF-Objektiv x 40)	0–1/HPF	1
	1–2/HPF	2
	> 2/HPF	3
Scoresummen	3–5	G1
	6–7	G2
	8–9	G3

◻ Tab. 19.3. Relation von invasivem und nichtinvasivem Tumoranteil (nach Bässler 1995)

Nichtinvasiver Anteil	Invasiver Anteil	Bezeichnung
100%	0%	Carcinoma ductale in situ (DCIS)
> 80%	bis 20%	Invasives duktales Karzinom mit vorherrschender intraduktaler Komponente
25–75%	75–25%	Invasives duktales Karzinom mit extensiver intraduktaler Komponente (EIC)
0–25%	75–100%	Invasives duktales Karzinom mit kleiner intraduktaler Komponente

sein als der invasive Anteil. Das operative Vorgehen ist dabei jeweils den individuellen Tumoren anzupassen. Je ausgedehnter die In-situ-Komponente ist, desto eher wird ein ablatives Vorgehen notwendig werden. Um eine Vergleichbarkeit verschiedener Tumoren und verschiedener Kollektive zu erlauben, hat Bässler (1995) den Vorschlag einer Zuordnung aufgrund der quantitativen Beziehungen zwischen der invasiven und der intraduktalen Komponente gemacht (◻ Tab. 19.3). Nimmt der intraduktale

Anteil weniger als 25% der gesamten Tumorfläche ein, so schlägt er die Bezeichnung »kleine intraduktale Komponente« vor. Liegen die intraduktalen Anteile zwischen 25 und 75%, spricht er von »exzessiver intraduktaler Komponente (EIC)«. Tumore mit einem intraduktalen Anteil von mehr als 80% rechnet er der Kategorie des duktalen Karzinoms mit vorherrschender intraduktaler Komponente zu.

Die Quantität der einzelnen Komponenten ist von entscheidender therapeutischer Bedeutung. Die Entscheidung, ob eine axilläre **Lymphonodektomie** notwendig ist oder nicht, hängt von der Größe des invasiven Anteils ab. Bei einer Größe des invasiven Anteils bis zu 5 mm vertreten einige Operateure die Ansicht, dass auf eine axilläre Lymphonodektomie verzichtet werden kann (Silverstein et al. 1987). Die Notwendigkeit einer ablativen und nicht brusterhaltenden Behandlung ist dagegen von der Ausdehnung des DCIS abhängig, da bei einem ausgedehnten begleitenden DCIS bei brusterhaltender Operation häufiger **mit lokoregionären Rezidiven** gerechnet werden muss (Holland et al. 1990). Dies erfordert, dass der Pathologe genaue Maßangaben über beide Tumorbestandteile macht. Das wiederum setzt voraus, dass er die Läsion systematisch makroskopisch bearbeitet und ausführlich histologisch untersucht.

❗ Da die intraduktale Tumorausbreitung meist makroskopisch am Präparat nicht erkennbar ist, muss die Präparation für die histologische Untersuchung so erfolgen, dass eine Rekonstruktion der Ausdehnung möglich ist.

Die neue WHO-Klassifikation fügt dem duktalen Karzinom noch weitere Subtypen wie das mischdifferenzierte Karzinom hinzu, das mehr als 50% andere Differenzierungen aufweist, das pleomorphe Karzinom, ein Tumor mit besonders hoher Kernpolymorphie, der meist rezeptornegativ ist und p53 exprimiert (Tavassoli u. Devilee 2003).

Weitere Subtypen sind das duktale Karzinom mit osteoklastischen Riesenzellen im Stroma, das duktale Karzinom mit Aspekten eines Choriokarzinoms oder mit Aspekten eines Melanoms. Diese Varianten, insbesondere die beiden letzten, sind selten und stellen nur morphologische Besonderheiten, aber – soweit bekannt – keine Besonderheiten im Verlauf dar.

Invasiv-lobuläres Mammakarzinom

Bei diesem histologischen Tumortyp handelt es sich um ein hoch differenziertes Karzinom, das neben seiner

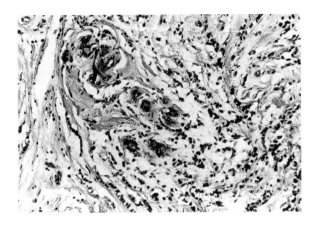

Abb. 19.3. Invasiv-lobuläres Mammakarzinom vom klassischen Typ mit perlschnurartig angeordneten Zellen und noch partiell intakten Drüsenläppchen

»klassischen« Differenzierung auch solide Wachstumsmuster und Übergänge zum invasiven duktalen Karzinom erkennen lässt. Die folgenden Aussagen beziehen sich alle auf den sog. klassischen Typ dieses Tumors. Meist weisen die Tumoren sowohl Östrogen- als auch Progesteronrezeptoren auf. Die Eigentümlichkeit dieses Tumors besteht darin, dass die relativ kleinen, stark dispergierend wachsenden Tumorzellen das Drüsenparenchym partiell intakt lassen und sich ohne eigentliche Destruktion des vorhandenen Gewebes im Brustdrüsenparenchym ausbreiten (❑ Abb. 19.3). Diese spezielle Form der Ausbreitung hat zur Folge, dass der Tumor radiologisch oft erst in fortgeschrittenen Stadien erkannt wird. Histologisch geht die Tumorausbreitung mit einer vermehrten Faserbildung einher, sodass die Verdichtung bzw. Induration des Gewebes oft entscheidend für die Diagnose ist. Bei diesen Tumoren differenziert das histologische Grading nur wenig zwischen den aggressiven und den weniger aggressiven Tumorvarianten (Mitze et al. 1991). Invasiv-lobuläre Karzinome mit einem Grading von 3 sind sehr selten.

❗ Trotz fortgeschrittener Tumorstadien bei der primären Diagnose ist die Prognose meist nicht ungünstig, da die Tumoren sich oft nur langsam ausbreiten.

Im Umfeld dieser Tumoren finden sich nicht selten Formationen eines CLIS, etwas weniger häufig auch Anteile eines DCIS (Haagensen 1983). In etwa der Hälfte der Fälle muss mit multifokalen bzw. multizentrischen Tumorherden gerechnet werden. Auch ein Auftreten bilateraler Mammakarzinome findet sich gehäuft bei diesem Typus

(Dixon et al. 1983; Horn u. Thompson 1988). Es besteht ein hohes Risiko für lokoregionäre Rezidive von etwa 30% (Mitze et al. 1991).

Die invasiv-lobulären Karzinome (ILC) grenzen sich von allen übrigen Mammakarzinomen zudem durch ein eigentümliches Metastasierungsmuster ab. Neben den sehr häufigen ossären Metastasen finden sich abdominale Metastasen mit Befall der Ovarien und auch des Uterus (Merino u. Livolsi 1981). Da die Tumoren mitunter auch eine »siegelringzellige« Differenzierung aufweisen können (Gad u. Azzopardi 1975), müssen die abdominalen Metastasen von jenen primärer gastrointestinaler Tumoren abgegrenzt werden. Selten sind bei diesen Tumoren auch meningeale Metastasierungen beschrieben worden, die sonst als isolierte Metastasen bei keinem anderen Mammakarzinomtypus vorkommen (Harris et al. 1984).

Auch genetisch finden sich beim ILC andere Mutationen als bei den duktalen Karzinomen. Am häufigsten kommen Deletionen auf dem langen Arm von Chromosom 16 vor mit Verlust des E-Cadherin-Gens.

Tubuläres Karzinom

Auch bei diesem histologischen Typ handelt es sich um ein hoch differenziertes Mammakarzinom. Meist finden sich kleinere Tumoren (<2 cm). Die Inzidenz dieses histologischen Typs wurde früher mit 1–3% angegeben. In neueren Untersuchungen steigt die Häufigkeit auf über 10% an. Dies kann mit einer Zunahme der mammographischen Entdeckung kleinerer, klinisch okkulter Karzinome zusammenhängen. Im Randbereich tubulärer Karzinome findet sich in der Mehrzahl der Fälle eine intraduktale Komponente, welche meist dem Low-grade-Typ angehört, wie kribriformes oder papilläres DCIS. Die Klassifikation als tubuläres Karzinom bleibt denjenigen Mammakarzinomen vorbehalten, die eine rein tubuläre Differenzierung und keine soliden Anteile zeigen und ein lockeres, meist relativ zellreiches Stroma aufweisen (❑ Abb. 19.4).

❗ Bei strenger Klassifikation sind tubuläre Karzinome die prognostisch günstigsten aller Mammakarzinome (Deos u. Norris 1982; Ellis et al. 1992).

Meist enthalten sie sowohl Östrogen- als auch Progesteronrezeptoren. Genetisch weisen tubuläre Karzinome andere Mutationen auf als andere Mammakarzinome. Diese Tatsache führt zu der Vermutung, dass dieser Tumortyp eine andere Enstehung hat als andere Mammakarzinome.

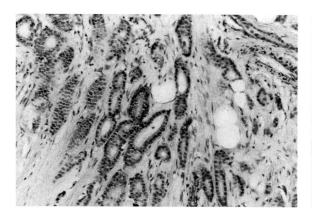

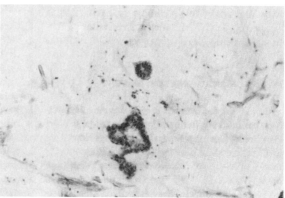

Abb. 19.4. Tubuläres Mammakarzinom mit offenen Drüsenlumina mit geringer Kernpolymorphie, umgeben von lockerem, zellreichem Stroma

Abb. 19.5. Gallertkarzinom mit ausgedehnten interstitiellen Schleimansammlungen, in denen wenige Tumorzellgruppen mit geringer Kernpolymorphie liegen

Invasiv-kribriformes Karzinom

Dieser Tumortyp wurde erst in der neuen WHO-Klassifikation vom **tubulären Karzinom** abgetrennt. Wie dieses ist auch das kribriforme Karzinom ein hochdifferenzierter Tumor mit einer ausgezeichneten Prognose. In der Umgebung findet sich bei 80% eine In-situ-Komponente, die ebenfalls ein kribriformes Muster zeigt. Östrogenrezeptoren und Progesteronrezeptoren finden sich bei der Mehrzahl der Tumore. Das biologische Verhalten ist ähnlich dem des tubulären Karzinoms.

Muzinöses Karzinom (Gallertkarzinom)

Diese Tumorvariante ist ebenfalls hoch differenziert und überwiegend rezeptorpositiv. Verwandschaft besteht mit dem duktalen Karzinom, mit dem es auch mischdifferenzierte Formen gibt. Wie beim tubulären Karzinom sollte ein muzinöses Karzinom nur dann diagnostiziert werden, wenn der gesamte Tumor eine Schleimbildung aufweist. Die Tumormasse besteht dann überwiegend aus einem gallertartig umgewandelten Stroma, das dem Tumor makroskopisch bereits ein auffallend glasiges Aussehen gibt. Auf der Schnittfläche findet sich gallertartiges Material, welches am Messer haftet. Die Tumorzellen machen nur einen geringen Anteil der Tumormasse aus und liegen wie kleine Inseln innerhalb von Schleimseen (**Abb. 19.5**).

Entsprechend dem geringen Fasergehalt des Tumors erscheint er glatt konturiert. Durch diese glatte Konturierung und die geringe Dichte können muzinöse Karzinome radiologisch und auch sonographisch wie Zysten imponieren. Mammakarzinome, die nur eine partielle muzinöse Differenzierung aufweisen, werden als mischdifferenzierte duktale Karzinome mit partieller muzinöser Differenzierung klassifiziert. Nur reine Gallertkarzinome zeigen auch eine entsprechend ihrer hohen Differenzierung günstige Prognose.

Die neue WHO-Klassifikation benennt das muzinöse Zystadenokarzinom als einen Subtyp des muzinösen Karzinoms. Dieser Tumortyp wurde erst in neuerer Zeit als eigenständige Variante diagnostiziert und zeigt mehr intrazellulär gelegenen Schleim oder Zystenbildung. Verlaufsdaten liegen bisher nicht vor.

Medulläres Karzinom

Obwohl die Häufigkeit dieses Karzinomtyps nur mit etwa 1% angegeben wird, soll er wegen seiner Besonderheiten hier Erwähnung finden. Entsprechend der Namensgebung handelt es sich um stromaarme und damit wiederum gut konturierte Karzinome. Sie bestehen aus dicht liegenden, großen, zytoplasmareichen Zellen, die oft synzytialen Charakter haben. Die Kerne sind stark polymorph mit Ausbildung von Riesenkernen und hoher Mitoserate. Fast immer entsprechen die Tumoren einem histologischen Grading von 3. Die Abgrenzung gegenüber duktalen Karzinomen erfolgt durch den synzytialen Charakter der Tumorzellen, bzw. durch das dichte entzündliche Begleitinfiltrat, welches überwiegend aus Lymphozyten und Plasmazellen besteht (**Abb. 19.6**).

19

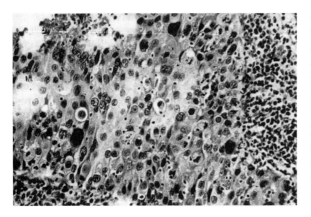

Abb. 19.6. Medulläres Mammakarzinom mit synzytialen, großzelligen Epithelverbänden mit starker Kernpolymorphie, umgeben von dichten lymphozytären Infiltraten

Fast immer sind medulläre Mammakarzinome rezeptornegativ.

❗ Trotz fehlender Hormonrezeptoren und unvorteilhaften Gradings ist die Prognose dieses Tumortyps nicht ungünstig, da er weniger häufig axilläre Metastasen setzt als duktale Mammakarzinome vergleichbarer Größe (Bässler et al. 1981)

Ob die niedrigere Metastasierungsrate Folge einer lokalen Begrenzung des Tumorwachstums durch eine Immunreaktion ist, wird in der Literatur kontrovers diskutiert (Underwood et al. 1987; Ben-Ezra u. Sheibani 1987). Bestehen dagegen bereits axilläre Lymphknotenmetastasen, ist die Prognose eher als besonders ungünstig einzuschätzen (Azzopardi 1979). Die glatte Konturierung und der geringe Fasergehalt sind wiederum Ursache sonographischer und mammographischer Fehleinschätzungen des Tumors. Medulläre Karzinome wurden häufiger bei Frauen mit einer Mutation in der BRCA1-Stammlinie beobachtet, ebenso fanden sich in den Tumoren p53-Mutationen in grösserer Frequenz als bei duktalen Karzinomen.

Neuroendokrine Tumoren

Diese Tumoren wurden erst jetzt in die neue WHO-Klassifikation aufgenommen. Neuroendokrine Tumore machen etwa 2–5% aller Mammakarzinome aus und kommen meist bei älteren Frauen vor. Auch diese Tumoren sind meist umschrieben und gut begrenzt. Die Tumoren

werden, wie auch neuroendokrine Tumore anderer Lokalisation, in klein- und grosszellige unterteilt. Neuroendokrine Tumoren weisen ein bestimmtes **immunhistologisches Reaktionsmuster** auf, das eine zuverlässige Diagnose erlaubt. Die Prognose ist abhängig von der Differenzierung. Die meisten können als **gut differenzierte Tumoren mit günstiger Prognose** angesehen werden. Nur 15% sind wenig differenziert. Die kleinzelligen Karzinome haben einen ungünstigen Verlauf und verhalten sich wie wenig differenzierte neuroendokrine Karzinome. Gücklicherweise sind kleinzellige Karzinome der Mamma sehr selten.

Andere histologische Tumortypen

Auf papilläre, adenoid-zystische, sekretorische und apokrine Karzinome sowie Karzinome mit Metaplasie soll hier wegen ihres seltenen Vorkommens nicht näher eingegangen werden.

19.1.3 Morbus Paget der Mamille

> **Definition**
>
> Eine Ausbreitung von duktalen Tumorzellen in die Epidermis der Mamille, die hier ein uncharakteristisches ekzematöses Krankheitsbild hervorrufen. Die Zellen können sowohl von einem invasiven duktalen Karzinom (ca. 35%) als auch von einem Carcinoma ductale in situ (65%) abstammen.

Ihre besonderen Eigenschaften werden von einigen Autoren einer Ausstattung mit einem Motilitätsfaktor zugeschrieben, der identisch ist mit dem erbB-2-Onkoprotein (HER-2/neu) (De Potter et al.1994).

Klinisch erfordert dieses Krankheitsbild wegen seiner unterschiedlichen Ausbreitung eine diagnostische Sicherung in mehreren Schritten. Zunächst sollte die Diagnose eines Morbus Paget durch **Biopsie der Mamillenhaut** gesichert werden. Eine Untersuchung im Schnellschnitt ist für eine sichere Erkennung der charakteristischen Paget-Zellen ungeeignet und sollte deshalb vermieden werden. Pathognomonisch sind jeweils die im Stratum basale der Epidermis gelegenen Paget-Zellen, die durch eine positive Reaktion mit CEA und erbB-2-Antikörpern oder auch mit Zytokeratin 18 dargestellt und charakterisiert werden können (◻ Abb. 19.7).

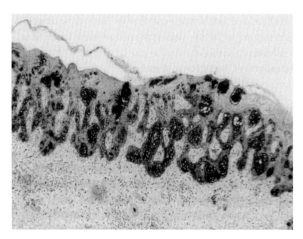

◨ **Abb. 19.7.** Morbus Paget der Mamille: Immunhistologische Anfärbung der Paget-Zellen in der Epidermis mit Antikörpern gegen CEA

Findet sich kein mammographisches Korrelat, so sollte nach Sicherung der Diagnose durch eine Biopsie der Mamillenhaut eine **Exzision der retromamillären Milchgänge** erfolgen. Dieses Exzidat sollte vollständig histologisch untersucht werden, um die genaue Ausdehnung der Läsion und die Breite des freien Randes bestimmen zu können. Bei Beschränkung der Läsion auf die retromamillären Gänge und fehlendem invasiven Wachstum könnte dieser Eingriff eine vollständige Therapie darstellen, wenn ein ausreichend breiter Exzisionsrand erreicht wird. Häufig finden sich jedoch relativ ausgedehnte intraduktale Karzinome, zum Teil auch mit invasivem Wachstum.

19.1.4 Inflammatorisches Mammakarzinom

Die Bezeichnung »inflammatorisches Karzinom« bezieht sich auf das klinische Bild eines ausgeprägten Hauterythems der Mamma wie bei einer Mastitis. In 80% der Fälle entspricht diesem klinischen Bild eine ausgeprägte Lymphangiosis carcinomatosa im Bereich des Coriums. Inflammatorische Karzinome finden sich in einer Häufigkeit von 1–4%. Sie treten häufiger bei jüngeren, prämenopausalen Frauen auf und kommen auch während Schwangerschaft und Laktation vor. Deshalb müssen sie differentialdiagnostisch von einer Mastitis abgegrenzt werden.

❗ In 90% finden sich zum Zeitpunkt der primären Diagnose Lymphknotenmetastasen und 45% der Patientinnen weisen bereits Fernmetastasen auf (Rosen u. Oberman 1992).

Oft ist weder klinisch noch mammographisch ein umschriebener Tumor nachweisbar. Wenn ein umschriebener Tumor nachweisbar ist, entspricht der histologische Tumortyp demjenigen eines wenig differenzierten duktalen Karzinoms (G 3), meist ohne Nachweis von Hormonrezeptoren und häufig mit einer Überexpression des erbB-2-Onkoproteins. Bässler (1995) unterscheidet zwischen einem typischen und einem sekundären inflammatorischen Karzinom. Bei dem sekundären Typ lässt sich ein abgrenzbarer Tumor nachweisen, und die dermale Lymphangiosis carcinomatosa ist weniger ausgedehnt. Da wegen des lokal fortgeschrittenen Wachstums eine operative Sanierung derartiger Tumoren meist nicht gelingt, kommt der primären Chemotherapie besondere Bedeutung zu. Die Diagnose wird in der Regel an einer Hautbiopsie durch den histologischen Nachweis der dermalen Lymphangiosis carcinomatosa gesichert.

19.1.5 Okkulte Mammakarzinome

Diese Bezeichnung wird auf jene Mammakarzinome angewandt, die nur durch das Auftreten axillärer Lymphknotenmetastasen symptomatisch werden, bei denen aber weder palpatorisch noch mammographisch ein Primärtumor in der Brust nachweisbar ist. Bei einem Teil der Fälle gelingt der Nachweis eines Primärtumors in der Mamma durch die Sonographie oder durch die Magnetresonanztomographie (Schnürch 1992). Durch immunhistologische Untersuchungen der Metastasen, wie z. B. den Hormonrezeptornachweis, den Nachweis von Laktalbumin und insbesondere durch Reaktivität mit dem Antikörper GCDFP-15, wird der Hinweis auf eine Metastase eines Mammakarzinoms gestützt und eine Metastase eines anderen Primärtumors weitgehend ausgeschlossen. Jedoch kann auch bei negativem Ausfall aller Reaktionen ein Primärtumor in der Mamma vorliegen. Diagnostisch hilfreich kann zudem der immunhistologische Nachweis von Tumormarkern (CEA, CA 15-3, CA 19-9, CA 12-5) sein, da bei Expression von Tumormarkern evtl. ein Nachweis des Primärtumors über eine Immunszintigraphie gelingt (Schnürch 1992).

Häufig kann die Diagnose eines Mammakarzinoms durch eine ausgedehnte Biopsie im oberen äußeren Quadranten der ipsilateralen Mamma mit vollständiger histologischer Aufarbeitung des Präparats gesichert werden. Eine Mastektomie, wie sie früher in solchen Fällen praktiziert wurde, erscheint nicht zwingend, da in einem Teil der Fälle auch in den Mastektomiepräparaten kein Tumor gefunden werden konnte. In einigen Fällen scheint der Tumor primär in ektopem axillärem Drüsengewebe (Lobus axillaris) entstanden zu sein. In der histologischen Untersuchung der Lymphknotenmetastasen ist deshalb darauf zu achten, ob im umgebenden Fettgewebe Mammadrüsenparenchym nachweisbar ist.

19.2   Methoden

19.2.1   Histologische Diagnosesicherung

Die histologische Diagnostik der Mammakarzinome lässt sich in 2 Bereiche gliedern:
- präoperative histologische Sicherung durch Stanzbiopsie mit vorläufiger Klassifikation des Primärtumors und
- pathomorphologische Aufarbeitung des Tumorektomie- bzw. Segmentektomie- oder Mastektomiepräparates und der axillären Lymphknoten mit der endgültigen histologischen Klassifikation und der Zuordnung zu dem entsprechenden pTNM-Stadium (postoperative Tumoren, Nodi, Metastasen).

Differenzierte klinische Angaben zur histologischen Diagnostik (nach S3-Richtlinie)

- Seitenlokalisation, Lokalisation in der Brust (evtl. Zeichnung),
- klinische und mammographische Tumorgröße,
- begleitende In-situ-Komponente (Mikrokalzifikationen in der Mammographie, ggf. Übersendung der Präparatradiographie),
- multizentrische Tumorherde (in der Mammographie),
- Beziehung zur Haut, zur Mamille und zur Pektoralismuskulatur,
- klinisches TNM-Stadium sowie
- Lage und Bezeichnung der Markierungen am Präparat.

Für die Lokalisation sollten die Mamillenregion und und eine weitere Region (z. B. kranial/kaudal oder hautnah/pectoralisnah) markiert werden.

Histologische Untersuchungen am Primärtumor

Die primäre Therapie eines Mammakarzinoms wird erst nach der histopathologischen Sicherung der Diagnose begonnen. In früheren Jahren wurde die Diagnose in der Regel in einer Schnellschnittuntersuchung gestellt. Dies impliziert, dass über die Diagnose Mammakarzinom hinaus für die primäre operative Therapie keine differenziertere pathohistologische Aussage notwendig war, da eine genaue Kassifikation am Gefrierschnitt oft nicht möglich ist.

Viele Operateure bevorzugen ein zweizeitiges operatives Vorgehen mit einer morphologischen Diagnosesicherung durch **Hochgeschwindigkeitsstanzbiopsie** oder durch **Tumorexzision**. Ein schriftlicher Befund des in Paraffinschnitten untersuchten und durch Stanzbiopsie gewonnenen Zylinders sollte nach max. 24 Stunden vorliegen.

Bei sehr kleinen, nicht palpablen Tumoren sollte aus 2 Gründen eine **vollständige Tumorexzision** durchgeführt werden: der Tumor wird in der Stanzbiopsie möglicherweise nur partiell erfasst, wodurch die Diagnosestellung erschwert wird. Zudem sind kleine Tumoren morphologisch oft schwierig von benignen Läsionen wie radiären Narben oder sklerosierender Adenose zu unterscheiden. An allen Biopsien können die histologischen und immunhistologischen Prognosefaktoren wie z. B. Grading, Östrogen- und Progesteronrezeptorstatus und erbB-2-Onkoprotein bestimmt werden. Zweck der Stanzbiopsie ist eine genaue histologische Diagnosesicherung, während die Tumorexzision im Idealfall zugleich die lokale Behandlung - wie vollständige Tumorexzision mit freien Rändern - darstellen kann. Nach Vorliegen des histologischen Befundes können Für und Wider einer brusterhaltenden Behandlung konkret und unter genauer Benennung des Risikos, z. B. bei einem invasiv-lobulären Karzinom, mit der Patientin abgesprochen werden. Bei dieser Art des Vorgehens muss jedoch in einem Teil der Fälle nach einer brusterhaltenden Operation eine sekundäre Masteketomie folgen, wenn z. B. eine ausgedehnte intraduktale Tumorausbreitung bis zum Segmentrand vorliegt (EIC).

Interdisziplinäres Vorgehen

Bei zweizeitigem operativem Vorgehen sollten Operateur, Radiologe und Pathologe gemeinsam die vorliegenden Befunde besprechen. In der Mammographie kann die Ausdehnung der Mikrokalzifikationen beispielsweise deutlich machen, dass in einer Nachresektion wahrscheinlich keine lokale Sanierung erreicht werden kann. Bei unvollständiger Tumorexzision kann der Pathologe das Ausmaß des evtl. noch zu erwartenden Resttumors ungefähr abschätzen. Er kann zudem Angaben zur genauen Lokalisation des Residualtumors machen, wenn das Resektionspräparat vorher entsprechend markiert war.

> ❗ Bei Tumoren <1 cm sollte eine Schnellschnittuntersuchung unterbleiben, um kein Tumorgewebe für die Diagnostik zu verlieren. Der für die Schnellschnittuntersuchung aufgefrorene Tumoranteil ist bei der späteren Einbettung weniger gut differenzierbar als primär fixiertes Gewebe.

Bei makroskopisch nicht sicher erkennbaren Läsionen verbietet sich die Schnellschnittuntersuchung von selbst. Häufig wird der exzidierte Tumor als Schnellschnitt dem Pathologen übersandt, um eine Aussage über die Beziehung des Tumors zum Resektatrand zu erhalten, z. B. um die Breite der tumorfreien Gewebemanschette zu bestimmen. Dies erfordert im Grunde eine Aufarbeitung des gesamten Tumors, was unter Schnellschnittbedingungen unmöglich ist. Die Untersuchung im Schnellschnitt muss nach makroskopischer Orientierung erfolgen. Durch Läsionen, die makroskopisch nicht erkennbar sind, wie intraduktale Tumorausläufer, können jedoch Diskrepanzen zwischen dem Ergebnis der Schnellschnittuntersuchung und der Untersuchung des fixierten Gewebes auftreten. Die Untersuchung der Resektatränder erfordert eine exakte Lamellierung des Präparats, die nur am fixierten Gewebe zuverlässig durchgeführt werden kann. Die Untersuchung des Exzidats als Frischgewebe impliziert methodisch bedingte Fehler, sodass eine zuverlässige Aussage über die Tumorfreiheit der Resektatränder nur am fixierten Gewebe möglich ist.

> ❗ Hat der Operateur nach der Tumorektomie den Eindruck, dass der Tumor an einer Stelle bis zum Resektionsrand reicht, ist es sinnvoller, eine kleine Biopsie aus dem angrenzenden Gewebe zu entnehmen, die dem Tumor zugewandten Seite zu markieren und zur Schnellschnittuntersuchung zu schicken, um Gewissheit zu erlangen, ob das angrenzende Gewebe nicht infiltriert bzw. der neue Resektionsrand tumorfrei ist (◘ Abb. 19.8). Die entsprechende Stelle am Tumorektomiepräparat sollte ebenfalls markiert werden. Das Präparat selbst kann in der üblichen Weise nach Fixation und Farbmarkierung der Ränder in Paraffinschnitten untersucht werden.

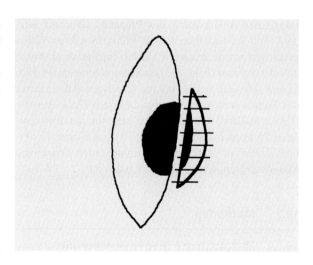

◘ **Abb. 19.8.** Unvollständige Tumorexzision, Nachexzision mit kleinem Tumorrest. Resektatränder (*dicker Strich:* Farbmarkierung des Resektionsrands) nach Nachexzision tumorfrei. Die parallelen Linien durch das Nachresektat deuten die Schnittführung für die histologische Untersuchung an

19.2.2 Tumorektomiepräparat bzw. Segmentresektat

Um kleinste und radiologisch okkulte, multifokale Tumorherde und intraduktale Ausläufer sicher zu entdecken, sollte eine systematische Untersuchung von Tumorektomiepräparaten und mit geringen Einschränkungen auch der Segmentresektate möglichst eine vollständige Aufarbeitung des Resektats beinhalten. Dies kann am einfachsten in sog. Großflächenschnitten durchgeführt werden. Auch andere Techniken, die sich leichter in die Laborroutine einführen lassen, gewährleisten eine zuverlässige Untersuchung. Das Resektat wird z. B. ausgehend von der Mamillenregion, die entsprechend markiert werden muss, nach peripher hin in parallele, ca. 4–5 mm dicke Scheiben lamelliert (◘ Abb. 19.9). Die S3-Leitlinien zur Diagnostik, Therapie und Nachsorge des Mammakarzinoms der Frau geben genaue Anleitungen zur Untersuchung und Befundung der Präparate.

Orientierung am pathologischen Präparat

Die Scheiben werden nummeriert, sodass das gesamte Resektat wieder rekonstruiert werden kann. Eine fotografische Dokumentation des lammellierten Präates ist hilfreich bei der Orientierung. Wird nicht mit Großflächen-

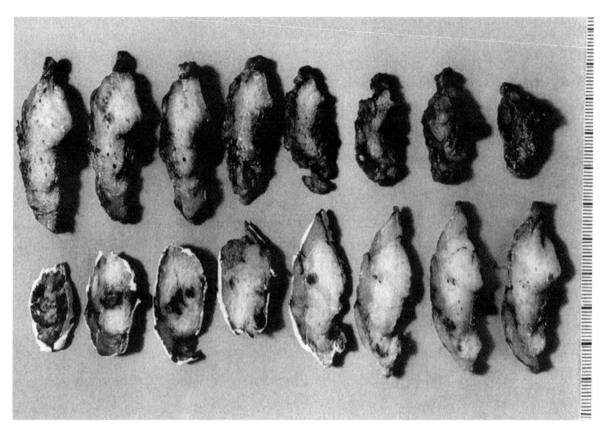

◘ **Abb. 19.9.** Lamellierung eines Segmentresektats in parallele Scheiben zur vollständigen histologischen Untersuchung in Großflächenschnitten. Resektatränder zum Teil mit Latexfarbe markiert (*weiß*). Kleines, wenig kontrastreiches Mammakarzinom in Scheibe 5 (*dunkler Punkt*)

schnitten gearbeitet, so müssen die einzelnen Scheiben wiederum unterteilt und zur Orientierung entsprechend gekennzeichnet werden. Auch hier hilft eine Fotodokumentation enorm, da die Unterteilung der Scheiben direkt auf dem Foto eingezeichnet und mit den anfertigten Gewebsblöcken korreliert werden kann. Die Randbereiche des Resektats werden zusätzlich mit Farbe markiert, sodass alle Veränderungen in ihrer Beziehung zum Resektatrand beschrieben werden können. Bei zusätzlichen Markierungen am Präparat können auch Kennzeichnungen in mehreren Farben vorgenommen werden. Es gibt spezielle Farben, die auch auf das formalinfixierte Gewebe aufgetragen werden können und am gefärbten Schnittpräparat sichtbar bleiben. Durch diese Technik ist eine genaue Beurteilung der Resektatränder möglich.

Neben der Klassifikation des Tumors erfolgen eine **makroskopische und mikroskopische zweidimensionale Vermessung des Tumors** und eine Beschreibung der Tumorbegrenzung sowie des minimalen Abstands zum Resektionsrand. Durch die vollständige Einbettung des Gewebes ist bei etwa gleicher Dicke der Gewebescheiben auch eine Abschätzung der Tumorgröße in der dritten Dimension möglich. Ferner werden im umgebenden Parenchym gelegene, intraduktale Tumorausläufer in gleicher Weise vermessen und in ihrer Beziehung zum Resektionsrand angegeben. Im Randbereich des Tumors vorhandene Lymph- oder Blutgefäßeinbrüche werden registriert. Außerdem werden Veränderungen des umgebenden Drüsenparenchyms beschrieben, wie z. B. Herde eines CLIS.

Untersuchte makro- und mikroskopische Parameter am Segmentresektat

- Größe des Resektats (Gewicht),
- histologische Tumorausdehnung (getrennt messen: invasive und intraduktale Komponente),
- Relation von invasivem und intraduktalem Tumoranteil,
- multifokale Tumorherde,
- Tumorrand (z. B. glatt begrenzt, Ausläufer),
- peritumorale Gefäßinvasion,
- Klassifikation nach der neuesten WHO-Nomenklatur,
- histologisches Grading,
- minimaler Abstand des invasiven und des intraduktalen Tumoranteils vom Resektionsrand und Lage des Tumors im Resektat (z. B. mamillennah, peripher, zentral)

Abschliessend wird der Befund in der pTNM-Klassifikation zusammengefasst (☐ Tab. 19.4).

Resektion nach Tumorektomie

Wird eine Segmentresektion nach vorangegangener vollständiger oder unvollständiger Tumorektomie durchgeführt, so sind die makroskopische und histologische Aufarbeitung prinzipiell gleich. Die Aufarbeitung ist oft schwieriger, da die Lamellierung des Segments durch den Hohlraum der Wundhöhle erschwert und damit die Beurteilung der Randbereiche der Wundhöhle ungenauer wird. Dies ist insbesondere bei involutiertem, fettgewebsreichem Drüsenparenchym der Fall. Einige Untersucher versuchen, durch eine zusätzliche Röntgenuntersuchung des Resektats in 2 Ebenen Hinweise auf Residuen von invasivem oder intraduktalem Tumor zu bekommen. Diese Methode wird insbesondere von jenen Untersuchern favorisiert, die nicht das gesamte Resektat untersuchen, sondern gezielt Areale zur histologischen Untersuchung ausschneiden. Jedoch muss bei dichtem, juvenilem Drüsenparenchym mit einer Einschränkung der radiologischen Aussage gerechnet werden.

19.2.3 Ablationspräparat

Beim Brustamputat kann es sich um eine primäre Amputation, beispielsweise bei bekanntem multifokalem Tumorwachstum, oder auch um eine sekundäre Ablatio nach

unvollständiger Tumorentfernung in der Segmentresektion handeln. Im ersten Fall erfolgt eine Aufarbeitung des Tumors bzw. der Tumoren wie bei der Segmentresektion, wobei der Tumor aber nicht vollständig untersucht werden muss. Die Lokalisation des Tumors im Abladat sollte beschrieben werden.

Die Mamille und die retromamilläre Region werden gesondert untersucht. Eventuelle Beziehungen des Tumors zur Haut, zur Pektoralisfaszie oder zum Resektatrand werden vermerkt. Das übrige Drüsenparenchym wird, nach Quadranten unterteilt, orientierend untersucht und beurteilt. Eine vollständige Untersuchung des Mastektomiepräparats kann naturgemäß nicht durchgeführt werden. Die histologische Untersuchung sollte sich zusätzlich gezielt auf die in der Mammographie registrierten Veränderungen des Drüsenparenchyms konzentrieren (Wichtigkeit klinischer Angaben). Bei einer sekundären Mastektomie müssen die Randbereiche der Exzisionshöhle wiederum auf das Vorhandensein von Tumorresiduen (invasiv oder in situ) ausführlich untersucht werden.

Untersuchte makro- und mikroskopische Parameter am Mastektomiepräparat:

- Tumorausdehnung,
- multifokale, multizentrische Tumorherde,
- begleitende intraduktale Komponente,
- histologische Klassifikation,
- histologisches Grading,
- Tumorrand,
- Lokalisation in der Brust,
- übriges Drüsenparenchym,
- Beziehungen zur Retromamillärregion, zur Haut und zur Pektoralisfaszie sowie
- Tumorresiduen (nach vorangegangener Exzision)

Abschließend erfolgt ebenfalls eine Einordnung des Tumors in die TNM-Klassifikation. Bei vorangegangener Tumorexzision ohne genaue Angaben muss das T-Stadium als pTx klassifiziert werden.

19.2.4 Axilläre Lymphknoten

Die Dissektion der axillären Lymphknoten hat beim Mammakarzinom überwiegend prognostische und weniger therapeutische Bedeutung.

◻ Tab. 19.4. pTNM-Klassifikation des Mammakarzinoms

Bezeichnung	Bedeutung
pT	Primärtumor
pTX	Primärtumor kann nicht beurteilt werden
pT0	Kein Anhalt für Primärtumor
pTis	Carcinoma in situ (intraduktal und lobulär)
pT1	Max. Tumordurchmesser von 2,0 cm
pT1mic	Mikroinvasion von 0,1 cm oder weniger
pT1a	>0,1 cm–0,5 cm
pT1b	>0,5 cm–1,0 cm
pT1c	>1,0 cm–2,0 cm
pT2	>2,0 cm–5,0 cm
pT3	>5,0 cm
pT4	Tumor jeder Größe mit direkter Ausdehnung auf Brustwand und Haut
pT4a	Mit Ausdehnung auf die Brustwand (Rippen, Interkostalmuskulatur oder vorderer Serratusmuskel, nicht auf die Pektoralismuskulatur)
pT4b	Mit Ödem, Ulzeration der Brusthaut oder Satellitenmetastasen der Haut derselben Brust
pT4c	Beide Kriterien von pT4a und pT4b
pT4d	Inflammatorisches Karzinom
pN	Regionäre Lymphknoten
pNX	Keine Beurteilung der regionären Lymphknoten möglich
pN0	Keine regionären Lymphknotenmetastasen
pN1mi	Mikrometastasen (>0,2 mm < 0,2 cm)
pN1	Metastasen in 1-3 ipsilateralen Lymnphknoten oder mikroskopische Metastasen in Sentinel Lymphknoten entlang der ipsilateralen A. mammaria interna
pN1a	1–3 axilläre Lymphknotenmetastasen >2 mm
pN1b	Mikroskopische Metastasen in Sentinel Lymphknoten entlang der A. mammaria int.
pN1c	Metastasen in 1–3 axillären Lymphknoten und Mikrometastasen in Sentinel Lymphknoten der A. mammaria int.
pN2	Metastasen in 4–9 ipsilateralen axillären Lymphknoten, oder in klinischen Metastasen der A. mammaria int. ohne axilläre Metastasen
pN2a	Metastasen in 4–9 axillären Lymphknoten darunter mindestens einer >2 mm
pN2b	Klinische Metastasen in Lymphknoten der A. mammaria int. ohne axilläre Lymphknotenmetastasen
pN3	Metastasen in ≥10 ipsilateralen axillären Lymphknoten oder in ipsilateralen infraclaviculären Lymphknoten oder in ipsilateralen klinischen Metastasen entlang der A. mammaria int. und zusätzlichen axillären Lymphknotenmetastasen
pN3a	Metastasen in ≥10 axillären Lymphknoten (wenigstens eine >2 mm) oder Metastasen in infraclaviculären Lymphknoten
pN3b	Klinische Metastasen in ipsilateralen Lymphknoten der A. mammaria int. und zusätzliche 1–3 axilläre Lymphknoten-metastasen oder Metastasen in mehr als 3 axillären Lymphknoten und Metastasen in Sentinel Lymphknoten der A. mammaria interna
pN3c	Metastasen in supraclaviculären Lymphknoten
pM	Fernmetastasen
pMX	Vorliegen von Fernmetastasen kann nicht beurteilt werden
pM0	Keine Fernmetastasen
pM1	Fernmetastasen

❗ Gegenwärtig ist der histologische Nodalstatus der wichtigste Prognosefaktor (▶ Kap. 20). Deshalb sollte die histologische Untersuchung der Lymphknoten besonders sorgfältig erfolgen.

Untersuchung aller Lymphknoten

Bei der axillären Lymphonodektomie werden Fettgewebe und Lymphknoten in der Regel en bloc entfernt. Der Pathologe präpariert die einzelnen Lymphknoten aus dem Fettgewebe heraus, wobei die Lymphknoten zur besseren Beurteilung der Randsinus intakt bleiben sollten. Bei palpatorischer Durchsuchung des Fettgewebes können Lymphknoten von nur 2–3 mm Größe erkannt und eingebettet werden. Größere Lymphknoten werden zur besseren histologischen Bearbeitung halbiert. Da auch kleine Lymphknoten metastatisch befallen sein können, werden alle Lymphknoten histologisch untersucht.

Untersuchte makro- und mikroskopische Parameter an den axillären Lymphknoten

- Größe des Resektats (Gewicht),
- Anzahl der entfernten Lymphknoten,
- maximale Größe der Lymphknoten und der Metastasen,
- Anzahl der metastastisch befallenen Lymphknoten,
- Anzahl der Lymphknoten mit Mikrometastasen (<2 mm),
- Infiltration des perinodulären Fettgewebes sowie
- Ausbildung von Lymphknotenkonglomeraten.

Wegen des häufig nur partiellen metastatischen Befalls müssen mehrere Schnittstufen von den einzelnen Lymphknoten angefertigt werden (optimal 4–6 Stufenschnitte). Die Anzahl der entfernten Lymphknoten sollte einmal bei der makroskopischen Präparation und dann zur Kontrolle in den histologischen Schnittpräparaten gezählt werden. Die Anzahl der metastatisch befallenen Lymphknoten sollte in Relation zur Gesamtzahl der entfernten Lymphknoten angegeben werden. Wenn nur ein mikroskopischer Lymphknotenbefall (Metastasen <2 mm) nachgewiesen werden kann, wird dies ebenfalls gesondert registriert. Ebenso werden Tumorinfiltrationen des perinodulären Fettgewebes sowie Lymphknotenvergrößerungen >2 cm durch Metastasen und die Bildung von Lymphknotenkonglomeraten vermerkt, allerdings wer-

den diese in der neuen TNM-Klassifikation nicht mehr gesondert klassifiziert.

Bei gezielter Entnahme nur einer Lymphknotengruppe (Sentinel-Lymphknoten-Biopsie) kommt der Untersuchung der Lymphknoten eine noch größere Bedeutung zu, da bei nodalnegativen Fällen auf eine Entfernung der übrigen Lymphknoten verzichtet wird (Krag et al. 1998; Veronesi et al. 1997). In den von der Deutschen Gesellschaft für Senologie herausgegebenen Richtlinien wird eine systematische Suche nach Lymphknotenmetastasen <2 mm als unnötig angesehen, da der grosse Aufwand in der Bearbeitung der Lymphknoten einen nur kleinen Vorteil in der Senkung der Rate falsch-negativer Lymphknoten erbringe. Dies bedeutet, dass die Suche nach kleinsten disseminierten Tumorzellen mit Hilfe immunhistologischer Untersuchungen in der Routine Untersuchung von Sentinel-Lymphknoten unnötig ist (Galea et al. 1991). In der neuen TNM-Klassifikation werden die Ergebnisse der Sentinel-Lymphknoten bereits berücksichtigt.

Literatur

Azzopardi JG (1979) Major problems in breast pathology. Saunders, London

Bässler R (1995) Histopathologische Kriterien und aktuelle Klassifikation des Mammakarzinoms. Onkologe 1: 180–189

Bässler R, Böcker W, Hermanek P et al. (1992) Die gegenwärtige Situation des Gradings beim Mammakarzinom. Pathologe 13: 130–134

Bässler R, Dittmann AM, Dittrich M (1981) Mononuclear stromal reactions in mammary carcinoma, with special reference to medullary carcinomas with a lymphoid infiltrate. Virchows Arch (Pathol Anat) 393: 75–91

Ben-Ezra J, Sheibani K (1987) Antigenic phenotype of the lymphocytic component of medullary carcinoma of the breast. Cancer 59: 2037–2041

Buerger H, Otterbach F, Simon R et al. (1999) Different genetic pathways in the evolution of invasive breast cancer are associated with distinct morphological subtypes. J Pathol 189: 521–526

De Potter CR, Eeckhout I, Schelfhout AM, Geerts ML, Roels HJ (1994) Keratinocyte induced chemotaxis in the pathogenesis of Paget's disease of the breast. Histopathology 24: 349–356

Deos PH, Norris HJ (1982) Well differentiated (tubular) carcinoma of the breast. Am J Clin Pathol 78: 1

Dixon JM, Anderson TJ, Page DL, Lee D, Duffy SW, Stewart HJ (1983) Infiltrating lobular carcinoma of the breast: an evaluation of the incidence and consequence of bilateral disease. Br J Surg 70: 513–516

Ellis IO, Galea M, Broughton N, Locker A, Blamey RW, Elston CW (1992) Pathological prognostic factors in breast cancer. II. Histological type. Relationship with survival in a large study with long-term follow-up. Histopathology 20: 479–489

Gad A, Azzopardi JG (1975) Lobular carcinoma of the breast: a special variant of mucin-secreting carcinoma. J Clin Path 28: 711–716

Galea MH, Athanassiou E, Bell J et al. (1991) Occult regional lymph node metastases from breast carcinoma: immunohistological detection with antibodies CAM.5.2 and NCRC-11. P Pathol 165: 221–227

Haagensen CD, Lane N, Bodian C (1983) Coexisting lobular neoplasia and carcinoma of the breast. Cancer 51: 1468–1482

Harris M, Howell A, Chrissohou M, Swindell RIC, Hudson M, Sellwood RA (1984) A comparison of the metastatic pattern of infiltrating lobular carcinoma and infiltrating duct carcinoma of the breast. Br J Cancer 50: 23–30

Holland R, Connolly JL, Gelman R et al. (1990) The presence of an extensive intraductal component following a limited excision correlates with prominent residual disease in the remainder breast. J Clin Oncol 8: 13

Horn PL, Thompson WD (1988) Risk of contralateral breast cancer. Cancer 62: 412–424

Krag D, Weaver D, Ashikaga T et al. (1998) The sentinel node in breast cancer. New Engl J Med 339: 941–946

Kreienberg R (Hrsg) (2004) Diagnostik, Therapie und Nachsorge des Mammakarzinoms der Frau. Eine nationale S3-Leitlinie. Deutsche Krebsgesellschaft e.V., Frankfurt

Merino MJ, Livolsi VA (1981) Signet ring carcinoma of the female breast. Cancer 48: 1830

Mitze M, Meyer F, Goepel E, Kleinkauf-Houcken A, Jonat W (1991) Besonderheiten in Klinik und Verlauf beim invasiven lobulären Mammakarzinom. Geburtsh u Frauenheilk 51: 973–979

Rosen PP, Oberman HA (1992) Tumors of the mammary gland. Atlas of Tumor Pathology Fascicle 7. AFIP, Washington DC

Schnürch HG (1992) Tumormetastasen in axillären Lymphknoten bei unbekanntem Primärtumor. Gynäkologe 25: 109–116

Silverstein MJ, Rosser RJ, Gierson ED et al. (1987) Axillary lymph-node dissection for intraductal breast carcinoma – is it indicated? Cancer 59: 1819–1824

Sobin LH und Wittekind C (2002) TNM-Classification of Malignant Tumours, 6. Auf. Wiley, New York

Stegner HE (1992) Steroidhormonrezeptoren. In: Kindermann G, Lempe B (Hrsg) Immunohistochemische Diagnostik gynäkologischer Tumoren. Thieme, Stuttgart, S 128–135

Tavassoli F und Devilee P (2003) Tumours of the Breast and Female Genital Organs. In: World Health Organization (ed) Classification of Tumours. WHO, Lyon

Underwood JCE, Giri DD, Rooney N, Lonsdale R (1987) Immunophenotype of the lymphoid cell infiltrates in breast carcinomas of low oestrogen receptor content. Br J Cancer 56: 744–746

Veronesi U, Paganelli G, Galimberti V et al. (1997) Sentinel-node biopsy to avoid axillary dissection in breast cancer with clinically negative lymph-nodes. Lancet 349: 1864–1867

Wellings SR (1980) A hypothesis of the origin of human breast cancer from the terminal ductal lobular unit. Pathol Res Pract 166: 515

Prognostische und prädiktive Faktoren bei Patientinnen mit Mammakarzinom

Volkmar Müller, Fritz Jänicke

20.1 Frühe Metastasierung

Die ungelösten Probleme in der Therapie des Mammakarzinoms beruhen auf der Fähigkeit der Tumorzellen zur frühen hämatogenen Streuung, was zur Folge hat, dass bei der Mehrzahl der Patientinnen bereits bei der Diagnosestellung eine systemische Erkrankung vorliegt. Diese Erkenntnisse haben zur Revision der »Halsted-Hypothese« geführt und die Basis für die Entwicklung der brusterhaltenden Therapie gelegt.

Aussagen über die Wahrscheinlichkeit des Vorliegens einer solchen systemischen Beteiligung und der zukünftigen Entwicklung einer aktiven Metastasierung sind jedoch nur mit begrenzter Zuverlässigkeit möglich. Ursache hierfür ist die große Variabilität des biologischen Verhaltens, sodass sich unter der Diagnose Mammakarzinom eine Vielzahl von Erkrankungen subsumieren lässt. Jeder Kliniker kennt Patientinnen mit großen Tumoren, die lange Zeit am Ort ihrer Entstehung wachsen und proliferieren, ohne dass Metastasen nachzuweisen wären. Auf der anderen Seite beobachtet man Krankheitsverläufe, bei denen die Diagnose erst durch die Symptome der Metastasierung gestellt wird, ohne dass der Primärtumor mit klinischen Mitteln direkt fassbar wäre.

Vor dem Hintergrund der frühzeitigen hämatogenen Streuung von Tumorzellen (Fisher-Veronesi-Hypothese) wurde die Suche nach wirksamen systemischen Behandlungsformen immer dringlicher.

! Zur genauen Planung einer systemischen Behandlung ist eine zuverlässige Abschätzung des individuellen Risikos der einzelnen Patientin eine wichtige Voraussetzung, um eine individualisierte systemische Behandlung zu ermöglichen und sowohl eine Über- als auch eine Untertherapie mit potenziell toxischen Substanzen zu vermeiden. Möglichst zuverlässige Prognosefaktoren werden deshalb für eine adäquate Therapie dringend benötigt.

Vor allem interessiert die Frage, welche Patientinnen durch die Entfernung des Primärtumors als geheilt betrachtet werden können oder zumindest eine so gute Prognose haben, dass eine adjuvante Chemotherapie nicht indiziert ist. Dies gilt nach allgemeinem Konsensus entsprechend St. Gallen dann, wenn eine 10-Jahres-Rezidivrate < 10% vorliegt.

20.2 Definition der Prognosefaktoren

> **Definition**
>
> Prognosefaktoren geben zum Zeitpunkt der Primäroperation darüber Aufschluss, mit welcher Wahrscheinlichkeit die Erkrankung später wieder auftritt (Rezidiv, Metastasierung) oder der Tod durch die Erkrankung ohne adjuvante Therapie eintritt. Zum Zeitpunkt der Primärbehandlung können Prognosefaktoren über die Aggressivität des Tumors und damit über die Risiken der Tumorpatientin in der Zukunft informieren.

Die Aussage der Prognosefaktoren unterscheidet sich ganz wesentlich von derjenigen der Tumormarker, deren klinische Bedeutung allein darin liegt, das Vorliegen oder das Wiederauftreten der Tumorerkrankung zum jeweiligen Untersuchungszeitpunkt nachzuweisen. Moderne Prognosefaktoren sollten eine tumorbiologische Hypothese zur Grundlage haben. Hierdurch unterscheiden sie sich von reinen prognostischen Indikatoren, die meist nur indirekt mit tumorbiologischen Phänomenen verbunden sind (z. B. Menopausenstatus, Alter).

> **Definition**
>
> Unter prädiktiven Faktoren versteht man therapierelevante Faktoren, die eine Resistenz oder Sensitivität des Tumors auf eine jeweilige Therapie anzeigen können.

Sie sollen Aussagen ermöglichen, ob durch eine bestimmte Therapieform eine Verbesserung des Krankheitsverlaufs erreichbar ist oder nicht. In der adjuvanten Situation würde sich dies in einer Verlängerung der rezidivfreien Zeit oder Überlebenszeit als Folge der jeweiligen Therapie äußern bzw. in der metastasierten Situation eine Aussage über die zu erwartende Remissionswahrscheinlichkeit ermöglichen.

20.3 Anforderungen an Prognosefaktoren

Der ideale Prognosefaktor würde alle Patientinnen mit einem späteren Rezidiv definieren und dadurch indirekt diejenigen Patientinnen charakterisieren, die durch die Primäroperation alleine bereits geheilt sind. Auch die Identifikation derjenigen Frauen, die eine hervorragende

Langzeitprognose haben (<10% Rezidivrisiko in 10 Jahren) wäre von großem Nutzen. Einer solchen Patientin könnte eine zytotoxische Chemotherapie nach allgemeinem Konsens erspart bleiben. Ein solcher Faktor steht jedoch leider bisher noch nicht zur Verfügung. Man kann heute die »etablierten« Prognosefaktoren von den neuen, meist tumorbiologisch begründeten Prognosefaktoren abgrenzen.

In der Literatur der letzten Jahre wurden mehr als 100 verschiedene Variablen untersucht, die in z. T. nur univariaten Analysen eine prognostische Bedeutung beanspruchen. Hohe Anforderungen sind jedoch an die grundlagen- und anwendungsorientierte Erforschung neuer Prognosefaktoren zu stellen, bevor sie Eingang in die Klinik und damit in Therapieentscheidungen finden können. Kriterien für die Evaluierung prognostischer Faktoren (mod. nach McGuire et al. 1990) sind:

- die zugrunde liegende biologische Hypothese,
- eine einfache und zuverlässige Nachweismethode für den Faktor,
- die Korrelation des Faktors mit den etablierten Faktoren,
- optimierte Schwellen- oder Grenzwerte zur Unterscheidung in Niedrig- und Hochrisikogruppe,
- die univariate und multivariate Analyse des Faktors in Bezug auf den Krankheitsverlauf (Unabhängigkeit und Gewichtung, »Cox-Regression«),
- die Validierung der Ergebnisse in einem anderen Patientinnenkollektiv durch andere Untersucher sowie
- eine klinische, prospektive Studie zum Therapieeffekt.

Erst wenn alle diese Schritte vollzogen sind, lässt sich abschätzen, ob der neue Faktor einen klinisch relevanten Beitrag zu Qualität und Sicherheit der Prognose leisten kann. Daraus wird deutlich, warum bisher praktisch keiner der vielen neuen diskutierten Faktoren diesen Anforderungen gerecht werden und somit Eingang in die Klinik finden konnte. Die Überführung in die klinische Anwendung stellt somit eine wichtige Aufgabe für die grundlagenorientierte klinische Forschung dar.

❗ Zum gegenwärtigen Zeitpunkt lassen sich infolge der oben genannten Kriterien 2 Gruppen innerhalb der neuen tumorbiologischen Faktoren nach dem Stand ihrer Evaluierung definieren:

1. Neue tumorbiologische Faktoren, deren prognostische Wertigkeit bereits durch mehrere unabhängige Studien entsprechend den Kriterien der Evaluierung bestätigt worden ist. Diese neuen Faktoren könnten in naher Zukunft für die tägliche Praxis Bedeutung erlangen.
2. Neue tumorbiologische Faktoren, deren prognostischer Wert in der Literatur uneinheitlich beurteilt wird. Ihre Evaluierung in klinischen Studien nach den oben genannten Kriterien steht noch aus.

◼ Tab. 20.1 gibt ohne Anspruch auf Vollständigkeit einen Überblick über die etablierten Prognosefaktoren und die wesentlichen neueren tumorbiologischen Prognosefaktoren.

Im Folgenden werden zunächst die etablierten Prognosefaktoren dargestellt und anschließend daran eine Auswahl der wichtigsten neuen Prognosefaktoren und deren Stand der Evaluierung vorgestellt.

◼ **Tab. 20.1.** Übersicht der etablierten und der neuen Prognosefaktoren

Etablierte Prognosefaktoren	Neue (tumorbiologische) Prognosefaktoren
TNM-Status: Tumorgröße (maximaler Durchmesser) Axillärer Lymphknotenbefall (Zahl)	Proliferation und Ploidie: S-Phase Ploidie Ki-67-Antigen (MIB-I), Thymidin-Labelin-Index (TLI)
Morphologie: Grading histologischer Typ vaskuläre Invasion (Hämangiosis, Lymphangiosis)	Onkogene bzw. Suppressorgene: Her2/neu-Onkoprotein (c-erb-B2) p53 c-myc EGF-Rezeptor
Steroidhormonrezeptoren: Östrogenrezeptor Progesteronrezeptor	Invasion und Metastasierung: Tumorassoziierte Proteasen: Plasminogenaktivator uPA (Urokinasetyp) Plasminogenaktivatorinhibitor PAI-1 Kathepsine D, B, L und deren Inhibitoren Matrixmetalloproteasen (Kollagenasen, ST3) und deren Inhibitoren (TIMP) Adhäsionsmoleküle (z. B. Integrine, CD44) Genexpressionsprofile Cyclin D, E

20.4 Etablierte Prognosefaktoren

20.4.1 Tumorgröße

Der Zusammenhang zwischen Tumorgröße und Rezidiv bzw. Überlebensrate ist lange bekannt. Hierbei besteht eine positive statistische Korrelation zwischen der Größe des Primärtumors und dem axillären Lymphknotenbefall (Carter et al. 1989). Bei nodalpositiven Patientinnen wird in der statistischen Analyse die prognostische Aussagekraft der Tumorgröße vom Lymphknotenbefall »überdeckt«, das Risiko der Patientin für Rezidiv und Tod wird deutlicher durch den Lymphknotenbefall angezeigt. Nodalnegative Patientinnen mit einer Primärtumorgröße <1 cm haben eine exzellente Prognose, ihre 5-Jahres-Rezidivrate liegt unter 5%. Bei nodalnegativen Patientinnen mit Tumoren >1 cm hat die Tumorgröße keinen sehr deutlichen Einfluss auf die Prognose (◻ Tab. 20.2). Bei fehlendem axillären Lymphknotenbefall scheint somit die Tumorgröße eher Ausdruck des chronologischen Alters des Tumors als Zeichen seiner Aggressivität zu sein. Man kann spekulieren, dass Tumoren, die eine gewisse Größe überschreiten ohne die axillären Lymphknoten zu involvieren, ein relativ niedriges metastatisches Potenzial haben dürften.

Es muss darauf hingewiesen werden, dass auch die scheinbar eindeutige Angabe der Tumorgröße in manchen Fällen schwer standardisierbar ist (Schnittebene, Multifokalität und starke Abweichungen von der imaginären »Kugelform« sind zu bedenken).

20.4.2 Lymphknotenstatus und Zahl tumorbefallener axillärer Lymphknoten

 Der Lymphknotenstatus stellt den bisher stärksten prognostischen Faktor für den Verlauf bei Mammakarzinom dar.

Obwohl die Anzahl tumorbefallener axillärer Lymphknoten mit der Größe des Primärtumors korreliert, ist der Lymphknotenstatus von anderen, vor allem tumorbiologischen Markern, unabhängig. Dies hat zu der Annahme geführt, dass die Zahl der tumorbefallenen axillären Lymphknoten eher Ausdruck des chronologischen Alters des Tumors sein könnte als seiner biologischen Aggressivität.

> **Cave**
>
> Obwohl die meisten klinischen Studien Mammakarzinompatientinnen nach dem Ausmaß des Lymphknotenbefalls in 3 Subgruppen einteilen (nodalnegativ, 1–3 befallene Lymphknoten, ≥4 befallene Lymphknoten), scheint eine kontinuierliche Verschlechterung der Prognose mit Zunahme der Zahl befallener Lymphknoten vorzuliegen (◻ Abb. 20.1). Neuere klinische Studien verwenden aus diesem Grunde diese Einteilung nicht mehr als Einschlußkriterium.

Die Beobachtung, dass die Zahl der tumorbefallenen axillären Lymphknoten auch ein starker Prognosefak-

◻ **Tab. 20.2.** Tumorgröße und 5-Jahres-Überlebensrate bei 13.464 Patientinnen mit Mammakarzinom ohne axillären Lymphknotenbefall. (Nach Clark u. McGuire 1988)

Tumorgröße [cm]	Zahl der Patientinnen [n]	5-Jahres-Überlebensrate [%]
< 0,5	269	99,2
0,5–0,9	791	98,3
1,0–1,9	4.668	92,3
2,0–2,9	4.010	90,6
3,0–3,9	2.072	86,2
4,0–4,9	845	84,6
≥5,0	809	82,2

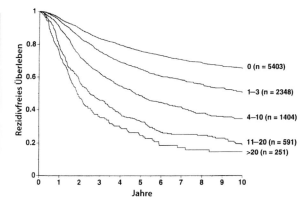

◻ **Abb. 20.1.** Rezidivfreies Überleben in Abhängigkeit von der Zahl der tumorbefallenen axillären Lymphknoten. Patientinnen ohne adjuvante Therapie. Mediane Nachbeobachtungszeit 51 Monate. Daten aus der San Antonio Data Base (nach Clark et al. 2000)

tor für die Überlebenszeit nach Auftreten der Metastasierung ist, weist jedoch darauf hin, dass der Lymphknotenstatus nicht alleine Ausdruck der Chronologie des Tumorwachstums (Diagnosezeitpunkt) zu sein scheint, sondern auch der biologischen Aggressivität des Tumors.

Allerdings ist nicht nur die Anzahl der tumorbefallenen axillären Lymphknoten von prognostischer Bedeutung, sondern möglicherweise auch ihr Bezug zur Umgebung (z. B. Kapseldurchbruch oder extranodale Ausbreitung mit Invasion des Fettgewebes). Diese Zeichen sind mit einer weitergehenden Verschlechterung der Prognose korreliert.

Cave ◾

Es ist bislang umstritten, ob durch den immunhistochemischen Nachweis von isolierten Tumorzellen oder Mikrometastasen in den axillären Lymphknoten eine Verbesserung der prognostischen Aussage erzielt werden kann.

20.4.3 Histologischer Typ und morphologische Kriterien

Der histologische Typ lässt gewisse Rückschlüsse auf die Prognose zu. So haben duktal-invasive Karzinome i.d.R. eine schlechtere Prognose und eine höhere Inzidenz positiver axillärer Lymphknoten als die weniger häufigen histologischen Typen.

Das histologische Grading gehört zu den etablierten Prognosekriterien. Die am häufigsten verwendeten Gradingsysteme für das Mammakarzinom sind die Scarf-Bloom-Richardson-Klassifikation und das nukleäre Grading nach Elston und Ellis. Die Empfehlungen der Arbeitsgemeinschaft für Gynäkologische Onkologie (AGO) favorisieren die Verwendung des Gradingsystems nach Elston und Ellis. Probleme ergeben sich durch die zugrunde liegende Subjektivität der Beurteilung und die Tatsache, dass etwa 60% aller Tumoren in ein mittleres Grading (G2) eingestuft werden.

Der Nachweis einer Lymphangiosis oder Hämangiosis ist ebenfalls von starker prognostischer Bedeutung. Das Ausmaß der Angiogenese im Tumorgewebe zeigt an sich schon eine ungünstige Prognose mit hoher Tendenz zur Metastasierung an. Diese Faktoren sind als relevante Risikofaktoren sowohl in den Konsensusempfehlungen von St. Gallen 2005 als auch von der AGO empfohlen.

20.4.4 Steroidhormonrezeptoren

Östrogen- und Progesteronrezeptorstatus

Vor mehr als 20 Jahren erschien die erste Publikation zur prognostischen Bedeutung des Östrogenrezeptors (Knight et al. 1977). Die Steroidhormonrezeptoren werden heute zu den etablierten Prognosefaktoren gerechnet. Während früher die Bestimmung im Tumorzytosol vorgenommen wurde, hat sich nach Einführung hochspezifischer Antikörper die immunhistochemische Bestimmung durchgesetzt. Diese kann auch am Paraffinschnitt erfolgen. Der Hormonrezeptorstatus gilt als positiv, wenn einer oder beide Hormonrezeptoren (Östrogen- und Progesteronrezeptor) positiv bestimmt wurden.

Trotz anfänglich widersprüchlicher Ergebnisse zeigten die nachfolgenden größeren Studien mehrheitlich die unabhängige prognostische Bedeutung des Östrogen- und auch des Progesteronrezeptors. In den meisten Untersuchungen wurde eine längere Gesamtüberlebenszeit bei positivem Hormonrezeptorstatus nachgewiesen.

Erstaunlicherweise stellte für Frauen ≤35 Jahren, die ausschließlich eine adjuvante Chemotherapie erhalten hatten, der positive Östrogenrezeptorstatus einen ungünstigen Prognosefaktor dar. Ursache hierfür ist wohl die Tatsache, dass bei jungen Frauen die Effekte der Chemotherapie auf die Ovarialfunktion im Sinne einer Hemmung der Östrogenbildung von nur sehr begrenzter Wirksamkeit sind. Es ist anzunehmen, dass die persistierende Ovarialfunktion und Östrogenbildung nach Chemotherapie in der Lage sind, das hormonabhängige Tumorwachstum zu stimulieren, was zu einer schlechteren Prognose dieser Frauen mit hormonrezeptorpositiven Tumoren führt.

Rezeptorstatus, Metastasierung und Rezidiv

Bei längeren Nachbeobachtungszeiten treffen jedoch die anfangs divergierenden Kurven des rezidivfreien Überlebens wieder zusammen. So ist das Risiko eines Rezidivs oder einer Metastasierung bei hormonrezeptornegativen Patientinnen in den ersten 2 Jahren postoperativ deutlich erhöht. Ist bis zu diesem Zeitpunkt jedoch keine Metastasierung eingetreten, so haben Patientinnen mit hormonrezeptornegativen Tumoren eine größere Chance,

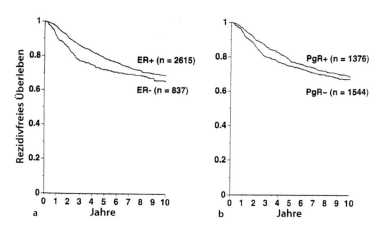

■ **Abb. 20.2.** Nodalnegatives Mammakarzinom ohne adjuvante Therapie: Rezidivfreies Überleben in Abhängigkeit vom Östrogenrezeptor (*ER*) und Progesteronrezeptor (*PgR*). (**a**) Relatives Risiko (*RR*) für *ER*: 1,31 (1,12–1,53), p=0,0008. (**b**) *RR* für *PgR*: 1,17 (1,00–1,37), p=0,04. Mediane Nachbeobachtungszeit 62 Monate. Daten aus der San Antonio Data Base (nach Clark et al. 1996)

in Zukunft rezidivfrei zu bleiben, als Frauen mit hormonrezeptorpositiven Tumoren.

Diese Beobachtung trifft auch für nodalnegative Patientinnen zu (■ Abb. 20.2). In Bezug auf das rezidivfreie 5-Jahresüberleben ist der Unterschied zwischen nodalnegativen Patientinnen mit hormonrezeptorpositiven und hormonrezeptornegativen Tumoren zwar signifikant, bewegt sich jedoch lediglich in der Größenordnung von 8–9% (McGuire et al. 1990). Für sich allein genommen ist der Hormonrezeptorstatus deshalb kein ausreichend starker Prognosefaktor für Therapieentscheidungen bei nodalnegativen Mammakarzinompatientinnen.

Nach dem Auftreten einer Metastasierung ist der Hormonrezeptorstatus (des Primärtumors) einer der stärksten Prognosefaktoren für die Dauer der verbleibenden Überlebenszeit. Möglicherweise hängt dies auch mit dem besseren Ansprechen auf palliative endokrine Therapiemaßnahmen zusammen. Andererseits kommt hier auch die geringere Wachstumsgeschwindigkeit hormonrezeptorpositiver Karzinome (bei gleicher invasiver und metastatischer Potenz) zum Ausdruck.

20.4.5 Ansprechen auf primär systemische Chemotherapie

Ausführliche Untersuchungen an großen Patientinnenzahlen in den USA (NSABP-B18) und in Italien zur »neoadjuvanten« Chemotherapie haben gezeigt, dass das Ausmaß der Regression des Primärtumors infolge einer vor der Operation verabreichten, Chemotherapie einen unabhängigen prognostischen Faktor für rezidivfreies

und Gesamtüberleben darstellt. Vor allem Patientinnen mit einer histologischen Komplettremission weisen eine exzellente Prognose auf. Frauen mit partieller Remission oder unveränderter Tumorgröße zeigten eine deutlich schlechtere Prognose. Erkrankte, bei denen unter dieser Therapie eine Progression des Tumors festzustellen war, hatten eine nochmals schlechtere Prognose mit raschem Verlauf der Erkrankung.

❗ Die neoadjuvante Chemotherapie erlaubt die »In-vivo-Testung« der Chemosensitivität des Tumors und wahrscheinlich auch der »Mikrometastasierung«. Beides korreliert eng mit dem weiteren Verlauf der Erkrankung.

20.5 Neue Prognosefaktoren

Die spezifisch malignen Eigenschaften der Tumorzelle stellen die Basis vieler der neuen Prognosefaktoren dar. Die Komplexität tumorbiologischer Vorgänge begründet die Vielzahl der in den letzten Jahren untersuchten Faktoren (■ Abb. 20.3).

Vereinfachend lassen sich die Aggressivität des Tumorwachstums und damit die Prognose der Tumorpatientin auf 2 zentrale Eigenschaften der Tumorzelle zurückführen:

1. Fähigkeit der Tumorzelle zu unkontrollierter Proliferation und damit Zellvermehrung,
2. Kapazität der Tumorzelle zur Lösung aus dem Gewebeverband, zur Invasion, Zellmigration, Adhäsion und damit zu hämatogener Streuung und Metastasierung.

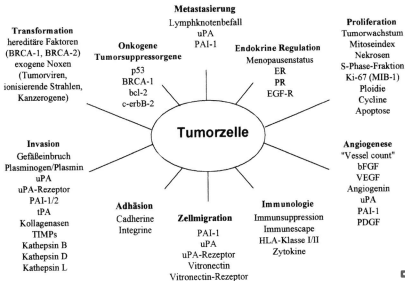

Transformation
hereditäre Faktoren
(BRCA-1, BRCA-2)
exogene Noxen
(Tumorviren,
ionisierende Strahlen,
Kanzerogene)

Metastasierung
Lymphknotenbefall
uPA
PAI-1

Onkogene
Tumorsuppressorgene
p53
BRCA-1
bcl-2
c-erbB-2

Endokrine Regulation
Menopausenstatus
ER
PR
EGF-R

Proliferation
Tumorwachstum
Mitoseindex
Nekrosen
S-Phase-Fraktion
Ki-67 (MIB-1)
Ploidie
Cycline
Apoptose

Tumorzelle

Invasion
Gefäßeinbruch
Plasminogen/Plasmin
uPA
uPA-Rezeptor
PAI-1/2
tPA
Kollagenasen
TIMPs
Kathepsin B
Kathepsin D
Kathepsin L

Adhäsion
Cadherine
Integrine

Zellmigration
PAI-1
uPA
uPA-Rezeptor
Vitronectin
Vitronectin-Rezeptor
Integrine

Immunologie
Immunsuppression
Immunescape
HLA-Klasse I/II
Zytokine

Angiogenese
"Vessel count"
bFGF
VEGF
Angiogenin
uPA
PAI-1
PDGF

Abb. 20.3. Aspekte der Malignität und der Tumorzellausbreitung

Beide Fähigkeiten können voneinander unabhängig reguliert sein. Während Proliferation DNS-Synthese voraussetzt, scheinen Invasion und Metastasierung hauptsächlich eine gesteigerte Proteinsynthese, vor allen Dingen von Proteasen, zur Bedingung zu haben. Auch die Onkogene und mutierten Tumorsuppressorgene stehen in direkter Beziehung zu den oben genannten Eigenschaften.

20.5.1 Bestimmung der Tumorzellproliferation

Die proliferative Aktivität des Tumors lässt sich durch autoradiographische Untersuchung der Einbaurate an radioaktiv markiertem Thymidin (engl.: Thymidin-Labeling-Index [TLI]), mit Hilfe der Durchflusszytometrie (S-Phasen-Bestimmung) sowie der Immunhistochemie, mit Nachweis eines proliferationsassoziierten Antigens (Ki-67/MIB-1) objektivieren.

Thymidin-Labeling-Index (TLI)

Die Einbaurate radioaktiven Thymidins in Tumorzellen korreliert mit der Zellteilungsrate und konnte in Langzeitbeobachtungen von über 10 Jahren als ein wichtiger prognostischer Faktor identifiziert werden. TLI ist nicht mit dem Lymphknotenstatus oder der Tumorgröße korreliert. Es besteht eine inverse Korrelation zum Hormonre-

zeptorstatus. Da die Bestimmung des TLI eine Inkubation frischen Tumorgewebes mit radioaktiven Substanzen voraussetzt, ist die Methode nicht allgemein anwendbar und hat sich deshalb nicht verbreitet.

S-Phase

Heute wird die Messung der Zellen in der S-Phase und deren Ploidität vorwiegend mittels fluoreszenter Markierung in der Durchflusszytometrie vorgenommen. Hierbei können tiefgefrorene oder formalinfixierte Paraffinschnitte ebenso wie Frischgewebe untersucht werden. In mehreren großen Untersuchungen wurde die prognostische Bedeutung der S-Phase, vor allem bei nodalnegativen Mammakarzinompatientinnen, eindeutig belegt. Die prognostische Stärke der S-Phase liegt hierbei deutlich über der von Tumorgröße und Hormonrezeptorstatus. Ein technisches Problem stellt die Validierung und Standardisierung der Computersoftware dar, wobei vor allem die Reproduzierbarkeit der S-Phasebestimmung an aneuploiden Tumorzellen Gegenstand der Diskussion ist, da es hier zur Überlappung der Histogramme kommt. Eine weitere Problematik liegt in der Uneinheitlichkeit der in der Literatur angegebenen Grenzwerte (»Cut-Off«). Es besteht eine deutliche inverse Korrelation zwischen S-Phase und Hormonrezeptorstatus, was auf die geringere Proliferationsrate hormonrezeptorpositiver Tumoren hinweist.

Ki-67

Der Anteil proliferierender Zellen kann auch mit Hilfe monoklonaler Antikörper gegen das nukleäre Antigen Ki-67, das nur in proliferierenden Zellen exprimiert wird, mit immunhistochemischen Techniken in Gefrierschnitten oder formalinfixierten Schnitten bestimmt werden. Die begrenzte Zahl von Studien, die zur prognostischen Bedeutung von Ki-67 vorliegen, fanden meist eine Korrelation mit dem klinischen Verlauf der Erkrankung, i.d.R. jedoch nur in univariaten Analysen. Dies trifft auch für das nodalnegative Mammakarzinom zu. Weitere ausführliche Untersuchungen, auch mit multivariater Analyse, wären wünschenswert. Positive Korrelationen bestehen zwischen Ki-67 und S-Phase, Grading und HER2/neu sowie eine inverse Korrelation zum Hormonrezeptorstatus. Zur S-Phase besteht lediglich eine schwache Korrelation, da das Proliferationsantigen auch andere Zellzyklusphasen mit erfasst (späte G1-, S-, M- und G2-Phase).

> ❗ Die S-Phase-Fraktion und die Ki-67 Bestimmung sind geeignet, die proliferative Aktivität des Tumors zu messen.

EGFR

Der Rezeptor für den epidermalen Wachstumsfaktor (EGFR) kann über einen Radioligandbindungsassay in der Membranfraktion von Tumorgewebeextrakten nachgewiesen werden. Alternativ existieren enzymimmunologische sowie auch immunhistochemische Nachweismethoden. Leider bestehen divergierende Ergebnisse in der Literatur bezüglich der prognostischen Wertigkeit von EGFR, wohl auch aufgrund methodischer Probleme und fehlender Standardisierung. EGFR korreliert invers mit dem Östrogenrezeptorstatus und erlaubt bei Patientinnen mit positivem Status eine Differenzierung in jeweils eine Subgruppe mit schlechter und mit guter Prognose. Mehrere Arbeitsgruppen konnten nachweisen, dass die EGFR-Expression mit einer Resistenzentwicklung gegenüber endokriner Therapie korreliert ist (▶ Kap. 20.6) Da Tumorzellen (wie auch andere Zellen) über die Bindung von EGF und einer Reihe weiterer Wachstumsfaktoren an EGFR zur Proliferation angeregt werden können, scheint EGFR indirekt einen Indikator der Tumorzellproliferation darzustellen.

HER2/neu (c-erb-B2)

In einer methodisch beispielhaften Arbeit zeigten Slamon et al. (1989) auf DNA-, mRNA- und Protein-ebene, dass die Amplifikation und Überexpression von HER2/neu (c-erb-B2) mit einer schlechten Prognose einhergeht. In einer Vielzahl von Folgestudien zeigte sich jedoch, dass je nach angewandter Analysemethode (Immunhistochemie mit verschiedenen Antikörpern, Analysen auf DNA- und RNA-Ebene) widersprüchliche Ergebnisse publiziert wurden. Häufig fand sich nur bei nodalpositiven Patientinnen, die eine adjuvante Chemotherapie erhalten hatten, eine prognostische Aussage durch HER2/neu, während dies bei unbehandelten, nodalnegativen Patientinnen nicht nachweisbar war. Hieraus wurde geschlossen, dass eine HER2/neu-Positivität vor allen Dingen in Form einer Resistenz gegen die adjuvante Chemotherapie die Prognose beeinflussen könnte (▶ Kap. 20.6). Metaanalysen zeigten schließlich, dass HER2/neu, auch unabhängig von der Therapie, wohl doch in allen Subgruppen einen prognostischen Faktor mäßiger Stärke darstellt. Einige Untersuchungen belegen, dass die Bestimmung der HER2/neu-Alteration mit fluoreszenter In-situ-Hybridisierung (FISH) der immunhistochemischen Bestimmung bezüglich der prognostischen Wertigkeit überlegen zu sein scheint. Dies trifft möglicherweise auch für die prädiktive Wertigkeit bezüglich des Ansprechens auf eine Antikörpertherapie mit Herceptin (Trastuzumab) zu. Darüber hinaus lässt sich der extrazelluläre Anteil des HER2/neu Proteins im Serum nachweisen (extrazelluläre Domäne). Erhöhte Konzentrationen sind offenbar mit einer ungünstigeren Prognose vergesellschaftet. Allerdings sind die Konzentrationen bei nur einem geringen Anteil der Patientinnen mit primärem Mammakarzinom erhöht (weniger als 10%), sodass der extrazelluläre Anteil des HER2/neu Proteins im Serum wohl mehr als prognostischer und prädiktiver Faktor in der metastasierten Situation eine Rolle spielen wird (▶ Kap. 20.6). Insgesamt ist HER2/neu klinisch eher bezüglich der prädiktiven als der prognostischen Aussage von Bedeutung (▶ Kap. 20.6).

p53

Mutationen im Bereich des Tumorsuppressorgens p53 und das daraus resultierende inaktive »Suppressorprotein« lassen sich immunhistochemisch mit monoklonalen Antikörpern nachweisen. Dieser Nachweis von (mutiertem) p53 korreliert mit einer erhöhten S-Phase, dem nukleären Grading sowie invers mit dem Hormonrezeptorstatus. Obwohl in den publizierten Untersuchungen verschiedene Antikörper mit unterschiedlicher Sensitivi-

20

tät zur Anwendung kamen, zeigten die meisten Studien eine prognostische Bedeutung von p53 beim nodalnegativen Mammakarzinom. Es ist erwähnenswert, dass Diskrepanzen von 25–30% zwischen der Analyse auf DNA-Ebene und der Immunhistochemie bestehen. Deshalb wird die prognostische Wertigkeit von p53 weiterhin kontrovers diskutiert. Jedenfalls scheint durch p53 nur ein kleiner Teil der rezidivgefährdeten Patientinnen erfassbar zu sein.

20.5.2 Faktoren der Invasivität und metastatischen Kapazität

Invasivität und metastatisches Potenzial können u. a. durch die Bestimmung tumorassoziierter Proteasen und deren Inhibitoren erfasst und quantifiziert werden. Diese von Tumorzellen gebildeten Proteasen bewirken in einem komplexen Zusammenwirken mit ihren Inhibitoren den Abbau von Proteinen des Tumorstromas und der Basalmembran und ermöglichen so die Tumorzellinvasion und Metastasierung.

uPA/PAI-1

Der Plasminogenaktivator vom Urokinasetyp (uPA) kann in Mammakarzinomzellen vermehrt gebildet werden und führt nach seiner Bindung an einen spezifischen Rezeptor auf der Tumorzelloberfläche zur Aktivierung von Plasminogen in Plasmin. Auf diese Weise entsteht ein auf der Zelloberfläche fokussiertes Proteasesystem, welches die Tumorzellen befähigt, umgebende Strukturen (Proteine) des Tumorstromas und der Basalmembranen anzudauen (Invasion) und sich aus dem Gewebeverband zu lösen (Infiltration, Zellmigration).

Erhöhte Werte von uPA im Tumorgewebeextrakt korrelieren mit dem Auftreten früher Rezidive in den ersten 24 Monaten postoperativ. Interessanterweise zeigen auch hohe Werte des uPA-Inhibitors PAI-1 (Plasminogenaktivatorinhibitor Typ 1) eine schlechte Prognose an, nicht jedoch eine protektive Wirkung). Erklärt wird die Wirkung von PAI-1 mit einem Schutz des Tumorstromas vor Autodigestion, Förderung der Neubildung des Tumorstromas – vor allem in den Metastasen – und einer funktionellen Beziehung zur Angiogenese.

Es zeichnet sich zunehmend ab, dass PAI-1 der stärkste der neuen tumorbiologisch begründeten Faktoren ist. In Multivarianzanalysen ist PAI-1 von gleicher prognosti-

scher Stärke wie der Lymphknotenstatus und von diesem unabhängig. Bemerkenswert ist, dass alle publizierten Untersuchungen zum uPA-/PAI-1-System beim Mammakarzinom einhellig die starke prognostische Bedeutung, vor allen Dingen von PAI-1, bestätigen können (Jänicke et al. 2001; Look et al. 2002). Divergierende Aussagen liegen nicht vor.

> **!** Gerade in der Subgruppe der nodalnegativen Patientinnen stellt PAI-1 den stärksten unabhängigen prognostischen Faktor dar, gefolgt von S-Phase, Östrogenrezeptorstatus und p53. Die Kombination von uPA und PAI-1 ist bei nodalnegativen Patientinnen den etablierten Faktoren wie Tumorgröße, Hormonrezeptorstatus und Grading in der prognostischen Stärke und multivariaten Analyse überlegen.

Der wesentliche Vorteil der kombinierten uPA-/PAI-1-Bestimmung liegt in der Definition des Low-risk-Kollektivs: Auch nach Langzeitbeobachtung von mehr als 8 Jahren besitzen nodalnegative Patientinnen mit niedrigen Werten von uPA und PAI-1 eine Rezidiv- und Metastasierungswahrscheinlichkeit von unter 10% (◘ Abb. 20.4). Mithilfe von uPA und PAI-1 können innerhalb aller Risikosubgruppen nodalnegativer Patientinnen, beurteilt nach Grading, Hormonrezeptor und Menopausenstatus sowie Tumorgröße, diejenigen mit sehr niedrigem Rezidivrisiko

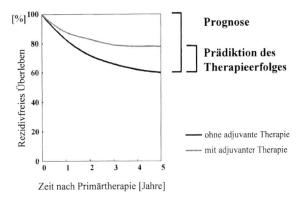

◘ **Abb. 20.4.** Unterscheidung zwischen Prognosefaktoren und prädiktiven Faktoren: Prognosefaktoren beschreiben die Wahrscheinlichkeit eines Rezidivs (untere Kurve), prädiktive Faktoren die der Reduktion dieses Rezidivrisikos durch eine bestimmte adjuvante Therapie (Differenz zwischen unterer und oberer Kurve)

identifiziert werden. Diesen Patientinnen kann die adjuvante Chemotherapie erspart bleiben (▶ Kap. 20.7).

uPA und PAI-1 können mit einem einfachen Enzymimmunoassay im Gewebeextrakt (auch im Zytosol) quantifiziert werden. Die Bestimmung muss bislang noch aus tiefgefrorenem Frischgewebe aus dem Tumorexzidat vorgenommen werden. Verfahren zur Bestimmung aus präoperativ entnommenen Stanzbiopsien befinden sich in der Entwicklung.

Kathepsin D

Eine weitere tumorassoziierte Protease, Kathepsin D, entfaltet ihre normale Funktion, nämlich den Abbau von Proteinen, bei saurem pH, und zwar intrazellulär innerhalb von Phagolysosomen. Nach anfänglich viel versprechenden Ergebnissen finden sich in der Literatur, im Gegensatz zum uPA-/PAI-1-System, zunehmend divergierende Aussagen zum prognostischen Wert von Kathepsin D. Es erhärtet sich der Eindruck, dass sich der prognostische Einfluss von Kathepsin D nur auf Subgruppen von Mammakarzinompatientinnen beschränkt. Die Differenz der Rezidivraten bei hohen und niedrigen Kathepsin-D-Werten ist jedoch gering. In Multivarianzanalysen ist Kathepsin D der Aussagekraft von PAI-1 und uPA unterlegen und dann nicht mehr von unabhängiger prognostischer Bedeutung. Möglicherweise spielen andere Proteasen wie die Kathepsine B und L, oder die Kollagenasen eine größere prognostische Rolle. Hierüber liegen jedoch nur wenige Daten vor. Auch die Adhäsionsmoleküle, die als Faktoren der Invasion und Metastasierung angesehen werden können, sind nur in wenigen Studien untersucht.

Cyclin D und E

Die Cycline D und E kontrollieren den Übergang des Zellzyklus von der G1 zur S-Phase und sind wichtige Komponenten für die steroid- und wachstumsfaktorinduzierte Mitogenese in Brustepithelzellen. Eine große Anzahl von Studien hat die prognostische Bedeutung der Expression dieser Proteine in Mammakarzinomen untersucht, ohne jedoch zu einheitlichen Schlussfolgerungen zu kommen. In einer viel beachteten Studie konnte der Nachweis der niedermolekularen Formen eine prognostische Aussagekraft erzielen, die die Bedeutung des Lymphknotenstatus übertraf. Bislang fehlen jedoch prospektive Studien mit standardisierten Antikörpern.

Genexpressionsanalysen zur Verbesserung der Prognoseabschätzung

Die Entwicklung von Techniken zur Analyse der Genexpression vieler 1.000 Gene auf einem Genchip (Microarray) hat es ermöglicht, die Bedeutung der Expression einer solchen Vielzahl von Genen gleichzeitig zu untersuchen. Das Ziel solcher Analysen ist zum einen die Verbesserung der Prognoseabschätzung insbesondere nodalnegativer Patientinnen, zum anderen die Verbesserung der Vorhersage eines Therapieerfolges. Studien demonstrieren eine gute prognostische Aussagekraft durch spezifische Gengruppen, doch wird an allen bislang publizierten Studien das Fehlen eines ausreichend langen Follow-ups sowie das Fehlen einer prospektiven klinischen Validierung bemängelt. Darüber hinaus beschreiben die verschiedenen Studien divergierende Gengruppen als prognostisch bedeutungsvoll. Die große Mehrzahl der bislang erschienen Arbeiten verwendet Frischgewebe zur Gewinnung der RNA, was einen erhöhten Aufwand für die Materialasservierung bedeuten würde. Erste Arbeiten verwenden für ihre Untersuchungen Gewebe aus Paraffinblöcken. Dies würde auch retrospektive Analysen bei Patientinnen ermöglichen, bei denen kein Frischgewebe im Rahmen der Operation asserviert worden ist.

Ein weiterer Ansatz mit möglicherweise weitreichenden Folgen ist die Entwicklung von Techniken zur Analyse einer großen Anzahl von Proteinen (»Proteomics«) oder des funktionellen Aktivierungszustandes von Genen mittels der Untersuchung ihres Methylierungsstatus. Hierzu liegen allerdings nur vorläufige Daten vor.

Angiogenese

Der immunhistochemische Nachweis der Gefäßdichte (mit Antikörpern gegen Faktor VIII oder CD31) im Tumorgewebe zeigt in den meisten Studien eine prognostische Bedeutung, auch beim nodalnegativen Mammakarzinom. Die Ergebnisse dieser Studien sind beeindruckend, doch die Anzahl der Patientinnen ist klein und die Nachbeobachtungszeit relativ kurz, sodass eine exakte Aussage über den klinischen Nutzen noch aussteht. Einige Untersuchungen deuten auch an, dass einige mit der Gefäßneubildung verbundene Wachstumsfaktoren, wie VEGF (Vascular Endothelial Growth Factor) oder bFGF (Basic Fibroblast Growth Factor) in ähnlicher Weise mit der Prognose verknüpft zu sein scheinen wie die Gefäßdichte selbst.

Nachweis von isolierten Tumorzellen im Knochenmark und Blut

Der immunzytochemische Nachweis von epithelialen Zellen (Tumorzellen) im Knochenmark anlässlich der Primäroperation stellt in den meisten Untersuchungen einen unabhängigen prognostischen Faktor für das rezidivfreie Überleben und die Gesamtüberlebenszeit der Patientinnen dar. Es bestehen jedoch erhebliche Unterschiede in der Zahl der Punktionsstellen, der Wahl des Antikörpers sowie der Aufarbeitungsmethode zwischen den einzelnen Arbeiten. Einige Autoren beschreiben eine Korrelation des Zellnachweises zur Tumorgröße und zum Nodalstatus, andere hingegen nicht. Im Mittel wurden 50% aller später tatsächlich aufgetretenen Rezidive durch den Nachweis von Tumorzellen zum Zeitpunkt der Primäroperation vorhergesagt. Somit finden sich auch bei tumorzellnegativen Patientinnen relativ viele Rezidive. Da auf der anderen Seite nicht alle Patientinnen mit Tumorzellnachweis später Metastasen entwickeln, sollte der Begriff »Mikrometastasen« nicht verwendet werden. In der aktuellen TNM-Klassifikation für das Mammakarzinom wird der Nachweis isolierter Tumorzellen deshalb optional erwähnt, führt jedoch nicht zu einer Einstufung als metastasierte Erkrankung (M1).

> **Cave**
>
> Der Begriff »Mikrometastasierung« sollte bei Tumorzellnachweis im Knochenmark nicht verwendet werden.

Unter Verwendung von Antikörpern gegen Zytokeratine und mit Hilfe einer standardisierten Aufarbeitungs- und Färbetechnik sind in neuerer Zeit viel versprechende prognostische Daten erhoben worden. Die z. T. widersprüchlichen Ergebnisse in der Literatur sind größtenteils auf methodische Unterschiede und die Wahl des Antikörpers zurückzuführen. Interessant sind Bemühungen, die im Knochenmark gefundenen disseminierten Zellen im Hinblick auf verschiedene tumorbiologische Eigenschaften zu untersuchen. Diese Eigenschaften können zur gezielten Beeinflussung der »Mikrometastasierung« als Zielstrukturen (»Target«) für neue adjuvante Therapieformen herangezogen werden. Darüber hinaus ermöglicht es dieser Marker, im Gegensatz zu allen Parameter die am Primärtumor bestimmt werden, wiederholte Untersuchungen durchzuführen und erste Studien zeigen Hinweise darauf, dass es möglich ist, durch wiederholte Untersuchungen diejenigen Patientinnen zu identifizieren, die nach einer adjuvanten Therapie ein erhöhtes Rezidivrisiko haben.

Somit kann es möglicherweise gelingen, Patientinnen zu identifizieren, die eine intensivere oder verlängerte adjuvante Therapie benötigen. Die Punktion zur Gewinnung von Knochenmark ist jedoch in vielen Zentren kein klinischer Standard und wiederholte Untersuchungen sind belastend für die Patientinnen. In diesem Zusammenhang ist die Entwicklung neuer Techniken zum Nachweis zirkulierender Tumorzellen aus dem Blut von Bedeutung.

 Die Konsensusempfehlungen aus St Gallen 2005 nehmen eine Risikoeinteilung in 3 Gruppen vor:
1. niedriges Risiko, 2. mittleres Risiko, 3. hohes Risiko. Für die Risikoeinschätzung werden die Faktoren Alter, Tumorgröße, Grading, Steroidrezeptorexpression, HER2/neu-Expression, Lymphangiosis und Hämangiosis verwendet. Diese Einteilung ist aufgrund der teilweise uneinheitlichen Daten zu einigen der Faktoren nicht unumstritten.

20.6   Prädiktive therapierelevante Faktoren

20.6.1   Prognoseabschätzung und Therapieplanung

Wie bereits ausgeführt, dienen Prognosefaktoren der möglichst genauen individuellen Prognoseabschätzung. Hierbei erscheint zunehmend wichtiger, diejenige (nodalnegative) Patientin zu identifizieren, der aufgrund einer exzellenten Prognose (<10% Rezidivwahrscheinlichkeit in 10 Jahren) eine adjuvante Chemotherapie möglichst erspart bleiben könnte. Für den Kliniker ist jedoch in den meisten Fällen die Beantwortung der Frage von größerer Bedeutung, ob und durch welche Art der Therapie die möglichst exakt eingeschätzte Prognose verbessert werden könnte. Die Suche nach prädiktiven Faktoren hat damit zunehmend an Bedeutung gewonnen. In der täglichen Praxis besitzen prognostische Faktoren i.d.R. auch gleichzeitig prädiktive Eigenschaften. Die Unterscheidung zwischen rein prognostischen und rein prädiktiven Faktoren ist in den von Thomssen et al. (2000) veröffentlichen Grafiken anschaulich dargestellt (◘ Abb. 20.5). Aus diesen Abbildungen wird deutlich, dass bei prädiktiven Faktoren Unterschiede in der Prognose ausschließlich auf die Therapie zurückzuführen sind und ohne Therapie nicht nachweisbar wären, wohingegen bei rein prognostischen Faktoren die Differenz in der Prognose unabhängig von der Therapie weiter besteht. Die Stärke der prädiktiven und prognostischen Faktoren ist durch das Ausmaß der

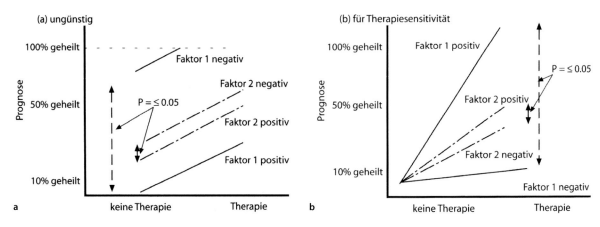

☐ Abb. 20.5. Schematische Beispiele rein prognostischer (**a**) und rein prädiktiver (**b**) Faktoren. Starker (*1*) und schwacher (*2*) Faktor

Divergenz der Kurve vor bzw. nach Therapie in Form des relativen Risikos darstellbar (Thomssen et al. 2000). Dies hätte zur Folge, dass die beschriebenen Faktoren nicht nur das individuelle Risiko anzeigen, sondern auch Hinweise auf die optimale Art und Intensität der adjuvanten Therapie geben könnten. Hierzu sind jedoch die Analysen prospektiv randomisierter Studien notwendig.

20.6.2 Alter und Menopausenstatus

🚫 Metaanalysen zeigen, dass die Wirksamkeit der adjuvanten Chemotherapie eine deutliche Altersabhängigkeit aufweist: Während bei jüngeren Frauen (<40 Jahre) die Risikoreduktion 37% betrug, nahm sie für die Gruppe der 60- bis 69-jährigen Patientinnen auf etwa die Hälfte (18%) ab.

Allerdings ist auch bei postmenopausalen Frauen eine deutliche Wirksamkeit der adjuvanten Chemotherapie nachweisbar. Bezüglich der Wirksamkeit einer adjuvanten Tamoxifentherapie ist in den neueren Analysen zumindest bei 5-jähriger Dauer keine Altersabhängigkeit der Wirksamkeit zu erkennen. Somit scheinen der Menopausenstatus oder das Alter keinen prädiktiven Faktor bezüglich der Wirksamkeit darzustellen.

🔵 Praxistipp Tamoxifentherapie
Auch prämenopausale Patientinnen mit positivem Hormonrezeptorstatus sollten in jedem Fall eine 5-jährige Tamoxifentherapie erhalten (▶ Kap. 26).

20.6.3 Hormonrezeptoren

Der dem Kliniker am längsten bekannte prädiktive Faktor beim Mammakarzinom ist der Hormonrezeptorstatus. Bei positivem Status ist bei 60–80% der Tumoren mit einer Sensitivität gegenüber endokrinen Therapieformen zu rechnen, was den Einsatz von Tamoxifen in der adjuvanten Therapie begründet. Jedoch kann und soll dies bei eindeutig östrogen- und progesteronrezeptornegativen Tumoren in jedem Fall unterbleiben, da einige Untersuchungen auch nachteilige Effekte in dieser Gruppe von Patientinnen nachweisen konnten. Die Höhe der Rezeptorexpression scheint eine biologische Rolle zu spielen und mit dem Ansprechen auf endokrine Therapien korreliert zu sein. Aus diesem Grunde ist in den Konsensusempfehlungen von St Gallen eine Einteilung der Patientinnen in 3 Gruppen vorgeschlagen worden:
1. Endocrine responsive (eindeutige Expression von Steroidrezeptoren, endokrine Therapien wahrscheinlich effektiv),
2. Endocrine response uncertain (sehr geringe Expression der Steroidrezeptoren, Nutzen einer endokrinen Therapie unklar),
3. Endocrine non-responsive (keine nachweisbare Expression von Steroidrezeptoren).

Der Übergang zwischen diesen Gruppen ist allerdings nicht eindeutig definiert.

Wie eingangs erwähnt, ist die prognostische Stärke des Hormonrezeptorstatus bezüglich der Vorhersage einer Metastasierung eher von untergeordneter Bedeutung.

Die starke prognostische Bedeutung des positiven Hormonrezeptorstatus für die längere Überlebenszeit nach dem Rezidiv ist vor allen Dingen auf seinen starken prädiktiven Einfluss für den Erfolg endokriner Therapiemaßnahmen zurückzuführen.

20.6.4 Anzahl positiver axillärer Lymphknoten

Auch die Zahl tumorbefallener axillärer Lymphknoten muss als prädiktiver Faktor betrachtet werden, da mit zunehmender Zahl die adjuvante Chemotherapie in der Standarddosierung kontinuierlich an Wirksamkeit verliert.

> ❗ Bei >10 tumorbefallenen Lymphknoten ist in den meisten Untersuchungen die adjuvante CMF-Therapie wirkungslos.

Ob eine Dosisintensivierung bei höherem Lymphknotenbefall die Ergebnisse verbessern kann, ist zurzeit Gegenstand vieler randomisierter Studien. Bislang vorliegende Ergebnisse sprechen für einen verbesserten Effekt.

20.6.5 HER2/neu (c-erb-B2)

Der prädiktive Wert von HER2/neu bezüglich der Wirksamkeit einer Hormon- oder Chemotherapie in der adjuvanten oder palliativen Situation ist Gegenstand kontroverser Diskussion. Die unterschiedlichen Ergebnisse kommen durch die retrospektive Natur der meisten Analysen und die Heterogenität der verwendeten Antikörper in der Immunhistochemie zustande. Prospektive Studien fehlen weitgehend. Die Mehrzahl der Untersuchungen zeigt bezüglich der Tamoxifentherapie in der adjuvanten, neoadjuvanten und palliativen Therapiesituation, dass zumindest eine reduzierte Wirksamkeit von Tamoxifen vorliegen könnte. Die internationalen Empfehlungen ziehen hieraus jedoch nicht den Schluss, Tamoxifen bei HER2/neu-Positivität nicht einzusetzen. Neue Untersuchungen aus der neoadjuvanten Therapie zeigen, dass möglicherweise der Einsatz von Aromatasehemmern bei gleichzeitiger Expression von HER2/neu und positivem Hormonrezeptorstatus eine höhere Wirksamkeit aufweisen könnte als der Einsatz des Antiöstrogens. Darüber hinaus scheint der Nachweis von erhöhten Serumkonzentrationen der des extrazellulären Domäne des HER2/neu Proteins mit einer Resistenz gegen endokrine Therapien vergesellschaftet zu sein.

Bei der adjuvanten Chemotherapie weisen die Ergebnisse der meisten Studien darauf hin, dass eine anthrazyklinhaltige und/oder taxanhaltige Chemotherapie bei HER2/neu-positiven Tumoren bessere Ergebnisse erbringt als CMF oder andere anthrazyklinfreie Schemata.

Ein positiver HER2/neu-Status ist in jedem Fall Voraussetzung für den Einsatz des humanisierten monoklonalen Antikörpers Trastuzumab (Herceptin), der gegen das HER2/neu-Protein auf der Zelloberfläche gerichtet ist. Der Nachweis von HER2/neu ist prädiktiv für das Ansprechen der Tumoren auf die Antikörpertherapie. Hierbei scheint der Nachweis der Amplifikation des Genes durch Fluoreszenz-in-situ-Hybridisierung (FISH) dem Nachweis durch Immunhistochemie überlegen zu sein. Den internationalen Empfehlungen folgend, sollte die Indikation zur Herceptintherapie auf starker immunhistochemischer Expression von HER2/neu (=3+) beruhen. Bei mittelgradiger Expression (=2+) muss die ergänzende FISH-Untersuchung erfolgen. Hierbei sind etwa 25% der 2+-Patientinnen dann FISH-positiv, und nur bei diesen sollte Herceptin eingesetzt werden.

> ❽ **Praxistipp HER2/neu**
> Die Bestimmung von HER2/neu ist heute bei jeder Patientin mit primärem Mammakarzinom indiziert.

20.6.6 EGFR

Mehrere Untersucher haben eindeutig gezeigt, dass EGFR-positive Tumoren häufiger gegenüber einer endokrinen Therapie resistent sind. Im Gegensatz hierzu zeigen EGFR-negative Tumoren eine deutlich höhere Remissionsrate auf die endokrine Therapie, besonders wenn gleichzeitig ein positiver Hormonrezeptorstatus vorliegt. Der EGFR spielt darüber hinaus eine Rolle als Zielstruktur einer Reihe neuer Therapieansätze (monoklonale Antikörper sowie Hemmer der Rezeptor-spezifischen Thyrosinkinase). Die alleinige EGFR-Konzentration scheint jedoch nicht mit dem Erfolg dieser neuen Therapieansätze korreliert zu sein.

20.6.7 p53, S-Phase, MIB-1, Ki-67, uPA/PAI-1

Der Nachweis des mutierten Tumorsuppressorgens p53 scheint mit einer Resistenz auf die Chemotherapie verbunden zu sein, während der Nachweis hoher Proliferationsanteile im Tumorgewebe (S-Phase, MIB-1/Ki-67) am ehesten mit einer Sensitivität gegenüber der Chemotherapie einhergeht. Der Nachweis von hohen uPA- und PAI-

Tab. 20.3. Prognosefaktoren und ihr prädiktiver Einfluss

Prognosefaktor	Prädiktiver Faktor
Risiko für Rezidiv/Tod	Ansprechen auf Therapie
Hormonrezeptoren positiv	Hormonsensitivität
S-Phase/Ki-67/MIB-1 hoch	Chemosensitivität
HER2/neu positiv	Dosisabhängige Chemoresistenz
	Tamoxifenresistenz
EGFR positiv	Tamoxifenresistenz
p53-Expression	Chemotherapieresistenz
uPA/PAI-1 hoch	Resistenz gegen Hormontherapie
Zunehmender Befall axillärer Lymphknoten	Sinkende Effizienz adjuvanter Chemotherapie

1-Werten ist wahrscheinlich mit einer geringeren Wirksamkeit endokriner Therapien verbunden. Diese meist in der metastasierten Situation beobachteten Korrelationen sind jedoch noch nicht alle in adjuvanten Studien bestätigt worden und deshalb noch Gegenstand der klinischen Forschung (■ Tab. 20.3).

20.6.8 Genexpressionsanalysen zur Verbesserung der Prädiktion

Erste Untersuchungen sprechen vornehmlich in der neoadjuvanten Situation für ein Potenzial der Genexpressionsanalysen, das Ansprechen auf eine Therapie vorherzusagen. Aufgrund der bislang publizierten geringen Fallzahlen sind die bislang vorliegenden Ergebnisse aber nur als präliminär einzustufen.

20.7 Einsatzmöglichkeiten prognostischer und prädiktiver Faktoren

20.7.1 Prognostische Faktoren

Ideale prognostische Faktoren würden alle Patientinnen mit einer im weiteren Verlauf auftretenden Metastasenbildung erkennen. Dieses hätte umgekehrt zur Folge, dass eine Definition der durch Operation und evtl. Strahlentherapie geheilten Patientinnen möglich wäre. Zumindest könnte eine Gruppe mit einer hervorragenden Prognose und sehr geringem Rezidivrisiko (<10% in 10 Jahren) definiert werden. Den letzteren Patientinnen könnte eine adjuvante Therapie, zumindest in Form der toxischen Chemotherapie, erspart bleiben. Dies spielt vor allem bei den frühen (evtl. durch Screening entdeckten) Stadien nodalnegativer Mammakarzinome eine wesentliche Rolle.

20.7.2 Prädiktive Faktoren

Ideale prädiktive Faktoren würden jene Patientinnen definieren, deren Prognose trotz konventioneller adjuvanter Therapie so schlecht ist, dass andere oder aggressivere Formen der systemischen Therapie erwogen werden müssen. Sie würden auch die für den Einzelfall optimale Form der adjuvanten Therapie anzeigen. In der metastasierten Situation kämen diese Überlegungen ebenfalls zum Tragen. Prädiktive Faktoren sollten Hinweis geben auf die Art der optimalen systemischen Therapie oder auch über das Vorliegen einer spezifischen Resistenz gegenüber bestimmten Therapieformen (■ Tab. 20.4).

20.8 Zusammenfassung

Die etablierten Prognosefaktoren müssen heute in der täglichen klinischen Praxis bestimmt werden und können außerhalb von Studien zur Therapieentscheidung Anwendung finden. Etablierte Faktoren gehen deshalb in die Konsensusempfehlungen zur adjuvanten Therapie des Mammakarzinoms ein (Konsensustagung St. Gallen 2005).

Dennoch ist gegenwärtig leider keiner der etablierten Faktoren allein oder in Kombination mit anderen in der Lage, die Prognose nodalnegativer Patientinnen adäquat einzuschätzen und eine weitgehende Überbehandlung dieses Kollektivs zu vermeiden. Neue retrospektive und auch prospektive Studien zeigen, dass eine exaktere Definition der Niedrigrisikogruppe (Rezidivrisiko <10%) mithilfe der tumorbiologischen Faktoren uPA (Urokinaseplasminogenaktivator) und PAI-1 (uPA-Inhibitor) möglich ist. Diese sind in der Lage, innerhalb der nodalnegativen Patientinnen eine Subgruppe mit einer exzellenten Prognose zu definieren. Aufgrund der in der Literatur vorliegenden Daten entsprechen uPA und PAI-1 den geforderten Kriterien der Evaluation prognostischer Faktoren (Thomssen et al. 2000).

20

◻ **Tab. 20.4.** Adjuvante Therapie bei nodalnegativen Mammakarzinomen

Konsensusorientiert	Prognoseorientiert
Jede Patientin hat irgendein Risiko	Differenzierung von hohem und niedrigem (< 10%) Risiko
Jede Patientin profitiert von einer adjuvanten Maßnahme	70% der Patientinnen sind durch die Operation allein geheilt
Die relative Reduktion der Rezidivrate ist in allen Subgruppen gleich	Der absolute Gewinn durch adjuvante Therapie ist umso höher, je höher das Risiko
Niedriges Risiko: Tamoxifen, hohes Risiko: Chemotherapie	Faktoren für Hormon- oder Chemosensitivität werden berücksichtigt
95% der Patientinnen erhalten eine adjuvante Therapie	Der Mehrzahl der Patientinnen bleibt eine adjuvante Therapie erspart
Allgemeine, generalisierte Therapieempfehlung	Individualisierte, prognoseorientierte Therapieführung (Studien)

Klinische und tumorbiologische Faktoren, die zur optimalen und individualisierten klinischen Entscheidung bestimmt werden sollten:

- Tumorgröße
- Histologischer Typ
- Lymphangiosis, Hämangiosis
- Zahl der befallenen Lymphknoten
- Grading
- Hormonrezeptorstatus
- HER2/neu

Zusätzliche Hilfestellung in Sondersituationen geben:

- uPA/PAI-1

Weiterführende Literatur

Aebi S, Gelber S, Castiglione-Gertsch M et al. (2000) Is chemotherapy alone adequate for young women with oestrogen-receptor-positive breast cancer? Lancet 355: 1869-1874

Arbeitsgemeinschaft Gynökologische Onkologie (AGO) Kommission Mammakarzinom (2006): Aktuelle Empfehlungen zur Diagnostik und Therapie primärer und metastasierter Mammakarzinome der Kommission MAMMA in der AGO e.V. http://www.ago-online.de

Braun S, Vogl FD, Naume B et al. (2005) International Pooled Analysis of Prognostic Significance of Bone Marrow Micrometastasis in Patients with Stage I, II, or III Breast Cancer. N Engl J Med 353: 793-802

Carney WP, Neumann R, Lipton A et al. (2003) Potential Clinical Utility of Serum HER-2/neu Oncoprotein Concentrations in Patients with Breast Cancer. Clin Chem 49: 1579-1598

Carter CL, Allen C, Henson DE (1989) Relation of tumor size, lymph node status, and survival in 24.740 breast cancer cases. Cancer 63: 181

Clark GM, McGuire WL (1988) Steroid receptors and other prognostic factors in primary breast cancer. Semin Oncol 15(2 Suppl 1): 20

Goldhirsch A, Glick JH, Gelber RD et al. (2005) Meeting highlights: international expert consensus on the primary therapy of early breast cancer 2005. Ann Oncol 16: 1569-1583

Jakub JW, Diaz NM, Ebert MD et al. (2002) Completion axillary lymph node dissection minimizes the likelihood of false negatives for patients with invasive breast carcinoma and cytokeratin positive only sentinel lymph nodes. Am J Surg 184: 302-306

Jänicke F, Prechtl A, Thomssen C et al. (2001) Randomized adjuvant chemotherapy trial in high-risk, lymph node-negative breast cancer patients identified by urokinase-type plasminogen activator and plasminogen activator inhibitor type 1. J. Natl. Cancer Inst. 93: 913-920

Keyomarsi K, Tucker SL, Buchholz TA et al. (2002) Cyclin E and survival in patients with breast cancer. N Engl J Med 347: 1566-1575

Knight WA, Livingstone RB, Gregory EJ et al. (1977) Estrogen receptor as an independent prognostic factor for early recurrence in breast cancer. Cancer Res 37: 4669

Lipton A, Ali SM, Leitzel K et al. (2003) Serum HER-2/neu and response to the aromatase inhibitor letrozole versus tamoxifen. J Clin Oncol 21: 1967-1972

Look MP, van Putten WL, Duffy MJ et al. (2002) Pooled Analysis of Prognostic Impact of Urokinase-Type Plasminogen Activator and Its Inhibitor PAI-1 in 8377 Breast Cancer Patients. J.Natl.Cancer Inst. 94: 116-128

McCready DR, Yong WS, Ng AK et al. (2004) Influence of the new AJCC breast cancer staging system on sentinel lymph node positivity and false-negative rates. J Natl Cancer Inst 96: 873-875

McGuire WL, Tandon AK, Allred D et al. (1990) Commentaries. How to use prognostic factors in axillary node-negative breast cancer patients. J Nat Cancer Inst 82: 12

Müller V,Pantel K (2005) Bone marrow micrometastases and circulating tumor cells in breast cancer patients: Where have we been, where are we now and where does the future lie? Cytotherapy 7: 478-482

Pantel K, Müller V, Auer M et al. (2003) Detection and clinical implications of early systemic tumor cell dissemination in breast cancer. Clin Cancer Res 9: 6326-6334

Ring A, Smith IE,Dowsett M (2004) Circulating tumour cells in breast cancer. Lancet Oncol 5: 79-88

Singletary SE, Allred C, Ashley P et al. (2002) Revision of the American Joint Committee on Cancer staging system for breast cancer. J Clin Oncol 20: 3628-3636

Slamon DJ, Godolphin W, Jones LA et al. (1989) Studies of the HER-2/ neu proto-oncogen in human breast and ovarian cancer. Science 244: 707

Sutherland RL,Musgrove EA (2004) Cyclins and breast cancer. J Mammary Gland Biol Neoplasia 9: 95-104

van de Vijver MJ, He YD, van't Veer LJ et al. (2002) A gene-expression signature as a predictor of survival in breast cancer. N Engl J Med 347: 1999-2009

van't Veer LJ, Dai H, van de Vijver MJ et al. (2002) Gene expression profiling predicts clinical outcome of breast cancer. Nature 415: 530-536

Viale G, Maiorano E, Mazzarol G et al. (2001) Histologic detection and clinical implications of micrometastases in axillary sentinel lymph nodes for patients with breast carcinoma. Cancer 92: 1378-1384

Volpi A, Nanni O, De Paola F et al. (2003) HER-2 expression and cell proliferation: prognostic markers in patients with node-negative breast cancer. J Clin Oncol 21: 2708-2712

Präoperative Diagnostik

Rüdiger Schulz-Wendtland, Georg Sauer, Rolf Kreienberg

21

21.1 Interventionelle Methoden

R. Schulz-Wendtland, G. Sauer

Sowohl im Rahmen der komplementären Mammadiagnostik (Klinik, Mammographie, Sonographie) einschließlich der dynamischen MRT als auch von Mammakarzinom-Screening-Projekten haben interventionelle Methoden wie die sonographisch bzw. mammographisch-stereotaktisch geführte Stanz-oder Vakuumbiopsie ihren festen Stellenwert – entsprechend der Forderungen der EUSOMA (European Society of Mastology) als auch der S3-Leitlinie »Brustkrebsfrüherkennungsprogramm in Deutschland«.

> Generell stehen drei unterschiedliche Methoden zur Verfügung, Tumormaterial zur diagnostischen Begutachtung zu gewinnen:
> - die Feinnadelaspirationszytologie (FNA)
> - die Stanzbiopsie
> - die Vakuumbiopsie.

Die FNA sollte zur Abklärung solider Herdbefunde nicht mehr eingesetzt werden, da sie eine hohe Rate (bis zu 40%) nicht auswertbarer Proben liefert (Pisano et al. 1998; Farshid u. Rush 2003; Pjinappel et al. 2004). Weiterhin ermöglicht sie keine Unterscheidung zwischen invasiven und noch nicht invasiven Läsionen. Die Stanzbiopsie gilt heute als Standard in der diagnostischen Abklärung unklarer Herdbefunde. Etliche Studien haben gezeigt, dass im Vergleich zur offenen Biopsie palpabler und nichtpalpabler Befunde mit einer falsch-negativen Rate zwischen 0,3 und 8,2% eine identische, wenn nicht sogar größere diagnostische Sicherheit erzielt werden kann (Parker et al. 1994; Philpotts et al. 2002; Pjinappel 2004; Jackman et al. 1997). Die Vorteile der mit wenig Zeitaufwand durchzuführenden perkutanen Mammabiopsie sind die niedrigeren Kosten, geringere Invasivität und dadurch weniger bedingte Narbenartefakte in der Verlaufsbildgebung. In Kenntnis der histologischen Tumoreigenschaften kann ein etwaiger operativer Eingriff besser geplant (Sentinel-Node-Biopsie) und suffizienter durchgeführt werden. Dies spiegelt sich in einer geringeren Rate an Folgeoperationen durch unvollständige Tumorentfernung wider (Liberman et al. 1997a). Nachdem zudem 75–80% in der Bildgebung nachweisbare Herdbefunde gutartig sind, können unnötige chirurgische Interventionen vermieden werden, vorausgesetzt, dass die Einschätzung in der Bildgebung mit dem entsprechenden histologischen Bild des Herdbefundes übereinstimmt. In einigen Fällen jedoch beschreibt das histologische Ergebnis einer Stanzbiopsie einen Herdbefund nur unzureichend. Dies beinhaltet die atypische duktale Hyperplasie (ADH), die lobulären In-situ-Karzinome (LCIS) und die duktalen In-situ-Karzinome (DCIS). Beim Vorliegen eines solchen Biopsieergebnisses muss immer eine offene Biospie erfolgen, da sich dahinter in 15–35% ein DCIS oder gar ein invasives Mammakarzinom verbergen kann (Liberman et al. 1995, 1997b).

> **Cave**
>
> Auch wenn die perkutane Mammabiopsie eine vollständige Entfernung des abzuklärenden Herdbefundes vorgibt, d. h. in der Bildgebung dieser nicht mehr nachweisbar ist, so ist die Stanzbiopsie lediglich als ein diagnostisches und nicht als ein therapeutisches Verfahren anzusehen.

Gerade nach Durchführung einer sonographisch oder stereotaktisch gesteuerten Vakuumbiopsie mit 11-Gauge-Nadeln kann ein solcher Herdbefund vermeintlich komplett entfernt erscheinen. Klinische Untersuchungen haben jedoch gezeigt, dass bei Läsionen <5mm in 58–93% der Fälle der Herdbefund in der Kontrollbildgebung nach diagnostischer Intervention komplett entfernt zu sein schien, was jedoch nicht die tatsächlich vollständige Entfernung eines Tumors garantiert. So wurden in gut 70% der Fälle in der sich anschließenden offenen Biopsie Tumorresiduen gefunden (Liberman et al. 1998a; Jackman et al. 1998).

> **Praxistipp**
>
> Gerade nach Verwendung von Vakuumbiopsien sollte ein Markierungsclip in die Biopsiehöhle eingesetzt werden, um das Wiederauffinden eines solchen Areals bei einer sich gegebenenfalls anschließenden Operation zu gewährleisten.

Die Verschleppung von Tumorzellen mit der Folge eines womöglich schlechteren Outcome für die Patienten wird immer wieder diskutiert. So sind unmittelbar nach Durchführung einer perkutanen Mammabiopsie in 42% der Fälle Tumorzellen im Stanzkanal nachweisbar. War jedoch das Zeitintervall zwischen Biopsie und Operation >28 Tage, so zeigten sich lediglich in 15% der Fälle noch Tumorzellen im ebenfalls entfernten Stichkanal (Diaz et al. 1999). Diese inverse Korrelation zwischen Tumorzellzahl und Intervall zwischen Biopsie und Operation lässt vermuten, dass verschleppte Tumorzellen nicht überleben. Eine weitere Untersuchung zeigte, dass Lokalrezidivrate und Intervall bis zum Wiederauftreten der Tumorerkrankung bei Diagnosesicherung mittels perkutaner Stanzbiopsie und primär chirurgischer Intervention gleich sind (King et al. 2001; Kopans et al. 1988).

❗ Die Diagnosestellung sollte gemäß den Richtlinien des ACR (American College of Radiology) erfolgen, von denen eine von der Deutschen Röntgengesellschaft autorisierte deutschsprachige Version existiert (BI-RADS™-Klassifikation entsprechend Breast Imaging – Reporting and Data System). Bei ultrasonographischen oder kernspintomographischen Befunden erfolgt die Befundung in entsprechender Korrelation.

21.1.1 Sonographisch gezielte/geführte Stanz-/Vakuumbiopsie

Indikationen:

Die Indikationen zur sonographisch gesteuerten transkutanen Biopsiemöglichkeit sind:
- histologische Abklärung suspekter sonographisch abgrenzbarer Herdbefunde (>1 cm, korrelierend mit der mammographischen Klassifikation BI-RADS™ 4);
- präoperative Karzinomsicherung bei suspektem, sonographisch erkennbaren Herdbefund (>1 cm, korrelierend mit der mammographischen Klassifikation BI-RADS™ 5).

Kontraindikationen:

Als absolute Kontraindikationen sind schwere Gerinnungsstörungen sowie Allergien gegen Lokalanästhetika anzusehen.

Sonographisch gezielte Stanzbiopsie

Da über 80% der Herdbefunde sonographisch nachweisbar sind, stellt die sonographisch gezielte Stanzbiopsie die bevorzugte Steuerungsmethode dar. Die Vorteile sind offensichtlich: Sie ist kostengünstig, beinhaltet keine Strahlenbelastung, bietet eine kontinuierliche Darstellung während des gesamten Biopsievorgangs und ermöglicht multidirektionale Zugänge (Liberman et al. 1998b; Rubin et al. 1995).

Technik

Zur Verfügung stehen Punktionsgeräte der Fa. Bard-Angiomed® und Pflugbeil®. Es werden bevorzugt Biopsienadeln mit einer Länge von 10 cm und einem Kaliber von 12 bis 14 Gauge verwandt (◻ Abb. 21.1). Der Vorschub dieser Biopsienadeln beträgt 1,5 bzw. 2,2 cm. Nach sorgfältiger Desinfektion und Anlage einer etwa 2–3 mm langen Stichinzision der Haut wird unter sterilen Kautelen punktiert. Dabei müssen im Verdachtsfall onkologische Gesichtspunkte (z. B. Schnittführung) für die Wahl der Punktionsrichtung mitbedacht werden. In Lokalanästhesie wird der Herd über eine Koaxialkanüle anvisiert, die Stanzbiopsie selbst wird unter sonographischer Kontrolle tangential zum linearen 7,5-MHz-Schallkopf durchgeführt (◻ Abb. 21.2). Die Nadellage

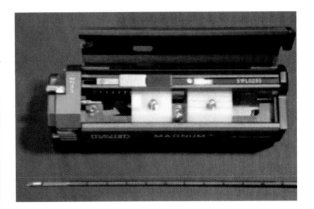

◻ **Abb. 21.1.** Punktionsgerät der Fa. Bard-Angiomed® mit entsprechender Stanznadel

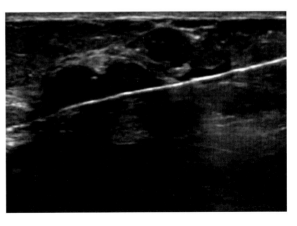

◻ **Abb. 21.2.** Ultraschallgesteuerte Stanzbiopsie eines Herdbefundes

wird vor und nach der Intervention mittels eines Bildes dokumentiert. Es werden mindestens fünf Stanzzylinder entnommen, um ausreichend Material für die histologische Aufarbeitung zu erhalten. Über die liegende Koaxialnadel kann ein Micromark-Clip® (Fa. Biopsis Medical®) in das Punktionsgebiet eingebracht und damit für später bildgebende Kontrollen gekennzeichnet werden. Nach der Punktion wird die Stichinzision mit Steristrips verschlossen und das Punktionsareal durch die Patientinnen über 30 min fest komprimiert. Die stanzbioptisch entnommenen Gewebezylinder gelangen gemäß den Europäischen Leitlinien für Qualitätssicherung (Pathologie) zur histologischen Schnelleinbettung und werden hiernach beurteilt. Zusätzlich wird das Gewebe tiefgefroren, in Paraffinschnitttechnik verarbeitet und lichtmikroskopisch befundet (Dauer 24 h). Bei Diskrepanz zwischen der komplementären Mammadiagnostik und der Stanzhistologie hat eine operativ-histologische Abklärung zu erfolgen. Die Kontrollintervalle betragen 6, 12 und 24 Monate sonographisch sowie 12 und 24 Monate mammographisch. Bei Größenprogredienz des Befundes ist eine operativ-histologische Abklärung zwingend erforderlich.

Sonographisch geführte Vakuumbiopsie

Im Gegensatz zur Stanzbiopsie liefert die Vakuumbiopsie ein größeres Probenvolumen, wodurch man sich eine niedrigere Rate an falsch-negativen Biopsieergebnissen, also übersehener Karzinome erhofft. Während dies für die stereotaktisch gesteuerte Biopsie nachweislich zutrifft (Liberman et al. 1998c; Philpotts et al. 2000), sind diesbezüglich die Daten für die sonographisch gesteuerte Biopsie aus der Literatur noch widersprüchlich. Einerseits wird von einer deutlich größeren diagnostischen Sicherheit im Vergleich zur herkömmlichen Stanzbiopsie gesprochen (Parker et al. 2001), doch findet sich im unmittelbaren Vergleich kein signifikanter Unterschied hinsichtlich falsch-negativer Rate, Anzahl an Rebiopsien, Komplikationen und den Fällen, bei denen die perkutane Biopsie ein DCIS zeigt, während die sich anschließende Operation ein invasives Karzinom liefert (Philpotts et al. 2003).

Technik. Zur Verfügung steht das handgeführte Mammotome®-Vakuumbiopsiesystem (Fa. Ethicon Endo-Surgery, Breast Care®) zur ultrasonographisch geführten Intervention (◨ Abb. 21.3). Nach Desinfektion der Haut und

Gabe eines Lokalanästhetikums erfolgt das Einführen der Nadel in oder an den zu entfernenden Herd tangential zur Thoraxwand unter ultrasonographischer Kontrolle. Die dem Vakuumbiopsiesystem zugrunde liegende Technologie verwendet Unterdruck und ein motorbetriebenes Hochgeschwindigkeitsrotationsmesser (Kaliber 8–11 G). Durch wiederholtes, im Uhrzeigersinn durchgeführtes Drehen der Nadel, können mehrere Gewebezylinder gewonnen werden. Somit besteht theoretisch die Möglichkeit der Abtragung eines zusammenhängenden Gewebeareals bis zu einer Größe von 2 cm (◨ Abb. 21.4). Das weitere Vorgehen wie Anzahl der Gewebezylinder, Kompression der Brust, histologische Aufarbeitung der Gewebezylinder sowie die entsprechenden Kontrollintervalle entsprechen denen der sonographisch gezielten Stanzbiopsie.

Seit 2002 existiert zusätzlich ein neues Vakuumbiopsiesystem (Vacora®) der Fa. Bard-Angiomed®. Die Besonderheit dieses interventionellen Systems liegt darin, dass alle Komponenten wie Vakuumerzeugung, Überdruckerzeugung, elektromotorische Antriebe, Mikroprozessorsteuerung, Li-Ionen-Akku (7,2 V) in einem Handgriff integriert sind.

21.1.2 Mammographisch-stereotaktisch gezielte/ geführte Vakuum-/Exzisionsbiopsie

> **Cave**
>
> Befunde, die der sonographischen Darstellung entgehen, wie beispielsweise Mikrokalzifikationen, müssen unter radiologischer, mammographischer Kontrolle abgeklärt werden.

Stereotaktisches Lokalisationsprinzip

Nach Kalibrierung der digitalen stereotaktischen Zusatzeinrichtung wird der Zielbereich für eine sich anschließende Intervention anhand der orthograden Mammographie festgelegt. Die Brust wird durch die Kompressionsplatte fixiert und die Einstellung durch Farbmarkierung auf der Haut festgehalten. Nach Durchführung von Stereoaufnahmen (±10° bzw. ±15°) werden die Koordinaten der Läsion (x- und y-Achse) erfasst und durch den Computer die Tiefe der Läsion (Z-Wert) ermittelt sowie entsprechend der gewählten Nadellage die Koordinaten im Gerät festgelegt.

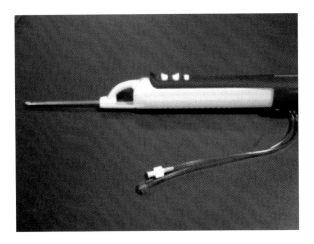

☐ **Abb. 21.3.** Nadel des handgeführten Mammotome-Vakuumbiopsiesystems. Deutlich erkennbar ist die Öffnung, über die der Tumor angesaugt und schrittweise entfernt wird

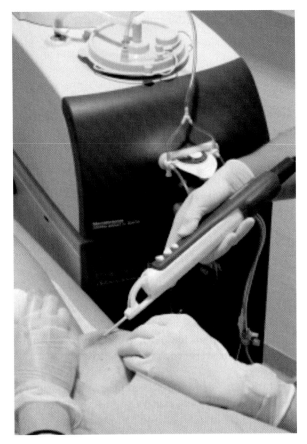

☐ **Abb. 21.4.** Unter kontinuierlicher Ultraschallkontrolle wird der abzuklärende Herdbefund schrittweise entfernt

Indikationen:

Die Indikationen zur stereotaktisch gezielten/geführten Vakuum- bzw. Exzisionsbiopsie angesichts eines »sampling errors« bei Herdbefunden <5 mm (Vakuumbiopsie) sind:

- histologische Abklärung suspekter, ausschließlich mammographisch abgrenzbarer Herdbefunde (BI-RADS 4^{TM});
- präoperative Karzinomsicherung bei suspektem, ausschließlich mammographisch erkennbarem Herdbefund (BI-RADS 5^{TM});
- histologische Abklärung bei der mammographischen Differentialdiagnose Mastopathie, DCIS (suspekte Mikrokalzifikationen; BI-RADS 4 und 5^{TM}).

Kontraindikationen:

Als absolute Kontraindikationen sind schwere Gerinnungsstörungen sowie Allergien gegen Lokalanästhetika anzusehen.

Lagerungstisch mit digitaler Stereotaxieeinrichtung und Vakuumbiopsiesystem

Technik. Zur Verfügung steht der Lagerungstisch der Fa. Fischer® und Lorad® in Kombination mit dem Mammotome®-Vakuumbiopsiesystem der Fa. Ethicon Endo-Surgery, Breast Care®. Auf der Basis der stereotaktischen Lokalisation ist eine millimetergenaue Ortung möglich. Die Lokalisation basiert auf dem Einsatz der digitalisierten Mammographie mit einer Auflösung von 10 Linienpaaren/mm und filmloser Darstellung auf einen Monitor mit 1024x1024 Pixel bei auf dem Bauch liegender Patientin. Die Brust hängt hierbei durch eine Öffnung unter der Tischebene und wird unter Zuhilfenahme eines gefensterten Tubus so komprimiert, dass die zu punktierende Läsion durch das Fenster zugänglich ist. Es sollte der kürzeste Zugangsweg gewählt werden. Bei Lokalisation in der oberen Brusthälfte sollte die Kompression kraniokaudal, bei Lokalisation in der unteren Brusthälfte mediolateral, lateromedial oder kaudokranial erfolgen. Der letztgenannte Zugang von kaudal ist unproblematisch, wenn die Untersuchung in Seitenlage durchgeführt wird. Grundsätzlich sind jedoch bei nicht ausgeschlossenem

21

malignen Befund onkologische und plastisch-chirurgische Gesichtspunkte, insbesondere die Schnittführung bei geplanter, sich anschließender Segmentresektion, zu berücksichtigen. Bei der durch den gefensterten Tubus komprimierten Mamma wird zunächst eine 0°-Ausschnittsmammographie durchgeführt. Es erfolgen anschließend zwei Zielaufnahmen, in denen die Röhre um +15° und um –15° aus der Ursprungsrichtung herausgedreht wird. Aus der parallaxen Verschiebung der Läsion gegenüber einem vom Gerät vorgegebenen Bezugspunkt kann das Gerät die Lokalisation der Läsion im Raum errechnen. Hierfür werden das Zentrum der Läsion, die Referenzmarke und die verwendete Nadellänge an einen Computer (Autoguide®) übermittelt und das Punktionsgerät stereotaktisch positioniert. Die Entnahme der Gewebezylinder entspricht der im Abschnitt »Sonographisch geführte Vakuumbiopsie« beschriebenen Technik. Im Unterschied hierzu müssen jedoch bei Indikation 1 und 2 mehr als 10 Gewebezylinder und bei Indikation 3 mehr als 20 Gewebezylinder gewonnen werden. Gleichfalls kann über die liegende Nadel ein Micromark-Clip® (Fa. Biopsis Medical®) in das Punktionsgebiet eingebracht und damit für spätere bildgebende Kontrollen gekennzeichnet werden. Bei Mikrokalzifikationen sind Präparateradiographien zwingend erforderlich. Nach der Versorgung der Brust mit einem sterilen Verband sowie Kompression von 30 min erfolgen anschließend orthogonale Mammographieaufnahmen in 2 Ebenen zur Dokumentation. Die Strahlenbelastung ist bei Einsatz von 3–5 Ausschnittmammographien geringer als bei der konventionellen Feinnadellokalisation in 2-Ebenen-Mammographietechnik. Die pathologische Aufarbeitung der Gewebezylinder entspricht der im Abschnitt »Sonographisch gezielte Stanzbiopsie« beschriebenen Technik. Zudem muss bei Diskrepanz zwischen der komplementären Mammadiagnostik und der Gewebehistologie eine offen-chirurgische Abklärung erfolgen. Der Eingriff erfolgt ebenfalls ambulant, d. h. die Patientinnen werden 3 h nach dem Eingriff entlassen. Ist der Befund benigne, muss 6 Monate nach der Untersuchung eine weitere Mammographiekontrolle erfolgen. Bei Progredienz des Befundes ist eine offen-chirurgische Abklärung zwingend erforderlich.

Darüber hinaus besteht die gleichwertige Alternative, in der Kombination eines herkömmlichen Mammographiegeräts mit digitaler Stereotaxie und dem Vakuumbiopsiesystem diese Untersuchung in sitzender Positionierung der Patientin durchzuführen.

In gleicher Weise ist es möglich das Vakuumbiopsiesystem Vacora® der Firma Bard-Angiomed® mammographisch-stereotaktisch geführt einzusetzen.

Ergebnisse. In der Literatur werden Sensitivität und Spezifität von 100% angegeben.

Stereotaktisch gezielte Exzisionsbiopsie

Technik. Das ABBI® (Advanced Breast Biopsy Instrumentation, Fa. Auto Suture®) bzw. Site Select®- (Fa. Ethicon Endo-Surgery, Breast Care®-)System ermöglichen eine digital-stereotaktisch gezielte Exzisionsbiopsie. Dieses Verfahren entspricht der stereotaktischen Vakuumbiopsie in liegender Positionierung mit dem Unterschied, dass jetzt Biopsiekanülen in Abhängigkeit von der Größe des Herdbefundes in den Größen 5, 10, 15 und 20 mm gewählt werden können und bei der Anwendung der 20 mm großen Rotationsskalpellkanüle anschließend eine konventionelle, chirurgische Blutstillung erforderlich ist.

Ergebnisse. In der Literatur werden Ergebnisse bis zu einer Sensitivität und Spezifität von 100% angegeben.

Nebenwirkungen. Zu rechnen ist mit nur geringen Schmerzen, Blutungen und vasovagalen Reaktionen:
1. Schmerzen werden durch eine örtliche Betäubung minimiert. Dabei ist vor allem auf eine gute Anästhesie der Haut zu achten, da dass Parenchym wesentlich weniger schmerzempfindlich ist als die Haut.
2. Blutungen: In der Regel blutet es gering aus der Haut nach Stichinzision. Der Entwicklung größerer Hämatome wird entgegengewirkt durch gezielte, breitflächige Kompression (30 min, Anlage eines Kompressionsverbandes).
3. Vasovagale Reaktionen werden bei der stereotaktisch-mammographischen Intervention im Sitzen häufiger als im Liegen beobachtet. Diese können auch durch geeignete Räumlichkeiten bzw. persönliche Betreuung der Patientin vermieden werden.

Limitationen. Als technisch bedingte Limitationen für mammographisch-stereotaktische Interventionen gelten sehr thoraxwandnahe bzw. retromamilläre Herdbefunde sowie verminderte Kompressionsdicke der Brust (<30 mm).

21.1.3 MRT-gezielte/geführte Stanz-/Vakuumbiopsie

Mit zunehmendem Einsatz der dynamischen MR-Mammographie häufen sich die Fälle, in denen kernspinto-mographisch ein suspekter Befund erhoben wird, der weder klinisch, mammographisch noch sonographisch, d. h. durch die komplementäre Mammadiagnostik, reproduzierbar ist. Allerdings sollte insbesondere die Ultraschalluntersuchung bei Herdbefunden von 10 mm Größe und mehr in Kenntnis der exakten Position der Läsion in der MRT erneut durchgeführt werden. Bei kleineren Herden allerdings ist die Chance, den entsprechenden Befund zweifelsfrei sonographisch zu reproduzieren, eher gering.

> **Indikationen:**
>
> Die Indikationen zur MRT-gezielten/geführten Stanz-/Vakuumbiopsie sind:
> - histologische Abklärung suspekter ausschließlich in der MRT abgrenzbarer Herdbefunde (>5 mm, korrelierend mit der mammographischen Klassifikation BI-RADS 4™);
> - präoperative Karzinomsicherung bei ausschließlich MR-tomographisch erkennbarem Herdbefund (>5 mm, korrelierend mit der mammographischen Klassifikation BI-RADS 5™).
>
> **Kontraindikationen:**
>
> Als Kontraindikationen sind Herzschrittmacher und Metallapplikationen im Körper anzusehen.

Allen Vorrichtungen für MRT-gestützte Interventionen ist gemeinsam, dass sie die Mamma mit einer oder mehrerer Kunststoffplatten komprimieren. Durch Punktionsstege in der Kompressionsplatte können nach exakter Lokalisation eines suspekten Herdbefundes Nadeln für eine Intervention in die Brust eingebracht werden.

Cave ▮

> Bei Diskrepanz zwischen der ausschließlich durch die dynamische MR-Mammographie gestellten Diagnose und der Stanz-/Vakuumbiopsie gewonnenen Histologie hat eine operativ-histologische Abklärung nach MRT-gestützter Markierung zu erfolgen.

Eine Kontroll-MR-Mammographie 6 Monate nach dem interventionellen Eingriff wird empfohlen; bei Progredienz des Befundes ist eine operativ-histologische Abklärung ebenfalls nach MRT-gestützter Markierung zwingend erforderlich.

Ergebnisse. In der Literatur werden insgesamt 300 MRT gezielte/geführte Stanz-/Vakuumbiopsien beschrieben und eine Sensitivität und Spezifität von bis zu 100% angegeben.

Literatur

Bauer M, Tontsch P, Schulz-Wendtland R (Hrsg) (2000) MR-Tomographie in Gynäkologie und Geburtshilfe. Thieme, Stuttgart

Deutsche Röntgengesellschaft, Fischer U (Hrsg) (2003) BI-RADS-Klassifikation. Thieme, Stuttgart

Diaz LK, Wiley EL, Venta LA (1999) Are malignant cells displaced by large-gauge needle core biopsy of the breast? Am J Roentgenol 173(5): 1303–1313

Duda V, Schulz-Wendtland R (Hrsg) (2004) Mammadiagnostik. Springer, Berlin Heidelberg New York Tokio

Farshid G, Rush G (2003) The use of fine-needle aspiration cytology and core biopsy in the assessment of highly suspicious mammographic microcalcifications: analysis of outcome for 182 lesions detected in the setting of a population-based breast cancer screening program. Cancer 99(6): 357–364

Fischer U (Hrsg) (2000) Lehratlas der MR-Mammographie. Thieme, Stuttgart

Heywang-Köbrunner SH, Schreer I (Hrsg) (2002) Bildgebende Mammadiagnostik. Thieme, Stuttgart

Jackman RJ, Marzoni FA Jr (1997) Needle-localized breast biopsy: why do we fail? Radiology 204(3): 677–684

Jackman RJ, Marzoni FA Jr, Nowels KW (1998) Percutaneous removal of benign mammographic lesions: comparison of automated large-core and directional vacuum-assisted stereotactic biopsy techniques. Am J Roentgenol 171(5): 1325–1330

King TA, Hayes DH, Cederbom GJ et al. (2001) Biopsy technique has no impact on local recurrence after breast-conserving therapy. Breast J 7(1): 19–24

Kopans DB, Gallagher WJ, Swann CA, McCarthy KA, White G, Hall DA, Wood WC (1988) Does preoperative needle localization lead to an increase in local breast cancer recurrence? Radiology 167(3): 667–668

Liberman L, Cohen MA, Dershaw DD, Abramson AF, Hann LA, Rosen PP (1995) Atypical ductal hyperplasia diagnosed at stereotaxic core biopsy of breast lesions: an indication for surgical biopsy. Am J Roentgenol 164(5): 1111–1113

Liberman L, LaTrenta LR, Dershaw DD (1997a) Impact of core biopsy on the surgical management of impalpable breast cancer: another look at margins. Am J Roentgenol 169(5): 1464–1465

Liberman L, Dershaw DD, Glassman JR, Abramson AF, Morris EA, LaTrenta LR, Rosen PP (1997b) Analysis of cancers not diagnosed at stereotactic core breast biopsy. Radiology 203(1): 151–157

Liberman L, Dershaw DD, Rosen PP, Morris EA, Abramson AF, Borgen PI (1998a) Percutaneous removal of malignant mammographic lesions at stereotactic vacuum-assisted biopsy. Radiology 206(3): 711–715

Liberman L, Feng TL, Dershaw DD, Morris EA, Abramson AF (1998b) US-guided core breast biopsy: use and cost-effectiveness. Radiology 208(3): 717–723

Liberman L, Smolkin JH, Dershaw DD, Morris EA, Abramson AF, Rosen PP (1998c) Calcification retrieval at stereotactic, 11-gauge, directional, vacuum-assisted breast biopsy. Radiology 208(1): 251–260

Parker SH, Burbank F, Jackman RJ et al. (1994) Percutaneous large-core breast biopsy: a multi-institutional study. Radiology 193(2): 359–364

Parker SH, Klaus AJ, McWey PJ et al. (2001) Sonographically guided directional vacuum-assisted biopsy using a handheld device. Am J Roentgenol 177(2): 405–408

Philpotts LE, Lee CH, Horvath LJ, Lange RC, Carter D, Tocino I (2000) Underestimation of breast cancer with 11-gauge vacuum suction biopsy. Am J Roentgenol 175(4): 1047–1050

Philpotts LE, Hooley RJ, Lee CH (2003) Comparison of automated versus vacuum-assisted biopsy methods for sonographically guided core biopsy of the breast. Am J Roentgenol 180(2): 347–351

Pijnappel RM, Donk M van den, Holland R, Mali WP, Petersen JL, Hendriks JH, Peeters PH (2004) Diagnostic accuracy for different strategies of image-guided breast intervention in cases of nonpalpable breast lesions. Br J Cancer 90(3): 595–600

Pisano ED, Fajardo LL, Tsimikas J et al. (1998) Rate of insufficient samples for fine-needle aspiration for nonpalpable breast lesions in a multicenter clinical trial: The Radiologic Diagnostic Oncology Group 5 Study. The RDOG5 investigators. Cancer 82(4): 679–688

Rubin E, Dempsey PJ, Pile NS, Bernreuter WK, Urist MM, Shumate CR, Maddox WA (1995) Needle-localization biopsy of the breast: impact of a selective core needle biopsy program on yield. Radiology 195(3): 627–631

S3-Leitlinie Brustkrebsfrüherkennung in Deutschland (2003) Zuckschwerdt, München

21.2 Weitere diagnostische Maßnahmen bei Verdacht auf Mammakarzinom

R. Kreienberg

21.2.1 Anamnese und Lokalisation des Befundes

Zum Zeitpunkt der Diagnose befinden sich 80–90% aller Patientinnen mit Brustkrebs in einem operablen und 10–20% der Patientinnen in einem lokal fortgeschrittenen, inoperablen oder metastasierten Stadium.

Grundvoraussetzung für jegliche ärztliche Entscheidung, die darauf aufbauenden Therapieempfehlungen und die individuelle Beratung der Patientin ist die sorgfältige Anamneseerhebung. Sie muss Daten zum Menstruationszyklus, zu vorausgegangenen Schwangerschaften, familiären Tumorerkrankungen, Medikamenteneinnahme einschließlich Hormonpräparaten, vorausgegangene und bestehende Erkrankungen sowie Operationen umfassen. Danach erfolgt die körperliche Untersuchung.

Bei ca. 90% der Patientinnen, die die Klinik zur Operation aufsuchen, ist der Tumor tastbar. Die physikalische Untersuchung der Brust schließt die gesamte Brustdrüse ein. Zusätzlich müssen die Lymphabflussgebiete abgetastet werden. Größe, Konsistenz des Knotens, umgebendes Gewebe, Tiefenausdehnung sowie Fixierung zur Haut und zur Unterlage müssen dokumentiert werden. Die Untersuchung der Brust sollte in sitzender und liegender Position der Patientin erfolgen. Besondere Aufmerksamkeit sollte jeder Größendifferenz und Konturunregelmäßigkeit, Schwellung, Rötung der Haut gewidmet werden. Klinische Zeichen wie z. B. Hauteinziehungen, Peau d'orange und Plateaubildung müssen besonders dokumentiert werden.

Mammographisch bzw. sonographisch verdächtige, nichtpalpable Befunde, die sich interventionellen diagnostischen Methoden (Hochgeschwindigkeits-Stanzbiopsie) entziehen (► Kap. 21.1) müssen vor offener Biopsie zur gezielten Auffindung markiert werden.

Prinzipiell stehen folgende Markierungsmethoden zur Verfügung:

a) Einbringung eines Markierungsdrahtes in den suspekten Befund. Die Steuerung erfolgt entweder über:
   – Mammographie in zwei Ebenen,
   – stereotaktische Mammographie,
   – Ultraschall,
   – MRT oder CT (bei Befunden, die nur mit Kontrastmittel-MRT bzw. Kontrastmittel-CT sicher zu erkennen sind).

Wichtig ist, dass nach der Exzision des Befundes eine Präparatradiographie mammographisch markierter Herde, insbesondere bei allen Mikrokalk enthaltenen Läsionen, durchgeführt werden muss. Bei sonographisch markierten Befunden sollte postoperativ eine Präparatsonographie erfolgen.

b) Die präoperative Markierung eines nicht tastbaren Befundes mit Hilfe von Farbmarkierungslösungen, wie z. B. durch die Injektion von Methylenblau bzw. die Injektion von Kohlestaub, sollte nur in begründeten Ausnahmefällen angewendet werden.

Bei einer pathologischen Mamillensekretion kann zur exakten Lokalisierung des zu entfernenden Gangsystems der sezernierende Gang zu Beginn der Operation mit Methylenblau gefüllt werden. Alternativ kann die Lokalisation der Gangabbruchstelle auch mit einem Markierungsdraht auf der Basis einer Galaktographie bzw. einer Mammographie oder Sonographie erfolgen (s. oben).

21.2.2 Sicherung der Diagnose

Jede Verdachtsdiagnose eines Mammakarzinoms muss durch einen histologischen Befund verifiziert werden. Das für eine histologische Untersuchung benötigte Mammagewebe wird heute überwiegend im Rahmen einer interventionellen Maßnahme, d. h. durch eine Stanzbiopsie, präoperativ gewonnen. Die Stanzbiopsie liefert Gewebszylinder, die eine histologische Sicherung des Befundes und immunhistochemische Untersuchungen (s. unten) ermöglichen.

> **Cave**
>
> Die Feinnadelaspirationszytologie (FNA) sollte zur Abklärung solider Herdbefunde nicht mehr eingesetzt werden, da die FNA eine hohe Rate nicht auswertbarer Proben liefert. Sie kann heute als Grundlage für eine ausgedehnte Tumortherapie als nicht mehr ausreichend angesehen werden.

Dies gilt entsprechend für die Sekretzytologie bei pathologischer Mamillensekretion. Positive Abstriche mit Tumorzellnachweis sind in ihrer Aussage eindeutig, die histologische Klärung des zugrunde liegenden Herdbefundes ist jedoch auch hier unerlässlich (Stanzbiopsie, offene Biopsie mit oder ohne Lokalisation des Befundes).

21.2.3 Anforderung an die pathohistologische Beurteilung

Immer dann, wenn der klinische Untersuchungsbefund bzw. die mammographisch oder sonographisch definierten Malignitätskriterien mit dem nach Stanzbiopsie gewonnenen histologischen Ergebnis nicht übereinstimmen, muss entweder der Befund engmaschig durch Bildgebung kontrolliert oder eine Klärung des endgültigen histologischen Befundes durch offene Biopsie und histologische Aufarbeitung des entnommenen Gewebes herbeigeführt werden.

Bei älteren Frauen ist zu beachten, dass sich hinter – im bildgebenden Verfahren scheinbar benignen – Knoten nicht selten Gallertkarzinome oder medulläre Karzinome verbergen können.

> **!** Die präoperative histologische Sicherung mittels sonographisch/mammographisch-geführter Stanz- und Vakuum- bzw. Exzisionsbiopsie ist heute Standard in der diagnostischen Abklärung der Herdbefunde in der Mamma. Die sog. Probeexzision, durch die der Tumor in toto entfernt wird, d. h. eine Exzisionsbiopsie mit anschließendem intraoperativen Schnellschnitt zur Festlegung der Malignität des Tumors, sollte nicht mehr erfolgen.

Liegt das histologische Ergebnis der Stanzbiopsie vor, kann das geplante operative Konzept aufgestellt und mit der Patientin detailliert besprochen werden. Klar abgrenzbare, maligne Tumoren können häufig mit ausreichendem Sicherheitssaum und unter Wahrung kosmetischer Gesichtspunkte exstirpiert werden. In gleicher Sitzung kann die Sentinel-node-Biopsie bzw. axilläre Lymphonodektomie erfolgen. Auch kann bei positiver Sentinel-node-Biopsie eine Erweiterung des Eingriffs mit Übergang in die axilläre Lymphonodektomie bzw. eine sekundäre axilläre Lymphonodektomie nach Vorliegen des endgültigen histologischen Ergebnisses resultieren. Bei nicht in sano entferntem Primärtumor sind Nachresektionen bis hin zur sekundären Mastektomie erforderlich.

Eine hohe Rate an brusterhaltenden Operationen kann bei strenger Wahrung der onkologischen Sicherheit nur erreicht werden, wenn intraoperative Nachresektionen sowie Nachresektionen im Rahmen eines Folgeeingriffes möglich sind. Hierfür ist die gute Zusammenarbeit mit dem Pathologen entscheidend.

Für die endgültige Therapieentscheidung sind für den Kliniker folgende pathohistologischen Befunde unverzichtbar:

1. Räumliche Orientierung des Tumorpräparates
   Um eine exakte räumliche Orientierung an den Exzisionsbiopsaten und an Mastektomiepräparaten zu ermöglichen, die die Voraussetzung für eine evtl. notwendige Nachresektion sind, muss der Operateur das entnommene Präparat an mindestens 3 Stellen markieren. Unerlässlich sind darüber hinaus Angaben zur Seitenlokalisation und zur Lokalisation des Herdbefundes innerhalb der Mamma (Quadrant), die am besten in Form eines Operationsprotokolls mit Handzeichnung dem Pathologen zur Verfügung gestellt werden.

2. **Tumordurchmesser, Befall der Haut bzw. der Brust-wand**

   Unverzichtbar sind Angaben zum maximalen Tumordurchmesser in zwei Ebenen und die Beschreibung der Ausdehnung auch kleinster Tumorinfiltrationen Richtung Brustwand oder Haut.

3. **Tumorfreie Resektionsränder**

   Die Tumorfreiheit der Resektionsränder ist ein wesentlicher prognostischer Faktor für die Lokalrezidivrate. Wenn der Resektionsrand nicht eindeutig tumorfrei ist, muss eine Nachresektion erfolgen. Die pathohistologische Beurteilung der Resektionsränder (nach 6 Seiten, Angabe des tumorfreien Randsaumes jeweils in mm) ist deshalb besonders wichtig. Hierzu werden die Resektionsränder des entnommenen Gewebes mit Latexfarbe oder einem anderen Farbstoff markiert. Die Entscheidung, welche Markierung der Resektionsränder vorgenommen wird, bleibt dem Pathologen überlassen.

4. **Intraduktaler Tumoranteil**

   Tumoren mit extensiver intraduktaler Komponente haben nach Tumorexzision ein erhöhtes Lokalrezidivrisiko (Howe et al. 1995). Deshalb muss bei der Beurteilung von invasiven Tumoren und In-situ-Anteilen in deren Umgebung die Ausdehnung der intraduktalen Komponente und ihrer Resektion in sano besonders sorgfältig beschrieben werden (Angabe in mm/freier Rand).

5. **Multifokalität, Multizentrizität**

   Die Multizentrizität definiert sich als das Auftreten von Karzinomherden in unterschiedlichen Quadranten der Brust. Sie ist eine Kontraindikation der brusterhaltenden Therapie. Treten mehrere Karzinome im gleichen Quadranten der Brust auf, so bezeichnet man dies als Multifokalität. Multifokalität ist keine Kontraindikation gegen eine brusterhaltende Therapie, wenn alle Herde durch die Tumorexzision im Gesunden (R0-Situation) entfernt werden können. Die noch häufig durchgeführte intraoperative Schnellschnittuntersuchung am Gefrierschnitt kann die Untersuchung des in Paraffin eingebetteten Gewebes nicht ersetzen. Sie sollte nur noch in Einzelfällen eingesetzt werden. Auch die Beurteilung der tumorfreien Resektionsränder durch intraoperative Schnellschnittuntersuchung wird derzeit außerordentlich kontrovers diskutiert und ist keinesfalls eine Routinemaßnahme. Am Gefrierschnitt ist darüber hinaus die Ermittlung des Tumorgradings und die Beurteilung von Gefäßein-

brüchen nicht zuverlässig möglich. Auch bei Tumoren mit extensiver intraduktaler Komponente kann auf die Untersuchung zahlreicher Paraffinschnitte einerseits zur genauen Definition der Ausdehnung des Befundes, andererseits zum Ausschluss invasiver Herde, nicht verzichtet werden.

21.2.4 Einzeitiges bzw. zweizeitiges Vorgehen

Bei über 90% der palpablen Tumoren und über 70% der nichtpalpablen Tumoren sollte heute vor Beginn des eigentlichen operativen Eingriffs die histologische Sicherung per Stanze erfolgt sein. Dadurch kann in Kenntnis des klinischen Tastbefundes und der mammographischen bzw. sonographischen Befunde eine gemeinsame Entscheidung des Operateurs, des Diagnostikers und des Pathologen nach eingehender Aufklärung der Patientin entweder zur brusterhaltender Therapie oder zur Mastektomie jeweils mit Sentinel-node-Dissektion bzw. axillärer Lymphknotendissektion herbeigeführt werden.

Bei einer primären brusterhaltenden Therapie muss die Patientin darüber aufgeklärt werden, dass nach Vorliegen der endgültigen Histologie und nicht ausreichender Tumorentfernung (R1, geringer tumorfreier Randsaum) in einer zweiten Sitzung entweder eine Mastektomie oder eine Nachresektion im Tumorrandbereich und ggf. sogar bei Tumorzellnachweis im Nachresektat in einer dritten Sitzung die Mastektomie notwendig werden kann.

Bei Verdacht auf Multifokalität bzw. bei invasiven Karzinomen mit ausgedehnten duktalen In-situ-Karzinomen und schlechter mammographischer Beurteilbarkeit bezüglich der Ausdehnung des Tumors in der Brust kann in manchen Fällen ein zweizeitiges Vorgehen günstiger sein. Hierbei wird in der ersten Sitzung der Tumor entfernt. In Kenntnis der am Paraffinschnitt erhobenen histopathologischen Befunde können dann ggf. eine Nachresektion, größere Geweberesektionen unter Einbeziehung onkoplastischer Rekonstruktionsverfahren oder eine Mastektomie durchgeführt werden.

21.2.5 Technik der diagnostischen Eingriffe an der Brust

Unter Lumpektomie bzw. Tumorektomie versteht man die Entfernung des Tumorknotens en bloc im Gesunden mit einem ausreichenden Mantel gesunden Gewebes. Diese

Tumorektomie wird von einem perimammillären oder zirkulären, über dem Tumorknoten lokalisierten Hautschnitt unter Berücksichtigung der Hautspaltlinien durchgeführt. Die »wide excision« ist eigentlich eine Tumorektomie mit größerer Gewebemanschette (größer als 1 cm), die heute nur noch in besonders gelagerten Einzelfällen erfolgen sollte.

Bei engerer Lagebeziehung zur Oberhaut sollte ein sichelförmiges Hautexzidat mitreseziert werden, um histologisch einen Hautbefall ausschließen zu können.

Unter Segment- bzw. Quadrantektomie versteht man die En-bloc-Entfernung des Tumors unter Mitresektion eines ganzen Mammasegments, die im Wesentlichen nur bei ausgedehnten duktalen In-situ-Karzinomen (DCIS) ggf. mit gleichzeitiger intramammärer Rekonstruktion mittels glandulärer Rotationslappen zur Anwendung kommt.

Die Grundsätze des ästhetisch-kosmetischen Operierens müssen bei jeder Mammaoperation berücksichtigt werden. Radiärschnitte und/oder eine Quadrantektomie sollte heute nur noch bei sehr großen Tumoren im unteren inneren oder bei peripher sitzenden Tumoren im oberen äußeren Quadranten durchgeführt werden.

21.3 Diagnostische Maßnahmen beim gesicherten Mammakarzinom

R. Kreienberg

21.3.1 Diagnostische Maßnahmen für das Tumor-Staging

Bei allen Patientinnen mit Mammakarzinom ist eine Mammographie der Gegenseite obligat. Insbesondere bei Patientinnen mit einem lokal fortgeschrittenen Tumor müssen die Zeichen des lokalen Tumorwachstums exakt beschrieben werden (entzündliche Komponente). Bei Patientinnen mit geplanter präoperativer Systemtherapie wird die Durchführung von Staging-Untersuchungen *vor* Beginn der systemischen Therapie empfohlen. Hierfür sind folgende Untersuchungen notwendig:

- Thoraxröntgen in 2 Ebenen,
- Skelettszintigraphie sowie
- Ultraschalluntersuchung des Abdominalraums, insbesondere der Leber.

Auffällige Befunde müssen ggf. durch zusätzliche bildgebende Verfahren (z. B. CT der Leber, CT der Knochen, MRT, CT-gesteuerte Punktionen u. a. m.), ggf. auch histologisch abgeklärt werden.

21.3.2 Weitere Diagnostische Maßnahmen

Cave

Fernmetastasen bzw. fortgeschrittene Tumorerkrankungen lassen sich durch eine spezielle Labordiagnostik nicht ausreichend erfassen.

Laborparameter

Die Erhöhung von Transaminasen oder der γ-GT sowie die Erhöhung der alkalischen Phosphatase oder der BSG finden sich z. T. überhaupt nicht und häufig nur bei bereits klinisch evidenter Metastasierung. Präoperativ erhöhte Tumormarkerkonzentrationen im Blut (CEA, CA-153) können als Parameter zur Verlaufskontrolle der Erkrankung verwendet werden. Jedoch sind Tumormarkerbestimmungen im Serum keine unabhängigen Prognosefaktoren und daher keine Hilfe für die Diagnose bzw. für die Therapieentscheidung.

Hormonrezeptorbestimmung (Östrogen- und Progesteronrezeptor)

Der Hormonrezeptorstatus muss bei jedem Primärtumor, aber auch bei jedem anderen bioptisch entnommenen Tumorgewebe (z. B. Lymphknotenmetastasen, Hautmetastasen, Skelettmetastasen) ermittelt werden. Die Bestimmung wird heute überwiegend an Paraffinmaterial immunhistochemisch durchgeführt. Die Auswertung erfolgt semiquantitativ. In Deutschland hat sich der Immunoreactive Score (IRS) nach Remmele und Stegner (1987) durchgesetzt, bei dem die Werte für Färbeintensität (0–3) und dem Prozentsatz positiver Zellen (0–4) miteinander multipliziert werden. Ein Immunoreactive Score von >1 gilt als positiv. Gemäß dem St. Gallen-Konsensus von 2003 wird ein Karzinom als rezeptornegativ – bei dem kein Ansprechen auf endokrine Therapie zu erwarten ist – bezeichnet, wenn eine Kerneinfärbbarkeit sowohl für den Östrogenrezeptor (ER) oder auch für den Progesteronrezeptor (PGR) völlig fehlt. Als hormonrezeptorpositiv (Ansprechen auf endokrine Therapie) gelten Karzinome, bei denen mehr als 10% der Tumorzellkerne für ER- und/oder PGR-positiv reagieren.

HER-2/neu-Status

Durch die Behandlungsergebnisse von Trastuzumab (Herceptin) bei Patientinnen mit metastasiertem Mammakarzinom, deren Tumoren HER-2/neu überexprimieren und die aktuellen Therapieergebnisse von Herceptin in der adjuvanten Situation des Mammakarzinoms, gilt die Bestimmung des HER-2/neu-Status im Primärtumorgewebe (► Kap. 19) heute als Standard.

21.3.3 Feststellung des Lymphknotenstatus

Der Lymphknotenstatus in der Axilla ist immer noch der wichtigste Prognoseparameter beim Mammakarzinom. Die Zahl der befallenen axillären Lymphknoten korreliert direkt mit der Prognose der Patientin und ist deshalb auch für die Auswahl der Nachbehandlung und deren Aggressivität nach operativer Primärtherapie entscheidend.

Die Zahl der exstirpierten Lymphknoten in der Axilla ist bei gleicher Operationstechnik individuellen Schwankungen unterworfen. Pro Resektionspräparat müssen mindestens 10 Lymphknoten aus der Axilla (Level I + II) identifiziert und untersucht werden, um eine akkurate prognostische Einstufung vornehmen zu können (zur Sentinel node Biopsie ► Kap. 23). Die Lymphknoten sind nach Level getrennt einzeln zu präparieren und in mehreren Schnittstufen zu untersuchen. Insgesamt sollte an den Pathologen die Forderung gestellt werden, alle Lymphknoten aus der Axilla zu identifizieren und histologisch zu untersuchen. Erst dann kann die genaue Relation der Zahl der untersuchten zur Zahl der tumorbefallenen Lymphknoten angegeben werden. Eventuelle Mikrometastasen (Metastasen in Lymphknoten bis zu 2 mm) müssen exakt beschrieben werden. Auch die Größenbestimmung der Lymphknotenmetastasen ist wichtig. Neben der Relation von tumorbefallenen und entfernten axillären Lymphknoten muss festgehalten werden, ob gegebenenfalls eine Lymphangiosis oder Haemangiosis carcinomatosa, eine Überschreitung der Lymphknotenkapsel mit Befall des axillären Fettgewebes bzw. eine Fixierung der Lymphknotenpakete an anderen Strukturen der Axilla vorliegen.

Diese Zusatzbefunde sind für die Prognose, das Auftreten lokaler Rezidive und die individuelle Therapieplanung, insbesondere auch die Strahlentherapie der Lymphabflussgebiete von entscheidender Bedeutung.

21.3.4 Tumordokumentation

Für die Qualitätskontrolle der gesamten Diagnose- und Behandlungskette von der bildgebenden Diagnostik über die pathohistologische Beurteilung der entnommenen Gewebeproben, der operativen Therapie, der adjuvanten Strahlentherapie bis hin zu allen adjuvanten systemischen Maßnahmen, ist eine erweiterte Tumordokumentation unerlässlich.

Ausgangspunkt der Dokumentation ist die Erstellung der verbindlichen postoperativen Stadieneinteilung nach der neuen TNM-Klassifikation auf der Basis des histologischen Befundes. Daneben müssen Tumorform, tumorfreier Resektionsrand (in mm), Grading, Rezeptorstatus (ER und PGR sowie HER-2/neu-Status), Menopausenstatus und alle im Rahmen der Primärtherapie durchgeführten Behandlungsmaßnahmen sorgfältig dokumentiert werden. Unverzichtbar ist darüber hinaus, dass die Ergebnisse der Primärtherapie des Mammakarzinoms (krankheitsfreies Überleben und Gesamtüberleben) durch die nachbetreuenden Fachärzte und Hausärzte in jährlichen Abständen ermittelt und der die Primärtherapie durchführenden Klinik zurückgemeldet werden.

Diese Daten müssen in klinischen Tumorregistern gesammelt und der Qualitätsüberprüfung und Qualitätsverbesserung nutzbar gemacht werden.

Literatur

Veronesi U, Volterani F, Luini A et al. (1990) Quadrantectomy versus lumpectomy for small size breast cancer. Eur J Cancer 26: 671

Morrow M (1995) When can stereotactic core biopsy replace excisional biopsy? A clinical perspective. Breast Cancer Res Treat 36: 1–9

Howe JR, Monsees B, Destouet J, Seib J, Dehner LP, Kraybil WG (1995) Needle localization breast biopsy: A model for multidisciplinary quality assurance. J Surg Oncol 58: 233–239

Kreienberg R et al. (2004) Stufe-3-Leitlinie Diagnostik, Therapie und Nachsorge des Mammakarzinoms der Frau. Zuckschwerdt, München

Remmele W, Stegner HE (1987) Recommendation for uniform definition of an immunoreactive score (IRS) for immunohistochemical estrogen receptor detection (ER-ICA) in breast cancer tissue. Pathologe 8: 138–140

Schulz K-D, Albert U-S (Hrsg) (2003) Stufe-3-Leitlinie Brustkrebs-Früherkennung in Deutschland. Zuckschwerdt, München

Lebeau A, Högel B, Nähring J, Permanetter W (2005) Pathomorphologie des Mammakarzinoms im Manual, Tumorzentrum München; Empfehlungen zur Diagnostik, Therapie und Nachsorge. Zuckschwerdt, München, S 48–72

Teil IV Management der In-situ-Karzinome

Management der In-situ-Karzinome

Margarete Mitze

22.1   Carcinoma lobulare in situ (LCIS)

Anatomie. Bei dieser Läsion finden sich Vergrößerungen der Drüsenläppchen mit Vermehrung und Auftreibung der Azini, die mit einem monomorphen Epithel ohne nennenswerte Atypien angefüllt sind. Dieses Epithel kann sich zudem über die Läppchen hinaus in die angrenzenden Milchgänge ausbreiten. Die Bezeichnung der Läsion als »Carcinoma in situ« erfolgte durch Foote u. Stewart (1941), die derartige Veränderungen häufig in der Nachbarschaft invasiver lobulärer Karzinome fanden. Die Klassifikation dieser Veränderungen als Carcinoma in situ bezieht sich vorwiegend auf deren prognostische Bedeutung, die Morphologie der Läsionen zeigt lediglich ein monomorphes (monoklonales) Epithel ohne Atypien, allerdings mit einem Verlust der basalen Epithellage (◘ Abb. 22.1).

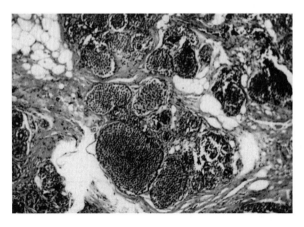

◘ **Abb. 22.1.** Carcinoma lobulare in situ. Aufgetriebene Läppchen, angefüllt von einem monomorphen Epithel ohne Atypien.

Diagnostik. Das Carcinoma lobulare in situ ist fast immer ohne palpatorisches oder radiomorphologisches Korrelat. Die Diagnosestellung erfolgt deshalb ausschließlich histologisch. Gewöhnlich findet sich ein LCIS als Zufallsbefund in Biopsien, die wegen proliferativer Läsionen wie einer sklerosierenden Adenose oder einer Mastopathie durchgeführt wurden. Auch Mikrokalzifikationen finden sich fast immer nur in den begleitenden Veränderungen, selten und nur in geringer Größe und Ausprägung im LCIS selbst. Nach histologischer Sicherung eines LCIS konnten in Mastektomiepräparaten bei sorgfältiger histologischer Untersuchung in 4–10% okkulte invasive Karzinome nachgewiesen werden (Tulusan et al. 1982); es scheint jedoch eine Abhängigkeit von der Größe der Läsionen zu bestehen (Haagensen 1982; Rosen u. Oberman 1992, ◘ Tab. 22.1).

Abschätzung des Verlaufs. Die beschriebenen Veränderungen können über eine lange Zeit unverändert persistieren, sodass die Risikoabschätzung für die Entstehung eines nachfolgenden Karzinoms im Einzelfall sehr schwierig ist. Fisher et al. (1996 und 2003) fanden, dass die Vergrößerung und Auftreibung der Läppchen der einzige morphologische Faktor ist, der mit einem erhöhten Risiko eines invasiven Wachstums korreliert.

Risikoabschätzung. Keineswegs treten im Zusammenhang mit einem LCIS nur invasive lobuläre Mammakarzinome auf. Sie finden sich lediglich in einer Häufigkeit von 25%. In 15% lassen sich tubuläre und in 60% duktale Karzinome nachweisen. Diese Verteilung könnte in einer gelegentlich zu beobachtenden Assoziation von LCIS und DCIS begründet sein (Rosen 1980). In etwa 30% der Fälle von LCIS finden sich die Veränderungen bilateral (Rosen 1992). Bei der Diagnose eines LCIS beträgt das relative

◘ **Tab. 22.1.** Untersuchungen zur Häufigkeit gleichzeitiger ipsilateraler invasiver Karzinome bei histologisch gesichertem LCIS. (Nach Rosen 1980)

Untersucher	Anzahl der Mastektomiebefunde	Anzahl der In-situ-Karzinome	Anzahl der invasiven Karzinome	Anzahl der benignen Läsionen
Rosen et al.	50	30 (60%)	2 (4%)	18 (36%)
Carter et al.	49	31 (63%)	3 (6%)	15 (31%)
Shah et al.	40	26 (65%)	2 (5%)	12 (30%)

Risiko für die Entwicklung eines nachfolgenden Karzinoms in den nächsten 15 Jahren 10%. Bei einer Nachbeobachtungszeit von 15 Jahren sind ipsilaterale Karzinome in einer Häufigkeit von 15–23% und kontralaterale Karzinome in einer Frequenz von 9,5–20% zu erwarten, entsprechend einem 5,9- bzw. 9fach erhöhten Risiko im Vergleich mit entsprechenden Altersgruppen. Bei Frauen mit familiärer Belastung steigt das Risiko auf das 13,8fache der erwarteten Karzinomrate (Rosen 1992).

In neueren Untersuchungen mit langen Beobachtungszeiten wurden diese Daten bestätigt: 17% ipsilaterale und 5% kontralaterale Karzinome fanden Page und Mitarbeiter 2003. Andere Untersucher fanden noch höhere Risiken: Karzinome der kontralateralen Brust innerhalb von 10 Jahren wurden bei 13,9% beobachtet (Claus 2003). Dieses Risiko ist 2,6fach höher als bei einem DCIS der kontralateralen Brust.

Molekulargenetische Untersuchungen haben zeigen können, dass invasive lobuläre Karzinome gleiche Veränderungen aufweisen wie LCIS, beispielsweise Verlust der Heterozygotie von Chromosom 11q13. Ferner konnten bei invasiven wie bei nichtinvasiven lobulären Karzinomen Mutationen im E-Cadherin-Gen nachgewiesen werden (Lakhani 1999). Darüber hinaus finden sich Mutationen – wie z. B. in 16q und 17q – , die sowohl bei LCIS als auch bei DCIS anzutreffen sind. Andere Mutationen aber werden bei DCIS und bei LCIS in unterschiedlicher Häufigkeit beobachtet. Diese molekulargenetischen Befunde reflektieren die morphologischen Beobachtungen von gewissen Überlappungen zwischen DCIS und LCIS, jedoch überwiegen die Unterschiede zwischen diesen beiden Läsionen. Auch das LCIS scheint – wie das DCIS – von den molekulargenetischen Veränderungen her ein direkter Karzinomvorläufer zu sein (Hwang 2004). Welche Faktoren im Einzelnen bewirken, dass die Entwicklung eines invasiven Karzinoms bei den beiden Typen so unterschiedlich lange dauert, ist bisher nicht verstanden.

❗ Aus dem bisher Gesagten wird deutlich, dass sich beim LCIS keine generellen therapeutischen Empfehlungen geben lassen. Bei guter radiologischer Kontrollierbarkeit des Drüsenparenchyms kann unter regelmäßiger mammographischer Überwachung zugewartet werden. In jedem Falle muss die Patientin wissen, dass die Kontrolle lebenslang fortgesetzt werden sollte. Bestehen jedoch familiäre Risikofaktoren oder gar ein Karzinom der kontralateralen Mamma, sollte eine ablative Therapie erwogen werden.

22.2 Carcinoma ductale in situ (DCIS, intraduktales Karzinom)

Definition

DCIS ist ein echtes präinvasives Karzinom, das in einem höheren Prozentsatz und in kürzerer Zeit als LCIS in ein invasives Karzinom übergeht.

Anatomie. Die histologische Differenzierung zeigt eine relativ breite Palette architektonisch verschiedener Epithelproliferate. Die Läsionen sind im Gegensatz zum Carcinoma lobulare in situ in meist ektatischen Gängen lokalisiert. Sie können sich aber auch retrograd als sog. Läppchenkanzerisierung in die Läppchen hinein ausbreiten (◻ Abb. 22.1). Das zeitliche Intervall zwischen der Diagnose des In-situ-Karzinoms und dem Nachweis eines invasiven Karzinoms wird dabei mit einer Zeitdauer von 4–10 Jahren angegeben und ist offenbar abhängig vom histologischen Typ der Läsionen (Page 1982).

Risikoabschätzung. Die Häufigkeit der Entwicklung eines invasiven Karzinoms scheint in gleichem Maße abhängig von der Nachbeobachtungszeit und vom histologischen Typ zu sein; hier werden Häufigkeiten von 25–75% angegeben (Lagios 1995; Page 1982; Rosen 1992). Beim LCIS ist dagegen das Intervall deutlich länger und die Assoziation mit einem nachfolgenden Karzinom weniger streng, zum andern ist das Risiko für die kontralaterale Mamma, an einem invasiven Karzinom zu erkranken, ebenfalls erhöht, während beim DCIS das Risiko für die kontralaterale Brust gleich hoch ist wie bei einem invasiven Karzinom (Claus 2003).

Differentialdiagnostik. Eine histologische Abgrenzung des DCIS gegenüber benignen intraduktalen proliferativen Läsionen ist heute auf der Basis immunhistologischer Differenzierungen relativ zuverlässig möglich: Während benigne Proliferationen aus basalen und luminalen Epithelien bestehen, stellen die duktalen In-situ-Karzinome reine Proliferationen luminaler Epithelien dar (Böcker et al. 1992, 2002). Moinfar et al. (1999) fanden in einem Vergleich der Immunhistologie von duktalen In-situ-Karzinomen und intraduktalen Epithelhyperplasien, dass nur 10% der DCIS basale Epithelzellen aufwiesen. Bei Fällen von atypischer duktaler Epithelhyperplasie (ADH) war dieser Anteil mit 20% etwas höher, während die benignen Epithelhyperplasien diese Zellschicht in allen Fällen erkennen ließen. Die atypische duktale Epithelhyperplasie ist etwas unscharf definiert als eine Läsion, die einige, aber nicht alle Charakteristika des DCIS aufweist und in der Regel kleiner als 2–3 mm ist (Pinder u. Ellis 2003). Es ist nicht leicht, diese Läsionen histologisch eindeutig zu identifizieren und besonders in stereotaktisch gesteuerten Biopsien mit ADH fand sich in einem Teil der Fälle DCIS im nachresezierten Gewebe.

❗ DCIS stellt eine heterogene Veränderung dar, die große Schwierigkeiten in der Abschätzung der Prognose der einzelnen Läsionen macht.

Diagnostik. Aufgrund der zunehmenden Entdeckungshäufigkeit pathologischer Veränderungen durch den Einsatz der Mammographie bei klinisch unauffälliger Mamma hat die Problematik des DCIS vermehrtes Interesse gefunden. Während das LCIS auch mammographisch überwiegend nur zufällig entdeckt wird, kann das DCIS aufgrund gruppierter Mikrokalzifikationen zuverlässig erkannt werden. Insbesondere bei Screening-Untersuchungen ist mit einem hohen Anteil an DCIS-Fällen (19% nach Holland u. Hendriks 1994) unter den diagnostizierten Karzinomen zu rechnen.

Bei einem präinvasiven Karzinom ist eine nahezu vollständige Heilung der Erkrankung durch lokale chirurgische Behandlung zu erwarten. Bis vor wenigen Jahren waren die therapeutischen Empfehlungen der Senologischen Gesellschaft sowohl die totale Mastektomie als auch die axilläre Lymphonodektomie. Fisher et al. (1986) haben in einer Publikation einer NSABP- (National Surgical Adjuvant Breast Project-)Studie erstmals den Widerspruch zwischen einer brusterhaltenen Operation beim invasiven Karzinom und der totalen Mastektomie beim nichtinvasiven Karzinom deutlich werden lassen. In der Zwischenzeit wurde eine Reihe sehr sorgfältiger und systematischer Untersuchungen zu diesem Thema durchgeführt, sodass eine neue therapeutische Standortbestimmung möglich ist. Das therapeutische Dilemma besteht darin, dass bei unvollständiger Exzision der Läsionen mit einem lokalen Rezidiv gerechnet werden muss. Diese Rezidive wachsen jedoch in etwa 50% der Fälle invasiv (Fisher 1993; Silverstein 1995). Das heißt, beim Auftreten eines Rezidivs ist die kurative Chance möglicherweise geringer. Die Rezidive entwickeln sich überwiegend aus Residuen des DCIS (Fisher 1995), evtl. auch aus Vorläuferläsionen wie der atypischen duktalen Hyperplasie, bei der gleiche molekulargenetische Veränderungen nachge-

wiesen werden konnten wie beim DCIS (Lakhani et al. 1995; Micale et al. 1995).

❗ Vor diesem Hintergrund der möglichen Invasivität eines Rezidivs muss von allen brusterhaltenden Operationen verlangt werden, dass sie die hohe Sicherheit einer vollständigen Exzision gewährleisten, da diese der wichtigste Faktor zum Vermeiden eines Rezidivs ist. Um eine sichere Aussage über die Vollständigkeit der Exzision machen zu können, ist eine enge Kooperation zwischen dem Operateur, dem Radiologen und dem Pathologen notwendig.

Im Folgenden soll aufgezeigt werden, welche Untersuchungen und welche interdisziplinäre Zusammenarbeit notwendig sind, um eine hinreichende Sicherheit der operativen Therapie zu gewährleisten.

Pathologische Beurteilung. Den DCIS-Läsionen entspricht in den meisten Fällen kein palpatorisches Korrelat. Auch makroskopisch ist die Veränderung meist nicht zu erkennen. Eine Untersuchung im Schnellschnitt ist deshalb nicht hinreichend zuverlässig. In der Regel wird durch Radiographie des exzidierten Präparates sichergestellt, dass die Mikrokalzifikationen vollständig im Resektat enthalten sind. Die morphologische Aufarbeitung des Resektats erfolgt am fixierten Gewebe. Dieses wird in parallele Scheiben von ca. 4 mm Dicke lamelliert. Eine Radiographie dieser Scheiben ist vorteilhaft, da sie eine genaue Lokalisation der Mikrokalzifikationen ermöglicht (◻ Abb. 22.2).

Auch wenn nicht das gesamte Präparat Mikrokalk enthält, ist die histologische Untersuchung des gesamten Resektats zu empfehlen, da DCIS-Ausläufer z. T. nur geringe oder fehlende Mikroverkalkungen aufweisen können (Zafrani et al. 1995). Meist können Mikrokalzifikation und DCIS einander in der Präparatradiographie und im Schnittpräparat sehr gut zugeordnet werden (◻ Abb. 22.3). Es ist hilfreich, wenn der Operateur eine Orientierung des Präparats durch Fadenmarkierung o. Ä. gibt, die dann eine Orientierung der Präparatradiographie und der histologischen Blöcke und evtl. gezielte Nachresektionen erlaubt.

Bei fehlendem makroskopischen Korrelat kann der Pathologe ein Größenangabe nur aufgrund der histologischen Präparate machen. Auch hierfür ist es sinnvoll, das gesamte Präparat zur Untersuchung einzubetten, da dann – bei bekannter Dicke der einzelnen Scheiben – die Ausdehnung der Läsion in 3 Ebenen bestimmbar ist.

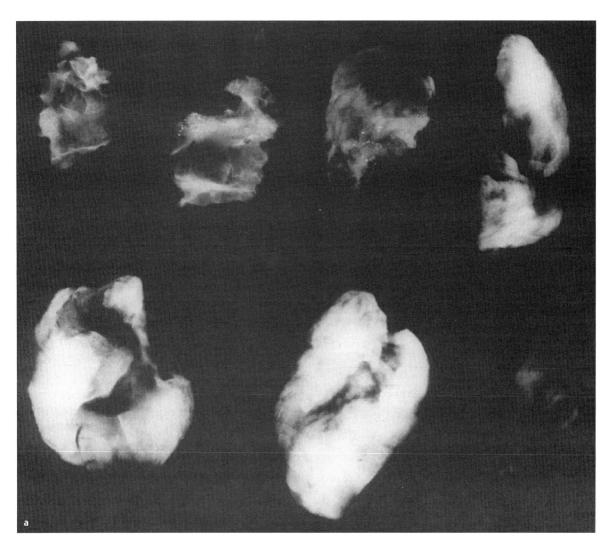

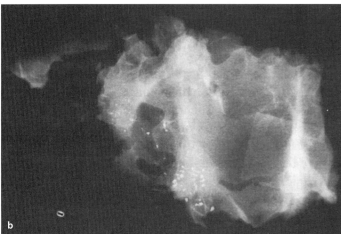

◻ **Abb. 22.2a,b.** Präparatradiographie des lamellierten Mammaexzidats mit Nachweis von Mikrokalzifikationen (**a**). Präparatscheibe mit gruppiertem Mikrokalk (Vergrößerung der Scheibe 2 aus Abb. 22.2 a) mit am Rand gelegenem, gruppiertem Mikrokalk (**b**)

Farbmarkierung des Präparats. Auch die Ausdehnung der Mikrokalzifikationen und des DCIS stimmen in der Mehrzahl der Fälle überein. Um die Frage nach der vollständigen Exzision exakt beantworten zu können, sollten die Präparatränder farblich markiert werden. Für die Markierung können mehrere Farben verwendet werden, wobei eine Farbe jeweils einem bestimmten Rand zugeordnet werden kann. Die Farben sollten am formalinfixierten Gewebe haften und im Schnittpräparat gut sichtbar sein.

Auch wenn das DCIS im Schnittpräparat einige Millimeter vor dem Präparatrand endet, ist keine Garantie für eine vollständige Entfernung gegeben, da die histologischen Schnitte nicht exakt dem Verlauf der Milchgänge folgen (Gould u. Robinson 1992). Silverstein (1994) konnte zeigen, dass trotz fehlendem histologischen Randbefall das Mastektomiepräparat in 43% der Fälle DCIS enthielt (◘ Tab. 22.2). Silverstein (1995) und Lagios (1995) schlugen deshalb vor, den minimalen Abstand der Läsion vom Exzisionsrand in Millimetern anzugeben. Erst bei einem Abstand von mehr als 10 mm sehen sie den Rand als sicher frei an.

Die früher gebräuchliche Klassifikation des DCIS nach dem Wachstumsmuster in papillär, kribriform, solide und komedoartig berücksichtigte nicht die prognostisch wichtigere Kernpolymorphie und war außerdem nur wenig reproduzierbar (European Commission Working Group 1998). Auch wiesen die Läsionen häufig gleichzeitig verschiedene Wachstumsmuster auf.

Derzeit wird eine Klassifikation in 3 Gruppen (Shoker u. Sloane 1999) als am besten reproduzierbar angesehen, die sich am **Kerngrading** orientiert. Die prognostische Bedeutung des Kerngradings war in früheren Untersuchungen (Lagios 1989; Fisher 1995) gesichert worden. Dabei zeigt das Kerngrading eine gewisse, aber nicht strikte Korrelation mit dem Wachstumsmuster insofern, als die wenig differenzierten Läsionen überwiegend ein Wachstumsmuster vom Komedo- oder vom soliden Typ aufweisen. Meist zeigen diese Veränderungen auch neben der hohen Kernpolymorphie auch hohe Proliferations- und Apoptoseraten (◘ Abb. 22.4).

Die wenig differenzierten DCIS-Formen exprimieren zumeist keine Hormonrezeptoren und lassen in einem hohen Prozentsatz eine Überexpression des HER-2/neu-Onkoproteins (de Potter 1995; Poller 1993) und des p53-Proteins (Kanthan 2000) erkennen. Auf der anderen Seite ist den hoch differenzierten Läsionen (mit geringer Kernpolymorphie) ein vorwiegend mikropapilläres oder kribriformes Wachstumsmuster zuzuordnen sowie eine niedrige Proliferations- und Apoptoserate (◘ Abb. 22.5).

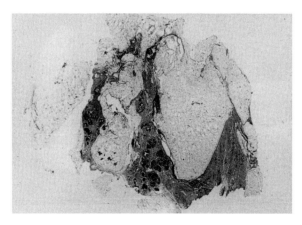

◘ **Abb. 22.3.** Entsprechendes histologisches Schnittpräparat zur in Abb. 22.2b gezeigten Präparatradiographie mit Formationen eines CDIS vom Komedotyp (*dunkle Areale*)

◘ **Tab. 22.2.** Zusammenhang zwischen histologischem Randbefall und residuellem DCIS im Mastektomiepräprat. (Nach Silverstein 1995)

	Rand befallen	Rand frei	Gesamt
Anzahl untersuchter Patientinnen	128 (71%)	53 (29%)	181
Anteil an DCIS-Residuen im Präparat	97/128 (76%)	23/53 (43%)	120

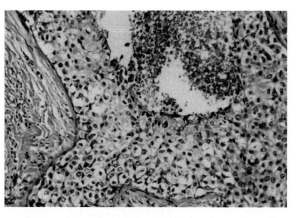

◘ **Abb. 22.4.** Großzelliges DCIS mit solidem Wachstumsmuster, hoher Kernpolymorphie und ausgeprägten Nekrosen (Komedotyp)

Es findet sich in vielen Fällen ein Nebeneinander verschiedener Differenzierungen, wie z. B. ein papilläres Wachstumsmuster mit hoher Kernpolymorphie oder ein Komedotyp mit geringer Kernpolymorphie. Diese Läsionen sind schwierig zu klassifizieren, allerdings scheint die Kernpolymorphie die größere prognostische Bedeutung zu haben. Die wenig differenzierten DCIS-Formen haben meist eine kontinuierliche Ausbreitung, während bei den hoch differenzierten eine diskontinuierliche Ausbreitung beobachtet wurde (Faverly 1994). Dabei wurden aber keine Unterbrechungen beobachtet, die länger als 1 cm waren.

Von verschiedenen Autoren wurde der Versuch einer neuen Klassifikation unternommen. Lagios (1989) stellte die Kernatypie in den Vordergrund, während Poller et al. (1993) eine Klassifikation anhand des Ausmaßes der Nekrosen vorschlugen.

Da beide Kriterien (Kernatypien und Ausmaß der Nekrosen) eine prognostische Bedeutung zu haben scheinen, fasste sie Silverstein (1995) zur sog. Van-Nuys-Klassifikation zusammen (◘ Tab. 22.3). Oberstes Kriterium dabei ist die Kernpolymorphie. Alle Läsionen mit starker Polymorphie wurden in die ungünstigste Kategorie (Grad 3) gruppiert. Die Läsionen mit geringer Kernpolymorphie wurden nach dem Ausmaß der Nekrosen unterteilt. Läsionen mit ausgedehnten Nekrosen wurden der mittleren Kategorie (G2), solche mit geringen oder fehlenden Nekrosen der günstigsten Gruppe (G1) zugeordnet. Mit dieser Einteilung konnten in der Tat die häufigsten Rezidive und die meisten invasiven Rezidive in der G3-Gruppe gefunden werden. Die beiden anderen Gruppen ließen jedoch ebenfalls Rezidive und Übergänge zu invasiven Karzinomen erkennen.

Weitere Möglichkeiten der Klassifikation. In einer Untersuchung aus Großbritannien (Badve et al. 1998) wurde eine Klassifikation vorgestellt, in der nur die Kernpolymorphie und die Kernpolarität berücksichtigt wurden. Die Reproduzierbarkeit der einzelnen Parameter in den verschiedenen Klassifikationen wurde in einer Arbeitsgemeinschaft von 23 europäischen Pathologen (European Commission Working Group 1998) überprüft. Unter diesen Untersuchern hatte die Kernpolymorphie eine hohe Reproduzierbarkeit (an zweiter Stelle nach der Van-Nuys-Klassifikation), die Kernpolarität dagegen erwies sich als eine Variable mit nur geringer Reproduzierbarkeit. Bei Klassifikationen mit nur 2 Graduierungen war das Kerngrading der Parameter, bei dem die beste Übereinstimmung bestand, während die Übereinstimmung bei der Bewertung der Nekrosen und auch bei der Beurteilung architektonischer Veränderungen deutlich geringer war. Erwartungsgemäß zeigten bei einer Graduierung in 3 Klassen 2 Klassen eine hohe Übereinstimmung, während für die dritte Kategorie – meist die mittlere Kategorie – nur geringe Übereinstimmung bestand.

❶ Entsprechend der Untersuchung der Arbeitsgemeinschaft Europäischer Pathologen scheint sich gegenwärtig eine Klassifikation des DCIS entsprechend der Kernpolymorphie in 3 Kategorien durchzusetzen. Diese Klassifikation steht nicht im Widerspruch zur Van-Nuys-Klassifikation, denn diese beinhaltet ebenfalls ein Kerngrading, dessen Kriterien genau festgelegt sind.

Da natürlich an erster Stelle die Größe der jeweiligen Läsionen und ihre mögliche Resektion im Gesunden Einfluss auf das Auftreten von Rezidiven haben, legte Silverstein (1996) eine Modifikation dieser morphologischen Klassifikation vor. Zusätzlich wurden die Größe der Läsionen und der minimale Abstand vom Resektionsrand als Pro-

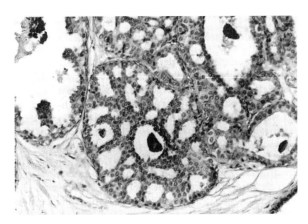

◘ **Abb. 22.5.** DCIS mit papillärem Wachstumsmuster, geringer Kernpolymorphie und fehlenden Nekrosen

◘ **Tab. 22.3.** Van-Nuys-Grading. (Nach Silverstein 1995)

Variable	Kernpolymorphie	Nekrosen	Grad
Ausprägung	hoch	+/–	3
	gering	+	2
	gering	–	1

gnosekriterien berücksichtigt. Als Größenklassen wurden aufgrund vorliegender Erfahrungswerte definiert:

- bis 15 mm,
- 16–40 mm,
- >40 mm.

Für die Resektionsgrenzen wurden 3 Gruppen von minimalem Abstand zum Resektionsrand definiert:

- > 10 mm,
- 1–9 mm,
- < 1 mm.

Eine neue Auswertung aller Verlaufsdaten zeigte, dass auch das Alter der Patientinnen zum Zeitpunkt der Diagnose einen wesentlichen Einfluss auf das Auftreten eines lokalen Rezidivs hatte. Deshalb wurde das Alter als 4. Variable aufgenommen und folgendermaßen klassiert (Silverstein 2003):

- >60 Jahre,
- 40–60 Jahre,
- <40 Jahre.

Belegt man die einzelnen Ausprägungen der Variablen mit jeweils 1–3 Punkten, dann können die Läsionen mit einer Punktezahl von minimal 4 und maximal 12 Punkten bewertet werden (◘ Tab. 22.4).

Die Klassifikation nach dem Van-Nuys-Prognostic-Index hat den Vorteil, dass sie auch retrospektiv angewendet und so auf ihre prognostische Aussagekraft hin überprüft werden kann. Zudem können verschiedene Kollektive miteinander verglichen werden.

Bedeutung der Strahlentherapie. Zahlreiche Untersucher haben sich mit der Frage beschäftigt, ob die Bestrahlung der Restbrust beim DCIS in gleicher Weise wie beim invasiven Karzinom das Risiko eines Rezidivs verringern kann. Auch für die Indikation zur Bestrahlung der Restbrust ist die vorgelegte Klassifikation anwendbar. Die Untersuchungen von Fisher et al. (1993 und 1999) hatten an einem großen randomisierten Kollektiv gezeigt, dass in der bestrahlten Gruppe signifikant weniger Rezidive auftraten als in der nicht bestrahlten (◘ Tab. 22.5). Weitere randomisierte Untersuchungen kamen zu vergleichbaren Ergebnissen (Bijker et al. 2001, Houghton 2003).

Alle randomisierten Studien haben jedoch keine weitere Differenzierung der DCIS-Läsionen durchgeführt, sodass die Frage, ob wirklich alle Fälle von einer Nachbestrahlung profitieren, aus diesen Studien nicht beantwortet werden kann.

Silverstein (1996, 2003) konnte nun zeigen, dass die DCIS-Fälle mit 5 und 6 Punkten im alten VNPI bzw.

◘ **Tab. 22.4.** Revidierter Van-Nuys-Prognostic-Index (VNPI) zur Beurteilung des Rezidivrisikos. (Nach Silverstein 2003)

Variable	Ausprägung		
Größe [mm]	≤15	16–40	>40
Minimaler Randabstand	>10 mm	1–9 mm	<1 mm
Pathologische Klassifikation	»Non-high grade« ohne Nekrosen	»Non-high grade« mit Nekrosen	»High grade« mit oder ohne Nekrosen
Alter	>60 Jahre	40–60 Jahre	<40 Jahre
Punktzahl	1	2	3

Scoresummen: Minimum: 4 Punkte, Maximum 12 Punkte

◘ **Tab. 22.5.** Randomisierte Studien zum Wert der postoperativen Strahlentherapie beim DCIS

Studie	Rezidive nach Tumorektomie allein	Rezidive nach Tumorektomie und Bestrahlung	Beobachtungszeit
EORTC (2000)	83 (von 503) (16,5%)	24 (von 507) (4,7%)	4 Jahre
NASBP B-17 (2001)	124 (von 403) (30,8%)	61 (von 410) (14,9%)	12 Jahre
UKCCCR (2003)	69 (von 508) (13,6%)	29 (von 522) (5,6%)	58 Monate

7–9 Punkten im revidierten VNPI signifikant von einer Bestrahlung profitieren, während sich für alle anderen Gruppen kein Vorteil ergibt. Für Läsionen mit 4–6 Punkten scheint die Strahlentherapie keine wesentliche Verbesserung eines ohnehin sehr guten kurativen Ergebnisses zu bringen. Für Veränderungen, die 10–12 Punkte aufweisen, ließ sich zwar eine deutliche Senkung der Rezidivrate aufzeigen, aber auch im bestrahlten Kollektiv kommt es zu einer großen Anzahl von Rezidiven, sodass in diesen Fällen eine Mastektomie empfehlenswert ist.

Bedeutung des Resektionsrandes. In neueren Untersuchungen konnte Silverstein (1999, 2003) nachweisen, dass im Wesentlichen die Breite des Resektionsrandes für die Rezidivrate verantwortlich ist. Tumore mit einem Resektionsrand von >10 mm hatten ein nur geringes Risiko für lokale Rezidive. Dagegen bestand für alle Läsionen mit einem freien Rand von 1–10 mm ein deutlich höheres Rezidivrisiko. Dieses Risiko konnte durch adjuvante Strahlentherapie signifikant gesenkt werden. Auch für Läsionen mit einem freien Rand kleiner als 1 mm ließ sich zwar das Rezidivrisiko durch Bestrahlung signifikant senken, es blieb jedoch ein insgesamt sehr hohes Risiko auch im bestrahlten Kollektiv bestehen. Die histologische Klassifikation zeigte nur für High-grade-DCIS eine höheres Risiko für Lokalrezidive. Nekrosen dagegen hatten keinen Einfluss (◻ Tab. 22.6).

Aufgrund dieser Daten empfiehlt Silverstein (1999; Silverstein u. Buchanan 2003), eine Indikation zur Bestrahlung lediglich nach Maßgabe der Breite des Resektionsrand zu stellen.

Gegenwärtig sind zwei prospektive randomisierte Studien unter Beobachtung (Fisher 2001; Houghton 2003), die untersuchen, welchen Einfluss eine systemische adjuvante Behandlung mit Tamoxifen auf die Rezidivrate des DCIS hat. In der NSABP-B-24-Studie traten bei Patientinnen, die mit lokaler Exzision, Strahlentherapie und Tamoxifen behandelt wurden, innerhalb von 7 Jahren in 7,7%

ipsilaterale Rezidive (in situ und invasiv) auf, während in der Gruppe, die Plazebo anstelle von Tamoxifen erhielt, in 11,1% Rezidive beobachtet wurden. Die Verringerung der Rezidivrate war geringer, wenn der Exzisionsrand frei war (21,1%) gegenüber einer Erniedrigung der Rezidivrate um 45,1% bei Randbefall oder unbekanntem Status des Randes. Gleichzeitig fand sich in der Tamoxifengruppe eine Verringerung der Anzahl kontralateraler Karzinome auf 2,3 gegenüber 4,9%. In der zweiten Studie (UKCCCR) konnte in einer Beobachtungszeit von 53 Monaten keine signifikante Verringerung der Rezidivrate nachgewiesen werden (13% mit, 15% ohne Tamoxifen). Gegenwärtig sollte Tamoxifen nur unter Studienbedingungen in die Behandlung des DCIS aufgenommen werden.

Prognostische Parameter. Den Empfehlungen von Silverstein (1999, 2003) steht eine Metaanalyse von Boyages et al. (1999) gegenüber, die nachwies, dass bei DCIS mit hoher Kernpolymorphie und Nekrosen durch eine Strahlentherapie eher eine lokale Kontrolle erreicht wird als bei allen anderen histologischen Subtypen, wobei in dieser Untersuchung die Größe der Läsionen und der Abstand vom Resektionsrand nicht berücksichtigt wurden. Wenn die Beobachtungen von Page und Mitarbeitern (1995) zutreffen, wonach bei DCIS mit hoher Differenzierung auch viele Jahre nach der primären Behandlung noch lokale Rezidive auftreten, dann muss das Ergebnis langer Verlaufsbeobachtungen für genau klassifizierte, in Studien behandelte DCIS abgewartet werden, ehe entschieden werden kann, welchem morphologischen Parameter die wichtigste prognostische Bedeutung zukommt.

In einer molekulargenetischen Untersuchung mittels komparativer genomischer Hybridisierung wurde nachgewiesen (Buerger 1999a), dass wenig differenzierte DCIS andere molekulargenetische Veränderungen (z. B. vorwiegend Amplifikationen im Bereich von 17q12 und 11q13) zeigen als hoch differenzierte (häufig Verlust von 16q). Diese Ergebnisse wurden auch von anderen Auto-

◻ **Tab. 22.6.** Rezidivrisiko in Abhängigkeit von der Breite des Resektionsrandes. (Nach Silverstein u. Buchanan 2003)

Rand	Nicht bestrahlt	Bestrahlt	Rezidivrisiko	P-Wert
>10 mm	162	52	2fach	NS
1–10 mm	158	116	2fach	0,03
<1 mm	81	91	2,6fach	0,0001

ren – z. T. mit anderen molekulargenetischen Techniken – bestätigt (Chen et al. 1996; Fuji et al. 1996; Moore et al. 1999). In einer zweiten Untersuchung zeigten dieselben Autoren, dass sich in mit DCIS assoziierten invasiven Karzinomen dieselben molekulargenetischen Veränderungen fanden wie in den gleichzeitig bestehenden In-situ-Karzinomen. Auch der mit wenig oder hoch differenzierten DCIS assoziierte histologisch Typ invasiver Karzinome war unterschiedlich.

> ❗ Während bei hoch differenzierten DCIS-Formen meist invasive Karzinome vom tubulären, lobulären oder tubulolobulären Typ auftraten, fanden sich bei den wenig differenzierten DCIS meist duktale oder auch medulläre Karzinome (Buerger et al. 1999b). Die Autoren schließen daraus, dass sowohl hoch wie auch niedrig differenzierte DCIS direkte Vorläufer invasiver Mammakarzinome in einem bereits weit fortgeschrittenen Stadium der Karzinogenese sind. Dies bedeutet, dass die biologische Bedeutung der DCIS – unabhängig von ihrer Differenzierung – dieselbe ist. Die Autoren konnten zudem keine Unterschiede im zeitlichen Intervall der Rezidive bei den verschiedenen histologischen Typen von DCIS beobachten.

Diese molekulargenetischen Ergebnisse geben auf der einen Seite die Gewissheit, mit dem DCIS sicher ein Karzinom im präinvasiven Stadium vor sich zu haben. Auf der anderen Seite bleibt die Frage nach den Vorläuferläsionen dieses DCIS noch offen. Die atypische duktale Hyperplasie scheint sowohl von den molekulargenetischen Veränderungen als auch vom Phänotyp der basalen Epithelzellen her als eine Minimalvariante des hochdifferenzierten DCIS ansehbar zu sein. Die duktale Hyperplasie dagegen scheint gleiche molekulargenetische Veränderungen nur in einem sehr geringen Prozentsatz aufzuweisen, sodass ihre Rolle als Vorläuferläsion des Mammakarzinoms zweifelhaft ist (Lakhani 1999; Böcker 2002).

Ein letzter wichtiger Punkt in der prognostischen Bewertung des DCIS ist der Nachweis des invasiven Wachstums. Die früher generell gestellte Indikation zu einer axillären Lymphonodektomie beruhte auf der Befürchtung, dass ein invasives Wachstum übersehen werden könnte. Bei einigen kasuistischen Mitteilungen über In-situ-Karzinome mit axillären Metastasen muss von einer nicht diagnostizierten Invasion ausgegangen werden. Bei sorgfältiger und vollständiger histologischer Untersuchung der Läsionen kann dies aber weitgehend ausgeschlossen werden. Auch das mögliche Übersehen einer minimalen

Invasion rechtfertigt nicht, alle Patientinnen mit einem DCIS einer axillären Lymphonodektomie zu unterziehen. Allerdings können Artefakte im Präparat – wie Koagulationsnekrosen nach Elektrokauterisation oder Gewebeverschleppungen nach vorangegangener Punktion sowie das Einwachsen des DCIS in eine sklerosierende Adenose – eine Invasion vortäuschen. Hier sind ggf. histologische Spezialfärbungen mit Darstellung der Epithel-Stroma-Grenze, der Myoepithelien oder immunhistologische Untersuchungen zur Klärung notwendig. Susnik et al. (1995) haben eine morphometrische Methode der Zellkernuntersuchung vorgestellt, die eine gute Vorhersage für begleitende invasive Tumoranteile besitzt.

> ❗ Bisher scheint es keine fassbaren molekulargenetischen Daten zu geben, die mit einem erhöhten Risiko eines invasiven Wachstums einhergehen, sodass molekulargenetische Daten keine Hilfe für eine mögliche Indikation zur Lymphonodektomie geben. Die Größe des DCIS scheint ein guter Anhaltspunkt für das Risiko eines invasiven Wachstums zu sein. Bei einem maximalen Durchmesser von mehr als 2,5 cm steigt das Risiko eines invasiven Wachstums deutlich an (Lagios 1990), sodass für diese größeren DCIS eine eingeschränkte Lymphonodektomie erwogen werden kann.

Die 5. Auflage der UICC-Klassifikation von 1997 hat die Mikroinvasion auf eine Größe des invasiven Tumoranteils von 0,1 cm oder weniger festgelegt. Silverstein (1987) fand bei invasiven Läsionen < 5 mm einen metastatischen Befall der axillären Lymphknoten nur in 6% der Fälle. Waren die Läsionen nicht palpabel, sogar nur in 4%. Generell impliziert die Diagnose einer Invasion – sei sie nun mikro- oder minimal-invasiv – eine axilläre Lymphonodektomie. Dies scheint angesichts der geringen Morbidität dieses Eingriffs und vor dem Hintergrund des Risikos eines axillären Rezidivs durchaus vertretbar – auch wenn bei der Mehrzahl der Patientinnen keine Metastasen nachgewiesen werden können. Ob die Exzision des Sentinellymphknotens in solchen Fällen eine adäquate Behandlung darstellt, ist bisher nicht hinreichend untersucht und sollte zunächst in Studien geklärt werden (Burstein 2004).

> ❗ In jedem Falle kann die axilläre Lymphonodektomie durchaus weniger radikal durchgeführt werden als dies bei invasiven Karzinomen >5 mm der Fall ist. Auf eine Entfernung der Lymphknoten des Levels III kann generell verzichtet werden.

Literatur

Badve S, A'Hern RP, Ward AM et al. (1998) Prediction of local recurrence of ductal carcinoma in situ of the breast using five histological classifications: A comparative study with long follow-up. Human Pathol 29: 915–923

Bobrow LG, Happerfield LC, Gregory WM, Springall RD, Millis RR (1994) The classification of ductal carcinoma in situ and its association with biological markers. Sem Diagn Pathol 11:199–207

Böcker W, Bier B, Freytag G et al. (1992) An immunohistochemical study of the breast using antibodies to basal and luminal keratins, alpha smooth muscle actin, vimentin, collagen IV and laminin. Part II: epitheliosis and ductal carcinoma in situ. Virchows Arch A Pathol Anat 421: 323–330

Böcker W, Moll R, Dervan P, Bürger H et al. (2002) Usual ductal hyperplasia of the breast is a committed stem (progenitor) cell lesion distinct from atypical ductal hyperplasia and ductal carcinoma in situ. J Pathol 198: 458–467

Boyages J, Delaney G, Taylor R (1999) Predictors of local recurrence after treatment of ductal carcinoma in situ. A meta-analysis. Cancer 85: 616–628

Buerger H, Otterbach F, Simon R et al. (1999a) Comparative genomic hybridization of ductal carcinoma in situ of the breast – evidence of multiple genetic pathways. J Path 187: 396–402

Buerger H, Otterbach F, Simon R et al. (1999b) Different genetic pathways in the evolution of invasive breast cancer are associated with distinct morphological subtypes. J Path 189: 521–526

Burstein HJ, Polyak K, Wong JS, Lester SC, Kaelin CM (2004) Ductal carcinoma in situ of the breast. N Engl J Med 350: 1430–1441

Chen T, Sahin A, Aldaz CM (1996) Deletion map of chromosome 16q in ductal carcinoma in situ of the breast: refining a putative tumor suppressor gene region. Cancer Res 56: 5605–5609

Claus EB, Stowe M, Carter D, Holford T (2003) The risk of a contralateral breast cancer among women diagnosed with ductal and lobular breast carcinoma in situ: data from the Connecticut Tumor Registry. Breast 12: 451–456

De Potter CR, Schelfhout AM, Verbeeck P et al. (1995) HER-2/neu overexpression correlates with extent of disease in large cell ductal carcinoma in situ of the breast. Human Pathol 26: 601–606

European Commission Working Group on Breast Screening Pathology: Sloane JP, Amendoeira I, Apostolikas N et al. (1998) Consistency achieved by 23 European pathologists in categorizing ductal carcinoma in situ of the breast using five classifications. Human Pathol 29: 1056–1062

European Commission Working Group on Breast Screening Pathology: Sloane JP, Amendoeira I, Apostolikas N et al. (1999) Consistency achieved by 23 European pathologists from 12 countries in diagnosing breast disease and reporting prognostic features of carcinoma. Virchows Arch 434: 3–10

Faverly DRG, Burgers L, Bult P, Holland R (1994) Three-dimensional imaging of mammary ductal carcinoma in situ: Clinical implications. Sem Diagn Pathol 11: 193–198

Fisher ER, Sass R, Fisher B et al. (1986) Pathologic findings from the National Surgical Adjuvant Breast Project (Protocol 6) : Intraductal carcinoma (DCIS). Cancer 57: 197–208

Fisher ER, Costantino J, Fisher B, Palekar AS, Redmond C, Mamounas E (1995) Pathologic findings from the National Surgical Adju-vant Breast Cancer Project (NSABP) Protocol B-17. Cancer 75: 1310–1319

Fisher ER, Costantino J, Fisher B, Palekar AS, Paik SM, Suarez CM, Wolmark N (1996) Pathologic findings from the National Surgical Adjuvant Breast Project (NSABP) Protocol B-17. Cancer 78: 1403–1416

Fisher ER, Land SR, Fisher B, Mamounas E, Gilarski L, Wolmark L (2004) Pathologic findings from the National Surgical Adjuvant Breast and Bowel Project. Twelve-year observations concerning lobular carcinoma in situ. Cancer 100: 238–244

Fisher B, Costantino J, Redmond C et al. (1993) Lumpectomy compared with lumpectomy and radiation therapy for the treatment of intraductal breast cancer. N Engl J Med 328: 1581–1586

Fisher B, Dignam J, Wolmark N, Mamounas E, Constantine J, Poller W et al. (1998) Lumpectomy and radiation therapy for the treatment of intraductal breast cancer: Findings from the National Surgical Adjuvant Breast and Bowel Project B-17. J Clin Oncol 16: 441–52

Fisher B, Land S, Mamounas E, Dignam J, Fisher ER, Wolmark N (2001) Prevention of invasive breast cancer in women with ductal carcinoma in situ: an update of the National Surgical Adjuvant Breast and Bowel Project experience. Semin Oncol 28: 400–418

Foote FW Jr, Stewart FW (1941) Lobular carcinoma in situ: a rare form of mammary cancer. Am J Pathol 17: 491–496

Fuji H, Szumel R, Marsh C, Zhou W, Gabrielson E (1996) Genetic progression, histological grade and allelic loss in ductal carcinoma in situ of the breast. Cancer Res 56: 5260–5265

Gould EW, Robinson PG (1992) The pathologist's examination of the »lumpectomy« – the pathologist's view of surgical margins. Sem Surg Oncol 8: 129–135

Haagensen CD, Lane N, Bodian C (1983) Coexisting lobular neoplasia and carcinoma of the breast. Cancer 51: 1468–1482

Harvey JM, Sterrett GF, Frost FA (2002) Atypical ductal hyperplasia of uncertain significance in core biopsies from mammographically detected lesions: correlation with excision diagnosis. Pathology 34:410–416

Holland R, Hendriks JHCL (1994) Microcalcifications associated with ductal carcinoma in situ: mammographic-pathologic correlation. Sem Diagn Pathol 11: 181–192

Houghton J, George WD, Cuzick J, Duggan C, Fentiman IS, Spittle M (2003) Radiotherapy and Tamoxifen in women with completely excised ductal carcinoma in situ of the breast in the UK, Australia and New Zealand: randomised controlled trial. Lancet 362: 95–102

Hwang ES, Nyante SJ, Chen YY, Moore D, DeVries S, Korkola JE, Esserman LJ, Waldman FM (2004) Clonality of lobular carcinoma in situ and synchronous invasive lobular carcinoma. Cancer 100: 2562–2572

Julien J-P, Bijker N, Fentiman IS, Peterse JL et al. (2000) Radiotherapy in breast-conserving treatment for ductal carcinoma in situ: first results of the EORTC randomized phase III trial 10853. Lancet 355: 528–533

Kanthan R, Xiang J, Magliocco AM (2000) p53, ErbB2, and TAG-72 expression in the spectrum of ductal carcinoma in situ of the breast classified by the Van Nuys system. Arch Pathol Lab Med 123: 234–239

Lagios MD (1990) Duct carcinoma in situ: pathology and treatment. Surg Clin N A 70: 853–871

Lagios MD (1995) Ductal carcinoma in situ: controversies in diagnosis, biology, and treatment. Breast J 1: 68–78

Lagios MD, Margolin FR, Westdahl PR, Rose MR (1989) Mammographically detected duct carcinoma in situ: Frequency of local recurrence following tylectomy and prognostic effect of nuclear grade on local recurrence. Cancer 63: 618–624

Lakhani SR (1999) The transition from hyperplasia to invasive carcinoma of the breast. J Pathol 187: 272–278

Lakhani SR, Collins N, Stratton MR, Sloane JP (1995) Atypical ductal hyperplasia of the breast: clonal proliferation with loss of heterozygosity on chromosomes 16q and 17p. J Clin Pathol 48: 611–615

Micale MA, Visscher DW, Gulino SE, Wolman SR (1995) Chromosomal aneuploidy in proliferative breast disease. Human Pathol 25: 29–35

Moinfar F, Man YG, Lininger RA, Bodian C, Tavassoli FA (1999) Use of keratin 34βE12 as an adjunct in the diagnosis of mammary intraepithelial neoplasia-ductal type – benign and malignant intraductal proliferations. Am J Surg Pathol 23: 1048–1058

Moore E, Magee H, Coyne J, Gorey T, Dervan PA (1999) Widespread chromosomal abnormalites in high-grade ductal carcinoma in situ of the breast. Comparative genomic hybridization study of pure high-grade DCIS. J Path 187: 403–409

Page DL (1982) Intraductal carcinoma of the breast: Follow-up after biopsy only. Cancer 49: 751–758

Page DL, Dupont WD, Rogers LW et al. (1995) Continued local recurrence of carcinoma 15–25 years after diagnosis of low grade ductal carcinoma of the breast treated only by biopsy. Cancer 76: 1197–1200

Page DL, Schuyler PA, Dupont WD, Jensen RA, Plummer WD, Simpson JF (2003) Atypical lobular hyperplasia as a unilateral predictor of breast cancer risk: a retrospective cohort study. The Lancet 361: 125–129

Pinder SE und Ellis IO (2003) The diagnosis and management of pre-invasive disease. Ductal carcinoma in situ (DCIS) and atypical ductal hyperplasia (ADH) – current definitions and classifications. Breast Cancer Res 5: 254–257

Poller DN, Snead D, Roberts EC et al. (1993) Estrogen receptor expression in ductal carcinoma in situ of the breast: Relationship to flow cytometric analysis of DNA and expression of the c-erbB-2 oncoprotein. Br J Cancer 68: 156–161

Rosen PP (1980) Coexistent lobular carcinoma in situ and intraductal carcinoma in a single lobular-duct unit. Am J Surg Pathol 4: 241–246

Rosen PP, Oberman HA (1992) Tumors of the mammary gland. Atlas of tumor pathology, fascicle 7, third series. Armed Forces Institute of Pathology, Washington DC

Shoker BS, Sloane JP (1999) DCIS grading schemes and clinical implications. Histopathology 35: 393–400

Silverstein MJ, Gierson ED, Colburn WJ et al. (1994) Can intraductal breast carcinoma be excised completely by local excision? Cancer 73: 2985–2989

Silverstein MJ, Lagios MD, Craig PH, Waisman JR, Lewinsky BS, Colburn WJ, Poller DN (1996) A prognostic index for ductal carcinoma in situ of the breast. Cancer 77: 2267–2274

Silverstein MJ, Poller DN, Waisman JR et al. (1995) Prognostic classification of breast ductal carcinoma in situ. Lancet 345: 1154–1157

Silverstein MJ, Rosser RJ, Gierson ED et al. (1987) Axillary lymph node dissection for intraductal breast carcinoma – is it indicated ? Cancer 59: 1819–1824

Silverstein MJ, Lagios MD, Groshen S et al. (1999) The influence of margin width on local control of ductal carcinoma in situ of the breast. N Engl J Med 340: 1455–1461

Silverstein MJ (2003) The University of Southern California/Van Nuys prognostic index for ductal carcinoma in situ of the breast. Am J Surg 186: 337–343

Silverstein MJ and Buchanan C (2003) Ductal carcinoma in situ: USC/Van Nuys Prognostic Index and the impact of margin status. Breast 12: 457–471

Susnik B, Worth A, Palcic B, Poulin N, LeRiche J (1995) Differences in quantitative nuclear features between ductal carcinoma in situ (DCIS) with and without accompanying invasive carcinoma in the surrounding breast. Anal Cell Pathol 8: 39–52

Tulusan AH, Egger H, Schneider ML, Willgeroth F (1982) Lobular carcinoma in situ and its relation to breast cancer. Arch Gynecol 231: 219–226

Zafrani B, Contesso G, Eusebi V, Holland R, Millis RR, Peterse JL (1995) Guidelines for the pathological management of mammographically detected breast lesions. Breast 4: 52–56

Teil V Therapie des primären Mammakarzinoms

V

Operative Therapie

Rolf Kreienberg, Thomas Beck, Christoph Jäger, Georg Sauer, Tanja Volm,
Michael Friedrich, Hans-Christia Kolberg, Klaus Diedrich, Torsten Kühn

23.1 Einleitung

*R. Kreienberg, T. Beck, C. Jäger, G. Sauer,
T. Volm*

Die operative Primärtherapie des Mammakarzinoms hat in den vergangenen 25–30 Jahren wesentliche Entwicklungen durchgemacht. Grundlage dafür war die sich wandelnde Einschätzung der Biologie dieser Karzinomerkrankung. Die von **Rotter und Halsted** Ende des letzten Jahrhunderts empfohlene Radikaloperation des Mammakarzinoms (radikale Entfernung der Brustdrüse unter Mitnahme großer Hautareale und komplette Resektion des großen und kleinen Brustmuskels sowie aller axillären Lymphknoten) ging von der Vorstellung aus, dass ein Mammakarzinom ein überwiegend lokal fortschreitender Tumor sei, der möglichst radikal im Gesunden exstirpiert werden müsse (Halsted 1894). Mitte der 70er und Anfang 80er Jahre des letzten Jahrhunderts wurden dann Daten publiziert, die zeigten, dass noch radikalere Operationsformen, die über das ursprüngliche Konzept von Halsted hinausgingen, keine Verbesserung der Überlebensraten und Überlebenszeiten für die Patientinnen erbrachten (Lacour et al. 1976; Hayward 1984).

Gleichzeitig wurde erkannt, dass auch eingeschränkte Operationsverfahren wie z. B. die modifizierte radikale Mastektomie nach **Patey** (1967) zu vergleichbaren Langzeitresultaten führten. Damit wurde Anfang der 80er Jahre die eingeschränkt radikale oder modifiziert radikale Mastektomie nach Patey zur Standardoperation für die Behandlung des Mammakarzinoms. Mit dieser Operation wurde erstmals ein einigermaßen akzeptables kosmetisches und funktionelles Resultat mit Erhaltung wesentlicher Teile der Thoraxwandanatomie bei gleicher Therapiesicherheit gewährleistet.

In den letzten 20 Jahren wurde nun versucht, die operative Therapie auf die reine Tumorentfernung (Fisher et al. 1980; Fisher et al. 1989; Veronesi et al. 1990a,b; Sarrazin et al. 1984) einzuschränken und diese durch eine additive Strahlentherapie zu ergänzen. In den letzten zwei Jahrzehnten ist somit ein Konzept entstanden, das heute Grundlage der brusterhaltenden Mammakarzinomtherapie ist.

Die Behandlung des Mammakarzinoms geht – wie bei kaum einem anderen Organtumor – mit einer erheblichen Beeinträchtigung der psychosozialen Integrität der betroffenen Patientin einher.

Die Diagnose »Brustkrebs« bzw. auch der Vorstufen, führt nicht nur zu einer realen Bedrohung des Lebens, sondern auch zu einer potentiellen Verstümmelung eines psychosexuellen Identifikationsorganes sowie zu möglichen Funktionseinschränkungen im Thoraxwandbereich, im Armbereich mit dauerhaften Langzeitbeschwerden bis hin zu Einschränkungen und auch Verlust der Erwerbstätigkeit.

Zu jeder Tumorbehandlung gehört deshalb neben dem Erreichen der optimalen onkologischen Endpunkte rezidivfreies Überleben und Gesamtüberleben auch der Erhalt der bestmöglichen Lebensqualität. Sichere lokale Tumorkontrolle und damit langfristige Rezidivfreiheit müssen mit einer möglichst geringen funktionellen Morbidität und dem Erhalt der Ästhetik in Einklang gebracht werden.

Das Ausmaß der histopathologischen Befunde und der persönliche Wunsch der Patientin bestimmen somit in jedem individuellen Fall die Auswahl des Operationsverfahrens. Prinzipiell stehen die brusterhaltende Therapie, d. h. Tumorentfernung im Gesunden, ggf. in Kombination mit plastisch-chirurgischen Eingriffen, Sentinel-Lymphknoten-Entfernung und/oder Axilladissektion sowie anschließender Strahlentherapie bzw. die modifizierte radikale Mastektomie mit primären oder sekundären Wiederaufbau der Brust sowie Sentinel-Lymphknoten-Dissektion und/oder Axilladissektion und ggf. notwendiger Strahlentherapie bei fortgeschrittenen Befunden als operative Therapiemaßnahmen zur Verfügung.

❽ Praxistipp

In großen Patientinnenkollektiven werden heute in ca. 70% aller Fälle Tumorektomien unter Brusterhaltung durchgeführt. Bei ca. 5–10% dieser Patientinnengruppe kann nach primärer Tumorektomie eine Tumorentfernung in sano (R0-Situation) erst durch eine Nachresektion erreicht werden. Die heutigen Kenntnisse über die Ausbreitungsmuster bestimmter Mammakarzinomformen haben aber auch gezeigt, dass zur Gewährleistung der lokalen Tumorkontrolle bei 20–40% unserer Patientinnen auf eine Ablatio mammae *nicht* verzichtet werden kann.

Die Ziele jedweder operativen Therapie des Mammakarzinoms bestehen in einer Tumorentfernung im Gesunden und dem Nachweis bzw. dem Ausschluss der Tumorausbreitung in die axillären Lymphknoten, d. h. einer negativen Sentinel-node-Biopsie bzw. einer axillären Lymphonodektomie.

23.2   Therapie der präinvasiven Karzinome

R. Kreienberg, T. Beck, C. Jäger, G. Sauer,
T. Volm

23.2.1   Lobuläres Carcinoma in situ (LCIS)

Definition und Häufigkeit. Als lobuläres Carcinoma in situ (LCIS) wird eine Läsion bezeichnet, die die intralobulären Duktuli einbezieht, die durch locker aggregierte Zellen ausgefüllt und aufgedehnt sind. Eine Stromainvasion darf jedoch nicht vorhanden sein. Die meisten LCIS-Läsionen sind nicht palpabel und werden deshalb im Allgemeinen nur zufällig im Brustdrüsengewebe, sozusagen als Nebenbefund einer aufgrund anderer Indikationen durchgeführten Probeexzision entdeckt. Das LCIS tritt in bis zu 70% der Fälle multizentrisch, in 35–50% beidseitig auf. Das Risiko der Entartung zum invasiven Karzinom liegt in 10 Jahren bei 15%. Beim LCIS handelt es sich demnach nicht um eine Präkanzerose, sondern eher um einen Indikator für ein erhöhtes Karzinomrisiko.

Das Risiko, an einem invasiven Mammakarzinom zu erkranken, ist im Vergleich zum Normalkollektiv um das 5- bis 10fache erhöht. Somit sollten beim Vorliegen eines LCIS intensive Früherkennungsmaßnahmen ergriffen werden.

> ❶ Die operative Therapie des LCIS besteht in den meisten Fällen in einer einfachen Exstirpation des Herdes im Gesunden, eine Mastektomie gilt *nicht* mehr als indiziert.

Eine axilläre Lymphonodektomie wird nicht empfohlen, auf eine Nachbestrahlung der Brust kann verzichtet werden, da offenbar die lobuläre Neoplasie eine geringe Strahlensensibilität aufweist.

23.2.2   Carcinoma ductale in situ (DCIS)

Definition und Häufigkeit. Das duktale Carcinoma in situ stellt ein Karzinom innerhalb der Brustdrüsengänge dar, das keine Stromainvasion zeigt. Es muss als direkter Vorläufer des invasiven Karzinoms angesehen werden. 30–50% der duktalen Carcinoma-in-situ-Veränderungen gehen innerhalb der folgenden 10 Jahre in ein duktal-invasives Karzinom über.

> **Cave** ▮
>
> Das Problem für den Kliniker besteht darin, dass einerseits mittels kompletter Entfernung der Brustdrüse (Mastektomie ohne Lymphonodektomie) eine annähernd 100%ige Heilung zu erreichen ist, diese operative Maßnahme andererseits jedoch bei einer Vielzahl der Patientinnen eine Übertherapie darstellt.

Die DCIS-Tumoren sind sowohl hinsichtlich ihrer Klassifikation als auch bezüglich ihrer Prognose eine sehr heterogene Gruppe.

Ob ein Carcinoma ductale in situ im Einzelfall besser mittels einer Mastektomie oder auch durch eine brusterhaltende Therapie suffizient therapiert werden sollte, hängt von der Einschätzung des Rezidivrisikos ab.

Folgende Parameter scheinen von relevanter Bedeutung zu sein:

- nukleäres Grading,
- Vorliegen von Komedonekrosen,
- Resektionsrand,
- Tumorgröße,
- Multizentrizität,
- Alter der Patientin.

Hilfe bei der Therapieentscheidung kann der Van-Nuys-Prognose-Index nach Silverstein (1997) (❑ Tab. 23.1) bieten. Dabei kann aus den Parametern Tumorausdehnung, Distanz zum Resektionsrand, histopathologische Klassifikation und Alter der Patientin ein Score ermittelt werden.

Je nach der Höhe des Scores kann der Patientin zu einer brusterhaltende Therapie mit oder ohne Bestrahlung bzw. einer Mastektomie geraten werden (❑ Tab. 23.2).

Grundsätzliche Voraussetzungen für eine brusterhaltende Therapie beim DCIS sind somit:

- die sorgfältige histologische Aufarbeitung des entfernten DCIS, um sicher invasive Tumoranteile auszuschließen,
- ein im Gesunden entfernter Primärtumor mit ausreichend großem Sicherheitsabstand (mehr als 10 mm) sowie
- kein Hinweis auf Multizentrizität in der Mammographie, in der Kernspintomographie oder im histologischen Befund.

Die Lymphonodektomie ist beim DCIS nicht indiziert. Bei ausgedehnten duktalen In-situ-Karzinomen kann eine Sentinel-node-Biopsie zur Abklärung des Nodalstatus

◻ Tab. 23.1. Van-Nuys-Prognose-Index des Carcinoma ductale in situ

Scorewert	1	2	3
Größe [mm]	≤15	16–40	≥41
Abstand vom Resektionsrand [mm]	≥10	1–9	<1
Pathologische Klassifikation	»Non-high grade« ohne Nekrosen	»Non-high grade« mit Nekrosen	»Non-high grade« ohne/ mit Nekrosen
Alter [Jahre]	>60	40–60	<40

◻ Tab. 23.2. Therapieempfehlung in Abhängigkeit vom Van-Nuys-Prognostic-Index (VNPI)

VNPI (Summenscore)	Rezidiv-risiko	Therapieempfehlung
4–6	Niedrig	Exzision
7–9	Intermediär	Exzision + Bestrahlung
10–12	Hoch	Mastektomie

VNPI = Scorewert (Größe + Resektionsrand + pathologische Klassifikation + Alter)

durchgeführt werden. Beim Nachweis einer Mikroinvasion hat die Sentinel-node-Biopsie bzw. die axilläre Lymphonodektomie zu erfolgen.

Ist eine Strahlentherapie notwendig, so folgt sie den Empfehlungen zur Technik beim invasiven Karzinom. Stets muss der gesamte Brustdrüsenkörper bestrahlt werden. Der Wert einer zusätzlichen, gezielten Dosiserhöhung auf das Tumorbett ist nicht bewiesen.

Die Wertigkeit einer adjuvanten Chemo- oder Hormontherapie ist derzeit unklar. Offenbar wird durch die adjuvante Tamoxifen-Therapie das Risiko eines invasiven Karzinoms gesenkt, nicht aber das Risiko eines erneuten Auftretens des DCIS. Die Tamoxifen-Therapie sollte nur bei positivem Östrogenrezeptornachweis erfolgen.

Treten nach der brusterhaltenden Operation Rezidive des DCIS auf, so liegen sie fast immer im Bereich des vorher diagnostizierten Befundes. Die Hälfte dieser Rezidive sind invasive Tumoren. Die Rezidivbehandlung kann bei kleineren DCIS-Befunden durch Reexzision, bei größeren Befunden durch Mastektomie, ggf. auch in Kombination mit einer Strahlentherapie, erfolgen. Bei nachgewiesener Invasion muss auch hier – falls nicht beim Primärbefund erfolgt – die Sentinel-node-Biopsie bzw. die Axilladissektion durchgeführt werden.

Eine brusterhaltende Rezidivtherapie sollte nur bei prognostisch günstigen kleinen Tumoren (keine ausgedehnten Mikroverkalkungen, keine Multizentrizität) in Erwägung gezogen werden.

23.3 Brusterhaltende Therapie (BET) des Mammakarzinoms

R. Kreienberg, T. Beck, C. Jäger, G. Sauer, T. Volm

Randomisierte klinische Untersuchungen haben gezeigt, dass unter Berücksichtigung bestimmter klinischer und histologischer Parameter die brusterhaltende Therapie identische Überlebensraten wie die Mastektomie erzielt. Patientinnen, bei denen eine brusterhaltende Therapie aufgrund des Befundes in Frage kommt, müssen über diese Möglichkeit informiert werden.

Die generelle therapeutische Strategie der brusterhaltenden Therapie definiert sich heute als komplette operative lokale Tumorentfernung aus der Brust im Gesunden unter Organerhalt. Die chirurgische Tumorentfernung kann als Tumorektomie, Segmentresektion oder Quadrantenresektion erfolgen. Sie wird mit einer Sentinel-node-Biopsie oder einer axillären Lymphonodektomie und einer Bestrahlung der verbleibenden Brust kombiniert.

23.3.1 Kriterien für eine brusterhaltende Therapie

Die Entscheidung, ob eine organerhaltende operative Primärbehandlung durchgeführt werden kann, setzt die enge Kooperation des Operateurs mit dem Pathologen und dem Radiodiagnostiker voraus.

❗ Die Entscheidung wird heute überwiegend – insbesondere in den Brustzentren – in einem präoperativen Konsil auf der Basis

- der durch die Stanzbiopsie gewonnenen histopathologischen Befunde,
- der Ausdehnung des Befundes, definiert durch den klinischen Tastbefund,
- den Ergebnissen der Mammasonographie und der Mammographiebefunde (ggf. ergänzt durch MRT),
- der Lokalisation der Tumoren,
- der Brustform der Patientin
- und insbesondere der persönlichen Wünsche und Vorstellungen der Patientin

getroffen.

Voraussetzung für den Erfolg einer brusterhaltenden Therapie hinsichtlich onkologischer Sicherheit und Ästhetik sind die richtige Indikationsstellung, die operative Erfahrung und die Kompetenz des Spezialistenteams.

Indikationen zur brusterhaltenden Therapie sind:
- lokal begrenzte, nichtinvasive Karzinome der Brust (DCIS und LCIS),
- invasive Karzinome mit günstiger Relation von Tumorgröße zu Brustvolumen,
- invasive Karzinome mit intraduktaler Begleitkomponente, solange die Resektionsränder im Gesunden verlaufen.

Kontraindikationen einer brusterhaltenden Therapie des Mammakarzinoms sind:
- diffuse ausgedehnte Kalzifikation vom malignen Typ (entsprechend europäischen Leitlinien),
- ausgedehntes assoziiertes intraduktales Karzinom >4–5 cm,
- Multizentrizität,
- inkomplette Tumorentfernung auch nach Nachresektion,
- fehlende technische Möglichkeit zur Nachbestrahlung nach brusterhaltender operativer Therapie (Patientin kann nicht flach liegen, kann Arm nicht abduzieren),
- Ablehnung einer Nachbestrahlung von Seiten der Patientin,
- Wunsch der Patientin (für Mastektomie und gegen BET),
- inflammatorisches Karzinom.

23.3.2 Operationstechnik

Im Rahmen der brusterhaltenden Therapie sollten folgende operativen Schritte durchgeführt werden:

Die Hautinzision erfolgt semizirkulär in aller Regel über dem Tumor entlang der Hautspaltlinien. Die Wahl einer vom Tumor entfernt gelegenen Hautinzision mit dann notwendiger exzessiver Tunnelung des Brustgewebes ist aufgrund ausgedehnter Traumatisierung des Gewebes und der deutlichen Erschwernis, tumorfreie Schnittränder zu erreichen, zu vermeiden. Die Hautspaltlinien verlaufen in den äußeren Quadranten der Brust konzentrisch, während diese in den inneren Quadranten nahezu transversal verlaufen. Diese anatomischen Gegebenheiten müssen, um ein kosmetisch ansprechendes Ergebnis zu erzielen, beachtet werden.

Die geplante Schnittführung sollte im Areal evtl. weiterer erforderlicher operativer Eingriffe, wie z. B. der sekundären Ablatio, liegen. Die geplante Schnittführung sollte daher am besten am Abend vor der Operation bei stehender Patientin begutachtet und über dem markierten bzw. palpablen Knoten, eingezeichnet werden. Bei Tumoren im Bereich der Brustwarze bietet sich der Areolarandschnitt mit gutem kosmetischen Ergebnis an (◘ Abb. 23.1). Bei Infiltration der Kutis bzw. bei nahe subkutan liegendem Tumor, kann eine kleine Hautspindel mitreseziert werden.

Auf eine atraumatische Präparation des Tumors muss geachtet werden. Insbesondere das scharfe Anhaken des Tumors sollte unterlassen werden. Unserer Erfahrung nach ist es am schonendsten, den Tumor unter einfacher digitaler Kontrolle zu präparieren.

Der makroskopische Absetzungsrand sollte – wenn möglich – mindestens 0,5 cm betragen. Bei Tumorlokali-

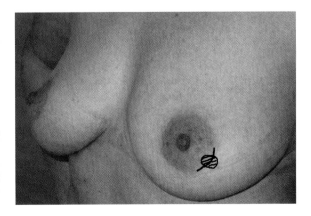

◘ **Abb. 23.1.** Areolarandschnitt zur Tumorexzision

sation in der Nähe des M. pectoralis major wird die unter dem Tumor liegende Pektoralisfaszie mitentfernt und gesondert der Histologie zugeführt.

Besonders wichtig ist es, das entnommene Exzisat eindeutig topographisch zu markieren (z. B. mit verschieden langen Fäden) und die Lage der Markierung auf einem klinischen Begleitformular für den Pathologen zweifelsfrei zu vermerken. Nur so können evtl. notwendige Nachresektionen exakt geplant werden.

> ❗ Bei größerem Resektionsvolumina mit Entfernung von mehr als 20–30% des Drüsengewebes kann es zu Hauteinziehung, Verziehung des Mamillen-Areola-Komplexes und Brustasymmetrie kommen. Diese ungünstigen ästhetischen Ergebnisse können nur durch den Einsatz von onkoplastischen Operationsverfahren (▶ Kap. 24) vermieden werden.

Eine Redondrainage ohne Sog sollte routinemäßig nach sorgfältiger Blutstillung in die Wundhöhle eingelegt werden. Aus kosmetischen Gründen bevorzugen wir einen zweischichtigen Wundverschluss, zunächst mit einer subkorialen Nahtreihe, gefolgt von einer intrakutan fortlaufenden Naht mit monofilem Nahtmaterial. Die Abdeckung der Wundränder erfolgt mit Steristrips. Das Tapen der Brustdrüse und der Kompressionsverband für 24 Stunden gehören neben der Antibiotikatherapie als »single shot« bei Operationsbeginn zur Standardversorgung unserer Patientinnen mit Brustoperationen.

23.4 Mastektomie

R. Kreienberg, T. Beck, C. Jäger, G. Sauer, T. Volm

23.4.1 Kriterien für die Mastektomie

Wenn die Voraussetzungen für eine brusterhaltende Therapie (siehe Kontraindikationen) nicht gegeben sind, gilt heute die modifiziert radikale Mastektomie als Standardoperation in der Primärbehandlung des Mammakarzinoms. Dieses Operationsverfahren ist zudem indiziert bei Tumoreinbruch in die Muskulatur, bei Hautbefall oder bei einem weit fortgeschrittenen Lokalbefund. Darüber hinaus muss man akzeptieren, dass es immer wieder Patientinnen gibt, die sich – nach eingehender Aufklärung über die brusterhaltenden Behandlungsverfahren – aus den verschiedensten Gründen doch zur Mastektomie entscheiden.

In unserem Krankengut beträgt die primäre Mastektomierate ca. 15%, überwiegend aufgrund der pathohistologischen Befunde bzw. der Größenausbreitung der Karzinome.

15% der Mastektomien sind sog. sekundäre Mastektomien als Folge der trotz Nachresektion nicht in sano zu operierenden, primär zur brusterhaltenden Operation geplanten Karzinome.

23.4.2 Operationstechnik

Bei der modifiziert radikalen Mastektomie wird der gesamte Brustdrüsenkörper unter Einschluss des Mamillen-Areola-Komplexes und der Pektoralisfaszie entfernt. Der M. pectoralis major und M. pectoralis minor werden belassen.

Schnittführung

Die spindelförmige Umschneidungsfigur erfolgt, wenn dies nach Lage des Tumors möglich ist, in quer-ovaler (Stewart) oder in schräg-ovaler, nach lateral leicht ansteigender Verlaufsrichtung (Deaver) (◨ Abb. 23.2). Es muss darauf geachtet werden, dass das Hautareal über dem Tumor mitreseziert wird. Bei Tumoren hoch im oberen äußeren Quadranten ergibt sich häufig eine steilere Schrägstellung der Schnittführung. Insgesamt ist bei hochsitzenden Tumoren oben außen oder oben innen aus ästhetisch-kosmetischen oder rekonstruktiven Gründen einer diagonalen im Gegensatz zu einer hohen transversalen Schnittführung der Vorzug zu geben.

Bei der Festlegung der Schnittführung sollten bestehende Operationsnarben einer vorausgegangenen operativen Therapie bzw. die Inzisionskanäle der Biopsien in die Resektionsgrenzen eingeschlossen werden. Nach Anzeichnen und Umschneidung der Mamma wird ein Hautweichteillappen gebildet, der nach kranial bis zum 2. ICR, nach kaudal bis zur Submammarfalte, nach medial bis zum Sternum, nach lateral zumindest bis zum Rand des M. pectoralis major, bei ausgedehnten Befunden bis zum M. latissimus dorsi reicht. Der kraniale bzw. kaudale Wundrand sollte jeweils eleviert werden, um das Anspannen der Cooper-Ligamente zu ermöglichen und die Präparation zu erleichtern. Die Dicke des Hautsubkutanmantels sollte mindestens 0,5 cm, besser 1 cm betragen.

Die Abpräparation der Brustdrüse erfolgt von medial nach lateral unter Mitnahme der Pektoralisfaszie. Auf

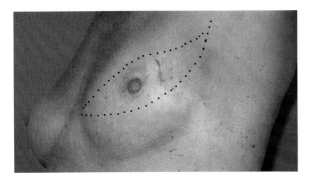

Abb. 23.2. Nach lateral ansteigende Umschneidungsfigur bei Ablatio mammae mit Einschluss der vorbestehenden Narbe

sorgfältigste Blutstillung muss geachtet werden. Es sollten ein bis zwei Wunddrainagen entsprechend der Größe des Resektionsvolumens eingelegt werden. Der Wundverschluss erfolgt zweischichtig, zunächst mit subkorialer Nahtreihe, gefolgt von intrakutanem, monofilem Hautverschluss in zwei Portionen. Die Wunde wird mit Steristrips abgedeckt, es erfolgt ein Kompressionsverband für 24 Stunden. Alle Patientinnen mit Mastektomie erhalten präoperativ eine Antibiotikaprophylaxe als »single shot«.

Wichtig ist, dass die Mastektomie so durchgeführt wird, dass das Drüsenparenchym möglichst vollständig entfernt ist. Ein guter Teil der Thoraxwandrezidive entsteht im nach Mastektomie belassenen (5–15%) Restparenchym. Auf die Radikalität der Mastektomie ist beim DCIS und beim duktal-invasiven Karzinom mit extensiver, intraduktaler Komponente besonders zu achten. Bei diesen histopathologischen Befunden ist das Risiko von Rezidivbildungen im belassenen Restdrüsenparenchym besonders hoch.

Es muss noch einmal darauf hingewiesen werden, dass auch bei der Mastektomie das Präparat so zu markieren ist, dass dem Pathologen die Tumorlokalisation und die Seitenzuordnung jederzeit möglich ist.

Literatur

Fisher B, Redmont C, Poisson R et al. (1989) Eight years results of a randomized clinical trial comparing total mastectomy and segmental mastectomy with or without radiation in the treatment of breast cancer. New Engl J Med 320: 822–828

Gros CH (1974) Symposium Therapeutique non mutilantes des cancereuses du sein. Masson, Paris

Halsted WS (1894) The results of operation for the cure of cancer of the breast performed at the Johns Hopkins Hospital from June 1889 to January 1894. Johns Hopk Hosp Rep 4: 297

Hayward J (1984) The principals of breast cancer survey. Breast Cancer Res Treat 4: 61–68

Kaufmann M, Jonat W, Eiermann H, Maas H (1990) Brusterhaltende Operationen und adjuvante Therapie beim Mammakarzinom. Bericht über die National Institute of Health (NIH)-Consensus Development Conference, Washington DC, USA, 18.–21. Juni 1990. Onkologie 13: 394

Kreienberg R et al. (2004) Qualitätssicherung in der Onkologie, Interdisziplinäre S3-Leitlinie für die Diagnostik und Therapie des Mammakarzinoms der Frau. Zuckschwerdt, München

Kühn T, Santjohanser C, Kreienberg R (2000) Bedeutung des Sentinel-Lymphknotens. Dt Ärztebl 97: 2102–2105

Patey DH (260) A review of 146 cases of carcinoma of the breast operated upon between 1930–1943. Brit J Cancer 21: 260–269

Sarrazin D, Le M, Pousse J (1984) Conservative treatment versus mastectomy in breast cancer with macroscopic diameter of 20mm or less. Cancer 53: 1209–1213

Schulz K-D, Albert U-S (Hrsg) (2003) Stufe-3-Leitlinie Brustkrebs-Früherkennung in Deutschland. Zuckschwerdt, München

Silverstein MJ (1997) Ductal carcinoma in situ of the breast. Williams & Wilkins, Baltimore MF

Veronesi U, Banfi A, DelVecchio M et al. (1986) Comparison of Halsted mastectomy with quadrantectomy axillary dissection and radiotherapy in early breast cancer: Long term results. Eur J Cancer Clin Oncol 22: 1085–1089

Veronesi U, Salvadori B, Luini A, Banfi A, Zucali R, DelVecchio M et al. (1990) Conservative treatment of early breast cancer: Long term results of 1232 cases treated with QART. Ann Surg 211: 250–259

Veronesi U, Volterani F, Luini A et al. (1990) Quadrantectomy versus lumpectomy for small size breast cancer. Eur J Cancer 26: 671–673

23.5 Onkoplastische Operationen

M. Friedrich, H.-C. Kolberg, K. Diedrich

Jede Operation an der Brust sollte unter ästhetischen Gesichtspunkten durchgeführt werden, da sich eine eingriffsbedingte Entstellung nachhaltig negativ auf das Körperbild der Patientin auswirken kann. So zeigt sich in vielen Fällen bei Einhaltung onkologisch korrekter Resektionsgrenzen ein kosmetisches Ergebnis, das nicht die Anforderungen eines unveränderten Körperbildes mit Erhalt des Mamillen-Areola-Komplexes und einer beidseits symmetrischen Brustkontur erfüllen kann. Onkoplastische Eingriffe ermöglichen den Erhalt oder die Wiederherstellung der Körperintegrität bei maximaler onkologischer Sicherheit, da aufgrund der rekonstruktiven Möglichkeiten eine großvolumige Resektion mit weitem Sicherheitsabstand im Gesunden ermöglicht wird. Diese tumorspezifischen Sofortrekonstruktionstechniken haben ihren festen Platz nicht nur in der wiederherstellenden Chirurgie, sondern besonders auch in der Primärtherapie des Mammakarzinoms. Eine Vielzahl dieser onkoplastischen Techniken sind in der Literatur beschrieben. Ihr gemeinsames Prinzip ist die lokale und distante Gewebetransposition, so dass der durch die Tumorexstirpation entstandene Gewebedefekt gedeckt und die Kontur und Form der Brust wiederhergestellt werden kann. Der Einsatz onkoplastischer Operationstechniken ist von der Größe, der Form, der Symmetrie und der Konsistenz beider Mammae, von der Tumorgröße, von den individuellen Vorstellungen und Wünschen der Patientin sowie von einer evtl. vorhanden Multifokalität bzw. -zentrizität abhängig.

> Im Rahmen des brusterhaltenden operativen Vorgehens werden prinzipiell folgende onkoplastischen Techniken differenziert:
> - intramammäre Rekonstruktion über glanduläre Rotationslappentechnik,
> - Defektdeckung mittels lokaler Lappentechniken wie z. B. dem thorakoepigastrischen Verschiebelappen, dem lateralen Thoraxwand-Advancement und der modifizierten B-Lappen-Plastik nach Regnault mit Entfernung des Mamillen-Areola-Komplexes bei unmittelbar retromammillärem Tumorsitz,
> - die zahlreichen Techniken der tumoradaptierten Reduktionsplastik insbesondere bei großen Tumoren und gleichzeitig bestehender evtl. symptomatischer Makromastie sowie
> - nach großräumiger Quadrantektomie Defektdeckung mittels Latissimus-dorsi-Lappen (mit oder ohne Hautinsel).

Voraussetzung für ein gutes postoperatives kosmetisches Ergebnis bei onkoplastischen Operationen ist die exakte präoperative Planung der Operationsstrategie einschließlich der geplanten Schnittführung. Hierzu sollte am Vortag der Operation in Abhängigkeit der geplanten Operationstechnik eine Anzeichnung der Schnittführung im Stehen mit Fotodokumentation erfolgen. Im Rahmen der tumoradaptierten Reduktionstechniken ist in der Literatur aufgrund der ipsilateralen und kontralateralen Brustdrüsengewebereduktion eine Detektionsrate an okkulten Karzinomen in der kontralateralen, präoperativ unauffälligen Seite in bis zu 4% beschrieben. Des Weiteren führt die Reduktion des Brustdrüsenvolumens zu einer Verminderung des für die Radiatio notwendigen

Zielvolumens mit weniger radiogenen Nebenwirkungen sowie zu einer Verminderung der häufig bei Makromastie bestehenden orthopädischen Beschwerden.

Rekonstruktionen können sowohl primär als auch sekundär erfolgen. Zum Einsatz kommen hierbei die hautsparende Mastektomie, die Expandereinlage mit nachfolgender Prothesenversorgung und die Defektdeckung über freie oder gestielte Haut-Muskel-Lappen wie den Latissimus-dorsi-Schwenklappen (LAT) oder den transversen Rectus-abdominis-Muskel-Lappen (TRAM-Flap). Der Ersatz des Mamillen-Areola-Komplexes kann durch Spalthautlappen aus der Leiste oder hinter dem Ohr kombiniert mit freier Transplantation eines Teils der Brustwarze von der Gegenseite (Nipple-Sharing) oder Aufbau einer neuen Brustwarze (z. B. Skate-Nipple) erfolgen (◻ Abb. 23.3 bis 23.6)

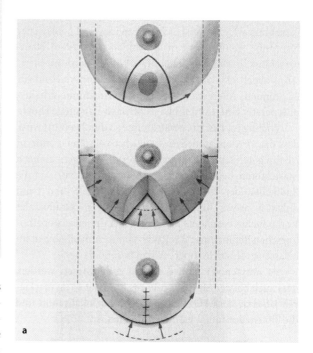

a

◻ **Abb. 23.3a–j.** Prinzip der intrammären Rotationslappentechnik. **a,b** Darstellung des Prinzips der intramammären Rotationslappentechnik mit Mobilisation des Drüsenkörpers von der Faszie des M. pectoralis major und von der Kutis, **c–f** intraoperativer Situs, **g,h** postoperatives Ergebnis am 7. postoperativen Tag bei radiärer Schnittführung mit Mastopexie bei Tumorsitz im kranialen lateralen Quadranten (duktales Mammakarzinom mit einem Tumordurchmesser von 4,5 cm; Patientin wünschte keine angleichende kontralaterale Reduktionsplastik!), **i,j** postoperatives Ergebnis am 7. postoperativen Tag bei Tumorlokalisation im medialen Anteil des unteren äußeren Quadranten (angleichende Reduktionsmastopexie erfolgte zweizeitig auf Wunsch der Patientin)

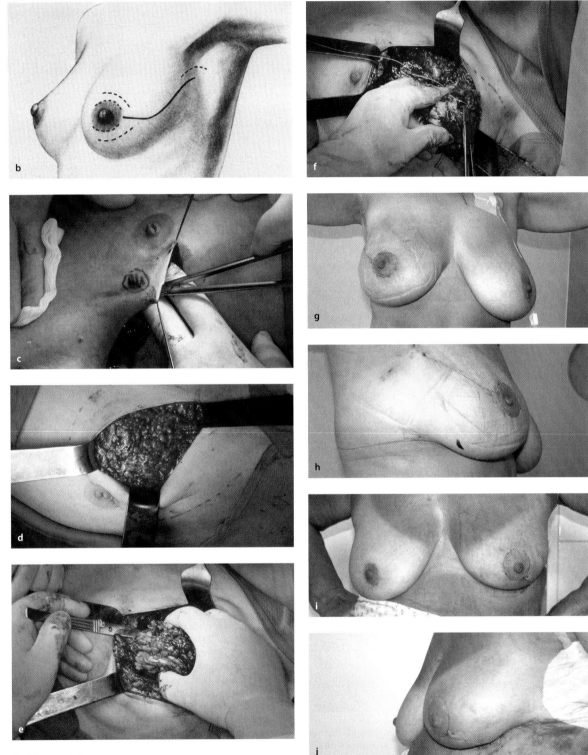

◻ Abb. 23.3a–j. *Fortsetzung*

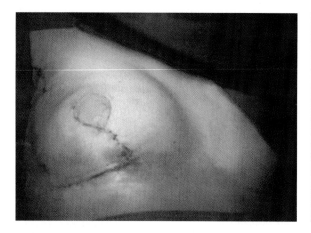

Abb. 23.4. Modifizierte B-Lappen-Plastik nach Regnault unter Mitnahme des Mamillen-Areola-Komplexes

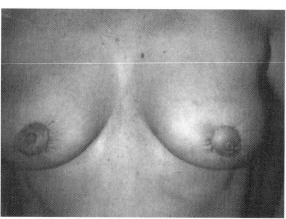

Abb. 23.6. Tumoradaptierte Reduktionsmastopexie über periareolären Zugang

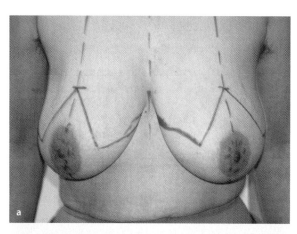

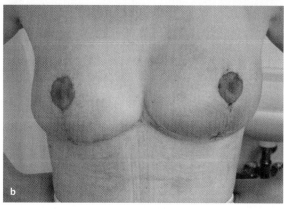

Abb. 23.5a,b. Tumoradaptierte Reduktionsplastik mit Mastopexie mittels zentrokaudaler Stielung: **a** präoperative Anzeichnungsfigur, **b** postoperatives Ergebnis am 7. postoperativen Tag

Intraoperative Schnellschnittuntersuchungen, die zur Klärung der Frage der Tumorausbreitung veranlasst werden, weisen bei der Beurteilung der freien Schnittränder eine hohe Fehlerquote auf. Sie sind daher nicht für die Festlegung des operativen Ausmaßes geeignet. Ist präoperativ die Ausdehnung des Tumors nicht klar, sollten aufwendige onkoplastische Eingriffe mit definitivem Charakter nicht angewandt werden.

Literatur

Bohmert H (1995) Plastische und rekonstruktive Chirurgie der Brust. Thieme, Stuttgart New York

Fisher B, Anderson S, Redmond CK et al. (1995) Reanalysis and results of 12 years of follow up in a randomised clinical trial comparing total mastectomy with lumpectomy with or without irradiation in the treatment of breast cancer. N Engl J Med 333: 1456–1461

Herrmann U, Audretsch W (1995) Praxis der Brustoperationen. Springer, Berlin Heidelberg New York Tokio

Leitlinien zur Therapie des Mammakarzinoms 2004. www.ago-online.de

Nestle-Krämling C, Untch M, Hepp H (1999) Use of different techniques of reduction mammoplasty in the total concept of oncological breast surgery. Gynäkologe 32: 106–113

Petit JY, Rietjens M, Garusi C et al. (1998) Integration of plastic surgery in the course of breast-conserving surgery for cancer to improve cosmetic results and radicality of tumor excision. Recents Results Cancer Res 152: 202–211

Rezai M, Nestle-Krämling C (1999) Oncoplastic surgical techniques in breast-conserving therapy for carcinoma of the breast. Gynäkologe 32: 83–90

Spear SL (1998) Surgery of the breast. Principles and art. Lippincott-Raven, Philadelphia

23.6 Konventionelle Axilladissektion und Sentinellymphknotenbiopsie

T. Kühn

Die axilläre Lymphknotenentfernung stellt einen unverzichtbaren Bestandteil der operativen Primärtherapie des Mammakarzinoms dar. Zielsetzung ist die Sicherung der lokoregionären Tumorkontrolle sowie die Festlegung des Tumorstagings (pN-Stadium).

❗ Die Bestimmung des Nodalstatus muss bei allen invasiven Mammakarzinomen durchgeführt werden. Ausnahmen stellen dar:
- tubuläres Mammakarzinom <1 cm,
- Mikroinvasion <2 mm.

Bei präinvasiven Läsionen (DCIS) kann in der Regel auf die Entfernung von Lymphknoten verzichtet werden.

Für die axilläre Lymphknotenentfernung kommen folgende Operationsmethoden zum Einsatz:
1. Axilladissektion,
2. axilläres Lymphknoten-Sampling,
3. Sentinellymphknotenbiopsie.

Axilladissektion. Die Entfernung von mindestens 10 Lymphknoten aus den Levels I und II galt über viele Jahrzehnte als Standardmaßnahme für die operative Primärbehandlung des Mammakarzinoms sowohl im Rahmen der brusterhaltenden als auch der ablativen Therapie dar. Die prophylaktische Axilladissektion gewährleistet eine hohe Sicherheit für die lokoregionäre Tumorkontrolle (axilläre Rezidivrate 1–3%; Siegel et al. 1990) und bedeutet einen geringen Vorteil für das Gesamtüberleben (5,4%; Orr 1999). Die komplette Ausräumung der axillären Lymphknoten ist mit einer erheblichen Kurz- und Langzeitmorbidität verbunden. Wichtigste Folgeprobleme sind (Kühn et al. 2000): Sensibilitätsstörungen (27%), Schmerzen (23%) Einschränkung der Beweglichkeit (21,5%) und der Kraft (18,2%) sowie Ödeme (21,5%).

Operationstechnik. Der Zugang für die Axilladissektion kann entweder über die primäre Inzision im Brust-/Thoraxwandbereich (z. B. lateraler Tumorsitz bei BET, Ablatio mammae) oder über eine gesonderte Schnittführung in der Axilla erfolgen. Dabei kann eine längsgestellte sagittale Inzision, ein Schnitt am lateralen Rand des M. pectoralis major oder ein quer verlaufender Zugang gewählt werden. Grundsätzlich sollte der Verlauf von Haut- und Fettfalten bei der Planung des Hautschnittes berücksichtigt werden. Bei der Entfernung des Lymphknotenfettgewebes aus der Axilla müssen die anatomischen Grenzen beachtet und wichtige organische Strukturen geschont werden. Als Leitstruktur wird der Unterrand der V. axillaris (obere Begrenzung der Axilla) zu Beginn der Operation dargestellt. Bei der weiteren Präparation wird das thorakodorsale Gefäßbündel aufgesucht und bis unterhalb der Serratusanastomose präpariert. Der N. thoracicus longus muss dargestellt und geschont werden. Eine Traumatisierung (Durchtrennung oder Quetschung) dieses Nerven führt durch die resultierend Rotationseinschränkung des Schulterblattes (M. serratus anterior) zu einer schweren Abduktionseinschränkung des Arms sowie einer Scapula alata. Kleinere Gefäßnervenstrukturen sowie die Nn. intercostobrachiales sollten möglichst erhalten werden. Die Präparation kann in Form einer primären Zupftechnik, einer scharfen oder stumpfen Mobilisierung des axillären Fettkörpers oder in kombinierter Form durchgeführt werden. Die primäre En-bloc-Resektion sollte vermieden werden. Bei der klassischen Axilladissektion wird das Lymphknotenfettgewebe der Levels I (Gewebe lateral des M. pectoralis minor) und II (Gewebe unterhalb des M. pectoralis minor) reseziert. Bei offensichtlichem Befall dieser Lymphknoten empfiehlt sich die zusätzliche Entfernung der Lymphknoten aus dem Level III (medial des M. pectoralis minor). Zur Vermeidung von Ödemen sollte die eine Skelettierung der V. axillaris vermieden werden.

Lymphknoten-Sampling. Unter Lymphknoten-Sampling versteht man die nichtselektive Entfernung einiger weniger (<10) Lymphknoten, die den Nodalstatus repräsentativ erfassen sollen. Da diese Methode keine präzise, standardisierte Technik darstellt und mit einer unkalkulierbaren Fehlerrate verbunden ist, sollte ein Lymphknoten-Sampling nicht (oder nur in begründeten Ausnahmefällen) durchgeführt werden.

Sentinellymphknotenbiopsie (SLNB). Die SLNB beruht auf dem Konzept eines geordneten Lymphabflusses solider Tumoren. Danach erfolgt die lymphatische Tumorzellverschleppung zunächst über einen oder wenige Lymphknoten, den (oder die) sog. Wächterlymphknoten oder Sentinellymphknoten (SLN), bevor andere, nachgeschaltete Lymphknoten befallen werden. Bei histologisch negativem SLN kann auf die Entfernung anderer Lymphknoten verzichtet werden. Im Fall eines tumorbefallenen Wächterlymphknotens muss die klassische Axilladissektion (s. oben) angeschlossen werden.

Wenngleich bis heute keine Daten für die Gleichwertigkeit der SLNB mit der Axilladissektion hinsichtlich des Gesamtüberlebens vorliegen, so sind zuverlässige Erkenntnisse bezüglich der Staging-Genauigkeit (Sensitivität 90%, Spezifität 100%; Bergkvist et al. 2001; Krag et al. 1998; Kühn et al. 2004) sowie die lokale Tumorkontrolle nach alleiniger SLNB (Rezidivrate <1% nach 2–4 Jahren; Schrenk et al. 2001; Roumen et al. 2001) verfügbar. Die erhebliche Reduktion der postoperativen Morbidität geht aus zwei randomisierten Studien hervor (Mansel et al. 2004; Veronesi et al. 2003).

> ❶ Die Deutsche Gesellschaft für Senologie hat die Konditionen für eine qualitätsgesicherte Durchführung der SLNB in einem interdisziplinär abgestimmten Konsensus festgelegt (Kühn et al. 2005).

Zielsetzung der SLNB ist die Identifikation von Patientinnen mit negativem Nodalstatus, um diesen Frauen die postoperative Morbidität der kompletten Lymphonodektomie zu ersparen. Die Standardindikation für die SLNB ist das unifokale Mammakarzinom bis zu einer Größe von 2 cm und klinisch unauffälligem Lymphknotenstatus. Auch bei Tumoren im Stadium T2, bifokalen Tumoren oder bei ausgedehntem DCIS (Mastektomie erforderlich) kann eine SLNB durchgeführt werden.

Die Markierung des Wächterlymphknotens erfolgt durch präoperative Injektion eines radioaktiven Tracers und anschließende lymphoszintigraphische Darstellung der Lymphabflusswege. Die Applikation des Radionuklids kann sowohl peritumoral, intra- bzw. subdermal oder periareolär erfolgen. Die Technik der SLNB kann in einem Ein- oder Zwei-Tagesprotokoll durchgeführt werden. Aus logistischen Gründen erfolgt die Operation in der Regel am Folgetag der Wächterlymphknotenmarkierung. Die notwendige Dosis für den Tracer ist abhängig von der Halbwertszeit des Radionuklids und richtet sich nach dem geplanten Intervall zwischen Injektion und Operation (20–200 MBq).

Für die intraoperative Detektion des SLN empfiehlt sich die additive, peritumorale Injektion eines Farbstoffes (z. B. Patentblau), der unmittelbar vor Beginn der Operation appliziert wird. Mittels einer Gammasonde werden die Lymphabflussgebiete auf Mehrspeicherungen hin untersucht. Die Entnahme des SLN sollte möglichst vor der Tumorentfernung erfolgen. Die Inzision der Haut

(2–4 cm) erfolgt über dem Punkt der höchsten Strahlenaktivität in der Axilla (2–4 cm). Durch stumpfes Entfalten des axillären Fettgewebes wird zunächst versucht, eine blau gefärbte Lymphbahn und gegebenenfalls einen farbstoffmarkierten SLN zu detektieren. Mit der Handsonde wird der Lymphknoten auf Radioaktivität hin überprüft. Bei der SLNB sollte darauf geachtet werden, dass ausschließlich markierte Lymphknoten (Farbstoff, Radionuklid oder beides) entfernt werden. Grundsätzlich muss die Lokalisation und die Anzahl entfernter SLN mit der Lymphszintigraphie verglichen werden, um die Plausibilität zwischen Bildgebung und operativem Situs zu überprüfen. Zum Abschluss der Operation muss das Operationsfeld sorgfältig auf verbliebene Restaktivität untersucht werden, um verbliebene SLN nicht zurückzulassen.

Voraussetzung für die Durchführung der SLNB ist eine funktionierende Kooperation zwischen Nuklearmediziner, Operateur und Pathologen. Patientinnenselektion, Injektionstechnik und Lymphoszintigraphie, das operative Vorgehen sowie die histopathologische Aufarbeitung des SLN müssen nach standardisierten Protokollen und aktuellen Leitlinien erfolgen (Kühn et al. 2005; Lyman et al. 2005).

Literatur

Bergkvist L, Frisell J, Liljegren G, Celebioglu F, Damm S, Thorn M (2001) Multicentre study of detection and false-negative rates in sentinel node biopsy for breast cancer. Br J Surg 88: 1644–1648

Krag D, Weaver D, Ashikaga T et al. (1998) The sentinel node in breast cancer – a multicenter validation study. N Engl J Med 339: 941–946

Kuehn T, Klauss W, Darsow M, Regele S, Flock F, Maiterth C, Dahlbender R, Wendt I, Kreienberg R (2000) Long-term-morbidity following axillary dissection in breast cancer patients – clinical assessment, significance for life quality and the impact of demographic, oncologic and therapeutic factors. Breast Cancer Res Treat 64: 275–286

Kuehn T, Bembenek A, Büchels H et al. (2003) Sentinel-Node-Biopsie beim Mammakarzinom: Interdisziplinär abgestimmter Konsensus der Deutschen Gesellschaft für Senologie für eine qualitätsgesicherte Anwendung in der klinischen Routine. Onkologe 9: 1011–1016

Kuehn T, Vogl FD, Helms G, Pueckler SV, Schirrmeister H, Strueber R et al. (2004) Sentinel-node biopsy for axillary staging in breast cancer: results from a large prospective German multi-institutional trial. Eur J Surg Oncol 30: 252–259

Kuehn T, Bembenek A, Decker T et al. (2005) A concept for the clinical implementation of sentinel lymph node biopsy in patients with breast carcinoma with special regard to quality assurance. Cancer 103: 451–461

Lyman GH, Giuliano AE, Somerfield MR et al. (2005) American Society of Clinical Oncology guideline recommendations for sentinel
lymph node biopsy in early-stage breast cancer. J Clin Oncol 23:
7703–7720

Mansel RE, Goyal A, Fallowfield L, Newcombe RG (2004) The first results
of the randomized multicenter ALMANAC Trial. ASCO, Abstract
506

Orr RK (1999) The impact of prophylactic axillary node dissection on
breast cancer survival – a bayesian meta-analysis. Ann Surg Oncol
2: 32–37

Roumen R, Kuijt GP, Liem IH, van Beek MWP (2001) Treatment of 100
patients with sentinel-negative breast cancer without further axillary dissection. Br J Surg 88: 1639–1643

Roumen RM, Kuijt GP, Liem IH, van Beek MW (2001) Treatment of
100 patients with sentinel node-negative breast cancer without
further axillary dissection. Br J Surg 88: 1639–1643

Schrenk P, Hatzl-Griesenhofer M, Shamiyeh A, Waynad W (2001) Follow-up of sentinel node negative breast cancer patients without
axillary lymph node dissection. J Surg Oncol 77: 165–170

Siegel BM, Mayzel KM, Love SM (1990) Level I and II axillary dissection
in the treatment of early stage breast cancer: an analysis of 259
consecutive patients. Arch Surg 125: 114–117

Veronesi U, Paganelli G, Viale G et al. (2003) A randomized comparison
of sentinel-node biopsy with routine axillary dissection in breast
cancer. N Engl J Med 349: 546–553

Plastische Chirurgie beim Mammakarzinom

Rolf Rüdiger Olbrisch

Da fast jede 9. Frau in Deutschland am Mammakarzinom erkrankt und dadurch der Kreis der Betroffenen relativ groß ist, haben die meisten Frauen in ihrem Verwandtschafts-, Freundes- oder Bekanntenkreis das Phänomen »Brustkrebs« kennen gelernt. Verbunden mit dieser Erfahrung sind – in dieser Reihenfolge! – Ängste um

- Verstümmelung,
- Lebensbedrohung durch Krebs und
- die Folgen einer Chemotherapie.

> ❗ Auch wenn der Anteil der brusterhaltenden Therapien durch exakte Indikationsstellung ständig erhöht werden konnte, so stellt die Amputation der Brust bei 20–40% der Fälle immer noch die notwendige Behandlungsmaßnahme dar.

Amputation heißt Verstümmelung, eine Tatsache, die dem behandelnden Arzt meist männlichen Geschlechts früher nie so klar werden wollte, weil er den chirurgischen Sicherheitsaspekt der Radikalität für wichtiger erachtete als die die Patientin belastenden Folgen. Der Begriff »Lebensqualität« spielte erst ab den 80er Jahren in der Medizin eine Rolle, und die Frage, ob mehr Radikalität tatsächlich auch mehr Sicherheit bringt, wurde intensiv erst in den letzten Jahren gestellt. Für die Frau kann die Brust Lebensspende, Stolz, und, bei einem intakten Körperbild, Sicherheit und Wohlbefinden bedeuten. Der Mann sieht in der Brust der Frau kaum mehr als ein Organ der Begierde oder Lust und kann das Drama der Verstümmelung (❑ Abb. 24.1) dieses Organs kaum nachempfinden, solange er nicht erkennt, dass der Verlust der Brust für die Frau ähnliche Bedeutung hat wie der Verlust des Penis für den Mann.

In der Plastischen Chirurgie, die mit ihrer formenden Chirurgie der Körperoberfläche das durch Fehlbildung, Unfall oder Krankheit deformierte normale Körperbild wiederherstellen will, wurden die ersten Brustrekonstruktionen nach Amputation bereits in den 60er Jahren durchgeführt, damals allerdings gegen den erheblichen Widerstand der Tumorchirurgen.

> ❗ Inzwischen wissen wir, dass rekonstruktive Eingriffe keinen Einfluss auf die Tumorerkrankung haben, jedoch von großer Bedeutung für die Überlebensqualität sind.

Trotz großer Bemühungen sind die Fortschritte bezüglich der Lebensverlängerung bei einem Mammakarzinom noch gering. Um so wichtiger ist es deswegen, alle Möglichkeiten der Verbesserung der Überlebensqualität zu kennen, zu bieten und zu nutzen.

24.1 Folgen der Mastektomie

Die Mammaamputation wird heute hautsparend durchgeführt. Damit ist eine eingeschränkte Schnittführung gemeint, die das über dem Tumor liegende Hautareal und den Brustwarzenkomplex einschließt. Weil sich die meisten Mammatumoren dem Hauptanteil der Drüse entsprechend im oberen äußeren Brustquadranten finden, verläuft der wetzsteinförmige bzw. fusiforme Amputationsschnitt leicht schräg von laterokranial nach mediokaudal (❑ Abb. 24.2). Die komplette Ausräumung der Drüse führt zum Verlust des Brusthügels. Ein thoraxwandnaher Tumorsitz mit Befall des M. pektoralis major kann zur Teilresektion dieses Muskels zwingen.

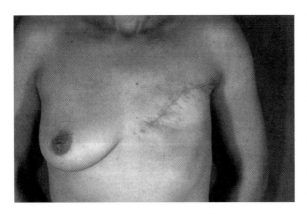

❑ **Abb. 24.1.** 33-jährige Patientin nach Mastektomie

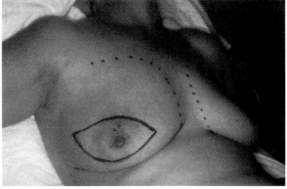

❑ **Abb. 24.2.** Mammaamputation: Schnittführung unter Einschluss der Haut über dem Tumor und des Brustwarzenkomplexes

❗ Somit führt die Mammaamputation zum Verlust des Brusthügels und des Brustwarzenkomplexes mit einer Narbe auf der vorderen Brustwand, die zudem durch Muskelteildefekte noch deformiert sein kann.

Kaschiert wird die Verstümmelung durch das Tragen spezieller Büstenhalter, korrigierend ausgefüllt mit einer der Größe der gesunden Brust entsprechenden Silikonprothese. Daraus ergeben sich Unsicherheiten in jeder Phase des täglichen Lebens, die durch den Zwang zum Tragen besonderer Kleidungsstücke zu allen Gelegenheiten wegen des Verlustes des normalen Dekolletés vergrößert werden. Sich unbekleidet im Spiegel zu sehen oder nackt dem Partner gegenüber treten zu müssen, ist für viele der Brustamputierten eine erschreckende Belastung. Sie sehen ihre Situation als entwürdigend an, was Männer typischerweise kaum nachempfinden wollen und können.

24.2 Ziel der Brustrekonstruktion

Ziel des rekonstruktiven Eingriffs ist die Normalisierung der Brustwandkontur mit dem Wiederaufbau des Brusthügels mit einem Brustwarzenkomplex in Symmetrie zur gesunden Brust, d. h. die Wiederherstellung eines normalen Körperbildes (◘ Abb. 24.3). Wenn dieses durch Ausnutzung aller plastisch-chirurgischen Behandlungsmöglichkeiten gelingt, verbessert sich die Gesamtsituation der Betroffenen spürbar – für sie selbst und ihre Umgebung: Die Akzeptanz der lebensbedrohlichen Erkrankung wird erleichtert.

= Die Kooperation bei evtl. notwendigen Nachbehandlungen wird gefördert.

= Der Wille, nicht aufzugeben, sondern zu kämpfen, wird gestärkt.

= Das Selbstbewusstsein und das Selbstvertrauen bleiben erhalten.

Eine **symmetrische Rekonstruktion** besagt allerdings, dass es nicht darum geht, irgendeine künstliche Vorwölbung auf die Thoraxwand zu setzen, sondern eine in Position, Form und Ptosis der verbliebenen Brust nahezu identische Rekonstruktion zu schaffen.

❗ Nicht selten ist die erhaltene gesunde Brust zu groß oder altersentsprechend verändert, weswegen in derartigen Fällen zur Erreichung einer optimalen Symmetrie eine gleichzeitige Korrektur der gesunden Seite bedacht und evtl. angeboten werden sollte.

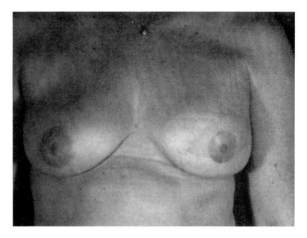

◘ **Abb. 24.3.** 45-jährige Patientin nach Mastektomie mit linksseitig aufgebauter Brust: M.-latissimus-Insellappen vom linken Rücken mit rekonstruiertem Mamillen-Areolen-Komplex

24.3 Patientinnenauswahl

❗ Die Frage, ob jeder Krebspatientin die Brustrekonstruktion angeboten werden soll, ist unbedingt zu bejahen. Aber die Indikation zur Operation stellt nicht, wie sonst üblich in der Chirurgie, der Arzt, sondern die Patientin selbst, wie das bei fast allen Operationen in der Plastischen Chirurgie der Fall ist.

Formende operative Eingriffe zur Rekonstruktion des Normalen werden in der Mehrzahl nicht wegen einer schmerzenden, u. U. sogar lebensbedrohenden Erkrankung durchgeführt, sondern weil der oder die Betroffene unter einer Deformierung leidet, die zwar die Behandlungsfolge einer Erkrankung sein kann, nicht aber wie diese eine körperliche Belastung darstellt, sondern eine seelische. Körperliche Schmerzen gelten als leichter zu ertragen als seelische. Die Verstümmelung durch die Amputation einer Brust kann bei der dann einseitigen Makromastie durch die asymmetrische Wirbelsäulenbelastung mit Fehlhaltung orthopädisch zu behandelnde Beschwerden verursachen, die seelischen Folgen sind im Allgemeinen jedoch als weitaus ernster zu beurteilen. Deswegen ist der Wunsch, den Verlust der Brust zu korrigieren, als Indikationsstellung zur Operation zu sehen. Er darf nur abgelehnt werden, wenn ernsthafte medizinische Gründe dagegen sprechen. Diese aber wird es im Normalfall nicht geben, weil der Wiederaufbau der Brust auf den Verlauf der Grunderkrankung keinen Einfluss hat.

24.4 Zeitpunkt der Brustrekonstruktion

 Die psychische Belastung durch eine Brustamputation wird gemildert, wenn nicht verhindert, durch einen sofortigen Wiederaufbau der Brust, d. h. durch eine Kombination der chirurgisch-therapeutischen Mastektomie mit der plastisch-chirurgischen Rekonstruktion, zumindest mit einem ersten Schritt dazu.

Ob primäre oder sekundäre Rekonstruktion, die Komplikationsraten sind gleich; die Phase der Krankheitsakzeptanz und der Depression mit dem Verlust des Selbstvertrauens und der Einschränkung des Selbstwertgefühls dagegen dauert bei der sekundären Rekonstruktion länger.

Mit sekundärer Rekonstruktion ist der verzögerte Wiederaufbau, beispielsweise nach Abschluss einer evtl. notwendigen Bestrahlung oder Chemotherapie, gemeint. Sie wird von manchen Patientinnen ausdrücklich gewünscht sie ist außerdem immer dann angezeigt, wenn ärztlicherseits das Angebot einer primären Rekonstruktion nicht gemacht werden kann, beispielsweise weil eine unmittelbare plastisch-chirurgische fachärztliche Betreuung nicht gegeben ist. Die frühere Meinung, dass in jedem Fall die häufigere Möglichkeit eines Auftretens von Lokalrezidiven während der ersten 2 postoperativen Jahre abzuwarten sei, ist verlassen worden. Lokalrezidive treten unabhängig von eventuellen rekonstruktiven Maßnahmen auf, und zwar meist in der Haut des betroffenen Areals. Sie sind somit leicht erkennbar, um schnellstmöglich chirurgisch behandelt werden zu können. Da Lokalrezidive den Verlauf der Grunderkrankung nicht beeinflussen, ist eine abwartende Rücksichtnahme auf deren mögliches Auftreten nicht sinnvoll.

Bei einer primären Rekonstruktion, d. h. simultan mit der Entfernung des erkrankten Gewebes, muss eine evtl. erforderliche postoperative Bestrahlung berücksichtigt werden.

Bei dringlich gewünschtem sofortigen Brustaufbau bei indizierter Bestrahlung sollte primär ein Gewebeexpander eingesetzt und vor Bestrahlungsbeginn komplett gefüllt werden. Nach Abschluss der Bestrahlung wird dieser bei fehlenden Bestrahlungsfolgen durch ein Implantat ersetzt, bei erkennbarer Strahlenveränderung durch körpereigenes Gewebe. Der primäre Eigengewebsaufbau sollte bei sichererer Bestrahlungsnotwendigkeit vermieden werden.

Cave

Eine Bestrahlung erhöht bei der Verwendung eines Gewebeexpanders mit anschließendem Aufbau der Brust durch ein Implantat das Risiko einer stärkeren, mit Schmerzen verbundenen Kapselfibrose. Bei einer unmittelbar mit Eigengewebe rekonstruierten Brust kommt es durch die postoperative Bestrahlung zu einer Schrumpfung und Volumenreduktion mit Verringerung der Anzahl der Blutgefäße und einer verstärkten bindegewebigen Durchsetzung des reduzierten Fettgewebes: Die schrumpfende Brust wird hart, wenig verschieblich, was meist eine deutliche Asymmetrie zur Gegenseite verursacht.

24.5 Brustrekonstruktionsverfahren

 Grundsätzlich zu unterscheiden sind Operationsverfahren, die Fremdkörper in Form von Silikonimplantaten einschließen oder solche, die mit körpereigenem Gewebe auskommen.

Mit Silikongel gefüllte Brustimplantate induzieren weder Krebs, noch stimulieren sie Erkrankungen des Bindegewebes oder des Immunsystems, was ihnen eine Zeit lang nachgesagt wurde. Ihre Anwendung bietet Vorteile durch kurze Operationszeiten bei relativ geringem Operationsrisiko und geringerer Operationsbelastung. Ihre Nachteile liegen in der möglichen Entwicklung härterer und damit deformierender periprothetischer Kapselnarbenfibrosen, die in den vergangenen Jahren durch veränderte Operationstechniken und weiter entwickelte Implantatarten allerdings seltener geworden sind.

Während in der Folge der Silikonanwendung nur die eine zur Amputation notwendige Brustwandnarbe verbleibt, kommen bei der Nutzung körpereigenen Gewebes die Entnahmedefekte mit der ihnen eigenen Defektmorbidität hinzu: Wird der M. latissimus dorsi transponiert, so verbleibt eine Rückennarbe in der Haut. Wird der quere Unterbauchfettlappen transponiert, verbleibt außer der langen queren Unterbauchnarbe durch die Teiltransposition eines oder beider Rektusmuskeln zusätzlich noch ein Defekt in der Bauchmuskelwand. Bei der freien Transplantation dieses Lappens mit mikrochirurgischem Gefäßanschluss in der Axilla oder Brustwand kann der Defekt in der Bauchwandmuskulatur minimiert werden, die Belastungen bei Gewebetranspositionen oder gar -transplantationen sind durch längere Operations- und damit Narkosezeiten mit häufig notwendigen Bluttransfusionen jedoch deutlich stärker.

Folgen der Primärtherapie. Abhängig von der Position, Größe und Ausdehnung des Tumors können die Folgen einer Mastektomie und einer evtl. erforderlichen Nachbehandlung insbesondere in Gestalt der Thoraxwandbestrahlung sehr unterschiedlich sein: Die verbliebene Haut um die Amputationsnarbe kann locker, fest, straff oder gar als Strahlenfolge fibrotisch und damit minderdurchblutet verändert sein. Der M. pectoralis major kann unberührt erhalten, teilreseziert oder später teilatrophiert sein, falls bei einer Axilladissektion Teile seiner motorischen Nerven verletzt wurden. Die Ausdehnung des Tumors ist präoperativ nicht immer exakt erkennbar. Erst der Pathologe kann abschließend genaue Hinweise dazu geben. Ebenso ist die Aggressivität des Tumors präoperativ nicht immer endgültig beurteilbar. Auch diese kann erst postoperativ der Pathologe beschreiben, und erst danach muss möglicherweise die vorher nicht erwartete Indikation zur Strahlentherapie gestellt werden, die wegen ihrer Gewebe verändernden Folgen beispielsweise die Anwendung von Gewebeexpandern zur Brustrekonstruktion einschränkt.

Bei genauer Kenntnis aller möglichen Brustrekonstruktionsverfahren und ihrer Vor- und Nachteile kommt demnach dem präoperativen Aufklärungsgespräch große Bedeutung zu, in dem in Abhängigkeit nicht nur vom Wunsch der Patientin, sondern auch von ihrem Erkrankungs- und Allgemeinzustand und vom Alter die ihr entsprechende »vernünftigste« Vorgehensweise gesucht, gefunden, vorgeschlagen und erklärt werden muss.

24.5.1 Silikonimplantate/Gewebeexpander

Die Anfang der 60er Jahre eingeführte Silikonprothese besteht aus einer mehrschichtigen Silikonhülle mit meist texturierter, d. h. rauer Oberfläche, die die Entwicklung einer zum Schrumpfen neigenden und damit zur Deformierung der Prothese und der Brust führenden glatten periprothetischen Narbenkapsel verhindern soll (◘ Abb. 24.4). Ihr Inhalt kann Silikongel sein, das der Gewebedichte der ursprünglichen Brust am ehesten entspricht oder physiologische Kochsalzlösung. Bei einem Prothesendefekt wird das Silikongel meist innerhalb der

narbigen Kapsel gehalten, in die es bis zu einer Tiefe von 0,5 mm eindringen kann. Nur in geringem Maße findet es sich außerhalb der Kapsel, dann bindegeweblich fixiert in Form der unschädlichen Silikonome. Nur in Folge von Gewaltanwendung, wie beispielsweise bei der in früheren Jahren üblichen manuellen Kapselsprengung bei den damals glattwandigen Prothesen, konnte Silikon in umgebendes Gewebe gepresst werden. Wegen der das Silikongel umschließenden, bindegewebigen periprothetischen Narbenkapsel wird ein – unschädlicher – Prothesendefekt oft jahrelang nicht bemerkt, während Prothesen mit Defekten bei öligen oder wässrigen Inhaltsstoffen wegen des sofortigen Volumenverlustes unmittelbar auffällig werden, da diese Flüssigkeiten im Gewebe resorbiert und über die Nieren ausgeschieden werden.

Die Strahlentransparenz ist bei Silikongel stark und bei physiologischer Kochsalzlösung mäßig eingeschränkt. Für den erfahrenen Radiodiagnostiker hat dies jedoch wenig Bedeutung, da veränderte Strahlenwinkeleinstellungen eine weitgehende Kompensation bieten. Außerdem können Ultraschall- und Kernspintomographieuntersuchungen ergänzend hinzugezogen werden. Lokalrezidive liegen im Übrigen oft unter der Haut und bedürfen deswegen nicht der radiologischen Diagnostik. Die Wahl des Implantatinhalts unterliegt der Präferenz des Arztes und möglicherweise auch dem Wunsch der Patientin, wobei wegen der Ähnlichkeit der Gewebedichte dem Silikongel der Vorzug gegeben werden kann. Das Silikongel der modernen Implantate ist nicht mehr flüssig, sondern kohäsiv sowie schnittfest und kann

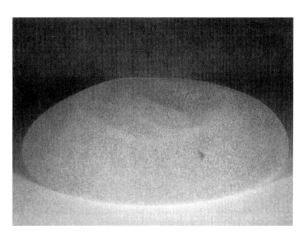

◘ Abb. 24.4. Silikonprothese mit Silikongel gefüllt, rund und mit texturierter Oberfläche

demnach sogar bei einem Defekt nicht mehr aus der Hülle austreten.

Die Silikonimplantate können auch bei einer evtl. notwendigen postoperativen Bestrahlung der Thoraxwand unmittelbar nach Abschluss der Mastektomie unter der Thoraxwandmuskulatur, bestehend aus M. pectoralis major und M. serratus anterior, platziert werden. Sie direkt unter der ausgedünnten Haut ohne einen schützenden Muskelmantel zu implantieren, birgt eine Erhöhung des Prothesenverlustrisikos durch Drucknekrosen der Haut.

Diese einfachste aller Brustrekonstruktionsmethoden kann nur äußerst selten angewendet werden. Sie setzt eine sehr kleine verbleibende Brust ohne Ptosis auf der Gegenseite voraus und einen lockeren weiten Hautmantel, der u. U. von der kaudalen Bauchwand her nach kranial

mobilisiert werden muss (◘ Abb. 24.5 und ◘ Abb. 24.6). Häufiger ist eine Rekonstruktion vor einer Implantateinlage erforderlich sowie eine primäre Gewebedehnung durch einen Gewebeexpander.

Gewebeexpander. Der Gewebeexpander besteht aus einer leeren Silikonhülle, deren Form einer Brust nachgebildet sein kann bzw. sein sollte (◘ Abb. 24.7). Der an der Stelle des späteren Implantats, d. h. unter der Brustwandmuskulatur platzierte Expander wird schrittweise über ein integriertes Ventil oder ein sog. Distanzventil, das mit einem feinen Silikonschlauch unterschiedlicher Länge mit der Prothese verbunden ist (◘ Abb. 24.8), mit physiologischer Kochsalzlösung gefüllt. Das Ventil ist transkutan gut tastbar und mit feinen Kanülen zu punktieren. Die

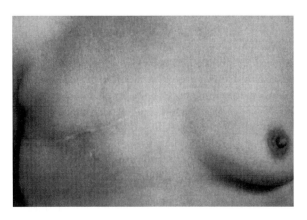

◘ Abb. 24.5. 38-jährige Patientin nach Mastektomie mit relativ lockerer Brustwandhaut und kleiner Brust

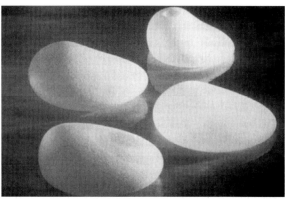

◘ Abb. 24.7. Verschiedene Gewebeexpander zur Brustrekonstruktion, anatomisch geformt, mit integriertem Ventil

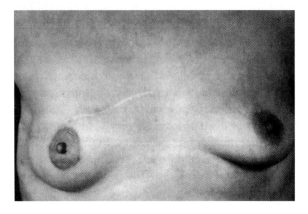

◘ Abb. 24.6. Dieselbe Patientin nach Brustwiederaufbau durch Silikongelprothesenimplantation mit Brustwarzenkomplexrekonstruktion

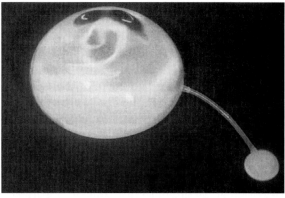

◘ Abb. 24.8. Klassischer Gewebeexpander der 1. Generation mit Distanzventil

Füllung wird nach Abschluss der Wundheilung begonnen und in Schritten von meist 50–100 ml in Abständen von 2–7 Tagen durchgeführt (◘ Abb. 24.9), bis das geplante Volumen, das dem der erhaltenen Brust ungefähr entsprechen soll, erreicht ist. Der endgültige Füllungszustand bleibt wenigstens 4, längstens 6 Monate erhalten, dann hat sich das darüber liegende Gewebe nicht nur gedehnt, sondern es hat nachweislich eine Zellteilung mit Hautwachstum stattgefunden. Nach Entnahme des Expanders über die alte Amputationsnarbe verbleibt ein lockerer, weiter Hautmantel, der bei richtiger Planung und Durchführung der Gewebedehnung dem der gesunden Brust entspricht und seinen Volumenersatz durch Einlage eines endgültigen Implantats, wie es oben beschrieben wurde, erhält (◘ Abb. 24.10 und ◘ Abb. 24.11). Eine Alternative sind teilsilikongefüllte Gewebeexpander mit anatomischer Form, die nach ausreichender Dehnung nicht mehr ausgetauscht werden müssen, sondern als sog. Expanderprothesen verbleiben können, wodurch das Rekonstruktionsverfahren vereinfacht wird. Das Feingefühl der Haut über der Prothese oder dem Expander entspricht dem der normalen Brusthaut.

Eine neuere Entwicklung stellt der bonbongroße und ventillose Osmoseexpander dar: Nach der wegen geringer Größe in Lokalanästhesie durchführbaren Implantation füllt er sich spontan innerhalb von 4 Wochen mit dem umgebenden Gewebswasser exakt bis zu einer vorher definierten Volumengröße, um dann, wie die gewöhnlichen Expander, nach 4–6 Monaten gegen das endgültige Silikonimplantat ausgetauscht zu werden.

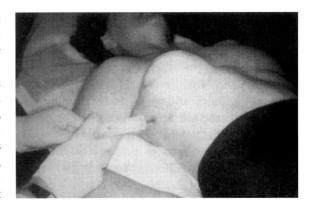

◘ **Abb. 24.9.** Schrittweise Füllung des Gewebeexpanders transkutan mit jeweils 50–100 ml physiologischer Kochsalzlösung unter sterilen Bedingungen im Abstand von wenigen Tagen

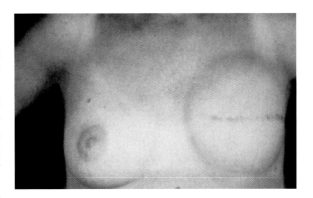

◘ **Abb. 24.10.** 56-jährige Patientin am Ende der Expanderfüllphase, die 4–6 Monate erhalten bleiben soll

24.5.2 Körpereigenes Gewebe

Latissimuslappen

M.-latissimus-dorsi-Transponat. Anfang der 70er Jahre wurde in der Plastischen Chirurgie die Möglichkeit entwickelt, Muskeln zu transponieren, später auch zu transplantieren. Heute wird nahezu jeder Muskel bei Bedarf transponiert. Der breiteste Muskel des menschlichen Körpers, der M. latissimus dorsi, stellt einen idealen Defektfüller dar. Gelingt es, mit dem Muskel auch das subkutane Fettgewebe seiner Umgebung mit zu transponieren, so kann bei einer nicht zu großen Brust auf die zusätzliche Augmentation durch eine Prothese verzichtet werden. Der Latissimus wird, je nach Bedarf, nur mit seinem seitlich vorderen Anteil als reiner Muskellappen bzw. teilweise oder ganz mit dem darüber liegenden Haut-

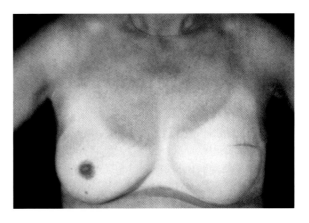

◘ **Abb. 24.11.** Dieselbe Patientin nach Austausch des Gewebeexpanders gegen eine Silikongelprothese ausschließlich durch die ursprüngliche Amputationsnarbe

und Fettgewebe bedeckt verpflanzt. Über seinen langen Gefäß-Nerven-Stiel aus der Axilla ist er sehr beweglich und erreicht die gesamte Brustwand. Er ist deswegen der geeignete Muskel, wenn es beispielsweise um die Sanierung von Strahlenfolgen oder -schäden bzw. Ulzera auf der vorderen Thoraxwand geht. Diese heilen erfahrungsgemäß nur aus, wenn sie mit einem Gewebe bedeckt werden, das sein eigenes Gefäßsystem mitbringt (◘ Abb. 24.12 und ◘ Abb. 24.13).

Zur Brustrekonstruktion wird der M. latissimus dorsi mit einer aufliegenden Hautinsel transponiert, die in ihrer Form und Ausdehnung dem Defizit der Brustam-

putationsfolge entspricht. Die Entnahmenarbe auf dem Rücken kann so angelegt werden, dass sie von einem BH verdeckt wird. Auf der Brustwand wird der ausgebreitete Muskel am Sternum, am Unterrand des M. pectoralis major und an der Thoraxwandfaszie in Höhe der Brustumschlagfalte fixiert. Bei einer kleinen Brust wird er zum Aufbau des Hügels in sich gefaltet, bei einer großen Brust bildet er im Verbund mit dem M. pectoralis major eine durchblutete Muskeltasche, in die das augmentierende Silikonimplantat eingelegt werden kann (◘ Abb. 24.14 und ◘ Abb. 24.15). Das Fehlen des früher »Schürzenbindermäuslein« genannten Muskels wird meist nur von Leis-

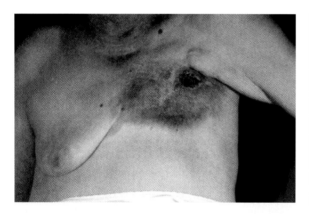

◘ **Abb. 24.12.** 70-jährige Patientin mit Strahlenschaden 25 Jahre nach Mastektomie und Radiatio

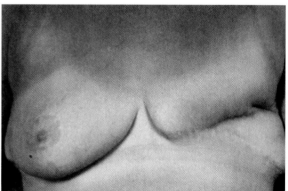

◘ **Abb. 24.14.** 49-jährige Patientin nach Mastektomie links mit auf der Thoraxwand fixierter Haut

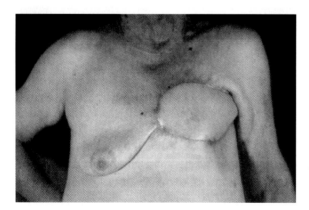

◘ **Abb. 24.13.** Dieselbe Patientin nach Exzision des strahlengeschädigten Areals auf der Thoraxwand und Defektdeckung mittels gestieltem Latissimus-Muskellappen

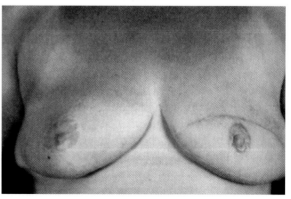

◘ **Abb. 24.15.** Dieselbe Patientin nach Brustrekonstruktion mittels Latissimus-Insellappen vom linken Rücken

tungssportlerinnen bemerkt. Das Rückenhautgefühl wird relativ rasch in Brustgefühl umgewandelt.

TRAM-Lappen

Transverser Rectus-abdominis-Muskellappen. Der transverse Rectus-abdominis-Muskellappen wurde Anfang der 80er Jahre entwickelt. Mit ihm wird zum Aufbau des Brusthügels das Hautfettgewebe des Unterbauchs benutzt. Fast alle Frauen haben ab ihrem mittleren Alter, auch wenn sie keine Schwangerschaft ausgetragen haben, ein Bäuchlein, das sie nicht ungern hergeben. Das Fettgewebe und die Haut der Bauchwand werden von perforierenden Gefäßen aus den darüber liegenden beiden Mm. recti abdominis durchblutet. Soll der Unterbauchhautfettblock transponiert werden, müssen als sein Gefäßstiel meist beide Rektusmuskeln mit verpflanzt werden. Dies hat eine nicht zu unterschätzende Schwächung der Bauchwand zur Folge.

Cave
Die Rektusmuskeln bieten der Wirbelsäule den notwendigen Gegenhalt. Ihr Wegfall kann deswegen nicht nur zu Problemen beim Aufrichten aus dem Liegen, sondern auch zu Rückenbeschwerden führen.

Keine funktionellen Störungen hinterlässt der Unterbauchlappen, wenn er frei bzw. mikrochirurgisch in der Axilla oder an den retrosternalen Gefäßen angeschlossen wird. Er kommt dann mit einem nur noch handflächengroßen Rektusmuskelanteil aus, wodurch die Gefahr der Entwicklung einer Hernie geringer wird. Auch dieser letzte Muskelanteil kann noch in situ belassen werden, wenn es gelingt, die von der A. epigastrica abzweigenden, den Muskel perforierenden Gefäße im Sinne eines Perforatorlappens aus diesem herauszulösen (◻ Abb. 24.16 bis ◻ Abb. 24.18).

Vor- und Nachteile des TRAM-Lappens. Der Unterbauchlappen hat ein ausreichendes Volumen für die Rekonstruktion einer großen und ptotischen Brust, weswegen fast immer auf eine zusätzliche Prothesenimplantation verzichtet werden kann. Er ist allerdings asensibel und deswegen trotz des körpereigenen Gewebes vom Gefühl her ein Fremdkörper. Allerdings können mit diesem Lappen sehr befriedigende symmetrische Ergebnisse erreicht werden. Nicht transplantiert, sondern mit der Rektus-

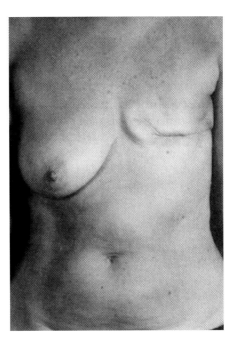

◻ **Abb. 24.16.** 55-jährige Patientin nach linksseitiger Mastektomie mit lockerem Bäuchlein nach 2 Schwangerschaften

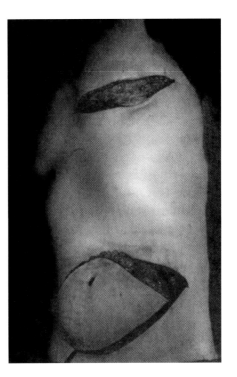

◻ **Abb. 24.17.** Dieselbe Patientin intraoperativ mit präpariertem Bauchfettlappen und Insertionswunde auf der Thoraxwand

muskulatur transponiert, hat sein Entnahmedefekt jedoch eine aufklärungsbedürftige Morbidität.

Freie Gewebetransplantation/Perforatorlappen

So genannte Perforatorlappen als State-of-the-art-Methode zur Brustrekonstruktion werden mikrochirurgisch transplantiert. Beim DIEP-Lappen, dem Deep-inferior-epigastric-Perforatorlappen, wird ohne Beteiligung des Rektusmuskels das diesen perforierende Gefäß in den Unterbauchfettgewebsblock verfolgt, um nach Abtrennung an der A. mammaria interna mikrochirurgisch angeschlossen zu werden.

> ❗ Dieser reine Unterbauchfettlappen bedarf keiner Muskelmitnahme mehr, wodurch eine Schwächung der Bauchwand, wie sie beim TRAM-Lappen gegeben ist, ausgeschlossen werden kann.

Beim GAP-Lappen, dem Gluteal-arteria-Perforatorlappen, wird ein Hautmuskellappen aus dem Gesäß entnommen, wenn bei einer sehr schlanken Patientin der Bauch als Spenderregion nicht ausreicht. Die mikrochirurgische Gewebstransplantation verlangt eine diffizile Technik, verbunden mit höherem Zeitaufwand und erweiterter Logistik und soll in jedem Fall erst nach Abschluss einer eventuell notwendigen postoperativen Bestrahlung angewendet werden.

24.6   Brustwarzenkomplex

Die Rekonstruktion des Brustwarzenkomplexes mit Brustwarze und Warzenhof wird in den meisten Fällen gewünscht. Sie darf frühestens 3 Monate nach Abschluss des Brusthügelaufbaus geplant werden, weil erst nach einer gewissen Lockerung der Narben die Symmetrie der Brust und damit die exakte Position der neuen Brustwarze beurteilt werden kann.

Plastischer Aufbau. Die Brustwarze wird rekonstruiert, indem 2 ortsständige, flügelartige, kleinfingernagelgroße Vollhautlappen ineinander geschlagen und vernäht werden. Für die Areole wird ein Vollhautstück aus der leistennahen Oberschenkelinnenseite entnommen, weil hier die Haut eine dunklere Pigmentierung aufweist (❑ Abb. 24.19). Reicht die Pigmentierung im Vergleich zum vorhandenen Warzenhof nicht aus, wird in der Klinik tätowiert.

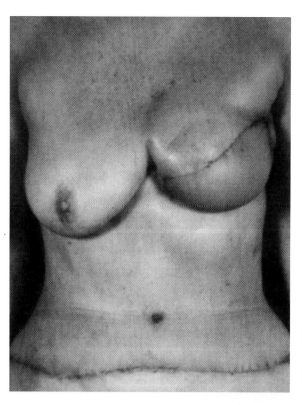

❑ **Abb. 24.18.** Dieselbe Patientin mit vom Unterbauch rekonstruiertem Brusthügel mit transponiertem Nabel und Unterbauchnarbe entsprechend einer Bauchstraffung

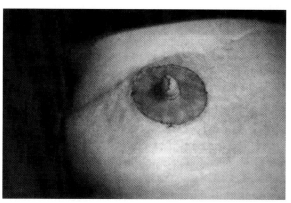

❑ **Abb. 24.19.** Brustwarzenkomplex. Die Mamille wurde aus 2 kleinen, rotierten, ortsständigen Lappen rekonstruiert sowie aus leistennaher Vollhaut aus dem inneren Oberschenkel für die Areole

24.7 Gesunde Brust der Gegenseite

Mit fortschreitendem Alter nehmen die normale Ptosis und oft auch das Volumen der Mamma zu. Nach der Amputation einer großen Brust kann die asymmetrische einseitige Belastung der Wirbelsäule zu Rückenbeschwerden führen. Auch ohne den Wunsch nach Rekonstruktion der amputierten Seite kann in diesem Fall eine großzügige Mammareduktionsplastik Erleichterung bringen. Wird die Indikation zur Rekonstruktion gestellt, soll von vornherein die Planung für die gesunde Brust mit eingeschlossen werden. Eine kleine bis mittelgroße, kaum ptotische Mamma bedarf keiner Adaptation. Bei einer großen und ptotischen Brust kann ein gleichförmiges Resultat nicht mehr über ein Implantat oder einen Gewebeexpander erreicht werden. Hier müssen die komplizierteren und aufwendigeren Operationsverfahren mit der Transposition von körpereigenem Gewebe angewendet werden, es sei denn, die Patientin wünscht auch eine Korrektur der gesunden Seite. Dazu zählen die Mastopexie, die Reduktionsplastik und in seltenen Fällen auch die Augmentation.

24.8 Operationsfolgen und Komplikationen

Die alleinige Prothesen- oder Expanderimplantation unter die bei der Mastektomie freigelegte Muskulatur der Thoraxwand verlängert die Operationsdauer um wenig mehr als 30 min. Die Komplikationsrate, die bei 3,5% der Fälle zur Implantatentfernung führt, hat mit 2,9% ihre häufigste Begründung in einem ästhetisch nicht befriedigenden Ergebnis. Eine deformierende oder schmerzende Schrumpfung der bindegewebigen periprothetischen Kapsel ist nur bei 2,1% der Fälle eine Indikation zur Reoperation. Alle weiteren Komplikationen wie Infektion oder Serombildung treten deutlich seltener auf. Diese Werte stammen aus plastisch-chirurgischen Kliniken, in denen diese Eingriffe regelmäßig und in großer Zahl routiniert durchgeführt werden. Müssen Prothese oder Expander komplikationsbedingt entfernt werden, so kann der Eingriff nach 2–3 Monaten über die alte Narbe wiederholt werden. Bei einer deformierenden Kapselfibrose werden die Form des Implantatfachs korrigiert und ein neues Implantat eingelegt. Alle diese Eingriffe sind mit einem nur geringen Blutverlust verbunden und haben eine relativ geringe Operationsbelastung, deswegen sind sie auch älteren oder gefährdeteren Patientinnen zuzumuten.

! Die Verpflanzung körpereigenen Gewebes bedingt einen höheren Operationsaufwand mit größerem Blutverlust und eventueller Transfusionspflichtigkeit sowie – abhängig vom Operationsverfahren – einer längeren Narkosezeit mit einer Dauer von 3–8 h.

Mit der Gewebeverpflanzung einher geht ein Hebedefekt mit einer ausgedehnten Narbe am Rücken, Unterbauch etc. mit der ihm eigenen Komplikationsrate und Morbidität. Ein Lappenverlust als die belastendste Komplikation ist beim Latissimus extrem selten, beim Unterbauchlappen dagegen häufiger. In seiner in den meisten Kliniken konventionellen Anwendung mit Transposition eines oder beider Rektusmuskeln hat er zudem eine Schwächung der Bauchwand bis hin zur Hernie zur Folge. Korrektureingriffe sind dementsprechend umfangreicher und komplizierter.

24.9 Lokalrezidive

Defektdeckung beim Rezidiv. Lokale Rezidive nach Mastektomie eines Mammakarzinoms bedürfen primär der chirurgischen Behandlung. Sie werden dem klinischen Aspekt nach »im Gesunden« exzidiert. Der entstandene Defekt wird seiner Größe entsprechend in der Stufenleiter der Defektdeckung von der direkten Wundrandadaption über die Hauttransplantation und die lokalen Verschiebelappen bis hin zum freien Lappen gedeckt. Dabei wird berücksichtigt, ob eine Strahlentherapie angeschlossen werden muss, weil diese eine Versorgung des Defekts mit gut durchblutetem Gewebe, also einem Lappen verlangt, der der fibrosierenden Strahlenbehandlung standhalten kann.

Bedeutung für die Patientin. Das Auftreten von Lokalrezidiven hat zwar keinen Einfluss auf den Fortgang der Tumorerkrankung, sehr stark jedoch auf das Erleben der Krankheit. Die Amputation der betroffenen Brust erzeugt zunächst den Anschein der zumindest äußerlichen Überwindung des Tumors. Sein Wiedererscheinen an der Stelle des zuvor radikal entfernten Organs erzeugt verständlicherweise anhaltenden Schrecken und muss dementsprechend ernst genommen werden. Solange es möglich ist, wird deswegen rasch operiert und evtl. bestrahlt.

24.10 Aufklärungsgespräch

Eingehen auf die Patientin. Der Verdacht auf Bösartigkeit eines palpatorisch, klinisch oder radiographisch entdeckten Knotens in der Brust erzwingt vom erstbetreuenden Arzt in der Praxis und später wiederholt in der Klinik ein besonders ausführliches und geduldig geführtes Aufklärungsgespräch, möglichst in Anwesenheit von Angehörigen. Aus einer latenten Angst, die die frühere Behandlung eines schon länger bekannten Knotens verhindert hatte, droht nun die Gewissheit der Lebensbedrohung zu werden. Daraus resultiert eine schreckbeladene Verkrampfung, die das Zuhören und Verstehen des notwendigerweise Erklärten stark erschwert. Folglich muss die Geduld verdoppelt werden. Nichts darf verharmlost werden, während gleichzeitig das Prinzip Hoffnung gewahrt bleiben muss. Die Tatsache, dass bei gleicher Tumorgröße verschiedene Behandlungsvarianten und bei Bedarf auch sehr unterschiedliche Rekonstruktionsverfahren gegeben sind, macht die Mitentscheidung der Betroffenen notwendig, wozu sie ohne Unterstützung durch den Arzt und durch Angehörige oft nicht in der Lage ist. Die primäre Verharmlosung eines Knotens ist genauso gefährlich wie die angeblich zeitmangelbedingte Verkürzung des Gesprächs und Aufdrängung einer vorgefassten Meinung. Die Einsamkeit der plötzlich durch die Diagnose »Krebs« Bedrohten kann durch Beweise der Hinwendung mit Verantwortlichkeit und Vertrauenswürdigkeit gemildert werden. Dazu gehört das Zuhören und die Beantwortung aller die Unsicherheit demonstrierenden Fragen.

24.11 Operationsvorbereitung

Für eine Sofortrekonstruktion der Brust mit dem Gewebeexpander muss das Operationsvorbereitungsprogramm nicht erweitert werden. Bei Lappentranspositionen rechnet man mit der Notwendigkeit von Bluttransfusionen. Gefäßdarstellungen oder besondere Computertomographien sind nicht notwendig, wenn bei der klinischen Untersuchung ein funktionstüchtiger M. latissimus dorsi gefunden wurde. Soll ein freier Unterbauchlappen transplantiert und mikrochirurgisch im Bereich der Axilla angeschlossen werden, kann eine Angiographie insbesondere dann sinnvoll sein, wenn sich eine Mastektomienarbe bis auf die seitliche Thoraxwand hinzieht oder wenn die Axilla bestrahlt worden war.

24.12 Nachsorge

 Mammographien einer wenn auch noch so perfekt symmetrisch rekonstruierten Brust sind schmerzhaft, vor allem aber sinnlos, da der künstliche Brusthügel ausschließlich aus Haut, subkutaner Fettschicht, Muskel und ggf. einer Silikonprothese besteht.

Nur der Aspekt und die tastende Hand lassen das Lokalrezidiv erkennen, das üblicherweise von der Haut ausgeht. Dazu bedarf es keiner technischen oder laborchemischen Untersuchungen. Auch spätere mögliche narbige Deformierungen oder härtere Kapselfibrosen um implantierte Prothesen herum sind besser zu tasten als radiologisch darstellbar. Metastasen sind nicht in transponierten Lappen zu erwarten, sondern in der Lunge bzw. der knöchernen Thoraxwand. Bei entsprechenden Beschwerden werden sie durch gezielte Röntgenaufnahmen verifiziert. Eine wiederaufgebaute Brust behindert die Nachsorge nicht, erleichtert jedoch die psychosoziale Situation der Betroffenen.

Literatur

Bach AD, Kneser U, Kopp J, Andree C, Horch RE (2004) Possibilities for breast reconstruction following cancer surgery. MMW Fortschr Med 146: 40–2, 44

Beckenstein MS, Grotting JC (2001) Breast reconstruction with free-tissue transfer. Plast Reconstr Surg 108: 1345–1353

Galla TJ, Feller AM (1999) Breast reconstruction with the deep inferior epigastric perforator vein flap. Handchir Mikrochir Plast Chir 312: 421–425

Panettiere P, Marchetti L, Accorsi D, Del Gaudio GA (2002) Aesthetic breast reconstruction. Aesthetic Plast Surg 26: 429–435

Spear SL, Spittler CJ (2001) Breast reconstruction with implants and expanders. Plast Reconstr Surg 107: 177–187

Tran NV, Chang DW, Gupta A, Kroll SS, Robb GL (2001) Comparison of immediate and delayed free TRAM flap breast reconstruction in patients receiving postmastectomy radiation therapy. Plast Reconstr Surg 108: 78–82

Strahlentherapie des Mammakarzinoms

R.-P. Müller, Frederik Wenz, Frank Melchert

25.1 Perkutane Strahlentherapie des Mammakarzinoms

R.-P. Müller

25.1.1 Brusterhaltende Therapie

Historie und Grundlagen

Primäres Ziel der Lokaltherapie des Mammakarzinoms, insbesondere in den frühen Stadien, muss es sein, den Tumor komplett zu entfernen und das Risiko eines Rezidivs in der Brust, an der Brustwand oder den Lymphabflusswegen zu minimieren.

Historisch spiegelten sich in der Behandlung des Mammakarzinoms immer die vorherrschenden Auffassungen zur Ausbreitung dieser Erkrankung wider. So war die von Halstedt zu Beginn des Jahrhunderts propagierte radikale Mastektomie deshalb populär, weil man der Auffassung war, das Mammakarzinom breite sich quasi gesetzmäßig zunächst lokal, dann über den lymphatischen Abfluss regionär und schließlich systemisch aus, und allein die radikale Operation könne dem Einhalt gebieten. Die Überlebensraten wurden dadurch jedoch nicht verbessert, und man wandte dann in den 60er und 70er Jahren das schon weniger radikale Verfahren der modifizierten Mastektomie an.

> ❗ Erst die sorgfältige Analyse der Überlebensdaten nach modifizierter Mastektomie machte klar, dass es eher die frühzeitige systemische Ausbreitung und nicht die Lokaltherapie ist, die die Prognose entscheidend beeinflusst.

Die gewonnenen Erkenntnisse führten zur Entwicklung der brusterhaltenden Therapie des Mammakarzinoms, nachdem sich auch nachweisen ließ, dass die Strahlentherapie in der Lage war, mikroskopische Tumorzellnester mit Strahlenmengen suffizient zu eliminieren, die im Hinblick auf Spätfolgen an gesunden Geweben tolerabel waren und einen guten kosmetischen Erfolg erwarten ließen.

Anhand zahlreicher Studien von Pathologen an Mastektomiepräparaten konnte bewiesen werden, dass eine signifikante Zahl von Patientinnen mit Mammakarzinomen neben dem Primärtumor in davon entfernt liegenden Arealen derselben Brust multiple mikroskopische Karzinomzellnester aufwiesen, steils invasiv, teils nichtinvasiv. Holland et al. (1985) beschreiben, dass nur 37% der Patientinnen mit T1- und T2-Tumoren keine weiteren Karzinomzellen in der gleichen Brust hatten. Rosen et al. (1975) fanden nach »simulierter Mastektomie« bei 26% der Patientinnen mit Tumoren <2 cm und bei 38% mit Tumoren >2 cm residuelle Tumorzellen.

In der Literatur wird die Multizentrizität des Mammakarzinoms insgesamt mit 13–74% angegeben (Köchli et al. 1991).

So besteht die Strategie der brusterhaltenden Therapie des Mammakarzinoms in der chirurgischen Entfernung des Tumors aus der Brust, möglichst im Gesunden, um danach durch die Strahlentherapie mit vertretbaren Dosen residuelle Tumorzellen im Restbrustdrüsenkörper zu vernichten. Dabei sollte die kosmetische Komponente keine unwesentliche Rolle spielen.

Bisherige Behandlungsergebnisse aus radioonkologischer Sicht

> ❗ Es konnte in den letzten Jahren anhand mehrerer randomisierter Studien (Blichert-Toft et al. 1992; Findlay et al. 1985; Fisher et al. 1989; Sarrazin et al. 1989; Veronesi 1989, Veronesi et al. 1993) nachgewiesen werden, dass die brusterhaltende Therapie des Mammakarzinoms in den frühen Stadien zu den gleichen Ergebnissen führt wie die modifiziert radikale Mastektomie. Mit diesen Studien konnte auch gezeigt werden, dass die Strahlenbehandlung die lokale Rezidivrate signifikant verringert.

In einer Zahl von Protokollen wurde der Frage nachgegangen, ob die alleinige komplette Exzision des invasiven Karzinoms aus der Brust ohne nachfolgende Strahlenbehandlung prognostische Bedeutung hat (Clark et al. 1987; Fisher et al. 1985; Freeman et al. 1981; Greening et al. 1988; Kantorowicz et al. 1989). Dabei stellte sich insgesamt heraus, dass es ohne Strahlenbehandlung (sei es Bestrahlung der ganzen Brust oder von eingeschränkten Volumina) zu einer inakzeptablen hohen Rate von Lokalrezidiven innerhalb der gleichen Brust kam, die zwischen 15% und 37% lag.

Lokale Rezidivrate. In einigen Studien (Clark et al. 1987; Fisher et al. 1985, 1989; Kantorowicz et al. 1989) wurde prospektiv randomisiert der Frage nachgegangen, welche Wertigkeit die Strahlenbehandlung nach lokaler Entfernung des Mammakarzinoms hat und dabei gezeigt, dass die lokale Rezidivrate von 29–39% bei den nur operierten Patientinnen nach Bestrahlung auf 10–14% sank. In einem Studienarm des NSABP-B06-Protokolls wurde nach Segmentresektion keine Strahlenbehandlung durchgeführt, 37% dieser Patientinnen erlitten in der N0-Situation und 43% in der N1-Situation Lokalrezidive (Fisher et al. 1993).

Überlebensrate. Sauer (1996) analysierte ebenfalls anhand publizierter randomisierter Studien den Einfluss der lokalen Kontrolle auf das Gesamtüberleben nach brusterhaltender Operation (Tumorektomie/Lumpektomie, Quadrantektomie) und axillärer Lymphknotendissektion mit oder ohne postoperative Strahlenbehandlung. Es ergab sich eine deutliche Verbesserung der lokalen Kontrollergebnisse und des metastasenfreien sowie krankheitsfreien Überlebens für die bestrahlten Patientinnen, die bei Verwendung der Bayesian-Methode bereits nach 5 Jahren eine statistische Signifikanz erreichte. Außer in der NSABP-Studie waren aber die medianen Beobachtungszeiten zu gering und die einzelnen Patientinnengruppen nicht ausreichend groß genug, um auf der Basis der Berechnungen von p-Werten statistische Signifikanzen zu erreichen.

❗ Die Konsensuskonferenz des NCI (USA) zur Behandlung des kleinen Mammakarzinoms kam im Jahre 1990 zu dem Entschluss und der Empfehlung, dass im Hinblick auf Überlebensraten die brusterhaltende Therapie des Mammakarzinoms (mit Axilladissektion) in den Stadien I und II in den meisten Fällen der modifiziert radikalen Mastektomie vorzuziehen ist (National Institutes of Health Consensus Development Panel 1992).

Bedeutung des Resektionsrandes. Aus radioonkologischer Sicht stellt sich die wichtige Frage, welchen Einfluss der postoperative Status des Resektionsrandes des Primärtumors auf die lokale Kontrolle nach Operation und Strahlenbehandlung hat. Die sehr sorgfältigen Untersuchungen von Schnitt et al. (1994) reflektieren die Behandlungsergebnisse von 181 Patientinnen mit invasiv wachsenden Mammakarzinomen, bei denen nach Operation und Strahlenbehandlung [mit Boost (lokale Dosiserhöhung) auf das Tumorbett] in insgesamt 7% der Fälle »echte« lokale oder Randrezidive nach 5 Jahren diagnostiziert wurden. Bezogen auf die Resektionsränder ergab sich folgende Verteilung der 5-Jahres-Rezidivraten:

- Resektionsrand negativ 0%,
- »knapp« (bis 1 mm) 4%,
- »fokal« positiv (Tumorzellen am Resektionsrand in 3 oder weniger schwach vergrößerten Gesichtsfeldern) 6%,
- positiv 21%.

Von den Patientinnen mit exzessiver intraduktaler Tumorkomponente erlitt keine ein Lokalrezidiv, wenn die Resektionsränder negativ oder »knapp« waren, bei positiven Resektionsrändern hingegen in 50%.

❗ Schnitt et al. (1994) kommen zu dem Schluss, dass die brusterhaltende Operation mit konsekutiver Strahlenbehandlung bei allen Patientinnen mit negativen Resektionsrändern ohne Rücksicht auf das Ausmaß der exzessiven intraduktalen Tumorkomponente gerechtfertigt ist; in allen anderen Fällen kann das brusterhaltende Vorgehen nur unter sorgfältiger Würdigung vieler individueller Faktoren erwogen werden.

Auch Gage et al. (1995) haben in einer Langzeituntersuchung das Verteilungsmuster und die Häufigkeit von Lokalrezidiven bei insgesamt 1628 Patientinnen mit Stadium-I- und -II-Mammakarzinomen nach brusterhaltender Chirurgie und Strahlenbehandlung analysiert. Die lokalen Rezidivraten insgesamt betrugen 7,4% und 13,3% nach 5 bzw. 10 Jahren, die Rate der – im Hinblick auf die Primärlokalisation des Tumors – »echten« lokalen oder Randrezidive betrug nach 5 und 10 Jahren 5,7% und 9,3%, bei Rezidiven in den übrigen Teilen der Brust 0,9% und 2,8%. Die jährliche Lokalrezidivrate insgesamt lag zwischen 0,5% und 2,4%, die Rate der »echten« lokalen oder Randrezidive bei 0,4%–1,9%, Letztere traten am häufigsten in den ersten beiden Jahren nach Primärbehandlung auf. Dem gegenüber standen nach 5 und 10 Jahren 16,6% und 23,1% lokoregionäre Rezidive und Fernmetastasen, mit einer jährlichen Rate von 1–5% über den gesamten Beobachtungszeitraum von 1968–1986.

Nachgewiesene Multizentrizität wird in den meisten Arbeiten als absolute Kontraindikation zum brusterhaltenden Vorgehen angegeben. Umfangreiche und suffiziente klinische Daten liegen zu dieser Problematik aber nicht vor. Hartsell et al. (1994) haben sich dieser Fragestellung angenommen und kommen nach Analyse ihrer Patientinnen mit histologisch verifizierten multizentrischen Karzinomen zu der Feststellung, dass auch bei präoperativer Diagnose eines multizentrischen Mammakarzinoms eine brusterhaltende Therapie dann zu erwägen ist, wenn bestimmte Konstellationen eingehalten werden: der Tumor ist klinisch und nach Studium der Präparatradiographie komplett entfernt, histologisch sind die Resektionsränder negativ, und es liegt keine exzessive intraduktale Tumorkomponente vor.

Bei den von Kurtz et al. (1991) mit brusterhaltender Therapie (Operation und postoperative Strahlentherapie) behandelten Patientinnen, bei denen zwei oder mehr Tumore in der Brust prätherapeutisch bekannt waren, erlitten nur diejenigen Patientinnen Lokalrezidive (25%), bei denen die Resektionsränder nicht sicher negativ waren. Aber nur eine von 22 Patientinnen, bei denen die Resektionsränder sicher tumorfrei waren, erlitt ein lokales Rezidiv.

Es ist noch nicht endgültig ausdiskutiert, welche Größe der Tumoren als Obergrenze für ein brusterhaltendes Vorgehen definiert werden soll. In Deutschland meinte man über lange Zeit, dass 2 cm das obere Limit sein müssten, während in einigen Studien anderer Länder, auch der NSABP, Tumore bis zu 4–5 cm Größe mit akzeptablen lokalen Kontrollraten behandelt worden sind. Inzwischen ist man auch in Deutschland der Meinung, dass Primärtumore <4–5 cm in Abhängigkeit von der Lokalisation und der Größe der Brust sowie ohne Nachweis von Multizentrizität oder diffusen Mikrokalzifikationen eine Indikation zur brusterhaltenden Operation mit konsekutiver Strahlenbehandlung darstellen.

In der Literatur wird berichtet, dass man bei Tumoren einer Größe bis 3 cm in 50% und >3 cm in bis zu 85% der Fälle regionäre Lymphknotenmetastasen erwarten muss (Smart et al. 1978). Dabei ist der Kapseldurchbruch ein besonders wichtiger prognostischer Parameter, da die 10-Jahres-Überlebensraten, die bei negativen Axillalymphknoten 72% betrugen, im Falle positiver Lymphknoten auf 52% absanken. Bei Kapseldurchbruch der Lymphknotenmetastasen überlebten aber nur 19% der Patientinnen 10 Jahre (Hultborn u. Torberg 1960). Unter Berücksichtigung solcher prognostischer Parameter und der Tatsache, dass bei fortgeschrittenen Karzinomen (z. B. mit mehr als 3 Lymphknotenmetastasen) in hohem Maße mit hämatogenen Fernmetastasen gerechnet werden muss, relativiert sich die Diskussion um die Größe der Tumoren. Da sich das Schicksal der Patientinnen in solchen Fällen nicht an der Brust selbst entscheidet, ist ein konservatives, brusterhaltendes lokales Vorgehen, das die komplette Devitalisation des Karzinoms gewährleistet, absolut zu vertreten und sinnvoll. Adjuvante Therapien (zytostatische Chemotherapie, Hormontherapie) müssen dann die lokoregionäre oder disseminierte Aussaat suffizient beherrschen.

❗ Es ist zulässig zu schlussfolgern, dass das Mammakarzinom nicht in allen Fällen als generalisierte Erkrankung angesehen werden darf und unverändert die Sorge um eine dauerhafte lokale Sanierung der Brust bei allen Überlegungen zur Therapie des lokoregionär begrenzten Mammakarzinoms im Vordergrund stehen sollte.

Bestrahlungsvolumen und Strahlendosis

Mögliche Bestrahlungsvolumina im Rahmen der primär brusterhaltenden Therapie des Mammakarzinoms sind die gesamte Brust oder Restbrust, die ehemalige Tumorregion sowie die regionären Lymphknoten [axillär, parasternal (Mammaria-interna-Lymphknoten) und supraklavikulär].

Bestrahlung der gesamten Brust

Es gibt zahlreiche vernünftige Gründe, zunächst die gesamte Brust postoperativ zu bestrahlen. Diese basieren

- auf den Ergebnissen umfangreicher pathohistologischer Studien an Mastektomiepräparaten, auf den Therapieergebnissen mit hohen lokalen Rezidivraten nach alleiniger Operation (Lumpektomie/weite Exzision) ohne konsekutive Strahlentherapie,
- auf der Zahl und Verteilung der Lokalrezidive nach Operation und postoperativer Strahlentherapie und
- auf den präliminären und unbefriedigenden Ergebnissen von Studien, in denen primär nicht die ganze Brust bestrahlt wurde.

Senkung lokaler Rezidivraten. Die Ergebnisse vergleichender Studien (Operation ± postoperativen Strahlentherapie) belegen, dass nach alleiniger brusterhaltender Operation die lokalen Rezidivraten bis zu 43% betragen (Fisher et al. 1985) und durch die konsekutive Strahlenbehandlung auf 10–14% gesenkt werden können (Clark et al. 1987; Fisher et al. 1985, 1989; Kantorowicz et al. 1989).

Lokalisation der Rezidive. Obwohl primär die meisten lokalen Rezidive nach brusterhaltender Operation und postoperativer Strahlentherapie »in-field« oder Randrezidive in Bezug zum Boost-Volumen sind, entsteht doch eine nicht geringe Zahl der Rezidive in anderen Teilen der Brust (Fowble et al. 1989, 1990; Recht et al 1985); sie steigt im Laufe der Jahre beträchtlich an und kann 29% erreichen (Fowble et al. 1989, 1990). »Echte« Lokalrezidive traten dabei nach einem medianen Intervall von 38 Monaten auf, Rezidive in den übrigen Teilen der Brust erst nach 46 Monaten (Fowble et al. 1989, 1990).

Bestrahlungsvolumen. In zwei Pilotstudien wurde evaluiert, ob ein eingeschränktes Bestrahlungsvolumen, das nach konservierender Operation nicht die ganze Brust, sondern nur den ehemaligen Tumorbereich mit einem ausreichenden Sicherheitssaum erfasste, prognostisch tragbar sei (Fentiman et al. 1990; Ribeiro et al. 1990). In der Untersuchung von Ribeiro et al. (1990) betrug die Gesamtrezidivrate nach 5 Jahren 6% bei denjenigen Patientinnen, deren ganze Brust bestrahlt, aber 13% bei jenen, bei denen nur der befallene Quadrant bestrahlt worden war.

❗ Aufgrund der vorliegenden Literaturberichte kann zum jetzigen Zeitpunkt im Konzept der brusterhaltenden Therapie des Mammakarzinoms zunächst nur die Bestrahlung der ganzen Brust als Standard akzeptiert werden, jedes andere Vorgehen außerhalb von Studien muss als experimentell bewertet werden.

Boost-Bestrahlung im ehemaligen Tumorbereich

Definition

Unter Boost-Bestrahlung versteht der Radioonkologe die lokale Dosisaufsättigung im ehemaligen Tumorbereich unter Einschluss eines ausreichenden Sicherheitssaumes von 1–2 cm, je nach Status der Resektionsränder.

Gründe für eine lokale Höherdosierung sind zum einen die Tatsache, dass die Zahl der mikroskopischen Tumorzellen nach brusterhaltender Operation am größten in der Umgebung des ehemaligen Primärtumors ist und mit zunehmender Distanz abnimmt (Holland et al. 1985), zum anderen die Tatsache, dass die Mehrzahl der Lokalrezidive am ehemaligen Ort des Primärtumors oder in unmittelbarer Nähe innerhalb der ersten Jahre nach Therapie am höchsten ist (Fowble et al. 1989, 1990; Recht et al. 1985).

In allen Studien, in denen die Bestrahlung mit oder ohne Boost ausgewertet wurde, ergab sich ein unterschiedlich ausgeprägter Vorteil für die Boost-Bestrahlung (Bedwineck et al. 1980; Chu et al. 1984b; Clark et al. 1987; Harris et al. 1984; Nobler u. Vent 1985; Romestaing et al. 1989), die in zwei Studien Signifikanzniveau erreichte (Chu et al. 1984; Clark et al. 1987). In einem Arm der NSABP-B-06-Studie wurde Patientinnen mit histologisch sicheren tumorfreien Resektionsrändern nur die Brust homogen mit 50 Gy (2 Gy täglich, 5 Fraktionen pro Woche) ohne Boost bestrahlt, was nach 8 Jahren zu einer lokalen Rezidivrate von 10% führte, ein Ergebnis, das denen nach Boost-Bestrahlung vergleichbar ist.

Eine Studiengruppe aus Lyon konnte nachweisen, dass die routinemäßige Anwendung der Boost-Bestrahlung bei Patientinnen mit tumorfreien Resektionsrändern und Tumoren mit einer Größe bis 3 cm nicht nötig zu sein scheint, betrug doch die 5-Jahres-Inzidenz der Lokalrezidive 4,5% mit Boost, ohne Boost 3,6% (Romestaing et al. 1997).

Zur Lösung dieser Frage soll auch das Ergebnis einer Megastudie (ca. 5000 Patientinnen) der EORTC beitragen, die derzeit ausgewertet wird.

❗ Insgesamt kann die Frage, ob bei histologisch sicher tumorfreien Resektionsrändern nach der homogenen Bestrahlung der Brust eine zusätzliche Höherdosierung im ehemaligen Tumorbereich (Boost-Bestrahlung) nötig ist, derzeit noch nicht endgültig beantwortet werden, sodass außerhalb von Studien der Boost empfohlen werden muss.

In allen anderen Situationen in Bezug auf die Resektionsränder (»knapp« fraglich im Gesunden, positiv), insbesondere aber bei fehlenden Informationen, ist die lokale Höherdosierung unverzichtbar.

Bestrahlung der regionären Lymphknotenregionen

Bestrahlung der axillären und supraklavikulären Lymphknoten. Um die Rate der lokoregionären Rezidive zu minimieren, ist die Strahlenbehandlung der axillären und supraklavikulären Lymphknotenregionen bei bestimmten Tumorkonstellationen indiziert.

❗ Da in der Literatur bisher nicht berichtet wurde, dass die Bestrahlung der axillären Lymphknoten das Gesamtüberleben statistisch signifikant verbessern konnte, kann auf diese als postoperative Maßnahme dann verzichtet werden, wenn die axilläre Lymphknotendissektion adäquat durchgeführt wurde, d. h. wenn eine ausreichende Zahl von Lymphknoten für die pathohistologische Diagnostik (mindestens 10) aus den Levels I und II entfernt wurde (Solin 1993). Sollten in den Levels I und II keine Lymphknotenmetastasen nachgewiesen worden sein, ist die Wahrscheinlichkeit von Metastasen (sog. Skip-Metastasen) in Level III kleiner als 3% (Solin 1992).

Das Risiko eines axillären Rezidivs nach negativer Level-I- und -II-Dissektion ohne Strahlenbehandlung liegt zwischen 0,7 und 4% (Cedermark et al. 1984; Dewar et al. 1987; Fowble et al. 1989; Gerard et al. 1985; Hery et al. 1984).

Die Kenntnis der bekannten Risiken der postoperativen Axillabestrahlung verpflichtet den Radioonkologen, sich umfassende Informationen über die durchgeführte Operation und zur Pathohistologie zu beschaffen und erst danach die Indikation zur Bestrahlung zu stellen. Es gilt in diesen speziellen Fällen, zwischen dem Nutzen und den möglicherweise erhöhten Spätfolgen einer zusätzlichen postoperativen Therapiemaßnahme abzuwägen.

Indikationen zur postoperativen Axillabestrahlung sind
- 4 oder mehr Lymphknotenmetastasen mit Kapseldurchbruch (Solin 1993),
- eine tumoröse Infiltration des axillären Fettgewebes oder
- eine R2-Situation nach axillärer Dissektion.

Das Risiko eines axillären Rezidivs nach positiver Level-I und -II-Dissektion sowie postoperativer Strahlenbehandlung beträgt 0–1,6% (Dewar et al. 1987; Fowble et al. 1989; Hery et al. 1984).

Die primäre Bestrahlung der Axilla sollte dann durchgeführt werden, wenn aus medizinischen oder anderen Gründen eine Dissektion der axillären Lymphknoten nicht oder nur inkomplett durchgeführt werden konnte, insbesondere bei klinisch positiven oder in bildgebenden Verfahren suspekten Lymphknoten. In dieser Situation sollte die Axilla mit einer vollen Tumordosis bestrahlt werden.

Auch die Bestrahlung der supraklavikulären Lymphknoten wird kontrovers diskutiert: Fisher et al. (1986) berichten über eine Häufigkeit von 5,8% supraklavikulärer Lymphknotenmetastasen als erstem lokoregionären Rezidiv bei Patientinnen mit primär klinisch positiven Knoten und nach radikaler Mastektomie ohne Radiotherapie. Die Inzidenz betrug 0%, wenn nach radikaler Mastektomie bestrahlt wurde. Fowble et al. (1989) wiesen bei 1,2% ihrer Patientinnen lokoregionäre supraklavikuläre Lymphknotenrezidive nach, wenn dort nicht innerhalb der Primärtherapie bestrahlt worden war. Recht et al. (1991) berichten, dass bei negativer axillärer Dissektion keine statistisch signifikanten Unterschiede in der Zahl der supraklavikulären Rezidive nachzuweisen waren, gleichgültig, ob dort bestrahlt worden war oder nicht, dass aber bei Patientinnen mit positiver axillärer Dissektion nach Bestrahlung der Supraklavikularregion kein einziges Rezidiv aufgetreten war.

In einer Übersichtsarbeit empfiehlt Debois (1997), die Supraklavikularregion immer dann prophylaktisch zu bestrahlen, wenn axilläre Lymphknotenmetastasen histologisch nachgewiesen wurden und/oder wenn der Tumor, unabhängig vom Lymphknotenstatus, die Größe T_3 erreicht hat.

Bestrahlung der Mammaria-interna-Lymphknoten. Noch kontroverser wird seit einigen Jahren die Bestrahlung der Mammaria-interna-Lymphknoten diskutiert, da bisher durch keine Studie statistisch einwandfrei der Nutzen dieser adjuvanten Maßnahme bewiesen werden konnte, es jedoch einige nicht von der Hand zu weisende Fakten über die Toxizität gibt:
- eine gewisse Strahlenbelastung der Brustwirbelsäule, die bei möglicherweise auftretenden Metastasen in diesen Bereichen die dann notwendige Strahlenbehandlung behindert sowie
- eine zusätzliche Strahlenbelastung des Herzens, die, je nachdem, ob und mit welchen Substanzen eine zytostatische Chemotherapie durchgeführt wurde oder werden soll, zusätzliche Toxizität bedingt.

Zwar sind Metastasen in der Mammaria-interna-Region insgesamt recht selten. Es werden jedoch Häufigkeiten von 49–54% dann berichtet, wenn axilläre Lymphknotenmetastasen histologisch gesichert wurden, sodass diese Konstellation eine Indikation zur adjuvanten Strahlenbehandlung sein könnte. Des Weiteren soll, nach Berichten von Veronesi et al. (1985), auch die Größe des Primärtumors von Bedeutung sein.

Eine erst kürzlich eröffnete prospektiv randomisierte Megastudie der EORTC soll die Frage klären, ob die adjuvante Bestrahlung der Mammaria-interna-Lymphknoten sinnvoll ist. Da die zu erwartenden Unterschiede im Hinblick auf das Überleben sehr gering sein werden, müssen ca. 5000 Patientinnen eingebracht werden.

Strahlendosis

Die gesamte Brust erhält postoperativ eine möglichst homogen verteilte Referenzdosis von 45–50 Gy, die in werktäglichen Einzelfraktionen von 1,8–2 Gy appliziert wird. Dieser Dosisbereich und die Fraktionierung für die ganze Brust werden in der Literatur derzeit recht einheitlich empfohlen (Lichter et al. 1992; Nixon et al. 1996; Sack u. Thesen 1996; Solin 1992).

Insbesondere nach chemotherapeutischer Vorbehandlung und bei adipösen Patientinnen mit voluminösen Mammae wird von manchen Autoren die niedrige Einzeldosis von 1,8 Gy zur Minderung von Spättoxizitäten favorisiert (Sack u. Thesen 1996). Die früher in manchen

Zentren verwendeten 2,5 Gy Einzeldosis bei 4 Fraktionen pro Woche werden, unter dem besonderen Aspekt möglicher erhöhter Raten an Spätfolgen, allgemein nicht mehr empfohlen und sollten in einem kurativen Therapieansatz außerhalb von Studien aus forensischen Gründen nicht mehr verwendet werden.

Bei geringeren Wochendosen (<9–10 Gy) sind höhere lokale Rezidivraten zu erwarten (Kurtz et al. 1983; Osborne et al. 1984).

❶ Da derzeit noch keine verlässlichen Zahlen darüber vorliegen, ob ca. 50 Gy auf die ganze Brust auch bei tumorfreien Resektionsrändern im ehemaligen Tumorbereich ausreichen, sollte außerhalb von Studien dieser Bereich immer auf ca. 60 Gy Gesamtzielvolumendosis aufgesättigt werden.

In allen anderen Situationen muss die Gesamtzielvolumendosis im ehemaligen Tumorbereich adaptiert werden: bei nicht sicher tumorzellfreien Resektionsrändern auf ca. 65 Gy und bei positiven Resektionsrändern auf ca. 70 Gy. Bei insgesamt unsicheren oder fehlenden Informationen zum Status der Resektionsränder muss man sich im Zweifelsfall für die höhere Dosis entscheiden.

Diese, ob auf umschriebene Areale oder auf die ganze Brust applizierten höheren Strahlendosen können einen postoperativ primär guten kosmetischen Befund beeinträchtigen, sodass bei entsprechenden Konstellationen der Resektionsränder überlegt werden sollte, ob nicht zunächst eine weitere chirurgische Intervention vorzuziehen wäre.

Von einigen Autoren wird auch vorgeschlagen, dass bei massiver, nichtinvasiver intraduktaler Tumorkomponente die Dosis auf die ganze Brust mindestens 50 Gy, eventuell mehr, betragen sollte (Solin 1992), sichere Zahlen dazu liegen nicht vor.

Die adjuvante Zielvolumendosis für die regionären Lymphknoten beträgt in der Regel 45–50 Gy, bei Einzelfraktionen von 1,8–2 Gy. Sie wird in einigen Situationen höher sein, z. B. bei ausgedehntem axillären Befall oder fehlender axillärer Lymphknotendissektion. Hier muss individuell über die Dosishöhe entschieden werden, meist werden zwischen 60 und 66 Gy mit einer reduzierten Einzeldosis von 1,8 Gy vorgeschlagen. In diesen Fällen ist, im Hinblick auf die festzulegende Gesamtzielvolumendosis, der Effekt einer adjuvanten medikamentösen Behandlung mit zu berücksichtigen, insbesondere auch im Hinblick auf mögliche zusätzliche, teilweise nur schwer zu kalkulierende akute und späte Toxizitäten einer kombinierten Therapiemodalität.

Bestrahlungsplanung und Bestrahlungstechnik

Ein nicht zu vernachlässigendes Behandlungsziel der brusterhaltenden Therapie des Mammakarzinoms ist ein gutes kosmetisches Ergebnis, das von zahlreichen Faktoren bestimmt wird. Neben den anatomischen Gegebenheiten und der Art der durchgeführten Chirurgie hat die Durchführung der Bestrahlung erheblichen Einfluss auf das Gesamtbehandlungsergebnis. Aus diesem Grunde müssen an die Strahlentherapie höchste Anforderungen im Hinblick auf die **Planung** und **Durchführung** gestellt werden. Die Realisation dieser Forderungen kann heute nur mit den modernsten technischen Möglichkeiten gewährleistet werden, d. h. dass die Grundlage der zeitgemäßen Bestrahlungsplanung das individuelle Planungs-CT in Bestrahlungsposition (❏ Abb. 25.1a) und der optimierte Rechnerplan (❏ Abb. 25.1b) sind und von diesem Vorgehen nur in besonderen Situationen abgewichen werden darf.

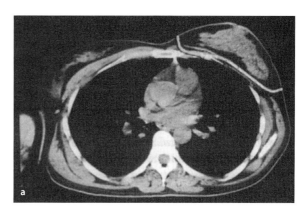

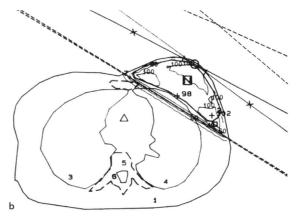

❏ **Abb. 25.1. a** CT-Schicht für die optimierte Rechnerplanung zur definitiven Bestrahlung der linken Mamma nach brusterhaltender Operation. **b** Optimierter Rechnerplan auf der Basis der CT-Schicht in **a** zur homogenen Bestrahlung der linken Brust

Primäres strahlentherapeutisches Zielvolumen ist die gesamte Brust unter Einschluss der Thoraxwand in diesem Bereich, wobei ein Sicherheitsabstand von 1,5–2 cm zum benachbarten Gewebe unter Einschluss der Atemverschieblichkeit einzuhalten ist. Von manchen Autoren wird empfohlen, die Operationsnarbe auf jeden Fall mit in das Bestrahlungsfeld einzubeziehen (Sack u. Thesen 1996).

Ziel einer optimierten Bestrahlungsplanung ist die möglichst homogene Dosisverteilung in dem oben beschriebenen, sehr unregelmäßigen anatomischen Bereich. Dabei ist darauf zu achten,

- dass die Strahlenbelastung der Lunge und des Mediastinums minimiert wird,
- dass Feldanschlüsse zu benachbarten Feldern, in der Regel Lymphknotenregionen, exakt sind und
- dass für die täglichen Bestrahlungen eine einfach und verlässlich reproduzierbare Lagerung der Patientin gewährleistet ist.

Es haben sich gewisse Standardtechniken etabliert, die in den einzelnen Zentren nur gewissen Variationen unterliegen.

So hat sich zur Bestrahlung der Brust die Technik der isozentrischen Tangentialfeldbestrahlung mit Keilfilterausgleich zur Dosishomogenisierung weitestgehend durchgesetzt (◪ Abb. 25.2). Dabei können die Lymphknoten der lateralen Thoraxwand ohne größere Schwierigkeiten in dieses Bestrahlungsfeld mit einbezogen werden. Manche Zentren bevorzugen auch die Einbeziehung der Mammaria-interna-Lymphknoten in die Tangentialfelder, was aber unvermeidlich zu einer höheren Strahlenbelastung von Teilen der Lunge führt.

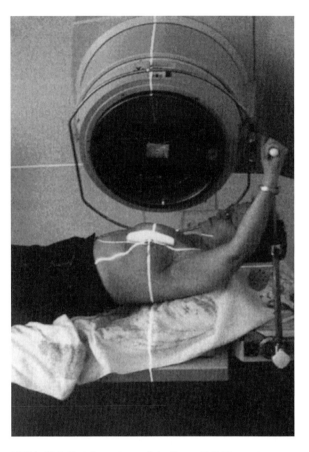

◪ **Abb. 25.2.** Einstellung des medialen Tangentialfeldes zur homogenen Mammabestrahlung links nach brusterhaltender Operation

> **Cave**
>
> In der rechneroptimierten Planung muss versucht werden, die Dosisinhomogenität auf ±5% zu begrenzen. Größere Inhomogenitäten in der Form der Überdosierung können in der Folge zu unangenehmen Fibrosierungen oder narbigen Strängen führen, Unterdosierungen erhöhen das Risiko eines lokalen Rezidivs.

Die Definition der Feldgrenzen der regionären Lymphknotenregionen axillär, supraklavikulär und parasternal orientiert sich an anatomischen Strukturen (Sack u. Thesen 1996), die im CT und unter Durchleuchtung oder auch klinisch eindeutig identifizierbar sind, und evtl.

auch an angrenzenden Bestrahlungsfeldern. Zur Dosiskalkulation muss die Tiefenlage der Lymphknoten in den einzelnen Regionen anhand bildgebender Verfahren (CT, Sonographie) bestimmt werden, in einzelnen Fällen kann man sich auf Literaturmitteilungen (Fletcher 1980) oder anatomische Atlanten beschränken.

Nach rechnergesteuerter optimierter Bestrahlungsplanung wird die Umsetzung des Plans auf den Patienten unter Durchleuchtung am Therapiesimulator (◪ Abb. 25.3a), wo auch die Praktikabilität des Rechnerplans überprüft wird. Gegebenenfalls wird eine Korrektur durchgeführt, und mittels Röntgenaufnahme erfolgt eine Dokumentation (Simulatoraufnahme).

Bei der ersten Bestrahlung und konsekutiv werden in regelmäßigen, gewöhnlich wöchentlichen Abständen Feldkontrollaufnahmen, das sind »Röntgenaufnahmen«

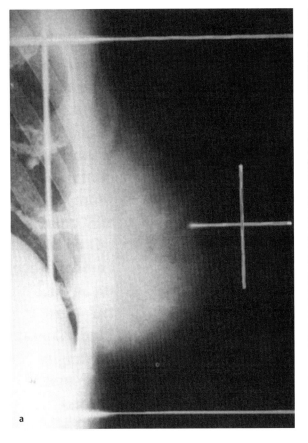

a

b

Abb. 25.3. a Simulationsaufnahme der gesamten linken Brust. Einstellung nach Rechnerplan aus **b**. **b** Feldkontrollaufnahme (am Bestrah-lungsgerät erstellt) der Bestrahlung der linken Brust zur Verifikation der exakten täglichen Einstellung

am Bestrahlungsgerät, zur Überprüfung der akkuraten Positionierung durchgeführt (**Abb. 25.3b).

Die Bestrahlungen der gesamten Brust werden heute ohne Ausnahme nur noch an Hochvolttherapiegeräten mit Photonenstrahlung durchgeführt, überwiegend an Linearbeschleunigern. Die Zahl der Kobalt-60-Geräte nimmt laufend ab, und diese sind auch zur Bestrahlung von Patientinnen mit voluminösen Mammae aufgrund strahlenphysikalischer Eigenschaften nicht optimal.

Für den optimalen kosmetischen Erfolg ist die Hautschonung ein wesentlicher Faktor und kann durch Wahl der geeigneten Energie der Strahlen unter Ausnutzung des sog. »Aufbaueffekts« realisiert werden. Man muss jedoch dann durch entsprechende technische Vorkehrungen (gewebeäquivalentes Bolusmaterial) auf einen Teil der Hautschonung verzichten, wenn anhand des pathohis-tologischen Befundes Tumorzellen innerhalb der Hautschichten anzunehmen sind oder in der Narbe vermutet werden können.

Zur Boost-Bestrahlung des Tumorbereichs werden neben Photonenstrahlen (**Abb. 25.4) auch hochenergetische Elektronen oder die interstitielle Bestrahlungstechnik eingesetzt.

Die Festlegung des Boost-Volumens erfolgt anhand präoperativer Mammographien und des Operationsberichts, insbesondere aber auch unter Würdigung des histologischen Befundes zur Bewertung der Resektionsränder. Hilfreich sind intraoperativ gesetzte Clips.

Zur Bestrahlung der regionären Lymphknoten werden unterschiedliche Techniken empfohlen. Wesentlich ist, dass die Felder ohne Überschneidungen oder Lücken aneinander gesetzt werden, um Über- oder Unterdosie-

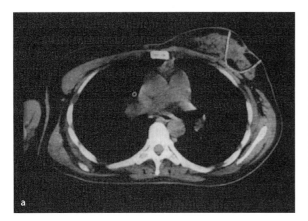

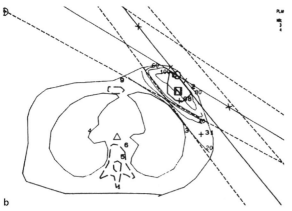

□ **Abb. 25.4. a** CT-Schicht für die optimierte Rechnerplanung des Boost (Dosiserhöhung im ehemaligen Tumorbereich) zu dem Fall aus Abb. 25.1. **b** Optimierter Rechnerplan für die Boost-Bestrahlung nach CT aus a. **c** Feldkontrollaufnahme der Boost-Einstellung am Bestrahlungsgerät zur Verifikation der exakten täglichen Einstellung

rungen zu vermeiden und gleichzeitig ein zufriedenstellendes kosmetisches Ergebnis zu gewährleisten.

❗ Die Bestrahlung der Mammaria-interna-Lymphknoten wird heute in vielen Institutionen in einer »Mischbestrahlung« aus Photonen und Elektronen durchgeführt, da so die Strahlenbelastung für das hintere Mediastinum und die Brustwirbelsäule niedrig gehalten werden kann.

Akut- und Spättoxizität

Im Vordergrund der akuten Toxizität der Strahlentherapie stehen die unvermeidlichen Hautreaktionen mit Rötung und trockenen Epitheliolysen, die gelegentlich nach höheren Strahlendosen, z. B. in der submammären Umschlagfalte oder auch axillär, in temporäre feuchte Epitheliolysen übergehen können. Das Ausmaß wird einerseits bestimmt durch die Bestrahlungsplanung, andererseits aber auch durch die absolute Strahlenmenge.

❗ Eine gründliche Aufklärung der Patientin hinsichtlich der notwendigen und sorgfältigen Hautpflege kann die Reaktionen in gewissen Grenzen günstig beeinflussen und damit auch einen positiven Einfluss auf das spätere kosmetische Gesamtergebnis haben.

Die von Sauer u. Dunst (1989) in einer ausführlichen Übersichtsarbeit berichteten Häufigkeiten von Spättoxizitäten in Form von

– schweren Fibrosen,
– schmerzhaften Myositiden der Brustmuskulatur,
– Hautnekrosen,
– Osteoradionekrosen der Rippen,
– Strahlenpneumonitiden und
– Armplexusläsionen

sind bei konsequenter Anwendung heute möglicher optimierter Bestrahlungsplanung und -technik nicht mehr zu erwarten, sie liegen realistischerweise insgesamt zwischen 1 und 3% (Flowble et al. 1991; Montague et al. 1983;

Pirquin et al. 1991), auch hier wird über eine deutlich erhöhte Toxizität nach adjuvanter zytostatischer Chemotherapie berichtet (Lingos et al. 1991; Pierce et al. 1991).

Da die postoperative Bestrahlung der Axilla heute äußerst restriktiv gehandhabt wird, ist das Auftreten eines Lymphödems axillär oder der Brust selbst Folge der radikalen Lymphknotendissektion oder Zeichen eines axillären oder supraklavikulären Lymphknotenrezidivs. Bis zu einer Gesamtdosis von 50 Gy und einer Einzeldosis von 2 Gy sind Spätfolgen in der nicht operierten Axilla sehr selten zu erwarten und erreichen nur in der postoperativen Situation (nach 50 Gy und mehr) Häufigkeiten bis zu 7% (Montague et al. 1983).

Spätfolgen in der bestrahlten Supraklavikulargrube, wie eingeschränkte Beweglichkeit des Schultergürtels oder Plexusläsionen, sind, wenn nicht mehr als 50 Gy in konventioneller Fraktionierung eingestrahlt wurden, in den allermeisten Fällen Zeichen des lokoregionären Lymphknotenrezidivs.

Das Risiko eines konsekutiven Karzinoms in der kontralateralen Brust beträgt, unabhängig davon, ob nur operiert oder auch postoperativ bestrahlt wurde, 0,5–0,9% pro Jahr (Kurtz et al. 1988).

❗ Es gibt bisher keine Daten oder Hinweise darauf, dass die postoperative Strahlenbehandlung der einen Brust ein Mammakarzinom in der kontralateralen Brust induzieren kann, trotzdem sollte unter Verwendung modernster Bestrahlungstechniken die Streustrahlung in die nicht betroffene Brust minimiert werden.

Einige Zentren berichteten über das Auftreten von Sarkomen in der bestrahlten Brust nach durchschnittlich 9,5–11 Jahren, selten vor 5 Jahren posttherapeutisch (Kurtz et al. 1988; Robinson et al. 1988; Taghian et al. 1990). Da Sarkome insgesamt, aber speziell in der Brust, sehr seltene Tumore sind, muss ein Zusammenhang mit der früher durchgeführten Strahlenbehandlung akzeptiert werden. Insgesamt beträgt die Häufigkeit 0,2% nach 10 Jahren (Taghian et al. 1990).

Das Risiko einer strahleninduzierten Leukämie nach Brustbehandlung ohne zytostatische Chemotherapie kann negiert werden.

Kosmetik

Der Wunsch nach einem optimalen kosmetischen Ergebnis nach brusterhaltender Therapie eines Mammakarzinoms darf dem Therapeuten nicht den Blick darauf behindern, dass zunächst die möglichst dauerhafte Sanierung des malignen Tumors unzweifelhaft im Vordergrund steht und keine Kompromisse erlaubt. Aus diesem Grunde kann auch nur ein kompetentes interdisziplinäres Team aus

- Operateuren (Gynäkologen, Chirurgen),
- Radioonkologen,
- erfahrenen Ärzten in systemischer Therapie (zytostatische Chemotherapie, Hormontherapie) und
- Pathologen,

das für die Patientin optimierte Behandlungskonzept erarbeiten und mit dieser ausführlich diskutieren.

Für das kosmetische Ergebnis nach brusterhaltender Therapie können viele Faktoren verantwortlich sein: Neben der unabänderlichen anatomischen Ausgangssituation spielen Art und Umfang der durchgeführten Chirurgie (Kurtz u. Mirabell 1992) und die Qualität der Strahlentherapie eine gewichtige Rolle. Aber auch die adjuvante zytostatische Chemotherapie nach Strahlentherapie beeinträchtigt das gute kosmetische Ergebnis (Perez et al. 1992), insbesondere aber bei simultan durchgeführter Radio- und Chemotherapie (Rose et al. 1989), zusätzlich wirken sich Wundheilungsstörungen und ausgeprägtere Hämatom- oder Serombildungen insgesamt negativ aus. Von einigen Autoren wird beschrieben, dass sogar nach 5 und 10 Jahren noch die Ausbildung von Teleangiektasien und Schrumpfung der Brust beobachtet werden konnte (Dewar et al. 1987), was bei der heutigen Bestrahlungstechnik nicht mehr zu erwarten ist.

Nach Mitteilung der Arbeitsgruppe in Marseilles kann, im Hinblick auf die gesamte Therapie, nach ca. 15 Jahren mit einer Stabilität der kosmetischen Resultate gerechnet werden (Kurtz u. Mirabell 1992).

Cave

Spezielle radioonkologische Faktoren für die Beeinträchtigung des kosmetischen Erfolges sind, neben ausgeprägt voluminösen Mammae mit der Gefahr der Dosisinhomogenität, im Wesentlichen
- die Wahl einer unpassenden Strahlenenergie,
- hohe Gesamt- oder Einzeldosen (Delouche et al. 1987; Van Limbergen et al. 1989),
- nicht optimierte, inhomogene Bestrahlungspläne und
- Feldüberschneidungen.

Eine verwertbare Beurteilung des langfristigen kosmetischen Ergebnisses kann erst 3–5 Jahre nach Abschluss der

Therapie getroffen werden. Von vielen wird ein Scoring-System mit 4 Abstufungen verwendet, das von »hervorragend« bis »schlecht« reicht. Die Beurteilungen werden von den Patientinnen selbst durchgeführt, und 85–90% sind mit den kosmetischen Ergebnissen insgesamt zufrieden (»hervorragend« oder »gut«), nur 5–10% werten ihr Testergebnis als »akzeptabel« oder »schlecht« (Calle 1985, Dewar et al. 1988; Fowble et al. 1991; Kurtz u. Mirabell 1992; Pirquin et al. 1991; Rose et al. 1989).

Integration der Strahlentherapie in das Gesamtbehandlungskonzept

Therapieoptimierung. Da die Zahl der brusterhaltend therapierten Patientinnen zunimmt, ist es umso wichtiger, die einzelnen Therapieschritte wie Operation, Strahlentherapie und mögliche Hormon- oder zytostatische Chemotherapie optimal aufeinander abzustimmen (Nixon et al. 1996). Ziel dieser Abstimmung muss sein, die Überlebensraten zu maximieren und dabei die Rate der Lokal- oder lokoregionären Rezidive sowie der Akut- und Spättoxizitäten zu minimieren.

Optimaler Zeitpunkt. Es gibt in der derzeit erreichbaren Literatur nur wenige suffiziente Daten, die belegen, zu welchem optimalen Zeitpunkt postoperativ mit der Strahlentherapie begonnen werden sollte und welche Zeiträume nicht überschritten werden dürfen.

Aus Villejuif (Clarke et al. 1985) wird zwar berichtet, dass Patientinnen, die innerhalb von 7 Wochen postoperativ mit der Strahlentherapie begonnen hatten, weniger Lokalrezidive (5%) erlitten als diejenigen, die später bestrahlt wurden (14%; p=0,01), das Ergebnis war jedoch in der multivariaten Analyse statistisch nicht relevant. Ähnliche Daten werden aus dem Joint Center in Boston genannt (Recht et al. 1991, 1995), hier lagen die bewerteten Zeiträume zwischen 8 und 16 Wochen. Nixon et al. (1994) schließen aus ihren Daten, dass ein Intervall von 8 Wochen postoperativ bis zum Beginn der Strahlenbehandlung für Patientinnen in den Stadien I und II dann akzeptabel ist, wenn die alleinige Strahlenbehandlung mit mindestens 60 Gy durchgeführt wird, auch ohne systemische Therapie.

 Nach der derzeitigen Datenlage sollte, wenn keine medizinischen Faktoren dagegen sprechen, innerhalb von 4–6 Wochen mit der postoperativen Strahlenbehandlung begonnen werden.

Auch über den Zeitpunkt der adjuvanten zytostatischen Chemotherapie nach erfolgter Operation in Abhängigkeit von der Strahlentherapie ist die Datenlage widersprüchlich.

 Es besteht Einigkeit darüber, dass die simultane Applikation von Strahlen- und zytostatischer Chemotherapie in den Stadien I und II außer einer erhöhten Toxizität keine Vorteile im Vergleich zur sequenziellen Therapie im Hinblick auf das rezidivfreie oder Allgemeinüberleben bringt.

Unterschiedliche Ergebnisse. Ob aber postoperativ zunächst die Strahlentherapie oder primär die zytostatische Chemotherapie durchgeführt werden soll, dazu gibt es selbst aus ein- und demselben Zentrum, dem Joint Center in Boston, unterschiedliche Ergebnisse und Empfehlungen (Recht et al. 1991, 1992, 1995). In einer Arbeit wird mitgeteilt, dass die Reihenfolge von Radio- oder zytostatischer Chemotherapie oder die Sandwichtechnik keinen Einfluss auf die Lokalrezidivrate oder das krankheitsfreie Überleben hatte, andererseits berichten die gleichen Autoren, dass es zwar keinen Unterschied in der Lokalrezidivrate gab, die Rate der Fernmetastasen aber bei den Patientinnen, die postoperativ zunächst bestrahlt wurden, höher gewesen sei. Die Analyse hatte aber auch ergeben, dass die Patientinnen mit früher zytostatischer Chemotherapie mehr Lokalrezidive erlitten.

In der letzten Mitteilung aus dieser Arbeitsgruppe (Recht et al. 1996) wird anhand der Ergebnisse einer randomisierten Studie mit 244 Patientinnen mit sog. Risikofaktoren (Lymphknotenmetastasen, negativer Östrogenrezeptor, Lymphangiosis) empfohlen, eine 12-wöchige zytostatische Chemotherapie der Radiotherapie voranzustellen.

Nach den vorliegenden Literaturergebnissen kann außerhalb von Studien derzeit empfohlen werden, bei entsprechender Indikation möglichst kurzfristig postoperativ mit 2–3 Zyklen zytostatischer Chemotherapie zu beginnen, dann ab der 6.–8. Woche die Radiotherapie durchzuführen und danach die zytostatische Chemotherapie auf die vorgesehene Zahl von Zyklen zu komplettieren (sog. Sandwich-Technik). Dieses Vorgehen wird, im Hinblick auf die lokale und allgemeine Verträglichkeit, von den Patientinnen gut toleriert.

Die Strahlenbehandlung sollte jedoch immer dann möglichst frühzeitig postoperativ begonnen werden, wenn die Resektionsränder knapp, positiv oder unsicher sind und/oder weitere Risikofaktoren (ausgedehnte intraduktale Tumorkomponente, Lymphangiosis) bestehen.

Strahlenbehandlung beim DCIS (duktales Carcinoma in situ)

Bis vor wenigen Jahren war die Mastektomie die Standardtherapie beim DCIS. Unter der Vorstellung, dass das DCIS weniger radiosensibel sei als die infiltrativen Karzinome der Brust, wurde das alleinige chirurgische Vorgehen für sinnvoll gehalten.

Die Erfahrungen mit der alleinigen lokalen Exzision sind begrenzt und weisen lokale Rezidivraten zwischen 13 und 76% auf (Galagher et al. 1989; Haagensen 1986; Kurtz et al. 1989; Lagios 1990; Price et al. 1990; Rosen et al. 1980).

Lokales Rezidiv. In den letzten Jahren wurden die Daten europäischer und US-amerikanischer Studien veröffentlicht, die nachweisen konnten, dass das brusterhaltende Vorgehen auch beim DCIS gerechtfertigt ist; die lokalen Rezidivraten lagen nach 5 Jahren zwischen 4 und 8%, die Überlebensraten betrugen 93–100% (Bornstein et al. 1991; Fisher et al. 1986; Fourquet et al. 1992; Solin et al. 1990; Stotter et al. 1990). Allerdings kann das lokale Rezidiv auch sehr spät, nämlich noch nach vielen Jahren (17 Jahren!) auftreten (Fourquet et al. 1992).

Fisher et al. (1998, 1999) berichten anhand der NSABP-Studien B-17 und B-24 über die eindeutigen Vorteile der postoperativen Radiotherapie bei der brusterhaltenden Therapie des DCIS sowie den zusätzlichen Benefit durch die Gabe von Tamoxifen.

Man kann zum jetzigen Zeitpunkt jedoch schon feststellen, dass die brusterhaltende Therapie des DCIS eine angemessene Alternative zur Mastektomie darstellt, wenn die Strahlentherapie der gesamten Brust mit 50 Gy (1,8–2 Gy ED) durchgeführt wird und bei fraglichen oder positiven Resektionsrändern die Dosis im Tumorbett auf 65 Gy erhöht wird (Fourquet et al. 1992).

25.1.2 Strahlentherapie nach Mastektomie

Die radikale Mastektomie oder ihre Modifikation durch Patey waren für Jahrzehnte operativer Standardeingriff bei Patientinnen mit operablem Mammakarzinom, wurden dann, bei gleichen Überlebensraten, durch die »eingeschränkte« oder »einfache« Mastektomie in vielen Situationen abgelöst, die wiederum zunehmend durch brusterhaltende Eingriffe ersetzt wird.

In der Literatur wurde der Wert der Strahlenbehandlung nach radikaler Mastektomie höchst unterschiedlich gesehen.

Ein positiver Einfluss auf die Überlebensrate war bisher nicht eindeutig bewiesen, zumindest waren die Ergebnisse häufig statistisch nicht signifikant, die lokale Rezidivrate ließ sich jedoch durch eine postoperative Strahlenbehandlung beträchtlich senken. Viele der früheren Daten beruhen jedoch auf strahlentherapeutischen Behandlungsprinzipien, die schon seit vielen Jahren nicht mehr zeitgemäß sind, insbesondere war die applizierte Strahlendosis überwiegend zu niedrig.

Einige skandinavische Arbeitsgruppen haben sich diesem Problem intensiv gewidmet (Høst et al. 1989; Rutqvist et al. 1989, 1992). In den Stockholm-Studien konnte nach 12 Jahren ein statistisch signifikant besseres Überleben für die Patientinnen nachgewiesen werden, die additiv bestrahlt worden waren (Rutqvist et al. 1989).

❶ Wird eine »eingeschränkte« Mastektomie durchgeführt, kann auf die postoperative Strahlenbehandlung *nicht* verzichtet werden, da nach ausführlichen pathohistologischen Untersuchungen immer bis zu 20% des Brustdrüsengewebes postoperativ verbleiben und allein dadurch ein erhöhtes Risiko für Lokalrezidive besteht.

In einigen randomisierten Studien wurde einer postoperativen zytostatischen Chemotherapie (überwiegend mit CMF) oder Hormontherapie (oder einer Kombination aus beiden) eine alleinige Radiotherapie (oder einer Kombination mit der medikamentösen Therapie) entgegengestellt. Dabei kam man zu folgenden Ergebnissen: Smith et al. (1984) wiesen eine Verbesserung des rezidivfreien Überlebens im Kombinationsarm aus Strahlentherapie und CMF nur bei Patientinnen mit 3 und mehr befallenen axillären Lymphknoten nach. In der Stockholm-II-Studie (Rutqvist et al. 1989) profitierten die postmenopausalen Patientinnen mit hohem Risiko (Tumor >3 cm oder N+) im alleinigen Strahlentherapiearm. In der Stockholm-III-Studie verbesserte Tamoxifen, zusätzlich zum CMF gegeben, die rezidivfreien Überlebensraten von postmenopausalen Patientinnen auf einen Level, der dem der alleinigen Strahlenbehandlung entsprach.

Neue Arbeiten von Kuske (1988) und Recht et al. (1998) definieren Risikofaktoren, die durch die Ergebnisse der Studien aus Dänemark belegt (Overgaard et al. 1997,

1999) und auch durch eine kanadische Studie untermauert werden (Ragaz et al. 1997), nach denen Frauen nach Mastektomie von einer postoperativen Strahlentherapie profitieren, sowohl im Hinblick auf die lokale Rezidivrate als auch auf das Überleben.

Unter Wertung der derzeitigen Datenlage kann man, wie von Harris et al. (1999) sowie von Pierce (1999) vorgeschlagen, die Indikationen zur postoperativen Radiotherapie nach Mastektomie zusammenfassen:
- Lokalisation des Tumors in der inneren Hälfte der Mamma,
- Tumoren >5 cm,
- Tumoren mit >4 befallenen axillären Lymphknoten,
- Tumoren mit Infiltration oder Exulzerationen der Haut,
- Tumoren mit positiven Rändern an der Brustwand.

Die **regionären Lymphknotenstationen** sollten elektiv dann bestrahlt werden,
- wenn >4 axilläre Lymphknoten pathohistologisch befallen sind,
- wenn ein extrakapsulärer Lymphknotenbefall vorliegt,
- bei verbackenen Lymphknoten und
- wenn nach allen gültigen Kriterien klinisch oder mit bildgebenden Verfahren ein sicherer Lymphknotenbefall vorliegt.

Sollten besonders viele Risikofaktoren vorliegen und neben der Gefahr des lokalen Rezidivs auch die Entwicklung oder gar das Vorhandensein von okkulten Fernmetastasen zu fürchten sein, muss auch die Durchführung einer simultanen Radiochemotherapie überlegt werden; dies sind aber sicherlich Individualentscheidungen.

Die Strahlentherapie selbst muss mit dem gleichen Aufwand und der gleichen Akkuratesse durchgeführt werden wie bei der brusterhaltenden Therapie, es kommen die gleichen Planungs- und Bestrahlungstechniken zur Anwendung.

Eine Dosis von 50 Gy, bei 1,8–2 Gy täglichen Einzelfraktionen an 5 Wochentagen reicht zur Kontrolle mikroskopischen Befalls an der Thoraxwand aus; bei entsprechenden Risiken und fortgeschrittenen Karzinomen sollte die Narbe auf 60 Gy aufgesättigt werden (Pierce et al. 1994).

25.1.3 Strahlentherapie des lokal fortgeschrittenen Mammakarzinoms

Obwohl das Schicksal der Patientinnen mit fortgeschrittenem Mammakarzinom durch die hohe Rate der hämatogenen Metastasierung bestimmt wird, kommt der lokalen Therapie doch ein hoher Stellenwert zu, da die Lebensqualität zunächst durch das Ausmaß der lokalen Erkrankung geprägt ist.

Während vieler Jahre war die Strahlentherapie primäre Behandlungsmaßnahme beim lokal fortgeschrittenen Mammakarzinom, derzeit wird die Strahlenbehandlung überwiegend als adjuvante Maßnahme zur Mastektomie oder zytostatischen Chemotherapie eingesetzt.

Patientinnen, die primär inoperabel waren, wurden früher häufiger direkt zur »palliativen« Strahlenbehandlung überwiesen, und es konnten lokale Kontrollraten zwischen 13 und 72% erreicht werden, im Durchschnitt 40–50% (Atkins u. Horrigan 1961; Bruckmann et al. 1979; Chu et al. 1984a; Fletcher 1972). Die großen Unterschiede resultierten aus der Heterogenität der Patientengruppen und den unterschiedlichen Dosierungen der durchgeführten Strahlentherapie.

Das von Fletcher (1972) propagierte Konzept der Adaptation der Höhe der Gesamtstrahlendosis (zwischen 60 und 110 Gy) an das Ausmaß des Lokalbefundes hatte zwar dauerhaft hohe lokale Kontrollraten von 72% zur Folge, obwohl sog. Bulk-Tumore eingeschlossen waren, die Spättoxizitäten bei den Patientinnen, die 6 und mehr Jahre überlebten, waren jedoch bei den hohen Strahlendosen inakzeptabel hoch.

In Italien wurde vom Nationalen Krebsinstitut für lokal fortgeschrittene, aber noch operable Tumore eine Studie durchgeführt, in der nach Induktionschemotherapie entweder eine Strahlentherapie oder die radikale Mastektomie durchgeführt wurde (Valagussa et al. 1990). Die lokalen Rezidivraten bei Patientinnen mit kompletter Remission nach Induktionschemotherapie betrugen bei den operierten Frauen 20%, bei den bestrahlten 37%. Vergleichbare Ergebnisse werden von Perloff et al. (1988) berichtet (19% versus 27%).

Deutlich bessere Ergebnisse werden von Brown et al. (1974) und Bedwineck et al. (1982) nach Mastektomie plus postoperativer Strahlentherapie bei Patientinnen im Stadium III genannt, die lokalen Kontrollraten nach 5 Jahren lagen zwischen 87 und 95%.

Durch neoadjuvante zytostatische Chemotherapie können primär inoperable Mammakarzinome zu operablen konvertiert werden (Bonadonna et al. 1990; Hortobagyi et al. 1991; Jaquillat et al. 1990; Pierce et al. 1991), vergleichbare Daten zur Kombination mit der Strahlentherapie existieren nicht.

Wird nach neoadjuvanter zytostatischer Chemotherapie und Mastektomie eine postoperative Strahlenbehandlung durchgeführt, ergeben sich in den durchgeführten Studien nicht nur verbesserte lokale Kontrollraten, sondern auch Steigerungen des rezidivfreien Überlebens und des Überlebens insgesamt (Overgaard et al. 1990; Ragaz et al. 1993).

Berg u. Swain (1994) bewerten in einer Übersichtsarbeit die Möglichkeiten einer simultanen Radiochemotherapie des fortgeschrittenen, nichtinflammatorischen Mammakarzinoms und kommen zu folgenden Schlussfolgerungen:

❗ Eine simultane Radiochemotherapie bringt Vorteile im Hinblick auf die Länge der Gesamtbehandlungszeit und einer möglichen Wirkungsverstärkung durch die simultane Kombination zweier schon für sich sehr wirksamer Therapiemodalitäten.

- Die bisherigen Erfahrungen zeigen, dass bei geeigneter Wahl der Substanzen die Toxizitäten tolerabel sind.
- Erste Hinweise deuten an, dass auch die Integration der Hormontherapie die Therapieergebnisse verbessern kann und die Morbidität senkt.

Es ist konzeptuell auch denkbar, in diesen fortgeschrittenen Fällen ein brusterhaltendes Therapiekonzept zu praktizieren, erste Erfahrungen liegen vor. Insbesondere das chirurgische Vorgehen muss noch auf eine breitere Erfahrungsbasis gestellt werden. Hierzu sind, im Hinblick auf die zu erwartenden Patientenzahlen, prospektiv randomisierte multizentrische Studien unabdingbar.

25.1.4 Strahlentherapie beim inflammatorischen Mammakarzinom

Der Krankheitsverlauf beim inflammatorischen Mammakarzinom war in der Vergangenheit gekennzeichnet durch eine sehr hohe lokale Rezidivrate nach Mastektomie und das rasche Auftreten von Fernmetastasen. Daraus wuchs die Einstellung, dass die Operation als primäre und alleinige Therapiemaßnahme nicht ausreiche. Retrospektive Studien belegten, dass der Einsatz der zytostatischen Chemotherapie das Auftreten von Fernmetastasen ver-

zögern kann und die Überlebenszeit verlängert. In einer Arbeit aus dem Institut Gustave-Roussy (Rouesse et al. 1986) wurden retrospektiv die Ergebnisse von 3 Behandlungsschemata an 230 Patientinnen verglichen, denen unterschiedlichste chemotherapeutische Substanzen zu differenten Zeitpunkten (vor oder nach Strahlentherapie) gegeben worden waren. Die Autoren schlossen, dass eine intensive Induktionschemotherapie, gefolgt von einer Erhaltungschemotherapie, sowohl das rezidivfreie Intervall als auch das Gesamtüberleben nach Strahlentherapie verbessern kann. Es kann derzeit nicht endgültig entschieden werden, ob Strahlentherapie und/oder Operation in Kombination mit der zytostatischen Chemotherapie bessere Behandlungsergebnisse insgesamt erbringen.

25.1.5 Nachsorge unter radioonkologischen Aspekten

Aufgrund der zwar relativ niedrigen, aber doch permanenten Gefahr eines Lokal- oder lokoregionären Rezidivs, auch noch nach vielen Jahren (1–2% Risiko pro Jahr), sowie der Möglichkeiten der Fernmetastasierung ist die sinnvoll organisierte Nachsorge eine äußerst wichtige Aufgabe aller an diesem interdisziplinären Therapiekonzept beteiligten ärztlichen Fachrichtungen.

❗ Im Rahmen eines arbeitsteilig organisierten Gesamtkonzepts der Nachsorge hat der Radioonkologe die unverzichtbare ärztliche Pflicht, sich regelmäßig über die lokalen Ergebnisse seiner Tätigkeit zu informieren; er muss sich vergewissern, dass kein Lokal- oder lokoregionäres Rezidiv vorliegt, ob und wie ausgeprägt Spätfolgen der Strahlentherapie zu registrieren sind und wie das kosmetische Ergebnis zu bewerten ist.

Dazu ist die regelmäßige körperliche Untersuchung der Mammae unter Einschluss der lokoregionären Lymphknotenstationen (in den ersten 2 Jahren alle 3 Monate, danach halbjährlich und nach 5 Jahren jährlich) mit standardisierter Dokumentation der Befunde nötig. Bei entsprechend enger Kooperation mit dem behandelnden Gynäkologen und konsequenter gegenseitiger Übermittlung der erhobenen Befunde können die Intervalle beim Radioonkologen auch auf 6 Monate verlängert werden. Im kurativen Therapiekonzept sollte 6 Monate nach Therapieende zur ersten Dokumentation der posttherapeutischen Veränderungen eine Kontrollmammographie der behandelten Brust durchgeführt werden, bei mangelnder Aussagekraft eventuell eine Kernspintomographie. Die Sonographie allein reicht wegen ihrer sehr subjektiven Beurteilungs- und Dokumentationsmöglichkeiten in diesem Stadium nicht aus. Die Folgeuntersuchungen mit bildgebenden Verfahren sollten dann in den üblichen Intervallen erfolgen.

Literatur

Atkins HL, Horrigan WD (1961) Treatment of locally advanced carcinoma of the breast with roentgen therapy and simple mastectomy. AJR 85: 865–869

Bedwineck JM, Perez CA, Kramer S et al. (1980) Irradiation as the primary treatment of stage I and II adenocarcinoma of the breast: Analysis of the RTOG breast registry. Cancer Clin Trials 3: 11–18

Bedwineck J, Rao DV, Perez C et al. (1982) Stage III and localized stage IV breast cancer: Irradiation alone versus irradiation plus surgery. Int J Radiat Oncol Biol Phys 8: 31–36

Berg CD, Swain SM (1994) Results of concomitantly administered chemoradiation for locally advanced non-inflammatory breast cancer. Sem Radiat Oncol 4: 226–235

Blichert-Toft M, Rose C, Anderson JA et al. (1992) Danish randomized trial comparing breast conserving therapy with mastectomy: six years of life table analysis. JNCI Monogr 11: 19–26

Bonadonna G, Veronesi LL, Brambilla C et al. (1990) Primary chemotherapy to avoid mastectomy in tumors with diameters of three centimeters or more. J Natl Cancer Inst 82: 1539–1545

Bornstein BA, Recht A, Connolly JL et al. (1991) Results of treating ductal carcinoma in situ of the breast with conservative surgery and radiation therapy. Cancer 67: 7–13

Brown GR, Horiot JC, Fletcher GH et al. (1974) Simple mastectomy and radiation therapy for locally advanced breast cancers technically suitable for radical mastectomy. AJR 120: 67–73

Bruckmann KE, Harris JR, Levene MB et al. (1979) Results of treatment stage III carcinoma of the breast by primary irradiation therapy. Cancer 43: 985–993

Calle R (1985) Experience with breast conserving approaches at the Curie Institute. In: Tobias JS, Peckham MJ (eds) Primary management of breast cancer. Edward Arnold, London, pp 59–79

Cedermark B, Askergren J, Alveryd A et al. (1984) Breast-conserving treatment for breast cancer in Stockholm. Sweden, 1977 to 1981. Cancer 53: 1253–1255

Chu AM, Cope O, Doucette J et al. (1984a) Non-metastatic locally advanced cancer of the breast treated with irradiation. Int J Radiat Oncol Biol Phys 10: 2299–2304

Chu AM, Cope O, Russo R et al. (1984b) Patterns of local-regional recurrence and results in stages I and II breast cancer treated by irradiation following limited surgery: an update. Am J Clin Oncol 7: 221–229

Clark RM, Wilkinson RH, Miceli PN et al. (1987) Breast cancer: experiences with conservation therapy. Am J Clin Oncol 10: 461–468

Clarke DH, Le MG, Sarrazin D et al. (1985) Analysis of local-regional relapses in patients with early breast cancers treated by excision and radiotherapy: experiment of the Institute Goustave-Roussy. Int J Radiat Oncol Biol Phys 11: 137–145

Debois JM (1997) The significance of a supraclavicular node metastasis in patients with breast cancer. Strahlenther Onkol 173: 1–12

Delouche G, Bachelot F, Prémont M et al. (1987) Conservation treatment of early breast cancer: long-term results and complications. Int J Radiat Oncol Biol Phys 13: 29–34

Dewar JA, Sarrazin D, Benhamou E et al. (1987) Management of the axilla in conservatively treated breast cancer: 592 patients treated at Institute Goustave-Roussy. Int J Radiat Oncol Biol Phys 13: 475–481

Dewar JA, Benhamou S, Benhamou E et al. (1988) Cosmetic results following lumpectomy, axillary dissection and radiotherapy for small breast cancers. Radiother Oncol 12: 273–280

Fentiman IS, Tong D, Winter PJ et al. (1990) High dose iridium implant for operable breast cancer: a pilot study. Br J Cancer 62 [Suppl 12]: 34

Findlay P, Lipman M, Danforth D et al. (1985) A randomized trial comparing mastectomy to radiotherapy in the treatment of stage I–II breast cancer: a preliminary report. Proc Soc Am Clin Oncol 4: C 230

Fisher B, Redmond C, Fisher ER et al. (1985) Ten-year results of a randomized clinical trial comparing radical mastectomy and total mastectomy with or without radiation. N Engl J Med 312: 674–681

Fisher B, Redmond C, Poisson R et al. (1989) Eight year results of a randomized clinical trial comparing total mastectomy and lumpectomy with or without irradiation in the treatment of breast cancer. N Engl J Med 320: 822–828

Fisher B, Constantino J, Redmond C et al. (1993) Lumpectomy compared with lumpectomy and radiation therapy for the treatment of intraductal breast cancer. N Engl J Med 328: 1581–1586

Fisher B, Brown A, Mamounas E et al. (1997) Effect of preoperative chemotherapy on loco-regional disease in women with operable breast cancer: Findings from NSABP-B-18. J Clin Oncol 15: 2483–2493

Fisher B, Dignam J, Wolmark N et al. (1998) Lumpectomy and radiation therapy for the treatment of intraductal breast cancer: Findigs from National Surgical Adjuvant Breast and Bowel Project B-17. J Clin Oncol 16: 441–452

Fisher B, Dignam J, Wolmark N et al. (1999) Tamoxifen in the treatment of intraductal breast cancer: National Surgical Adjuvant Breast and Bowel Project B-245 randomised controlled trial. Lancet 353: 1993–2000

Fisher ER, Sass R, Fisher B et al. (1986) Pathologic findings from the National Surgical Adjuvant Breast Project (Protocol 6) I. Intraductal carcinoma (DCIS). Cancer 57: 197–208

Fletcher GH (1972) Local results of irradiation in the primary management of localized breast cancer. Cancer 29: 549–551

Fletcher GH (1980) Textbook of radiotherapy, 3rd edn. Lea & Febiger, Philadelphia

Fletcher GH, Levitt SH (eds) (1993) Non-disseminated breast cancer. Springer, Berlin Heidelberg New York Tokyo

Fourquet A, Zafrani B, Campana F et al. (1992) Breast-conserving treatment of ductal carcinoma in situ. Sem Radiat Oncol 2: 116–124

Fowble B, Solin LJ, Schultz DJ et al. (1989) Frequency, sites of relapse, and outcome of regional node failures following conservative surgery and radiation for early breast cancer. Int J Radiat Oncol Biol Phys 17: 703–710

Fowble B, Solin LJ, Schultz DJ et al. (1990) Breast recurrence following conservative surgery and radiation: Patterns of failure, prognosis, and pathologic findings from mastectomy specimens with implications for treatment. Int J Radiat Oncol Biol Phys 19: 883–842

Fowble B, Solin LJ, Schultz DJ et al. (1991) Ten-years results of conservative surgery and radiation for stage I and II breast cancer. Int J Radiat Biol Phys 21: 269–277

Freeman CR, Belliveau NJ, Kim TH et al. (1981) Limited surgery with or without radiation for early breast carcinoma. J Can Assoc Radiol 32: 125–128

Gage I, Recht A, Gelman R et al. (1995) Long-term outcome following breast-conserving surgery and radiation therapy. Int J Radiat Oncol Biol Phys 33: 245–251

Galagher WJ, Koerner FC, Wood WC et al. (1989) Treatment of intraductal carcinoma with limited surgery: long-term follow-up. J Clin Oncol 7: 376–380

Gerard JP, Montbaron JF, Chassard JL et al. (1985) Conservative treatment of early carcinoma of the breast: significance of axillary dissection and iridium implant. Radiother Oncol 3: 17–22

Greening WP, Montgomery ACV, Gordon AB et al. (1988) Quadrantic excision and axillary node dissection without radiation therapy: the long-term results of a selective policy in the treatment of stage I breast cancer. Eur J Surg Oncol 14: 221–225

Haagensen CD (1986) Diseases of the breast, 3rd edn. Saunders, Philadelphia

Harris J, Halpin-Murphy P, McNeese M et al. (1999) Consensus statement on postmastectomy radiation therapy. Int J Radiation Oncology Biol Phys 44: 989–990

Harris JR, Beadle GF, Hellman S (1984) Clinical studies on the use of radiation therapy as primary treatment of early breast cancer. Cancer 53: 705–711

Hartsell WF, Recine DC, Griem KL et al. (1994) Should multicentric disease be an absolute contraindication to the use of breast-conserving therapy. Int J Radiat Oncol Biol Phys 30: 49–53

Hery M, Namer M, Verschoore EJ et al. (1984) Conservative treatment of breast cancer: a report of 108 patients. Int J Radiat Oncol Biol Phys 10: 2185–2190

Holland R, Veling SHJ, Mravunac M et al. (1985) Histologic multifocality of Tis, T_{1-2} breast carcinomas: implications for clinical trials of breast-conserving surgery. Cancer 56: 979–990

Hortobagyi B, Singletary E, McNeese M et al. (1991) Breast conservation after neoadjuvant chemotherapy for primary breast cancer. Proc Am Soc Clin Oncol 10: 55

Høst H, Brennhovd J, Loeb M (1989) Postoperative radiotherapy in breast cancer – long-term results from the Oslo study. Int J Radiat Oncol Biol Phys 12: 727–732

Hultborn KA, Torberg B (1960) Mammary carcinoma the biological character of mammary carcinoma studied in 517 cases by a new form of malignancy grading. Acta Radiol [Suppl] 196: 1–143

Jaquillat C, Weil M, Baillet F et al. (1990) Results of neoadjuvant chemotherapy and radiation therapy in the breast-conserving treatment of 250 patients with infiltrative breast cancer. Cancer 66: 119–129

Kantorowicz DA, Poulter CA, Rubin P et al. (1989) Treatment of breast cancer with segmental mastectomy alone or segmental mastectomy plus radiation. Radiother Oncol 15: 141–150

Köchli OR, Sevi BU, Benz J et al. (1991) Gynäkologische Onkologie. Springer, Berlin Heidelberg New York Tokio

Kurtz JM, Mirabell R (1992) Radiation therapy and breast conservation: cosmetic results and complications. Sem Radiat Oncol 2: 125–131

Kurtz JM, Spitallier JM, Amalric R et al. (1983) Late breast recurrence after lumpectomy and irradiation. Int J Radiat Oncol Biol Phys 9: 1191–1194

Kurtz JM, Amalric R, Branbone H et al. (1988) Contralateral breast cancer and other second malignancies in patients treated by breast-conserving therapy with radiation. Int J Radiat Oncol Biol Phys 15: 277–284

Kurtz JM, Jaquemier J, Torhorst J et al. (1989) Conservation therapy for breast cancers other than infiltrating ductal carcinoma. Cancer 63: 1630–1635

Kurtz JM, Jaquemier J, Amalric R et al. (1991) Breast conserving therapy for macroscopically multiple cancers. Ann Surg 212: 38–44

Kuske RR (1998) Adjuvant chestwall and nodal irridiation: maximize cure, minimize late cardiac toxicity. J Clin Oncol 16: 2579–2582

Lagios MD (1977) Multicentricity of breast carcinoma demonstrated by routine correlated serial subgross and radiographic examination. Cancer 40: 1726–1734

Lagios MD (1990) Duct carcinoma in situ. Pathology and treatment. Surg Clin North Am 70: 853–871

Lichter AS, Fraas B, Yanke B (1992) Treatment techniques in the conservative management of breast cancer. Sem Radiat Oncol 2: 94–106

Lingos TI, Recht A, Vincini F et al. (1991) Radiation pneumonitis in breast cancer patients treated with conservative surgery and radiation therapy. Int J Radiat Oncol Biol Phys 21: 355–360

Montague ED, Schnell SR, Romsdahl MD et al. (1983) Conservation surgery and irradiation in the treatment of breast cancer. Front Radiat Ther Oncol 17: 76–83

National Institutes of Health Consensus Development Panel (1992) Consensus statement: treatment of early-stage breast cancer. Monogr Natl Cancer Inst 11: 1–5

Nixon AJ, Recht A, Neuberg D et al. (1994) The relation between the surgery-radiotherapy interval and treatment outcome in patients treated with breast-conserving surgery and radiation therapy without systemic therapy. Int J Radiat Oncol Biol Phys 30: 17–21

Nixon, AJ, Troyan SL, Harris JR (1996) Options in the local management of invasive breast cancer. Sem Oncol 23: 453–463

Nobler MP, Vent L (1985) Prognosis factors in patients undergoing curative irradiation for breast cancer. Int J Radiat Oncol Biol Phys 11: 1323–1331

Osborne MP, Ormiston N, Harmer CL et al. (1984) Breast conservation in the treatment of early breast cancer: a 20-year follow-up. Cancer 53: 349–355

Overgaard M, Christensen JJ, Johansen H et al. (1990) Evaluation of radiotherapy in high-risk breast cancer patients: report from the Danish Breast Cancer Cooperative Group trial. Int J Radiat Oncol Biol Phys 19: 1121–1124

Overgaard M, Hansen P, Overgaard J et al. (1997) Postoperative radiotherapy in high-risk premenopausal women with breast cancer who receive adjuvant chemotherapy. N Engl Med 337: 949–955

Overgaard M, Jensen M-B, Overgaard J et al. (1999) Postoperative radiotherapy in high-risk postmenopausal breast-cancer patients given adjuvant ramoxifen: Danish Breast Cancer Cooperative Group DBCG 82c randomised trial. Lancet 353: 1641–1648

Perez CA, Kuske RR, Levitt SH (1992) Breast: stage T_1 and T_2. In: Perez CA, Brady LW (eds) Principles and practice of radiation oncology, 2nd edn. Lippincott, Philadelphia, p 932

Perloff M, Lesnick GJ, Korzun A et al. (1988) Combination chemotherapy with mastectomy or radiotherapy for stage III breast carcinoma. A Cancer and Leukemia Group B study. J Clin Oncol 6: 261–269

Pierce SM, Recht A, Lingos T et al. (1991) Long-term radiation complications following conservative Surgery (CS) and radiation therapy

(RT) in early stage breast cancer. Int J Radiat Oncol Biol Phys 21 [Suppl I]: 133–134

Pierce LJ, Lipman M, Ben-Baruch N et al. (1992) The effect of systemic therapy on local-regional control in locally advanced breast cancer. Int J Radiat Oncol Biol Phys 23: 949–960

Pierce LJ, Lichter AS, Archer P (1994) Indications, integration, and technical aspects of local-regional irradiation in the management of advanced breast cancer. Sem Radiat Oncol 4: 242–253

Pierce LJ (1999) Postmastectomy radiotherapy: Future directions. Seminars in Radiation Oncology 9: 300–304

Pirquin B, Huart J, Raynal M et al. (1991) Conservative treatment for breast cancer: long-term results (15 years). Radioth Oncol 20: 16–23

Price P, Sinnet HD, Gusterson B (1990) Ductal carcinoma in situ: Predictors of local recurrence and progression in patients treated by surgery alone. Br J Cancer 61: 869–872

Ragaz J, Jackson SM, Plenderleith ICH et al. (1993) Can adjuvant radiotherapy improve the overall survival of breast cancer patients in the presence of adjuvant chemotherapy? 10 year analysis of the British Columbia randomized trial. Proc Am Soc Clin Oncol 12: 60

Ragaz J, Jackson S, Le N et al. (1997) Adjuvant radiotherapy and chemotherapy in node-positive premenopausal women with breast cancer. N Engl J Med 337: 956–962

Recht A, Silver B, Schnitt S et al. (1985) Breast relapse following primary radiation therapy for early breast cancer. I. Classification, frequency and salvage. Int J Radiat Oncol Biol Phys 11: 1271–1276

Recht A, Pierce SM, Abner A et al. (1991) Regional nodal failure after conservative surgery and radiotherapy for early stage breast carcinoma. J Clin Oncol 9: 988–996

Recht A, Come SE, Gelman RS et al. (1991) Integration of conservative surgery, radiotherapy, and chemotherapy for the treatment of early-stage node-positive breast cancer: sequencing, timing, and outcome. J Clin Oncol 9: 1662–1667

Recht A, Come SE, Harris JJ (1992) Integration of conservative surgery, radiotherapy, and chemotherapy for patients with early-stage breast cancer. Sem Radiat Oncol 2: 107–115

Recht A, Come SE, Siver B et al. (1995) Sequencing of chemotherapy and radiotherapy following conservative surgery for patients with early-stage breast cancer: results of a randomized trial. Int J Radiat Oncol Biol Phys 32 [Suppl]: 148

Recht A, Come S, Henderson C et al. (1996) The sequencing of chemotherapy and radiation therapy after conservative surgery for early-stage breast cancer. N Engl J Med 334: 1356–1361

Recht A, Bartelink H, Fouquet A et al. (1998) Postmastectomy radiotherapy: Questions for the twenty-first century. J Clin Oncol 16: 2886–2889

Ribeiro GG, Dunn G, Swindel R et al. (1990) Conservation of the breast using two different radiotherapy techniques: interim report of a clinical trial. Clin Oncol 2: 27–34

Robinson E, Neugut AI, Wylie P (1988) Clinical aspects of postirradiation sarcomas. J Natl Cancer Inst 80: 233–240

Romestaing P, Carrie C, Ardiet JM et al. (1989) Conservative treatment of small breast cancer. Relevance of a boost after 50 Gy on the whole breast. Preliminary results of a randomized trial. Proc 17th Int Congr Radiol (Paris), p 54

Romestaing P, Lehingue Y, Carrie C et al. (1997) Role of 10 Gy boost in the conservative treatment of early breast cancer: Results of a randomized clinical trial, Lyon/France. J Clin Oncol 15: 963–968

Rose MA, Olivotto I, Cady B et al. (1989) Conservative surgery and radiation therapy for early breast cancer. Long-term cosmetic results. Arch Surg 124: 153–157

Rosen PP, Fracchia AA, Urban JA et al. (1975) »Residual« mammary carcinoma following simulated partial mastectomy. Cancer 35: 739–747

Rosen PP, Braun DW, Kinne DE (1980) The clinical significance of preinvasive breast carcinoma. Cancer 46: 919–925

Rouesse J, Friedman S, Sarrazin D et al. (1986) Primary chemotherapy in the treatment of inflammatory breast carcinoma: a study of 230 cases from the Institute Goustave-Roussy. J Clin Oncol 4: 1765–1771

Rutqvist LE, Cedemark B, Glas U et al. (1989) Radiotherapy, chemotherapy, and Tamoxifen as adjuncts to surgery in early breast cancer: a summary of three randomized trials. Int J Radiat Oncol Biol Phys 16: 629–639

Rutqvist LE, Lax I, Fornander T et al. (1992) Cardiovascular mortality in a randomized trial of adjuvant radiation therapy versus surgery alone in primary breast cancer. Int J Radiat Oncol Biol Phys 22: 887–896

Sack H, Thesen N (1996) Brustdrüse. In: Scherer E, Sack H (Hrsg) Strahlentherapie, Radiologische Onkologie. Springer, Berlin Heidelberg New York Tokio, S 661–681

Sarrazin D, Le MG, Arriagada R et al. (1989) Ten-year results of a randomized trial comparing a conservative treatment to mastectomy in early breast cancer. Radioth Oncol 14: 177–184

Sauer R (1996) Einfluß der lokalen Kontrolle auf das Gesamtüberleben nach brusterhaltender Therapie des Mammakarzinoms. Strahlenther Oncol 172: 181–185

Sauer R (2000) In: Untch M et al. Diagnostik und Therapie des Mammakarzinoms – State of the Art – Zuckschwerdt, München Bern Wien New York

Sauer R, Dunst J (1989) Risikoadaptierte Strahlenbehandlung des Mammakarzinoms. In: Schmidt-Matthiesen H (Hrsg) Spezielle gynäkologische Onkologie II, 2. Aufl. Urban & Schwarzenberg, München, S 254

Schnitt SJ, Abner A, Gelman R et al. (1994) The relationship between microscopic margins of resection and the risk of local recurrence in patients with breast cancer treated with breast-conserving surgery and radiation therapy. Cancer 74: 1746–1751

Smart CR, Myers MH, Gloeckler LH (1978) Implications from SEER data on breast cancer management. Cancer 41: 787–789

Smith DC, Crawford D, Dykes EH et al. (1984) Adjuvant radiotherapy and chemotherapy in breast cancer. In: Jones E, Salmon SE (eds) Adjuvant therapy of cancer IV. Grune & Stratton, New York, pp 283–289

Solin LJ (1992) Radiation treatment volumes and doses for patients with early-stage carcinoma of the breast treated with breast-conserving surgery and definitive irradiation. Sem Radiat Oncol 2: 82–93

Solin LJ (1993) Regional lymph node management in conservation treatment of early stage invasive breast carcinoma. Int J Radiat Oncol Biol Phys 26: 709–710

Solin LJ, Fowble BL, Schultz DJ et al. (1990) Definitive irradiation for intraductal carcinoma of the breast. Int J Radiat Oncol Biol Phys 19: 843–850

Stotter AT, McNeese M, Oswald MJ (1990) The role of limited surgery with irradiation in primary treatment of ductal in situ breast cancer. Int J Radiat Oncol Biol Phys 18: 283–287

Taghian A, de Vathaire F, Terrier P et al. (1990) Long-term risk of sarcoma following radiation treatment for breast cancer. Int J Radiat Oncol Biol Phys 19 [Suppl I]: 186

Valagussa P, Zambretti M, Bonadonna G et al. (1990) Prognostic factors in locally advanced noninflammatory breast cancer. Long term results following primary chemotherapy. Breast Cancer Res Treat 15: 137–146

Van Limbergen E, Rijnders A, van der Schueren E et al. (1989) Cosmetic evaluation of breast conserving treatment for mammary cancer. 2. A quantitative analysis of the influence of radiation dose, fractionation schedules and surgical treatment techniques on cosmetic results. Radiother Oncol 16: 253–267

Veronesi U, Cascinelli N, Greco M et al. (1985) Prognosis of breast cancer patients after mastectomy and dissection of internal mammary nodes. Ann Surg 202: 702–707

Veronesi U (1989) Brusterhaltende Chirurgie des Mammakarzinoms. Fortschr Med 107: 748–752

Veronesi U, Luini A, Del Vecchio M et al. (1993) Radiotherapy after breast-preserving surgery in women with localized cancer of the breast. N Engl J Med 328: 1587–1591

25.2 Intraoperative Strahlentherapie

F. Wenz, F. Melchert

25.2.1 Einleitung

Die brusterhaltende Operation mit postoperativer Bestrahlung des gesamten verbliebenen Brustparenchyms ist äquivalent zur radikalen Mastektomie bezüglich der Lokalrezidivrate und des Gesamtüberlebens der Patientinnen. Der Stellenwert der postoperativen perkutanen Bestrahlung mit ca. 50 Gy ist in mehreren prospektiv-randomisierten Studien mit Nachsorgezeiten bis zu 20 Jahren gesichert.

Aktuelle Untersuchungen beschäftigen sich nun damit, ob man unter Berücksichtigung entsprechender Risikofaktoren eine Individualisierung der Strahlentherapie erreichen kann. Einerseits wird geprüft, ob man bei Patientinnen mit niedrigem In-Brust-Rezidivrisiko, z. B. ältere Patientinnen mit kleinem, gut-differenziertem, rezeptorpositivem Tumor, die Therapieintensität reduzieren kann. Nachdem in der NSABP-B-21-Studie der Verzicht auf die Bestrahlung zu inakzeptabel hohen Lokalrezidivraten geführt hat, wird derzeit in verschiedenen Studien untersucht, ob eine Teilbrustbestrahlung (»accelerated partial breast irradiation« [APBI]) für dieses Patientenkollektiv ausreichend ist. Andererseits hat die große EORTC-Studie gezeigt, dass vor allem Patientinnen unter 50 Jahren von einer Dosiseskalation im Sinne eines Tumorbett-Boosts profitieren, sodass unterschiedliche Methoden der Boost-Bestrahlung evaluiert werden.

Neue technologische Entwicklungen erlauben inzwischen die Herstellung mobiler Linearbeschleuniger, die teilweise in einem normalen Operationssaal eingesetzt werden können. Dies hat zu einer erneuten Zunahme des Interesses am Einsatz der intraoperativen Radiotherapie (IORT) beim Mammakarzinom geführt.

> **Definition**
>
> Die intraoperative Radiotherapie (IORT) bezeichnet die einmalige Applikation einer relativ hohen Bestrahlungsdosis (10–20 Gy) in das Tumorbett nach kompletter Exzision des Tumors während der Operation.

Im Folgenden soll die Technologie, das operative Vorgehen, die radiobiologischen Besonderheiten und der mögliche klinische Einsatz der IORT beim Mammakarzinom vorgestellt werden.

25.2.2 Technologie

Die IORT ist eine Bestrahlungstechnik mit einer langen Tradition. Schon um 1910 wurden von deutschen Chirurgen Versuche unternommen, aufgrund der schlechten Tiefendosischarakteristika der damals vorhandenen Kilovoltbestrahlungsgeräte, Anteile des Intestinums zur Bestrahlung nach außen zu verlagern. Mitte der achtziger Jahre erlebte die IORT eine Renaissance, indem an verschiedenen Institutionen Patienten entweder während der Operation in Narkose zum Linearbeschleuniger in die Bestrahlungsabteilung gebracht wurden oder indem komplette Linearbeschleuniger in speziell baulich modifizierte Operationsräume eingebracht wurden. Die Haupteinsatzgebiete bestanden weiterhin bei Tumoren des GI-Traktes und bei Sarkomen.

Die Technologie der Miniaturisierung, die die Medizintechnik derzeit erobert, hat auch zur Herstellung mobiler Beschleuniger für die IORT geführt. Es stehen derzeit Maschinen zur Erzeugung niederenergetischer Röntgenstrahlen (INTRABEAM/Carl Zeiss Oberkochen) oder schneller Elektronen (Mobetron/Siemens, Novac 7/Hytesis) zur Verfügung. Das INTRABEAM-System besteht aus einer Miniaturelektronenkanone und einem Elektronenbeschleuniger. Über ein 10 cm langes Strahlrohr werden die Elektronen beschleunigt und treffen an der Spitze auf eine Gold-Target. Hier werden niederenergetische Röntgenstrahlen (30–50 kV) erzeugt, die sphärisch um die Spitze abstrahlen. Für die interstitielle Therapie, z. B. bei Hirntumoren, kann direkt mit der Spitze bestrahlt werden. Bei intrakavitären Anwendungen, wie z. B. beim Mammakarzinom, wird die Spitze in einen sphärischen Applikator eingebracht, der das Tumorbett aufspannt. Mobetron und Novac 7 sind klassische Linearbeschleuniger mit verkürzten Strahlrohren, die schnelle Elektronen mit Eindringtiefen von 4–5 cm erzeugen.

25.2.3 Operatives Vorgehen

Das operative Vorgehen unterscheidet sich grundsätzlich bei der intraoperativen Bestrahlung mit dem INTRABEAM-System von den Ansätzen mit schnellen Elektronen.

IORT mit INTRABEAM

Nach Exzision des Primärtumors mit dem entsprechenden Sicherheitsabstand wird das Exzidat vermessen und anhand der Größe ein passender Applikator ausgewählt und in die Operationshöhle eingepasst.

> ❗ Aufgrund des vergleichsweise steilen Dosisabfalls der niederenergetischen Röntgenstrahlung ist darauf zu achten, dass eine sorgfältige Blutstillung durchgeführt wird und dass der Applikator die Resektionshöhle adäquat ausfüllt.

Der Miniaturbeschleuniger wird auf einer mobilen Halterung analog eines Operationsmikroskops befestigt und steril überzogen. Der ausgewählte Applikator wird steril auf das Gerät aufgesteckt und nach Lösen der Arretierung in die Wundhöhle eingebracht. Anschließend wird das Brustgewebe nach erneuter Überprüfung auf Bluttrockenheit mittels einer Tabaksbeutelnaht um den Applikatorhals adaptiert. Die Haut wird etwas unterminiert und mittels Haltenähten oder einem Retraktor evertiert (◻ Abb. 25.5).

> ❗ Um Wundheilungsstörungen zu vermeiden, muss die Haut vom Applikatorhals distanziert werden. Um bestrahlungsinduzierte Spätfolgen zu verhindern, gilt es, einige Millimeter Brustgewebe zwischen Applikatoroberfläche und Haut, Brustwand bzw. Rippen zu erhalten.

Die Bestrahlung erfolgt je nach Dosisverschreibung und Applikatordurchmesser über einen Zeitraum von 30–45 min. Der Wundverschluss wird nach der üblichen Vorgehensweise durchgeführt. Zusammen mit der Vor- und Nachbereitung verlängert sich die Operationsdauer daher um ca. 45–60 min.

IORT mit schnellen Elektronen

Im Gegensatz zur IORT mit dem INTRABEAM-System, bei dem die Bestrahlung quasi sphärisch aus der Resektionshöhle heraus erfolgt, wird mit schnellen Elektronen aufgrund der nach vorwärts gerichteten Strahlung ein annähernd zylindrisches Volumen bestrahlt.

> ❗ Zunächst wird nach Exzision des Tumors das Brustparenchym von der Thoraxwand mobilisiert und eine Metallplatte zur Abschirmung eingebracht. Hierzu ist es erforderlich, das Tumorbett nach der Resektion des Tumors analog einer Raffung zu adaptieren.

Zur Auswahl der adäquaten Elektronenenergie wird die Dicke des Gewebes von der Oberfläche bis zur Metallplatte vermessen. Zur Definition der lateralen Ausdehnung des Bestrahlungsvolumens um die geraffte Resektionshöhle wird ein Plexiglaszylinder unterschiedlichen Durchmessers aufgesetzt und mit dem Kopf des mobilen Linearbeschleunigers verbunden. Die Bestrahlung erfolgt mit einer hohen Dosisrate innerhalb weniger Minuten. Aus Strahlenschutzgründen werden mobile Bleiplatten an den entsprechenden Stellen im Operationssaal aufgestellt. Anschließend erfolgt wie gewohnt der Wundverschluss. Im Vergleich zur IORT mit dem INTRABEAM ist die Bestrahlungszeit deutlich kürzer, die notwendigen operativen Manipulationen nehmen jedoch wiederum mehr Zeit in Anspruch.

25.2.4 Radiobiologische Besonderheiten

> ❗ Hohe Einzeldosen (>>2 Gy) sollten in der Strahlentherapie immer mit Vorsicht betrachtet werden, besonders wenn spät reagierende Gewebe wie Brust, Lunge oder Leber beteiligt sind.

Die In-vitro-Zell-Überlebenskurven dieser Gewebe mit niedrigen α/β-Werten zeigen üblicherweise mit zunehmender Einzeldosis ein überproportional niedriges Zellüberleben, d. h. eine starke Empfindlichkeit gegenüber einer Steigerung der Einzeldosis. Akut reagierende Gewebe wie z. B. Haut und Schleimhaut, aber auch Tumorzellen zeigen eine deutlich flachere Zellüberlebenskurve. Das

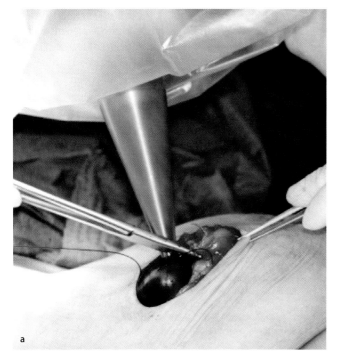

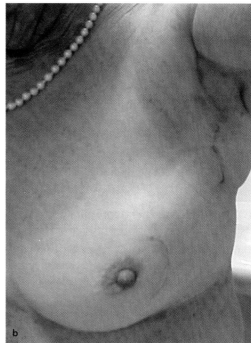

◪ Abb. 25.5a,b. Der passende Applikator wird eingebracht. Nach Blutstillung wird das Mammaparenchym mit einer Tabaksbeutelnaht adaptiert. Die Haut wird unterminiert und vom Applikatorhals dis-tanziert, um Wundheilungsstörungen zu vermeiden (**a**). Kosmetisches Ergebnis nach Abschluss der Therapie (**b**)

heißt, diese überproportionale Empfindlichkeit gegen-über einer Steigerung der Einzeldosis wird bei solchen Geweben nicht beobachtet. Die radiobiologischen Modellvorstellungen sagen also mit zunehmender Einzeldosis eine ungünstige Verschiebung des Verhältnisses Tumorzellabtötung zu Spätfolgen voraus, weshalb in der Strahlentherapie üblicherweise die Behandlung fraktioniert, d. h. mit täglichen Einzeldosen um 2 Gy, erfolgt.

Umgekehrt liegen allerdings inzwischen auch langjährige klinische Erfahrungen aus der Radiochirurgie vor, d. h. Einzeitbestrahlung von Metastasen in Hirn, Leber oder Lunge mit Einzeldosen von bis zu 20 Gy, die zeigen, dass man solche Dosen bei kleinem Bestrahlungsvolumen sicher applizieren kann.

Die radiobiologischen Effekte der IORT beim Mammakarzinom mit schnellen Elektronen lassen sich in etwa mit der klassischen Radiochirurgie vergleichen, da auch hier mit einer relativ hohen Dosisrate (innerhalb einiger Minuten) eine Dosis von ca. 20 Gy auf ein umschriebenes Volumen appliziert wird. Solange Brustwand, Rippen und

Haut entsprechend geschützt werden, sollten neben einzelnen kleineren Fibroseknoten in der Brust von wenigen Patientinnen keine klinisch relevanten Nebenwirkungen auftreten.

Die IORT mit niederenergetischen Röntgenstrahlen ist von der radiobiologischen Betrachtung her etwas komplizierter.

❶ Hier gilt es zu berücksichtigen, dass niederenergetische Röntgenstrahlung – siehe auch die Diskussion beim Mammographie-Screening – eine erhöhte relative biologische Wirksamkeit (RBW) hat. Das bedeutet, dass, verglichen mit der konventionellen Bestrahlung, eine identisch hohe physikalische Dosis einen stärkeren biologischen Effekt hat.

Dies hat zur Folge, dass die Strahlung trotz steilem physikalischen Dosisabfall biologisch sozusagen weiter in das Brustgewebe hineinreicht. Ein zweiter wichtiger Punkt ist die relativ lange Bestrahlungszeit bei der IORT mit dem INTRABEAM. Die Reparatur bestrahlungsinduzierter DNA-Schäden, die bevorzugt im gesunden Gewebe, weniger in Tumorzellen stattfindet, läuft sehr schnell (mit Halbwertszeiten zwischen 10 und 20 min) und führt zu einer relativ stärkeren Sterilisierung von Tumorzellen im Vergleich zu Normalgewebszellen. Zusammengefasst ergeben die Abschätzungen, dass die Dicke der Brustwand ausreicht, um bestrahlungsinduzierte Nebenwirkungen an der Lunge oder am Herzen zu verhindern. Ist die Haut oder die Brustwand mehr als fünf Millimeter von der Applikatoroberfläche distanziert, liegt das errechnete Fibroserisiko ebenfalls im nicht messbaren Bereich.

25.2.5 Klinische Einsatzmöglichkeiten

Der Einsatz der IORT im Rahmen der brusterhaltenden Therapie des Mammakarzinoms ist ein möglicher Weg in der zunehmend am individuellen Risiko adaptierten Therapie.

So wird aktuell in verschiedenen Studien (TARGIT, ELIOT, NSABP) das Konzept der Teilbrustbestrahlung im Sinne einer reduzierten Therapieintensität bei Patientinnen mit niedrigem Risiko für ein In-Brust-Rezidiv untersucht. Sowohl die ELIOT- (»electron intraoperative therapy«) als auch die TARGIT- (»targeted intraoperative radiotherapy«)Studie randomisieren bei brusterhaltender Operation zwischen einer alleinigen intraoperativen Tumorbettbestrahlung und der konventionellen perkutanen Nachbestrahlung. Bei TARGIT wird zusätzlich bei entsprechenden Risikofaktoren im IORT-Arm noch perkutan aufgesättigt.

Umgekehrt wird für Patientinnen mit hohem Risiko der Stellenwert der Dosiseskalation aufgezeigt; es gilt jedoch, in weiteren Studien nun die optimale Technik im Hinblick auf Rezidivquote, Kosmetik, Patientenfreundlichkeit und Kosten zu finden. Die IORT stellt im Rahmen dieser aktuellen Überlegungen aus folgenden Gründen ein attraktives Konzept dar:

- die Bestrahlung erfolgt zum frühest möglichen Zeitpunkt. Es findet keine Tumorzellproliferation bis zur Einleitung und während der Bestrahlungsserie statt,
- da unter Sicht bestrahlt wird, ist das Risiko einer ungenauen Zielvolumendefinition (»geographic miss«) minimiert,
- die Dauer der perkutanen Bestrahlungsserie kann verkürzt werden,
- die Sequenzierung mit der systemischen Therapie wird vereinfacht.

> ⓘ Die intraoperative Radiotherapie (IORT) beim Mammakarzinom erfreut sich durch die neue Gerätegeneration an zunehmendem Interesse. Potentielle klinische Einsatzgebiete – IORT als alleinige Teilbrustbestrahlung oder als Boost – werden in derzeit laufenden Studien definiert.

Literatur

Albrecht MR, Zink K, Busch W, Rühl U (2002) Dissection or irradiation of the axilla in postmenopausal patients with breast cancer? Long-term results and late effects in 655 patients. Strahlenther Onkol 178: 510–516

Arthur D (2003) Accelerated partial breast irradiation: a change in treatment paradigm for early stage breast cancer. J Surg Oncol 84: 185–191

Bartelink H (2003) Radiotherapy to the conserved breast, chest wall, and regional nodes: is there a standard? Breast 6: 475–482

Bartelink H, Horiot JC, Poortmanns P et al. (2001) Recurrence rates after treatment of breast cancer with standard radiotherapy with or without additional radiation. N Engl J Med 345: 1378–1387

Bijker N, Peterse JL, Duchateau L et al. (2001) Risk factors for recurrence and metastasis after breast-conserving therapy for ductal carcinoma-in-situ: Analysis of EORTC-Trial 10853. J Clin Oncol 19: 2263–2271

Boyages J, Delaney G, Taylor R (1999) Predictors of local recurrence after treatment of ductal carcinoma in situ: a meta-analysis. Cancer 85: 616–628

Buchholz TA, Strom EA et al. (2002) Pathologic tumor size and lymph node status predict for different rates of loco regional recurrence after mastectomy for breast cancer patients treated with neoadjuvant versus adjuvant chemotherapy. Int J Radiat Oncol Bio Phys 53: 880–888

Buchholz TA, Strom EA, McNeese MD et al. (2003) Radiation therapy as an adjuvant treatment after sentinel lymph node surgery for breast cancer. Surg Clin North Am 83: 911–930

Fisher B, Bryant J, Dignam JJ et al. (2002a) Tamoxifen, radiation therapy, or both for prevention of ipsilateral breast tumor recurrence after lumpectomy in women with invasive breast cancers of one centimeter or less. J Clin Oncol 20: 4141–4149

Fisher B, Land S, Mamounas E et al. (2001) Prevention of invasive breast cancer in women with ductal carcinoma in situ: An update of the national surgical adjuvant breast and bowel experience. Semin Oncol 28: 400–418

Fisher B, Anderson S, Bryant J et al. (2002b) Twenty-year follow-up of a randomized trial comparing total mastectomy, lumpectomy, and lumpectomy plus irradiation for the treatment of invasive breast cancer. N Engl J Med 347: 1233–1241

Harris JR, Halpin-Murphy P, McNeese M et al. (1999) Consensus statement on postmastectomy radiation therapy. Int J Radiat Oncol Bio Phys 44: 989–990

Hurkmans CW, Cho BC, Damen E et al. (2002) Reduction of cardiac and lung complication probabilities after breast irradiation using conformal radiotherapy with or without intensity modulation. Radiother Oncol 62: 173–171

Kreienberg R et al. (2003) S3-Leitlinie Mammakarzinom. Deutsche Krebsgesellschaft e.V., Berlin

Kuerer HM, Julian TB, Strom EA et al. (2004) Accelerated partial breast irradiation after conservative surgery for breast cancer. Ann Surg 239: 338–351

Louis-Sylvestre C, Clough K, Asselain B et al. (2004) Axillary treatment in conservative management of operable breast cancer: dissection or radiotherapy? Results of a randomized study with 15 years of follow-up. J Clin Oncol 22: 97–101

Malmstrom P, Holmberg L, Anderson H et al. (2003) Breast conserving surgery, with or without radiotherapy, in woman with node-negative breast cancer: randomized clinical trial in a population with access to public mammography screening. Eur J Cancer 39: 1690–1697

Muren LP, Maurstad G, Hafslund R et al. (2002) Cardiac and pulmonary doses and complication probabilities in standard and conformal tangential irradiation in conservative management of breast cancer. Radiother Oncol 62: 173–183

Recht A (2003) Integration of systemic therapy and radiation therapy for patients with early-stage breast cancer treated with conservative surgery. Clin Breast Cancer 4: 104–113

Recht A, Edge SB, Solin LJ et al. (2001) Postmastectomy radiotherapy: Clinical practice guidelines of the ASCO. J Clin Oncol 19: 1539–1569

Rutqvist LE, Rose C, Cavallin-Stahl E (2003) A systematic overview of radiation therapy effects in breast cancer. Acta Oncologica 42: 532–545

Sauer R, Schulz KD, Hellriegel K-P (2001) Strahlentherapie nach Mastektomie – Interdisziplinärer Konsensus beendet Kontroverse. Strahlenther Onkol 177: 1–9

Silverstein M (2002) The USC/Van Nuys Prognostic Index. Ductal Carcinoma in Situ of the Breast. Philadelphia, Lipincott, Wiliams and Wilkins; pp 459–473

Solin LJ, Fourquet A, Vicini F et al. (2001) Mammographically detected ductal carcinoma in situ of the breast treated with breast-conserving surgery and definitive breast irradiation: Long term outcome and prognostic significance of patient age and marginal status. Int J Radiat Oncol Biol Phys 50: 991–1002

Houghton J, George WD, Cuzick J et al., UK Coordinating Committee on Cancer Research; Ductal Carcinoma in situ Working Party; DCIS trialists in the UK, Australia, and New Zealand (2003) Radiotherapy and tamoxifen in women completely excised ductal carcinoma in situ of the breast in the UK, Australia, and New Zealand: randomised controlled trial. Lancet 362: 95–102

Veronesi U, Cascinelli N, Mariani L et al. (2003) Twenty-year follow-up of a randomized study comparing breast-conserving surgery with radical mastectomy for early breast cancer. N Engl J Med 347: 1227–1232

Vinh-Hung V, Verschraegen C (2004) Breast-conserving surgery with or without radiotherapy: pooled-analysis for risks of ipsilateral breast tumor recurrence and mortality. J Natl Cancer Inst 96: 88–89

Vrieling C, Collette L, Fourquet A et al. (2003) Can patient-, treatment- and pathology-related characteristics explain the high local recurrence rate following breast-conserving therapy in young patients. Eur J Cancer 39: 932–944

Whelan TJ, Julian T, Wright J et al. (2000) Does locoregional radiation therapy improve survival in breast cancer? A meta-analysis. J Clin Oncol 18: 1220–1229

Adjuvante systemische Therapie

Volker Möbus, Nicolai Maass, Corinna Crohns, Christoph Mundhenke, Walter Jonat

26.1 Chemotherapie

V. Möbus

26.1.1 Einleitung

Die adjuvante Chemotherapie ist aufgrund ihrer überragenden Evidenz integraler Bestandteil der Therapie des Mammakarzinoms. Generell kann auf sie nur bei Patientinnen in der Niedrigrisikosituation verzichtet werden. Diese Patientinnen müssen laut der neuen Konsensusempfehlung von St. Gallen 2005 alle folgenden Kriterien erfüllen:

- nodalnegativ *und:*
- histopathologisches Grading 1,
- Tumor ≤2 cm,
- Alter ≥35 Jahre,
- HER2/neu negativ,
- kein Nachweis einer Lymph- und/oder Hämangiosis.

Alternativ wird von der Mehrheit der Onkologen die Empfehlung ausgesprochen, bei einer Primärtumorgröße <1 cm die Indikation zu einer Chemotherapie zurückhaltend zu stellen.

Alle anderen Patientinnen erhalten zwar nicht obligat eine Chemotherapie, aber diese stellt in der mittleren Risikokonstellation zumindest eine Option dar, während sie in der Hochrisikosituation obligat ist.

Chemoendokrine Therapien haben in der sequentiellen Applikationsform zu einer zusätzlichen Wirkungssteigerung bei hormonrezeptorpositiven Patientinnen geführt, was getrennte Beiträge zum Thema »Adjuvante Chemotherapie« vs. »Adjuvante endokrine Therapie« nicht unproblematisch macht. Während bei schwacher oder mäßiger Expression des Hormonrezeptors die kombinierte chemoendokrine Therapie den Goldstandard darstellt, wird bei hochhormonrezeptorpositiven Patientinnen in der mittleren Risikosituation kontrovers diskutiert, ob die alleinige antihormonelle Therapie eine akzeptierte Alternative zur chemoendokrinen Therapie darstellen kann.

Von höchster Aktualität, wenngleich noch vorläufig, sind die Ergebnisse von fünf randomisierten Studien zum Vergleich einer alleinigen Chemotherapie vs. Chemotherapie plus dem Antikörper Trastuzumab (Herceptin®) bei Patientinnen mit einer Überexpression von HER2/neu. Diese Daten werden die adjuvanten Therapieempfehlungen für dieses Subkollektiv ab sofort drastisch beeinflussen.

❗ Eine alleinige Chemotherapie kann demnach den verbindlichen Standard nur bei hormonrezeptor- und HER2/neu negativen Patientinnen darstellen. Für hormonrezeptorpositive und/oder Patientinnen mit einer Überexpression von HER2/neu sind chemoendokrine Therapien und/oder begleitende Herceptin-Gaben der Goldstandard. Einzige Ausnahme sind hormonrezeptorpositive Patientinnen in einer Niedrigrisikosituation, bei denen eine alleinige antihormonelle Therapie ausreichend ist.

Taxanhaltige und dosisdichte Therapiekonzepte sind in den letzten Jahren neu etabliert worden und haben zu einer weiteren Verbesserung der Therapieergebnisse beigetragen.

26.1.2 Metaanalyse 2005 und Konsensus St. Gallen 2005

Eine große Anzahl einzelner Studien, aber auch die Metaanalysen der »Early Breast Cancer Trialist's Collaborative Group« haben den Stellenwert der adjuvanten Chemotherapie eindrucksvoll bewiesen.

Die aktuelle Metaanalyse der »Early Breast Cancer Trialists Collaborative Group (EBCTCG)« vom Mai 2005 hat 102 randomisierte Chemotherapiestudien mit über 33.000 Patientinnen analysiert, die überwiegende Mehrheit davon Polychemotherapiestudien. Ergebnisse der taxanhaltigen adjuvanten Therapiestudien sind in diese Metaanalyse noch nicht eingeflossen. Für das Gesamtkollektiv konnte durch eine Polychemotherapie eine relative Reduktion des Rezidivrisikos um 23% und des Sterberisikos um 17% bewiesen werden. Der signifikante Vorteil adjuvanter Therapien ist unabhängig vom axillären Lymphknotenstatus, wobei bei nodalnegativen Patientinnen naturgemäß der absolute Zugewinn vor dem Hintergrund des geringeren Rezidivrisikos kleiner ist als bei nodalpositiven Patientinnen.

Vor dem Hintergrund widersprüchlicher Ergebnisse von Einzelstudien bestätigt auch die jüngste Metaanalyse, dass der Nutzen der Chemotherapie bei prämenopausalen Patientinnen stärker ausgeprägt ist als in der Postmenopause (◻ Tab. 26.1). ◻ Tabelle 26.1 zeigt auch, dass in allen 4 Analysen die Unterschiede zugunsten der Polychemotherapie statistisch durchgehend hoch signifikant sind (jeweils 2 p <0,00001), der absolute Zugewinn nach 15 Jahren in der Prämenopause aber ca. 3-mal höher ist als in der Postmenopause.

▢ Tab. 26.1. Polychemotherapie vs. Kontrolle. 15-Jahres-Rezidiv- und Mortalitätswahrscheinlichkeit in Abhängigkeit vom Alter

	Rezidivwahrscheinlichkeit		Mortalitätswahrscheinlichkeit	
	<50 Jahre	50–69 Jahre	50 Jahre	50–69 Jahre
Poly-CT	41,1%	53,4%	32,4%	47,4%
Kontrolle	53,5%	57,6%	42,4%	50,4%
p-Wert	2 p <0,00001	2 p <0,00001	2 p <0,00001	2 p <0,00001
Absoluter Zugewinn (%)	12,3%	4,1%	10%	3%

Eindrucksvoll bestätigt wurde der herausragende Stellenwert der Anthrazykline im Vergleich mit einer CMF-haltigen Chemotherapie. Die neueste Analyse lässt erwarten, dass durch eine adäquate anthrazyklinhaltige Therapie (6-mal FEC oder 6-mal FAC) die brustkrebsbedingte Mortalität bei jungen Frauen um 44% und bei älteren Frauen um 24% im Vergleich zu einer unbehandelten Kontrollgruppe gesenkt werden kann. Diese Risikoreduktion ist im Wesentlichen unabhängig vom Östrogenrezeptor!! Handelt es sich um hormonrezeptorpositive Tumoren, so hätten junge Frauen durch die Gabe von Anthrazyklinen und Tamoxifen eine 57%ige Reduzierung des Mortalitätsrisikos und ältere Frauen um 45% im Vergleich mit einer unbehandelten Kontrollgruppe!!

Richtlinien zur adjuvanten Therapie des Mammakarzinoms sollten auch die aktuellen Empfehlungen von Konsensuskonferenzen berücksichtigen. Im Januar 2005 fand die »9. Internationale Konferenz zur primären Therapie des frühen Mammakarzinoms« in St. Gallen statt.

Entscheidende Änderungen in St. Gallen 2005 gab es zur Risikoeinteilung des Mammakarzinoms (Goldhirsch et al. 2005). Wir kannten bis dato zwei Risikoeinteilungen für das nodalnegative (niedriges Risiko vs. mittleres und hohes Risiko) und eine dritte Risikoeinteilung für das nodalpositive Mammakarzinom. Bei drei Risikoeinteilungen ist es auch 2005 in St. Gallen geblieben, aber die Definition dieser Risikogruppierungen in Abhängigkeit vom Nodalstatus ist modifiziert worden. Die Niedrigrisikogruppe wird in vorliegender Arbeit nicht näher diskutiert, da diese auf das prognostisch günstige nodalnegative Mammakarzinom beschränkt bleibt und für diese Gruppe weiterhin keine Chemotherapie indiziert wird. Die mittlere Risikogruppe umfasst erstmals sowohl nodalnegative Hochrisiko-Patientinnen wie Patientinnen mit 1–3 tumorös befallenen Lymphknoten ohne Hochrisiko Überexpression von HER2/neu. Auf die Hochrisikogruppe entfallen obligat alle Frauen mit ≥4 befallenen Lymphknoten sowie alle Patientinnen mit 1–3 befallenen Lymphknoten und Überexpression von HER2/neu.

Konsensus besteht, dass alle Frauen mit 4 und mehr befallenen Lymphknoten obligat eine Chemotherapie oder bei positiven Hormonrezeptoren eine chemoendokrine Therapie erhalten sollten. Die Empfehlung zu einer alleinigen Chemotherapie gilt selbstverständlich für hormonrezeptornegative Tumore, wobei in der nodalnegativen Situation unklar bleibt, ab welcher Primärtumorgröße eine Chemotherapie empfohlen werden soll. Einigkeit besteht aber, dass bei einer Tumorgröße <1 cm keine Chemotherapie indiziert werden sollte. In der mittleren Risikokonstellation bei 1–3 tumorös befallenen Lymphknoten ohne Überexpression von HER2/neu muss neben dem Alter und den Wünschen der Patientin das Ausmaß der Hormonrezeptorexpression in die Entscheidung mit einfließen.

Ein optimales chemotherapeutisches Regime ist von St. Gallen wiederum nicht definiert worden. Während weniger intensive Regime wie AC oder klassisches CMF für das nodalnegative Mammakarzinom weiterhin als adäquat angesehen werden, stehen für das nodalpositive Mammakarzinom eine ganze Reihe von Regimen zur Auswahl ($4 \times A[C] \rightarrow 3 \times CMF$; FEC, FAC, Kanadisches FEC, $3 \times FEC \rightarrow 3 \times$ Docetaxel, TAC, dosisdichte Therapien).

26.1.3 CMF: Immer noch eine Option?

Die Ergebnisse mehrerer älterer Studien sowie die Daten der Metaanalyse belegen ohne Zweifel, dass eine Chemotherapie nach dem CMF-Schema im Vergleich mit einer Kontrollgruppe zu einem signifikant längerem rezidivfreien und Gesamtüberleben führt.

Exemplarisch seien die Langzeitergebnisse von Bonadonna et al. (1995) zur adjuvanten Chemotherapie von Patientinnen mit nodalpositivem Mammakarzinom erwähnt. Diese belegen sowohl den unstrittigen Benefit von CMF im Vergleich zu einer Kontrollgruppe wie auch die Grenzen einer Chemotherapie nach dem CMF-Regime. So profitieren nur prämenopausale Patientinnen von der adjuvanten Chemotherapie mit CMF, nicht hingegen postmenopausale Frauen. Eine retrospektive Subgruppenanalyse ergab zudem einen Nutzen nur für die prognostisch günstige Subgruppe mit 1–3 befallenen Lymphknoten, nicht hingegen für Patientinnen mit ≥4 positiven Lymphknoten.

> ❶ CMF bleibt also eine chemotherapeutische Option bei Patientinnen mit niedrigem Risikoprofil (kumulatives Rezidivrisiko <30% innerhalb von 5 Jahren) oder für ältere Patientinnen und Patientinnen mit vorbestehender kardialer Dysfunktion. Ebenso wie für die anthrazyklinhaltigen Schemata gilt auch für CMF, dass eine Unterdosierung vermieden werden muss.

Die Ergebnisse der NSABP-B-15 Studie haben gezeigt (Fisher et al. 1990), dass 4 Zyklen AC ($60/600$ mg/m^2) äquivalent zu 6 Doppelzyklen CMF sind. Die deutlich kürzere Therapiedauer und die niedrige Langzeittoxizität favorisieren die Gabe von 4 Zyklen AC (alternativ EC), wenn eine Chemotherapie in einer »Niedrigrisikosituation« gegeben werden soll.

26.1.4 Stellenwert der Anthrazykline

St. Gallen 2005 hat erstmals ein Statement zur Frage der optimalen (adäquaten) anthrazyklinhaltigen Chemotherapie abgegeben.

> ❶ Während in den Empfehlungen der NIH (National Institute of Health) Consensus Conference aus dem Jahre 2000 noch vage von 4–6 Zyklen AC die Rede ist, hat sich St. Gallen jetzt zumindest in der nodalpositiven Situation für eine 6-malige anthrazyklinhaltige Kombinationstherapie nach dem FAC- oder FEC-Regime ausgesprochen.

Nicht diskutiert wurde vom Expertenpanel die Frage nach der einzuhaltenden Dosisintensität von Doxorubicin oder Epirubicin. Zwei hochrangige Studien haben eindeutig belegen können, dass eine Unterdosierung sowohl von Doxorubicin (Budman et al. 1998) als auch von Epirubicin (Bonneterre et al. 2005) unbedingt vermieden werden

muss, da sie sowohl zu einem signifikant schlechteren rezidivfreien wie Gesamtüberleben führt. Als Konsequenz dieser Studien liegt die zu fordernde Dosisintensität für Doxorubicin bei 20 mg/m^2/Woche und für Epirubicin bei 30 mg/m^2/Woche.

Das Statement von St. Gallen ist insbesondere vor dem Hintergrund zu begrüßen, dass wir seit dem Jahr 2001 wissen, dass auch eine längere, adäquat dosierte Chemotherapie mit Epirubicin/Cyclophosphamid ($100/830$ mg/m^2/Woche q3w) über acht Zyklen zu keiner Verbesserung im Vergleich mit einer konventionellen CMF-Therapie führt (Piccart et al. 2001).

Nur anthrazyklinhaltige Dreifachkombinationen haben im direkten Vergleich zu einer Überlegenheit gegenüber CMF geführt. Diese Trendwende leiteten insbesondere die Studien von Levine et al. (1998) und Mouridsen et al. (1999) ein.

Die von Levine veröffentlichten Daten zeigen eine eindeutige Überlegenheit von FEC gegenüber CMF sowohl im rezidivfreien als auch im Gesamtüberleben. Die 5-Jahres-Überlebensraten des rezidivfreien Überlebens betrugen 63% für Patientinnen, die mit FEC behandelt wurden, im Vergleich zu 53% bei den mit CMF behandelten Patientinnen (p=0,009). Die korrespondierenden Überlebensraten für das 5-Jahres-Gesamtüberleben betrugen 70% bzw. 77% (p=0,03). Allerdings mussten im FEC-Arm signifikant mehr Patientinnen wegen febriler Neutropenie stationär aufgenommen werden (8,5%, verglichen mit 1,1% bei CMF). Todesfälle traten in keinem der Studienarme auf. Fünf Patientinnen in der FEC-Gruppe entwickelten eine sekundäre Leukämie.

In einer aktuellen Langzeitauswertung der Studie mit einer medianen Nachbeobachtungszeit von 10 Jahren lag das rezidivfreie Überleben von Patientinnen mit FE$_{120}$C bei 52% im Vergleich zu 45% im CMF-Arm, was einer Hazard Ratio von 1,31 (p=0,005) entspricht. Die korrespondierenden Daten für das 10-Jahres-Gesamtüberleben betrugen 62% vs. 58%, Hazard Ratio 1,18 (p=0,085) (Levine et al. 2005).

Eine vor allem in Europa häufig verwendete Alternative zum kanadischen FEC$_{120}$ ist das französische FEC$_{100}$, das sog. Bonneterre-Schema. Auch zu dieser Studie wurde kürzlich der Langzeit-Follow-up publiziert (Bonneterre et al. 2005). Auch nach 10 Jahren war das Überleben im FEC$_{100}$ Arm signifikant besser als im FEC$_{50}$ Arm (54,8% vs. 50,0%; p=0,05) Die Ergebnisse dieser Studie implementierten zudem die geforderte Dosisintensität von 30 mg/m^2/Woche an Epirubicin.

Eine weitere Alternative stellt seit dem ASCO 2003 die sequentielle Therapie mit Epirubicin, gefolgt von CMF dar. In einer Metaanalyse zweier Phase-III-Studien aus England und Schottland wurde an 2391 Patientinnen mit frühem Mammakarzinom die Wirksamkeit von 4 Zyklen Epirubicin (100 mg/m²), gefolgt von 4 Zyklen CMF gegen 6 bzw. 8 Zyklen CMF untersucht (Poole et al. 2003). Nach einer medianen Nachbeobachtungszeit von 32 Monaten konnte die bisherige Datenlage zur Überlegenheit von Anthrazyklinen gegenüber CMF bestätigt werden. Das relative Risiko für das Auftreten eines Rezidivs (Hazard Ratio) konnte durch die E-CMF-Therapie auf 69%, und das relative Risiko für einen letalen Krankheitsverlauf auf 65% gesenkt werden (je p <0,0001). Die Überlegenheit der Anthrazyklintherapie bestätigte sich unabhängig von Nodalstatus, Alter und Hormonrezeptorstatus. Der Vorteil dieses sequentiellen Schemas liegt in der besseren Verträglichkeit, da sich das Auftreten einer febrilen Neutropenie nicht signifikant zwischen den beiden Therapiearmen (p=0,67) unterschied. Einschränkend sei bemerkt, dass die Daten dieser Arbeit noch nicht als Originalpublikation vorliegen.

26.1.5 Die Rolle der Taxane

Derzeit liegen Ergebnisse von 8 großen randomisierten Studien zum Einsatz von Taxanen in der adjuvanten Therapie des Mammakarzinoms vor (◘ Tab. 26.2). Je vier Studien setzen Docetaxel bzw. Paclitaxel ein. Drei Studien (CALGB 9344, NSABP B-28 und BCIRG 001) sind als Originalarbeit bereits publiziert (Henderson et al. 2003; Martin et al. 2005; Mamounas et al. 2005).

Die Taxanarme sind in 7 Studien den anthrazyklinhaltigen Kontrollarmen im rezidivfreien Überleben überlegen. Drei der 8 Studien zeigen auch einen Überlebensvorteil zugunsten der taxanhaltigen Chemotherapie.

Die einzige negative Studie ist die kürzlich berichtete E-2197-Intergroup-Studie (Goldstein et al. 2005). Diese zeigte weder im rezidivfreien noch im Gesamtüberleben einen Vorteil für den taxanhaltigen Arm. Die negativen Ergebnisse dieser Studie sind nicht überraschend und dürften im Wesentlichen auf 2 Ursachen zurückzuführen sein: den hohen Anteil nodalnegativer Patientinnen (65%!) und die prinzipiell suboptimale Chemotherapie in beiden Armen (nur 2 Substanzen über nur 4 Zyklen!).

◘ **Tab. 26.2.** Ergebnisse adjuvanter Taxanstudien

Studie	Design	Taxan	Resultat	Autoren
BCIRG 001	6 × TAC vs. 6 × FAC	Docetaxel	DFS+ OS+	Martin M et al. (N Eng J Med 2005)
CALBG 9344	4 × AC vs. 4 × AC → 4 × T	Paclitaxel	DFS+ OS+	Henderson IC et al. (JCO 2003)
NSABP B28	4 × AC vs. 4 × AC → 4 × T	Paclitaxel	DFS+	Mamounas et al. (JCO 2005)
PACS 001	6 × FEC vs. 3 × FEC → 3 × T	Docetaxel	DFS+ OS+	Roché et al. (SABCS 2004)
ECTO	OP → 4 × A → 4 × CMF OP → 4 × AT → 4 × CMF 4 × AT → 4 × CMF → OP	Paclitaxel	DFS+	Gianni et al. (ASCO 2005)
E 2197 Intergroup Trial	4 × AC vs. 4 × AT	Docetaxel	DFS− OS−	Goldstein LJ et al. (ASCO 2005)
GEICAM 9906	6 x FEC vs. 4 x FEC → 8 x Tq1w	Paclitaxel	DFS+	Martin M et al. (SABCS 2005)
US Oncology Research	4 × AC vs. 4 x AT	Docetaxel	DFS+	Jones SE et al. (SABCS 2005)

Die CALBG-9344-Studie (Henderson et al. 2003) untersuchte in einem 3-mal 2 faktoriellen Studiendesign zum einen die Auswirkung einer Dosiseskalation von Doxorubicin und zum anderen die Fortsetzung der Chemotherapie nach 4 Zyklen AC mit 4 Zyklen Paclitaxel 175 mg/m². Während sich für die drei unterschiedlichen Dosierungen von Doxorubicin kein Unterschied fand, beträgt bei einer medianen Nachbeobachtungszeit von nunmehr 69 Monaten die relative Risikoreduktion zugunsten der sequentiellen Paclitaxel-Gabe 17% für das rezidivfreie und 18% für das Gesamtüberleben. Die 5-Jahres-Überlebenswahrscheinlichkeit betrug 77% für Patientinnen ohne und 80% für Patientinnen mit Paclitaxel.

Die NSABP-B-28-Studie (Mamounas et al. 2005) verfolgte ein der CALGB-Studie sehr ähnliches Konzept. Die NSABP B-28 untersuchte ebenfalls den Effekt der sequentiellen Gabe von 4 Zyklen Paclitaxel nach 4 Zyklen AC (60/600 mg/m²), allerdings in einer höheren Paclitaxel-Dosierung von 225 mg/m². Nach einem medianen Follow-up von 65 Monaten zeigte sich ein statistisch hochsignifikanter Vorteil für das rezidivfreie Überleben (p=0,006), aber nicht für das Gesamtüberleben. Im Gegensatz zu den Ergebnissen der CALBG-9344-Studie waren diese Resultate unabhängig von der Anzahl der befallenen Lymphknoten, dem Alter oder dem Hormonrezeptorstatus.

Die verbindliche Interpretation der Ergebnisse dieser beiden Studien wird durch die Unterschiede in der Therapiedauer (4 vs. 8 Zyklen erschwert). Gleichwohl werden sie als 2 positive »Taxanstudien« interpretiert.

Die verbleibenden Studien haben hingegen eine gleich lange Therapiedauer in allen Armen. Drei dieser Studien haben den Stellenwert von Docetaxel in der adjuvanten Situation evaluiert. Die BCIRG-001-Studie verglich 6 Zyklen FAC (500/50/500 mg/m² q3w) mit 6 Zyklen TAC (75/50/500 mg/m² q3w). Die mediane Nachbeobachtungszeit liegt nunmehr bei 55 Monaten (Martin et al. 2005). Der TAC-Arm (Docetaxel, Doxorubicin, Cyclophosphamid) ist sowohl im rezidivfreien als auch im Gesamtüberleben dem FAC-Arm signifikant überlegen. Die rezidivfreie Überlebenszeit nach 5 Jahren betrug 75% im TAC-Arm und 68% im FAC-Arm (p=0,001), die Gesamtüberlebenszeit 87% im TAC-Arm und 81% im FAC-Arm (p=0,008). Dies bedeutet für das Gesamtkollektiv eine Reduzierung des Mortalitätsrisikos um 30% (p=0,008). Bei Patientinnen mit 1–3 axillären Lymphknotenmetastasen konnte eine relative Risikoreduktion für das Auftreten eines Rezidivs von 39% erreicht werden (p <0,001). Bei Patientinnen mit 4 oder mehr Lymphknotenmetastasen fand sich eine Risikoreduktion von 17%, diese war aber mit einem p-Wert von p=0,17 nicht signifikant.

Im Gegensatz zur BCIRG-001-Studie kommen in der PACS 01 (Roché et al. 2004) und in der ECTO-Studie (Gianni et al. 2005) im Taxanarm sequentielle Therapieregime zum Einsatz. Im ECTO Trial erfolgt zudem ein Vergleich zwischen adjuvanter und primärer Chemotherapie. Beide Studien sind wiederum positiv im rezidivfreien Überleben zugunsten des Taxanarmes, die PACS-01-Studie ist auch für das Überleben positiv.

Alle Studien mit adäquater Therapiedauer zeigen eine Überlegenheit des taxanhaltigen Armes. Es ist zu vermuten, dass der zukünftige Chemotherapiestandard beim nodalpositiven Mammakarzinom aus einem anthrazyklin- und taxanhaltigem Regime bestehen wird. Während die Überlegenheit der taxanhaltigen Regime mit diesen Studien bewiesen ist, bleibt offen, ob die evaluierten Taxanregime äquipotent sind oder Wirkungsunterschiede aufweisen.

Eine kürzlich publizierte Studie (Sparano 2005) hat untersucht, ob es nach 4 Zyklen AC einen Unterschied in Abhängigkeit vom eingesetzten Taxan (Docetaxel vs. Paclitaxel) oder dem Schedule gibt (3-wöchentlich vs. wöchentlich). Es konnte ein Trend zugunsten der dosisdichten wöchentlichen Therapie mit Paclitaxel festgestellt werden, der aber nicht signifikant war.

> ❶ Die weitestgehende Übereinstimmung in der Datenlage hat dazu geführt, dass die AGO-Leitlinien 2005 erstmals taxanhaltige Schemata als therapeutische Option zur adjuvanten Behandlung nodalpositiver Patientinnen anerkannt hat. Auch St. Gallen 2005 hat den Einsatz der Taxane beim nodalpositiven *und* prognostisch ungünstigem Mammakarzinom als Standard anerkannt. Kein Standard ist der Einsatz der Taxane beim nodalnegativen Mammakarzinom, da hierzu noch keine Studienergebnisse vorliegen.

26.1.6 Dosisdichte Therapie

Die Bedeutung der Gesamtdosis und Dosisintensität für den Therapieerfolg wird seit annähernd 20 Jahren kontrovers diskutiert. In einer retrospektiven Analyse ihrer beiden ersten CMF- vs. Kontrollstudien stellten Bonadonna und Valagussa 1981 erstmals einen signifikanten Zusammenhang zwischen der applizierten Dosis und dem

Überleben fest. In Übereinstimmung mit einer ebenfalls retrospektiven Analyse von Hryniuk und Levine (1986) folgerten sie, dass die Dosisintensität für den Therapieerfolg wichtig ist. Nicht zuletzt auf der Grundlage dieser Daten haben verschiedene Arbeitsgruppen prospektive Studien zu dieser Fragestellung aufgelegt.

◘ Abbildung 26.1 zeigt die Therapiekonzepte, die über eine konventionell dosierte Chemotherapie hinausgehen. Es ist notwendig, diese klar voneinander abzugrenzen. All diesen therapeutischen Ansätzen ist zu eigen, dass sie nur mit der primär prophylaktischen Gabe von G-CSF umgesetzt werden können.

> **Definition**
>
> Der Terminus »Dosiseskalation« bezieht sich auf Therapiekonzepte, die das Intervall beibehalten, aber die Einzeldosis pro Zyklus erhöhen (z. B. NSABP-B-25-Studie (Fisher et al. 1999) oder Hochdosisstudien mit Stammzellsupport. »Dosisdichte« Therapiekonzepte lassen die Einzeldosis pro Zyklus unverändert und verkürzen ausschließlich das Therapieintervall (z. B. CALGB 9741). Die Vereinigung beider Prinzipien führt zu dosiseskalierten und dosisdichten Therapieprinzipien (z. B. ETC Trial).

Auf die diesen Therapieprinzipien zugrunde liegenden theoretischen Konzepte kann an dieser Stelle nicht näher eingegangen werden.

Für die dosisdichten Therapiekonzepte liegen bereits überzeugende Daten vor. Der CALGBC 9741 Trial (Citron et al. 2003) ist eine Studie mit einem 2-mal 2 faktoriellen Design, die eine Kombinations- oder sequentielle Chemotherapie entweder dreiwöchentlich oder dosisdicht in einem zweiwöchentlichen Intervall applizierte. Die Gesamtdosis der eingesetzten Substanzen (Doxorubicin, Paclitaxel, Cyclophosphamid) war in allen 4 Armen identisch. Bei einer medianen Nachbeobachtungszeit von 36 Monaten fand sich für die dosisdichte Chemotherapie eine signifikante Verbesserung sowohl im rezidivfreien wie im Gesamtüberleben. Eine Aktualisierung der Daten wurde 2005 vorgestellt (Hudis et al. 2005). Die vorbeschriebenen Ergebnisse hinsichtlich einer Verlängerung des rezidivfreien und des Gesamtüberlebens konnten bestätigt werden.

Bei einer noch kürzeren medianen Nachbeobachtungsdauer von 28 Monaten konnte auch die AGO-Studie zeigen, dass durch den dosisdichten ETC-Arm das

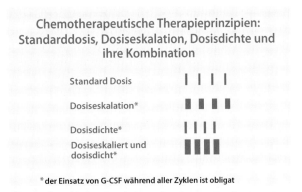

Chemotherapeutische Therapieprinzipien: Standarddosis, Dosiseskalation, Dosisdichte und ihre Kombination

Standard Dosis

Dosiseskalation*

Dosisdichte*

Dosiseskaliert und dosisdicht*

* der Einsatz von G-CSF während aller Zyklen ist obligat

◘ **Abb. 26.1.** Unterscheidung zwischen Standarddosis, Dosiseskalation, Dosisdichte und der Kombination von beidem

rezidivfreie und das Gesamtüberleben im Vergleich mit der konventionellen Chemotherapie signifikant verbessert wurde (Möbus et al. 2004). Für das Hochrisikokollektiv mit ≥10 befallenen Lymphknoten ist durch die dosisdichte Therapie das Rezidivrisiko nahezu halbiert worden. Diese übereinstimmenden Ergebnisse gewinnen um so mehr an Bedeutung, da in beiden Studien ein vergleichbarer Standardarm benutzt wurde [4-mal AC (oder EC) → 4-mal Paclitaxel].

26.1.7 Chemoendokrine Therapie

Der Zusammenhang zwischen negativem bzw. schwach positivem vs. hochpositivem Hormonrezeptor und der Effektivität einer Chemotherapie ist komplexer Natur. Von besonderer Bedeutung ist die Frage, ob auch die hoch hormonrezeptorpositiven Patientinnen ohne prognostisch ungünstige Zusatzkriterien von einer kombinierten chemoendokrinen Therapie profitieren oder eine alleinige antihormonelle Therapie ausreichend ist. Diese Frage ist sowohl für aktuelle adjuvante Therapieentscheidungen wie für zukünftige Therapiestrategien von herausragender Bedeutung.

Die Ergebnisse von retrospektiven Subgruppenanalysen qualitativ hochwertiger Studien bleiben widersprüchlich und lassen nicht sicher erkennen, dass hormonrezeptorpositive Patientinnen von den kontinuierlichen Verbesserungen der Chemotherapie weniger stark profitieren als hormonrezeptornegative. Dies wird z. B. deutlich in den ursprünglich nicht geplanten, retrospektiven

Subgruppenanalysen der skizzierten konventionellen und dosisdichten Taxanstudien. So ergab sich bezogen auf das rezidivfreie Überleben für die CALGB-9344-Studie ein signifikanter Vorteil nur für die hormonrezeptornegativen Patientinnen (p=0,001), nicht hingegen für die hormonrezeptorpositiven (p=0,13) (Berry et al. 2004). Im Gegensatz dazu waren in der NSABP-B-28- und in der BCIRG-001-Studie die signifikanten Vorteile im rezidivfreien Überleben zugunsten der Taxanarme unabhängig vom Hormonrezeptorstatus (Martin et al. 2005; Mamounas et al. 2005).

Ähnlich widersprüchlich bleibt die Datenlage bei den beiden dosisdichten Therapiestudien. In der CALGB-9741-Studie profitieren zum jetzigen Zeitpunkt wiederum nur die hormonrezeptornegativen Patientinnen signifikant (p=0,05) von der dosisdichten Therapie. Im Gegensatz hierzu ist in der ETC-Studie der AGO das rezidivfreie Überleben im dosisdichten Arm signifikant günstiger für hormonrezeptornegative und -positive Patientinnen.

Vor kurzem wurde ein Langzeit-Follow-up der NSABP-B-20-Studie publiziert (Fisher et al. 2004). Rekrutiert wurden nodalnegative, ER-positive, prä- und postmenopausale Patientinnen, also ein ausgesprochenes Niedrigrisikokollektiv. Diese Patientinnen wurden zwischen Tamoxifen alleine oder CMF plus Tamoxifen randomisiert. Für die Gesamtpopulation fand sich bei einem Follow-up von 12 Jahren ein hoch signifikanter Vorteil im rezidivfreien Überleben zugunsten der chemoendokrinen Therapie (p=0,0001) und eine grenzwertige Signifikanz im Überleben (p=0,063). Der absolute Vorteil betrug 10% für das rezidivfreie und 4% für das Gesamtüberleben. Die Komplexität des Zusammenhangs zwischen Höhe der Hormonrezeptorexpression und zusätzlichem Nutzen der Chemotherapie wird darin deutlich, dass sich eine teilweise signifikante Interaktion zwischen dem Benefit der chemoendokrinen Therapie einerseits und dem Alter und der Höhe der Hormonrezeptorexpression andererseits nachweisen ließ. Insbesondere Frauen ≤60 Jahre und Frauen mit einem Östrogenrezeptorgehalt <50 fmol/mg Protein profitierten von der chemoendokrinen Therapie.

Eine weitere wichtige Studie in diesem Zusammenhang ist der INT-0100 Trial, der postmenopausale, nodalpositive und ER+-Patientinnen in einem dreiarmigen Design randomisierte zwischen Tamoxifen alleine, FAC und Tamoxifen simultan oder FAC und Tamoxifen sequentiell. Bei einem 10-Jahres Follow-up zeigte sich sowohl im rezidivfreien (p=0,002) als auch im Gesamtüberleben (p=0,05) ein signifikanter Vorteil zugunsten

der chemoendokrinen Therapie (Albain et al. 2004). In absoluten Prozentpunkten betrug der Unterschied 12% im rezidivfreien und 8% im Gesamtüberleben zugunsten der sequentiellen chemoendokrinen Therapie im Vergleich zur alleinigen Chemotherapie!! Die Subgruppenanalyse zeigte allerdings auch in dieser Studie wieder Unterschiede in Abhängigkeit vom Alter, Nodalstatus und Östrogenrezeptorgehalt.

Auch die neueste Metaanalyse der EBCTCG mahnt zur Vorsicht, bei hormonrezeptorpositiven Patientinnen auf eine chemoendokrine Therapie zugunsten einer alleinigen Tamoxifentherapie zu verzichten. Sowohl für jüngere als auch für ältere Frauen mit positivem Östrogenrezeptor war die chemoendokrine Therapie signifikant besser als die alleinige endokrine Therapie (Hazard Ratio 0,64 bei Frauen <50 Jahre und 0,85 bei Frauen 50–69 Jahre; p<0,00001!).

> **Cave**
>
> Die Option von St. Gallen, z. B. bei nodalpositiven Mammakarzinomen mit positivem Hormonrezeptor eine alleinige antihormonelle Therapie anzuerkennen, sollte kritisch hinterfragt werden und ist auf jeden Fall aufklärungsbedürftig.

Eine verbindliche Antwort auf diese komplexe Fragestellung könnten nur randomisierte Studien ergeben, die hoch hormonrezeptorpositive postmenopausale Frauen, z. B. mit einem IRS-Score ≥10, randomisieren würden zwischen einer alleinigen antihormonellen Therapie oder einer sequentiellen chemoendokrinen Therapie. Ergebnisse solcher Studien liegen aber nicht vor.

26.1.8 Herceptin bei Überexpression von HER2/neu

Auf dem 41. Treffen der amerikanischen Gesellschaft für klinische Onkologie (ASCO) in Orlando im Mai 2005 wurden erstmals die mit Spannung erwarteten Daten von drei adjuvanten Therapiestudien zum Einsatz des Antikörpers Trastuzumab (Herceptin®) kommuniziert. Die Präsentation dieser Daten stellt einen Quantensprung in der adjuvanten Therapie der Patientinnen mit einer Überexpression für das Onkoprotein HER2/neu dar. Etwa 25% der Patientinnen weisen eine solche Überexpression auf. Bei den drei Studien handelt es sich um die NCCTG-

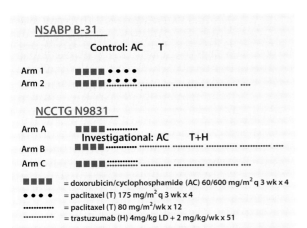

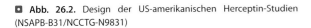

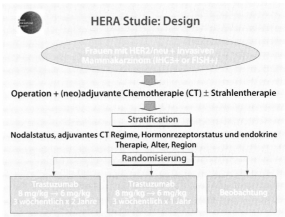

☑ **Abb. 26.2.** Design der US-amerikanischen Herceptin-Studien (NSAPB-B31/NCCTG-N9831)

☑ **Abb. 26.3.** HERA-Studie

N9831-, die NSABP-B31- und die HERA-Studie (vgl. ☑ Abb. 26.2 und ☑ Abb. 26.3).

Die NCCTG-N9831- (Romond etal. 2005) sowie die NSABP-B31-Studie (Perez et al. 2005) wurden in den USA durchgeführt. Beide Studien haben ein sehr ähnliches Design, sodass in Absprache mit der FDA die Auswertung der identischen Studienarme gemeinsam als sog. »joint analysis« durchgeführt wurde. Beide Studien unterscheiden sich nur hinsichtlich des Dosierungsschemas von Paclitaxel und der simultanen oder sequentiellen Gabe von Herceptin (☑ Abb. 26.2).

Diese erste zusammengefasste Interimsanalyse basierte auf den Daten von 3351 Patientinnen. Verglichen wurden jeweils die identischen Kontrollarme beider Studien – AC gefolgt von Paclitaxel – mit dem experimentellen Arm AC gefolgt von Paclitaxel in Kombination mit Herceptin (NCCTG-N9831-Studie: Arm C; NSABP-B-31-Studie: Arm 2). Der sequentielle Arm B der NCCTG-N9831-Studie wurde nicht in diese gemeinsame Auswertung einbezogen. Das mediane Follow-up betrug zwei Jahre. Primärer Endpunkt war das krankheitsfreie Überleben (DFS), sekundäre Endpunkte das Gesamtüberleben sowie die Zeit bis zum ersten Auftreten von Fernmetastasen.

Die gleichzeitige Gabe von Herceptin® und Paclitaxel nach adjuvanter AC-Chemotherapie reduzierte das Risiko für das Auftreten eines ersten Rezidivs um 52% (HR = 0,48; 2 p = 3-mal 10^{-12})!

━ DFS: AC → T + H: nach drei Jahren 87% vs. AC → T: 75%

Die Subgruppenanalyse zeigte, dass alle Patientinnen unabhängig vom Alter, Hormonrezeptor- und Nodalstatus sowie Tumorgröße und Studie von der zusätzlichen Therapie mit Herceptin profitierten.

Durch die Kombination mit Herceptin konnte zudem auch das Auftreten von Fernmetastasen signifikant reduziert werden. Das Risiko der Entwicklung von Fernmetastasen war durch Herceptin nach 3 Jahren Follow-up um 53% reduziert (HR = 0,47; 2 p = 8-mal 10^{-10}).

━ DDFS: AC → T + H: nach drei Jahren 90% vs. AC → T: 81%

Auch hinsichtlich es Gesamtüberlebens zeigte sich trotz der kurzen Follow-up-Zeit von im Median 2 Jahren (1,5 Jahre für die NCCTG-N9831; 2,4 Jahre für die NSABP-B31 Studie) bereits ein signifikanter Vorteil zugunsten der Kombination mit Herceptin. Die relative Risikoreduktion betrug 33% (HR = 0,67; 2P = 0,015).

━ OS: AC → T + H: nach drei Jahren 94% vs. AC → T: 92%

Eine zweite, getrennte Analyse erfolgte für die NCCTG-N9831-Studie. Die Fragestellung dieser Studie war, ob es einen Unterschied in der Effektivität der Herceptin-Gabe in Abhängigkeit von der simultanen oder sequentiellen Therapie mit Paclitaxel gibt. Vorbehaltlich des kurzen Follow-up wurde in dieser zweiten Analyse gezeigt, dass die simultane Gabe von Herceptin plus Paclitaxel der sequentiellen Gabe (Herceptin erst im Anschluss an Paclitaxel) im Hinblick auf das rezidivfreie Überleben signifikant überlegen ist. Die Interpretation dieser Daten ist aber als vorläufig anzusehen.

Die HERA-Studie (Piccart et al. 2005) (❏ Abb. 26.3) untersuchte ausschließlich den Nutzen einer sequentiellen Therapie mit Herceptin im Anschluss an eine Reihe von zugelassenen adjuvanten und neoadjuvanten Standardchemotherapieregimen. In der HERA-Studie wurde die Wirksamkeit einer einjährigen bzw. zweijährigen Therapie mit Herceptin® im frühen Stadium der Brustkrebserkrankung versus alleiniger Nachbeobachtung untersucht. Eingeschlossen wurden insgesamt 5090 Patientinnen aus 39 Ländern, die zuvor eine (neo)adjuvante Standardchemotherapie über mindestens 4 Zyklen erhalten hatten.

Die erste Zwischenanalyse zur Wirksamkeit umfasste die Daten von 3387 Frauen nach einem medianen Follow-up von einem Jahr (1 Jahr Herceptin®: n=1694, Beobachtungsgruppe: n=1693). Mit knapp 70% hatten Patientinnen beider Gruppen in der Mehrzahl der Fälle zuvor eine Anthrazyklin-basierte Chemotherapie erhalten, gefolgt von der Kombination Anthrazyklin/Taxan (beide 26%). Rund 65% der Frauen beider Studienarme erhielten Tamoxifen.

Die Zwischenanalyse zeigte unter einjähriger Therapie mit Herceptin® (127 Ereignisse) im Vergleich zur Beobachtungsgruppe (220 Ereignisse) eine signifikante Verbesserung des krankheitsfreien Überlebens (p <0,0001), was einer Reduktion des relativen Risikos von 46% entspricht. Nach zwei Jahren lebten 85,5% der mit dem Antikörper behandelten Patientinnen im Vergleich zu 77,4% in der Beobachtungsgruppe (p <0,0001, Hazard Ratio 0,54).

Eine Aktualisierung der Daten im Jahre 2006 hat bei einem längeren Follow-up den Vorteil im rezidivfreien Überleben bestätigt und erstmals auch einen signifikanten Vorteil im Gesamtüberleben zeigen können.

Zwei weitere Studien, vorgestellt auf dem San Antonio Breast Cancer Symposium 2005, haben die herausragende Bedeutung der Herceptin-Therapie für Patientinnen mit einer Überexpression von HER2/neu bestätigen können.

Die BCIRG-006-Studie ist eine dreiarmige Studie, die nodalpositive und »high risk« nodalnegative Patientinnen zwischen 4 × AC → 4 × Taxotere mit oder ohne Herceptin oder einem dritten Arm einer Platin/Taxotere/Herceptin-Therapie randomisiert hat. Der dritte Arm verwendet also erstmals eine anthrazyklinfreie Chemotherapie (Slamon et al. 2005).

Im Vergleich zum Kontrollarm ohne Herceptin zeigte sich im Anthrazyklin/Taxotere/Herceptin-Arm einer Reduktion des Rezidivrisikos um 51% und im Platin/Taxotere/Herceptin-Arm um 39%. Ein statistisch signifikanter Unterschied zwischen den beiden Herceptin-Armen besteht zum jetzigen Zeitpunkt nicht. Die kardiale Toxizität ist im Platin/Taxotere/Herceptin-Arm signifikant geringer als unter Anthrazyklin/Taxotere/Herceptin. Das anthrazyklinfreie Therapieregime ist daher eine therapeutische Alternative bei Patientinnen mit kardialer Vorbelastung.

Für Überraschung sorgten die Ergebnisse des FinHer Trial (Joensuu et al. 2005), die bei einer nur neun Wochen dauernden Therapie mit Herceptin ebenfalls eine Halbierung des Rezidivrisikos zeigen konnten. Allerdings müssen die Ergebnisse dieser Studie mit nur 232 randomisierten Patientinnen mit großer Zurückhaltung interpretiert werden.

Aufgrund dieser herausragenden Datenlage ist Herceptin für die Behandlung von Patientinnen mit HER2/neu-positivem Brustkrebs im Frühstadium nach einer Operation, Chemotherapie (neoadjuvant oder adjuvant) und Strahlentherapie (soweit indiziert) seit Juni 2006 zugelassen.

Ob die ausreichende (optimale) Behandlungsdauer bei 9 Wochen, 1 Jahr oder 2 Jahren liegt und ob die simultane Gabe signifikant besser ist als die sequentielle Gabe, wird erst ein längerer Follow-up dieser Studien definitiv beantworten. Zum jetzigen Zeitpunkt ist die Gabe von Herceptin über 1 Jahr Standard.

❗ Diese Studien belegen unzweifelhaft den hohen Benefit der Therapie mit Herceptin. Die simultane Gabe mit Paclitaxel ist effektiver als die sequentielle Gabe. Sind die Patientinnen mit einer anthrazyklinhaltigen Chemotherapie vorbehandelt, so führt auch die sequentielle Gabe zu einer hochsignifikanten Reduktion des Rezidivrisikos. Ob die zweijährige Therapie mit Herceptin nochmals einen Benefit im Vergleich zur einjährigen Herceptin-Therapie darstellt, kann zum jetzigen Zeitpunkt noch nicht beantwortet werden.

❸ **Praxistipp**
Seit Juni 2006 ist Herceptin für die adjuvante Therapie des Mammakarzinoms zugelassen. Dies gilt nur für die Kombination mit einer Chemotherapie. Es ist nicht mehr vertretbar, den Patientinnen mit einer Überexpression von HER2/neu diese hochwirksame Therapie vorzuenthalten.

26.1.9 Fazit für die Praxis

Die heutige Datenlage lässt erkennen, dass wir mittlerweile über 4 unterschiedliche Wirksamkeitsstufen der adjuvanten Chemotherapie verfügen (4-mal AC oder 6-mal CMF < 6-mal FEC(FAC) < taxanhaltige Regime < dosisdichte Regime) (◘ Abb. 26.4). Dieser Zugewinn durch die Hinzunahme neuer Substanzen oder die Änderung des Schedule (dosisdichte Therapie) ist durch die Ergebnisse randomisierter Studien zweifelsfrei belegt und wirft neben gesundheitsökonomischen Überlegungen noch stärker als früher die Frage auf, welches das optimale (adäquate) Chemotherapieregime für die einzelne Patientin darstellt.

Der Stellenwert von 6 Doppelzyklen CMF oder 4 Zyklen EC (AC) ist weiter fallend. Zulässig erscheinen sie nur noch für die Niedrigrisikosituation oder bei Kontraindikationen gegen Anthrazykline.

Der anthrazyklinhaltige Standard sind 6 Zyklen FEC oder FAC. Vor dem Hintergrund der durchgehend positiven Studienergebnisse sind taxanhaltige Regime eine Alternative, insbesondere für Patientinnen mit nodalpositiven, hormonrezeptornegativen Tumoren. Mangels fehlender Daten können taxanhaltige Regime in der nodalnegativen Situation nicht empfohlen werden.

Trotz der positiven Ergebnisse von 2 qualitativ hochwertigen Studien zur dosisdichten Therapie stellt diese (noch) keinen Standard dar. Die dosisdichte Therapie sollte bevorzugt in Studien erfolgen.

Eine Dosisreduktion kann in der adjuvanten Situation nachteilige Konsequenzen haben. Anstelle der Dosisreduktion oder Intervallverlängerung ist daher der sekundär prophylaktischen Gabe von G-CSF oder Pegfilgrastim der Vorzug zu geben.

> Retrospektive Analysen von hochwertigen Studien wie auch die neueste Metaanalyse der EBCTCG belegen, dass hormonrezeptorpositive Patientinnen einen deutlichen Benefit von der chemoendokrinen Therapie haben. Der Verzicht auf eine chemoendokrine Therapie bei diesem Kollektiv erscheint problematisch und ist aufklärungsbedürftig! Die informierte Patientin muss in die Therapieentscheidung einbezogen werden!

Aufgrund der herausragenden Daten von fünf qualitativ hochrangigen Studien kann die Gabe von Herceptin bei Patientinnen mit einer Überexpression von HER2/neu aus ethischen Gründen nicht mehr vorenthalten werden.

Es ist zu erwarten, dass die Selektion von Patientinnen nach prädiktiven Faktoren, wie z. B. der Höhe der Hormon-

Ulmer/Frankfurter Fahrplan

Standard	$6 \times F_{500}E_{100}C_{500}$ q22
mittleres Risiko	$3 \times F_{500}E_{100}C_{500} \rightarrow 3 \times Taxotere_{100}$ q22 $6 \times T_{75}A_{50}C_{500}$ q22
hohes Risiko	$3 \times E_{150}\ 3 \times T_{225}\ \ 3 \times C_{2000}$ q15 (ULM) $4 \times E_{90} \rightarrow 4 \times T_{175} \rightarrow 4 \times C_{600}$ q15 (CITRON)

◘ **Abb. 26.4.** Wirksamkeitsstufen der Chemotherapie

Adjuvant Chemotherapy

	Oxford LOE	Oxford GR	AGO
Anthracyclines (instead of CMF)	1a	A	++
FAC/FEC	1b	A	++
Taxanes (node-positive disease)	1b	B	++
Taxanes (node-negative disease)	4	D	+/-*
Dose-dense (node-positive disease)	1b	B	+*
CMF (instead of no therapy)	1a	A	++

* Study participation recommended

◘ **Abb. 26.5.** Aktuelle Therapieempfehlungen der AGO Mamma (2006)

rezeptorexpression oder des Nachweises von HER2/neu, in Zukunft noch stärker in den Vordergrund treten wird.

Die genannten Therapieempfehlungen decken sich mit den aktuellen Empfehlungen der AGO Mamma vom Januar 2005 (vgl. ◘ Abb. 26.5)

Literatur

Albain K, Barlow W, O'Malley F et al. for the North American Intergroup (2004) Mature outcomes and new biologic correlates on phase III intergroup trial 0100 (INT 0100, SWOG-8814): Concurrent (CAFT) vs. sequential (CAF-T) chemohormonal therapy (cyclophosphamide, doxorubicin, 5-fluorouracil, tamoxifen) vs T alone for postmenopausal, node-positive, estrogen (ER) and/or progesterone (PgR) receptor-positive breast cancer. Proc San Antonio Breast Cancer Symposium 37 (Abstract)

Berry DA, Cirrincione C, Henderson IC et al. (2004) Effects of improvements in chemotherapy on disease-free and overall survival of estrogen-receptor negative, node-positive breast cancer: 20-year experience of the CALGB & U.S. Breast Intergroup. Proc San Antonio Breast Cancer Symposium 29 (Abstract)

Bonadonna G, Valagussa P (1981) Dose-response effect of adjuvant chemotherapy in breast cancer. N Engl J Med 304: 10–15

Bonadonna G, Valagussa, P, Moliterni A, Zambetti M et al. (1995) Adjuvant cyclophosphamide, methotrexate, and fluorouracil in node-positive breast cancer. N Engl J Med 332: 901–906

Bonneterre J, Roche H, Kerbrat P, Bremond A et al. (2005) Epirubicin increases long-term survival in adjuvant chemotherapy of patients with poor prognosis, node-positive, early breast cancer: 10-year follow-up results of the French Adjuvant Study Group 05 randomized trial. J Clin Oncol 23(12): 2686–2693

Budman DR, Berry DA, Cirrincione CT, Henderson IC et al. (1998) Dose and dose intensity as determinants of outcome in the adjuvant treatment of breast cancer. J Natl Cancer I 90:1205–1211

Citron ML, Berry DA, Cirrincione C et al. (2003) Randomized trial of dose-dense versus conventionally scheduled and sequential versus concurrent combination chemotherapy as postoperative adjuvant treatment of node-positive primary breast cancer: First report of intergroup trial C9741/Cancer and Leukemia Group B Trial 9741. J Clin Oncol 21: 1431–1439

Early Breast Cancer Trialists' Collaborative Group (2005) Effects of chemotherapy and hormonal therapy for early breast cancer on recurrence and 15-year survival: an overview of the randomised trials. Lancet 365: 1687–1717

Fisher B, Anderson S, DeCillis A et al. (1999) Further evaluation of intensified and increased total dose of cyclophosphamide for the treatment of primary breast cancer: Findings from National Surgical Adjuvant Breast and Bowel Project B-25. J Clin Oncol 17: 3374–3388

Fisher B, Brown AM, Dimitrov NV et al. (1990) Two months of doxorubicin-cyclophosphamide with and without reinduction therapy compared with 6 months of cyclophosphamide, methotrexate, and fluorouracil in positive-node breast cancer patients with tamoxifen-nonresponsive tumors: Results from the National Surgical Adjuvant Breast and Bowel Project B-15. J Clin Oncol 8: 1483–1496

Fisher B, Jeong J-H, Bryant J, Anderson S, Dignam J, Fisher ER, Wolmark N (2004) Treatment of lymph-node-negative, oestrogen-receptor-positive breast cancer: long-term findings from National Surgical Adjuvant Breast and Bowel Project randomised clinical trials. Lancet 364: 858–868

Gianni L, Baselga J, Eiermann W, Guillem Porta V et al. (2005) European Cooperative Trial in Operable Breast Cancer (ECTO): Improved freedom from progression (FFP) from adding paclitaxel (T) to doxorubicin (A) followed by cyclophosphamide, methotrexate and fluorouracil (CMF). J Clin Oncol 23 [Suppl]: 513 (Abstract)

Goldhirsch A, Glick JH, Gelber RD et al. (2005) Meeting highlights: International expert consensus on the primary therapy of early breast cancer. Ann Oncol 16: 1569–1583

Goldstein LJ, O'Neill A, Sparano J, Perez E et al. (2005) E 2197: phase III AT (doxorubicin/docetaxel) vs. AC (doxorubicin/cyclophosphamide) in the adjuvant treatment of node positive and high risk node negative breast cancer. J Clin Oncol 23 (Suppl): 512 (Abstract)

Henderson IC, Berry DA, Demetri GD, Cirrincione C et al. (2003) Improved outcomes from adding sequential paclitaxel but not from escalating doxorubicin dose in an adjuvant chemotherapy regimen for patients with node-positive primary breast cancer. J Clin Oncol 21: 976–983

Hryniuk W, Levine MN (1986) Analysis of dose intensity for adjuvant chemotherapy trials in stage II breast cancer. J Clin Oncol 4: 1162–1170

Hudis C, Citron M, Berry D et al. (2005) Five year follow-up of INT C9741: dose-dense (DD) chemotherapy (CRx) is safe and effective. Breast Cancer 94 (Suppl 1): 20–21

Joensuu H, Kellokumpu-Lehtinen P-L, Bono P, Alanko T et al. (2005) Trastuzumab in combination with docetaxel or vinorelbine as adjuvant treatment of breast cancer: the FinHer Trial. Breast Cancer 94 (Suppl 1): 5

Jones SE, Savin MA, Holmes FA et al. (2005) Final analysis : TC (docetaxel/cyclophosphamide, 4 cycles) has a superior disease-free survival compared to standard AC (doxorubicin/cyclophosphamide) in 1016 women with early-stage breast cancer. Breast Cancer 94 (Suppl 1): 20

Levine MN, Bramwell VH, Pritchard KI, Shepherd LE et al. (1998) Randomized trial of intensive cyclophosphamide, epirubicin, and fluorouracil chemotherapy compared with cyclophosphamide, methotrexate, and fluorouracil in premenopausal women with node-positive breast cancer. J Clin Oncol 16: 2651–2658

Levine MN, Pritchard KI, Bramwell VH, Shepherd LE et al. (2005) Randomized trial comparing cyclophosphamide, epirubicin, and fluorouracil with cyclophosphamide, methotrexate, and fluorouracil in premenopausal women with node-positive breast cancer: update of National Cancer Institute of Canada Clinical Trials Group Trial MA5. J Clin Oncol 23(22): 5166–5170

Mamounas EP, Bryant J, Lembersky B et al. (2005) Paclitaxel after doxorubicin plus cyclophosphamide as adjuvant chemotherapy for node-positive breast cancer: results from NSABP B-28. J Clin Oncol 23(16): 3686–3696

Martin M, Pienkowski T, Mackey J, Pawlicki M et al. for the Breast Cancer International Research Group 001 Investigators (2005) Adjuvant docetaxel for node-positive breast cancer. N Engl J Med 352: 2302–2313

Martín M, Rodríguez-Lescure A, Ruiz A, Alba E et al. (2005) Multicenter, randomized phase III study of adjuvant chemotherapy for node positive breast cancer comparing 6 cycles of FE$_{90}$C versus 4 cycles of FE$_{90}$C followed by 8 weekly paclitaxel administrations: interim efficacy analysis of GEICAM 9906 Trial. Breast Cancer 94 (Suppl 1): 20

Möbus VJ, Untch M, du Bois A et al. (2004) Dose-dense sequential chemotherapy with epirubicin (E), paclitaxel (T) and cyclophosphamide © (ETC) is superior to conventional dosed chemotherapy in high-risk breast cancer patients (≥4 +LN). First results of an AGO-trial. Proc ASCO 23: 513

Mouridsen HT, Andersen J, Andersson M et al. (1999) Adjuvant anthracycline in breast cancer. Improved outcome in premenopausal patients following substitution of methotrexate with epirubicin in the cmf combination. Proc ASCO: 254 (Abstract)

Perez EA, Suman VJ, Davidson N, Martino S, Kaufman P on behalf of NCCTG, ECOG, SWOG, CALGB (2005) NCCTG N9831 May 2005 Update. Late Breaking session: Advances in monoclonal antibody therapy for breast cancer. 41th Annual Meeting of ASCO

Piccart MJ, Di Leo A, Beauduin M et al. (2001) Phase III trial comparing two dose levels of epirubicin combined with cyclophosphamide, methotrexate, and fluorouracil in node-positive breast cancer. J Clin Oncol 19: 3103–3110

Piccart-Gebhart M, Procter M, Leyland-Jones B et al. (2005) Trastuzumab after adjuvant chemotherapy in HER2-positive breast cancer. N Engl J Med 253: 1659–1672

Poole CJ, Earl HM, Dunn JA et al. for the NEAT and SCTBG Investigators (2003) NEAT (National Epirubicin Adjuvant Trial) and SCTBG BR9601 (Scottish Cancer Trials Breat Group) phase III adjuvant breast trials show a significant relapse-free and overall survival advantage for sequential ECMF. Proc ASCO 22: 13 (Abstract)

Roché H, Fumoleau P, Spielmann M et al. (2004) Five years analysis of the PACS 01 trial: 6 cycles of FEC 100 vs. 3 cycles of FEC 100 followed by 3 cycles of docetaxel (D) for the adjuvant treatment of node positive breast cancer. Proc San Antonio Breast Cancer Symposium: 27 (Abstract)

Romond EH, Perez EA, Bryant J, Suman V et al. (2005) Combined analysis of NSABP-B31/NCCTG-N9831: doxorubicin and cyclophosphamide followed by paclitaxel with or without trastuzumab as adjuvant therapy for patients with HER2 positive operable breast cancer. Late breaking session: advances in monoclonal antibody therapy for breast cancer. 41th Annual Meeting of ASCO

Slamon D, Eiermann W, Robert N et al. (2005) Phase III randomized trial comparing doxorubicin and cyclophosphamide followed by docetaxel (AC → T) with doxorubicin and cyclophosphamide followed by docetaxel and trastuzumab (AC → TH) with docetaxel, carboplatin and trastuzumab (TCH) in HER2 positive early breast cancer patients: BCIRG 006 study. Breast Cancer 94 (Suppl 1): S5

Sparano JA, Wang M, Martino S et al. (2005) Phase III study of doxorubicin-cyclophosphamide followed by paclitaxel or docetaxel given every 3 weeks or weekly in patients with axillary node-positive or high-risk node-negative breast cancer: results of North American Breast Cancer Intergroup Trial E1199 Breast Cancer 94 (Suppl 1) 48 (abstract)

26.2 Endokrine Therapie

N. Maass, C. Crohns, C. Mundhenke, W. Jonat

26.2.1 Einleitung

Die Prognose des Mammakarzinoms entscheidet sich ausschließlich durch die Fernmetastasierung. Im Gegensatz zu den örtlich begrenzten operativen und radiologischen Maßnahmen versucht die adjuvant medikamentöse Therapie, die zum Zeitpunkt der Primärbehandlung noch nicht nachweisbaren okkulten Streuherde bzw. Mikrometastasen zu erreichen.

> **Definition**
>
> Bei der adjuvanten Therapie besteht Tumorfreiheit, d. h., es können mittels klinischer, technischer oder pathologisch-histologischer Untersuchungen keine Tumorreste nachgewiesen werden.

Da jedoch z. T. davon ausgegangen werden muss, dass zum Zeitpunkt der Diagnose bzw. der primären Operation so-

wohl lokale Lymphknotenmetastasen als auch Fernmetastasen vorhanden sein können, findet die adjuvante Therapie bei fast allen Patienten mit Mammakarzinom Anwendung.

> **!** Basierend auf den Ergebnissen der Early Breast Cancer Trialists Collaborative Group (EBCTCG), die Auswertungen von 190.000 Frauen aus 290 Studien erfasste, ist die adjuvante Therapie maßgeblich an der Senkung der Mortalitätsrate des Mammakarzinoms in den letzten 10–15 Jahren beteiligt (EBCTCG 1998 a,b)

Adjuvante endokrine Therapie

Die endokrine Therapie ist fester Bestandteil der Behandlung des Mammakarzinoms. Seit mehr als 100 Jahren ist bekannt, dass eine Ovarektomie und damit eine Änderung des hormonellen Milieus bei Patientinnen mit primärem und fortgeschrittenem Mammakarzinom zu einer Tumorregression führen kann (Beatson et al. 1896). Mitte der 60er Jahre wurde erstmals von E. Jensen durch die Synthetisierung von Östradiol und Entdeckung des Östrogenrezeptors die Rolle des endokrinen Einflusses beim Mammakarzinom evaluiert. Seit ca. 30 Jahren wird das Mammakarzinom zu den »endokrinabhängigen« Tumoren gezählt.

Neben den früher vorwiegend ablativen Maßnahmen zur Ausschaltung der Ovarialfunktion mittels Operation bzw. Strahlentherapie stehen heute ebenfalls medikamentöse Therapien zur Verfügung.

> Folgende endokrine Therapieformen zur adjuvanten Behandlung sind in Studien überprüft und befinden sich in der klinischen Anwendung:
> - Ovarektomie: operativ,
> - strahlentherapeutisch induziert,
> - medikamentöse Kastration (GnRH-Analoga),
> - Tamoxifen,
> - Aromatasehemmer,
> - GnRH-Analoga (in Kombination mit Tamoxifen und/oder Chemotherapie).

Das Mammakarzinom gilt dann als hormonempfindlich, wenn im Tumorgewebe Steroidhormonrezeptoren nachweisbar sind. Die Östrogen- und Progesteronrezeptoren werden heute routinemäßig untersucht und gelten als wichtige prädiktive und prognostische Faktoren des Mammakarzinoms. Der Nachweis der Steroidhormonrezeptoren erlaubte erstmals eine individualisierte Therapie bei Patienten mit Brustkrebs.

❗ Der Steroidhormonrezeptorstatus gilt als wichtigster prädiktiver Marker bei der Therapie des Mammakarzinoms. Nur bei einer Expression von Östrogen- und/oder Progesteronrezeptoren im Tumorgewebe ist eine der o. g. endokrinen Therapieformen indiziert.

Adjuvante endokrine Therapie in der Prämenopause

Etwa 30–35% aller Patientinnen mit Mammakarzinom befinden sich in der Prämenopause, davon ca. 2–3% jünger als 35 Jahre. Die Prognose des prämenopausalen Mammakarzinoms, insbesondere der sehr jungen Patientinnen, gilt als deutlich schlechter (Kroman et al. 2000, ◘ Tab. 26.3).

Die schlechtere Prognose der jüngeren Patientinnen mit Mammakarzinom wird vorwiegend auf häufigeres Auftreten ungünstiger tumorbiologischer Eigenschaften zurückgeführt. Demnach zeigen Tumore prämenopausaler Patientinnen signifikant häufiger enddifferenzierte-G3-Karzinome, höhere Proliferationsraten, höheren Lymphknotenbefall, Verlust von Hormonrezeptorexpression und Überexpression von onkogener HER2-neu-Expression als bei Patientinnen mit postmenopausalem Mammakarzinom.

❗ Das prämenopausale Mammakarzinom ist aufgrund häufiger, ungünstiger tumorbiologischer Faktoren prognostisch schlechter einzustufen als das postmenopausale Mammakarzinom.

Galten auch in der Vergangenheit die Chemotherapie als Behandlungsoption der ersten Wahl bei prämenopausalen Patientinnen mit Mammakarzinom, besitzt heutzutage die endokrine Therapie einen mindestens gleichwertigen Stellenwert.

Nicht zuletzt aufgrund vor allem in Europa durchgeführter Studien hat sich die adjuvante endokrine Therapie

als wichtige Alternative zur Behandlung des prämenopausalen Mammakarzinoms etabliert.

Antiöstrogen – Tamoxifen

Als erstes »klassisches« Antiöstrogen ist Tamoxifen seit über 30 Jahren die bestuntersuchteste Substanz zur Therapie des hormonsensiblen Mammakarzinoms. Tamoxifen wird heute zu der Gruppe der selektiven Östrogenrezeptormodulatoren (SERM) gezählt und führt über eine kompetitive Hemmung am Östrogenrezeptor zu einer Wachstumshemmung hormonabhängiger Tumorzellen. Weitere antiproliferative Effekte des Tamoxifens werden durch eine Reduktion der Produktion von östrogenabhängigen Proteasen, einer Reduktion zirkulierender Wachstumsfaktoren (IGF, TGFα) sowie eine Interaktion im Zusammenhang mit der Tumorangiogenese erklärt.

Nach primärer Anwendung von Tamoxifen beim postmenopausalen Mammakarzinom gilt das Antiöstrogen inzwischen ebenfalls als Standardtherapie in der Prämenopause. Trotz seiner antiöstrogenen Wirkung am Tumor verfügt Tamoxifen über östrogenartige Effekte u.a. auf Knochen und Lipidstoffwechsel.

Adjuvante Therapiestudien mit Tamoxifen wurden mit ca. 76.000 Patientinnen durchgeführt (EBCTCG 1998). Dabei konnte für die prämenopausale Situation eine Reduktion der Rezidivrate um 45% und Mortalitätsrate um 32% durch 5-jährige Therapie mit Tamoxifen gezeigt werden. (Aebi et al. 2000; Powles et al. 1996)

Die Gabe von Tamoxifen für 1 oder 2 Jahre ist in der Prämenopause nicht empfohlen und lediglich mit einer Reduktion der Rezidivrate bzw. Senkung der Mortalität um 2–14% verbunden. Die Reduktion der Rezidivrate durch Tamoxifen in der Prämenopause bei Patientinnen mit hormonempfindlichen Tumoren ist vergleichbar mit einer Polychemotherapie (CMF).

⊕ Praxistipp
- Als Standarddosis gelten 20 mg Tamoxifen pro Tag für 5 Jahre.
- Patientinnen, deren Tumor weniger als 10 fmol Steroidrezeptorprotein bzw. immunhistochemisch weniger als 10% Steroidrezeptorprotein exprimieren, gelten in Deutschland als rezeptornegativ und sollten nicht mit Tamoxifen behandelt werden.
- Der Effekt von Tamoxifen ist unabhängig vom Nodalstatus, dem Alter der Patientin oder begleitender Chemotherapie.

◘ **Tab. 26.3.** Alter und Prognose des prämenopausalen Mammakarzinoms

Alter [Jahre]	Relatives Risiko für Tod nach 10 Jahren
45–49	1,0
40–44	1,12
35–39	1,40
<35	2,18

Ovarektomie

Neben der irreversiblen Ausschaltung der Ovarfunktion durch chirurgische bzw. strahlentherapeutische Maßnahmen gewinnen reversible, medikamentöse Therapieoptionen zunehmend an Bedeutung. Hinreichende Ergebnisse aus Metaanalysen haben den Beweis erbracht, dass eine Ovarektomie bei prämenopausalen Patientinnen mit Mammakarzinom unabhängig vom Lymphknotenstatus zu einer Verbesserung der Prognose führt. Ein Vergleich von Ovarektomie und Chemotherapie (CMF) ergibt für rezeptorpositive Karzinome äquivalente Daten bezüglich Rezidivrate und Überleben. Weiter gilt eine Gleichwertigkeit von operativer und medikamentöser Kastration als hinreichend belegt.

GnRH-Analoga

GnRH-Analoga wirken über eine Verminderung der Gonadotropin-Ausschüttung und führen somit zur Unterdrückung der ovariellen Östrogensynthese und zur Senkung der Östrogenspiegel im Blut. Die GnRH-Analoga führen in annähernd 100% zu einer klinischen Amenorrhoe, die in Abhängigkeit vom Alter der Patientin zum größten Teil reversible ist.

Zwei klinische Studien im Vergleich von GnRH-Analoga und CMF-Chemotherapie (ZEBRA, TABLE) weisen für rezeptorpositive Karzinome äquivalente Ergebnisse auf.

Die beiden Studien zeigen zum einen, dass die Gabe von GnRH-Analoga bei prämenopausalen Patientinnen mit hormonsensiblem Mammakarzinom eine Alternative zu einer CMF-haltigen Chemotherapie darstellen sowie erneut, dass Patientinnen mit hormonunempfindlichen Tumoren von einer endokrinen Therapiemaßnahme nicht profitieren (Jonat et al. 2002; Schmid et al. 2002) (◘ Abb. 26.6).

In zwei weiteren Studien wurde die Kombination von GnRH-Analoga + Tamoxifen mit CMF-Chemotherapie bei prämenopausalen Patientinnen verglichen. Dabei zeigte die erste Studie (ABCSG 5) einen signifikanten Vorteil zugunsten des endokrinen Arms bezüglich rezidivfreien Überlebens und Senkung des Lokalrezidivrisikos (Jakesz et al. 2002).

	Ergebnisse
1640 prä-/perimenopausale Patientinnen N+, Rez. -/+ Mammakarzinom	
Operation Goserelin 2 Jahre CMF 6 Zyklen	- ns für Rez. + - signif. Vorteil für CMF bei Rez. −
589 prämenopausale Patientinnen mit N -/+ Rez. + Mammakarzinom	
Operation Leuprorelin CMF 6 Zyklen	- ns
ABCSG – 5	
1099 prä-/perimenopausale Patientinnen N -/+, Rez. + Mammakarzinom	
Operation Goserelin 3 Jahre plus CMF 6 Zyklen Tamoxifen 5 Jahre	signif. Vorteil für endokrinen Arm bei Rez. +
GROCTA - 02	
244 prä-/perimenopausale Patientinnen N-/+, Rez. + Mammakarzinom	
Operation Goserelin 2 Jahre plus CMF 6 Zyklen Tamoxifen 5 Jahre	- ns

◘ Abb. 26.6. Studiendesigns von GnRH-Analoga zur Therapie des prämenopausalen Mammakarzinoms (ZEBRA, TABLE, ABCSG-5, GROCTA-02)

Die zweite Studie (GROCTA-02) kam zu äquivalenten Ergebnissen bei einem jedoch sehr kleinen Patientenkollektiv (◘ Abb. 26.2).

Eine Reihe weiterer Untersuchungen haben die GnRH-Analoga-Therapie ± Tamoxifen im Anschluss an eine Chemotherapie überprüft (IBCSG-VIII, ZIPP, MAM-1, GOCSI und INT-0101). Diese heterogenen und z. T. noch nicht abschließend veröffentlichten Studien zeigen tendenziell einen Vorteil zugunsten der Therapiesequenz CT → GnRH + Tamoxifen bei hormonsensiblen Mammakarzinomen. Zum jetzigen Zeitpunkt gilt jedoch CT → Tamoxifen als Standard (◘ Tab. 26.4).

> ❗ GnRH-Analoga, sei es allein, in Kombination mit Tamoxifen oder im Anschluss an eine Chemotherapie, sind seit der Konsensusempfehlung von St. Gallen 2003 Standardtherapie des rezeptorpositiven Mammakarzinoms.

Aromatasehemmer

Aromatasehemmer können bei prämenopausalen Frauen über eine Aktivierung des Hypophysenvorderlappen-Ovarien Feedback-Mechanismus eine ovarielle Überstimulation und einen reaktiven Anstieg des Aromatasespiegels bewirken und spielen deshalb als Monotherapie zur Behandlung des prämenopausalen Mammakarzinoms keine Rolle. Eine Kombination mit GnRH-Analoga ist jedoch denkbar und derzeit Inhalt verschiedener Studienkonzepte.

Die Organgruppe Mamma der Arbeitsgemeinschaft gynäkologische Onkologie (AGO) fasst in ihren aktuellen Therapie-Empfehlungen zur Therapie des prämenopausalen Mammakarzinoms (AGO-Mamma 2004) die Optionen, basierend auf internationalen Literaturdaten, entsprechend zusammen. (◘ Tab. 26.4).

◘ Tab. 26.4. AGO-Empfehlungen zur endokrinen Therapie des prämenopausalen Mammakarzinoms

	Oxfort	AGO	LOE/GR
Chemo → TAM	1a	A	++
TAM	1a	B	+/–
GnRH	1b	B	+/–
GnRH + TAM	1b	B	+
Chemo + GnRH	1b	B	–
Chemo → GnRH + Tam	1b	B	+/–

Bedeutung der therapieinduzierten Amenorrhoe

Die Ausschaltung der Ovarialfunktion steht bei prämenopausalen Frauen mit Mammakarzinom im Mittelpunkt des therapeutischen Konzepts. Neben der bereits erwähnten Bedeutung der operativen, strahlentherapieinduzierten sowie medikamentösen Ovarektomie kommt es auch bei einer Chemotherapie in einem hohen Anteil zu einem Verlust der Ovarialfunktion, die häufig irreversibel bleibt. Es ist hinreichend bekannt, dass die therapieinduzierte Amenorrhoe, basierend auf der Ausschaltung der Ovarialfunktion mit einer günstigen Prognose assoziiert ist. In einer Zusammenfassung von Mastrow et al. (1995) konnte in 9 von 10 Studien eine therapieinduzierte Amenorrhoe mit einem längeren rezidivfreien Überleben assoziiert und eine 44%ige Reduktion der Rate an Ereignissen in der Gruppe der Patientinnen mit therapieinduzierter Amenorrhoe beobachtet werden. In der Österreichischen ABCSG-Studie wird darüber hinaus die Bedeutung der Amenorrhoe als unabhängiger prognostischer Faktor diskutiert (Jakesz et al. 2002). Der therapeutisch erwünschten Ausschaltung der Ovarialfunktion und damit erzielten Amenorrhoe stehen insbesondere bei irreversibler Suppression der Ovarialfunktion negative Langzeitfolgen, wie vorzeitige Menopause mit Hitzewallungen, zunehmende Frakturgefährdung aufgrund der früh einsetzenden Osteoporose sowie ein erhöhtes kardiovaskuläres Risiko etc., gegenüber.

> ❗ Die therapieinduzierte Amenorrhoe beim prämenopausalen Mammakarzinom gilt als prognostisch günstig.

Erste Ergebnisse aus der ZEBRA-Studie deuten darauf hin, dass eine permanente Amenorrhoe bzw. ein dauerhafter Hormonentzug bei prämenopausalen Patientinnen nicht notwendig ist.

> ❽ **Praxistipp**
> Die Dauer der temporären Ovarialsuppression mit Hilfe von GnRH-Analoga sollte nach heutigen Kenntnissen zwischen 2 und 3 Jahre betragen.

Adjuvante endokrine Therapie in der Postmenopause

Der größere Teil der Patientinnen mit Mammakarzinom befindet sich in der Postmenopause. Etwa 60–65% der Patientinnen mit einem Mammakarzinom nach den Wechseljahren besitzen Östrogenrezeptor oder progesteronrezeptorpositive Tumore und sind somit für eine endokrine Therapie geeignet. Eine Frau gilt als postmenopausal, wenn sie während der letzten 6 Monate keine

Menstruationsblutung mehr hatte bzw. postmenopausale Hormonwerte, insbesondere ein FSH im Serum höher als 40 mU/ml aufweist.

Antiöstrogen – Tamoxifen

Der selektive Östrogenrezeptormodulator Tamoxifen gilt seit vielen Jahren als Standardtherapie des hormonsensiblen Mammakarzinoms. Neben der Bedeutung von Tamoxifen für das prämenopausale Mammakarzinom liegen deutlich mehr und längere Daten zum postmenopausalen Mammakarzinom vor.

Die Mortalitätsrisikoreduktion bei nodalnegativen Patientinnen beläuft sich auf 22% und bei nodalpositiven Patientinnen auf 26%. Bei Patientinnen zwischen 50 und 59 Jahren findet sich eine Risikoreduktion der Todesfälle um 20%, zwischen 60 und 69 Jahren um 27% und bei Frauen über 70 Jahren von 26%.

Bei einem direkten Vergleich von Tamoxifen mit einer Chemotherapie ist die endokrine Therapie bei Frauen über 50 Jahren und bei östrogenrezeptorpositiven Tumoren der alleinigen Chemotherapie gegenüber signifikant überlegen. Aufgrund seiner östrogenen Restaktivität und einer damit verbundenen höheren Rate an Endometriumkarzinomen (Inzidenzerhöhung von Endometriumkarzinomen unter Tamoxifen-Therapie von ca. 0,1% auf 0,2%) sowie gehäufter thromboembolischer Ereignisse wurden weitere Antiöstrogene, u. a. Raloxifen und Toremifen entwickelt, die jedoch bislang keinen Vorteil bezüglich der Antitumoraktivität zeigen konnten. Die präventive Bedeutung von Tamoxifen spiegelt sich in einer Risikoreduktion für ein kontralaterales Mammakarzinom um ca. 25–30% wider. Nach den Richtlinien der 8. Internationalen Konferenz zur adjuvanten Therapie des Mammakarzinoms in St. Gallen (Goldhirsch et al. 2003) gilt Tamoxifen noch als Standardtherapie beim hormonempfindlichen Mammakarzinom. Eine Therapiedauer von 5 Jahren im Anschluss an eine evtl. Chemotherapie wird empfohlen. Nach Daten der EBCTCG ist eine 5-jährige adjuvante Therapie mit Tamoxifen einer 2- bis 3-jährigen Einnahmedauer signifikant überlegen. Von einer Fortführung über 5 Jahre hinaus wird aufgrund zunehmender Nebenwirkungen des Tamoxifens abgeraten.

❗ Eine Tamoxifen-Therapie sollte im Anschluss an eine evtl. Chemotherapie erfolgen, mit 20 mg/Tag dosiert und nicht länger als 5 Jahre gegeben werden.

Nach Studienergebnissen der NSABP (B-16, B-20) profitieren postmenopausale, rezeptorpositive, nodalpositive und -negative Patientinnen von einer chemoendokrinen Therapie gegenüber einer alleinigen Tamoxifen-Therapie. Dieser Unterschied egalisiert sich jedoch mit zunehmendem Alter zugunsten einer alleinigen Tamoxifen-Therapie.

Aromatasehemmer

Weitere Mechanismen zur Senkung der Östrogenspiegel im Blut als die beschriebene Wirkung der Östrogenrezeptorblockade durch Antiöstrogene stellen Ansätze zur Unterbrechung der Östrogensynthese dar. Die breiteste Verwendung hierbei haben die Aromatasehemmer gefunden. Sie bewirken über eine Blockade des Enzyms Aromatase eine Hemmung der Aromatisierung androgener Intermediärprodukte und unterbrechen damit die für die Proliferation und Ausbreitung des hormonsensiblen Mammakarzinoms bedeutende Östrogensynthese. Als Aromatasehemmer der ersten Generation stand seit Ende der 70er Jahre Aminogluthetimid zur Verfügung. Diese Substanz konnte sich allerdings trotz ähnlicher Effektivität wie Tamoxifen beim fortgeschrittenen Mammakarzinom nicht durchsetzen. Als ungünstig erwiesen sich die nicht unbeträchtliche Toxizität, der Mangel an Selektivität und die häufige Einnahme. Auch Formestan als steroidaler Aromatasehemmer der zweiten Generation, der ab Beginn der 90er Jahre klinisch eingesetzt wurde, stellte sich wegen der Notwendigkeit häufiger intramuskulärer Injektionen und damit einhergehender Hautreaktion an der Einstichstelle als wenig attraktiv heraus. Bei den Aromatasehemmern der inzwischen dritten Generation sind die nichtsteroidalen Aromatasehemmer, Anastrozol und Letrozol und der steroidale Aromataseinaktivator Exemestan von zunehmender klinischer Bedeutung (◘ Abb. 26.7).

Die Aromataseinhibitoren der dritten Generation sind für die First-line-Therapie des metastasierten Mammakarzinoms zugelassen und haben das Tamoxifen aufgrund ihrer besseren Wirksamkeit bei günstigerem Nebenwirkungsprofil als ersten endokrinen Schritt in der Therapie des hormonsensiblen, postmenopausalen Mammakarzinoms verdrängt. In der adjuvanten Therapie des postmenopausalen Mammakarzinoms liegen zunehmend Daten aller Drittgenerationen Aromatasehemmer vor, die unter definierten Bedingungen eine zunehmende Verdrängung des Tamoxifens erwarten lassen (◘ Abb. 26.8).

❗ Aromatasehemmer der dritten Generation zeichnen sich durch stärkere antiproliferative Aktivität, höhere Spezifität und geringerer Toxizität aus und haben Tamoxifen in der First-line-Therapie des metastasierten, hormonempfindlichen Mammakarzinoms verdrängt.

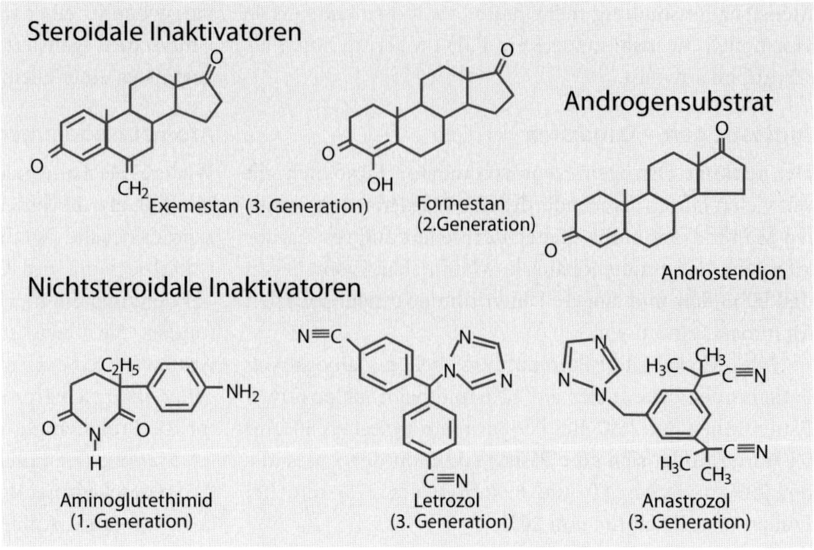

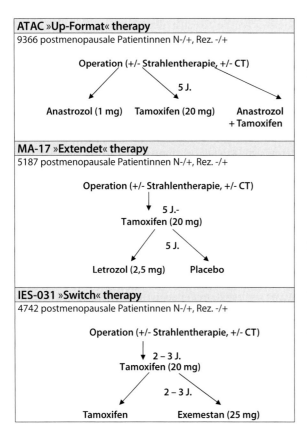

Abb. 26.7. Strukturformel der Aromatasehemmer aller Generationen

Abb. 26.8. Studiendesigns der Aromatasehemmer der dritten Generation zur Therapie des postmenopausalen Mammakarzinoms

Adjuvante Studien mit Aromatasehemmer der dritten Generation

Ergebnisse der ATAC-Studie haben aufgrund einer Überlegenheit des nichtsteroidalen Aromatasehemmers Anastrozol gegenüber Tamoxifen bzw. der Kombination von Tamoxifen und Anastrozol bereits zu einer eingeschränkten Zulassung in der adjuvanten Therapie des hormonempfindlichen Mammakarzinoms bei Kontraindikationen bzw. Nebenwirkungen gegen Tamoxifen geführt. Im Rahmen der ATAC-Studie wurden über 9000 postmenopausale Patientinnen über 5 Jahre mit Anastrozol vs. Tamoxifen vs. Anastrozol + Tamoxifen behandelt. Nach einer mittleren Nachbeobachtungszeit von 47 Monaten ergab sich ein signifikanter Vorteil für den nichtsteroidalen Aromatasehemmer bezüglich krankheitsfreier Ereignisse und krankheitsfreien Überlebens bei rezeptorpositiven Patientinnen, verglichen zur Tamoxifen bzw. Kombinationsgruppe. (ATAC-Trialists Group 2002; Dowsett et al. 2003). Außerdem wurde ein geringeres Auftreten kontralateraler Mammakarzinome sowie eine geringere Rate an Endometriumkarzinomen, vaginalen Blutungen und zerebrovaskulären bzw. thromboembolischen Ereignissen beobachtet. Bezüglich muskuloskelettalen Nebenwirkungen (Schmerzen, Frakturen) zeigte sich ein Vorteil zugunsten des Tamoxifens.

Auch zu dem zweiten, nichtsteroidalen Aromatasehemmer, Letrozol liegen neuere Ergebnisse einer erweiterten adjuvanten endokrinen Therapieoption vor (MA-17-Studie).

In dieser Studie wurde an über 5000 postmenopausalen Patientinnen mit hormonsensiblem Mammakarzinom eine 5-jährige Tamoxifen-Therapie, gefolgt von 5 Jahren Letrozol vs. keiner weiteren Therapie verglichen. Die Ergebnisse zeigen eine deutliche Reduktion des Rezidivrisikos um 43% nach Fortsetzen der Letrozol-Therapie im Anschluss an die Tamoxifen-Gabe sowie eine Senkung des Risikos einer distanten Metastasierung um 40% und einer Senkung kontralateraler Mammakarzinome um 46%. (Goss et al. 2003). Im Rahmen eines vierarmigen Studiendesigns (BIG-1-98, IBCSG) wird der primäre Einsatz von Letrozol im Vergleich zum primären Einsatz von Tamoxifen sowie der Sequenz Tamoxifen, gefolgt von Letrozol bzw. Letrozol, gefolgt von Tamoxifen, derzeit überprüft.

Weitere adjuvante Daten bezüglich der sequentiellen Therapie des steroidalen Aromataseinaktivators Exemestan wurden im Rahmen der IES-031-Studie veröffentlicht (Coombs et al. 2004). Dabei wurden über 5000 postmenopausale Patientinnen mit 5-jähriger Tamoxifen-Therapie zu 2- bis 3-jähriger Tamoxifen-Therapie, gefolgt von 2- bis 3-jähriger Exemestan-Therapie verglichen. Auch hier zeigen die Ergebnisse einen signifikanten Vorteil zugunsten einer Umstellung auf den steroidalen Aromataseinaktivator Exemestan bezüglich Reduktion der Lokalrezidivrate und Metastasierungsrate sowie einer Reduktion der mammakarzinomassoziierten Todesfälle als auch einer Reduktion der kontralateralen Mammakarzinome, verglichen zu einer Fortsetzung der Tamoxifen-Therapie für insgesamt 5 Jahre. Auch zu Exemestan werden weitere Ergebnisse eines primären Vergleichs zwischen Tamoxifen und Exemestan im Rahmen der TEAM-Studie erwartet.

> ❶ Zusammenfassung der aktuellen Ergebnisse zu den 3 Aromatasehemmern der dritten Generation in der adjuvanten Therapie des hormonsensiblen Mammakarzinoms:
> — Anastrozol ist in der Primärtherapie Tamoxifen überlegen.
> — Exemestan ist in der Sequenz Tamoxifen überlegen.
> — Letrozol ist im Anschluss an 5 Jahre Tamoxifen der Plazebobehandlung überlegen.

Basierend auf der aktuellen Studienlage hat die Organkommission Mamma der AGO entsprechende Therapieempfehlungen für das hormonempfindliche postmenopausale Mammakarzinom ausgesprochen (❑ Tab. 26.5).

Zusammenfassend lässt sich sagen, dass die Aromatasehemmer der dritten Generation das Tamoxifen zuneh-

❑ **Tab. 26.5.** Aktuelle endokrine Therapie des postmenopausalen Mammakarzinoms

Tam	5 Jahre	nicht mehr opt. endokr. Therapie bei KI Aromatasehemmer (Osteoporose, Knochenszen)
Up-front	Letrozol (Femara®) Anastrozol (Arimidex®)	Hohes, Mittleres Risiko Endokr. Anspr. »sicher, unsicher« N+, CHT, ER+/PgR+: Letrozol N-, ER+/PgR-: Anastrozol
Switch	Exemestan (Aromasin®) Anastrozol (Arimidex®)	Mittleres, Hohes Risiko Endokr. Anspr. »sicher«
Erweitert	Letrozol (Femara®)	Hohes Risiko Endokr. Anspr. »sicher« mind. 48 Mte Therapiedauer auch nach Pause nach 5J TAM

Hauser, UFK, Juli 2006

mend aus der adjuvanten Behandlung des hormonsensiblen postmenopausalen Mammakarzinoms verdrängen. Die Langzeitnebenwirkungen der Aromatasehemmer bleiben jedoch abzuwarten und werden in einer Reihe folgender Studien evaluiert.

Literatur

Aebi S, Gelber S, Castiglione-Gertsch M et al. (2000) Is chemotherapy alone adequate for young women with oestrogen-receptor-positive breast cancer. Lancet 355: 1869–1874

AGO-Mamma-Leitlinien zur Diagnostik und Therapie des Mammakarzinoms, AGO-State of the Art Meeting (2004) Gravenbruch

ATAC-Trialists Group (2002) Anastrozol alone or in combination with tamoxifen versus tamoxifen alone for adjuvant treatment of postmenopausal women with early breast cancer: first results of the ATAC randomized trial. Lancet 359: 1231–2139

Beatson GT (1896) On the treatment of inoperable cases of carcinoma of the mamma; Suggestions for a new method of treatment with illustrative cases. Lancet 2: 104–107

Coombes RC, Hall E, Gibson LJ et al. (2004) A randomized trial of exemestane after two to three years of tamoxifen therapy in postmenopausal women with primary breast cancer. N Engl J Med 350(11): 1081–1092

Dowsett M (2003) Analysis of time to recurrence in the ATAC trial according to estrogen and progesterone receptor status. Breast Cancer Res Treat 82 [Suppl 1]: 3

Early Breast Cancer Trialists' Collaborative Group (1998a) Tamoxifen for early breast cancer: an overview of the randomised trials. Lancet 351: 145–1467

Early Breast Cancer Trialists' Collaborative Group (1998b) Polychemotherapy for early breast cancer: an ovewrview of the randomised trials. Lancet 352: 930–942

Goldhirsch A, Wood WC, Gelber RD et al. (2003) Meeting highlights: update international experts consensus on the primary therapy of early breast cancer. J Clin Oncol 21: 3357–3365

Goss PE, Ingle JN, Martino S et al. (2003) A randomized trial of letrozole in postmenopausal women after five years of tamoxifen therapy for early-stage breast cancer. N Engl J Med 349(19): 1793–1802

Hauser, N. (2006) pers. Mitteilung

Jakesz R, Hausmaninger H, Kubista E et al. (2002) Adjuvant trial of tamoxifen and goserelin versus cyclophosphamide, methotrexate, and fluorouracil: evidence for the superiority of treatment with endocrine blockade in premenopausal patients with hormone-responsive breast cancer – Austrian Breast and Colorectal Cancer Study Group Trial 5. J Clin Oncol 20: 4621–4627

Jonat W, Kaufmann M, Sauerbrei W et al. (2002) Goserelin versus cyclophosphamide, methotrexate, and fluorouracil as adjuvant therapy in premenopausal patients with node-positive breast cancer: The Zoladex Early Breast Cancer Research Association Study. J Clin Ocol 20: 4628–35

Kroman N, Jensen MB, Wohlfahrt J, Mouridsen HAT, Andersen PK, Melbye M (2000) Factors influencing the effect of age on prognosis in breast cancer: population based study. BMJ 320(7233): 474–478

Del Mastro L, Venturini M, Sertoli MR, Rosso R (1997) Amenorrhea induced by adjuvant chemotherapy in early breast cancer patients: prognostic role and clinical implications. Breast Cancer Res Treat 2: 183–190

Powles TJ, Hickish T, Kanis JA (1996) Effect of tamoxifen on bone mineral density measured by dual-energy x-ray absorptiomety in healthy premenopausal and postmenopausal women. J Clin Oncol 14: 78–84

VI

Teil VI Therapie des fortgeschrittenen Mammakarzinoms

Operative Therapie bei Metastasen

Ludger Sunder-Plassmann, Ludger Staib, Michael Schulte

27.1 Chirurgische Aspekte bei Lungenmetastasen

L. Sunder-Plassmann

Wertigkeit des chirurgischen Vorgehens. Eine hämatogene Metastasierung in die Lunge mit dem Skalpell anzugehen, erscheint auf den ersten Blick widersinnig, denn nur makroskopisch erkennbare Tumorknoten können entfernt werden, während zelluläre Mikrobefunde unberücksichtigt bleiben. Streng wissenschaftlich müsste daher die Lunge zunächst mikroskopisch nach weiteren, ultravisiblen Befunden abgesucht werden, was methodisch bekanntlich nicht möglich ist. Daher bleibt in den meisten Fällen zu Beginn einer Therapie unbekannt, ob der Patient am Anfang oder am Ende eines hämatogenen Metastasenschubs steht – und ob mit der mechanischen Ausräumung von Tumorknoten ein onkologischer Vorteil erworben wird.

Adjuvanter Einsatz der Metastasenchirurgie. Trotz der angesprochenen Problematik wird seit etwa 20 Jahren die Metastasenchirurgie der Lunge bei verschiedensten Primärtumoren erfolgreich, d. h. lebensverlängernd, betrieben und darüber hinaus innerhalb verschiedener Chemotherapiekonzepte adjuvant eingesetzt (Meyer et al. 1986; Mountain et al. 1984; Stelter et al. 1983; Sunder-Plassmann et al. 1986). Früher standen für die Bewertung dieses Vorgehens allerdings weniger onkologisch relevante als vielmehr typisch chirurgische Aspekte im Vordergrund:

- geringe Letalität von 1–4%,
- chirurgische Techniken der Metastasektomie sowie
- Prognosefaktoren im Gesamtkollektiv (Meyer et al. 1986; Stelter et al. 1983; Swoboda et al. 1986).

Übersehen wurde dabei gelegentlich, dass onkologische Schlussfolgerungen, wenn überhaupt, nur getrennt nach Primärtumortypen, also in kleinen Untergruppen, ableitbar sind, weil tumorfreies Intervall, Metastasenzahl, Tumorverdopplungszeit etc. bei unterschiedlichen Primärtumoren eine völlig unterschiedliche prognostische Bedeutung haben. Zehn Metastasen, die synchron mit einem Hodenteratom auftreten, sind prognostisch bekanntlich wesentlich günstiger als eine Solitärmetastase 3 Jahre nach Entfernung eines Hautmelanoms.

Zwischen den 2 großen Gruppen von Primärtumortypen, nämlich denjenigen ohne Chemotherapiealternative (z. B. Hypernephrom) und den klassischen Chemotherapierespondern (z. B. Hodenteratom), nimmt das Mammakarzinom eine bisher nicht klar definierte Mittelstellung ein, sodass die Rolle der Chirurgie im Therapiekonzept des Mammakarzinoms nicht eindeutig definiert ist. Einerseits existieren zahlreiche Hormon-/Chemotherapieschemata zur Behandlung des metastasierten Stadiums, andererseits sind die Kollektive ausschließlich operativ behandelter Patienten äußerst spärlich, weil ein isolierter Lungenbefall nach Mammakarzinom eher selten ist. Es überrascht daher nicht, dass auch in den Standardwerken der internistischen Onkologie (Possinger 1994) die Möglichkeit der Metastasenchirurgie des Mammakarzinoms nicht einmal erwähnt ist.

❗ In jedem Fall betrifft die Möglichkeit, durch Lungenresektion therapeutisch einzugreifen, nur eine kleine Patientenminderheit, die folgende Eingriffskriterien erfüllt:

- Der Primärtumor ist beherrscht (kein Lokalrezidiv).
- Extrapulmonale Metastasen sind ausgeschlossen.
- Die R0-Resektion aller Herde bei niedrigem OP-Risiko ist möglich.

Die postoperative Lungenfunktion ist ausreichend (Letalität <4%).

27.1.1 Diagnostik

Diagnostisch sollten folgende Verfahren angewendet werden:

- zum extrapulmonalen Metastasenausschluss: Skelettszintigraphie, Lebersonographie, evtl. Ganzkörper-PET;
- zur intrapulmonalen Herdquantifizierung: Dünnschichtspiral-CT der Lunge und Bronchoskopie.

❗ Im Vordergrund steht die exakte Herderfassung durch das Dünnschicht-Spiral-CT der Lunge. In konventionellen CT-Untersuchungen werden regelmäßig Herde übersehen (McCormack et al. 1996).

Allerdings kann die Superauflösung des Dünnschicht-CT, die man sich in dreidimensionaler Filmbewegung vorspielen kann, auch verwirren, da jeder periphere Gefäß- oder Bronchusquerschnitt, jeder kleinste pleurale Lymphknoten wie ein peripheres Granulom imponieren kann. Problematisch, d. h. nicht mit Sicherheit erkennbar, sind nach wie vor eine miliare Pleura- und Perikardkarzinose, weil pleurale Grenzflächen auch im Spiral-CT nicht so gut darstellbar sind wie intrapulmonale Raumforderungen.

Pleurale Herde, selbst mit einer Ausdehnung von 2–4 mm, die im Lungenparenchym sicher erkannt werden, kommen daher in Pleurarandbereichen oft nicht zur Darstellung. Dies kann Ursache für die ansonsten weitgehend vermeidbare Probethorakotomie sein. Extrapulmonale Metastasen (Leber, Skelett, Haut) sind sonographisch, szintigraphisch bzw. im Positronenemissionstomogramm auszuschließen. Bei neurologischem Hinweis ist ein Schädel-CT anzuraten.

27.1.2 OP-Technik

 Kernpunkt der operativen Strategie ist die vollständige, aber parenchymsparende Exzision aller Herde. Nicht die große anatomische Resektion, sondern die sog. atypische keilförmige Exzision mit Klammernahtgeräten ist daher, wann immer möglich, die Methode der Wahl.

Voraussetzung für einen effektiven Eingriff ist die millimetergenaue Durchpalpation der gesamten Lunge in Atelektase. Erhebliche praktische Erfahrungen mit der palpatorischen Differenzierung normaler Hilusstrukturen (z. B. Bronchialspangen) von suspekten Neubildungen unter Beatmung mit Doppellumentubus mit wahlweiser Rechts-/Links-Atelektase sind daher Voraussetzung für eine erfolgreiche Metastasenchirurgie (◘ Abb. 27.1). Die Anzahl der entfernten Herde ist für das Spätergebnis nicht unbedingt relevant, sondern primär die Tatsache, ob eine R0-Resektion erreicht wurde oder nicht. Sind bilaterale Metastasen im CT nachgewiesen, ist die Sternotomie die Methode der Wahl, eine Sternotomie en principe verbessert dagegen die Ergebnisse nicht (Bains et al. 1994; Johnston 1983). Große anatomische Resektionen sind demnach die Ausnahme, spezielle Situationen können sie allerdings erforderlich machen.

Fallbeispiel

Eine 48-jährige Patientin kam notfallmäßig zur Aufnahme mit akuten Hämoptysen, die seit 24 h andauerten und eine zunehmende Tendenz zeigten. Im CT war eine etwa 4×5 cm große Raumforderung zentral, dorsal des rechten Oberlappenabgangs und des Bronchus intermedius zu erkennen (◘ Abb. 27.2). Bronchoskopisch zeigte sich ein blutender, exulzerierender Tumor mit Beginn im rechten Hauptbronchus in Höhe des rechten Oberlappenbronchusabgangs, makroskopisch bis in die Höhe des Mittelabgangs reichend. Anamnestisch war 8 Jahre

zuvor mittels modifizierter radikaler Mastektomie ein muzinöses Adenokarzinom (Stadium unbekannt) der Mamma entfernt worden, mit postoperativer lokaler und axillärer Radiatio. Unverzüglich durchgeführte extrapulmonale Staginguntersuchungen ergaben keinen Anhalt für weitere Metastasierungen. Nach radio-/onkologischem Konsil wurde der Entschluss zur primären Operation gefasst, möglicherweise nur in palliativer Intention. Operativ erfolgte zunächst eine obere Bilobektomie mit Unterlappenreanastomosierung im Bereich des rechten Hauptbronchus. Überraschend fand sich im proximalen Schnittrand eine submuköse Tumorinfiltration im Schnellschnitt. Daraufhin erfolgte die Nachresektion bis in die Carina und eine nochmalige Reanastomosierung des Unterlappenbronchus End-zu-Seit an die Trachealcarina. Auch diesmal fand sich im Schnellschnitt eine submuköse Tumorinfiltration der Hauptbronchushinterwand am proximalen Schnittrand. Daraufhin wurde eine Manschettenpneumonektomie rechts mit vollständiger Trachealkarinaresektion, die Resektion von 2 trachealen und bronchialen Knorpelringen des linken Hauptbronchus sowie die End-zu-End-Reanastomose des linken Hauptbronchus mit der Trachea durchgeführt. Die Patientin ist seit 11 Jahren in Vollremission beschwerdefrei bei ausreichender kardiopulmonaler Reserve. Bei rezeptornegativem Status bedurfte es bisher keinerlei Nachbehandlung.

27.1.3 Ergebnisse

Die Ergebnisse der Metastasenchirurgie beim Mammakarzinom sind im Vergleich zur Chemotherapie extrem spärlich belegt. Eine randomisierte Studie zur Evaluation des additiven Nutzens der Operation plus Chemotherapie vs. Chemotherapie allein, existiert bisher weder für multiple noch solitäre Metastasen. In der Regel wird die 5-Jahres-Überlebensrate nach chirurgischer Metastasektomie beim Mammakarzinom mit etwa 25% angegeben, wobei weder die Stadien des Primärtumors zum Zeitpunkt der Erstresektion, noch die Anzahl der Lungenmetastasen und das tumorfreie Intervall Berücksichtigung finden (Meyer et al. 1986; Stelter et al. 1983; Swoboda et al. 1986). Nur 2 Untersuchungen gehen hier ins Detail. Nach den Erfahrungen von Staren et al. (1992) erbringt die R0-Resektion bei isoliertem Lungenbefall mit einer mittleren Überlebenszeit von 58 Monaten gegenüber der primären Hormon-/Chemotherapie mit 34 Monaten einen signifikanten Überlebensvorteil. Noch klarer scheinen die Unterschiede in den äußerst seltenen Fällen der Solitärmetastase zu sein (Casey et al. 1984). Über Erfahrungen an 103 Patienten berichten Friedel et al. (1994). Auch hier bestätigt sich die R0-Resektion als wichtigster Prognosefaktor: Die 5-Jahres-überlebenswahrscheinlichkeit nach R0-Resektion betrug 31%, bei unvollständiger Resektion 0% (❏ Abb. 27.3). Ein positiver Rezeptorstatus erhöht die 3-Jahres-Überlebensrate auf 61% gegenüber 38% bei negativem Status. Die Metastasenzahl ist hier ebenfalls entscheidend: Bei einer Solitärmetastase beträgt die 5-Jahres-Überlebenswahrscheinlichkeit 35%, bei >5 Metastasen 0% (❏ Abb. 27.4). Eine internationale Studie mit 5209 Patienten bestätigt erstmals individuelle Prognoseparameter für die unterschiedlichen Primärtumortypen.

❗ So gelten auch für das Mammakarzinom
  ▬ die Anzahl der Metastasen,
  ▬ das tumorfreie Intervall sowie
  ▬ die R0-Resektion
  als signifikante Prognosefaktoren (Pastorino et al. 1996).

Ob der Rezeptorstatus in diesem Stadium sich als ein harter Prognosefaktor bestätigt, ist noch nicht untersucht. Letztendlich erforderlich, in der Praxis aber schlecht durchführbar, ist eine prospektiv randomisierte Studie zwischen Operation und Chemotherapie sowie Operation plus Chemotherapie vs. Chemotherapie allein.

❗ Zusammenfassend kann gefolgert werden, dass die primäre R0-Resektion bei isoliertem Metastasenbefall der Lunge in keinem Fall schlechtere Ergebnisse liefert als die alleinige Chemotherapie nach heutigem Schema.

Literatur

Bains MS, Ginsberg RJ, Jones WG III (1994) The clamshell incision: an improved approach to bilateral pulmonary and mediastinal tumor. Ann Thorac Surg 58: 30–33

Casey JJ, Stempel BG, Scanlon EF, Fry WA (1984) The solitary pulmonary nodule in the patient with breast cancer. Surgery 96: 801–805

Friedel G, Linder A, Toomes H (1994) The significance of prognostic factors for the resection of pulmonary metastases of breast cancer. J Thorac Cardiovasc Surg 42: 71–75

Johnston MR (1983) Median sternotomy for resection of pulmonary metastases. J Thorac Cardiovasc Surg 85: 516–522

Lanza LA, Natarajan G, Roth JA, Putnam JB (1992) Longterm survival after resection of pulmonary metastases from carcinoma of the breast. Ann Thorac Surg 54: 244–248

McCormack P, Bains MS, Begg CB et al. (1996) Role of video-assisted thoracic surgery in the treatment of pulmonary metastases: results of a prospective trial. Ann Thorac Surg 62: 213–217

Meyer G, Merkle NM, Bülzebruck H, Vogt-Moykopf I (1986) Late results of surgical treatment of pulmonary metastases. Thorac Cardiovasc Surg 34: 84

Mountain CF, McMurtrey MJ, Hermes KH (1984) Surgery for pulmonary metastasis: a 20 year experience. Ann Thorac Surg 38:323–330

Pastorino U, Ginsberg RJ, McCormack P et al. (1996) Long-term results of lung metastasectomy: report on 5206 cases from the international registry of lung metastasis. 76th Ann Meeting Am Ass Thorac Surg, San Diego, p 86

Possinger K (1994) Mammakarzinom. In: Wilmanns W, Huhn D, Wilms K (Hrsg) Internistische Onkologie. Thieme, Stuttgart, S 403–419

Staren E, Salerno CH, Rongione A, Witt TH, Faber P (1992) Pulmonary resection for metastatic breast cancer. Arch Surg 127: 1282–1284

Stelter WJ, Sunder-Plassmann L, Heberer G (1983) Lungenmetastasen. Stellenwert der Resektion im onkologischen Therapiekonzept. Chirurg 54: 513–520

Sunder-Plassmann L, Ernst P, Heberer G (1986) Surgery of cancer metastatic to the lung: extended indications and results. Thorac Cardiovasc Surg 34: 82

Swoboda L, Hessenauer A, Toomes H (1986) Results of surgical therapy for pulmonary metastases. Thorac Cardiovasc Surg 34: 83

27.2 Chirurgisch-onkologische Therapie von Mammakarzinomlebermetastasen

L. Staib

27.2.1 Einleitung

Lebermetastasen werden nach ihrer Prognose in drei große Gruppen eingeteilt: kolorektale Lebermetastasen, Lebermetastasen endokriner Tumoren und sonstige (nichtkolorektale und nichtendokrine) Lebermetastasen, zu denen auch Lebermetastasen eines Mammakarzinoms zählen. Diese sind in der Regel ein Spätsymptom mit schlechter Prognose und einer zu erwartenden medianen Überlebenszeit von 4–6 Monaten (Sharma et al. 2004). In günstigen Fällen konnten nach Resektion in Kombination mit multimodalen Therapieansätzen (chemo- und antihormonelle Therapie) Überlebensraten von bis zu 60 Monaten erzielt werden (Diaz et al. 2004). Ihr Vorkommen ist ein eher seltenes Ereignis und wird zwischen 5 und 18% angegeben (Atalay et al. 2003; El-Saghir et al. 2004; Ishida et al. 2003; Perrone et al. 2004; Schneider et al. 2004). Daher wird bei Symptomfreiheit von Patientinnen mit Mammakarzinom in der Nachsorge auch kein systematisches Screening der Leber empfohlen (Gerber et al. 2004). Der typische Metastasierungsweg verläuft über die Arteria hepatica (Eder u. Weiss 1991). Im Gegensatz zu den häufig vorkommenden kolorektalen Lebermetastasen zeigen sich morphologische und tumorbiologische Unterschiede: Lebermetastasen eines Mammakarzinoms zeigen ein nichtangiogenetisches Wachstumsmuster mit Verdrängung von Hepatozyten unter Beibehaltung der typischen Leberarchitektur ohne Zeichen von Hypoxie oder Blutgefäßeinbrüchen (Stessels et al. 2004). Sie sind teils tubulär strukturiert (Hamilton et al. 2004) und zeigen in der Kernspintomographie ein charakteristisches Vaskularisationsmuster (Braga et al. 2004).

Es existieren verschiedene Behandlungsansätze bei Lebermetastasen von Mammakarzinomen ► Übersicht), die zunehmend häufiger auch kombiniert oder sequentiell zur Anwendung kommen. Daher ist eine genaue diagnostische Abklärung für die sich daraus ergebende prognostische Einschätzung von großer Bedeutung. Nachfolgend werden die erforderlichen diagnostischen Maßnahmen zur Beurteilung der Prognose und die Ergebnisse der Therapieverfahren erläutert.

Behandlungsoptionen bei Lebermetastasen eines Mammakarzinoms

- Leberresektion [Ziel der R0-Resektion (Scheele 2001; Elias et al. 2003)]
- Lebertransplantation (Wilson 2003)
- Lokale Destruktion [Thermoablation, Kryotherapie (Vogl et al. 2003; Trubenbach et al. 2003; Hawksworth et al. 2004; Hansler et al. 2003; Donckier et al. 2003; Nikfarjam u. Christophi 2003; Mack et al. 2004; Helmberger et al. 2004; Treska et al. 2004)]
- Chemotherapie intravenös (Sharma et al. 2004; Atalay et al. 2003)
- Chemotherapie intraarteriell [meist kombiniert (Elias et al. 2003; Hashimoto et al. 2004; Link et al. 2001; Vogl et al. 2003]
- Chemo-/Embolisation
- Antihormonelle Therapie
- Biologische Therapie (Hashimoto et al. 2004; Liang et al. 2004)
- Strahlentherapie/[90]Ittrium-Radioembolisation (Rubin et al. 2004)
- Palliative Drainage (Stent, PTCD, operativ)
- Supportive Therapie

27.2.2 Indikationsstellung, Diagnostik und Prognosefaktoren

Meist zeigen sich erst Spätsymptome wie Gewichtsverlust, Inappetenz, Ikterus und Schmerz. Pathologische Laborveränderungen finden sich maximal in der Hälfte der Fälle. Hohe Werte des Tumormarkers Ca 15-3 (>300 U/l) weisen auf Leber- und/oder Knochen- bzw. Lungenmetastasen hin (Ramirez et al. 2004). Eine rationale und effiziente diagnostische Strategie hat zum Ziel, potentiell resektable Patienten zu identifizieren und bei disseminierter Metastasierung eine unnötige Resektion zu vermeiden. Hierbei hat sich folgende Diagnostik als hilfreich erwiesen (► Übersicht).

Diagnostik bei Lebermetastasen eines Mammakarzinoms

- Labor (s. Text)
- Oberbauchsonographie
- Spiralcomputertomografie (3 Phasen) der Leber sowie des Thorax und des Abdomens (alternativ Kernspintomographie)
- Positronenemissionstomographie (fakultativ)
- Ausschlusslokalrezidiv Mamma (bei metachroner Leberfilialisierung)

Folgende Laboruntersuchungen sind vor geplanter Leberresektion sinnvoll in ihrer Durchführung: Blutbild und Gerinnung, Transaminasen, Albumin, alkalische Phosphatase, Bilirubin, LDH, Ca 15-3 [als Basiswert für Verlaufskontrollen (Nicolini et al. 2003)]. Leberfunktionstests sind aufgrund ihrer eingeschränkten Aussagekraft nicht mehr indiziert, obgleich eine deutlich eingeschränkte Leberfunktion eine relative Kontraindikation für eine Resektion darstellt, eine Chemotherapie in dieser Situation jedoch durchaus praktikabel ist (Loibl et al. 2004). Indiziert zur Darstellung der lokalen Situation sind als bildgebende Verfahren die Abdomensonographie sowie die hochauflösende Spiralcomputertomographie (CT) der Leber in drei Phasen. Hierdurch lassen sich potentiell resektable Lebermetastasen gut darstellen. Ein typisches Zeichen in der CT sind Einziehungen im Bereich der Metastasenzirkumferenz (Fennessy et al. 2004; Konopke u. Saeger 2003). Eine unidimensionale Größendarstellung nach RECIST-Kriterien ist ausreichend (Prasad et al. 2003). Ergänzend können bei besonderen Fragestellungen Kernspintomographie und Positronenemissionstomographie (PET) zum

Einsatz kommen (Schmidt et al. 2004). Lokalrezidive und extrahepatische Metastasen sollten vor geplanter Resektion sicher ausgeschlossen werden, entweder durch konventionelle Stagingverfahren (Skelettszintigraphie, Thorax) oder durch Ganzkörper-PET bzw. neuerdings auch PET-CT (Schmidt et al. 2004; Donckier et al. 2003).

Unter über einhundert beschriebenen Prognosefaktoren fällt eine praktisch-klinische Bedeutung lediglich folgenden Faktoren zu: Tumorkategorie, Grading, Lymphknotenkategorie, Östrogen-/Progesteron-Rezeptorstatus und Her-2 (Beadle et al. 2004). Außerdem waren folgende Faktoren mit einer günstigen Prognose assoziiert: Positiver Rezeptorstatus (Elias et al. 2003), Fehlen extrahepatischer Metastasen, wenige und kleine Lebermetastasen, langes krankheitsfreies Intervall, langer stabiler Verlauf unter Chemotherapie (Wyld et al. 2003; D'Angelica u. Fong 2004), fehlende IL-6-Erhöhung (Salgado et al. 2003). Mit einer ungünstigen Prognose assoziiert waren: Derangierte Leberfunktion, Aszites, Grading ≥3 des Primärtumors, fortgeschrittenes Lebensalter, erniedrigter Albuminspiegel (Wyld et al. 2003), vorausgegangenes Lokalrezidiv (Raab et al. 1996).

Eine Kontraindikation für eine Resektion ist gegeben bei:

- nicht therapierbarer extrahepatischer Manifestation,
- hoher Komorbidität,
- Befall von mehr als 70% des Lebervolumens oder von mehr als 5 Lebersegmenten (Poston et al. 2004).

Zur Erleichterung der Entscheidungsfindung bei unklaren Fällen, die immer im interdisziplinären Konsens getroffen werden sollte, wurden unlängst Website-Hilfen angeboten (Poston et al. 2004).

27.2.3 Chirurgische Therapie

Zur Resektion von Lebermetastasen beim Mammakarzinom existieren keine randomisierten Studien. Die bislang publizierten, überwiegend retrospektiven Daten zeigen jedoch, dass die Resektion bei richtiger Patientenselektion eine sichere und prognoseverbessernde Therapieoption sein kann (Friedrich et al. 2004). Das Ziel der Resektion sollte nicht eine »zytoreduktive« Therapie oder ein »Debulking« sein, sondern die kurative R0-Resektion, die allein prognoseverbessernd und in >80% der durchgeführten Resektionen möglich ist (Raab et al. 1996; Elias et al. 2003). Im Mittel werden vier Lebermetastasen entfernt (Elias et

al. 2003), sodass ein Vorliegen mehrerer Metastasen bei prinzipieller Resektabilität keine Kontraindikation darstellt, insbesondere bei ansonsten günstigen Begleitumständen (junger Patient, langes rezidivfreies Intervall). Die Resektion einer solitären Metastase weist jedoch die günstigste Prognose auf (Lamade u. Herfarth 2001; Raab et al. 1996). Die Komplikationsrate nach Leberresektion wird zwischen 13 und 30% angegeben (Raab et al. 1996; Elias 2003) und umfasst Blutungen, Infektionen, Wunddehiszenzen und Galleleckagen. Galleleckagen können in der Regel interventionell therapiert werden und bedürfen nur noch selten einer operativen Reintervention. Das perioperative Management bei Leberresektionen wurde inzwischen so verbessert, dass die perioperative Letalität zwischen 0 und 3% liegt (Raab et al. 1996; Elias et al. 2003; Vlastos et al. 2004).

27.2.4 Überlebensraten

Ohne Leberresektion beträgt die mediane Überlebenszeit bei Lebermetastasen eines Mammakarzinoms zwischen ein und vier Monaten (Raab et al. 1996), mit Chemotherapie zwischen 5 und 13 Monaten (Elias et al. 2003). In zwei randomisierten EORTC-Chemotherapiestudien (10923 und 10961) zeigte sich in einer Studie ein signifikanter Unterschied im Überleben bei Patientinnen mit isolierter Lebermetastasierung gegenüber Patientinnen mit disseminierter Metastasierung. Die mediane Überlebenszeit betrug 22,7 versus 14,2 Monate (Log-rank-Test, p=0,002) in der Studie EORTC-10923 und 27,1 versus 16,8 Monate (Log-rank-Test, p=0,19) in der Studie EORTC-10961 (Atalay et al. 2003). Wird dagegen eine Leberresektion durchgeführt, so resultiert bei R0-Resektion eine 5-Jahres-Überlebensrate von 22% und eine mediane Überlebenszeit von 41,5 Monaten (Raab et al. 1996). Andere Arbeitsgruppen beobachteten 5-Jahres-Überlebensraten von 21% (El-Saghir et al. 2004), 30% (Lamade u. Herfarth 2001) und 61% mit einer medianen Überlebenszeit von 63 Monaten, teils in Kombination mit lokal ablativen Verfahren (Vlastos et al. 2004).

27.2.5 OP-Technik

Von den deutlichen Verbesserungen, die in den letzten Jahren in der chirurgischen Technik und im perioperativen Management bei Leberresektionen erzielt wurden, profitieren auch Patientinnen mit Mammakarzinom. Hierzu zählen neben dem anatomischen Grundverständnis der

Lebersegmenteinteilung nach Couinaud und der funktionellen Lebersektoren auch pathophysiologische Erkenntnisse über Ischämiezeiten, Konditionierung und Reperfusionsvorgänge, die aus der Leberlebendspende stammen (Kiuchi et al. 1998; Scheele 2001). Aus einer optimierten (mitunter dreidimensionalen) hochauflösenden Bildgebung, aus der genauen präoperativen Kalkulation der funktionellen Leberreserve, aus verbesserten blutsparenden Resektionstechniken durch Einsatz von Ultraschallmesser und Wasserstrahldissektor (Rau et al. 2001), durch Einbindung neoadjuvanter Strategien einschließlich Pfortaderokklusion zur Konditionierung und lokalisationsorientierten Zugangsmodifikationen (Hohenberger 2001) resultiert letztlich für die Patientinnen eine risikoärmere und effektivere Chirurgie mit verbessertem postoperativem Befinden, auch durch patientenfreundliches Management von Narkoseführung und Analgesie. Es konnte gezeigt werden, dass allein durch Steuerung des zentralen Venendruckes während der Operation der Blutverlust von 1500 ml (ZVD >10 cmH$_2$O) auf 500 ml (ZVD <3 cmH$_2$O) gesenkt werden konnte (Rau et al. 2001). Bei zusätzlichem völligem Verzicht auf PEEP-Beatmung lässt sich der intraoperative Blutverlust bei schlanken Patienten auf 100–200 ml senken (Scheele 2001). Eine äußerst präzise und blutsparende Resektionstechnik durch bipolare Pinzette und Ultraschallmesser ohne Notwendigkeit der Drosselung des portalen Blutflusses wurde durch Tanaka und Yamaoka (Kyoto, Japan) in die Leberchirurgie eingeführt.

27.2.6 OP-Ablauf

Über einen rechtsseitigen Oberbauchquerschnitt mit mediokranialer Verlängerung (»L-Schnitt«) wird unter Einsatz eines Retraktorsystems (z. B. »Ulmer Retraktor«, Rochard) die Leber dargestellt. Nach Ausschluss einer Peritonealkarzinose und von Zweittumoren wird die Leber je nach Lokalisation der Metastase(n) komplett mobilisiert und durch Einsatz der intraoperativen Sonographie die Topographie der Leberpathologie, insbesondere die Beziehung zu den intrahepatischen Gefäßen, verifiziert. Unter Verzicht auf PEEP-Beatmung und bei entsprechend reduziertem ZVD (s. oben) erfolgt sodann die segment- oder sektororientierte Entfernung der Lebermetastase(n), bei Herden <4 cm auch als atypische, d. h. nicht an Segmentgrenzen orientierte Resektion. Als Resektionsverfahren kommen neben der üblichen stumpfen Dissektion auch o. g. apparative Dissektionstechniken (z. B. Ultraschall-

messer) zum Einsatz. Falls erforderlich, wird eine zeitlich exakt definierte Drosselung des portalen Blutflusses im Leberhilus durch das sog. Pringle-Manöver durchgeführt. Wesentlich ist eine präzise und blutsparende Technik, bei der größere Gefäße und Gallengänge getrennt umstochen und spätere Nekrosen des Leberparenchyms vermieden werden. Zusätzlich erfolgt die Lymphdissektion im Ligamentum hepatoduodenale. Resezierbare Lymphknotenmetastasen im Lig. hepatoduodenale stellen per se keine Kontraindikation zur Resektion der Lebermetastasen dar, erfordern jedoch eine patientenadaptierte Strategie. In der Regel erfolgt postoperativ ein rascher Kostaufbau, und die Patientin verlassen nach 5–10 Tagen die Klinik.

27.2.7 Kombinierte Therapieformen und Nachsorge

Ist die Leberresektion als Einzelmaßnahme nicht sinnvoll durchführbar, so kann sie dennoch kombiniert mit weiteren Maßnahmen eingesetzt werden. Hier ergeben sich in der Praxis zwei typische Situationen, die präoperative Tumorverkleinerung (Downstaging/Downsizing) und die Kombination mit einer lokal ablativen Maßnahme.

Downstaging und Downsizing. Sind Metastasen auf die Leber begrenzt und zunächst nicht resektabel, so sollte der Versuch eines Downstaging erwogen werden: Frühe Erfahrungen des erfolgreichen Downstaging bei Lebermetastasen kolorektaler Karzinome (Link et al. 1999) wurden inzwischen weiterentwickelt. In einer Serie von 44 Patienten mit kolorektalen Lebermetastasen konnte in dieser Situation durch eine kombinierte Vorbehandlung mit hepatisch intraarterieller 5-FU-Chemotherapie plus systemischer Chemotherapie (Irinotecan oder Oxaliplatin plus 5-FU/Folinsäure) ein Ansprechen von 82% nach der Oxaliplatin-Therapie beobachtet werden. Eine Resektion wurde durch diese neoadjuvante Therapie in 20% möglich (Leonard et al. 2004). Mit einem ähnlichen neoadjuvanten Protokoll konnten 13% primär irresektable Patienten sekundär reseziert werden mit einer 5-Jahres-Überlebensrate von 36% und ohne eine erhöhte Morbidität im Vergleich zu primär resezierten Patienten (Adam et al. 2004).

Kombination mit lokal ablativen Verfahren. Sind Lebermetastasen aufgrund ihrer Lokalisation nur partiell durch eine Resektion kurativ resektabel, so besteht neuerdings die Möglichkeit, intraoperativ die Leberresektion mit einer Thermoablation zu kombinieren. Hierdurch kann das Operationstrauma verringert und dennoch eine R0-Situation erzielt werden (Treska et al. 2004).

Nach Resektion wurden sowohl adjuvante Chemotherapieprotokolle (Elias et al. 2003; Poston et al. 2004), als auch adjuvante Hormontherapieprotokolle beschrieben, mit denen sich mediane Überlebenszeiten zwischen 27 und 57 Monaten erzielen ließen (Diaz et al. 2004). Eine an Lebermetastasen orientierte Tumornachsorge ist bislang nicht evidenzbasiert. Es konnte jedoch gezeigt werden, dass eine frühzeitige Detektion von Lebermetastasen eines Mammakarzinoms die Prognose günstig beeinflussen kann (Perrone et al. 2004). Daher bietet sich neben der kostengünstigen und nichtinvasiven Oberbauchsonographie die Bestimmung des Tumormarkers Ca-15-3 an, der in einer Nachsorgestudie von über 200 Patienten einen Vorteil gegenüber apparativen Nachsorgeuntersuchungen zeigte: Der positiv prädiktive Wert betrug 83%, der negativ prädiktive Wert 91% (Nicolini et al. 2003). Die Durchführung einer Computertomographie alle 6 Monate, in Abhängigkeit vom Primärtumor und nur bei klinischer Konsequenz, wurde ebenfalls empfohlen, ihr Vorteil gegenüber der Sonographie ist jedoch nicht belegt.

Praxistipp

- Da eine Resektion die Prognose von Patientinnen mit Lebermetastasen eines Mammakarzinoms deutlich verbessern kann und heutzutage mit geringer Morbidität durchführbar ist, gilt es, durch ein exaktes Staging (▶ Übersicht S. ##) günstige Situationen für eine Resektion zu erkennen: Eine R0-Resektion sollte wahrscheinlich, ein extrahepatischer Progress unwahrscheinlich sein. Die Patientin sollte eine regelrechte Leberfunktion und eine geringe Komorbidität aufweisen. Weitere prognostische Faktoren sind zu beachten (s. oben).

- Neue multimodale Therapiemöglichkeiten erweitern den Indikationsbereich für eine Leberresektion durch Kombination mit lokalen (Thermoablation) und systemischen Maßnahmen.

- Standard ist der interdisziplinäre Konsens (»Tumorboard«) bei allen potentiell resektablen Patientinnen. Es zeichnet sich ein Trend zu funktionserhaltenden und organsparenden Behandlungsansätzen ab. Ziel muss sein, unter Berücksichtigung des Patientenwunsches eine R0-Situation zu erzielen bei Vermeidung von Morbidität und unter Erhalt adäquater Lebensqualität.

Literatur

Adam R, Delvart V, Pascal G et al. (2004) Resection of non resectable liver metastases after chemotherapy: Prognostic factors and long-term results. Proc Am Soc Clin Oncol 23: 258 (Abstract)

Atalay G, Biganzoli L, Renard F et al. (2003) Clinical outcome of breast cancer patients with liver metastases alone in the anthracycline-taxane era: a retrospective analysis of two prospective, randomised metastatic breast cancer trials. Eur J Cancer 39(17): 2439–2449

Beadle G, Francis G, Stein S, Pandeya N, Purdie D (2004) Correlation of standard histological features and biomarkers with overall survival in breast cancer. Proc Am Soc Clin Oncol 23: 876

Braga L, Semelka R-C, Pietrobon R, Martin D, De-Barros N, Guller U (2004) Does hypervascularity of liver metastases as detected on MRI predict disease progression in breast cancer patients? Am J Roentgenol 182(5): 1207–1213

D'Angelica M, Fong Y (2004) The Liver. In: Townsend C, Beauchamp R, Evers B, Mattox K (eds) Sabiston textbook of surgery – The biological basis of modern surgical practice. Elsevier Saunders, Philadelphia, pp 1513–1573

Diaz R, Santaballa A, Munarriz B, Calderero V (2004) Hepatic resection in breast cancer metastases: should it be considered standard treatment? Breast 13(3): 254–258

Donckier V, Van-Laethem JL, Goldman S, Van-Gansbeke D, Feron P, Ickx B, Wikler D, Gelin M (2003) [F-18] fluorodeoxyglucose positron emission tomography as a tool for early recognition of incomplete tumor destruction after radiofrequency ablation for liver metastases. J Surg Oncol 84(4): 215–223

Eder M, Weiss M (1991) Hämatoge Lebermetastasen – humanpathologische Grundlagen. Chirurg 62: 705–709

Elias D, Maisonnette F, Druet-Cabanac M, Ouellet JF, Guinebretiere JM, Spielmann M, Delaloge S (2003) An attempt to clarify indications for hepatectomy for liver metastases from breast cancer. Am J Surg 185(2): 158–164

El-Saghir N, Seuod M, Charafeddine M et al. (2004) Clinical characteristics and long-term survival of advanced breast cancer at the American University of Beirut Medical Center, Beirut, Lebanon. Proc Am Soc Clin Oncol 23: 89 (Abstract)

Fennessy FM, Mortele KJ, Kluckert T, Gogate A, Ondategui-Parra S, Ros P, Silverman SG (2004) Hepatic capsular retraction in metastatic carcinoma of the breast occurring with increase or decrease in size of subjacent metastasis. Am J Roentgenol 18(3): 651–655

Friedrich M, Diesing D, Schroer A (2004) Hepatic metastasectomy as a cytoreductive strategy for the treatment of liver metastases in breast cancer: review of literature. Eur J Gynaecol Oncol 25(5): 555–558

Gerber B, Seitz E, Muller H, Krause A, Reimer T, Janni W, Kundt G, Friese K (2004) A perioperative screening for metastatic disease is not indicated in patients with primary breast cancer and no clinical signs of tumor spread. Zentralbl Gynakol 126(4): 275–279

Hamilton L, Evans A, Pinder S et al. (2004) Metastatic carcinoma of the breast with tubular features: differences compared with metastatic ductal carcinoma of no specific type. Clin Oncol (R-Coll-Radiol) 16(2): 119–124

Hansler J, Witte A, Strobel D, Wein A, Bernatik T, Pavel M, Muller W, Hahn EG, Becker D (2003) Radio-frequency-ablation (RFA) with wet electrodes in the treatment of primary and secondary liver tumours. Ultraschall Med 24(1): 27–33

Hashimoto K, Nio Y, Koike M, Itakura M, Yano S, Higami T (2004) A case of liver metastases of breast cancer successfully treated by combination chemotherapy using hepatic arterial infusion of docetaxel and systemic administration of trastuzumab. Gan To Kagaku Ryoho 31(9): 1391–1393

Hawksworth J, Geisinger K, Zagoria R, Kavanagh P, Howerton R, Levine E, Shen P (2004) Surgical and ablative treatment for metastatic adenocarcinoma to the liver from unknown primary tumor. Am Surg 70(6): 512–517

Helmberger T, Heinemann V, Vick C, Wallnöfer A, Gotz A, Reiser M (2004) Percutaneous radiofrequency ablation (RFA) of hepatic metastases in patients with metastatic breast cancer: An interim analysis. Proc Am Soc Clin Oncol 23: 31

Hohenberger W (2001) Der anteriore Zugang zur Hemihepatektomie. Chirurg 72: 125–130

Ishida T, Ohnuki K, Takeda M, Suzuki A, Ohuchi N (2003) Treatment strategy for liver metastasis from breast cancer. Nippon Geka Gakkai Zasshi 104(10): 707–710

Konopke R, Saeger H (2003) Lebermetastasen – Diagnostik und Therapie. Chirurg 74(9): 866–886

Kiuchi T, Oldhafer K, Schlitt H et al. (1998) Background and prognostic implications of perireperfusion tissue injuries in human liver transplants: a panel histochemical study. Transplantation 66(6): 737–747

Lamade W, Herfarth C (2001) Chirurgische Therapie von Lebermetastasen. In: Siewert J, Harder F, Rothmund M (Hrsg) Praxis der Viszeralchirurgie. Chirurgische Onkologie. Springer, Berlin Heidelberg New York Tokio, S 567

Leonard G, Fong Y, Jarnagin W et al. (2004) Liver resection after hepatic arterial infusion (HAI) plus systemic oxaliplatin combinations in pretreated patients with extensive unresectable colorectal liver metastases. Proc Am Soc Clin Oncol 23: 256 (Abstract)

Liang Z, Wu T, Lou H, Yu X, Taichman R, Lau S, Nie S, Umbreit J, Shim H (2004) Inhibition of breast cancer metastasis by selective synthetic polypeptide against CXCR4. Cancer Res 15(64): 4302–4308

Link KH, Pillasch J, Formentini A, Sunelaitis E, Leder G, Safi F, Kornmann M, Beger HG (1999) Downstaging by regional chemotherapy of non-resectable isolated colorectal liver metastases. Eur J Surg Oncol 25(4): 381–388

Link KH, Sunelaitis E, Kornmann M et al. (2001) Regional chemotherapy of nonresectable colorectal liver metastases with mitoxantrone, 5-fluorouracil, folinic acid, and mitomycin C may prolong survival. Cancer 92: 2746–2753

Loibl S, Von Minckwitz G, Schwedler K, Schmidt K, Hoper D, Kaufmann M, Costa S (2004) Mitomycin C, 5-fluorouracil and folinic acid (Mi-Fu-Fo) as salvage chemotherapy in breast cancer patients with liver metastases and impaired hepatic function: a phase II study. Anticancer Drugs 15(7): 719–724

Mack M, Straub R, Eichler K, Sollner O, Lehnert T, Vogl T (2004) Breast cancer metastases in liver: laser-induced interstitial thermotherapy-local tumor control rate and survival data. Radiology Sep 30 [Epub ahead of print]

Nicolini A, Carpi A, Ferrari P, Pieri L (2003) Utility of a serum tumour marker panel in the post-operative follow-up of breast cancer patients with equivocal conventional radiological examinations. Tumour-Biol 24(6): 275–280

Nikfarjam M, Christophi C (2003) Interstitial laser thermotherapy for liver tumours. Br J Surg 90(9): 1033–1047

Perrone M, Musolino A, Michiara M et al. (2004) Early detection of recurrences in the follow-up of primary breast cancer in an asymptomatic or symptomatic phase. Tumori 90(3): 276–279

Poston G, Haller DG, Kahan J, Cornelis M, Mahyaoui S (2004) Individualize the treatment of liver metastases from colorectal cancer using RAND appropriateness method: Oncosurge decision model. Results of a consensus detecting from the international taskforce group. Proc Am Soc Clin Oncol 23: 269 (Abstract)

Prasad SR, Saini S, Sumner JE, Hahn PF, Sahani D, Boland GW (2003) Radiological measurement of breast cancer metastases to lung and liver: comparison between WHO (bidimensional) and RECIST (unidimensional) guidelines. J Comput Assist Tomogr 27(3): 380–384

Raab R, Nussbaum K, Werner U, Pichlmayr R (1996) Lebermetastasen bei Mammacarcinom – Ergebnisse der Leberteilresektion. Chirurg 67(3): 234–237

Ramirez M, Vazquez Lopez M, Vela B, Flores M, Uribe M, Vazquez M, Santinelli B, Zeichner I (2004) Correlation of Ca 15-3 elevation with number and site of metastases in breast cancer patients. Proc Am Soc Clin Oncol 23: 94

Rau H, Schauer R, Pickelmann S, Beyer B, Angele M, Zimmermann A, Maeimarakis G, Heizmann O, Schildberg F (2001) Dissektionstechniken in der Leberchirurgie. Chirurg 72: 105–112

Rubin D, Nutting C, Jones B (2004) Metastatic breast cancer in a 54-year-old woman: integrative treatment with yttrium-90 radioembolization. Integr Cancer Ther 3(3): 262–267

Salgado R, Junius S, Benoy I, Van-Dam P, Vermeulen P, Van-Marck E, Huget P, Dirix LY (2003) Circulating interleukin-6 predicts survival in patients with metastatic breast cancer. Int J Cancer 103(5): 642–646

Scheele J (2001) Anatomiegerechte und atypische Leberresektionen. Chirurg 72: 113–124

Schmidt G, Baur-Melnyk A, Tiling R, Hahn K, Reiser M, Schoenberg S (2004) Comparison of high resolution whole-body MRI using parallel imaging and PET-CT: First experiences with a 32-channel MRI system. Radiologe 44(9): 889–898

Schneider C, Fehr M, Steiner R, Hagen D, Haller U, Fink D (2004) Frequency and distribution pattern of distant metastases in breast cancer patients at the time of primary presentation. Arch Gynecol Obstet 269(1): 9–12

Sharma RA, Decatris MP, Santhanam S, Roy R, Osman AE, Clarke CB, Khanna S, O'Byrne KJ (2004) Reversibility of liver failure secondary to metastatic breast cancer by vinorelbine and cisplatin chemotherapy. Cancer Chemother Pharmacol 52(5): 367–370

Stessels F, Van-Den-Eynden G, Van-Der-Auwera I et al. (2004) Breast adenocarcinoma liver metastases, in contrast to colorectal cancer liver metastases, display a non-angiogenic growth pattern that preserves the stroma and lacks hypoxia. Br J Cancer 90(7): 1429–1436

Treska V, Skalicky T, Finek J, Kormunda S, Topolcan O, Sutnar A, Neprasova P, Suvova B (2004) Is liver resection or radiofrequency ablation indicated in breast carcinoma metastases? Rozhl Chir 83(4): 173–177

Trubenbach J, Schmidt D, Pereira PL (2003) Percutaneous treatment of liver metastases. Zentralbl Chir 128(11): 920–927

Vlastos G, Smith D, Singletary S, Mirza N, Tuttle T, Popat R, Curley S, Ellis L, Roh M, Vauthey J (2004) Long-term survival after an aggressive surgical approach in patients with breast cancer hepatic metastases. Ann Surg Oncol 11(9): 869–874

Vogl TJ, Mack MG, Balzer JO, Engelmann K, Straub R, Eichler K, Woitaschek D, Zangos S (2003) Liver metastases: neoadjuvant downsizing with transarterial chemoembolization before laser-induced thermotherapy. Radiology 229(2): 457–464

Wilson JM, Carder P, Downey S, Davies MH, Wyatt JI, Brennan TG (2003) Treatment of metastatic breast cancer with liver transplantation. Breast J 9(2): 126–128

Wyld L, Gutteridge E, Pinder SE, James JJ, Chan SY, Cheung KL, Robertson JF, Evans AJ (2003) Prognostic factors for patients with hepatic metastases from breast cancer. Br J Cancer 89(2): 284–290

27.3 Skelettsystem

M. Schulte

Karzinompatienten weisen zu etwa 50% klinisch manifeste Knochenmetastasen auf. Die Rate der autoptisch gesicherten Skelettdisseminierung beträgt beim Mammakarzinom 70%.

Am Skelettsystem werden in absteigender Reihenfolge befallen:
- Wirbelkörper,
- proximales Femur,
- Becken,
- Rippen,
- Sternum und
- proximaler Humerus.

Der Altersgipfel für die Manifestation einer ossären Filialisierung liegt im 6. Lebensjahrzehnt. Die Überlebenszeit nach der Diagnose von Skelettmetastasen liegt durchschnittlich zwischen 9 und 15 Monaten, kann aber beim Mammakarzinom im Einzelfall 10 Jahre und länger betragen.

Der vertebragene Metastasierungstyp findet sich bei 62% der Patienten mit ossärer Disseminierung. Metastasen des proximalen Femur erfordern aufgrund früh einsetzender statischer Probleme am häufigsten eine operative Intervention.

Wirbelsäulenmetastasen breiten sich überwiegend in der ventralen Säule sowie peridural aus, eine dorsale Lokalisation ist demgegenüber selten. Die Destruktion der Hinterwand bzw. Bogenwurzeln führt zur Instabilität. Die Dura stellt eine gute Tumorbarriere dar: Eine intradurale Tumorexpansion ist nur bei 1–4% der Wirbelmetastasen zu erwarten.

 Die Metastasierungshäufigkeit beträgt für die Wirbelsäulenabschnitte HWS, BWS und LWS etwa 1:6:4, wobei die untere BWS häufiger betroffen ist als die obere.

27.3.1 Klinik

 Leitsymptom einer ossären Disseminierung ist der Schmerz. Funktionseinschränkungen signalisieren den bereits fortgeschrittenen Befall eines Skelettabschnitts.

Pathologische Frakturen der langen Röhrenknochen führen zu weitgehenden Funktioneinbußen, an den unteren Extremitäten zum Verlust der Gehfähigkeit. Sie können zusätzlich durch äußerlich erkennbare Deformitäten charakterisiert sein. Im Bereich der Wirbelsäule kann es durch pathologische Frakturen zur Gibbusbildung kommen (◘ Abb. 27.1). Wegen der im Gegensatz zum thorakolumbalen Übergang geringeren mechanischen Belastung gehen Metastasen der HWS und der oberen BWS häufig mit einem weniger gravierenden Beschwerdebild einher; oft stehen radikuläre Symptome im Vordergrund. Metastasen in den stärker belasteten Wirbelsäulenabschnitten führen dagegen nicht selten zu einer akut auftretenden Paraplegie. Bereits vor einer pathologischen Fraktur stellen sich bei 20–50% der Patientinnen Muskellähmungen, Sensibilitätsstörungen und Reflexabnormalitäten ein, in etwa 25% der Fälle sind Beeinträchtigungen des vegetativen Nervensystems nachweisbar.

❗ Die Zeitspanne zwischen Schmerzbeginn und ersten neurologischen Symptomen ist ein prognostisch bedeutsames Maß für die Wachstumsgeschwindigkeit des Tumors.

Sie schwankt zwischen 4 Wochen bei Bronchialkarzinomen und 6–12 Monaten bei differenzierten Schilddrüsenkarzinomen und liegt beim Mammakarzinom meist bei mehreren Monaten.

27.3.2 Indikationen und Kontraindikationen

Die Chirurgie von Mammakarzinommetastasen stellt prinzipiell eine Palliativmaßnahme dar, bei der mit dem am wenigsten belastenden Eingriff ein möglichst großer Effekt erzielt werden muss. Das Therapieziel ist i. d. R. nicht die radikale Tumorentfernung, sondern Schmerzlinderung, Erhaltung oder Wiederherstellung von Funktion und Stabilität und damit Lebensqualitätsverbesserung bzw. Pflegeerleichterung.

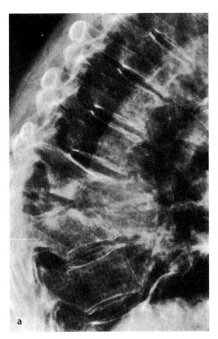
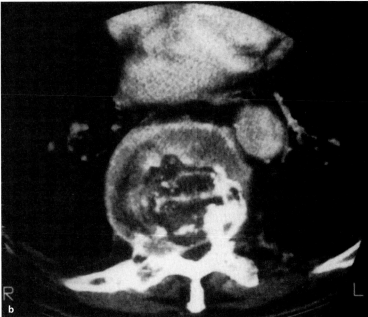

 Abb. 27.1a,b. 85-jährige Patientin mit akut aufgetretener Paraplegie. **a** Osteolytische Destruktion BWK 9 und 10 mit pathologischer Frakturierung und kyphotischer Knickbildung. **b** Computertomographisch tumoröse Spinalkanalstenose

Indikationen zur Operation

Die Indikationsstellung für einen operativen Eingriff setzt die Berücksichtigung der Gesamtsituation, d. h. Alter, Allgemeinzustand, psychosoziale Situation sowie Erwartungen und Kooperation seitens der Patientin, voraus.

! Zu den absoluten Operationsindikationen zählen:
- durch Metastasen verursachte pathologische Frakturen des Femur, der Tibia und des Azetabulums,
- instabile pathologische Wirbelfrakturen und
- progrediente spinale oder radikuläre Kompressionen.

Tumorbedingte Frakturen – gerade der belasteten Skelettabschnitte – heilen konservativ meist nicht aus und führen zu Fehlstellungen, statischen Funktionsstörungen und Instabilität; Schmerzen, Immobilität und die daraus resultierenden Sekundärkomplikationen nehmen zeitabhängig zu.

Neurologische Defizite basieren auf einer Kompression oder Distraktion der neuralen Strukturen sowie einer spinalen Zirkulationsstörung. Sie entstehen entweder direkt durch eine tumoröse Raumforderung oder indirekt durch eine metastasen- bzw. frakturbedingte Fehlstellung, häufig unter dem Bild einer pathologischen Kyphosierung im betroffenen Wirbelsäulensegment.

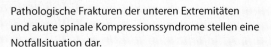 **Cave**

Pathologische Frakturen der unteren Extremitäten und akute spinale Kompressionssyndrome stellen eine Notfallsituation dar.

Da die Prognose für eine neurologische Erholung nach 24 h sehr ungünstig wird, sollte die operative Dekompression und Stabilisation bei eingetretenem Querschnittssyndrom möglichst frühzeitig erfolgen.

 Relative Operationsindikationen bestehen bei:
- pathologischen Frakturen im Bereich der oberen Extremitäten,
- drohenden Frakturen des Femur, der Tibia, des Azetabulums oder eines Wirbelkörpers,
- Spinalkanalstenosen ohne neurologische Symptomatik und
- Metastasenprogredienz nach Strahlentherapie.

Die Frakturwahrscheinlichkeit am langen Röhrenknochen wurde von Mirels (1989) untersucht. Sie korreliert mit der Lokalisation, der klinischen Symptomatik, dem Metastasentyp und der Größe der Läsion (◘ Tab. 27.1). ◘ Abbildung 27.2 zeigt eine unmittelbar frakturgefährdete osteolytische Metastase der Trochanterregion.

Ein Alter über 70 Jahre, eine zu erwartende Überlebenszeit von unter 6 Monaten, eine simultane viszerale Metastasierung und ein Karnofsky-Index unter 40% bedürfen einer kritischen Indikationsstellung.

Kontraindikationen einer Operation

Kontraindiziert sind operative Maßnahmen bei moribunden, nicht narkosefähigen Patienten sowie einer erwarteten Überlebenszeit von unter 4 Wochen. Ein metastatischer Befall komplexer Skelettabschnitte oder eine diffuse ossäre Disseminierung, wie sie gerade beim Mammakarzinom nicht selten ist, kann die notwendige Implantatverankerung technisch erschweren oder unmöglich machen (◘ Abb. 27.3).

❗ Am Achsenskelett sollten asymptomatische Herde ohne neurologische Befunde oder Stabilitätsgefährdung primär immer konservativen Behandlungsschritten wie Strahlen-, Chemo-, Hormon- und Bisphosphonattherapie zugeführt werden.

Auch ein bereits über 24 h bestehendes komplettes Transversalsyndrom stellt eine Kontraindikation für ein operatives Vorgehen dar.

◘ **Tab. 27.1.** Mirels-Score zur Berechnung der Wahrscheinlichkeit des Eintretens einer metastasenbedingten pathologischen Fraktur. Die Größe ist definiert als die prozentuale Tumorausdehnung bezogen auf den Querdurchmesser eines Röhrenknochens. Die mögliche Gesamtpunktzahl liegt zwischen 4 und 12. Oberhalb von 7 Punkten steigt das relative Frakturrisiko exponentiell an und erreicht bei 11 Punkten annähernd 100%

Punktwert	1	2	3
Lokalisation	Obere Extremität	Untere Extremität	Peritrochantär
Beschwerden	Gering	Mäßig	Funktionseinschränkung
Morphologie	Osteoplastisch	Gemischt	Osteolytisch
Größe [%]	<33%	33–66%	>66%

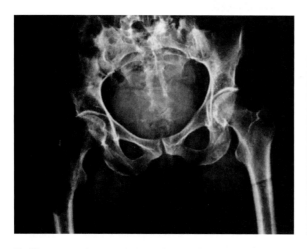

◘ **Abb. 27.2.** 48-jährige Patientin mit frakturgefährdeter ausgedehnter Osteolyse des proximalen Femur, von subtrochantär bis in den Schenkelhals reichend

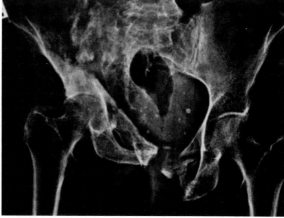

◘ **Abb. 27.3.** 69-jährige Patientin mit pathologischer vorderer und hinterer Beckenringfraktur sowie Vertikalverschiebung der rechten Beckenhälfte bei gemischt osteolytisch-osteoplastischer Metastasierung. Es besteht eine technische Inoperabilität.

27.3.3 Diagnostik

Zur präoperativen Diagnostik gehört die übersichtsradiographische Darstellung des betroffenen Skelettabschnitts in 2 Ebenen. Die Skelettszintigraphie dient der Beurteilung des ossären Metastasierungsausmaßes und kann im Rahmen des Primär-Stagings sowie der Tumornachsorge Grundlage für den Einsatz weiterer bildgebender Verfahren sein. Ähnlich der Situation beim Plasmozytom müssen Skelettmetastasen eines Mammakarzinoms allerdings nicht zwingend eine erhöhte Aufnahme von Technetium-MDP aufweisen. Falls ausnahmsweise eine extraläsionale Metastasenresektion unter kurativem Therapieansatz bei vermuteter solitärer Knochenläsion diskutiert werden sollte, empfiehlt sich der Einsatz der weitaus sensitiveren [18F]-Positronenemissionstomographie. Im Bereich des Beckens und der Extremitäten ermöglicht die farbkodierte Duplexsonographie eine Darstellung der Weichteilinfiltration und eine Beurteilung der Tumorvaskularität. Letzteres kann Grundlage für eine präoperative selektive Tumorembolisation zur Senkung des Operationsrisikos sein.

Bei vertebragener Disseminierung bilden Schnittbildverfahren wie Computertomographie und Magnetresonanztomographie einen integralen Bestandteil der Therapieplanung; sie erlauben die exakte Darstellung des ossären Befalls, die Beurteilung der Nachbarsegmente sowie den Nachweis einer Tumorausbreitung in den Spinalkanal bzw. in die paravertebralen Weichteile und damit die Festlegung des operativen Zugangsweges.

Eine Myelographie bzw. eine Myelocomputertomographie ist nur bei multifokalem Befall oder nicht eindeutigem neurologischen Befund erforderlich. Die digitale Substraktionsangiographie (DSA) ermöglicht die Darstellung der tumoralen Gefäßversorgung und ist Voraussetzung für eine selektive Tumorembolisation.

27.3.4 Operationsmethoden

Metastasenresektion

Ziel der Chirurgie von Skelettmetastasen ist eine marginale oder intraläsionale Tumorresektion (R0- oder R1-Resektion).

Eine weite oder kompartmentgerechte (R0-)Resektion im Sinne von Enneking ist bei palliativer Therapiestrategie wegen der Größe des dafür erforderlichen Eingriffs häufig nicht sinnvoll und bei Wirbelmetastasen aufgrund

der anatomischen Beziehung zum Rückenmark darüber hinaus i. d. R. nicht möglich.

> ❶ Generell sollten in der Metastasenchirurgie einfache, komplikationsarme und rasch durchführbare Techniken zum Einsatz kommen.

Das Mammakarzinom stellt diesbezüglich eine Besonderheit dar: Einerseits ist die Strahlensensibilität von Skelettmetastasen dieses Primärtumors als hoch einzuschätzen, und es bestehen gute Chancen auf eine systemische Tumorkontrolle durch eine antihormonelle bzw. antineoplastische Therapie; dies spricht für eine weniger radikale operative Therapie. Andererseits haben gerade Patientinnen mit rezeptorpositivem Tumor und ausschließlich ossärer Disseminierung (Low-risk-Metastasierung) eine relativ günstige Prognose, sodass bei inadäquater Lokaltherapie ein lokales Metastasenrezidiv entstehen und es Anlass für einen erneute Eingriff geben kann. Dies ist eher ein Argument für eine erweiterte chirurgische Maßnahme.

Neben der Metastasenresektion mit unterschiedlichen Margins kommen in der operativen Behandlung von manifesten oder drohenden pathologischen Frakturen auch allein stabilisierende Maßnahmen ohne Tumorreduktion in Betracht. Bei der Auswahl des angemessenen Verfahrens hinsichtlich der Radikalität sollten

- das Intervall zur Erstdiagnose,
- Grading und Rezeptorstatus des Primärtumors,
- die Anzahl der ossären Herde,
- das simultane Vorliegen einer viszeralen Metastasierung und
- die individuellen Chancen auf eine systemische Tumorkontrolle

berücksichtigt werden.

> ❶ Eine »radikale« Tumorentfernung unter kurativer Zielsetzung kann nur als Ausnahmeindikation bei einer solitären Knochenmetastase und relativ langem Intervall zwischen Primärtumorbehandlung und Metastasenmanifestation in Betracht kommen.

Rekonstruktionsverfahren

Bezüglich der Rekonstruktion der tumorbedingten oder operativ verursachten Knochendefekte kommen Verbundosteosynthesen, d. h. die Kombination von Osteosynthesematerial und Knochenzement, Standardendoprothesen und (Mega-)Tumorprothesen in Betracht. Im Bereich der Wirbelsäule werden Wirbelkörper durch Spezialimplantate ersetzt und durch Spondylodese mit den Nachbarsegmenten stabilisiert. Während die Verbundosteosynthese mit Polymethylmetacrylat (PMMA) eine intraläsionale Tumorresektion impliziert, erlaubt der Einsatz von Tumorendoprothesen prinzipiell eine Metastasenresektion mit einem definierten Sicherheitsabstand.

Neben den onkologischen Gesichtspunkten müssen technische Aspekte bei der Auswahl des Rekonstruktionsverfahrens Berücksichtigung finden. Diaphysäre Metastasen lassen sich einfacher durch einen Verbund stabilisieren, während gelenknahe Läsionen überwiegend einen endoprothetischen Ersatz erforderlich machen. Längerstreckige Destruktionen von langen Röhrenknochen erfordern alternativ den Einsatz von modularen Tumorprothesen oder eine intramedulläre Stabilisation durch Verriegelungsmarknagel. Analog kommen bei bifokalen Läsionen sowohl eine intramedulläre Stabilisation oder eine Tumorprothese zur Anwendung, bei diffusem Befall eines Skelettabschnitts kann ausnahmsweise der Totalersatz von Femur oder Humerus einschließlich der benachbarten Gelenke in Betracht gezogen werden.

Dekompression neuraler Strukturen

Bei Wirbelmetastasen sind die Ziele der operativen Intervention die Dekompression von Myelon, Kauda und Nervenwurzeln, was direkt durch Tumorresektion, indirekt durch Aufrichtung der Deformität geschieht, sowie die Beseitigung der tumor- und zugangsbedingten Instabilität, was durch Wirbelkörperersatz und differenzierte Stabilisationsverfahren realisiert wird. Eine Dekompression der neuralen Strukturen ist prinzipiell sowohl über eine Laminektomie als auch über eine Vertebrektomie mit Entfernung der angrenzenden Bandscheiben möglich. Da die alleinige Laminektomie einen weiteren Stabilitätsverlust bedeutet, ist – besonders zervikal und am thorakolumbalen Übergang – eine zusätzliche dorsale Spondylodese erforderlich. Aufgrund des geringeren Funktionsverlustes sollte jede Spondylodese kurzstreckig in Form einer Fusion über 2–3 Segmente erfolgen, Belastungsstabilität muss wegen der Notwendigkeit einer raschen Patientenmobilisation gegeben sein.

Operativer Zugangsweg bei Wirbelmetastasen

Da Wirbelmetastasen überwiegend Wirbelkörper und Bogenwurzeln befallen, ist der ventrale Zugang grundsätzlich als das bessere Verfahren anzusehen. In die Entscheidung über den optimalen Zugangsweg müssen allerdings neben der Metastasenlokalisation auch Alter und Allgemeinzustand der Patientin, Risikobewertung hinsichtlich der Grunderkrankung sowie das ossäre Metastasierungsmuster mit einbezogen werden.

Der Vorteil des ventralen Zugangs liegt in der Möglichkeit einer »radikaleren« Tumorentfernung, einer besseren Blutungskontrolle und einer suffizienteren Dauerstabilität. Als wesentlicher Nachteil muss die größere Belastung eines (Mehr-)Höhleneingriffs mit einer relativ hohen Inzidenz an pulmonalen Komplikationen und einer höheren Operationsletalität gesehen werden.

Ventraler Zugang bei
- stabilisationspflichtiger Destruktion von höchstens 1–2 Wirbeln,
- gutem Allgemeinzustand sowie
- Vorliegen einer Low-risk-Metastasierung mit einer längeren zu erwartenden Überlebenszeit.

Dorsaler Zugang mit Laminektomie bei
- multifokalem Befall,
- Beteiligung der Wirbelbögen,
- tumoröser Infiltration von Aorta bzw. V. cava,
- schlechtem Allgemeinzustand sowie
- Vorliegen einer High-risk-Metastasierung mit relativ kurzer zu erwartenden Überlebenszeit.

Ein kombiniertes ventrodorsales Vorgehen kommt im Falle einer tumorbedingten Instabilität der ventralen und dorsalen Wirbelstrukturen bei Patientinnen mit gutem Allgemeinzustand und relativ günstiger Prognose infrage.

27.3.5 Implantate

Intramedulläre Stabilisation. Die Stabilisation einer pathologischen Fraktur ohne Metastasenresektion macht eine intramedulläre Schienung erforderlich, die an den unteren Extremitäten und am Humerus als Verriegelungsmarknagelung erfolgt. Am Femur kann ein zusätzlicher Stabilitätsgewinn durch die Implantation eines Gammanagels, bei dem Schenkelhals und Femurkopf einbezogen sind, erzielt werden. Durch diese Maßnahme lässt sich i. d. R. eine ausreichende Primärstabilität erreichen, die auch eine Belastung zulässt. Bei entsprechender Prognose muss die alleinige Marknagelung allerdings mit einer Strahlentherapie kombiniert werden: Einerseits ist bei persistierender oder zunehmender Osteodestruktion eine sekundäre Stabilitätsgefährdung durch Auslocke-

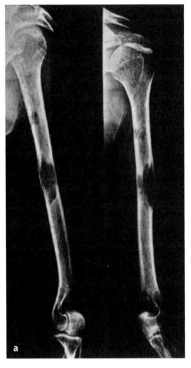
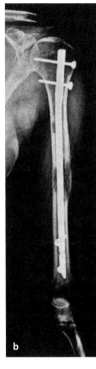
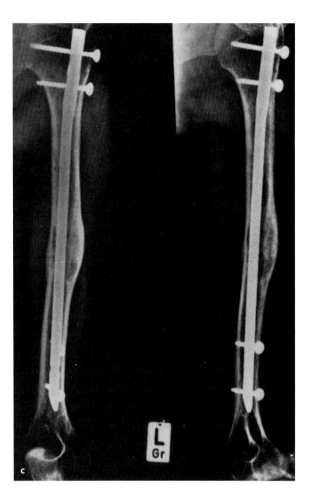

■ **Abb. 27.4a–c.** 54-jährige Patientin mit multiplen ossären Metastasen (Low-risk-Metastasierung) und bifokaler osteolytischer Destruktion des Humerus mit nicht dislozierter Fraktur der distalen Läsion (**a**). Intramedulläre Schienung durch unaufgebohrten Verriegelungsmarknagel (**b**). Nach 10 Monaten knöcherne Konsolidierung beider Osteolysen durch Resklerosierung infolge postoperativer Strahlentherapie mit 28 Gy (**c**)

rung des Implantats zu erwarten, andererseits muss man davon ausgehen, dass durch das Verfahren eine Tumorzellverschleppung in die gesamte Markhöhle erfolgt. ■ Abbildung 27.4 zeigt eine intramedulläre Stabilisation bei einer bifokalen Humerusmetastasierung, ■ Abb. 27.5 bei einem diffusen Femurbefall mit pathologischer Fraktur, ■ Abb. 27.6 bei pathologischer 2-Etagen-Fraktur des Femurs.

Extramedulläre Stabilisation. Verbundosteosynthesen bzw. Verbundspondylodesen kombinieren ein Metallimplantat, überwiegend eine Platte, mit Knochenzement und erreichen dadurch eine hohe Primärstabilität, die eine sofortige Vollbelastung erlaubt. Der Vorteil von Polymethylmetacrylat (PMMA) ist die bei der Polymerisation entstehende exotherme Reaktion, die eine Tumorzellnekrose induziert sowie blutstillende Wirkung hat.

Da eine Verbundosteosynthese mit oder ohne Nachbestrahlung nicht zur Knochenheilung führt, ist bei Patientinnen mit Überlebenszeiten von mehr als 2 Jahren auch ohne Auftreten eines Metastasenrezidivs mit einer Auslockerung der Montage zu rechnen. ■ Abbildung 27.7 zeigt eine Verbundosteosynthese am proximalen Humerus.

Tumorendoprothesen. Während Osteolysen und pathologische Frakturen am koxalen Femurende i. d. R. durch eine Standardendoprothese zu versorgen sind, macht ein längerstreckiger metastatischer Befall – zumal wenn unter onkologischen Aspekten kein makroskopischer Tumorrest verbleiben soll – den Einsatz von modularen Tumorprothesen notwendig. ■ Abbildung 27.8 zeigt eine Tumorprothese am proximalen Femur, ■ Abb. 27.9 am proximalen Humerus.

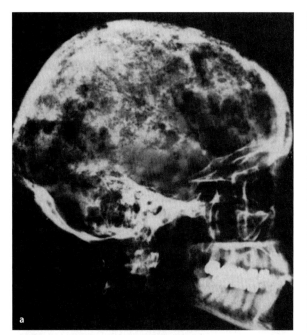

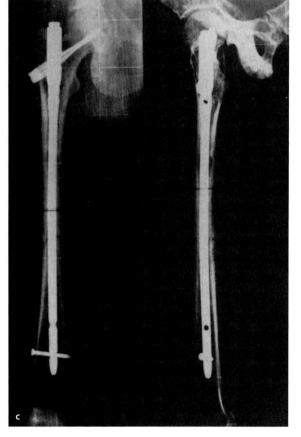

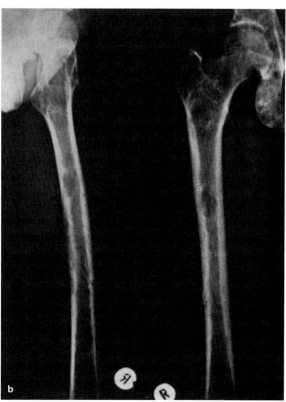

◘ **Abb. 27.5. a** 48-jährige Patientin mit diffusem Skelettbefall und Hyperkalzämie. **b** Nichtdislozierte pathologische Femurschaftfraktur. c Intramedulläre Schienung durch unaufgebohrten Verriegelungsmarknagel

Stabilisierung der Wirbelsäule. Für die Stabilisierung der verschiedenen Wirbelsäulenabschnitte stehen zahlreiche Implantate zur Verfügung. Als Wirbelkörperersatz kann u. a. der Titannetzzylinder nach Harms monosegmental (◘ Abb. 27.10) oder mehrsegmental verwendet werden. Ein nichtalloplastischer Defektersatz durch biologisches Material sollte nur dann in Betracht kommen, wenn die Metastase makroskopisch vollständig entfernt werden kann und die Prognose relativ günstig ist.

Nach dorsaler Dekompression erfolgt die Stabilisation durch transpedikulär eingebrachte Platten- oder Fixateur-interne-Systeme (◘ Abb. 27.11), beim ventralen Zugang kommen ebenfalls winkelstabile Montagen zur Anwendung.

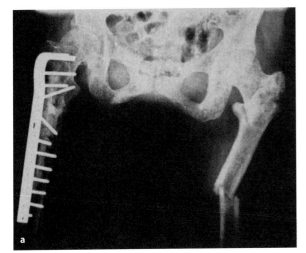

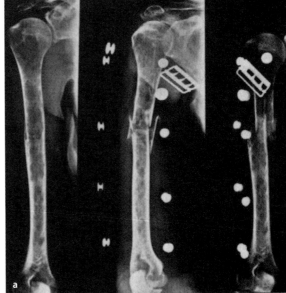

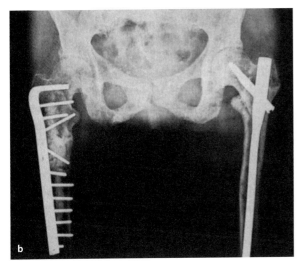

▫ **Abb. 27.6a,b.** 71-jährige Patientin mit pathologischer 2-Etagen-Fraktur des linken Femurs; 30 Monate zuvor Versorgung einer pathologischen subtrochanteren Femurfraktur kontralateral durch Verbundosteosynthese mit Kondylenplatte, hier postoperative Radiatio mit 36 Gy (**a**). Stabilisation durch proximalen Femurnagel (**b**)

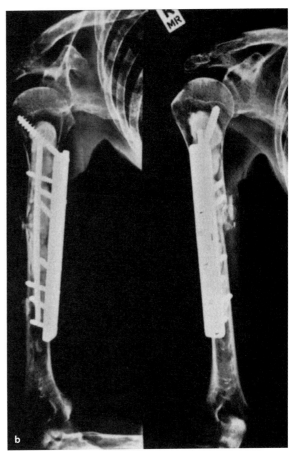

▫ **Abb. 27.7. a** 69-jährige Patientin mit pathologischer proximaler Humerusfraktur. **b** Verbundosteosynthese mit dynamischer Kompressionsplatte, PMMA und intramedullärem Steinmann-Nagel

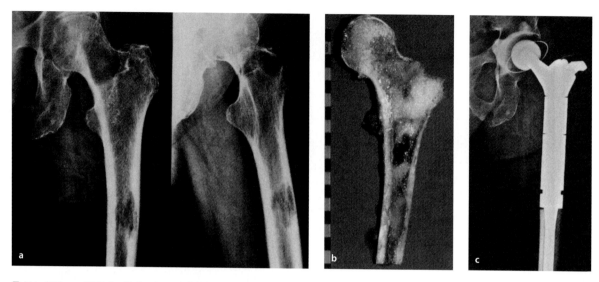

◘ **Abb. 27.8a–c.** 69-jährige Patientin mit bifokaler Osteolyse des proximalen Femur zervikal und subtrochantär (**a**). Weite Tumorresektion (**b**), Implantation einer modularen Mecroset-Tumorprothese sowie Brunswick-Pfanne (**c**)

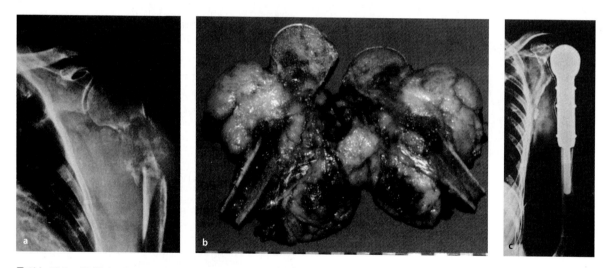

◘ **Abb. 27.9. a** 72-jährige Patientin mit fortgeschrittener osteolytischer Destruktion des proximalen Humerus. **b** Marginale Tumorresektion, **c** Implantation einer modularen MUTARS-Tumorprothese

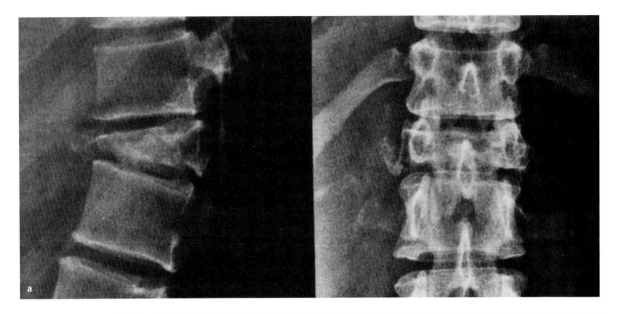

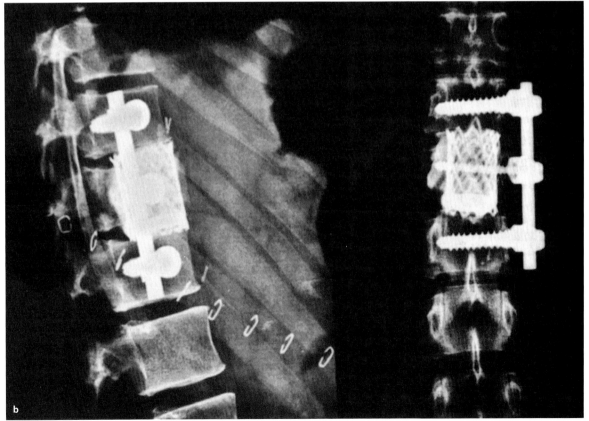

◨ **Abb. 27.10a,b.** 42-jährige Patientin mit pathologischer Kompressionsfraktur LWK 1 (**a**). Vertebrektomie über einen transpleural-retroperitone-alen Zugang, Wirbelkörperersatz durch Harmskorb und PMMA, Spondylodese BWK 12–LWK 2 mit Ventrofix (**b**)

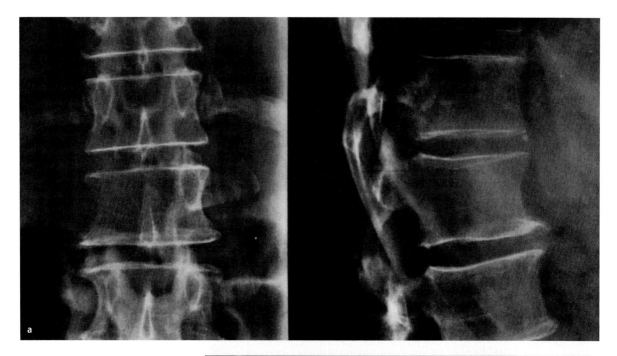

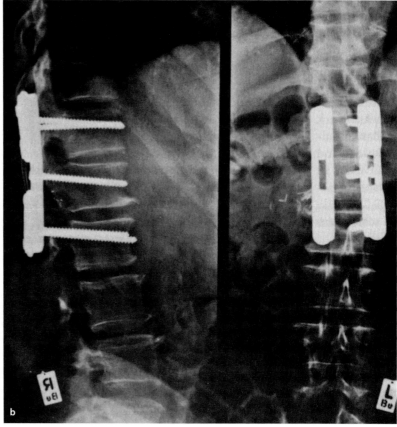

Abb. 27.11. a 76-jährige Patientin mit osteolytischer LWK-1-Metastase; Beteiligung der rechten Bogenwurzel. **b** Laminektomie, spinale Dekompression und dorsale Spondylodese durch Druckplattenfixateur

27.3.6 Ergebnisse

Im eigenen Krankengut wurden zwischen 1974 und 1999 bei 240 Patientinnen und 4 Patienten mit Mammakarzinom im Alter von 26–83 Jahren insgesamt 304 Primäreingriffe zur Resektion von Skelettmetastasen bzw. Stabilisation von pathologischen Frakturen durchgeführt; dabei mussten sich zahlreiche Patientinnen – oft im Verlauf mehrerer Jahre – Operationen an verschiedenen Skelettabschnitten unterziehen. Zwischen 1974 und 1993 erfolgten 36% der Eingriffe am proximalen Femur und 29% an der Wirbelsäule, zwischen 1994 und 1999 waren es 33% am proximalen Femur und 38% an der Wirbelsäule. Bedingt durch die relative Zunahme der Eingriffe an der Wirbelsäule – aber auch durch eine vermehrt prognoseorientierte Auswahl des Stabilisationsverfahrens, bei der für bestimmte Konstellationen eine Marknagelung bei maligner Knochenläsion nicht mehr als grundsätzlich kontraindiziert angesehen werden kann – ist das Verfahrensspektrum in der Metastasenchirurgie einem Wandel unterworfen (◻ Tab. 27.2).

Die differenzierte Anwendung verschiedener Stabilisationsverfahren in den letzten Jahren geht einher mit einer konsequenteren Anwendung der postoperativen Strahlentherapie bei entsprechender Indikation.

Eine in den letzten Jahren vermehrte Rate an Wirbelkörperresektionen reflektiert die im Vergleich zu anderen Primärtumoren relativ günstige Prognose bei Mammakarzinommetastasen: Zwischen 1994 und 1999 wurden bei 60% der Eingriffe am Achsenskelett eine Vertebrektomie und ventrale Spondylodese, bei 33% eine Laminektomie und dorsale Spondylodese und bei 7% ein kombiniertes ventrodorsales Vorgehen gewählt.

Komplikationen

◻ Tabelle 27.3 zeigt die Komplikationsraten der Zeiträume 1974–1993 und 1994–1999 im Vergleich.

Auffällig ist die steigende Rate an lokalen Komplikationen sowie die zunehmende perioperative Letalität bei Eingriffen am proximalen Femur. Bei Wirbelsäuleneingriffen nahmen die allgemeinen Komplikationen und auch die perioperativen Todesfälle ab.

Der Anstieg der Komplikationsrate am proximalen Femur korreliert mit der gegenüber Verbundosteosynthesen relativen Zunahme von Tumorendoprothesen, in deren Folge Hüftluxationen eine vergleichsweise häufige Komplikation darstellen. Die Senkung allgemeiner Komplikationen sowie der Letalität bei Eingriffen an der Wirbelsäule dürfte neben einer kritischeren Indikationsstellung auf verbesserte intensivmedizinische Behandlungsmöglichkeiten zurückzuführen sein. Dagegen muss die relativ hohe perioperative Letalität bei Operationen am proximalen Femur als Ausdruck einer fortgeschritteneren Erkrankung in diesem Kollektiv angesehen werden: Schmerzpalliation und Wiedererlangung der Pflegefähigkeit sind nicht zu unterschätzende Effekte der Stabilisation von pathologischen Femurfrakturen, die eine

◻ Tab. 27.2. Wandel des Verfahrensspektrums in der Metastasenchirurgie

Verfahren	1974–1993	1994–1999
(Tumor-)Endoprothesen	36%	37%
Verbundosteosynthesen	28%	6%
Spondylodesen	27%	36%
Alleinige Metastasenresektion	6%	4%
Alleinige Stabilisation	3%	17%

◻ Tab. 27.3. Lokale und allgemeine Komplikationen sowie perioperative Letalität, Vergleich der Zeiträume 1973–1993 und 1994–1999

Komplikationen		1974–1993	1994–1999
Lokale Komplikationsrate	Proximaler Femur	15%	19%
	Wirbelsäule	13%	10%
Allgemeine Komplikationsrate	Keine Angabe der Lokalisation	4%	1%
Perioperative Letalität	Femur	8%	12%
	Wirbelsäule	7%	0%

vergleichsweise großzügige Indikationsstellung auch bei schlechtem Allgemeinzustand rechtfertigen.

Neurologischer Status und Prognose

Die neurologische Symptomatik wurde bei Wirbelmetastasen prä- und postoperativ in Anlehnung an das Frankel-Schema klassifiziert. Die Auswertung zeigte, dass vor allem Patientinnen mit inkompletten Querschnittsläsionen von einer operativen Intervention profitieren. Die Überlebenszeit lag zwischen 1 und 116 Monaten und betrug durchschnittlich 15 Monate.

Metastasenrezidivhäufigkeit

Im Rahmen der Tumornachsorge wurden bis 1999 bei 13 Patientinnen Metastasenrezidive diagnostiziert; diese waren bei 11 Frauen intraläsional und bei 2 Erkrankten marginal reseziert worden. Diese Patientinnen hatten ausnahmslos eine Low-risk-Metastasierung. Bei 12 weder vor- noch nachbestrahlten Metastasen kam es nach einem Intervall von 8–36 Monaten zur klinischen Rezidivmanifestation. Eine Patientin mit postoperativer Radiatio nach Verbundspondylodese entwickelte 36 Monate nach dem Eingriff ein operationspflichtiges Metastasenrezidiv. Bei 4 Frauen mit Tumorrezidiv am proximalen Femur bzw. Humerus und drohendem Stabilitätsverlust bei liegender Tumorprothese konnte eine Reintervention durch den Einsatz der Strahlentherapie abgewendet werden.

Die genannten Zahlen unterstreichen die Notwendigkeit einer präoperativen Risikobewertung bei Skelettmetastasen eines Mammakarzinoms. Im Falle einer Low-risk-Metastasierung sollte eine R0-Resektion angestrebt werden. Bei mikroskopischem oder makroskopischem Tumorrest erscheint eine postoperative Radiatio zur Prävention von Sekundärkomplikationen sinnvoll. Bei Patientinnen mit High-risk-Metastasierung sollte demgegenüber das Operationsverfahren gewählt werden, mit dem der frakturierte oder frakturgefährdete Skelettabschnitt ohne Rücksicht auf das Ausmaß der Tumorentfernung am zuverlässigsten restabilisiert werden kann.

❗ Da Mammakarzinommetastasen entweder eine gemischt osteolytisch-osteoplastische oder eine rein osteolytische Knochendestruktion verursachen, sollte eine zeitlich nicht befristete Bisphosphonattherapie stets Bestandteil multimodaler Behandlungsmaßnahmen sein.

Literatur

Diel IJ, Mundy GR (2000) Bisphosphonates in the adjuvant treatment of cancer: experimental evidence and first clinical results. International Bone and Cancer Study Group (IBCG). Br J Cancer 82: 1381–1386

Eble MJ, Eckert W, Wannenmacher M (1995) Stellenwert der lokalen Strahlentherapie in der Behandlung ossärer Metastasen, pathologischer Frakturen und Myelonkompressionen. Radiologe 35: 47–54

Ewerbeck V, Friedl W (Hrsg) (1989) Chirurgische Therapie von Skelettmetastasen. Springer, Berlin Heidelberg New York Tokio

Fidler MW (1986) Anterior decompression and stabilisation of metastatic spinal fractures. J Bone Joint Surg 68 B: 83–90

Harrington KD (1997) Orthopedic surgical management of skeletal complications of malignancy. Cancer 80: 1614–1627

Hertlein H, Schurmann M, Piltz S, Kauschke T, Lob G (1993) Operative Behandlungsstrategien bei Femurmetastasen. Zentralbl Chir 118: 532–538

Kostuik JP, Errico TJ, Gleasow TF, Errico CC (1988) Spinal stabilization of vertebral column tumors. Spine 13: 250–256

Lee CK, Rosa R, Fernand R (1986) Surgical treatment of tumors of the spine. Spine 11: 201–208

Mirels H (1989) Metastatic disease in long bones. Clin Orthop Relat R 249: 256–264

Mutschler W, Sabo D, Schulte M (1992) Die chirurgische Therapie von Metastasen des proximalen Femur und Acetabulum. Zentralblatt Chir 117: 97–102

Sabo D, Bernd L (1998) Operative Therapie von Skelettmetastasen der Extremitäten. Orthopäde 27: 274–281

Schirrmeister H, Guhlmann A, Kotzerke J et al. (1999) Early detection and accurate description of extent of metastatic bone disease in breast cancer with fluoride ion and positron emission tomography. J Clin Oncol 17: 2381–2389

Schulte M, Kinzl L, Mutschler W (1992) Chirurgische Therapie von Wirbelmetastasen. Chirurg 63: 912–916

Senaratne SG, Pirianov G, Mansi JL, Arnett TR, Colston KW (2000) Bisphosphonates induce apoptosis in human breast cancer cell lines. Br J Cancer 82: 1459–1468

Sundaresan N, Steinberger AA, Moore F, Sachdev VP, Krol G, Hough L, Kelliher K (1996) Indications and results of combined anterior-posterior approaches for spine tumor surgery. J Neurosurg 85: 438–446

Townsend PW, Smalley SR, Cozad SC, Rosenthal HG, Hassanein RE (1995) Role of postoperative radiation therapy after stabilization of fractures caused by metastatic disease. Int J Radiat Oncol Biol Phys 31: 43–49

Strahlentherapie des fortgeschrittenen Mammakarzinoms

R.-P. Müller

28.1 Bedeutung der Strahlentherapie beim lokalen und lokoregionären Rezidiv des Mammakarzinoms

Definition

Per Definition versteht man unter einem Lokalrezidiv das Wiederauftreten von Karzinomgewebe in der behandelten Brust oder im Bereich der Thoraxwand auf der mastektomierten Seite mit Manifestationen in Form eines oder mehrerer Knötchen, einer Verdickung oder Plaqueformation in der Haut, im subkutanen Fettgewebe oder im Muskel.

Als regionäres Rezidiv bezeichnet man die Diagnose von Metastasen in den axillären und/oder supra-/infraklavikulären und/oder retrosternalen Lymphknoten in zeitlichem Abstand nach Abschluss der Primärtherapie.

Als lokoregionäre Rezidive werden Tumormanifestationen sowohl in der Brust/an der Thoraxwand als auch in einer oder mehreren der oben bezeichneten Lymphknotenstationen verstanden.

28.1.1 Strahlentherapie des lokoregionären Rezidivs nach brusterhaltender Therapie

Lokalrezidiv

Rezidive in der ipsilateralen Brust nach brusterhaltender Chirurgie und definitiver Strahlentherapie treten mit einer Häufigkeit von ca. 5–10% der Fälle nach 5 Jahren und von etwa 10–15% auch noch nach 10 Jahren auf (Fowble et al. 1991; Veronesi et al. 1990), davon werden zwischen 30% und 50% bei einer Routinemammographie im Rahmen der Nachsorge entdeckt (Recht et al. 1996). Im Median entstehen sie nach 3 Jahren, und 70% aller Lokalrezidive werden innerhalb von 5 Jahren nach Primärtherapie entdeckt. Bei etwa 10% der Patientinnen bestehen zum Zeitpunkt der Diagnose des Lokalrezidivs auch Fernmetastasen, bei den Patientinnen ohne Fernmetastasen sind ca. 85–90% der Lokalrezidive operabel (Fowble u. Schwaibold 1992).

Lokalisation. Die meisten Lokalrezidive nach brusterhaltender Therapie werden als »echte« (»true«), d. h. im gleichen Quadranten, oder direkt in der Nähe (»marginal«) des ehemaligen Primärtumors diagnostiziert. 20–30%

entstehen in anderen Quadranten der ipsilateralen Brust, bei sehr langen Verläufen (8–10 Jahre) kann man per Definition auch von einem »Zweitkarzinom« in der selben Brust sprechen.

Prognose. Die Prognose von Lokalrezidiven nach brusterhaltender Therapie ist günstiger als die der Thoraxwandrezidive nach Mastektomie (Recht et al. 1996; Sack u. Thesen 1996; Dunst et al. 2002; Van Tienhoven et al. 1999; Lê et al. 2002).

Vielerorts gilt die Mastektomie als Standardtherapie bei ipsilateralen Lokalrezidiven. Kurtz et al. (1983, 1990a,b) erreichten bei 178 Patientinnen eine Gesamtüberlebensrate von 72% nach 5 Jahren und von 58% nach 10 Jahren, 29% der Frauen entwickelten später Fernmetastasen. Einige Arbeitsgruppen praktizieren aber auch die alleinige lokale Exzision des Lokalrezidivs und erreichen lokale 5-Jahres-Kontrollraten von 69% (Abner et al. 1993) und 77% (Kurtz et al. 1989).

Ein erneutes brusterhaltendes Vorgehen mittels Operation und Brachytherapie oder perkutaner Strahlenbehandlung ist durchgeführt worden und bringt in ausgewählten Fällen gleich gute Langzeitergebnisse wie die Mastektomie (Cowen et al. 1994; Kurtz et al. 1989, 1990a,b; Pierce et al. 1994).

❶ Nach Mastektomie eines Lokalrezidivs nach brusterhaltender Therapie werden zwar hohe lokale Kontrollraten von bis zu 84% nach 5 Jahren erreicht, 2/3 der Patientinnen können aber leider nicht langfristig kuriert werden, da sie an der Dissemination ihrer Erkrankung sterben (Maulard et al. 1995). Aus diesem Grunde sollte die erneute brusterhaltende Therapie eines isolierten Lokalrezidivs als Alternative zur Mastektomie häufiger überlegt werden (Maulard et al. 1995).

Lymphknotenrezidiv

Lokalisation. Lymphknotenrezidive nach brusterhaltender Therapie des Mammakarzinoms treten nur in etwa 5% der Fälle auf, meist in der Axilla und/oder supraklavikulär, in insgesamt 1–5% der Fälle simultan mit einem Lokalrezidiv der Brust (Fowble et al. 1989).

Axilläre Lymphknotenrezidive sollten primär operiert werden. Die primäre Strahlenbehandlung ist dann eine Option, wenn z. B. aus medizinischen Gründen eine Operation nicht durchführbar ist oder nur eine Exzisionsbiopsie vorgenommen wurde.

Supraklavikuläre Lymphknotenrezidive sollten nach Exzisionsbiopsie bestrahlt werden; lokale Kontrollraten von 77% sind erreichbar (Fowble et al. 1989).

❗ Da gerade bei supraklavikulärer Rezidivlokalisation Fernmetastasen anzunehmen sind, muss zur Radiato eine systemische Therapie durchgeführt werden (Fowble u. Schwaibold 1992).

Die lokoregionären Kontrollraten von Lymphknotenrezidiven sind besser, wenn eine umfassende chirurgische Entfernung der Rezidive mit konsekutiver Strahlenbehandlung durchgeführt wurde (79–82% nach Exzision vs. 66% ohne Exzision) (Aberizk et al. 1986; Fowble et al. 1989; Gately et al. 1991; Halverson et al. 1990; Recht et al. 1991).

28.1.2 Strahlentherapie des lokoregionären Rezidivs nach Mastektomie

Lokalrezidiv

Häufigkeiten, Lokalisation. Die Häufigkeit alleiniger Lokalrezidive (ohne Lymphknoten- oder Fernmetastasen) nach Mastektomie liegt zwischen 10 und 20% (5–40%) und ist abhängig von bekannten Risikofaktoren (Fowble et al. 1988; Pisansky et al. 1993; Sikes et al. 1989; Stefanik et al. 1985). 50–70% aller Rezidive nach Mastektomie betreffen nur die Brustwand, hinzu kommen noch etwa 10–15% Lymphknotenrezidive, bei denen die Brustwand simultan befallen ist, sodass die Brustwand in ca. 60–85% aller Rezidivmanifestationen beteiligt ist (Bedwinek 1994). Fast die Hälfte aller Brustwandrezidive entsteht in der Narbe selbst oder in ihrer unmittelbaren Nähe.

Die meisten Rezidive treten innerhalb der ersten 2 Jahre nach Primärtherapie auf, 80–90% in 5 Jahren (Fowble u. Schwaibold 1992).

❗ Die alleinige Resektion des Lokalrezidivs ist mit inakzeptabel hohen erneuten Rezidivraten von 67–76% (Beck et al. 1983; Bedwinek et al. 1981; Dahlstrom et al. 1993; Donegan et al. 1966) belastet und sollte deshalb routinemäßig mit einer postoperativen Strahlenbehandlung kombiniert werden.

Die Strahlenbehandlung war, nach Exzision oder Resektion des Lokalbefundes, über Jahrzehnte Standardtherapie der lokalen und lokoregionären Rezidive nach Mastektomie. Die teilweise signifikant unterschiedlichen,

sogar widersprüchlichen Therapieresultate spiegeln die **Heterogenität** der behandelten Patientengruppen und der Behandlungsmodalitäten wider, sodass Vergleiche nur schwer vorgenommen werden können (Fowble u. Schwaibold 1992).

Die Gefahr eines zweiten Rezidivs (Randrezidiv) ist größer, wenn die Strahlenbehandlung mit kleinen Bestrahlungsfeldern und nicht im Bereich der gesamte Thoraxwand durchgeführt wird. Bei Patientinnen, bei denen nur der Rezidivbereich mit Sicherheitssaum bestrahlt wurde, wurde eine lokale Kontrollrate von 36% erreicht, während sie bei Patientinnen, denen die gesamte Thoraxwand bestrahlt wurde, 75% betrug (Dahlstrom et al. 1993, Halverson et al. 1992).

Bedeutung der Strahlendosis. Die Höhe der applizierten Strahlendosis spielt eine wesentliche Rolle hinsichtlich der lokalen Kontrollraten. Nach kompletter Resektion (R0) ist mit einer Gesamtreferenzdosis von 45–50 Gy eine 90%ige lokale Kontrolle zu erzielen (Aberizk et al. 1986, Marcial 1994, Schwaibold et al. 1991), bei positiven Resektionsrändern muss im direkten Rezidivbereich (unter Einschluss der Narbe) eine Erhöhung der Gesamtreferenzdosis um 10–15 Gy auf insgesamt 60–65 Gy vorgenommen werden. Ein makroskopischer Tumorrest kann umschrieben auf etwa 70 Gy aufgesättigt werden.

Bei makroskopischen Restmanifestationen von 1–3 cm Größe kann mit einer Gesamtreferenzdosis von 60–65 Gy in etwa 90% der Fälle lokal eine komplette Remission erreicht werden (Bedwinek et al. 1981; Halverson et al. 1990, 1992), bei größeren Läsionen nach ca. 70 Gy nur noch in 50%.

❗ Gesamtreferenzdosen über 70 Gy scheinen die lokale Kontrolle nicht verbessern zu können (Fowble u. Schwaibold 1992). Bei sehr schnell wachsenden Rezidiven sollte eine zweimal tägliche Bestrahlung in Erwägung gezogen werden (Marcial 1994).

Die makroskopisch komplette Resektion des Thoraxwandrezidivs mit postoperativer Strahlentherapie führt zu verbesserten lokalen Kontrollraten (Aberizk et al. 1986; Halverson et al. 1990; Schwaibold et al. 1991; Stadler u. Kogelnik 1987), in manchen Studien auch zu verbesserten Überlebensraten (Beck et al. 1983; Halverson et al. 1990; Patanaphan et al. 1984; Schwaibold et al. 1991; Stadler u. Kogelnik 1987; Tonkel et al. 1983).

Aber selbst bei »optimierter« Radiotherapie (Gesamtreferenzstrahlendosis ausreichend hoch und Bestrahlungsfeld ausreichend groß) nach kompletter Resektion werden erneute lokale Rezidivraten zwischen 25 und 52% berichtet (Aberizk et al. 1986; Bedwinek et al. 1981; Chen et al. 1985; Deutsch et al. 1986; Halverson et al. 1992; Schwaibold et al. 1991).

Die 5-Jahres-Überlebenszeiten und das rezidivfreie Überleben nach 5 Jahren sind bei denjenigen Patientinnen am besten, bei denen ein isoliertes lokales Brustwandrezidiv besteht (50 und 35%), bei Befall von Brustwand und Lymphknoten betragen sie nur noch 19 und 5%, während Patientinnen mit einem rein nodalen Rezidiv in 36% der Fälle insgesamt 5 Jahre überleben, rezidivfrei nur 15% (Halverson et al. 1990).

> ❗ Auf der Basis der ersten Berichte von Renner u. van Kampen (1994) sowie Plasswilm u. Sauer (1995), kann die simultane Radiochemotherapie, auch bei fortgeschritteneren lokalen und lokoregionären Rezidiven nach primärer Mastektomie, die Therapieresultate verbessern (Formenti et al. 2003). Leider liegen zu dieser Thematik keine größeren Phase-III-Studien vor.
> Ein mindestens 2-jähriges krankheitsfreies Intervall ist ein Prognosefaktor, der für das Ergebnis der Rezidivtherapie eine entscheidende Bedeutung hat (Aberizk et al. 1986; Deutsch et al. 1986; Magno et al. 1987; Tonkel et al. 1983).

Tamoxifen. Borner et al. (1994) berichten über eine Studie der SAKK (Schweizer Arbeitskreis Klinische Krebsforschung), in der Patientinnen mit guten prognostischen Parametern (Östrogenrezeptor +, <3 Knötchen, <3 cm) nach Operation und Strahlentherapie randomisiert wurden in einen Arm mit Medikation von Tamoxifen bis zum erneuten Progress und einen Arm mit alleiniger klinischer Beobachtung. Die mit Tamoxifen behandelten Patientinnen wiesen ein signifikant besseres krankheitsfreies 5-Jahres-Überleben (59%) auf im Vergleich zur Beobachtungsgruppe (36%); das mediane krankheitsfreie Überleben betrug in der Tamoxifen-Gruppe 82 Monate, in der Beobachtungsgruppe nur 26 Monate. Neben der zytostatischen Chemotherapie ist dies ein weiterer Ansatz zur Verbesserung der Gesamtprognose eines Lokalrezidivs nach Mastektomie.

Auch die Hyperthermie wurde als weitere adjuvante Therapiemodalität zur Radiotherapie bei oberflächlichen Lokalrezidiven des Mammakarzinoms eingesetzt, in randomisierten sowie in nichtrandomisierten Studien (Feyerabend et al. 1996, 2001; Kapp 1992, 1996; Vernon

et al. 1996). Es wird über zufrieden stellende lokale Kontrollraten berichtet, aber die Schwierigkeiten der exakten Temperaturmessung sowie der hohe personelle Aufwand zusammen mit sehr teuren Geräten behindert die breite Anwendung dieser Methode. Trotzdem sollte der positive Effekt der lokalen Kontrolle eines Rezidivs oder fortgeschrittenen Tumors auf die Lebensqualität der Patientinnen nicht unterschätzt werden (Field et al. 1996).

Lymphknotenrezidiv – Therapie

Häufigkeiten, Lokalisation. Die Supraklavikularregion ist in ca. 10–25% der Fälle alleiniger Manifestationsort eines Rezidivs, es folgen in der Häufigkeit die Axilla (4–12%) und die Parasternalregion (4–10%) (Bedwinek et al. 1981; Bedwinek 1994; Chen et al. 1985; Deutsch et al. 1986; Halverson et al. 1992; Schwaibold et al. 1991; Tonkel et al. 1983, Dunst et al. 2002).

Therapie. Hinsichtlich der Therapie äußern sich die meisten Arbeiten nicht differenziert zur alleinigen Lokaltherapie (insbesondere Strahlentherapie) der Lymphknotenrezidive.

> ❗ Die meisten Autoren empfehlen, das isolierte Rezidiv in der Supraklavikulargrube nach Exzision zu **bestrahlen** (Bedwinek 1994; Fowble u. Schwaibold 1992; Halverson et al. 1990; Marcial 1994; Willner et al. 1995), wenngleich die Gesamtprognose schlecht ist (Halverson et al. 1992; Hirn-Stadler 1990; Yamada u. Morita 1991) und mit derjenigen von Fernmetastasen gleichgesetzt werden kann (Kiricuta et al. 1994; Perez et al. 1994), insofern auch die Überlegungen zur systemischen Therapie die gleichen sind wie zuvor beschrieben.

Von vielen Autoren wird bei Bestrahlung des Brustwandrezidivs die elektive Bestrahlung der Supraklavikularregion empfohlen (Bedwinek 1994; Fowble u. Schwaibold 1992; Halverson et al. 1990), da dort ohne Bestrahlung später Rezidive in 16–28% der Fälle auftraten (Bedwinek et al. 1981; Halverson et al. 1990, 1992).

Gleiches gilt für die elektive Bestrahlung der Brustwand bei Lymphknotenrezidiven, auch hier wurden ohne Bestrahlung spätere Brustwandrezidive in 30–43% der Fälle gesehen (Forrest et al. 1981; Halsted 1938).

Literatur

Aberizk W, Silver B, Henderson C et al. (1986) The use of radiotherapy for treatment of isolated local-regional recurrence of breast carcinoma after mastectomy. Cancer 58: 1214–1218

Abner LA, Recht A, Eberlein T et al. (1993) Prognosis following salvage mastectomy for recurrence in breast cancer after conservative surgery and radiation therapy for earlystage breast cancer. J Clin Oncol 11: 44–48

Beck T, Hart N, Woodward D (1983) Local or regionally recurrent carcinoma of the breast: Results of therapy in 122 patients. J Clin Oncol 1: 400

Bedwinek J (1994) Natural history and management of isolated local-regional recurrence following mastectomy. Sem Radiat Oncol 4: 260

Bedwinek JM, Fineberg B, Lee J et al. (1981) Analysis of failures following local treatment of isolated local recurrence of breast cancer. Int J Radiat Oncol Biol Phys 7: 581

Borner M, Bacchi A, Goldhirsch R et al. (1994) First isolated locoregional recurrence following mastectomy for breast cancer: Results of a phase III multicenter study comparing systemic treatment with observation after excision and radiation. J Clin Oncol 12: 2071

Chen K, Montague E, Oswald MJ (1985) Results of irradiation in the treatment of localregional breast cancer recurrence. Cancer 56: 1269

Cowen D, Altschuler C, Blanc B et al. (1994) Second conservative surgery and brachytherapy for isolated breast carcinoma recurrence. Venice, European Society of Mastology 1994: 146 (Abstract)

Dahlstrom K, Anderson A, Anderson M et al. (1993) Wide local excision of recurrent breast cancer in the thoracic wall. Cancer 72: 774

Deutsch M, Parsons J, Mittal B (1986) Radiation therapy for local-regional recurrent breast cancer. Int J Radiat Oncol Biol Phys 12: 2061

Donegan W, Perez-Mesa C, Watson F (1966) A biostatistical study of locally recurrent breast carcinoma. Surg Gynecol Obstet 122: 529

Dunst J, Eiermann W, Rauschecker HF et al. (2002) Das lokale Rezidiv beim Mammakarzinom. Onkologe 8: 867–873

Feyerabend T, Steeves R, Wiedemann GJ et al. (1996) Local hyperthermia, radiation and chemotherapy in locally advanced malignancies. Oncology 53: 214

Field SB, Dewhirst MW, Overgaard J et al. (1996) Editorial. Int J Hyperther 12: 1

Formenti SC, Volm M., Skinner KA et al. (2003) Preoperative twice-weekly paclitaxel with concurrent radiation therapy followed by surgery and postoperative doxorubicin-based chemotherapy in locally advanced breast cancer: a phase I/II trial. J Clin Oncol 21: 864–870.

Forrest ADM, Stewart HJ, Roberts MM (1981) Simple mastectomy and axillary node sampling in the management of breast cancer. Ann Surg 196: 371

Fowble B, Schwaibold F (1992) Local-regional recurrence following definitive treatment for operable breast cancer. In: Fowble B, Goodman RL, Glick JH, Rosato EF (eds) Breast cancer Treatment. Mosby Year Book, St. Louis, p 373

Fowble B, Gray R, Christ K et al. (1988) Identification of a subgroup of patients with breast cancer and positive nodes receiving adjuvant chemotherapy who may benefit from postoperative radiotherapy. J Clin Oncol 6: 1107

Fowble B, Solin LJ, Schultz DJ et al. (1989) Frequency, site of relapse and outcome of regional nodal failures following conservative surgery and radiation for early breast cancer. Int J Radiat Oncol Biol Phys 17: 703

Fowble BL, Solin LJ, Schultz DJ (1991) Ten-year results of conservative surgery and irradiation for stage I and II breast cancer. Int J Radiat Oncol Biol Phys 21: 269

Gately CA, Mansel RE, Owen A et al. (1991) Treatment of the axilla in operable breast cancer. Br J Surg 78: 750 (Abstract)

Halsted WS (1938) The results of operations for the cure of cancer of the breast performed at the Johns Hopkins Hospital from June 1889 to January 1894. Medical Classics 3: 441

Halverson KJ, Perez CA, Kuske RR et al. (1990) Isolated local-regional recurrence of breast cancer following mastectomy: radiotherapeutic management. Int J Radiat Oncol Biol Phys 19: 851

Halverson K, Perez C, Kuske R et al. (1992) Survival following local-regional recurrence of breast cancer: A univariate and multivariate analysis. Int J Radiat Oncol Biol Phys 23: 285

Hirn-Stadler B (1990) Das Supraclavikularrezidiv des Mammakarzinoms, Strahlenther Oncol 166: 774

Kapp DS (1992) The role of hyperthermia in the treatment of local-regional recurrences of breast cancer: Influence of pretreatment and treatment factors. In: Dewey WC, Edington M, Fry RJM, Hall E, Whitmore GF (eds) Radiation research: a twentieth century perspective, vol 2. Academic Press, San Diego, p 918

Kapp DS (1996) Efficacy of adjuvant hyperthermia in the treatment of superficial recurrent breast cancer: Confirmation and future directions. Int J Radiat Oncol Biol Phys 35: 1117

Kiricuta IC, Willner J, Koelbl O et al. (1994) The prognostic significance of the supraclavicular lymph node metastasis in breast cancer. Int J Radiat Oncol Biol Phys 30: 387

Kurtz JM, Spitalier JM, Amalric R (1983) Late breast recurrence after lumpectomy and irradiation. Int J Radiat Oncol Biol Phys 9: 1191

Kurtz JM, Amalric R, Brandone H et al. (1988) Results of wide excision for mammary recurrence after breast-conserving therapy. Cancer 61: 1969

Kurtz JM, Amalric R, Brandone H et al. (1989) Local recurrence after breast-conserving surgery and radiotherapy. Frequency, time course and prognosis. Cancer 65: 1912

Kurtz JM, Spitalier J, Amalric R et al. (1990) The prognostic significance of late local recurrence after breast conserving therapy. Int J Radiat Oncol Biol Phys 18: 87

Kurtz JM, Jaquemir J, Amalric R (1990) Risk factors for breast recurrence in premenopausal and postmenopausal patients with ductal cancers treatd by conservation therapy. Cancer 65: 1867

Magno L, Bignardi M, Micheletti E et al. (1987) Analysis of prognostic factors in patients with isolated chest wall recurrences of breast cancer. Cancer 60: 240

Marcial VA (1994) The role of radiation therapy in the multidisciplinary management of recurrent and metastatic breast cancer. Cancer 74: 450

Maulard C, Housset M, Brunel P et al. (1995) Use of perioperative or split-course interstitial brachytherapy techniques for salvage irradiation of isolated local recurrences after conservative management of breast cancer. Am J Clin Oncol 18: 348

Patanaphan V, Salazar OM, Poussin-Rosillo H (1984) Prognosticators in recurrent breast cancer: a 15 year experience with radiation. Cancer 54: 228

Perez CA, Graham ML, Taylor ME et al. (1994) Management of locally advanced carcinoma of the breast. I. Noninflammatory. Cancer 74 [Suppl 1]: 453

Pierce LJ, Lichter AS, Archer P (1994) Indications, integration and technical aspects of local-regional irradiation on the management of advanced breast cancer. Sem Radiat Oncol 4: 242

Pisansky T, Ingle J, Schaidt D et al (1993) Patterns of tumor relapse following mastectomy and adjuvant systemic therapy in patients with axillary node-positive breast cancer. Cancer 72: 1247

Plasswilm L, Sauer R (1995) Simultane Radiochemotherapie beim rezidivierten und metastasierten Mammakarzinom. Strahlenther Oncol 171: 689

Recht A, Pierce SM, Abner A et al. (1991) Regional nodal failure after conservative surgery and radiotherapy for early-stage breast carcinoma. J Clin Oncol 9: 988

Recht A, Hayes DF, Eberlein TJ et al. (1996) Local-regional recurrence after mastectomy or breast-conserving therapy. In: Harris JR, Lippman ME, Morroe M, Hellman S (eds) Diseases of the breast. Lippincott-Raven, Philadelphia, p 649

Renner H, van Kampen M (1994) Simultane Radiochemotherapie beim lokoregional rezidivierenden Mammakarzinom nach Mastektomie. Strahlenther Onkol 170: 441

Sack H, Thesen N (1996) Brustdrüse. In: Scherer E, Sack H (Hrsg) Strahlentherapie – Radiologische Onkologie. Springer, Berlin Heidelberg New York Tokio, S 661

Schwaibold F, Fowble B, Solin L et al. (1991) The results of radiation therapy for isolated local-regional recurrence after mastectomy. Int J Radiat Oncol Biol Phys 21: 299

Sikes H, Sim D, Wong C et al. (1989) Local regional recurrence in breast cancer after mastectomy and adriamycin-based adjuvant chemotherapy: Evaluation of the role of postoperative radiotherapy. Int J Radiat Oncol Biol Phys 16: 641

Stadler B, Kogelnik H (1987) Local control and outcome of patients irradiated for isolated chest wall recurrence of breast cancer. Radiother Oncol 8: 105

Stefanik D, Goldberg R, Byrne P et al. (1985) Local regional failure in patients treated with adjuvant chemotherapy for breast cancer. J Clin Oncol 3: 660

Tonkel LN, Fix I, Jacobson LH et al (1983) The significance of local recurrence of cancer of the breast. Int J Radiat Oncol Biol Phys 9: 33

Vernon CC, Hand JW, Field SB et al. (1996) Radiotherapy with or without hyperthermia in the treatment of superficial localized breast cancer: results from five randomized controlled trials. Int J Radiat Oncol Biol Phys 35: 731

Veronesi U, Salvador B, Luini A et al. (1990) Conservative treatment of early breast cancer. Long term results of 1232 cases treated with quadrantectomy, axillary node dissection and radiotherapy. Ann Surg 211: 250

Willner J, Kiricuta IC, Koelbl O (1995) The role of radiation therapy in the multidisciplinary management of recurrent and metastatic breast cancer (letter; comment) Cancer 75: 902

Yamada T, Morita K (1991) The role of radiotherapy in the treatment of supraclavicular lymph node metastasis after radical mastectomy. Nippon Gan Chiryo Gakkai Shi 51: 155

28.2 Indikationen zur palliativen Strahlentherapie des metastasierten Mammakarzinoms

28.2.1 Einleitung

Zielsetzung. Ziel der palliativen Strahlenbehandlung einer inkurablen Tumorpatientin ist die Lebensqualität zu verbessern oder zumindest zu erhalten. Eine Lebensverlängerung ist nicht primäres Ziel (Müller 1991).

Die Strahlentherapie bietet äußerst effektive Möglichkeiten, bei Patientinnen mit metastasiertem Mammakarzinom sinnvoll palliativ einzugreifen (Hess et al. 1996; Kagan 1994).

Die häufigsten Indikationen sind:
- Schmerzen,
- Stabilitätsgefährdung/Spontanfraktur (Knochenmetastasen),
- Hirndruck/neurologische Symptomatik (Hirnmetastasen),
- Rückenmarkskompressionssyndrom / akuter Querschnitt,
- Lymphknotenmetastasen,
- Aderhautmetastasen,
- (Weichteilmetastasen),
- (Atelektase).

Einige Faktoren beeinflussen die Indikationen zur palliativen Bestrahlung:
- die zu erwartende Überlebenszeit der Patientin,
- Ausmaß und Dauer therapiebedingter Toxizitäten,
- notwendige Hospitalaufenthalte,
- die Zahl der Bestrahlungen und
- die Länge der Transportwege.

❶ Ein nicht zu unterschätzender Faktor ist in vielen Fällen der Therapiewunsch der Patientin und deren Motivation (Müller 1991).

Noch vor wenigen Jahren war die Radiotherapie die primäre palliative Therapiemaßnahme.

Indikationsstellung. Heute werden Patientinnen überwiegend nach ausgiebiger zytostatisch-chemotherapeutischer Vorbehandlung oder Hormontherapie dem Radioonkologen vorgestellt, sodass sich die Ausgangssituation für die Strahlentherapie gewandelt hat. Bedingt durch die zytostatische Chemotherapie liegt meist eine Suppression des Knochenmarks vor, deshalb muss die Strahlenbehandlung im Hinblick auf das Bestrahlungsvolumen, die Gesamtdosis sowie die Einzeldosis häufig eingeschränkt und adaptiert werden. Zusätzlich sind die Organtoxizitäten der einzelnen Substanzen zu berücksichtigen (z. B. Kardiotoxizität des Adriamycins u. ä. Substanzen, Nephrotoxizität des cis-Platins, pulmonale Toxizität des Bleomycins).

Interdisziplinäres Vorgehen. Die palliative Strahlenbehandlung muss immer in ein interdisziplinäres Gesamtkonzept eingebunden werden, d. h. alle Möglichkeiten der Chirurgie, der zytostatischen Chemotherapie oder Hormontherapie, der allgemeinen medikamentösen Behandlung einschließlich Schmerztherapie, der Rehabilitation und der psychosozialen Betreuung müssen überlegt und schrittweise realisiert werden, insbesondere muss vor Beginn der Strahlentherapie das Behandlungsziel eindeutig definiert werden: Beispielsweise sollte eine Patientin mit einer Solitärmetastase (z. B. solitäre Hirnmetastase) und nach langem erscheinungsfreien Intervall noch mit einer »kurativen« Intention (d. h. mit einer höheren Strahlendosis) behandelt werden, da »Langzeitüberleber« erwartet werden können (Kocher et al. 1995), während multiple Organ- oder Knochenmetastasen nach kurzem erscheinungsfreien Intervall nur eine kurzzeitige Palliation erwarten lassen (Hess et al. 1996; Müller 1991).

28.2.2 Allgemeine radioonkologische Prinzipien

Wahl des Therapieverfahrens. Prinzipiell wird eine palliative Strahlenbehandlung heute an Hochvolttherapiegeräten (Linearbeschleuniger) durchgeführt, in ausgewählten Fällen kann auch die interstitielle Brachytherapie mit ^{192}Ir oder ^{198}Au für oberflächliche Haut- und Lymphknotenmetastasen indiziert sein. Die Hyperthermie wird, zusammen mit perkutaner oder interstitieller Radiotherapie, nur an wenigen Zentren eingesetzt.

Dosierung. In fortgeschrittenen Stadien mit kurzer Überlebenszeit sollte die Gesamtbehandlungszeit dieser Tatsache Rechnung tragen, d. h. es sollte in möglichst kurzer Zeit eine wirksame (häufig analgetische) Strahlendosis appliziert werden. Praktisch wird mit höheren Einzeldosierungen bestrahlt, da z. B. eine mit 3 Gy täglich in 12 Fraktionen erreichte Nominaldosis von 36 Gy einer biologisch wirksamen Dosis von 46 Gy in 23 Fraktionen

à 2 Gy entspricht (die übliche tägliche Einzeldosis beträgt 1,8–2 Gy).

! Des Weiteren muss sorgfältig eruiert werden, ob und in welchen Regionen die Patientin möglicherweise schon früher bestrahlt worden ist. Besonders im Wirbelsäulenbereich ist besondere Vorsicht vor Feldüberschneidungen notwendig, damit kein radiogener Querschnitt induziert wird.
Insgesamt sind auch in der palliativen Situation die gleiche Sorgfalt und der gleiche Aufwand zur Planung und Durchführung einer adäquaten Strahlentherapie notwendig wie im kurativen Behandlungsfall, da gerade bei der Palliativpatientin eine möglichst geringe behandlungsbedingte Toxizität erreicht werden sollte.

Vorbereitung der Patientin. Patientinnen, die zur palliativen Strahlenbehandlung überwiesen werden, haben schon einen längeren Leidensweg mit teilweise belastenden Therapieschritten hinter sich, und haben, teilweise wegen mangelnder Vorinformation oder irrationaler Ängste, häufig große Vorbehalte gegen die Strahlentherapie. Der Radioonkologe muss der Patientin das Therapieziel und den Weg dorthin verständlich und verständnisvoll erläutern, um durch eine realistische, der Gesamtsituation angepasste Schilderung der Wirkungen und der Nebenwirkungen der geplanten Strahlenbehandlung, Verständnis für das Therapiekonzept zu erreichen.

Entscheidung gegen die Bestrahlung. Andererseits ist es in einigen sehr fortgeschrittenen Fällen auch sinnvoll, nicht zu bestrahlen; eine Entscheidung, die sehr sorgfältig abzuwägen und der Patientin besonders sorgsam zu erklären ist. Leider haben die zuweisenden Kollegen in einigen Fällen für eine solche Entscheidung kein Verständnis, auch für eine wohl abgewogene und rational begründete Ablehnung der Bestrahlung, da sie sich, ohne vorheriges radioonkologisches Konsil, meist gegenüber der Patientin schon auf die Bestrahlung festgelegt haben.

28.2.3 Spezielle Indikationen

Knochenmetastasen

Knochenmetastasen sind mit ca. 60% die häufigste palliative Bestrahlungsindikation bei Patientinnen mit Mammakarzinom. Von diesen klagen mehr als 70% über

Schmerzen, die teilweise lokal umschrieben zuzuordnen, teilweise diffus sind.

Symptomatik. Neben der Stabilitätsgefährdung oder einer schon eingetretenen pathologischen Fraktur (◘ Abb. 28.2a,b) sind es Mobilitäts- und Funktionseinschränkungen, die die Frauen beeinträchtigen. Die Metastasen sind häufig im Stammskelett und in den proximalen Anteilen der Extremitäten lokalisiert. Es handelt sich bei Mammakarzinomen mehrheitlich um osteolytische Herde, rein osteoplastische Manifestationen sind seltener, eher tritt dann eine gemischte Form auf.

Wichtig ist eine abgestufte Diagnostik, die sich am Beschwerdebild der Patientin orientiert und, je nach Ergebnis der konventionellen Röntgenaufnahmen und des CT, um eine kernspintomographische Untersuchung erweitert werden kann. Ein Knochenszintigramm ist im Rahmen des Screening meist schon angefertigt worden.

Die Schmerzbestrahlung ist bei Knochen-, aber auch bei Weichteilmetastasen (◘ Abb. 28.1a, b) eine höchst effiziente lokale Therapiemaßnahme. 85% der Patientinnen geben an, dass sich die Schmerzen sehr gut oder gut zurückgebildet hätten, ca. 55% berichten über eine komplette lokale Schmerzfreiheit, nur in 15% der Fälle ist der analgetische Effekt minimal oder tritt überhaupt nicht ein.

Analgetische Wirkung. Es muss den Patientinnen erläutert werden, dass der analgetische Effekt im Verlaufe der ersten Bestrahlungen mit Verzögerung eintritt und sich über den Behandlungszeitraum kontinuierlich steigert. Es muss immer wieder betont werden, dass es sich bei der Schmerzbestrahlung um eine lokale Therapiemaßnahme ohne systemische Begleiterscheinungen handelt. Bei den meisten Patientinnen ist eine ambulante Durchführung der Bestrahlungen möglich.

> Faktoren, die eine erfolgreiche Bestrahlung von Knochenmetastasen erwarten lassen, sind:
> — Läsionen mittels bildgebender Verfahren eindeutig nachweisbar,
> — umschriebener, lokalisierter Schmerz,
> — nicht bettlägeriger Patient,
> — keine Hyperkalzämie,
> — keine Anämie.

Frühzeitiger Therapiebeginn. Insbesondere bei stabilitätsgefährdeten Osteolysen sollte die Strahlenbehandlung frühzeitig eingeleitet werden, da der reossifizierende Effekt, nach der lokalen Tumorzellzerstörung, mit Verzögerung einsetzt (im Röntgenbild meist erst eindeutig nach 3–4 Monaten nachweisbar) (◘ Abb. 28.2a,b).

Da die Indikation zur palliativen Chirurgie heute großzügiger gestellt wird (Osteolyse >3 cm, Kortikalis <50% erhalten), sollte im Konsil mit dem Orthopäden oder Unfallchirurgen die Möglichkeit der operativen Stabilisierung überprüft werden, man erspart der Patientin

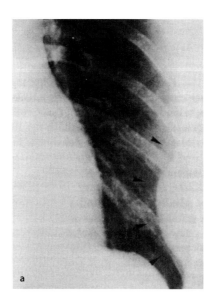
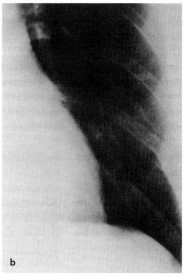

◘ **Abb. 28.1. a** Schmerzhafte Pleurametastase bei einer 53-jährigen Patientin 7 Jahre nach Mastektomie wegen Karzinoms links. **b** Komplette lokale Remission und Schmerzfreiheit 6 Wochen nach lokaler Strahlenbehandlung mit 46 Gy

in vielen Fällen eine längere und entkräftende Liegezeit. In diesen Fällen ist die postoperative Strahlenbehandlung immer notwendig.

> ❗ Die Strahlendosis sollte dem anzustrebenden Behandlungsziel individuell angepasst werden (Aaron et al. 1996; Kagan 1994). Bei insgesamt schlechtem Allgemeinzustand und einer kurzfristigen, rein analgetischen Zielsetzung ist mit 5-mal 4 Gy ein rasch eintretender, zufriedenstellender palliativer Effekt erreichbar.

Bei kleinen Bestrahlungsfeldern (bis 10-mal 8 cm) ist mit 36 Gy in 12 Fraktionen à 3 Gy nicht nur ein bleibender analgetischer, sondern auch ein rekalzifizierender Effekt zu erwarten. Bei größerem Bestrahlungsvolumen ist es sinnvoller, mit der üblichen Fraktionierung von 2 Gy täglich bis zu einer Gesamtdosis von 40–44 Gy zu bestrahlen. Bei ausgeprägterem Weichteilanteil kann auch eine Dosis von ca. 50 Gy nötig sein.

Immer wenn eine Langzeitpalliation anstrebt wird, ist die kleinere Einzeldosis vorzuziehen. Eine Metaanalyse von unterschiedlichen Dosierungs- und Fraktionierungsschemata hat keinen signifikanten Unterschied hinsichtlich der Schmerzlinderung ergeben (Wu et al. 2003).

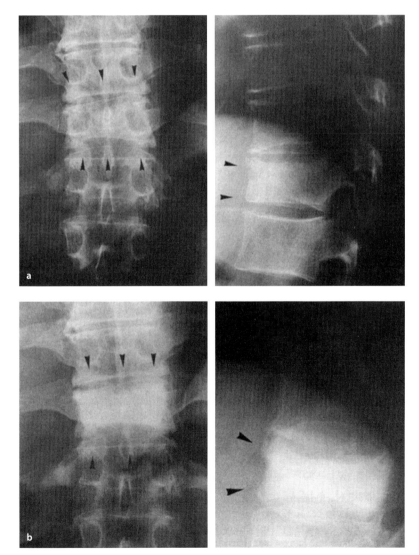

■ **Abb. 28.2. a** Osteolytische Metastase des BWK 11 (a.-p./lat) mit Sinterung und Deckplatteneinbruch. Erhebliche Schmerzsymptomatik. **b** Kontrollaufnahmen (a.-p./lat) 8 Monate nach Strahlenbehandlung mit 44 Gy. Reossifikation und Eburnisation sowie Höhenstabilisierung. Lokale anhaltende Schmerzfreiheit 2 Wochen nach Beginn der Bestrahlungen

In den letzten Jahren haben Bisphosphonate einen stetig steigenden Stellenwert im Gesamtbehandlungskonzept von Knochenmetastasen bekommen (Bremer et al. 2004; Hillner et al. 2003; Powles et al. 2002)und können ohne Probleme simultan zur Radiotherapie verabreicht werden.

Hirnmetastasen

Hirnmetastasen werden bei Patientinnen mit Mammakarzinom in 6–25% diagnostiziert. Es liegen in 80% der Fälle multiple Herde vor, und nur bei einem Teil der 20% Patientinnen mit singulären Metastasen kommt eine Operation in Frage. Mehr als 50% sind aus den unterschiedlichsten Gründen (tief intrazerebrale Lokalisation, Allgemeinzustand, ubiquitäre Metastasierung) nicht operabel.

Eine effektive Alternative zur offenen Neurochirurgie für Solitärmetastasen (oder bis zu 3 intrakraniellen Herden) ist die in einigen radioonkologischen Zentren (Köln, Heidelberg, Tübingen) durchgeführte stereotaktische Konvergenzbestrahlung (Kocher et al. 1998, 2004). Sie ist ein spezielles strahlentherapeutisches Verfahren, mit dem man hoch präzise, sehr umschrieben und ohne belastende Nebenwirkungen einzelne Hirnmetastasen, gleich welcher Lokalisation, erreichen kann. Die stereotaktische Konvergenzbestrahlung ist auch unter dem Namen »Radiochirurgie« bekannt (Theriault 1996).

❗ Wenn im CT nur eine Metastase nachweisbar ist und die Frage der offenen Neurochirurgie oder einer stereotaktischen Konvergenzbestrahlung in Erwägung gezogen wird, ist zwingend eine MRT nötig, da dies die sensitivere Methode zum Nachweis kleinerer, im CT okkulter Läsionen ist.

Postoperative Ganzhirnbestrahlung. Nach alleiniger Operation von Hirnmetastasen muss in ca. 80% der Fälle mit einem intrakraniellen Rezidiv gerechnet werden, eine postoperative Ganzhirnbestrahlung kann diese Rate auf ca. 15% absenken. Auch das mediane Überleben ist nach postoperativer Ganzhirnbestrahlung mit 21 Monaten deutlich besser als nach alleiniger Operation mit 11 Monaten (Kocher et al. 1995). In der Mehrzahl der Fälle ist, wegen multipler Metastasen, eine Ganzhirnbestrahlung indiziert (◻ Abb. 28.3).

Bei multiplen Metastasen und relativ schlechtem Allgemeinzustand können mit 30 (–36) Gy in Fraktionen à 3 Gy in der Regel die häufig quälenden Kopfschmerzen und der Hirndruck suffizient beeinflusst werden. Wird aber bei nur wenigen Herden eine »Langzeitpalliation« angestrebt,

sollten 44–46 Gy in 2-Gy-Einzelfraktionen eingestrahlt werden, evtl. mit umschriebener Dosiserhöhung auf den größten Herd (Glass u. Foley 1996; Kocher et al. 1995).

❗ Es ist wichtig, sofort nach Diagnose und parallel zur Bestrahlung Kortison zu verabreichen. Dies hat einen rasch einsetzenden dehydrierenden Effekt; die Patientinnen fühlen sich subjektiv deutlich besser, Kopfschmerz und Kopfdruck sind schnell und effizient zu beeinflussen. Durch die Ganzhirnbestrahlung sind mediane Überlebenszeiten von 6–9 Monaten erreichbar, unbehandelt versterben die Patientinnen im Median nach knapp 2 Monaten an den Hirnmetastasen. Nach Operation und Bestrahlung überleben Patientinnen bis zu 3–5 Jahre (Kocher et al. 1995).

Inwieweit eine simultane Radiochemotherapie das Gesamtüberleben verbessern kann, ist derzeit Gegenstand von Studien (Kocher et al. 2004).

Erfolgsraten. Insgesamt kann bei >70% der Patientinnen ein objektivierbares Ansprechen der neurologischen Symptomatik auf die Strahlenbehandlung registriert werden. Paresen bilden sich bei 35% komplett zurück; dabei spielt die Dauer der Störung vor Einleitung der Bestrahlung eine wichtige Rolle.

Rückenmarkskompressionssyndrom

Das Rückenmarkkompressionssyndrom tritt bei ca. 5% der Patientinnen mit metastasiertem Mammakarzinom auf (Freilich u. Foley 1996), bei >85% als epidurale Raumforderung. Intramedulläre Manifestationen sind sehr selten. Die Ausdehnung erstreckt sich meist über mehrere Segmente, die MRT ist die sensitivste bildgebende Methode.

Klinisch imponieren lokale Schmerzen sowie sensible (radikuläre) und motorische Ausfälle. Entscheidend ist die Frühdiagnose, da die Besserung der neurologischen Störungen entscheidend von der Dauer der Symptome abhängig ist (Hess et al. 1996).

❗ Aus dem Grund der hohen Bedeutung einer rechtzeitigen Diagnose der neurologischen Störung muss, unter Kenntnis der Grunderkrankung, auch bei nur wenig auffälligen neurologischen Symptomen die sorgfältige klinische und bildgebende Diagnostik rasch erfolgen sowie eine dehydrierende Medikation mit Kortison eingeleitet werden (Helweg-Larsen et al. 2000; Rades et al. 2001).

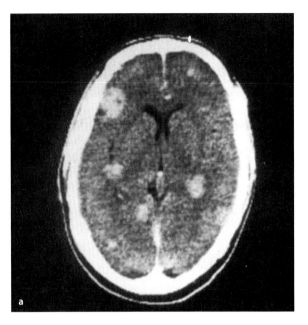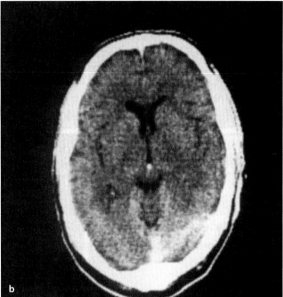

◻ **Abb. 28.3. a** Multiple Hirnmetastasen bei einer 64-jährigen Patientin 4 Jahre nach Primärtherapie wegen Mammakarzinoms links. **b** Im CCT komplette Remission 4 Wochen nach Ganzhirnbestrahlung mit 36 Gy

Bei akut auftretender neurologischer Symptomatik ist die Operationsindikation zu überprüfen. In geeigneten Fällen kann z. B. durch Laminektomie und Tumorteilentfernung eine Dekompression erreicht werden, die postoperative Strahlenbehandlung muss sich kurzfristig anschließen.

❶ Postoperativ muss durch aktuelle Bildgebung gesichert sein, dass evtl. bestehende paravertebrale Weichteilanteile in das Bestrahlungsvolumen einbezogen werden. Sollte eine Operation nicht sinnvoll oder möglich sein, ist die primäre Strahlenbehandlung, mit simultaner Kortisongabe, unverzüglich einzuleiten.

Rechtzeitiger Therapiebeginn. Erfolgt bei beginnendem Querschnitt die Therapie, sei es Operation oder Bestrahlung, innerhalb von ca. 8–16 h, kann in der Mehrzahl der Fälle mit einer weitgehenden Remission der neurologischen Störungen gerechnet werden.

Dosierung der Strahlentherapie. Eine Strahlendosis von 40–46 Gy, bei 1,8 Gy Einzelfraktion, ist notwendig, bei ausgeprägterem Weichteilanteil evtl. sogar 50 Gy. Eine dehydrierende Medikation mit Kortison ist für die Dauer der Strahlenbehandlung immer indiziert. Bei akut auf-

getretener Symptomatik kann, unter entsprechend hoch dosierter Kortisonmedikation, auch mit höheren Einzeldosen (z. B. 3-mal 4 Gy) begonnen werden, da sich dann ein dekompressiver Effekt rascher einstellen wird.

Insgesamt ist die Prognose schlecht, überleben doch die Patientinnen im Median nur ca. 6 Monate.

Lymphknotenmetastasen

Axilläre und/oder supraklavikuläre Lymphknotenmetastasen treten häufiger in Verbindung mit Lokalrezidiven auf und werden dann mit den entsprechenden Therapieschemata behandelt. In vielen Fällen sprechen die ausgeprägteren Lymphknotenpakete auf eine zytostatische oder Hormontherapie nicht ausreichend an. Dann kann eine lokale Strahlenbehandlung noch eine weitergehende Remission bewirken. Dazu sind in der Regel Strahlendosen von 50–60 Gy (1,8 Gy Einzeldosis) nötig (Cherny u. Foley 1996).

Insbesondere bei den überwiegend durch Lymphknotenmetastasen hervorgerufenen **Schmerzen** bei brachialen Plexopathien hat die Strahlenbehandlung eine hervorragende palliative Wirkung. Hier muss aber immer mit abgeklärt werden, ob sich die Infiltration bis in das untere Zervikalsegment (C_7–C_8, Th_1) ausdehnt, was dann in das Bestrahlungsvolumen einbezogen werden muss. Eine sorgfältige Lokalisationsdiagnostik ist unverzichtbar.

Intraokulare Metastasen

Häufigkeit. Aus Autopsieserien ist bekannt, dass intraokulare Metastasen beim metastasierenden Mammakarzinom in 40–55% aller Patientinnen zu erwarten sind, klinisch werden sie in ca. 25% der Fälle evident, davon in einem Viertel bilateral (McCormick 1996).

Effektivität der Strahlentherapie. Die Strahlenbehandlung ist die Methode der Wahl; mit 30 Gy Gesamtdosis (2 Gy Einzeldosis) ist in 75% der Patientinnen eine objektivierbare Befundbesserung zu erreichen. Von den meisten Frauen wird eine Besserung des Visus schon nach 4–6 Bestrahlungen angegeben. Nebenwirkungen sind kaum zu erwarten, eine spätere, radiogen induzierte Linsentrübung wird meist nicht erlebt, kann aber sonst durch eine Kunstlinse korrigiert werden (Wiegel et al. 2002).

28.2.4 Zusammenfassung

Die palliative Strahlenbehandlung bei Patientinnen mit metastasiertem Mammakarzinom ist für den Radioonkologen nicht nur eine wichtige, sondern auch eine sehr dankbare Aufgabe, kann er doch in der Mehrzahl der Fälle einen zufriedenstellenden Behandlungserfolg erzielen und die Lebensqualität der Frauen erheblich bessern, systemische Auswirkungen der lokalen Bestrahlungen sind eher die Ausnahme.

Die überwiegend ambulant durchgeführte Strahlentherapie hat ein kalkulierbares, geringes Toxizitätsprofil, andere palliative Therapiemaßnahmen werden meist nicht ver-/behindert. Es handelt sich immer um individuelle Therapieentscheidungen für die einzelnen Patientinnen, und keinesfalls dürfen mögliche Nebenwirkungen die eigentlichen Beschwerden der Frauen überwiegen.

> 🟊 **Praxistipp**
>
> Bei nur geringer Tumorsymptomatik sollte die Strahlenbehandlung aufgeschoben oder verzögert werden (dies gilt nicht für Wirbelsäulenmetastasen). Auch kann es manchmal sinnvoll sein, nicht zu bestrahlen.

Die notwendige Strahlendosis ist dem vorgesehenen Behandlungsziel individuell anzupassen, sei es eine rein symptomatische (analgetische) Indikation oder sei es, dass, wie bei singulären Filiae (Hirn oder Knochen), eine »Langzeitpalliation« angestrebt wird.

Literatur

Aaron AD, Jennings LC, Springfield DS (1996) Local treatment of bone metastases. In: Harris JR, Lippman ME, Morrow M, Hellman S (eds) Diseases of the breast. Lippincott-Raven, Philadelphia New York, p 811

Bremer M, Tunn P-U, Peest D, Karstens JH (2004) Aktuelle Entwicklungen in der Therapie von Knochenmetastasen. Onkologe 10: 492–503

Cherny NI, Foley KM (1996) Brachial plexopathy in patients with breast cancer. In: Harris JR, Lippman ME, Morrow M, Hellman S (eds) Diseases of the breast. Lippincott-Raven, Philadelphia New York, p 796

Feyerabend T, Wiedemann GJ, Jager B et al. (2001) Local hyperthermia, radiation, and chemotherapy in recurrent breast cancer is feasible and effective except for inflammatory disease. Int J Radiat Oncol Biol Phys 49: 1317–1325

Freilich RJ, Foley KM (1996) Epidural metastasis. In: Harris JR, Lippman ME, Morrow M, Hellman S (eds) Diseases of the breast. Lippincott-Raven, Philadelphia New York, p 779

Glass JP, Foley KM (1996) Brain metastases in patients with breast cancer. In: Harris JR, Lippman ME, Morrow M, Hellman S (eds) Diseases of the breast. Lippincott-Raven, Philadelphia New York, p 769

Helweg-Larsen S, Sorensen PS, Kreiner S (2000) Prognostic factors in metastatic spinal cord compression: A prospective study using multivariate analysis of variables influencing survival and gait function in 153 patients. Int J Radiat Oncol Biol Phys 46: 1163–1169

Hess CF, Weiss E, Schmidberger H (1996) Symptomorientierte Strahlentherapie. Onkologe 2: 540

Hillner BE, Ingle JN, Chlebowski RT et al. (2003) American Society of Clinical Oncology 2003 update on the role of bisphosphonates and bone health issues in women with breast cancer. J Clin Oncol 21: 4042–4057

Kagan AR (1994) Radiation therapy in the management of distant breast cancer metastases. Sem Radiat Oncol 4: 283

Kocher M, Müller RP, Stars S, Degroot D (1995) Long-term survival after brain metastases in breast cancer. Strahlenther Onkol 171: 290

Kocher M, Voges J, Mueller RP et al. (1998) LINAC radiosurgery for patients with a limited number of brain metastases. J Radiosurgery 1: 9–15

Kocher M, Eich HT, Semrau R et al. (2005) Phase I/II trial of simultaneous whole brain irradiation and dose escalating topotecan for brain metastases. Strahlenther Onkol 181: 20–25

Kocher M, Maarouf M, Bendel M et al. (2004) Linac radiosurgery versus whole brain radiotherapy for brain metastases. Strahlenther Onkol 180: 263–267

Le MG, Arriagada R, Spielmann M et al. (2002) Prognostic factors for death after an isolated recurrence in patients with early-stage breast carcinoma. Cancer 94: 2813–2820

McCormick B (1996) Ocular metastases from breast cancer. In: Harris JR, Lippman ME, Morrow M, Hellman S (eds) Diseases of the breast. Lippincott-Raven, Philadelphia New York, p 808

Müller RP (1991) Palliative Strahlentherapie. In: Pichlmaier H (Hrsg) Palliative Krebstherapie. Springer, Berlin Heidelberg New York Tokio, S 115

Powles TJ, Paterson S, Kanis JA et al. (2002) Randomized, placebo-controlled trial of clondronate in patients with primary operable breast cancer. J Clin Oncol 20: 3219–3224

Rades D, Heidenreich F, Bremer M, Karstens JH (2001) Time of developing motor deficits before radiotherapy as a new and relevant prognostic factor in metastatic spinal cord compression: Final results of a retrospective analysis. Eur Neurol 45: 266–269.

Theriault RL (1996) Medical treatment of bone metastases. In: Harris JR, Lippman ME, Morrow M, Hellman S (eds) Diseases of the breast. Lippincott-Raven, Philadelphia New York, p 819

Van Tienhoven G, Voogd A, Peterse JL et al. (1999) Prognosis after treatment for locoregional recurrence after mastectomy or breast conserving therapy in two randomized trials (EORTC 10801 and DBCG-82TM). Eur J Cancer 35: 32–38

Voges J, Treuer H, Erdmann J et al. (1994) Linac radiosurgery in brain metastases. Acta Neurochir [Suppl] 62: 72

Wiegel T, Bottke D, Kreusel KM et al. (2002) External beam radiotherapy of choroidal metastases – final results of a prospective study of the German Cancer Society (ARO 95-08). Radiother Oncol 64: 13–18

Wu JS, Wong R, Johnston M et al. (2003) Meta-analysis of dose-fractionation radiotherapy trials for the palliation of painful bone metastases. Int J Radiat Oncol Biol Phys 55: 594–605

Systemische Therapie des metastasierten Mammakarzinoms

Hans-Joachim Lück

Das metastasierte Mammakarzinom ist im Allgemeinen nicht kurabel. Ungefähr ein Drittel aller Frauen, die an einem Mammakarzinom erkranken, erleben im weiteren Verlauf der Erkrankung eine Fernmetastasierung. Die mittlere Überlebensdauer nach Auftreten von Metastasen wird mit 18 bis 24 Monaten angegeben. In Abhängigkeit von klinischen Faktoren wie dem krankheitsfreien Intervall nach Primärtherapie und Art und Ausdehnung des Organbefalls kann die mediane Überlebenszeit jedoch stark variieren.

Diese Angaben beruhen auf großen multizentrischen Untersuchungen aus den 80er Jahren. An einzelnen Kliniken können durchaus bessere Ergebnisse erreicht werden. Beispielsweise stieg die 5-Jahres-Überlebensrate metastasierter Patientinnen von 10% in den Jahren 1974–1979 auf 40% in den Jahren 1995–2000 (Giordano et al. 2002).

❗ Es stellt sich daher die Frage, ob es überhaupt noch gerechtfertigt ist, beim Erstauftreten einer Fernmetastasierung von einer palliativen Situation zu sprechen. Der Ausdruck »chronische Form der Erkrankung« trifft die derzeitige Situation besser. Dabei ist zu beobachten, dass hierbei die Erfahrung des gynäkologischen Onkologen und seine Fähigkeit zur Interdisziplinarität eine Hauptvoraussetzung für ein gutes Therapieergebnis ist. Hierbei ist die Teilnahme an Studien sicher einer der Qualitätsindikatoren.

29.1 Prognostische und prädiktive Faktoren beim metastasierten Mammakarzinom

Der Erfolg einer Therapie beim metastasierten Mammakarzinom hängt von mehreren Faktoren ab. Die wichtigsten sind in der folgenden Übersicht zusammengestellt:

Prognose- und prädiktive Faktoren beim metastasierten Mammakarzinom

- Allgemeinzustand
- Krankheitsfreies Intervall
- Vortherapien
- Prädiktive Faktoren (Steroidrezeptorstatus, HER2-Status, Wachstumsfraktion)
- Metastasenlokalisationen
- Anzahl der befallenen Organe

Der Stellenwert dieser Faktoren für den Verlauf einer metastasierten Erkrankung wurde in der Zeit von 1969 bis 1998 (Hortobaghy et al. 1983; Swenerton et al. 1979; Yamamoto et al. 1998) nur vereinzelt untersucht. Insbesondere wurden die Wechselwirkungen der verschiedenen Faktoren untereinander nicht analysiert.

29.2 Allgemeinzustand

Der Allgemeinzustand ist abhängig von der Metastasenlokalisation, von der Anzahl der Metastasen, von Komorbiditäten und vom biologischen Alter der Frau. Ein reduzierter Allgemeinzustand schließt eine systemische Therapie nicht aus. Er verlangt aber eine adäquate Anpassung der Therapie. Eine ausgedehnte Knochenmetastasierung reduziert den Allgemeinzustand durch Schmerzen. Eine alleinige Schmerztherapie kann das Problem nicht lösen. Nach einem mehr oder weniger langen Zeitraum muss aufgrund der Tumorprogression eine erneute Anpassung der Schmerztherapie erfolgen. Diese wiederum wird die Lebensqualität der Patientin zunehmend einengen. Zur Besserung des Allgemeinzustandes muss die Patientin eine suffiziente Schmerztherapie erhalten. Parallel dazu muss eine wirksame spezifische onkologische Therapie eingeleitet werden.

29.3 Krankheitsfreies Intervall und Vortherapie

Da diese beiden Faktoren miteinander eng verbunden sind, sollen sie gemeinsam behandelt werden. In den letzten Jahren hat sich bei Patientinnen, die bereits zum Zeitpunkt der Erstdiagnose eine High-risk-Situation aufwiesen, eine anthrazyklinhaltige Chemotherapie als adjuvante Therapieform etabliert. Patientinnen, die ein niedrigeres Risikoprofil aufwiesen, werden eher mit einer adjuvanten antiöstrogenen Therapie behandelt.

Anthrazykline als aktivste Einzelsubstanzen stehen dann beim metastasierten Karzinom nicht mehr oder nur in reduzierter Dosis (Kardiotoxizität) zur Verfügung.

Patientinnen, die »nur« eine adjuvante antiöstrogene Therapie erhalten haben und die nach zwei bis drei Jahren eine Fernmetastasierung entwickeln, steht dann ein deutlich größeres Behandlungsspektrum zur Verfügung.

29.4 Steroidrezeptor- und HER2-Status

Sowohl der Steroidhormonrezeptor als auch der HER2-Rezeptor stellen prädiktive Marker für das Ansprechen einer Therapie dar. Es kann bei Patientinnen, deren Primärtumor hormonempfindlich war mit einer 50- bis 80%igen Wahrscheinlichkeit davon ausgegangen werden, dass auch im Falle einer Metastasierung ein klinischer Benefit durch eine Umstellung/Einleitung einer antiöstrogenen Therapie zu erreichen ist.

Dies gilt in ähnlicher Weise für Tumoren, die den HER2-Rezeptor exprimieren. In der metastasierten Situation wird die Einleitung einer alleinigen Therapie mit Trastuzumab (Herceptin®), oder in Kombination mit einem Zytostatikum zu einem klinischen Benefit führen.

Bei Abwesenheit der jeweiligen prädiktiven Faktoren ist eine Therapie mit den entsprechenden Substanzen unsinnig [Early Breast Cancer Trialist's Group (EBCTCG) 2005; Vogel et al. 2002].

◻ Tab. 29.1. Ansprechen einer antiöstrogenen Therapie in Abhängigkeit von Steroidhormonrezeptorstatus

Östrogenrezeptor	Progesteron-rezeptor	Ansprechen
Positiv	Positiv	50–75%
Positiv	Negativ	20–30%
Negativ	Positiv	30–50%
Negativ	Negativ	<10%

Diese Ansprechzahlen beziehen sich auf die Wirksamkeit von Tamoxifen. Aromatasehemmer zeigen ein differentes Verhalten. Retrospektive Untersuchungen des ATAC Trials sowie Daten aus einer Studie, in der Anastrozol primär systemisch gegeben wurde, zeigen, dass sich bei der Gabe von Aromatasehemmer die Ansprechraten von Tumoren mit dem Rezeptorstatus positiv/positiv nicht von denen mit dem Status positiv/negativ unterscheiden (ATAC Trialist's 2005; Dowsett et al. 1996).

29.5 Therapie des frührezidivierenden Mammakarzinoms

> **Definition**
>
> Frührezidiv: Rezidiv innerhalb von 12 Monaten nach Abschluss der adjuvanten Therapie.

Da heute die Mehrzahl der Patientinnen eine adjuvante Therapie erhält, stellen die Frührezidive eine besondere Herausforderung dar. Hierbei spielen klinische Faktoren wie schlechter Allgemeinzustand, Anzahl der Metastasenlokalisationen, insbesondere der Befall von Viszeralorganen eine bedeutende Rolle (Falkson et al. 1991; Hortobaghi et al. 1983; Perez et al. 2001; Swenerton et al. 1979; Valagussa et al. 1986). In Abhängigkeit vom Befall und der Zahl der betroffenen Organe versucht man, nichtkreuzresistente Therapien (im Vergleich zur adjuvanten Situation) einzusetzen.

29.6 Therapie des rezeptorpositiven Rezidivs

Das Ansprechen auf eine antiöstrogene Therapie ist abhängig vom jeweiligen Steroidhormonrezeptorstatus (McGuire 1973) (◻ Tab. 29.1).

29.7 Therapie des rezeptornegativen Rezidivs

> **Definition**
>
> Remissionsdruck: Ausmaß der Symptomatik, die von der Tumorprogression hervorgerufen wird.

Bei antiöstrogen ausbehandelten Patientinnen oder bei rezeptornegativen Tumoren stellt die Chemotherapie die Option der Wahl dar. Die Entscheidung, ob eine Monotherapie oder eine Kombinationstherapie eingesetzt wird, ist abhängig vom Remmissionsdruck. Die Auswahl der Substanz/en ist abhängig von der erfolgten Vortherapie. Da sich in Abhängigkeit von der Anzahl der Progressionen der Allgemeinzustand der Patientinnen zunehmend verschlechtert, sollten, je weiter die Erkrankung fortgeschritten ist, eher Monotherapien der Vorzug gegeben werden.

29.8 Behandlungsalgorithmen

In Abhängigkeit von den klinischen und tumorbiologischen Gegebenheiten sollte ein strukturierter Behandlungsplan erarbeitet werden. Beispielhaft dafür sei

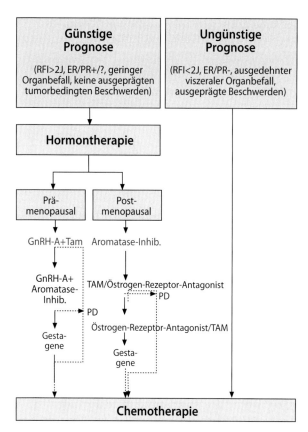

◧ Abb. 29.1. Algorithmus aus der S3-Leitlinie 2004

hier der Algorithmus aus der S3-Leitlinie 2004 gezeigt (◧ Abb. 29.1).

29.9   Kombinierte Therapiemodalitäten

Im Allgemeinen sollten systemische Therapieoptionen erst nach notwendigen lokalen Therapien (Operation, Strahlentherapie) zum Einsatz gebracht werden.

Beim geplanten Einsatz einer antiöstrogenen Therapie mit Tamoxifen muss bedacht werden, dass diese Substanz ein bestehendes Thromboserisiko (z. B. nach Operationen) zusätzlich erhöht. Es liegen keine Daten dafür vor, dass die heute bevorzugt eingesetzten Aromatasehemmer ebenfalls zu einer Erhöhung des Thromboserisikos beitragen.

Der Beginn einer Chemotherapie sollte 2–3 Wochen nach einer Operation erfolgen, da sonst Wundheilungsstörungen nicht ausgeschlossen werden können.

Im Falle einer Strahlentherapie muss daran gedacht werden, dass eine Vielzahl von Zytostatika (Anthrazykline, Taxane, Platin, Gemcitabin und Flouropyramidine) die Wirkung dieser Therapie deutlich verstärken kann.

29.9.1   Monitoring der Therapie

In Anbetracht der Tatsache, dass eine kurative Therapie nicht möglich ist, sollte die Effektivität der eingesetzten Therapie regelmäßig kontrolliert werden. In der Regel sollte nach jedem zweiten Zyklus ein Restaging erfolgen. Nur so kann vermieden werden, dass unwirksame Therapien unnötig lange appliziert werden.

Allerdings ist zu bedenken, dass es mit fortschreitender Erkrankung immer schwieriger wird, objektive Parameter für das Ansprechen einer Therapie zu erhalten. Hier sollten die sich verändernden Beschwerden Richtschnur für die Fortsetzung oder die Umstellung einer Therapie sein.

29.10   Antiöstrogene Therapie in der Postmenopause

Neben Tamoxifen haben sich in den letzten Jahren weitere antiöstrogen wirkende Substanzen ihren Platz in der Therapie des metastasierten Mammkarzinoms erobert. In vier randomisierten Studien waren die Aromatasehemmer in mindestens einem Effektivitätsparameter (z. B. DFS) Tamoxifen überlegen (Bonneterre et al. 2000; Howell et al. 2005; Kaufmann et al. 2000; Nabholtz et al. 2003). Diese Überlegenheit wurde noch deutlicher, wenn der Tumor sicher rezeptorpositiv war.

Neben den Aromatasehemmern stellt die Substanz Fulvestrant eine weitere antiöstrogene Behandlungsoption dar. Andere selektive Östrogenrezeptor modulierende Substanzen (SERMs), wie Toremifin oder ähnliche Substanzen haben nur eine geringe Bedeutung bei der Behandlung des metastasierten Mammakarzinoms. Für Raloxifen liegen keine Effektivitätsdaten vor.

29.10.1   Tamoxifen

Tamoxifen ist ein nichtsteroidales Triphenylethylenpräparat, das 1966 synthetisiert wurde. In den 70er Jahren wurde seine Wirksamkeit beim Mammakarzinom nachgewiesen (Tormey et al. 1976). Im metastasierten

Stadium werden Ansprechraten bis zu 75% (McGuire 1973) erreicht. In einer Metaanalyse von Fossati et al. (1998) wurden Ansprechraten von 43% ermittelt. Die Überlebensdaten waren mit denen anderer antiöstrogener Therapien vergleichbar.

29.11 Aromatasehemmer der 3. Generation

29.11.1 First-line-Therapie

Neben den Ovarien findet eine Bildung von Östrogenen auch in nichtovariellem Gewebe und in der Tumorzelle selbst statt. Die Aromatase ist in der Lage, aus androgenen Precursorsubstanzen (Testosteron, Androstendion) Östrogene zu generieren. Insbesondere das periphere Fettgewebe, Muskelgewebe und das Gehirn sind offenbar dazu in der Lage (Dowsett et al. 2005; Masamura et al. 1997; Santner et al. 1997). Die Aromatase ist ein Enzymkomplex, bestehend aus P450-Cytochrom, P450arom, Flavoprotein, NADPH und Cytochrom-P450-Reduktase. Die Bindungsstelle für die androgenen Precursor stellt ein Hämkomplex dar, an dem die C19-Gruppe bindet. Die heute zur Verfügung stehenden Aromatasehemmer blockieren nur den letzten Schritt der Östrogenproduktion,

sodass eine Reduktion der Bildung von Kortikoid- und Mineralkortikoiden unterbleibt (Brodie et al. 1998). Zurzeit stehen drei Aromatasehemmer für die Erstlinientherapie des metastasierten Mammakarzinoms zur Verfügung: Anastrozol, Exemestan und Letrozol (◻ Abb. 29.1).

Alle drei Substanzen wurden in randomisierten Phase-III- bzw. Phase-II-Studien (Exemestan) gegen Tamoxifen geprüft. Die Studienergebnisse sind in ◻ Tab. 29.2 zusammengestellt.

Von den sechs randomisierten Studien konnte sowohl für Anastrozol und Letrozol, als auch für Exemestan eine Steigerung des klinischen Benefits gegenüber Tamoxifen gezeigt werden. Auch in der kleineren randomisierten Phase-II-Studie mit Exemestan war dies nachweisbar, doch war der Unterschied aufgrund der Größe der Studie nicht signifikant.

Bisher sind nur vorläufige Überlebensdaten publiziert. Hierbei zeigen zwei Studien einen Vorteil für den Aromatasehemmer sowohl bei der Ansprechrate als auch bei dem Intervall bis zur erneuten Progression. In einer Metaanalyse aller fünf Studien konnte eine signifikante Verbesserung des 1-Jahres-krankheitsfreien Überlebens gezeigt werden (Practice Guideline Report 2003).

Hinsichtlich der Rate an schweren Nebenwirkungen gibt es zwischen Tamoxifen und den Aromatasehem-

◻ **Tab. 29.2.** Ergebnisse randomisierter Studien in der First-line-Therapie beim fortgeschrittenen Mammakarzinom

Autor	Anzahl Pat.	Behandlung	Dosis [mg]	HR-Status nicht bekannt [%]	Adj. Antiöstrogentherapie	Adj. Antiöstrogen [%]	Adj. Chemo [%]	Chemo für metastasierte Erkrankung
Bonneterre et al. 2000	668	Anastrozol Tamoxifen	1 20	55	Kein Tam <12 Monate	11	23	Nicht erlaubt
Nabholtz et al. 2001	353	Anastrozol Tamoxifen	1 20	11	Kein Tam <12 Monate	20	27	Nicht erlaubt
Milla-Santos et al. 2003	238	Anastrozol Tamoxifen	1 40	0	Nicht erlaubt	0	NR	Nicht erlaubt
Mouridsen et al. 2003	907	Letrozol Tamoxifen	2,5 20	34	Kein rezidiv oder >12 Monate	16	>22	≤1 Kurs
Paridaens et al. 2003 ASCO 2004	371	Exemestan Tamoxifen	25 20	13	Erlaubt	21	33	Erlaubt
Paridaens et al. 2003	122	Exemestan Tamoxifen	25 20	NR	Erlaubt	NR	NR	≤1 Kurs

NR= nicht berichtet

mern keine Unterschiede. Allerdings ist das Spektrum der Nebenwirkungen unterschiedlich. So zeichnen sich alle Aromatasehemmer durch eine geringere Rate an thromboembolischen Komplikationen und eine geringere Rate an Endometriumkarzinomen aus. Unter Aromatasehemmern werden mehr muskulär-skelettale Komplikationen sowie mentale Störungen (Gedächtnisstörungen) und eine Zunahme der Wechseljahrssymptome beobachtet.

Lebensqualitätsdaten aus diesen Studien stehen nur in sehr begrenzten Umfang zur Verfügung und lassen keine definitive Aussage zu. Aufgrund der publizierten Effektivitätsdaten zeigt keiner der zugelassenen Aromatasehemmer einen Vorteil gegenüber den anderen.

29.11.2 Second-line-Therapie

In randomisierten Studien nach Tamoxifen-Versagen zeigten sich alle drei Aromatasehemmer der Vergleichssubstanz Megestrolacetat oder dem Aminogluthetimid überlegen. In einer Metaanalyse von Messori et al. (2000) konnte ein verlängertes Überleben in der Gruppe der Patientinnen, die mit einem Aromatasehemmer behandelt wurden, im Vergleich zu denen mit einer Megestrol-Therapie nachgewiesen werden. Die Hazard Ratio, am Karzinom zu versterben, betrug 0,79 (95% CI: 0,69–0,91; p=0,0011).

Aufgrund dieser Daten stellten die Aromatasehemmer nach Tamoxifen-Versagen die Therapie der Wahl dar (Guidelines for Diagnostic and Therapy of Breast Cancer Carcinomas 2005), die heute mit Tamoxifan oder Fulvestrant durchgeführt wird.

29.11.3 Fulvestrant

In den letzten Jahren hat eine weitere Substanz Bedeutung in der Second-line-Therapie erlangt. Fulvestrant bindet mit einer hohen Affinität an den Östrogenrezeptor und verhindert damit die Dimerisierung. Außerdem kommt es zu einem erhöhten Protein-Turnover, der in einer Abnahme des zytoplasmatischen und nukleären Rezeptorgehalts resultiert.

In zwei randomisierten Studien nach Versagen einer antiöstrogenen Therapie mit Tamoxifen wurde Fulvestrant mit Anastrozol verglichen (Howell et al. 2004; Osborne et al. 2002). In beiden Studien war Fulvestrant der Anastrozoltherapie nicht unterlegen. In der kombinierten Auswertung beider Studien zeigt sich die Substanz bezüglich

der Ansprechrate und des Überlebens gleichwertig. In einer dritten randomisierten Studie wurde Fulvestrant in der First-line-Situation mit Tamoxifen verglichen (Howell et al. 2004). Auch in dieser Studie war Fulvestrant dem Tamoxifen nicht unterlegen. Daten für die Anwendung der Substanz bei prämenopausalen Frauen liegen nicht vor.

Fulvestrant wird alle 4 Wochen intramuskulär appliziert. Eine Beeinträchtigung der Lebensqualität durch die i.m.-Gabe konnte nicht beobachtet werden (Howell et al. 2004; Osborne et al. 2002).

29.12 Antiöstrogene Therapie in der Prämenopause

Die Kombination eines GnRH-Analogons mit Tamoxifen führt zu einer deutlichen Verlängerung des Gesamtüberlebens. So führt eine alleinige Therapie mit einem GnRH-Analogon zu einem medianen Überleben von 2,5 Jahren. Die alleinige Gabe von Tamoxifen ging mit einem medianen Gesamtüberleben von 2,9 Jahren einher, und die Kombination von GnRH-Analogon und Tamoxifen erreichte ein medianes Gesamtüberleben von 3,7 Jahren. Diese Ergebnisse werden durch eine Metaanalyse von Klijn et al. (2001) unterstützt.

❽ Praxistipp

Für die meisten der prämenopausalen Frauen, die noch keine antiöstrogene Therapie hatten, stellt die Gabe von Tamoxifen in Kombination mit einer Ausschaltung der Ovarialfunktion ein optimales Therapieregime dar.

Für den Einsatz von Aromatasehemmer in Kombination mit einem GnRH-Analogon liegen bisher nur limitierte Daten vor, sodass diese Therapie zurzeit nicht empfohlen werden kann.

29.12.1 Antiöstrogene Therapie bei Patientinnen mit hohem Remissionsdruck

Patientinnen, deren Primärtumor hormonempfindlich war, die aber eine Metastasierung aufweisen, die eine ausgeprägte Symptomatik verursacht, sollten zunächst eine Kombinationschemotherapie erhalten. Die eingesetzten Therapieschemata sollten denen beim hormonrezeptornegativen Mammakarzinom entsprechen.

29.13   Chemotherapie

Das Mammakarzinom gehört zu den chemosensiblen Tumoren. Ansprechraten von mehr als 20% wurden für eine Vielzahl von Substanzen gezeigt. Hierzu gehören neben den Anthrazyklinen alkylierende Substanzen, Antimetabolite, Vinkaalkaloide und die Taxane.

Hochdosistherapien konnten keinen Überlebensvorteil für Frauen mit einem metastasierten Mammakarzinom zeigen (Stadtmauer et al. 2000).

In der S3-Leitlinie der Deutschen Krebsgesellschaft findet sich folgender Algorithmus zum chemotherapeutischen Vorgehen beim metastasierten Mammakarzinom (◘ Abb. 29.2):

Nicht überlappende Mechanismen für Wirkung, Nebenwirkung und Resistenz zu nutzen, ist das Prinzip der Kombinationstherapie. Es gibt einige randomisierte Phase-III-Studien, in denen Kombinationstherapien mit einer Monotherapie (Heidemann et al. 2002; Joensuu et al. 1998; Sledge et al. 2003) (◘ Abb. 29.3) verglichen werden. In diesen Studien waren die Ansprechraten und die Zeit bis zum ersten Progress bei der Kombinationstherapie besser als bei der Monotherapie. Hinsichtlich des Gesamtüberlebens konnten aber keine Unterschiede gezeigt werden. Die Toxizitäten waren in den Kombinationstherapien ausgeprägter.

In der Metaanalyse von Fossati et al. (1998) beträgt der relative Benefit 18% zugunsten einer Kombinationstherapie. Dies entspricht einer absoluten Verbesserung der 1-Jahres-Überlebensrate von 9%, der 2-Jahres-Rate von 5% und der 3-Jahres-Rate von 3%.

In den letzten Jahren wurden Ergebnisse randomisierter Studien publiziert, in denen Kombinationstherapien mit Monotherapien verglichen wurden, die neben einer höheren Remissionsrate und einer verlängerten Zeit bis zur Progression auch einen Überlebensvorteil zeigen konnten (Albain et al. 2004; O'Shaughnessy et al. 2002) (◘ Abb. 29.4 und ◘ Abb. 29.5). In beiden Studien wurde allerdings kein strukturiertes Cross-over-Design durchgeführt, sodass eine Vielzahl von Second-line-Therapien möglich war. In der Capecitabin/Docetaxel- vs. Docetaxel-Studie haben im Docetaxel-Arm nur 17% der Patientinnen Capecitabin erhalten. In der Studie von Albain wurden lediglich 14% der Patientinnen, die nur Paclitaxel erhalten hatten, mit Gemcitabin behandelt (Albain et al. 2004).

Die strukturierte Darstellung der in Betracht kommenden Substanzen ist in ◘ Abb. 29.6 dargestellt.

> **Fazit**
> In Fällen einer langsamen Progression sollte einer Monotherapie der Vorzug gegeben werden. In Fällen mit einer ausgeprägten Symptomatik stellt eine Kombinationstherapie, die beste Behandlungs-Option dar.

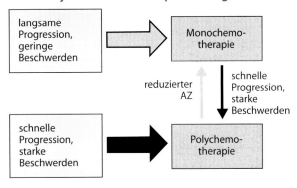

Chemotherapiestrategie Zytostatische Therapieführung

◘ **Abb. 29.2.** Kombinations- oder Monotherapie

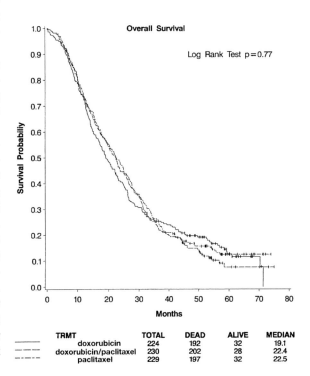

TRMT	TOTAL	DEAD	ALIVE	MEDIAN
doxorubicin	224	192	32	19.1
doxorubicin/paclitaxel	230	202	28	22.4
paclitaxel	229	197	32	22.5

◘ **Abb. 29.3.** Gesamtüberleben Doxorubicin/Paclitaxel vs. Doxorubicin vs Paclitaxel (Sledge et al. 2003)

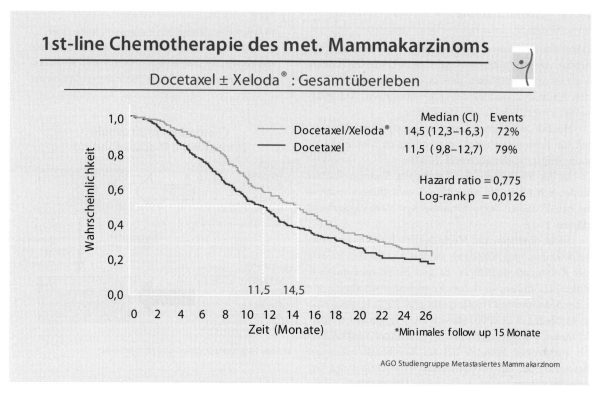

■ **Abb. 29.4.** Gesamtüberlebensdaten Capecitabine/Docetaxel vs. Docetaxel (O'Shaughnessy et al. 2002)

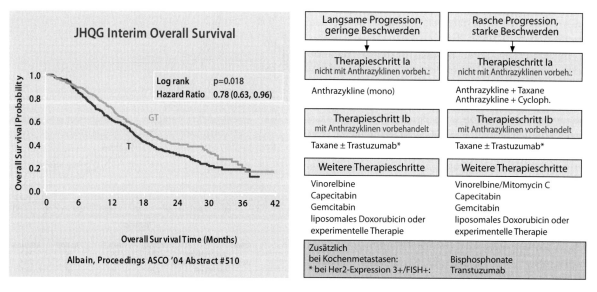

■ **Abb. 29.5.** Gesamtüberlebensdaten Gemcitabin/Paclitaxel vs. Pacli-taxel (Albain et al. 2004)

■ **Abb. 29.6.** Algorithmus zur Chemotherapie des metastsierten Mammakarzinoms (S3-Leitlinie der Deutschen Krebsgesellschaft 2004)

Die im Rahmen randomisierter Studien evaluierten Dosierungen für die verschiedenen Substanzen bzw. Substanzkombinationen ist in ◉ Tab. 29.3 zu ersehen.

29.13.1 Anthrazykline

Vor Beginn der Taxan-Ära waren die Anthrazykline die aktivste Substanzgruppe, die zur Behandlung des metastasierten Mammakarzinoms zur Verfügung stand. Für unbehandelte Patientinnen wurden für diese Substanzen in der Monotherapie Ansprechraten zwischen 35% und 50% berichtet (Ahmann et al. 1998; Benett et al. 1988; Henderson et al. 1989; Hortobaghyi et al. 1989).

Zu den häufig beobachteten Toxizitäten der Anthrazykline gehören die Alopezie, Nausea und Emesis, sowie die Myelosuppression. Daneben werden regelmäßig Stomatitis und Mukositis beobachtet. Insbesondere die nichthämatologischen Nebenwirkungen sind beim Epirubicin und Mitoxantron geringer ausgeprägt als beim Doxorubicin.

Die kardiologischen Nebenwirkungen im Sinne eines Myokardschadens mit resultierender Herzinsuffizienz ist eine der Hauptnebenwirkungen dieser Substanzklasse. Dabei ist die Wahrscheinlichkeit für diese Nebenwirkung direkt von der kumulativ applizierten Menge des Anthrazyklins abhängig. Für Doxorubicin steigt die Rate an kardiotoxischen Ereignissen ab einer kumulativen Dosis von mehr als 450 mg/m^2 steil an. Epirubicin und Mitoxantrone sind weniger kardiotoxisch (Ahmann et al. 1998; Benett et al. 1988; Henderson et al. 1989; Hortobaghyi et al. 1989), doch sind die Ergebnisse hinsichtlich der Effektivität kontrovers. So konnten Bastholt et al. (1996) ein optimales Ansprechen in der First-line-Therapie des Mammakarzinoms erst bei einer Dosis von ≥90 mg/m^2 beobachten. In einer Phase-II-Kohorten-Studie der AGO (Luck et al. 1996) konnte dagegen zwischen 60 mg/m^2 und 90 mg/m^2 kein Unterschied in der Effektivität (Responserate, TTP) beobachtet werden, wohl aber erhöhte sich die Rate schwerer Nebenwirkungen. Auch im indirekten Vergleich großer randomisierter Phase-III-Studien entsprach die Effektivität einer Epirubicin-haltigen Kombination mit einer 60 mg/m^2 Dosis (Lück et al. 2000) denen anderer Studien, in denen entweder Doxorubicin 60 mg/m^2 oder Epirubicin 90 mg/m^2 eingesetzt wurde (Conte et al. 1996; Mackey et al. 2002; Sledge et al. 2003).

29.13.2 Alkylierende Substanzen

Cyclophosphamid hat in der Monotherapie Ansprechraten zwischen 10% und 50% (Miller et al. 1971). Es ist Bestandteil der meisten Kombinationstherapien, die zur Behandlung des Mammakarzinoms eingesetzt werden (◉ Tab. 29.3). Neben den zu erwartenden Nebenwirkungen wie Nausea, Emesis und Myelosuppression ist die Therapie mit Cyclophosphamid mit dem Risiko einer hämorraghischen Zystitis verbunden. Diese Nebenwirkung kann durch die prophylaktische Gabe von Mesna weitestgehend vermieden werden. Ein weiteres Risiko bei der Behandlung mit Alkylanzien ist das Entstehen von sekundären Leukämien. Das Ereignis ist abhängig von der Substanz und der kumulativen Dosis. Für Cyclophosphamid ist davon auszugehen, dass das Risiko um den Faktor 3 erhöht wird. Beträgt die kumulative Dosis weniger als 20g/m^2, ist von einer geringeren Rate auszugehen. In Kombination mit Anthrazyklinen wird eine erhöhte Rate beobachtet (Levine et al. 1998).

Platinderivate haben zurzeit keinen Stellenwert in der Behandlung des metastasierten Mammakarzinoms. Im Zuge der Entwicklung Trastuzumab-haltiger Kombinationen ist zu erwarten, dass Platinderivaten aufgrund ihrer synergistischen Eigenschaften eine bedeutende Rolle zukommen wird. Darauf wird im Rahmen der Therapie mit Trastuzumab noch ausführlicher eingegangen (▶ Abschn. 29.13). Mehrere Phase-II-Studien haben den Stellenwert der Substanzgruppe in Kombination mit Platin und Paclitaxel (Perez 2004; Rowland et al. 2003) geprüft. Hierbei konnten viel versprechende Ergebnisse erzielt werden, die allerdings erst noch in randomisierten Phase-III-Studien überprüft werden müssen.

29.13.3 Antimetabolite

Antimetabolite gehören wie die Alkylanzien zu den fundamentalen Bausteinen der Therapie des metastasierten Mammakarzinoms. Zu den Antimetaboliten zählen neben dem Methotrexat (Mtx), 5-Fluorouracil (5-FU), UFT und Capecitabin.

Methotrexat und 5-FU sind Bestandteile des CMF-Schemas. CMF kann klassisch als »orales« Regime mit oralem Cyclophosphamid (100 mg/m^2 Tag 1–14 und i.v. Mtx 40 mg/m^2 Tag 1+8 sowie 5-FU 600 mg/m^2 Tag 1+8 (Doroshaw et al. 1989) gegeben werden. In Deutschland und Europa hat sich aber das rein intravenöse Schema mit

◻ Tab. 29.3. Dosisempfehlungen für Monotherapie und Kombinationen

Monotherapie

Substanzgruppe	Substanz	Dosierung [mg/m²]	Zyklus
Anthrazykline	Adriamycin	20	q 1w
	Adriamycin	60	q 3w
	Epirubicin	30	q 1w
	Epirubicin	90	q 3w
Taxane	Docetaxel	35	q 1w
	Docetaxel	100	q 3w
	Paclitaxel	80–90	q 1w
	Paclitaxel	175	q 3w
Vinkaalkaloide, Antimetabolite	Capecitabin	1250 bid Tag 1–14	q 3w
	Gemcitabin	1250 Tag 1+2	q 3w
	Vinorelbine	25–30 Tag 1	q 1w
Liposomales Doxorubicin	Myocet	75	q 3w
	Caelyx	50	q 3w

Kombinationstherapie

Schema	Substanz I	Dosierung [mg/m²]	Substanz II	Dosierung [mg/m²]	Zyklus
AC	Adriamycin	60 (Tag 1)	Cyclophosphamid	600 (Tag 1)	q 3w
AT	Adriamycin	50 (Tag 1)	Paclitaxel	220 (Tag 2)	q 3w
		60 (Tag 1)		175 (Tag 1)	q 3w
AD	Adriamycin	60 (Tag 1)	Docetaxel	75 (Tag 1)	q 3w
CT	Capecitabin	1000 bid (Tag 1–14)	Paclitaxel	175 (Tag 1)	q 3w
		1250 bid (Tag 1–14)			q 3w
CD	Capecitabin	1250 bid (Tag 1–14)	Docetaxel	75 (Tag 1)	q 3w
EC	Epirubicin	60–75 (Tag 1)	Cyclophosphamid	600 (Tag 1)	q 3w
ET	Epirubicin	60–75 (Tag 1)	Paclitaxel	175 (Tag 1)	q 3w
ED	Epirubicin	60–75 (Tag 1)	Docetaxel	75 (Tag 1)	q 3w
GT	Gemcitabin	1000 (Tag 1+2)	Paclitaxel	175	q 3w

i.v.-Cyclophosphamid 600 mg/m^2 – Mtx 40 mg/m^2 – 5-FU 600 mg/m^2 Tag 1+8 alle 4 Wochen etabliert. Hierbei ist zu bedenken, dass nur 86% des klassischen oralen Schemas (s. oben) an Cyclophosphamid gegeben werden, sodass bereits eine geringe Therapieverschiebung oder Dosisreduktion die Wirksamkeit der Therapie in Frage stellen kann.

Bei der intravenösen Gabe von 5-FU wurden Ansprechraten von 20–40% beobachtet. Es ist dabei aber in Betracht zu ziehen, dass die Patientinnen, die in diesen Studien behandelt wurden, in vielen Fällen zuvor bereits 5-FU-haltige Therapien erhalten hatten. Die für orale Fluoropyrimidine angegebenen Responseraten schwanken zwischen 20 und 35%. Auch in diesen Studien war die Mehrzahl der Patientinnen zuvor bereits mit 5-FU-haltigen Therapien vorbehandelt, sodass Daten von 5-FU-naiven Patientinnen nicht zur Verfügung stehen.

Das Nebenwirkungsspektrum dieser Substanzgruppe unterscheidet sich deutlich von dem der Anthrazykline und Alkylanzien. Die dort beschriebenen Nebenwirkungen wie Alopezie, Myelosuppression, Nausea und Emesis sind eher selten. Die häufigsten Nebenwirkungen sind das Hand-Fuß-Syndrom und gastroenterale Beschwerden sowie Mukositis und Stomatitis. Ein schweres Hand-Fuß-Syndrom kann bei bis zu 20% der behandelten Patientinnen beobachtet werden. Die Ursache dafür ist unklar. Es steht aber im Zusammenhang mit der »Peak-Dosis« und einer verlängerten Exposition der Substanz.

❗ Eine Reduktion der Tagesdosis bzw. eine Reduktion der Expositionstage kann dazu beitragen, die Schwere des Syndroms zu reduzieren. Darüber hinaus hat sich eine regelmäßige Anwendung von hautpflegenden Cremes als vorteilhaft erwiesen. Für das Capecitabin konnten O'Shaughnessey et al. (2002) zeigen, dass die Reduktion der Tagesdosis bei Auftreten eines Hand-Fuß-Syndroms nicht mit einer Reduktion der Effektivität einherging.

Seltene, aber potentiell lebensbedrohliche Nebenwirkungen der Antimetabolite sind das Auftreten von zerebellären Toxizitäten sowie von Angina pectoris oder einer Insuffizienz der Koronararterien (Frickhofen et al. 2002; Koenig u. Patel 1970; Wacker et al. 2003).

29.13.4 Taxane

Bei den Taxanen handelt es sich um Substanzen, die zu einer Stabilisierung des Mikrotubuliapparats führen.

Diese führt zu einem Arrest der G2-Phase des Zyklus (Rowinsky et al. 1990). Die Mitglieder dieser Substanzgruppe wurden zunächst aus der Borke (Paclitaxel) oder den Nadeln (Docetaxel) der pazifischen Eibe extrahiert. Inzwischen existieren ausgereifte semisynthetische Verfahren für beide Substanzen.

Beide Substanzen sind extrem lipophil, sodass Lösungsvermittler (Cremorphor EL, Triton) notwendig sind, um die Substanz in eine infundierbares Medium zu bekommen. Dabei treten gehäuft Hypersensitivitätsreaktionen auf. Diese machen eine kortikosteroidhaltige Prämedikation notwendig. Für Paclitaxel hat sich die einmalige Gabe von 20 mg Dexamethason 30 min vor der Paclitaxel-Gabe beim 3-wöchigen Therapieintervall etabliert. Für die wöchentliche Gabe werden 4 mg Dexamethason eingesetzt. Für Docetaxel ist eine Gabe von 8 mg Dexamethason an 3 Tagen beginnend mit dem Tag der Therapie notwendig. Die Gabe von Kortikosteroiden muss durch die Gabe von H1- und H2-Blockern (z. B. 50 mg i.v. Ranitidin und 2 mg i.v. Clemastin) ergänzt werden, um die Rate akzeptabel niedrig (2–4%) zu halten.

Die Taxane wurden mit viel Enthusiasmus aufgenommen, da sie eine hohe Effektivität bei anthrazyklinnaiven als auch anthrazyklinrefraktären Tumoren zeigten. Für Paclitaxel wurden Monoaktivitäten von 20–55% beobachtet. Für Docetaxel konnte in vergleichbaren Patientinnenkollektiven Monoaktivitäten von 30–60% beobachtet werden.

Bisher konnte für Paclitaxel eine optimale Dosierung und ein optimales Schedule nicht etabliert werden. Bei 3-wöchiger Gabe hat sich eine Dosis von 175 mg/m^2 als 3-Stunden-Infusion etabliert. In der Monotherapie wird die Substanz häufig als wöchentliche Therapie in einer Dosierung von 80–90 mg/m^2 (Lück u. Roche 2002; Perez et al. 2001) gegeben. Prospektiv randomisierte Studien, die eine wöchentliche mit der 3-wöchigen Therapie vergleicht, stehen noch aus. In der Studie von Jones et al. (2005) war Docetaxel im direkten Vergleich sowohl bezüglich der Zeit bis zur Progression als auch für das Gesamtüberleben signifikant überlegen. Einen signifikanten Unterschied im Ansprechen konnte nicht nachgewiesen werden. Auffallend in dieser Studie ist der relativ große Anteil an Patientinnen, der im Docetaxel-Arm nicht in die Untersuchung mit einging. Die Diskussion über den Stellenwert der beiden Taxane sollte so lange ausgesetzt werden, bis die Daten der vierarmigen amerikanischen Studie vorliegen, in der beide Substanzen mit dem 3-wöchigen und dem wöchentlichen Schedule miteinander verglichen werden (Sparano et al. 2005).

Das Nebenwirkungsspektrum der Taxane ist gut vorhersehbar und in der Regel für die Patientinnen tolerabel. Nausea und Emesis treten sehr selten auf, aber die Alopezie stellt sich insbesondere bei 3-wöchiger Gabe in fast allen Fällen ein. Myalgien und Arthralgien werden in 5–15% beobachtet. Die Intensität reicht dabei von sehr mild bis zu einer Stärke, die die Anwendung von mittelstarken Analgetika (Tramadol) notwendig macht. Die Beschwerden beginnen üblicherweise 24–72 Stunden nach der Taxan-Infusion und halten für 2 bis 4 Tage an. Gaben von Gabapentin (bis 3-mal 600 mg/Tag) können dazu beitragen, die Schmerzsymptomatik zu reduzieren. Schwere periphere Neuropathien (CTC-Grad 3/4) werden bei beiden Taxanen in bis zu 15% der Fälle beobachtet, jedoch scheinen Sensibilitätsstörungen bei Paclitaxel häufiger aufzutreten.

Beide Taxane zeichnen sich durch eine ausgeprägte Hämatotoxizität im Sinne ausgeprägter Leuko- und Neutropenien aus. Insbesondere beim Docetaxel sind diese Nebenwirkungen mit dem Auftreten von febrilen Neutropenien verbunden, die die prophylaktische Gabe von Antibiotika und/oder G-CSF notwendig macht. In der wöchentlichen Applikationsform treten die hämatologischen Veränderungen deutlich in den Hintergrund.

Beide Substanzen werden im Wesentlichen hepatisch eliminiert. Dies ist von Bedeutung, wenn Patientinnen mit Leberfunktionsstörungen behandelt werden müssen. In diesen Fällen bietet sich eine, der Leberfunktion angepasste, wöchentliche Therapie – z. B. Paclitaxel 40–60 mg/m^2 oder Docetaxel 20–25 mg/m^2 – an. Bei Besserung der Leberfunktion kann diese Dosierung zunehmend an die wöchentliche Standarddosierung angepasst werden.

Unter Docetaxel kommt es zu einer Nebenwirkung, die vom Paclitaxel nicht bekannt ist, dem Fluid-Retention-Syndrom. Hierunter wird das Auftreten von peripheren Ödemen und Pleuraergüssen verstanden. In den frühen Phase-II-Studien war dies die dosislimitierende Toxizität (Ravidin u. Valero 1995), die bei bis zu 95% der behandelten Patientinnen beobachtet wurde. Der Einsatz einer Prämedikation mit Kortikosteroiden über 3–5 Tage hat diese Problematik mildern können. Da eine Voraussetzung für das Auftreten die kumulativ applizierte Docetaxel-Menge zu sein scheint, muss auch unter der empfohlenen Prämedikation mit dem Auftreten therapierefraktärer peripherer Ödeme und Pleuraergüssen gerechnet werden (Piccart et al. 1997, Ravidin u. Valero

1995). Unter der wöchentlichen Gabe kommt es sehr viel seltener zu dieser Nebenwirkung, sie ist aber auch hier möglich.

Eine weitere nichthämatologische Toxizität, die unter Docetaxel deutlich häufiger beobachtet wird als unter Paclitaxel, sind Haut-, vor allem aber Nagelveränderungen. Bei einer 3-wöchigen Applikationsform von Paclitaxel ist diese Nebenwirkung eine Rarität. Bei einer wöchentlichen Therapie werden häufiger Braunverfärbungen der Nägel beobachtet. Beim Docetaxel scheint diese Erscheinung von der »Peak-Dosis«, aber auch von der kumulativen Dosis abhängig zu sein. Die Ursachen sind aber nicht geklärt (Obermair et al. 1998).

29.13.5 Taxanhaltige Kombinationen

Da keine vollständige Kreuzresistenz zwischen Anthrazyklinen und Taxanen besteht, war es nahe liegend, die beiden Substanzen miteinander zu kombinieren. In Phase-II-Studien wurden mit der Kombination von Doxorubicin/Paclitaxel klinisch relevante kardiale Nebenwirkungen bei bis zu 20% der behandelten Frauen beobachtet (Gianni et al. 1995; Holmes 1996; Hortobagyi u. Holmes 1997). Kombinationen, in denen Epirubicin mit Paclitaxel kombiniert wurden, wiesen eine deutliche geringere Rate an kardialen Nebenwirkungen auf (Conte et al. 1996; Lück et al. 1996). Unter Docetaxel wurde in den publizierten Phase-II- und -III-Studien über keine erhöhten Raten an kardialen Nebenwirkungen berichtet. Dies steht im Gegensatz zu den Ergebnissen einer Untersuchung an Myokardbiopsien, an denen relevante myokardiale Veränderungen sowohl für die Kombination von Doxorubicin/Paclitaxel als auch für Doxorubicin/Docetaxel (Minotti et al. 2001) berichtet wurde.

Die Kombination von Anthrazyklin und Taxan war in allen publizierten Studien bezogen auf die Ansprechrate und/oder der Zeit bis zur Progression einer A/C- oder E/C-Kombination überlegen (Lück et al. 1996; Mackey et al. 2002; Sledge et al. 2003). Hinsichtlich des Gesamtüberlebens konnte nur die Studie von Jassem et al. (2001) eine Verbesserung nachweisen. In den Anthrazyklin-haltigen Kombinationen unterschieden sich die schweren myelotoxischen Nebenwirkungen besonders deutlich. Während in den Kombinationen von Epirubicin/Paclitaxel die Rate der febrilen Neutropenien deutlich unter 5% lag, betrug sie für Doxorubicin/Docetaxel trotz prophylaktischer Gabe von Antibiotika nahezu 30%. Triplets mit Cyclophosphamid (Mackey et al. 2002) haben im indirekten Vergleich keine besseren Ergebnisse als Zweierkombinationen erreicht.

Die Evaluierung Anthrazyklin-Taxan-haltiger Kombinationen im metastasierten Stadium wurde im Wesentlichen mit der Intention der Weiterentwicklung in der adjuvanten Therapie durchgeführt. Anthrazyklin-haltige Kombinationen stellen heute den State of the Art in der adjuvanten Therapie des Mammakarzinoms dar. Daraus ergibt sich zwangsläufig die Verpflichtung nach Alternativen für die Anthrazyklin-haltigen Therapien im metastasierten Stadium zu suchen, da ein erneuter Einsatz der Anthrazykline aufgrund ihrer kumulativen Kardiotoxizität häufig nicht mehr möglich ist.

O'Shaughnessey et al. (2002) stellten die Ergebnisse einer randomisierten Studie vor, in der eine Anthrazyklin-freie Kombination (Capecitabine/Docetaxel) im metastasierten Stadium gegen eine Docetaxel-Monotherapie geprüft wurde. Die Kombination war in allen Effektivitätsparametern (Responserate, Zeit bis zur Progression und Gesamtüberleben) der Monotherapie überlegen. Allerdings musste dieses Ergebnis mit einer relativ hohen Nebenwirkungsrate erkauft werden (20% febrile Neutro-

penien), sodass der Einsatz einer solchen Therapie im metastasierten Stadium nur bedingt empfohlen werden kenn.

Phase-II-Studien für die Kombination von Capecitabin und Paclitaxel lassen ein günstigeres Toxizitätsspektrum erwarten. Daten hierzu wird es erst durch die abgeschlossene Studie der AGO (Mamma-3) geben. In dieser Studie wurde die Kombination Capecitabin 2-mal 1000 mg/m^2 Tag 1–14 q21d und Paclitaxel 175 mg/m^2 Tag 1 q21d mit dem AGO-Standard Epirubicin 60 mg/m^2/Paclitaxel 175 mg/m^2 Tag1 q21d verglichen (■ Abb. 29.7). Mit den ersten Ergebnissen dieser Studie wird Ende 2006 zu rechnen sein.

Neben den Fluoropyramidinen wurde auch Gemcitabin als Kombinationspartner der Taxane geprüft. Hierzu wurden von Albain et al. (2004) Daten für die Kombination Gemcitabin 1250 mg/m^2 Tag 1+8 q21d und Paclitaxel 175 mg/m^2 Tag 1 q21d vorgestellt. Auch in dieser Studie war die Kombination in allen Effektivitätskriterien der Monotherapie überlegen. Die febrile Neutropenierate betrug für die Kombination in diesem Fall nur 5% und wies auch darüber hinaus ein relativ günstiges Toxizitätsprofil auf.

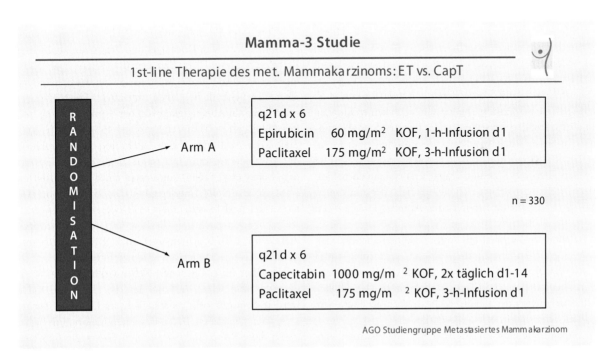

Abb. 29.7. AGO-Mamma-3-Studie

29.13.6 Gemcitabine

Als Monotherapie wird Gemcitabin in einer Dosierung von 1000–1250 mg/m^2 Tag 1+8 alle 3 Wochen eingesetzt. Die Responseraten liegen zwischen 15% und 40% in Abhängigkeit von der Vortherapie (Qu u. Perez 2002). Die Nebenwirkungen sind insgesamt mild. Eine Alopezie tritt nicht auf. In Anhängigkeit von der Vorbehandlung (Radiatio, Taxane) und in Kombinationen muss allerdings mit einer ausgeprägten Myelosuppression gerechnet werden (Locker et al. 2001). Beschrieben wird auch eine nicht vorhersehbare idiopathische pulmonale Toxizität, die durchaus problematisch sein kann. Diese Nebenwirkung ist allerdings selten, wobei sie häufiger bei Patientinnen nach Strahlentherapie und/oder taxanhaltiger Vortherapie beobachtet wird (Barton-Burke 1999; Sauer-Heilbron et al. 1999).

Neben den taxanhaltigen Kombination scheint die Kombination mit Cis- oder Carboplatin ein interessanter therapeutischer Ansatz zu sein (Heinemann 2003).

29.14 Therapie des HER2-positiven metastasierten Mammakarzinoms

Der rekombinante humanisierte murine Antikörper Trastuzumab zeigt eine Monoaktivität (Vogel et al. 2002) mit objektiven Ansprechraten von 26% in der First-line-Therapie und einem progressionsfreien Intervall von im Median 24,4 Monaten. Präklinische Untersuchungen weisen darauf hin, dass Zytostatika synergistisch, additiv oder antagonistisch mit dem Antikörper agieren konnten (Pegram et al. 1997). Diese Erkenntnisse hatten aber noch keinen Eingang in die Konzeption der ersten randomisierten Studie gefunden. In dieser Studie wurden beim Auftreten einer Metastasierung, deren Tumor eine Überexpression an HER2 zeigten, mit einer Chemotherapie ± Trastuzumab behandelt. Die Chemotherapie richtete sich nach der adjuvanten Vortherapie. Patientinnen mit einer Anthrazyklin-haltigen adjuvanten Therapie erhielten Paclitaxel 175 mg/m^2 Tag 1 q21d. Frauen, die nicht mit Anthrazyklinen vorbehandelt waren, erhielten eine Kombination aus Doxorubicin und Cyclophosphamid (Slamon et al. 2001). Die Kombination von Chemotherapie und Trastuzumab war in allen Effektivitätsparametern der alleinigen Chemotherapie überlegen. Einzelheiten sind in ❏ Tab. 29.4 dargestellt.

Patientinnen, die im AC-Arm behandelt wurden, entwickelten in 27% der Fälle kardiotoxische Nebenwirkungen. In 16% der Fälle trat eine symptomatische kongestive

❏ **Tab. 29.4.** Ergebnisse der Phase-III-Studie Trastuzumab in der First-line-Therapie des metastasierten Mammakarzinoms

	RR (%)	TTP (Mon.)	OS (Mon.)
Chemo vs.	32	4,6	20,3
Chemo + Trastuzumab	50	7,4	24,1
P	<0,001	<0,001	0,025
Paclitaxel vs.	15%	3,0	18,4
Paciltaxel + Trastuzumab	42	6,9	22,1
P	<0,001	<0,001	ns

kardiale Dysfunktion auf (CHF). Auch in der Gruppe der Frauen, die mit Paclitaxel und Trastuzumab behandelt wurden, betrug die Inzidenz einer kardialen Dysfunktion 12%, allerdings entwickelten nur 2% der Frauen eine CHF. Die Ergebnisse machten aber das potentielle kardiale Risiko für die Anwendung von Anthrazyklinen und Trastuzumab deutlich. Auch in einer Phase-I-Studie von Untch et al. (2004) konnte für die Kombination von Epirubicin und Trastuzumab dieses Risiko dargestellt werden, wenn auch nicht in der Größenordnung wie beim Doxorubicin.

Neben der Kombination mit Paclitaxel wurden auch Kombinationen von Docetaxel und Trastuzumab in einer Reihe von Phase-II-Studien geprüft (Kuzu et al. 2000; Uber et al. 2001). Dabei wurden sowohl 3-wöchentliche als auch wöchentliche Gaben untersucht. Die Responseraten lagen, in Abhängigkeit von der Vorbehandlung und des Anteils an 3+ Tumoren zwischen 45% und 73%. Kardiale Komplikationen waren selten, und die Tolerabilität der Kombination kann insgesamt als gut angegeben werden. Marty et al. (2005) konnten in einer randomisierten Phase-II-Studie die Überlegenheit der Kombination von Docetaxel und Trastuzumab vs. Docetaxel nachweisen. Allerdings war auch hier die Rate an febriler Neutropenierate mit 23% beachtenswert hoch. Klinisch relevante kardiale Nebenwirkungen wurden nicht beobachtet.

Darüber hinaus gehende Nebenwirkungen des Trastuzumab sind selten. Insbesondere bei der ersten Gabe werden Schüttelfrost, leichte Tachykardien und leichte Dyspnoen angegeben. In der absoluten Majorität der Fälle treten diese Symptome bei weiteren Gaben der Substanz nicht mehr auf. Allergieähnliche Symptome treten selten auf, können aber durchaus einen schweren Verlauf haben.

◘ **Tab. 29.5.** Interaktionen von verschiedenen Zytostatika und Trastuzumab	
Interaktion	**Substanz**
Synergistisch	Cisplatin
	Carboplatin
	Docetaxel
	Vinirelbin
	Etoposid
	Thiotepa
	Strahlentherapie
Additiv	Paclitaxel
	Doxorubicin
	Vinblastin
	Methotrexat
Antagonistisch	5-FU

◘ **Tab. 29.6.** Effektivitätsdaten Carboplatin/Paclitaxel – Trastuzumab 3-wöchentlich vs. wöchentlich

	q 3w	q1w
RR	50%	78%
CR	11%	17%
PR	39%	61%
Med. PFS	8,8 Monate	13,4 Monate
1-Jahr-PFS	27%	56%
1-J-OS	89%	100%
2-J-OS	50%	81%

RR Remissionsrate, *CR* Komplettremissionsrate, *PR* Partial-Remissionsrate, *PFS* progressionsfreies Intervall, *OS* Gesamtüberleben

Auf der Suche nach Kombinationspartner ohne Kardiotoxizität wurde versucht, die Erkenntnisse der präklinischen Untersuchungen in die Klinik umzusetzen. Pegram et al. (1997) konnten insbesondere für die Paltinderivate und Vinkaalkaloide synergistische Effekte in der Kombination mit Trastuzumab zeigen (Pegram et al. 1997) (◘ Tab. 29.5).

In einer Phase-II-Studie (Loesch et al. 2002) konnte für die Kombination Carboplatin/Paclitaxel Tag 1 q21d mit einer Ansprechrate von 62% und einer medianen Dauer der Response von 13,3 Monaten eine hohe Effektivität nachgewiesen werden. Die NCCTG (Rowland et al. 2003) stellte auf dem ASCO 2003 erste Ergebnisse einer randomisierten Phase-II-Studie vor, in der eine 3-wöchentliche Therapie mit Carboplatin AUC 6-Paclitaxel 200 mg/m² und Trastuzumab d1 q21d, mit einer wöchentlichen Gabe von Carboplatin AUC2 Paclitaxel 80 mg/m² und Trastuzumab verglichen wurde. Hierbei zeigte sich die wöchentliche Therapie hinsichtlich Effektivität der 3-wöchentlichen signifikant überlegen (◘ Tab. 29.6).

Neben dieser Studie wurde von Robert et al. 2006 über die ersten Ergebnisse einer randomisierten Phase-III-Studie berichtet, in der die Kombination Paclitaxel/Trastuzumab mit der Kombination Carboplatin AUC6/Paclitaxel 175 mg/m²/Trastuzumab verglichen wurde. Hinsichtlich der Ansprechrate und der Zeit bis zur Progression war die Carboplatin-haltige Kombination eindeutig überlegen. In den bisher publizierten Phase-II-Studien, in denen Platinderivate in Kombination mit Docetaxel und Trastuzumab

(Nabholtz et al. 2001) geprüft wurden, konnten ebenfalls hohe Effektivitätsdaten erreicht werden.

Für die Kombination von Vinorelbin und Trastuzumab wurden ebenfalls mehrere Phase-II-Studien (Burstein et al. 2001; Winer u. Burstein 2001) durchgeführt. Vinorelbin wurde wöchentlich mit 25 mg/m² in Kombination mit Trastuzumab 2 mg/kg/Woche gegeben. Dabei konnten Remissionsraten von bis zu 80% erreicht werden. Keine der behandelten Patientinnen entwickelte eine klinisch relevante Kardiotoxizität.

29.15   Zusammenfassung

Die Entwicklung neuer Therapieformen und Kombinationen hat in den letzten Jahrzehnten zu einem Anstieg der 5-Jahres-Überlebensraten geführt. Viele Patientinnen erreichen unter den zur Verfügung stehenden Therapien eine exzellente Kontrolle der tumorbedingten Beschwerden und eine Verlängerung ihres Lebens mit akzeptabeler Lebensqualität.

Die Behandlung mit Trastuzumab eröffnet eine neue Option in der Behandlung des Mammakarzinoms. Ebenfalls vielversprechend ist der Einsatz von Antikörpern, die die Angiogenese hemmen. Auf dem ASCO 2005 stellten Miller et al. erste Ergebnisse einer randomisierten Studie vor, in der eine Paclitaxel-Therapie mit der einer Kombination von Paclitaxel und Bevacizumab verglichen wurde. Die Kombination war effektiver, indem sie eine höhere Remissionsrate, eine längeres progressionsfreies Intervall und ein längeres Gesamtüberleben erzielte. Die Ergebnisse sind in ◘ Abb. 29.8 dargestellt. Nicht alle der in Präklinik oder in Phase-I-Studien evaluierten Substanzen werden erfolgreich sein. Um die Erfolgsaussichten von Therapieentwicklungen zu verbessern, müssten konsequenter als bisher diese Studien mit wissenschaftlichen Begleitprogrammen versehen werden, die es eventuell ermöglichen herauszufinden, warum eine Substanz wirkt und warum nicht.

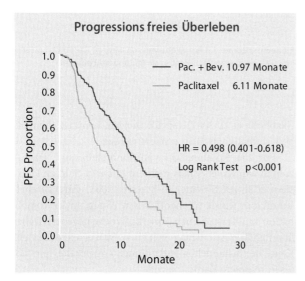

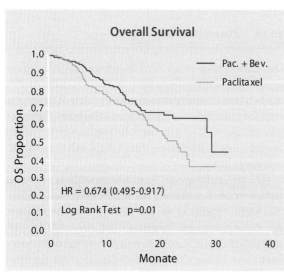

◘ **Abb. 29.8.** Überlebensdaten der E2100

Literatur

Breast Cancer Disease Site Group (2003) The role of aromatase inhibitors in the treatment of postmenopausal women with metastatic breast cancer. Practice guideline report; no. 1–5. Cancer Care Ontario (CCO), Toronto (ON)

Esteva FJ, Valero V, Booser D (2002) Phase II study of weekly docetaxel and trastuzumab for patients with HER2 overexpressing metastatic breast cancer. J Clin Oncol 20: 1800-1808

Guidelines for diagnostic and therapy of breast carcinomas (2005). Version 2005 (2005) http://www.cancercare.on.ca/pdf/pebc1-18f.pdf

Ahmann DL, Schaid DJ, Bisel HF, Hahn RG, Edmonson JH, Ingle JN (1998) The effect on survival of initial chemotherapy in advanced breast cancer: polychemotherapy versus single drug. J Clin Oncol 5: 1928–1932

Albain KS, Nag S, Calderillo-Ruiz G et al. (2004) Global phase III study of gemcitabine plus paclitaxel (GT) vs. paclitaxel (T) as frontline therapy for metastatic breast cancer (MBC): First report of overall survival. J Clin Oncol 22: 510 (Abstract)

ATAC Trialists' Group (2005) Results of the ATAC (Arimidex, Tamoxifen, alone or in Combination) trial after completion of 5 years' adjuvant treatment for breast cancer. Lancet 365: 60–62

Barton-Burke M (1999) Gemcitabine – a pharmalogic and clinical overview. Cancer Nurs 22: 176

Bastholt L, Dalmark M, Gjedde SB et al. (1996) Dose-response relationship of epirubicin in the treatment of postmenopausal patients with metastatic breast cancer: a randomized study of epirubicin at four different dose levels performed by the Danish Breast Cancer Cooperative Group. J Clin Oncol 14: 1146–1155

Bennett JM, Muss HB, Doroshow JH, Wolff S, Krementz ET, Cartwright K, Dukart G, Reisman A, Schoch I (1988) A randomized multicenter trial comparing mitoxantrone, cyclophosphamide, and fluorouracil with doxorubicin, cyclophosphamide, and fluorouracil in the therapy of metastatic breast carcinoma. J Clin Oncol 6: 1611–1620

Bonneterre J et al. (2000) Anastrozole versus tamoxifen as first-line therapy for advanced breast cancer in 668 postmenopausal women: Results of the Tamoxifen or Arimidex Randomized Group Efficacy and Tolerability Study. J Clin Oncol 18: 3748–3757

Brodie AM, Njar VC(1998) Aromatase inhibitors in advanced breast cancer: mechanism of action and clinical implications. J Steroid Biochem Mol Biol 66: 1–10

Buchanan RB et al. (1986) A randomized comparison of tamoxifen with surgical oophorectomy in premenopausal patients with advanced breast cancer. J Clin Oncol 4: 1326–1330

Burstein H, Kuter I, Campos SM et al. Clinical activity of trastuzumab and vinorelbine in women with HER2-overexpressing metastatic breast cancer. J Clin Oncol 15: 2722–2730

Conte PF et al. (1996) Activity and safety of epirubicin plus paclitaxel in advanced breast cancer. Semin Oncol 23 [Suppl 1]: 28–32

Conte PF, Gennari A, Landucci E, Orlandini C (2000) Role of epirubicin in advanced breast cancer. Clin Breast Cancer 1 [Suppl 1]: S46–S51

Doroshaw JH, Leong L, Morolin K et al. (1989) Refractory metastatic breast cancer: salvage therapy with fluorouracil and high dose continuous leucovorine. JCO 7: 439

Dowsett M et al. (2005) Retrospective analysis of time to recurrence in the ATAC trial according to hormone receptor status: an hypothesis-generating study. J Clin Oncol 23: 7512–7517

Dowsett M et al. (1996) The control and biological importance of intratumoural aromatase in breast cancer. J Steroid Biochem Mol Biol 56: 145–150

Early Breast Cancer Trialists' Group (EBCTCG) (2005) Effects of chemotherapy and hormonal therapy for early breast cancer on recurrence and 15-year survival: an overview of the randomised trials. Lancet 365: 1687–1717

Falkson G et al. (1991) Factors predicting for response, time to treatment failure, and survival in women with metastatic breast cancer treated with DAVTH: a prospective Eastern Cooperative Oncology Group study.» J Clin Oncol 9: 2153–2161

Fossati R et al. (1998) Cytotoxic and hormonal treatment for metastatic breast cancer: a systematic review of published randomized trials involving 31,510 women. J Clin Oncol 16: 3439–3460

Frickhofen N, Beck FJ, Jung H-G, Fuhr H, Andrasch H, Siegmund M (2002) Capecitabine can induce acute coronary syndrome similar to 5-fluorouracil. Ann Oncol 13: 797

Gianni L et al. (1995) Paclitaxel by 3-hour infusion in combination with bolus doxorubicin in women with untreated metastatic breast cancer: high antitumor efficacy and cardiac effects in a dose-finding and sequence-finding study. J Clin Oncol 13: 2688-2699

Giordano SH, Budzdar, AU, Kau, S-W, Hortobagyi GN (2002) Improvement in breast cancer survival: results from MD Anderson Cancer Center protocols from 1975–2000. Proc Am Soc Oncol 21: 212 (Abstract)

Heidemann E et al. (2002) Is first-line single-agent mitoxantrone in the treatment of high-risk metastatic breast cancer patients as effective as combination chemotherapy? No difference in survival but higher quality of life were found in a multicenter randomized trial. Ann Oncol 13: 1717–1729

Heinemann V (2003) Role of gemcitabine in the treatment of advanced and metastatic breast cancer. Oncology 64: 191

Henderson IC, Allegra JC, Woodcock T, Wolff S, Bryan S, Cartwright K, Dukart G, Henry D (1989) Randomized clinical trial comparing mitoxantrone with doxorubicin in previously treated patients with metastatic breast cancer. J Clin Oncol 7: 560–571

Holdaway IM, Bowditch JV (1983) Variation in receptor status between primary and metastatic breast cancer. Cancer 52: 479–485

Holmes FA (1996) Paclitaxel combination therapy in the treatment of metastatic breast cancer. Semin.Oncol. 23 [Suppl 12]: 29–39

Hortobagyi GN, Holmes FA (1997) Optimal dosing of paclitaxel and doxorubicin in metastatic breast cancer. Semin Oncol 24 [Suppl 3]: S4–S7

Hortobagyi GN et al. (1983) Multivariate analysis of prognostic factors in metastatic breast cancer. J Clin Oncol 1: 776–786

Hortobagyi GN, Yap HY, Kau S-W et al. (1989) A comparative study of doxorubicin and epirubicin in patients with metastatic breast cancer. American J Clin Oncol 12: 57

Howell A et al. (2005) Results of the ATAC (arimidex, tamoxifen, alone or in combination) trial after completion of 5 years' adjuvant treatment for breast cancer. Lancet 365: 60–62

Howell A et al. (2002) Fulvestrant, formerly ICI 182,780, is as effective as anastrozole in postmenopausal women with advanced breast cancer progressing after prior endocrine treatment. J Clin Oncol 20: 3396–3403

Howell A et al. (2004) Comparison of fulvestrant versus tamoxifen for the treatment of advanced breast cancer in postmenopausal women previously untreated with endocrine therapy: a multinational, double-blind, randomized trial. J Clin Oncol 22: 1605–1613

Ingle JN et al. (1986) Randomized trial of bilateral oophorectomy versus tamoxifen in premenopausal women with metastatic breast cancer. J Clin Oncol 4: 178–185

Jassem J, Pienkowski T, Pluzanska A et al. (2001) Doxorubicin and paclitaxel versus fluorouracil, doxorubicin, and cyclophosphamide as first-line therapy for women with metastatic breast cancer: final results of a randomized phase III multicenter trial. JCO 15: 1707–1715

Joensuu H, Holli K, Heikkinen M, Suonio E, Aro AR, Hietanen P, Huovinen R (1998) Combination chemotherapy versus single-agent therapy as first- and second-line treatment in metastatic breast cancer: a prospective randomized trial. J Clin Oncol 16: 3720–3730

Jones SE et al. (2005) Randomized phase III study of docetaxel compared with paclitaxel in metastatic breast cancer. J Clin Oncol 23: 5542–5551

Kaufmann M et al. (2000) Exemestane is superior to megestrol acetate after tamoxifen failure in postmenopausal women with advanced breast cancer: results of a phase III randomized double-blind trial. The Exemestane Study Group. J Clin Oncol 18: 1399–1411

Klijn JGM, Blamey RW, Boccardo F, Tominaga T, Duchateau L, Sylvester R (2001) Combined tamoxifen and luteinizing hormone-releasing hormone (LHRH) agonist versus lhrh agonist alone in premenopausal advanced breast cancer: a meta-analysis of four randomized trials. J Clin Oncol 19: 343–353

Koenig H, Patel A (1970) The acute cerebellar syndrom in 5-flourouracil chemotherapy: a manifestation of fluoroacetat intoxication. Neurology 20: 416

Kreienberg, R, Kopp I, Lorenz W et al. (2004) Diagnostik, Therapie und Nachsorge des Mammakarzinoms der Frau. Interdisziplinäre Leitlinie der Deutschen Krebsgesellschaft und der beteiligten medizinisch-wissenschaftlichen Fachgesellschaften. Eine nationale S3-Leitlinie

Kuzu ME, Albain KS, Huntington MO et al. (2000) A phase II trial of docetaxel and Herceptin in metastatic breast cancer patients overexpressing HER2. Proc Am Soc Oncol 19: 131a

Levine MN et al. (1998) Randomized trial of intensive cyclophosphamide, epirubicin, and fluorouracil chemotherapy compared with cyclophosphamide, methotrexate, and fluorouracil in premenopausal women with node-positive breast cancer. National Cancer Institute of Canada Clinical Trials Group. J Clin Oncol 16: 2651–2658

Locker GJ, Wenzel C, Schmiedinger M et al. (2001) Unexpected severe myelotoxicity of gemcitabine in pretreated breast cancer patients. Anticancer Drugs 12: 209

Loesch D, Robert N, Asmar L et al. (2002) Phase II multicenter trial of a weekly paclitaxel and carboplatin regimen in patients with advanced breast cancer. J Clin Oncol 15: 3857–3864

Lück HJ, Roche H (2002) Weekly paclitaxel: an effective and well-tolerated treatment in patients with advanced breast cancer. Crit Rev Oncol Hematol 44 [Suppl]: S15–S30

Lück HJ, Thomssen C, du Bois A et al. (1996) Interim Analysis of a phase II study of epirubicin and paclitaxel as first-line therapy in patients with metastatic breast cancer. Sem Oncology 23 [Suppl 1]: 33–36

Lück HJ, Thomssen C, Untch M et al. (2000) Multicentric phase III study in first line treatment of advanced metastatic breast cancer (ABC). Epirubicin/Paclitaxel (ET) vs Epirubicin/Cyclophosphamide (EC). A study of the Ago Breast Cancer Group. Proc Am Soc Oncol 19: 2000 (Abstract 280)

Mackey JR, Paterson AG, Dirix L, Dewar J et al. (2002) Final results of the phase III randomized trial comparing docetaxel (T), doxorubicin (A) and cyclophosphamide (C) to FAC as first line chemotherapy (CT) for patients (pts) with metastatic breast cancer (MBC). Proc Am Soc Oncol 21 (Abstract 35a)

Marty M, Cognetti F, Maraninchi D et al. (2005) Randomized phase II trial of the efficacy and safety of trastuzumab combined with docetaxel in patients with human epidermal growth factor receptor 2-positive metastatic breast cancer administered as first-line treatment: The M77001 Study Group. J Clin Oncol 23: 4265–4274

Masamura S et al. (1997) Mechanism for maintenance of high breast tumor estradiol concentrations in the absence of ovarian function: Role of very high affinity tissue uptake. Breast Cancer Res Treat 42: 215–226

McGuire WL (1973) Estrogen receptors in human breast cancer. J Clin Invest 52: 73–77

Messori A, Cattel F, Trippoli S, Vaiani M (2000) Survival in patients with metastatic breast cancer: analysis of randomized studies comparing oral aromatase inhibitors versus megestrol. Anticancer Drugs 11: 701–706

Milla-Santos A, Milla MD, Lidon MD et al. (2003) Anastrozole versus tamoxifen as first-line therapy in postmenopausal patients with hormone-dependent advanced breast cancer: a prospective, randomized, phase III study. Am J Clin Oncol 26: 317–322

Miller KD, Wang M, Gralow J et al. (2005) A randomized phase III trial of paclitaxel versus paclitaxel plus bevacizumab as first-line therapy for locally recurrent or metastatic breast cancer: a trial coordinated by the Eastern Cooperative Oncology Group (E2100). Breast Cancer Res Treat 94 [Suppl 1]: 792–799

Miller JJ III, Williams GF, Leissring JC (1971) Multiple late complications of therapy with cyclophosphamide. Ann Intern Med. 50: 530

Minotti G, Saponiero A, Livata S, Menna P, Calafiore AM, Teodori G, Gianni L (2001) Paclitaxel and Docetaxel enhance the metabolism of doxorubicin to toxic species in human myocardium. Clin Cancer Res 7: 1511–1515

Mouridsen H et al. (2003) Phase III study of letrozole versus tamoxifen as first-line therapy of advanced breast cancer in postmenopausal women: analysis of survival and update of efficacy from the International Letrozole Breast Cancer Group. J Clin Oncol 21: 2101–2109

Nabholtz JM et al. (2003) Anastrozole (Arimidex™) versus tamoxifen as first-line therapy for advanced breast cancer in postmenopausal women: survival analysis and updated safety results. Eur J Cancer 39: 1684–1689

Nabholtz JM, Pienkowski T, Northfelt D et al. (2001) Results of two open label multicentre phase II pilot studies with Herceptin in combination with docetaxel and platinum salts (cis or carboplatin) (TCH) as therapy for advanced breast cancer (ABC) in women with tumors overexpressing the HER2-neu protooncogene. Eur J Cancer 37 [Suppl 6] : 190 (Abstract)

Obermair A, Binder M, Barrada M et al. (1998) Oncholysis in patients treated with docetaxel [letter]. Ann Oncol 9 : 230

O'Shaughnessy J et al. (2002) Superior survival with capecitabine plus docetaxel combination therapy in anthracycline-pretreated patients with advanced breast cancer: phase iii trial results. J Clin Oncol 20: 2812–2823

Osborne CK et al. (2002) Double-blind, randomized trial comparing the efficacy and tolerability of fulvestrant versus anastrozole in postmenopausal women with advanced breast cancer progressing on prior endocrine therapy: results of a North American trial. J Clin Oncol 20: 3386–3395

Paridaens R et al. (2003) Mature results of a randomized phase II multicenter study of exemestane versus tamoxifen as first-line hormone therapy for postmenopausal women with metastatic breast cancer. Ann Oncol 14: 1391–1398

Pegram M, Lipton A, Hayes D et al. (1998) Phase II study of receptor enhanced chemosensitivity using recombinant huminized anti-p185HER2/neu monoclonal antibody plus cisplatin in patients with HER2/neu overexpressing metastatic breast cancer. J Clin Oncol 16: 2671

Pegram MD et al. The effect of HER-2/neu overexpression on chemotherapeutic drug sensitivity in human breast and ovarian cancer cells. Oncogene 15: 537–547

Perez EA (2004) Carboplatin in combination therapy for metastatic breast cancer. Oncologist 9: 518–527

Perez EA et al. Multicenter phase II trial of weekly paclitaxel in women with metastatic breast cancer. J Clin Oncol 19: 4216–4223

Perez JE, Machiavelli M, Leone BA et al. (1990) Bone-only vs. visceral-only metastatic pattern in breast cancer: analysis of 150 patients. A GOCS Study: Grupo Oncologico Cooperativo del Sur. Am J Clin Oncol 13: 294

Piccart MJ, Klijn J, Paridaens R et al. (1997) Corticosteroids significantly delay the onset of docetaxel-induced fluid retentions: final results of a randomized study of the European Organization for Research and Treatment of Cancer Investigational Drug Brunch of Breast Cancer. JCO 15: 3149

Qu G, Perez E (2002) Gemcitabine and targeted therapy in metastatic breast cancer. Sem Oncol 29: 44

Ravidin PM, Valero V (1995) Review of docetaxel (Taxotere), a highly active new agent for the treatment of metastatic breast cancer. Semin Oncol 22 [Suppl 4]: 17–21

Robert N, Leyland-Jones B, Asmar L et al. (2006) Randomized phase III study of trastuzumab, paclitaxel, and carboplatin compared with trastuzumab and paclitaxel in women with HER-2–overexpressing metastatic breast cancer. J Clin Oncol 24: 2786

Rowinsky EK, Cazenave LA, Donehower RC et al. (1990) Taxol: a novel investigational antimicrotubule agent. J Nat Cancer Inst 82: 1247

Rowland KM, Suman VJ, Ingle JN et al. (2003) NCCTG 98-32-52: Randomized phase II trial of weekly versus 3-week administration of paclitaxel, carboplatin and trastuzumab in women with HER2 positive metastatic breast cancer (MBC). Proc Am Soc Oncol 22: 31 (Abstract)

Santner SJ et al. (1997) Aromatase activity and expression in breast cancer and benign breast tissue stromal cells. J Clin Endocrinol Metab 82: 200–208

Sauer-Heilborn A, Kath R, Schneider CR et al. (1999) Severe non-hematological toxicity after treatment with gemcitabine. Cancer Res Clin Oncol 125: 637

Slamon DJ, Clark GM (1988) Amplification of c-erbB-2 and aggressive human breast tumors? Science 240: 1795–1798

Slamon DJ et al. (2001) Use of chemotherapy plus a monoclonal antibody against HER2 for metastatic breast cancer that overexpresses HER2. N Engl J Med 344: 783–792

Sledge GW et al. (2003) Phase III trial of doxorubicin, paclitaxel, and the combination of doxorubicin and paclitaxel as front-line chemotherapy for metastatic breast cancer: an intergroup trial (E1193). J Clin Oncol 21: 588–592

Sparano JA, Wang M, Martino S et al. (2005) Phase III study of doxorubicin-cyclophosphamide followed by paclitaxel or docetaxel given every 3 weeks or weekly in patients with axillary node-positive or high-risk node-negative breast cancer: results of North American Breast Cancer Intergroup Trial E1199. Program and abstracts of the 28th Annual San Antonio Breast Cancer Symposium. Abstract 48

Stadtmauer EA, O'Neill A, Goldstein LF et al.: Conventional-dose chemotherapy compared with high-dose chemotherapy plus autologous hematopoietic stem-cell transplantation for metastatic breast cancer. N Engl f Med 342:1069–1076, 2000

Swenerton KD et al. (1979) Prognostic factors in metastatic breast cancer treated with combination chemotherapy. Cancer Res 39: 1552–1562

Tormey DC, Simon RM, Lippman ME (1976) Evaluation of tamoxifen dose in advanced breast cancer: a progess report. Cancer Treat Rep 60: 1451

Tripathy D (2002) Gemcitabine in breast cancer: future directions. Clin Breast Cancer 3 [Suppl 1]: 45

Uber KA, Nicholson BP, Thor AD et al. (2001) A phase II trial of weekly docetaxel (D) and Herceptin (H) as first or second line treatment in HER2 overexpressing metastatic breast cancer. Proc Am Soc Oncol 19: 50b

Untch M, Eidtmann H, du Bois A et al. (2004) Cardiac safty of trastuzumab in combination with epirubicin and cyclophosphamide in women with metastatic breast cancer: results of a phase I study. Eur J Cancer 40: 988

Valagussa P, Tancini G, Bonadonna G (1986) Salvage treatment of patients suffering relapse after adjuvant CMF chemotherapy. Cancer 58: 1411

Vogel CL et al. (2002) Efficacy and safety of trastuzumab as a single agent in first-line treatment of HER2-overexpressing metastatic breast cancer. J Clin Oncol 20: 719–726

Wacker A, Lersch CH, Scherpinski U, Reindl L, Seyfarth L (2003) High incidence of angina pectoris in patients treated with 5-fluorouracil. Oncology 65: 108–112

Ward WHC (1973) Anti oestrogen therapy for breast cancer: a trial of tamoxifen of two dose levels. BMJ 1: 13

Winer E, Burstein H (2001) New combinations with herceptin in metastatic breast cancer. Oncology 61 [Suppl 2]: 50–57

Yamamoto N et al. (1998) Construction and validation of a practical prognostic index for patients with metastatic breast cancer. J Clin Oncol 16: 2401–2408

Teil VII Medizinische Nachsorge

Mammakarzinom in der Schwangerschaft und Stillzeit

Tanja Groten, Silke Adler-Ganal, Frank Reister

30.1 Krebs und Schwangerschaft

Zwar sind maligne Erkrankungen die Haupttodesursache bei Frauen im gebärfähigen Alter (Silverberg u. Lubera 1987), das Auftreten in der Schwangerschaft ist jedoch relativ selten. Schätzungsweise tritt etwa eine Tumorerkrankung auf 1000 Schwangerschaften auf. Die häufigsten malignen Erkrankungen während der Schwangerschaft sind Tumore aus dem gynäkologischen Bereich. In der Häufigkeit führt das Zervixkarzinom vor dem Mammakarzinom (Dietrich et al. 2000; Pavlidis 2002).

Bis zu 2% aller Mammakarzinome werden während oder innerhalb eines Jahres nach einer Schwangerschaft diagnostiziert. Vor dem Hintergrund des zunehmenden Alters von Erstgebärenden steigt in den letzten Jahren das Risiko für das Auftreten eines Mammakarzinoms in der Schwangerschaft statistisch an.

Bis heute liegen keine prospektiv-randomisierten Studien zu Diagnostik und Therapie gynäkologischer Malignome in der Schwangerschaft vor. Die diesbezüglichen Diagnostik- und Therapieempfehlungen erreichen nur einen Evidenzlevel von maximal Level II. Die Behandlung von Malignomen in der Schwangerschaft bedarf deshalb in besonderer Weise der Einbeziehung der individuellen Situation der Patientin.

❗ An dieser Stelle sei besonders auf das Register des deutschen Krebsforschungszentrums in Heidelberg für Malignome in der Schwangerschaft hingewiesen, wo alle diese Fälle gemeldet werden sollten (www.dkfz-heidelberg.de).

30.2 Diagnostik und Staging bei einem Mammakarzinom in der Schwangerschaft

Definition

Das schwangerschaftsassoziierte Mammakarzinom wird als Brustkrebs definiert, der während der Schwangerschaft, Stillzeit oder innerhalb eines Jahres nach Beendigung der Stillzeit auftritt (Gemignani u. Petrek 1999; Gemignani et al. 1999).

Schwierigkeiten der Diagnostik. In dieser Zeit ist die Beurteilung von Brustveränderungen aufgrund der physiologischen Veränderungen durch Schwangerschaft und Laktation erschwert. Meist wird die Diagnose aufgrund eines tastbaren Knotens in der Brust gestellt. Jeder neu aufgetretene und länger als 2 bis 4 Wochen persistierende Tastbefund in der Schwangerschaft erfordert die weitere Abklärung. Oft kommt es in Schwangerschaft und Stillzeit zu einer Verzögerung zwischen erstem Symptom, Diagnosestellung und Therapie. Eine Ursache hierfür liegt in der eingeschränkten Aussagekraft der bildgebenden Verfahren in der Schwangerschaft. Sowohl Mammographie als auch Mammasonographie sind aufgrund der vermehrten Wassereinlagerung und erhöhten Dichte des Brustdrüsengewebes während der Gravidität mit einer hohen Falsch-negativ-Rate belastet (Samuels 1998). Zum Einsatz des Kernspintomogramms der Brust in der Schwangerschaft liegen bisher keine ausreichenden Untersuchungen vor.

❗ Die Gewinnung einer definitiven Histologie ist somit Mittel der Wahl zur Abklärung jedes unklaren Tastbefunds in der Schwangerschaft.

Dazu steht heute – falls die Läsion sonographisch darstellbar ist – die ultraschallgesteuerte Stanzbiopsie zur Verfügung. Dabei muss mittels dreidimensionaler Darstellung die Repräsentativität der Biopsie zweifelsfrei feststehen. Andernfalls muss bei negativer Histologie eine offene Exisionsbiopsie durchgeführt werden.

Staging in der Schwangerschaft. Der histologische Typ der Mammakarzinome in der Schwangerschaft unterscheidet sich nicht von der nichtschwangerer Patientinnen. Schwangere haben aber bei Diagnosestellung einen durchschnittlich größeren Primärtumor, möglicherweise – aber nicht sicher – auch häufiger ein höheres Grading, Gefäßeinbrüche und negative Östrogen- bzw. Progesteronrezeptoren (Middleton et al. 2003; Ring et al. 2005a). Weiterhin finden sich häufiger positive Lymphknoten (56–83% vs. 38–54%) und Fernmetastasen (Ring et al. 2005a; Deisting 2004).

Im Rahmen des Staging sollte aufgrund der nur minimalen fetalen Strahlenbelastung eine Röntgenuntersuchung des Thorax, darüber hinaus selbstverständlich ein Oberbauchsonogramm durchgeführt werden. Der Tumormarker Ca 15.3 ist auch in der Schwangerschaft verwertbar (Botsis et al. 1999). Das Knochenszintigramm wird zumeist wegen theoretischer Risiken für den Feten in der Schwangerschaft nicht durchgeführt. Darüber hinaus ist zumindest bei kleineren Tumoren ohne Lymphknotenfiliae die Rate positiver Knochenszintigramme gering, sodass es sinnvoll erscheint, nur bei entsprechender ossärer

Symptomatik eine lokale Röntgen- bzw. MRT-Diagnostik durchzuführen. Hirnmetastasen müssen bei Verdacht mittels MRT ausgeschlossen werden.

Die bei der Durchführung der MRT auftretende Erhitzung und Kavitation stellen für den Feten theoretische Risiken dar, deren Auswirkungen bisher unzureichend untersucht sind. Deshalb sollte auch diese Untersuchung streng indiziert und nach Möglichkeit im 1. Trimenon vermieden werden. Gadolinium kann, falls erforderlich, auch in der Schwangerschaft eingesetzt werden (Webb et al. 2005).

Postpartal sollte eine Untersuchung der Plazenta erfolgen, da beim Mammakarzinom die Möglichkeit der plazentaren Metastasierung besteht (Dunn et al. 1999). Fetale Metastasen wurden dagegen bisher nicht beschrieben.

30.3 Prognose bei einem Mammakarzinom in der Schwangerschaft

Generell verlaufen Brustkrebserkrankungen, die mit einer Schwangerschaft assoziiert sind, ungünstiger. Eine Reihe von Untersuchungen hat gezeigt, dass die wesentliche Ursache hierfür die oft mit Verzögerung gestellte Diagnose und eine zögerlich begonnene und inkonsequent durchgeführte Therapie ist. Ein das Tumorwachstum fördernder Einfluss der Schwangerschaft konnte bisher nicht sicher nachgewiesen werden. Allerdings sind die vorliegenden Studien methodisch unzureichend (u. a. zu kleine Fallzahlen etc.; Ring et al. 2005a; Aziz et al. 2003; Zemlickis et al. 1992).

❗ Somit ist auch in der Schwangerschaft und Stillzeit die zeitnahe konsequente Diagnostik und stadiengerechte Therapie ein wesentlicher Einflussfaktor auf die Prognose der Brustkrebs-Erkrankung.

30.4 Therapie des Mammakarzinoms in der Schwangerschaft

❗ Grundsätzlich soll die Therapie des Mammakarzinoms in der Schwangerschaft denselben Richtlinien folgen wie außerhalb der Schwangerschaft, d. h. in der Regel die chirurgische Sanierung, gefolgt von stadiengerechter adjuvanter Chemotherapie und ggf. Radiatio.

Lokoregionäre Therapie. Das operative Vorgehen an der Brust kann wie bei der nichtschwangeren Patientin geplant werden. Die frühere Empfehlung, bei Schwangeren grundsätzlich eine modifiziert-radikale Mastektomie durchzuführen, um die Nachbestrahlung der Brust in der Schwangerschaft umgehen zu können, gilt heute nicht mehr (Kuerer et al. 2002; Gentilini et al. 2005). Die Radiatio kann nach der in fast allen Fällen indizierten adjuvanten Chemotherapie durchgeführt werden und fällt damit meist in den Zeitraum nach der – ggf. vorzeitig eingeleiteten – Geburt. Im Einzelfall kann eine Nachbestrahlung nach brusterhaltender Therapie auch in der Schwangerschaft durchgeführt werden (Antolak u. Strom 1998; Antypas et al. 1998; Fenig et al. 2001; Mayr et al. 1998).

🅿 **Praxistipp**

Auch das operative Prozedere in der Axilla folgt den üblichen Prinzipien. Die Sentinel-node-Biopsie ist auch in der Schwangerschaft ohne Risiko für den Feten möglich. Nach Anwendung von 12 MBq ^{99m}Tc-HAS(entsprechend der üblichen Dosierung) konnten Gentilini et al. (2004) keine nennenswerte Strahlung außerhalb der axillären Lymphknoten nachweisen.

Systemische Therapie. Auch die Indikationsstellung zur systemischen Therapie folgt in der Schwangerschaft den sonst üblichen Kriterien. Entsprechend der S3-Leitlinie der DKG zum Mammakarzinom sind von einer adjuvanten Chemotherapie nur Patientinnen mit einer Tumorerkrankung im Stadium T1, G1, N0 sowie mit positivem Hormonrezeptorstatus ausgenommen. Das Chemotherapieregime sollte wie bei nichtschwangeren Patientinnen gewählt werden. Die adjuvante Chemotherapie sollte innerhalb von maximal 4 Wochen nach der Operation beginnen. Ist zu diesem Zeitpunkt bereits die 32. (–34.) Schwangerschaftswoche erreicht, sollte die vorzeitige Geburtseinleitung (nach Lungenreifeinduktion) erwogen werden. Bei einer Chemotherapie während der Schwangerschaft sollte der letzte Therapiezyklus mindestens 2 Wochen vor der Geburt durchgeführt werden, da es sonst aufgrund der peripartalen Neutropenie beim Neugeborenen zu einer erhöhten Morbidität kommen könnte.

30.5 Chemotherapie während der Schwangerschaft und Stillzeit

Die systemische Therapie eines Malignoms in der Schwangerschaft stellt den Therapeuten vor zwei Probleme:

- Die korrekte Dosierung der Zytostatika ist weitgehend unerforscht. Der in der Schwangerschaft veränderte Verteilungsraum, die erhöhte glomeruläre Filtrationsrate, ein wohl gesteigerter hepatischer Metabolismus sowie eine gesteigerte Plasmaeiweißbindung führen in der Summe zu einer nur schwer abschätzbaren Beeinflussung der wirksamen Zytostatikakonzentrationen. Dies betrifft sowohl die antitumoröse Wirkung der Therapie als auch deren (maternale wie fetale) Nebenwirkungen.
- Zur Auswirkung einer systemischen Chemotherapie auf den Embryo/Feten liegen keine methodisch exakten Daten vor. Diesbezügliche Aussagen stützen sich auf Fallberichte oder kleinere Fallserien, die großteils retrospektiv analysiert wurden. Randomisierte Studien fehlen aus nahe liegenden Gründen völlig.

30.5.1 Teratogenes Potential der verschiedenen Substanzklassen bei Exposition im 1. Trimenon, speziell bei in der Therapie des Mammakarzinoms verwendeten Zytostatika

Die Empfindlichkeit eines Embryos gegen toxische Einflüsse hängt von seiner individuellen (genetisch determinierten) Resistenz, seinem Entwicklungsstadium und von Umweltfaktoren ab. In den ersten beiden Wochen post konzeptionem gilt das »Alles-oder-nichts-Gesetz«, d. h. entweder es kommt zur Fehlgeburt oder aber die Entwicklung verläuft unbeeinträchtigt weiter. Die maximale Empfindlichkeit gegen Teratogene besteht vom 18.–55. Tag post konzeptionem. Der Zeitraum der Organogenese ist dabei von Organ zu Organ unterschiedlich (Redmond 1985; Barnicle 1992). Als Ausnahme muss das ZNS angesehen werden, das bis zur postnatalen Ausreifung des Cortex cerebri beeinflussbar bleibt.

Folsäureantagonisten

Methotrexat ist eindeutig teratogen und auch trophoblasttoxisch, sodass sich der Einsatz von Folsäureantagonisten – zumindest in den zur Tumortherapie eingesetzten

Dosierungen – während der gesamten Schwangerschaft verboten. Ohnehin verliert Methotrexat in den aktuellen Therapieempfehlungen zum Mammakarzinom zunehmend an Bedeutung.

Fluoruracil

Bei Mäusen, Hamstern und Ratten konnten bei 1,5- bis 8facher Humandosis in der Schwangerschaft überwiegend Skelettanomalien, aber auch andere Defekte provoziert werden. Der teratogene Effekt zeigte eine deutliche Dosisabhängigkeit. Darüber hinaus liegen Fallberichte über Fehlbildungen beim Einsatz von Fluoruracil bei schwangeren Patientinnen im ersten Trimenon vor (Kopelman u. Miyazawa 1990; Odom et al. 1990; Stadler u. Knowles 1971; Stephens et al. 1980), sodass in diesem Zeitraum Fluoruracil nur mit äußerster Zurückhaltung eingesetzt werden sollte.

Anthrazykline (Adriamycin, Epirubicin etc.)

Tierversuche zeigen bei diesen Substanzen teils spezifesabhängige teratogene Wirkungen. Für den Menschen liegt ein Fallbericht über eine komplexe Fehlbildung nach Anthrazyklin-Therapie vor. Allerdings ist die Datenlage unklar, da die Alkylanzien zumeist im Rahmen einer Polychemotherapie eingesetzt wurden und die Fallberichte nur teilweise die klare Zuordnung zum ersten Trimester erlauben. In einem In-vitro-Perfusionsmodell an Terminplazenten zeigte sich für Epirubicin nur ein sehr geringer transplazentarer Transfer (Gaillard et al. 1995).

Cyclophosphamid

Cyclophosphamid ist in allen getesteten Tierspezies teratogen. Gehäuft treten Spaltmissbildungen im Gesicht und Extremitätendefekte auf (Fritz u. Hess 1971; Hackenberger u. von Kreybig 1965). Studien an Primaten führten zu der Vermutung, dass eine relativ früh in der Schwangerschaft erfolgte Exposition zu Lippen-Kiefer-Gaumen Spalten führt, während die spätere Exposition kraniofasziale Dysmorphien verursacht (Hendrickx et al 1991). In einem Fall einer Cyclophosphamid-Therapie im 1. Trimenon kam es beim Menschen zu Skelett-, Extremitäten-, Augen- und Gaumenfehlbildungen beim Kind (Zemlickis et al. 1993). Andererseits liegen auch zahlreiche Kasuistiken zu unauffälligen Schwangerschaftsverläufen mit Cyclophosphamidtherapie im 1. Trimenon vor (Coates

1970; Marazzini u. Macchi 1966; Symington et al. 1977; Rosenshein et al. 1979). Diese Variabilität der möglichen Effekte und die Bedeutung der individuellen Resistenzmechanismen illustriert der Fallbericht einer Geminigravidität mit Cyclophosphamid-Exposition im ersten Trimenon, bei der der männliche Zwilling multiple Fehlbildungen bei Geburt aufwies und im Alter von 11 Jahren ein papilläres Schilddrüsenkarzinom entwickelte, während der weibliche Zwilling vollkommen unbeeinträchtigt war (Zemlickis et al. 1993). Auf der Basis dieser vorliegenden Daten wird das Risiko für eine Fehlbildung nach Cyclophosphamid-Expostion im 1. Trimenon mit 1:6 Fällen angegeben.

> Insgesamt scheinen aber die alkylierenden Substanzen (z. B. Cyclophosphamid, Anthrazykline) weniger toxisch für den Feten zu sein als die Antimetaboliten (z. B. Methotrexat, Fluoruracil). Damit ist die Anwendung der heute in der Standardtherapie des Mammakarzinoms verwendeten Substanzen Cyclophosphamid und Anthracyclin (AC oder EC) in der Frühschwangerschaft auch aus embryotoxischer Sicht am wenigsten ungünstig. Trotzdem muss nochmals betont werden, dass auch mit dieser Therapie das Risiko für relevante Fehlbildungen eindeutig erhöht ist. Über weitere mit Zytostatika-exposition assoziierte Spätfolgen (z. B. Karzinogenese) kann nur spekuliert werden.

Taxane (z. B. Paclitaxel, Docetaxel)

In vitro können reproduktive Prozesse mit Taxanen, die zu einer Kumulation der Mikrotubuli in der Zelle und damit zum Arrest der Zelle in der Mitose führen, bei zahlreichen Spezies unterbrochen werden. Obwohl hieraus auf eine Empfindlichkeit der Embryonal-/Fetalentwicklung mit konsekutiver Entstehung von teratogenen Schäden geschlossen werden könnte, ließ sich dies bei Paclitaxel-Exposition im Tierversuch nicht bestätigen. Zwar kam es zu einer erhöhten Abortrate bei Hühnerembryonen, doch zeigten sich nur unspezifische morphologische Auffälligkeiten bei den Tieren (Scialli et al. 1995, 1997). Ähnliches zeigten die Studien des Herstellers zur Teratogenität, bei denen zwar die Rate an intrauterinem Fruchttod/Abort bei Ratten und Kaninchen mit dem Grad der mütterlichen Exposition stieg, jedoch keine vermehrten kongenitalen Schäden auftraten (Bristol-Myers Oncology, Princeton, New York). Eine weitere Studie, bei der Ratten

mit 0,6 mg/kg Paclitaxel behandelt wurden, zeigte keine Embryotoxizität, bis auf ein vermindertes Haarwachstum der Rattennachkommen bei Applikation der Höchstdosis. Eine neuere Arbeit zeigt, dass die Embryotoxizität von Paclitaxel vom Trägerstoff abzuhängen scheint (Scialli et al. 1997). So wird die embryotoxische Wirkung von Paclitaxel bei Verabreichung in Liposomen im Tierversuch mit Hühnerembryonen gesenkt. Dieser Befund konnte an Ratten bestätigt werden. Erfahrungen aus der Anwendung von Taxanen beim Menschen im 1. Trimenon sind nicht publiziert. Aus dem o. g. tierexperimentellen Daten ergibt sich der Rat zu äußerst sorgfältiger Abwägung eines Einsatzes von Taxanen im 1. Trimenon.

30.5.2 Exposition im 2./3. Trimenon

> Erwartungsgemäß findet sich nach Exposition im 2./3. Trimenon keine signifikante Häufung von Fehlbildungen.
> Hier sind vielmehr folgende potentielle fetale Nebenwirkungen zu bedenken (Ring et al. 2005a,b):
> - In bis zu 40% tritt eine fetale Wachstumsretardierung auf. Dies scheint auch substanzabhängig zu sein.
> - Gehäuft kommt es zur Frühgeburt, wozu allerdings wohl auch die Grunderkrankung beiträgt.
> - Eine Panzytopenie kann v. a. dann problematisch sein, wenn die Chemotherapie kurz vor der Geburt durchgeführt wurde.
> - Die Kardiotoxizität von Anthrazyklinen könnte auch für den Feten eine Rolle spielen, hier liegt aber nur ein Fallbericht vor.

> Das Langzeit-Outcome ist bisher nicht eindeutig belegt. Es existiert lediglich eine kleinere Studie, die bei 84 Kindern nach intrauteriner Zytostatikaexposition keine Langzeitfolgen (bis 29 Jahre) aufzeigen konnte (Aviles u. Neri 2001).

Tamoxifen

Tamoxifen ist in der Schwangerschaft kontraindiziert. Es besteht ein 20%iges Risiko für fetale Fehlbildungen (Saunders et al. 2004). Aufgrund des Wirkungsmechanismus muss befürchtet werden, dass Tamoxifen auch in der späteren Schwangerschaft nicht risikolos einsetzbar ist.

30.5.3 Abruptioindikation

Die publizierten Daten legen nahe, dass eine Abruptio nicht zu einer Verbesserung der Überlebensrate bei Mammakarzinom in der Schwangerschaft führt (Petrek et al. 1991). Allerdings kann nach wie vor nicht ausgeschlossen werden, ob ein potentieller Benefit eines Schwangerschaftsabbruchs, dadurch maskiert wird, dass sich vorwiegend Patientinnen mit schlechter Prognose dazu entscheiden (»selection bias«).

Bei Diagnose eines Mammakarzinoms in der Frühschwangerschaft und Notwendigkeit einer Chemotherapie muss mit den Eltern die Problematik einer teratogenen Schädigung des Feten diskutiert und die Interruptio angeboten werden (Thomas et al. 1976). Wird die Schwangerschaft fortgesetzt, so sollte aufgrund des erhöhten Fehlbildungsrisikos zu einer adäquaten Pränataldiagnostik geraten werden. Wichtig sind hier v. a. Ultraschalluntersuchungen. Das sog. Ersttrimester-Screening mit Bestimmung der Nackentransparenz (NT)-Dicke in der 12.–14. SSW dient in erster Linie der Einschätzung des Risikos einer Chromosomenstörung, jedoch finden sich abnorme NT-Ergebnisse auch bei nichtchromosomalen Fehlbildungen, sodass hier evtl. ein erster Hinweis auf eine Fehlbildung gefunden werden kann. Die wichtigste Untersuchung ist ein sorgfältiges Fehlbildungs-Screening in der 20. SSW, am besten an einem Zentrum für Pränatalmedizin. Im weiteren Verlauf der Schwangerschaft müssen regelmäßige Wachstumskontrollen durchgeführt werden. Findet sich ein Wachstumsrückstand, so ist eine Plazentainsuffizienz als Ursache auszuschließen und nach Zeichen fetaler Kompromittierung zu fahnden. Darüber hinaus sollten fetale Anämiezeichen Beachtung finden.

Die heute vorliegenden Daten zur Exposition des Feten mit Zytostatika im 2. und 3. Trimenon begründen keinen Schwangerschaftsabbruch allein aufgrund der Medikamentenexposition (Mennuti et al. 1975). Wohl kann aber eine rasch progrediente Tumorerkrankung eine Interruptioindikation im frühen 2. Trimenon darstellen. Dies erfordert in besonderem Maß eine individualisierte Entscheidung nach eingehender Beratung.

30.5.4 Chemotherapie in der Stillzeit

Die Milchgängigkeit der Zytostatika ist insgesamt wohl relativ gering. Allerdings gibt es nur wenig Information über kurzfristige Effekte beim Säugling und keinerlei Daten über Langzeiteffekt-Nebenwirkungen.

 Praxistipp

Aus diesem Grund ist vom Stillen unter Zytostatikatherapie generell abzuraten. Diese Empfehlung wird auch von der WHO unterstützt (MacLean 2004).

30.6 Fertilität und Schwangerschaft nach Behandlung eines Mammakarzinoms

Nach Zytostatikatherapie kommt es insbesondere bei älteren Frauen häufig zu einer ovariellen Insuffizienz. Dieses Risiko scheint bei den heute empfohlenen Therapieschemata (FAC oder FEC) deutlich geringer als bei CMF zu sein.

Kommt es nach abgeschlossener zytostatischer Behandlung eines Mammakarzinoms zu einer Schwangerschaft, so sind nach derzeitigem Wissensstand keine negativen Folgen für die Nachkommen zu befürchten.

Generell wird empfohlen, eine Schwangerschaft erst zwei Jahre nach Therapieabschluss anzustreben, um zu vermeiden, dass prognostisch ungünstige Verläufe durch eine Schwangerschaft kompliziert werden.

30.7 Kontrazeption

Aus grundsätzlichen Überlegungen ist eine systemische hormonelle Kontrazeption bei Patientinnen mit einem Mammakarzinom ausgeschlossen. In dieser Situation stehen Intrauterinpessare (bevorzugt gestagenhaltig) oder die Sterilisation der Patientin oder ihres Partners zur Verfügung.

Während und bis zwei Monate nach Abschluss einer Chemotherapie ist eine sichere Kontrazeption indiziert.

Literatur

Antolak JA, Strom EA (1998) Fetal dose estimates for electron-beam treatment to the chest wall of a pregnant patient. Med Phys 25: 2388–2391

Antypas C, Sandilos P, Kouvaris J, Balafouta E, Karinou E, Kollaros N, Vlahos L (1998) Fetal dose evaluation during breast cancer radiotherapy. Int J Radiat Oncol Biol Phys 40: 995–999

Aviles A, Neri N (2001) Hematological malignancies and pregnancy: a final report of 84 children who received chemotherapy in utero. Clin Lymphoma 2: 173–177

Aziz S, Pervez S, Khan S, Siddiqui T, Kayani N, Israr M, Rahbar M (2003) Case control study of novel prognostic markers and disease outcome in pregnancy/lactation-associated breast carcinoma. Pathol Res Pract 199: 15–21

Barnicle MM (1992) Chemotherapy and pregnancy. Semin Oncol Nurs 8: 124–132

Botsis D, Sarandakou A, Kassanos D, Kontoravdis A, Rizos D, Protonotariou E, Phocas I, Creatsas G (1999) Breast cancer markers during normal pregnancy. Anticancer Res 19: 3539–3541

Coates A (1970) Cyclophosphamide in pregnancy. Aust N Z J Obstet Gynaecol 10: 33–34

Deisting C, Inthraphuvasak J (2004) Mammakarzinom in der Schwangerschaft. Der Gynäkologe 37, 500–506

Dietrich K, Holzgreve W, Jonat W, Weiss SK (2000) Gynäkologie und Geburtshilfe. Springer, Heidelberg New York Tokio

Dunn JS Jr, Anderson CD, Brost BC (1999) Breast carcinoma metastatic to the placenta. Obstet Gynecol 94: 846

Fenig E, Mishaeli M, Kalish Y, Lishner M (2001) Pregnancy and radiation. Cancer Treat Rev 27: 1–7

Fritz H, Hess R (1971) Effects of cyclophosphamide on embryonic development in the rabbit. Agents Actions 2: 83–86

Gaillard B, Leng JJ, Grellet J, Ducint D, Saux MC (1995) Transplacental passage of epirubicin. J Gynecol Obstet Biol Reprod (Paris) 24: 63–68

Gemignani ML, Petrek JA (1999) Pregnancy after breast cancer. Cancer Control 6: 272–276

Gemignani ML, Petrek JA, Borgen PI (1999) Breast cancer and pregnancy. Surg Clin North Am 79: 1157–1169

Gentilini O, Cremonesi M, Trifiro G et al. (2004) Safety of sentinel node biopsy in pregnant patients with breast cancer. Ann Oncol 15: 1348–1351

Gentilini O, Masullo M, Rotmensz N et al. (2005) Breast cancer diagnosed during pregnancy and lactation: biological features and treatment options. Eur J Surg Oncol 31: 232–236

Hackenberger I, von Kreybig T (1965) Comparative teratologic studies in mouse and rat. Arzneimittelforschung 15: 1456–1460

Hendrickx AG, Rowland JR, Tarantal AF (1991) Early embryonic sensitivity to cyclophosphamid in long-taled monkeys (Macaca fascicularis). Teratology 43: 445

Kopelman JN, Miyazawa K (1990) Inadvertent 5-fluorouracil treatment in early pregnancy: a report of three cases. Reprod Toxicol 4: 233–235

Kuerer HM, Gwyn K, Ames FC, Theriault RL (2002) Conservative surgery and chemotherapy for breast carcinoma during pregnancy. Surgery 131: 108–110

MacLean AB, Sauven P (2004) Pregnancy and breast cancer. RCOG guideline No. 12

Marazzini F, Macchi L (1966) Antiblastic drugs and pregnancy. Apropos of a case treated before and during pregnancy with cyclophosphamide for malignant lymphatic neoplasms and with the birth of a living and lively full-term fetus and followed by another pregnancy with similar result. Ann Ostet Ginecol Med Perinat 88: 825–834

Mayr NA, Wen BC, Saw CB (1998) Radiation therapy during pregnancy. Obstet Gynecol Clin North Am 25: 301–321

Mennuti MT, Shepard TH, Mellman WJ (1975) Fetal renal malformation following treatment of Hodgkin's disease during pregnancy. Obstet Gynecol 46: 194–196

Middleton LP, Amin M, Gwyn K, Theriault R, Sahin A (2003) Breast carcinoma in pregnant women: assessment of clinicopathologic and immunohistochemical features. Cancer 98: 1055–1060

Odom LD, Plouffe L Jr, Butler WJ (1990) 5-fluorouracil exposure during the period of conception: report on two cases. Am J Obstet Gynecol 163: 76–77

Pavlidis NA (2002) Coexistence of pregnancy and malignancy. Oncologist 7: 279–287

Petrek JA, Dukoff R, Rogatko A (1991) Prognosis of pregnancy-associated breast cancer. Cancer 67: 869–872

Redmond GP (1985) Physiological changes during pregnancy and their implications for pharmacological treatment. Clin Invest Med 8: 317–322

Ring AE, Smith IE, Ellis PA (2005a) Breast cancer and pregnancy. Ann Oncol 16:1855–1860

Ring AE, Smith IE, Jones A, Shannon C, Galani E, Ellis PA (2005b) Chemotherapy for breast cancer during pregnancy: an 18-year experience from five London teaching hospitals. J Clin Oncol 23: 4192–4197

Rosenshein NB, Grumbine FC, Woodruff JD, Ettinger DS (1979) Pregnancy following chemotherapy for an ovarian immature embryonal teratoma. Gynecol Oncol 8: 234–239

Samuels TH (1998) Breast imaging. A look at current and future technologies. Postgrad Med 104: 91–94, 97–101

Saunders C, Hickey M, Ives A (2004) Breast cancer during pregnancy. Int J Fertil Womens Med 49: 203–207

Scialli AR, DeSesso JM, Goeringer GC (1994) Taxol and embryonic development in the chick. Teratog Carcinog Mutagen 14: 23–30

Scialli AR, DeSesso JM, Rahman A, Husain SR, Goeringer GC (1995) Embryotoxicity of free and liposome-encapsulated taxol in the chick. Pharmacology 51: 145–151

Scialli AR, Waterhouse TB, Desesso JM, Rahman A, Goeringer GC (1997) Protective effect of liposome encapsulation on paclitaxel developmental toxicity in the rat. Teratology 56: 305–310

Silverberg E, Lubera J (1987) Cancer statistics, 1987. CA Cancer J Clin 37: 2–19

Stadler HE, Knowles J (1971) Fluorouracil in pregnancy: effect on the neonate. JAMA 217: 214–215

Stephens JD, Golbus MS, Miller TR, Wilber RR, Epstein CJ (1980) Multiple congenital anomalies in a fetus exposed to 5-fluorouracil during the first trimester. Am J Obstet Gynecol 137: 747–749

Symington GR, Mackay IR, Lambert RP (1977) Cancer and teratogenesis: infrequent occurrence after medical use of immunosuppressive drugs. Aust N Z J Med 7: 368–372

Thomas PR, Biochem D, Peckham MJ (1976) The investigation and management of Hodgkin's disease in the pregnant patient. Cancer 38: 1443–1451

Webb JA, Thomsen HS, Morcos SK (2005) The use of iodinated and gadolinium contrast media during pregnancy and lactation. Eur Radiol 15: 1234–1240

Zemlickis D, Lishner M, Degendorfer P et al. (1992) Maternal and fetal outcome after breast cancer in pregnancy. Am J Obstet Gynecol 166: 781–787

Zemlickis D, Lishner M, Erlich R, Koren G (1993) Teratogenicity and carcinogenicity in a twin exposed in utero to cyclophosphamide. Teratog Carcinog Mutagen 13: 139–143

Sexualsteroide nach Mammakarzinom

Cosima Brucker

31.1 Hormonelle Kontrazeption nach Mammakarzinom

Alternative Verfahren der Kontrazeption. Prinzipiell sollten bei Patientinnen mit einem Mammakarzinom Alternativen zu einer hormonellen Kontrazeption gefunden werden (◘ Tab. 31.1). Bei Ablehnung von Intrauterinpessaren, Barrieremethoden, natürlichen Methoden oder definitiven Maßnahmen besteht nach eingehender Aufklärung jedoch auch hier die Möglichkeit einer hormonellen Antikonzeption. Für die bisher häufig ausgesprochene Empfehlung, dann ein nicht aromatisierbares Gestagen (Applikation oral oder mittels Depotinjektion) oder, insbesondere bei Zusatzindikationen wie Zyklusstörungen, Dysmenorrhoe oder Akne, ein einphasisches Kombinationspräparat mit entsprechendem Gestagen zu wählen, gibt es keine harten Daten. In Abhängigkeit von Stadium, Rezeptorstatus und Zeitdauer seit Primärdiagnose kann die Indikationsstellung zunehmend großzügiger erfolgen.

31.2 Hormonsubstitution nach Mammakarzinom

Die Zunahme der Inzidenz des Mammakarzinoms in jüngerem Lebensalter sowie die immer besser werdende gute Langzeitprognose erfordern die Auseinandersetzung mit der Möglichkeit einer Hormonersatztherapie (HRT) für erkrankte Frauen. Viele erleiden als Folge der adjuvanten Chemotherapie eine bleibende Ovarialinsuffizienz (insgesamt ca. 30% aller prämenopausal behandelten Patientinnen) und leiden unter den Beschwerden des Östrogenmangels. Bei der Frage nach einer HRT stehen dem Risiko einer möglichen Rezidivierung oder Progredienz der Erkrankung die Vorteile der Besserung der Lebensqualität und der Prävention von östrogenmangelbedingten Erkrankungen gegenüber.

Die Zurückhaltung gegenüber der Therapie mit Östrogenen bei Mammakarzinom ergibt sich aus bekannten epidemiologischen, klinischen und wissenschaftlichen Daten bezüglich Entstehung und Wachstumsverhalten dieses Tumors. Das Mammakarzinom wird heute bereits in seinen frühen Stadien als systemische Erkrankung gewertet.

In verschiedenen Kohorten- und Fall-Kontroll-Studien von Krankheitsverläufen hormonsubstituierter Frauen nach behandeltem Mammakarzinom sowie in retrospektiven Beobachtungsstudien zeigte sich bei über 1000 Frauen keine erhöhte Rezidivrate und keine erhöhte Mortalität. Im Gegenteil war das Rezidivrisiko in diesen Studien unter Hormonsubstitution erniedrigt (Col et al. 2001; O'Meira et al. 2001; Peters et al. 2001; Durna et al. 2002). Da diese Beobachtungsstudien den bekannten Einschränkungen unterliegen, sollten ihre Ergebnisse mit äußerster Zurückhaltung interpretiert werden.

Inzwischen wurde auch die Möglichkeit der Kombination einer Östrogen-Gestagen-Substitution mit Tamoxifen in mehreren Studien untersucht. Die Kontrolle der vasomotorischen Beschwerden wurde bei einer Behandlungsdauer von sechs Monaten aus der Sicht der Patientinnen als gut bewertet (Marsden et al. 2000). In einer aktuellen Arbeit wurde Patientinnen unter einer Antiöstrogentherapie mit Tamoxifen wegen vasomotorischer Beschwerden eine hormonelle Behandlung angeboten. Die gleichzeitige Durchführung einer kontinuierlich kombinierten HRT oder einer vaginal-topischen Östrogensub-

◘ **Tab. 31.1.** Mammakarzinomrisiko und Östrogentherapie – allgemeine Richtlinien	
Orale Antikonzeptiva und Mammakarzinom	Erhöhung des Brustkrebsrisikos unter Anwendung einer hormonellen Kontrazeption kann in aktuellen Studien nicht bestätigt werden
	Keine zwingende Anwendungsbeschränkung bei Frauen mit positiver Familienanamnese
Postmenopausale Östrogensubstitution und Mammakarzinom	Gering erhöhtes Brustkrebsrisiko unter Anwendung einer postmenopausalen Östrogentherapie
	Kein genereller Verzicht auf Östrogentherapie bei Frauen mit positiver Familienanamnese
Postmenopausale Östrogensubstitution nach Brustkrebserkrankung	Alternative Behandlungsmöglichkeiten klimakterischer Beschwerden erwägen
	Ergänzender oder alternativer Einsatz von Gestagenen oder Tamoxifen/Raloxifen sinnvoll
	Keine absolute Kontraindikation gegen Östrogentherapie, strenge Indikationsstellung

stitution in Kombination mit einer Tamoxifen-Therapie ergab keine erhöhte Rezidivrate für HRT-Anwenderinnen. Die HRT begann im Durchschnitt drei Jahre nach Diagnosestellung und wurde im Mittel 1,6 Jahre durchgeführt (Dew et al. 2002).

Der Effekt einer länger dauernden HRT wird derzeit in drei prospektiv randomisierten Studien geprüft (Pritchard et al. 2002). Eine dieser Studien (HABITS-Studie) wurde vorzeitig beendet, nachdem in der »Safety-Analyse« nach einer medianen Nachbeobachtungszeit von 2,1 Jahren in der HRT-Gruppe 26 Brustkrebsereignisse verglichen mit 8 Brustkrebsereignissen im Kontrollarm auftraten (Holmberg u. Anderson 2004). Aus diesem Grunde ist weiterhin äußerste Zurückhaltung bei der Anwendung einer HRT nach behandeltem Mammakarzinom geboten.

Die Deutsche Gesellschaft für Senologie hat in ihrem aktualisierten Konsensuspapier (Emons 2002) empfohlen, dass bei Frauen mit behandeltem Mammakarzinom, die eine HRT wünschen oder bei denen Folgeerscheinungen eines Östrogenmangels zu befürchten sind, alle heute verfügbaren, nichthormonellen Behandlungsmöglichkeiten empfohlen werden sollten (◻ Tab. 31.2). Nur bei gravierenden Beeinträchtigungen der Lebensqualität durch klimakterische Symptome, die durch andere Behandlungsstrategien inklusive Modifikation der Lebensführung nicht beherrscht werden, kann eine HRT erwogen werden.

Die Orientierung an der axillären Lymphknotenbeteiligung wurde in der aktualisierten Konsensusempfehlung verlassen. Es wurden stattdessen die folgenden Spekulationen bezüglich der Risikoeinschätzung formuliert, die jedoch nicht durch Studien belegt sind:

1. dass nach einem passageren Östrogenentzug über 2–3 Jahre bzw. einer Antiöstrogentherapie über 5 Jahre eine HRT ungefährlich sein könnte,
2. dass bei Frauen mit rezeptornegativen Tumoren eine HRT ohne Erhöhung des Rezidivrisikos möglich ist,
3. dass bei Mammakarzinompatientinnen mit Low-risk-Tumoren eine HRT keine relevante Risikoerhöhung induziert.

❗ Vor Beginn einer HRT muss die Patientin umfassend über die individuelle Nutzen- und Risikokonstellation aufgeklärt werden und gegebenenfalls Rücksprache mit dem behandelnden Onkologen erfolgen. Diese Aufklärung muss dokumentiert werden. Eine HRT bei Mammakarzinompatientinnen sollte in der geringst möglichen Dosierung durchgeführt und sobald wie möglich wieder abgesetzt werden.

◻ **Tab. 31.2.** Empfehlungen zu Alternativen einer HRT bei Z. n. Mammakarzinom (Deutsche Gesellschaft für Senologie 2002)

Östrogenmangel-symptomatik	Alternativen zur systemischen Östrogengabe
Hitzewallungen, Schlafstörungen	Venlafaxin
Vaginale Trockenheit	Gleitmittel
Urogenitale Atrophie	Lokale Östriolanwendung, Östradiolvaginalring[a]
Osteoporoseprävention	Diät, körperliche Betätigung Suffiziente Vitamin-D- und Kalziumsubstitution
Bestehende Osteoporose	Bisphosphonate
Prävention kardiovaskulärer Erkrankungen	Änderung des Lebensstils (gesunde Ernährung, körperliche Aktivität, Nikotinverzicht)
Vorliegen kardiovaskulärer Risikofaktoren	Antihypertensiva, ASS, Statine

[a] Eine mögliche systemische Wirkung kann nicht mit Sicherheit ausgeschlossen werden.

Fazit

Zusammenfassend gilt:

- Ein generelles Verbot einer Östrogensubsitutionstherapie bei Patientinnen mit Mammakarzinom in der Anamnese ergibt sich nicht. Es sollten jedoch primär die heute verfügbaren, nicht endokrinen Behandlungsmöglichkeiten empfohlen werden.
- Eine Östrogentherapie sollte nur mit gesicherter Indikation begonnen werden – insbesondere bei anderweitig therapieresistenten klimakterischen Beschwerden.
- Ob es Unterschiede für verschiedene Gestagene hinsichtlich ihres Brustkrebsrisikos gibt und ob sich sequentielle und kontinuierliche Östrogen-Gestagen-Kombinationen diesbezüglich unterscheiden, ist offen.
- Zu Tibolon und Raloxifen gibt es derzeit keine Daten, die belegen, dass deren Einsatz nach Mammakarzinom gefahrlos möglich ist.
- Eine sorgfältige Aufklärung der Patientin über Nutzen und Risiko einer Substitutionstherapie nach Mammakarzinom und eine gute Dokumentation sind unerlässlich.

Literatur

Col NF, Hirota LK, Orr RK, Erban JK, Wang JB, Lau J (2001) Hormone replacement therapy after breast cancer: a systematic review and quantitative assessment of risk. J Clin Oncol 19: 2357–2363

Dew JE, Wren BG, Eden JA (2002) Tamoxifen, hormone receptors and hormone replacement therapy in women previously treated for breast cancer: a cohort study. Climacteric 5: 151–155

Durna EM, Wren BG, Heller GZ, Leader LR, Sjoblom P, Eden JA (2002) Hormone replacement therapy after a diagnosis of breast cancer: cancer recurrence and mortality. MJA 177: 347–351

Emons G (2002) Hormonsubstitution nach Mammakarzinom – eine Konsensusempfehlung. Gynäkologe 35: 1114–1116

Holmberg L, Anderson H, for the HABITS steering and data monitoring committees (2004) HABITS (hormonal replacement therapy after breast cancer – is it safe?), a randomised comparison: trial stopped. Lancet 353: 453–455

Kroman N, Jensen MB, Melbye M, Wohlfahrt J, Mouridsen HT (1997) Should women be advised against pregnancy after breast-cancer treatment? Lancet 350: 319–322

Marsden J, Whitehead M, A'Hern R, Baum M, Sacks N (2000) Are randomized trials of hormone therapy in symptomatic women with breast cancer feasible? Fertil Steril 73: 292–299

O'Meira ES, Rossing MA, Daling JR, Elmore JG, Barlow WE, Weiss NS (2001) Hormone replacement therapy after a diagnosis of breast cancer in relation to recurrence and mortality. J Natl Cancer Inst 93: 754–762

Peters GN, Fodera T, Sabol J, Jones S, Euhus D (2001) Estrogen replacement therapy after breast cancer: a 12-year follow-up. Ann Surg Oncol 8: 828–832

Pritchard KI, Khan H, Levine M for the Steering Committee on Clinical Practice Guidelines for the Care and Treatment of Breast Cancer (2002) Clinical practice guidelines for the care and treatment of breast cancer: 14. The role of hormone replacement therapy in women with a previous diagnosis of breast cancer. CMAJ 166: 1017–1022

Nachsorge nach Primärtherapie

Hilde Kreis, Peter A. Fasching, Matthias W. Beckmann

32.1 Einleitung

Krebserkrankungen sind schicksalhafte Einschnitte im Leben einer Frau mit zumeist weit reichenden Veränderungen sowohl für die Betroffene selbst, als auch für Personen ihrer direkten Umgebung.

Die Nachsorge der Patientin mit Mammakarzinom soll vorzugsweise die physische und psychische Gesundung sowie die psychosoziale Rehabilitation unterstützen. Sie umfasst alle Maßnahmen zur Genesung der Patientinnen nach oder während länger dauernder Primärtherapie. Dazu gehören die Früherkennung von Rezidiven und Metastasen sowie das Erkennen und die Therapie von Behandlungsfolgen. Über diese Ziele hinaus wird mit der Nachsorge der Erfolg der Primärtherapie überprüft.

> **Ziele der Nachsorge:**
> - Unterstützung der physischen und psychischen Gesundung und der psychosozialen Rehabilitation
> - Frühe Erkennung lokoregionärer bzw. intramammärer Rezidive
> - Diagnose und Therapie von Nebenwirkungen und Toxizitäten der Behandlung der vorausgegangenen Brustkrebserkrankung
> - Bei Beschwerden oder begründetem Verdacht eine gezielte Suche nach Fernmetastasen
> - Überprüfung des Erfolgs der Primärtherapie

Exakte Informationen über die Anzahl der primär erkrankten Frauen in aktueller Therapie oder Frauen mit Metastasen/Rezidiv sind nicht verfügbar. Für gesundheitspolitische Kosten-Nutzen-Analysen sind diese Zahlen aber unabdingbare Voraussetzungen.

Im Jahr 2002 sind nach Schätzungen 55.150 Neuerkrankungen an Mammakarzinom aufgetreten, 360.000 Frauen sind nach ihrer Therapie bzw. unter Langzeittherapie durch eine Antihormontherapie aktuell ohne Rezidiv oder Metastasen, 55.000 Frauen befinden sich in der metastasierten Situation, und 16.600 Frauen sind am Mammakarzinom verstorben (Beckmann et al. 2005). Der weitaus größte Anteil der Frauen mit einem Mammakarzinom befindet sich also in der Nachsorge.

> **Karzinomerkrankungen gliedern sich in fünf Phasen, die sich teilweise überlappen:**
> - Phase I: Von der Diagnose zur Therapieplanung
> - Phase II: Durchführung der Therapie
> - Phase III: Onkologische Nachsorge/Rehabilitation
> - Phase IV: Rezidiv/Metastase
> - Phase V: Palliation/Lebensende

Die Nachsorge beginnt zum Teil nach oder während der Primärtherapie (Phase II) und endet bei einem Teil der Patientinnen mit der Erkennung von Metastasen (Phase IV). Die Zeitdauer dieser einzelnen Phasen einer Karzinomerkrankung ist sehr unterschiedlich und von mehreren Faktoren, insbesondere aber vom Alter, dem primären Tumorstadium und der primären Behandlung abhängig.

Für einen Großteil der Patientinnen in der Nachsorge ist die Primärtherapie jedoch noch nicht abgeschlossen. Ungefähr 70% der Mammakarzinome exprimieren Steroidhormonrezeptoren. Für diese Patientinnen mit hormonrezeptorpositivem Mammakarzinom kommt eine frühe oder eine erweiterte adjuvante endokrine Therapie in Betracht, die bereits in den Zeitraum der Nachsorge fällt. Diese Patientinnengruppe steht während der Nachsorge dementsprechend noch unter Therapie.

Die Zusammenstellung von Nachsorgeschemata stößt aufgrund der Abwesenheiten eindeutiger Evidenz auf Schwierigkeiten und ist dementsprechend zu einem Großteil auf Expertenmeinungen und auf den Konsensus von Fachgesellschaften in Form von Leit- oder Richtlinien angewiesen (Beckmann 2003). Noch Anfang der 90er Jahre war die Nachsorge nach einem starren, apparativen und technisch orientierten Schema ausgerichtet. Doch Daten einiger prospektiv-randomisierter Studien belegten, dass die Effektivität dieser Untersuchungsschemata und -methoden limitiert ist. Zwei prospektiv randomisierte Studien von 1994 (Del Turco et al. 1994; Palli et al. 1999; GIVIO Investigators 1994) verglichen bei über 1000 Patientinnen mit kurativ behandeltem Mammakarzinom den zusätzlichen Einsatz von bildgebenden und laborchemischen Untersuchungen gegenüber einer klinischen Untersuchung in der Nachsorge. Dabei zeigte sich in beiden Studien kein Vorteil hinsichtlich der Überlebensprognose durch die zusätzlich durchgeführten Untersuchungen. Die Diagnosestellung von Metastasen erfolgte zu einem früheren Zeitpunkt und die Patientinnen waren früher mit der Metastasierung konfrontiert und demzufolge einer größeren psychischen Belastung ausgesetzt.

Unberücksichtigt bleiben hierbei die neu entwickelten Therapieoptionen wie die Chemotherapeutika (Paclitaxel, Docetaxel, Vinorelbine), die Aromatasehemmer und der Antikörper Trastuzumab. Eine retrospektive Auswertung der Überlebenszeiten der im M.D. Anderson Institute im US-Staat Texas therapierten Patientinnen hat gezeigt, dass sich die 5-Jahres-Überlebenswahrscheinlichkeit bei metastasierter Brustkrebserkrankung kontinuierlich erhöht hat (Giordano et al. 2002).

32.2 Wie soll die Nachsorge aussehen?

Eine individuell ausgerichtete risiko- und erkrankungsadaptierte Nachsorge sollte – falls möglich – immer von ein und demselben Arzt/derselben Ärztin durchgeführt werden, um ein Vertrauensverhältnis aufzubauen und um die Wünsche und Prioritäten der Patientin längerfristig kennen zu lernen (z. B. Überlebenszeit versus Lebens-

qualität). Nachsorge muss immer ein informatives und persönliches Informationsgespräch und eine ausführliche und gezielte Anamneseerhebung beinhalten. Eine gute Dokumentation (z. B. in Form eines Nachsorgepasses möglich) sowohl zum Nutzen der Patientin als auch des Arztes sollte selbstverständlich sein. Das heute in der Medizin immer häufiger diskutierte Prinzip: »So wenig wie möglich, aber so viel wie nötig« sollte auch bei der gynäkologisch-onkologischen Nachsorge berücksichtigt werden.

Als Konsequenz aus den wenigen prospektiven Nachsorgestudien und den aktuellen Einflussfaktoren hat sich ein klinisch-orientiertes strukturiertes Nachsorgekonzept nach potentiell kurativer Primärtherapie entwickelt (◘ Abb. 32.1). In Vordergrund steht die individuelle Ausrichtung mit einem informativen Gespräch, einer klinischen Untersuchung. Nur bei klinischen Hinweis oder Symptomen besteht die Notwendigkeit einer apparativen Diagnostik. Der Begriff der »sprechenden Medizin« mit persönlicher Betreuung tritt mehr in den Vordergrund und wird als Aspekt der professionellen ärztlichen Tätig-

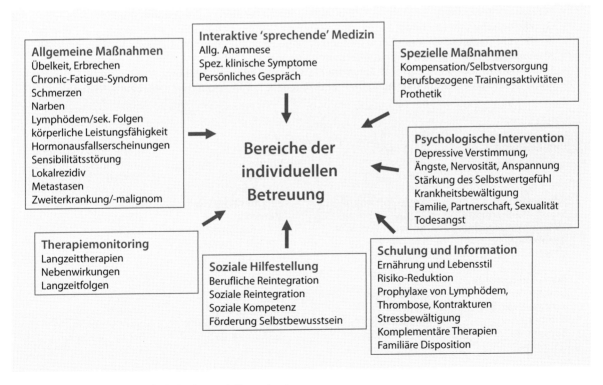

◘ **Abb. 32.1.** Betreuungskonzept der Patientinnen mit Mammakarzinom

keit anerkannt. Handlungsmaxime sind die Verbesserung der Heilungschancen oder Lebensverlängerung und/oder Verbesserung bzw. Erhaltung der Lebensqualität.

! Die Nachsorge sollte individuell auf die Patientin ausgerichtet, klinisch-symptomorientiert sein und eine eingeschränkt apparative Diagnostik beinhalten. Das hier empfohlene Nachsorgeschema, das die spezifischen Symptome der Patientin, die Untersuchungsfrequenz und die Untersuchungsinhalte umfasst (☐ Abb. 32.2), ist eine Zusammenstellung der von der Arbeitsgemeinschaft Gynäkologische Onkologie (AGO) erarbeiteten Leitlinien und Bestandteil der S3-Leitlinien der Deutschen Krebsgesellschaft (DKG) bzw. der Deutschen Gesellschaft für Gynäkologie und Geburtshilfe (DGGG) (Beckmann et al. 2003).

32.3 Langzeitfolgen und Toxizitäten der Primärtherapie

Nachdem zunehmend mehr Mammakarzinompatientinnen in der adjuvanten Situation kurativ behandelt werden, nimmt die Behandlung bzw. Vorbeugung von Spätfolgen und in der onkologischen Therapie einen zunehmend größeren Stellenwert ein (Kreis et al. 2005).

Patientinnen, die eine antihormonelle Therapie erhalten, bedürfen zusätzlich einer Therapieüberwachung. Aufgrund der Erweiterung der therapeutischen Optionen der endokrinen Therapie durch Aromatasehemmer beinhaltet dies zusätzliche Aufklärung sowie Überwachung des veränderten Nebenwirkungsspektrums als auch Therapieumstellungen.

Nachsorgeschema Mammakarzinom

- **Anamnese:** allgemeine und tumorspezifische Anamnese: v. a. Schmerzen, **Selbstuntersuchung:** lokal (Operationsgebiet), axillär
- Entwicklung eines Lymphödems, Rötung, Atembeschwerden, Husten, Knochenschmerzen, vaginale Blutung, Gewichtsverlust, allgemeine Abgeschlagenheit
- **Klinische Untersuchung:** Palpation und Beurteilung der lokalen und lokoregionären Situation
- **Gynäkologische Untersuchung:** Bimanuelle rektovaginale Untersuchung, Entnahme von Zervixzytologieabstrichen (PAP), Untersuchung der inguinalen Lymphknoten beidseits, Vaginalultraschall
- **Mammadiagnostik:** Mammographie, Mammasonographie, ev. MRT
- **Tumormarker:** CEA und CA 15-3 im Serum (nur falls bei Primärdiagnose erhöht)
- **Sonstige Bildgebende Untersuchungen:** Thoraxröntgen, CT, MRT, Ultraschall (Oberbauch, Nieren)

Zeitplan:

Untersuchung	1.–3. Jahr Kontrollen 3-monatlich	4.–5. Jahr Kontrollen 6-monatlich	6.–10. Jahr Kontrollen jährlich
Anamnese	Bei jeder Kontrolle	Bei jeder Kontrolle	Bei jeder Kontrolle
Selbstuntersuchung	Monatlich	Monatlich	Monatlich
Klinische Untersuchung	Bei jeder Kontrolle	Bei jeder Kontrolle	jährlich
Gynäkologische Untersuchung	jährlich	jährlich	jährlich
Mammadiagnostik			
Ipsilaterale Brust	6-monatlich	jährlich	jährlich
Kontralaterale Brust	jährlich	jährlich	jährlich
Tumormarker	Nicht in der Routine	Nicht in der Routine	Nicht in der Routine
Sonstige Bildgebung	Bei klin. Verdacht	Bei klin. Verdacht	Bei klin. Verdacht

☐ **Abb. 32.2.** Nachsorgeschema »Mammakarzinom«

32

Erweitert sich das Therapiespektrum in der Adjuvanz möglicherweise mit dem Einsatz der Antikörpertherapie mit Trastuzumab oder der von Bisphosphonaten, wie bereits in Studien geprüft wird, werden noch zusätzliche Therapieüberwachungen einschließlich Nebenwirkungen in der Nachsorge mitberücksichtigt werden.

Eine Zusammenstellung der wichtigsten Nebenwirkungen und Toxizitäten der Primärtherapie (Operation, Chemotherapie, Strahlentherapie und Antihormontherapie) zeigt ◘ Abb. 32.3. Dabei ist zu unterscheiden zwischen Früh- und Spätfolgen bzw. Toxizitäten von bereits abgeschlossenen Therapien und den Nebenwirkungen von noch laufender Therapie.

Bei der Vielzahl der Nebenwirkungen stehen bei den Chemotherapien besonders die Kardiotoxizität und die Zweitkarzinome mit z. B. Leukämien im Blickpunkt des Interesses, während bei der antihormonellen Therapie mehr das sekundäre Endometriumkarzinom, die Thromboembolien, das klimakterische Syndrom und die Osteoporose zu beachten sind.

Mit steigender Zahl an Patientinnen, die im Rahmen eines neoadjuvanten oder adjuvanten Therapieregimes mit

Anthrazyklinen und unter Umständen mit Trastuzumab behandelt werden, werden mehr Patientinnen mögliche kardiotoxische Nebenwirkungen erleben. Unterschieden wird hier zwischen der akuten bzw. der subakuten dosisabhängigen Frühform und der chronischen Form, die innerhalb eines Jahres nach Beginn der Anthrazyklinbehandlung auftritt und der »Late-onset-Kardiotoxizität«, die bei Patientinnen auftritt, bei denen die Therapie mehr als ein Jahr zurückliegt. Die spät auftretende Kardiotoxizität ist selten, kann aber lebensbedrohlich sein. Die Therapie der Anthrazyklin-induzierten Herzinsuffizienz unterscheidet sich nicht von anderen Formen der Herzinsuffizienz und wird mit ACE-Hemmer, Betablocker, Diuretika oder Digitalis behandelt.

Bei den Anthrazyklinen ist auch das Auftreten von sekundären Leukämien zu beachten. Das höchste Risiko besteht dabei in den ersten 10 Jahren.

Mit zunehmenden Indikationen der Aromatasehemmer in der adjuvanten Situation verändert sich auch das Nebenwirkungsspektrum der Antihormontherapie. Während die Hauptnebenwirkungen beim Tamoxifen in dem Auftreten von Hitzewallungen, Fluor vaginalis, Vaginal-

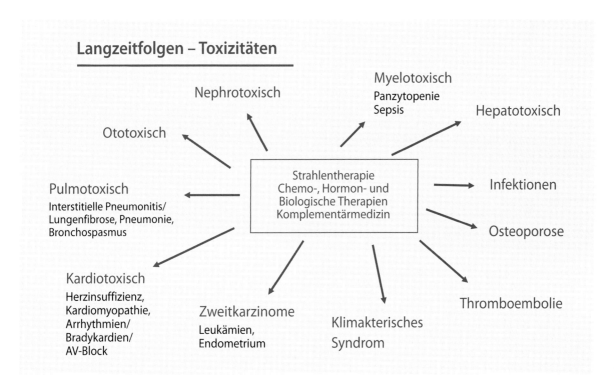

◘ **Abb. 32.3.** Langzeitfolgen – Toxizitäten der Primärtherapie beim Mammakarzinom

blutungen und venöse thromboembolische Ereignisse lag, so verschiebt es sich bei den Aromatasehemmern in Richtung Myo- und Arthralgien und Osteoporose.

Patientinnen, die einen Aromatasehemmer einnehmen, sollten aufgrund des Osteoporoserisikos auf den Nutzen von körperlicher Betätigung und entsprechender Ernährung hingewiesen werden, die den Knochenstoffwechsel unterstützt, ebenso auf die Möglichkeit einer Kalzium- und Vitamin-D-Substitution.

> **Cave**
>
> Klimakterische Beschwerden, die als Folge einer Chemotherapie als auch einer Anithormontherapie auftreten können, sind demzufolge ein häufiges Problem in der Nachsorge. Die Datenlage über Hormontherapie nach Mammakarzinom ist spärlich und aufgrund der unsicheren Datenlage sollte daher versucht werden, alle verfügbaren anderen nicht-hormonellen Behandlungsmethoden einzusetzen (Konsensusempfehlung der Deutschen Gesellschaft für Senologie 2002).

32.4 Fazit

Das strukturierte Nachsorgekonzept nach potentiell kurativer Primärtherapie ist klinisch-symptomorientiert. Es hat eine individuelle Ausrichtung mit einem informativem Aufklärungsgespräch, einer ausführlichen Anamneseerhebung und einer klinischen, symptomorientierten Untersuchung und der bildgebenden Diagnostik der Mammae.

Literatur

Beckmann MW (2003) Von Standards, Leitlinien und Richtlinien und der Einfluss auf das tägliche medizinische Handeln. Frauenarzt 44: 950–954

Beckmann MW, Minkwitz G, Pfisterer J, Schnürch HG, Kreienberg R, Bastert G (2003). Stellungnahme der Arbeitsgemeinschaft Gynäkologische Onkologie (AGO): Nachsorge beim Mammakarzinom und bei gynäkologischen Malignomen – »To follow-up or not to follow up«. Geburtsh Frauenheilk; 63: 725–730

Beckmann MW, v. Minkwitz G, Pfisterer J, Schnürch H-G, Kreienberg R, Bastert G (2005) Nachsorge beim Mammakarzinom und gynäkologischen Malignomen. Senologie 2: 20–23

Del Turco MR, Palli D, Carriddi A et al. (1994) Intensive diagnostic follow-up after treatmentof primary breast cancer. A randomized trial. National Research Council Project on Breast Cancer Follow-up. JAMA 271: 1593–1597

Giordano SH, Buzdar AU, Kau S-WC (2002) Improvement in breast cancer survival: results from M.D. Anderson Cancer Center protocols from 1975-2000. Proc ASCO 21: 212 (Abstract)

Kreis H, Lux MP, Fasching PA, Beckmann MW (2005) Langzeitfolgen und Toxizitäten der Behandlungen bei Patientinnen mit Mammakarzinom in der Nachsorge. Senologie (in press)

Konsensus-Empfehlungen der Deutschen Gesellschaft für Senologie 2002 (2003) Hormonsubstitution nach Mammakarzinom. Frauenarzt 44: 395–397

Palli D, Russo A, Saieva C et al. (1999) Intensive vs clinical follow-up after treatment of primary breast cancer: 10-year update of a randomized trial. JAMA 281: 1586

The GIVIO Investigators (1994) Impact of follow-up testing on survival and health-related quality of life in breast cancer patients. JAMA 271: 1587–1592

Rehabilitation

Mechthild Hahn

33.1 Definition

Die Rehabilitation an einem Mammakarzinom erkrankter Frauen umfasst in ihrer Gesamtheit folgende Bereiche:
- Körper,
- Psyche und
- soziale Aspekte.

❗ Ziel rehabilitativer Bemühungen ist es, die Patientin in die Lage zu versetzen, in größtmöglicher Selbstbestimmung die ihr individuell mögliche Lebensform und -stellung im Alltag, in der Gemeinschaft und im Beruf zu finden bzw. wiederzuerlangen. Dabei ist die Motivation zur Eigenverantwortung und Selbsthilfe besonders zu unterstützen.

Ziele der Rehabilitation mammakarzinomkranker Frauen sind in den Determinanten des jeweiligen Krankheitsverlaufs:
- **physisch:** Die Wiederherstellung und Erhaltung von Wohlbefinden, Funktionsfähigkeit, Beschwerde- und Schmerzfreiheit bzw. bei bereits eingetretener Pflegeabhängigkeit das höchstmögliche Ausmaß an subjektiver, selbstbestimmter Lebensqualität;
- **psychisch:** Die Wiedererlangung und Erhaltung von Selbstsicherheit und Wertgefühl, die Befähigung zur Bewältigung der aus der Krankheit resultierenden Ängste, Konflikte sowie emotionalen und sonstigen Belastungen;
- **sozial:** Die Wiedererlangung, Erhaltung oder nötigenfalls Veränderung von Rollensicherheit in den vorgefundenen Beziehungssystemen von Familie, Beruf und Umfeld einschließlich materieller Absicherung bzw. bei bereits eingetretener Pflegeabhängigkeit die Erhaltung einer selbstbestimmten, menschenwürdigen Lebensführung.

33.2 Rolle des Arztes

❗ In der Phase der Rehabilitation hat der Arzt, vor allem der für die Nachsorge der Mammakarzinompatientin hauptverantwortliche, eine Schlüsselstellung, obwohl an diesem kontinuierlichen Prozess zumeist mehrere Einrichtungen und Berufsgruppen spezifischer Zuständigkeit und Funktion beteiligt sind.

Die zentrale Rolle des Arztes beruht einerseits in dem besonderen Vertrauensverhältnis zwischen Arzt und Patientin, das ihn zum unmittelbar einflussnehmenden Berater – auch in allen rehabilitativen Fragen und Problemen – macht, andererseits darin, dass sozialrechtlich gebotene Maßnahmen und Hilfen zur Rehabilitation seiner ärztlichen Verordnung bzw. gutachterlichen Stellungnahme gegenüber den Kostenträgern bedürfen.

❗ Die Doppelrolle des Arztes als subjektiv engagierter Berater und zugleich objektiv beurteilender medizinischer Gutachter setzt voraus, dass er sowohl über präzise und ständig aktualisierte Sachkenntnis des sozialgesetzlichen Systems verfügt als auch über die im Umfeld jeweils vorhandene Infrastruktur direkter und persönlicher Mitbetreuung von Mammakarzinompatientinnen informiert ist, z. B. über Sozialstationen und sonstige ambulante Pflegedienste, Hospizinitiativen, psychosoziale Beratungsdienste, Selbsthilfegruppen und anderes mehr.

33.3 Maßnahmen der Rehabilitation

Individuelle Auswahl geeigneter Maßnahmen. Um Rehabilitation im oben beschriebenen Sinne zu ermöglichen bzw. zu erleichtern, sieht das System rechtlicher Sicherung und gesundheitlicher Versorgung in vielfältiger Form medizinische, berufliche und soziale Maßnahmen und Hilfen vor. Welche Maßnahmen zur Wiedereingliederung von Mammakarzinompatientinnen im Einzelfall als notwendig und nützlich zu erachten sind, entscheidet oder beurteilt vornehmlich der nachsorgende Arzt nach den individuellen Gegebenheiten des jeweiligen Heilungs- bzw. Krankheitsverlaufs.

33.3.1 Medizinische Rehabilitation

Maßnahmen der medizinischen Rehabilitation zielen darauf ab, den durch die Krankheit und die Behandlungsfolgen beeinträchtigten körperlichen Zustand von Mammakarzinompatientinnen zu bessern, die Funktions- und Leistungsfähigkeit wiederherzustellen bzw. während des Fortschreitens der Erkrankung noch größtmögliches Wohlbefinden sowie Schmerzfreiheit zu erhalten. Dabei soll in einem psychosomatisch orientierten Medizinverständnis immer auch die reaktive Wechselwirkung zwischen physischem Zustand und psychosozialem Befinden besonders beachtet werden.

Hilfsmittel

Bei Zustand nach Mammaablatio ist nach Abschluss des Wundheilungsprozesses die Ausstattung der Patientin mit einer vom nachsorgenden Arzt verordneten und vom medizinischen Fachhandel angepassten Silikonbrustprothese mit 2 Prothesenbüstenhaltern (Letztere jährlich erneut zu rezeptieren) notwendig. Die Kosten für die Prothese werden von der Krankenkasse abzüglich des 10%igen Eigenanteils übernommen, prothesengerechte Bekleidungsstücke werden bezuschusst. Dazu zählt auch ein ärztlich verordneter Prothesenbadeanzug. Über diese Standardversorgung hinausgehende Mehrfachausstattungen oder Spezialanfertigungen können im Einzelfall, ärztlich begründet, bewilligt werden. Die Prothesenverordnung ist übergangsweise auch dann angezeigt, wenn zu einem späteren Zeitpunkt eine plastische Rekonstruktion der Mamma geplant ist.

Bei zytostatisch bedingter Alopezie ist schon zu Beginn der Chemotherapie die Verordnung einer Perücke (mit dem Vermerk »Langzeitversorgung«) angebracht, deren Kosten abzüglich des 10%igen Eigenanteils von der Krankenkasse übernommen werden.

Im fortgeschrittenen Krankheitsstadium mit Skelettmetastasen und ggf. Frakturgefährdung der Wirbelkörper sollte außer einem orthopädisch angepassten Stützkorsett die Verordnung eines Faltfahrstuhls erfolgen, um der Patientin eine gewisse Mobilität im erweiterten häuslichen Umfeld zu ermöglichen. Bei Lungenmetastasen besteht u. U. die Indikation zur leihweisen Beschaffung eines transportablen Sauerstoffgeräts über die Krankenkasse (Wartungsdienst i. d. R. über das örtliche Deutsche Rote Kreuz).

Physiotherapie

Physiotherapeutische Maßnahmen, speziell Krankengymnastik und manuelle Lymphdrainage, sind nach der Primärbehandlung regelmäßig zu verordnen. Abhängig von Zustand und Verlauf ist nicht selten die wiederholte Verordnung auch über längere Zeiträume notwendig. Wegen ihres herausragenden Stellenwerts in der Rehabilitation wird die Physiotherapie in ▶ Kap. 34 gesondert abgehandelt.

Sport

In fast allen Bundesländern bietet der jeweilige Landessportbund regional organisiert fachlich geleitete und ärztlich begleitete Gruppen »Sport für Frauen in der Krebsnachsorge«, speziell für Mammakarzinompatientinnen, an. Die Krankenkassen informieren über solche Sportgruppen und übernehmen nach ärztlicher Verordnung einen Gebührenzuschuss.

Anleitung zur gesundheitsbewussten Lebensführung

In den Kontext rehabilitationsmedizinischer Beratung durch den nachsorgenden Arzt gehören bei Mammakarzinompatientinnen auch vernünftig begründete Hinweise und Anleitungen zur gesundheitsbewussten Lebensführung, Ernährung und Psychohygiene. Viele Patientinnen sind häufig durch die bleibende ängstigende Zukunftsungewissheit in ihrer bisher gewohnten Lebensweise diffus verunsichert und dadurch für fragwürdige Außenseitermethoden und -ratschläge anfällig. Um das ärztliche Gespräch in all diesen Fragen nachdrücklich zu ergänzen, sind den Patientinnen die (im Anhang mit einem wichtigen Adressenverzeichnis versehenen) Broschüren »Brustkrebs« und »Ernährung bei Krebs« zu empfehlen bzw. auszuhändigen (kostenlos zu beziehen bei: Deutsche Krebshilfe e. V., Thomas-Mann-Str. 40, 53111 Bonn, Tel. 0228-729900).

Psychotherapie

In ca. 10–15% aller Erkrankungsfälle ist die Rehabilitation von Mammakarzinompatientinnen durch eine psychische Verarbeitungsproblematik, beispielsweise eine Depression, posttraumatische Belastungsreaktionen, Partnerschafts- oder familiendynamische Konflikte, derart erschwert, dass die Notwendigkeit psychotherapeutischer Mitbehandlung besteht. Die Motivation und Überweisung der Patientin an einen psychoonkologisch versierten Psychotherapeuten (mit Kassenzulassung) sollte in diesen Fällen durch den nachsorgenden Arzt erfolgen.

Stationäre Rehabilitation

Nutzung eines spezialisierten Teams. Stationäre Rehabilitationsmaßnahmen werden auf Antrag von den Kranken- und Rentenversicherungsträgern (bei Nichtversicherten vom Sozialamt) entweder als Anschlussheilbehandlung (= AHB, noch durch das Krankenhaus zu veranlassen) oder als Nach- und Festigungskuren gewährt und in onkologisch qualifizierten Fachkliniken für die Dauer von in der Regel 3 Wochen durchgeführt. Der Vorteil stationärer Rehabilitation besteht in der Therapiedichte, mit der alle erforderlichen Maßnahmen (Physiotherapie, Psychotherapie, Ergotherapie, Gesundheitstraining) örtlich, zeitlich und personell gebündelt in multiprofessioneller Kooperation eines spezialisierten Teams abgestimmt und effektiv genutzt werden können, während die Patientinnen gleichzeitig von ihren Rollenpflichten in Familien- und Haushaltsführung vorübergehend entlastet sind.

Den formellen Antrag auf stationäre Rehabilitationsmaßnahmen stellt die Patientin entweder bei der zuständigen Krankenkasse bzw. Rentenversicherung oder über eine psychosoziale Beratungsstelle für Tumorkranke. Der den Antrag ergänzende Formularbefundbericht wird vom Leistungsträger beim nachsorgenden Arzt angefordert und nach der Gebührenordnung honoriert. Zum Zeitpunkt der Erkrankung berufstätige Patientinnen, die arbeitsunfähig sind und Barleistungen (= Krankengeld) beziehen, werden häufig von der Krankenkasse direkt zum Antrag auf medizinische Rehabilitationsmaßnahmen innerhalb der gesetzlichen 10-Wochen-Frist aufgefordert.

Die Zuzahlungspflicht der Patientin während der stationären Rehabilitation beträgt in der Regel € 10,–täglich. In begründeten materiellen Härtefällen ist eine Befreiung von dieser Zuzahlung möglich. Wenn die gesetzlichen Voraussetzungen erfüllt sind (ein Kind unter 12 Jahren bzw. ein behindertes Kind im Haushalt durch fremde Hilfe zu versorgen), gewährt der Leistungsträger auf Antrag der Patientin für die Dauer ihrer stationären Rehabilitation zusätzlich eine Haushaltshilfe.

Der Anspruch auf eine Nach- und Festigungskur besteht innerhalb der Frist eines Jahres nach Abschluss der Primärbehandlung. Nur bei fortdauernden erheblichen Funktionseinschränkungen ist ein Antrag auf wiederholte Nach- und Festigungskur aussichtsreich. Bei Rezidiv oder Metastasierung des Mammakarzinoms kann eine Nach- und Festigungskur erneut in Anspruch genommen werden.

Alternativen zur Rehabilitationsklinik. Bevorzugt die Mammakarzinompatientin anstelle einer stationären Rehabilitationsmaßnahme einen stationären Aufenthalt in einem zur Nachbehandlung von Tumorkranken ausgewiesenen Fachkrankenhaus (= staatlich konzessionierte Privatkrankenanstalt) z. B. anthroposophischer oder naturheilkundlicher Konzeption, so ist mit zuvor eingeholter Kostenzusage nach Einzelprüfung seitens der Krankenkasse die Einweisung durch den nachsorgenden

Arzt möglich. Ebenso übernehmen die Krankenkassen bei Patientinnen mit chronischem erheblichem Lymphödem auf Antrag die Kosten für eine mehrwöchige, auch wiederholte stationäre Spezialbehandlung in einer **Fachklinik für Lymphologie**.

Bei bereits ständig bettlägerigen und pflegebedürftigen Patientinnen im fortgeschritten metastasierten Krankheitszustand sind stationäre Rehabilitationsmaßnahmen nicht mehr angebracht. Um in solchen Fällen eine verbesserte Symptom- und Schmerzkontrolle oder zeitweilige Besserung des Gesamtzustandes zu erzielen, ist ggf. die Einweisung der Patientin in eine regionale, auch für ihre Angehörigen leicht erreichbare Palliativstation eines Krankenhauses oder eine stationäre Hospizeinrichtung zu erwägen. Diesbezügliche Auskünfte erteilen Krankenkassen, psychosoziale Beratungsstellen für Tumorkranke, örtliche Sozialstationen und Hospizvereine, die zudem auch Hilfe vermitteln.

33.3.2   Berufliche Rehabilitation

Problematik der beruflichen Wiedereingliederung. Im gesellschaftlichen Wandel des weiblichen Rollenbildes hat Berufstätigkeit für Frauen nicht nur materiell als Erwerbsquelle, sondern auch ideell als Wirkungskreis persönlicher Entfaltung und Selbstbestätigung deutlich an Stellenwert gewonnen. Trotzdem stößt die berufliche Rehabilitation mammakarzinomkranker Patientinnen erfahrungsgemäß vielfach auf Widerstände und Schwierigkeiten. Diese resultieren einerseits aus therapiebedingten, objektivierbaren körperlichen Funktionsbeeinträchtigungen (im Schulter-Arm-Bereich oder in Form eines Lymphödems), die insbesondere bei betroffenen Frauen mit niedriger beruflicher Qualifikation in vorwiegend manuellen Tätigkeiten dauerhaft die Wiedereingliederung ins Erwerbsleben erschweren. Andererseits hemmt die krankheitsbedingte Resignationsbereitschaft selbst (bei in der Arbeitswelt zunehmendem Leistungsdruck) oft zusätzlich subjektiv den beruflichen Wiedereinstieg.

> ❗ Bei allen Patientinnen mit tumorfreiem Status, komplikationslosem Therapieverlauf und statistisch günstiger Prognose ist die Erhaltung ihrer Motivation zur beruflichen Wiedereingliederung durch den nachsorgenden Arzt außerordentlich wichtig.

Bereits während noch bestehender Arbeitsunfähigkeit, die aufgrund unterschiedlicher Modalitäten der Primärbehandlung des Mammakarzinoms zwischen mehreren Wochen und mehreren Monaten andauern kann, sollte der Patientin geraten werden, einen Antrag nach dem Schwerbehindertenrecht beim zuständigen Versorgungsamt zu stellen. Die Anerkennung nach dem Schwerbehindertenrecht begründet einen besonderen Kündigungsschutz am Arbeitsplatz (außer bei vertragsmäßig befristetem Beschäftigungsverhältnis oder Erkrankung in der Probezeit), der zugleich den Arbeitgeber zur angemessenen Wiedereingliederung verpflichtet.

Daraus ergibt sich u. U. die Notwendigkeit einer innerbetrieblichen Umsetzung an einen anderen, dem verbliebenen Leistungsvermögen der Patientin angepassten Arbeitsplatz, wobei an der Entscheidung des Arbeitgebers ggf. auch der Personalrat, die betriebliche Vertrauensperson für Schwerbehinderte und der Betriebsarzt beteiligt sind. Diese Regelung sollte vorsorglich im direkten Kontakt der Patientin mit ihrem Arbeitgeber schon eingeleitet bzw. getroffen werden, während sie noch arbeitsunfähig ist. In manchen Fällen ist eine direkte Intervention des nachsorgenden Arztes, z. B. eine schriftliche Empfehlung oder eine telefonische Rücksprache mit dem betriebsärztlichen Kollegen, angebracht.

Grundsätzlich kann der berufliche Wiedereinstieg der Patientin durch die »stufenweise Wiedereingliederung ins Erwerbsleben« erleichtert werden. Dies bedeutet, dass die Patientin auf Empfehlung des nachsorgenden Arztes in Vereinbarung mit der Krankenkasse und dem Arbeitgeber bei noch fortdauernder Arbeitsunfähigkeit zunächst befristet etwa für 1–3 Monate ihre berufliche Tätigkeit mit reduzierter Stundenzahl oder halbtags wieder aufnimmt. Dabei bezieht sie ohne finanzielle Einbuße entweder ein durch Teilkrankengeld ausgeglichenes Arbeitsentgelt oder ausschließlich weiterhin volles Krankengeld.

Berufliche Umorientierung. Falls jedoch die Weiterbeschäftigung im bisherigen Arbeitsverhältnis tatsächlich nicht mehr möglich – eine rechtswirksame Kündigung seitens des Arbeitgebers bedarf der Zustimmung durch die Hauptfürsorgestelle für Schwerbehinderte! – bzw. die Patientin arbeitslos ist, ist das Arbeitsamt (Abteilung Rehabilitation) für ihre Beratung zuständig. Bei der Vermittlung an einen geeigneten Arbeitsplatz kann das Arbeitsamt ggf. Eingliederungshilfe für Behinderte, d. h. übergangsweise finanzielle Zuschüsse an den Arbeitgeber, gewähren oder z. B. die Kosten für berufliche Qualifizierungskurse der Patientin übernehmen.

Berufsfördernde Maßnahmen im Sinne einer regelrechten Umschulung von 1- bis 2-jähriger Dauer in einem Berufsförderungswerk, für die gleichfalls das Arbeitsamt als koordinierender Leistungsträger zuständig ist, kommen bei Mammakarzinompatientinnen aus Altersgründen und wegen ihrer zumeist gegebenen Familien- und Wohnortgebundenheit nur äußerst selten in Betracht. Bei Patientinnen, die lediglich Rente wegen teilweiser Erwerbsminderung auf Zeit oder auf Dauer beziehen, ist die Weiterbeschäftigung bzw. Wiedereingliederung höchstens als Halbtagstätigkeit gestattet.

33.3.3 Soziale Rehabilitation und materielle Absicherung

❗ Ziel sozialer Rehabilitation ist es, die alltagspraktischen und materiellen Lebensumstände von Mammakarzinompatientinnen weitgehend abzusichern, damit sie ihren angestammten Platz und ihre gewohnten Rollen in Familie, Umwelt und Gemeinschaft möglichst normal wieder ausfüllen können. Im unheilbaren Progress der Krankheit umfasst soziale Rehabilitation alle unterstützenden Maßnahmen, die der Patientin dazu verhelfen, in ihrer Geborgenheit bietenden Eigenwelt verbleiben und die notwendige Pflege finden zu können.

Mit der Erkrankung sind für die Patientinnen und ihre Familien immer zusätzliche finanzielle Belastungen verknüpft, die nach Lage des Einzelfalls durch bestimmte Leistungsanrechte – zumindest teilweise – aufgefangen werden können (◘ Tab. 33.1).

Patientinnen aus einkommensschwachen Verhältnissen, die sich und ihre Familie nicht eigenständig versorgen können (z. B im metastasierten Stadium), sollten beim Sozialamt einen Antrag auf »Hilfe zur Weiterführung des Haushalts« durch Hauspflegekräfte (bei Verbänden der freien Wohlfahrtspflege oder Sozialstationen am Ort organisiert) stellen.

Patientinnen, die bereits Sozialhilfe beziehen oder deren eigenes bzw. familiäres Einkommen aus Rente oder Arbeitslosengeld bzw. -hilfe auf das Niveau des Sozialhilfesatzes abgesunken ist, haben wegen des krankheitsbedingten gesetzlichen Mehrbedarfs außerdem beim Sozialamt einen Anspruch auf »Hilfe zum Lebensunterhalt« und »Hilfe in besonderen Lebenslagen«. Dies beinhaltet z. B. eine monatliche Ernährungszulage und sieht Bekleidungsbeihilfen, Heizkostenzuschüsse u. a. m. vor.

◻ Tab. 33.1. Leistungsanrechte für Patientinnen mit Mammakarzinom und ihre Familien

Art der Leistung	Inhalt der Leistung, Bedingungen
Anerkennung nach dem Schwerbehindertenrecht	Pauschalierte Freibeträge bei der Lohn- bzw. Einkommensteuer (Finanzamt), ggf. Anspruch auf erhöhtes Wohngeld und sonstige Vergünstigungen
Anerkennung eines Grades der Behinderung	GdB zwischen 50 und 80 wird je nach statistisch günstiger oder ungünstiger Heilungsprognose auf Antrag vom Versorgungsamt zuerkannt
Haushaltshilfe	Während der Dauer stationärer Krankenhausbehandlung der Patientin, sofern in ihrem Haushalt ein Kind unter 12 Jahren oder ein behindertes Kind zu versorgen ist. Mit ärztlicher Notwendigkeitsbescheinigung kann die Gewährung auf den Zeitraum einer ambulant durchgeführten Strahlen- oder Chemotherapie ausgedehnt werden.
Häusliche Krankenpflege	Für die Dauer von regulär 4 Wochen, schließt außer pflegerischen Verrichtungen auch hauswirtschaftliche Hilfe ein. In begründeten Ausnahmefällen mit Zustimmung des Medizinischen Dienstes auch länger als 4 Wochen möglich, wenn dadurch der stationäre Krankenhausaufenthalt der Patientin abgekürzt oder vermieden wird.

❗ In besonderen materiellen Notlagen gewährt die Deutsche Krebshilfe e. V., evtl. auch die Krebsgesellschaft des für den Wohnort der Patientin zuständigen Bundeslandes, auf den von einer psychosozialen Beratungsstelle für Tumorkranke oder dem Sozialamt bestätigten Antrag eine einmalige Unterstützung aus dem Härtefond.

Verschiedentlich spenden Clubs wie »Lions« oder »Rotary« im Rahmen ihrer »social activity« in diskreter und persönlich engagierter Form für bedürftige Krebskranke.

33.3.4 Erwerbsminderungsrente

Den Antrag auf Rente wegen Erwerbsminderung sollten, mit schriftlicher Befürwortung des nachsorgenden Arztes, jene Patientinnen stellen, die zum Zeitpunkt der Erkrankung berufstätig waren, eine versicherungsrechtliche Anwartschaft haben und deren Wiedereingliederung in das Erwerbsleben wegen des bereits fortgeschrittenen Krankheitsstadiums (Metastasierung, ggf. auch schwerwiegende Nebenerkrankungen) absehbar nicht mehr aussichtsreich erscheint. Der Antrag sollte spätestens nach 12–14 Monate andauernder Arbeitsunfähigkeit gestellt werden, da der Krankengeldanspruch auf 18 Monate (Lohn- bzw. Gehaltsfortzahlungszeiten eingerechnet) begrenzt ist.

Patientinnen in gleicher gesundheitlicher Lage, die zum Zeitpunkt der Erkrankung nicht erwerbstätig waren, können hingegen – sofern sie zwar als Schwerbehinderte anerkannt, aber noch nicht 60 Jahre alt sind – Rente nur dann beantragen, wenn sie durch zurückliegende Beschäftigungszeiten eine versicherungsrechtliche Anwartschaft erworben und nach dem Ausscheiden aus dem Erwerbsleben regelmäßig freiwillige Beiträge in die Rentenversicherung eingezahlt haben bzw. für den Zeitraum der letzten 5 Jahre vor Eintritt des Versicherungsfalls bestimmte Ersatzzeiten, beispielsweise Kindererziehungszeiten, nachweisen können. Analoges gilt für Patientinnen, die freiberuflich oder selbstständig im eigenen gewerblichen Betrieb tätig sind.

Den Rentenantrag nimmt das örtliche Versicherungsamt oder direkt die zuständige Rentenversicherung (BfA, LVA) entgegen, an deren Beratungsstellen die Patientin ggf. auch zunächst zur Klärung versicherungsrechtlicher Fragen der Rentenanwartschaft verwiesen werden kann.

33.3.5 Leistungen der Pflegekasse

Möglichkeiten der häuslichen Pflege. Bei Schwerpflegebedürftigkeit erleichtern Leistungen der Pflegeversicherung im terminalen Stadium des Mammakarzinomleidens die zumeist von den Patientinnen auch selbst gewünschte häuslich-familiäre Betreuung. Diese wird von ambulanten Krankenpflegekräften (Sozialstationen, private Pflegeorganisationen) und Hospiz-Hausbesuchsdiensten fachlich und menschlich kompetent durchgeführt. Der Antrag sollte auf Anraten des nachsorgenden Arztes möglichst frühzeitig bei der Pflege-/Krankenkasse von der Patientin bzw. ihren Angehörigen gestellt werden. Über Art und Umfang der finanziellen Leistungen, ggf. zusätzliche Bereitstellung notwendiger pflegerischer Hilfsmittel (Krankenbett u. a. m.), entscheidet die Pflegekasse nach Prüfung durch den Medizinischen Dienst der Krankenversicherung.

33.4 Sozialrecht in der Rehabilitation

Auf den Wissens- und Anwendungsbereich von niedergelassenen nachsorgenden Ärzten hin orientiert werden im Folgenden die sozialgesetzlichen Grundlagen der Rehabilitation in verkürzter Form aufgelistet (beamtenrechtliche Bestimmungen und vertragsrechtliche Regelungen privater Kranken- und Lebensversicherungen sind dabei nicht berücksichtigt).

33.4.1 Leistungen der Kranken- und Rentenversicherung nach dem Sozialgesetzbuch (SGB) V und VI

Krankengeld

❗ Versicherte haben Anspruch auf Krankengeld, wenn die Krankheit sie arbeitsunfähig macht oder sie auf Kosten der Krankenkasse stationär in einem Krankenhaus, einer Vorsorge- oder Rehabilitationseinrichtung behandelt werden.

- **Dauer:** Krankengeld wird bei Arbeitsunfähigkeit wegen derselben Krankheit für höchstens 78 Wochen (einschließlich Lohnfortzahlung) innerhalb von 3 Jahren, gerechnet vom Tag des Beginns der Arbeitsunfähigkeit an, gewährt.
- **Höhe des Krankengeldes:** Das Krankengeld beträgt 70% des erzielten regelmäßigen (Brutto-) Arbeitseinkommens, soweit es der Beitragsberechnung unterliegt, darf jedoch 90% des entgangenen Nettoeinkommens nicht übersteigen. Während des Krankengeldbezugs wird die Hälfte der Renten- und Arbeitslosenversicherungsbeiträge von der Krankenkasse abgeführt, die andere Hälfte dem Versicherten vom Krankengeld abgezogen. Die Zeiten des Krankengeldbezugs zählen als Pflichtbeitragszeit in der Rentenversicherung.

❗ Versicherten, deren Erwerbsfähigkeit nach ärztlichem Gutachten erheblich gefährdet oder gemindert ist, kann die Krankenkasse eine Frist von 10 Wochen setzen, innerhalb der sie einen Antrag auf Maßnahmen zur Rehabilitation zu stellen haben. Stellen Versicherte innerhalb der Frist den Antrag nicht, entfällt der Anspruch auf Krankengeld mit Ablauf der Frist. Wird der Antrag später gestellt, lebt der Anspruch auf Krankengeld mit dem Tag der Antragstellung wieder auf.

Erwerbsminderungsrente

Ist nach einem Jahr dauernder Krankschreibung die Arbeitsfähigkeit absehbar nicht wiederzuerlangen, sollte ein Antrag auf Erwerbsminderungsrente gestellt werden.

Häusliche Krankenpflege

Versicherte erhalten in ihrem Haushalt oder ihrer Familie neben der ärztlichen Behandlung häusliche Krankenpflege durch geeignete Pflegekräfte, wenn Krankenhausbehandlung geboten, aber nicht ausführbar ist oder wenn diese durch die häusliche Krankenpflege vermieden oder verkürzt wird. Nach Satzung der jeweiligen Krankenkasse kann häusliche Krankenpflege auch dann erbracht werden, wenn sie zur Sicherung des Ziels der ärztlichen Behandlung erforderlich ist.

- **Umfang:** Häusliche Krankenpflege umfasst die im Einzelfall erforderliche Grund- und Behandlungspflege (z. B. Waschen, Lagern, Verbandwechsel, Spritzen etc.) sowie die hauswirtschaftliche Versorgung (z. B. Einkaufen, Kochen, Putzen etc.);
- **Dauer:** max. 4 Wochen, in Ausnahmefällen mit Befürwortung des medizinischen Dienstes auch länger.

❗ Der Anspruch auf häusliche Krankenpflege besteht nur, wenn eine im Haushalt lebende Person den Kranken in erforderlichem Umfang nicht pflegen und versorgen kann.

Haushaltshilfe

Versicherte erhalten Haushaltshilfe, wenn ihnen wegen Krankenhausbehandlung, Kur oder Anschlussheilbehandlung die Weiterführung des Haushalts nicht möglich ist.

- **Voraussetzungen:** Im Haushalt lebt ein Kind unter 12 Jahren oder ein behindertes Kind, das auf Hilfe angewiesen ist. Im Haushalt lebt keine andere Person, die in der Lage ist, den Haushalt weiterzuführen.

❗ Die Haushaltshilfe muss der Versicherte selbst besorgen. Die Krankenkasse zahlt unterschiedliche Stundensätze: niedriger Satz für private Ersatzkraft (nicht verwandt oder verschwägert bis zum 2. Grad), höherer Satz für hauptberufliche Haushaltshilfen. Für Verwandte und Verschwägerte bis zum 2. Grad können jedoch die Fahrtkosten und für Berufstätige der Verdienstausfall von der Krankenkasse erstattet werden.

Heil- und Hilfsmittel

Versicherte haben Anspruch auf Versorgung mit Heilmitteln. Unter Heilmitteln versteht man medizinische Verrichtungen wie Massagen, Krankengymnastik, Lymphdrainage etc. An den Kosten aller Heilmittel muss sich der Patient mit 10%, zuzüglich 10 Euro pro Verordnung beteiligen und in der Regel auch die Fahrtkosten zur Behandlung selbst tragen.

Versicherte haben Anspruch auf Versorgung mit Seh- und Hörhilfen, Prothesen, orthopädischen und anderen Hilfsmitteln, die im Einzelfall erforderlich sind, um den Erfolg der Krankenhausbehandlung zu sichern oder eine Behinderung auszugleichen, soweit die Hilfsmittel nicht als allgemeine Gebrauchsgegenstände des täglichen Lebens anzusehen sind. Zu den Hilfsmitteln zählen z. B. Brustprothesen (mit Halterungen), prothesengerechte Badeanzüge, Kosten für eine Perücke bei chemotherapiebedingtem Haarausfall etc.

❗ Vom Arzt verordnete Hilfsmittel müssen vor der Beschaffung von der Krankenkasse genehmigt werden, die auch über preisgünstige Versorgungsmöglichkeiten und Leistungserbringer informiert.

Fahrtkosten

Leistungen der Krankenkassen. Die Krankenkasse übernimmt die Kosten für Fahrten einschließlich der Transporte, wenn sie im Zusammenhang mit einer Leistung der Krankenkasse notwendig sind. An den entstehenden Fahrtkosten (z. B. bei Taxitransport) zur stationären Krankenhausbehandlung hat sich der Versicherte mit 10%, höchstens 10 Euro pro Fahrt zu beteiligen. Bei einem Behandlungszyklus, z. B. »Serienbehandlung« wie Chemo- oder Bestrahlungstherapie, ist diese Zuzahlung des Patienten auf die erste und letzte Fahrt zum Behandlungsort beschränkt. Die Krankenkassen übernehmen darüber hinaus Fahrtkosten bei Fahrten zu ambu-

lanten Behandlungen beim niedergelassenen Arzt und im Krankenhaus sowie bei vor- und nachstationären Behandlungen nur in Ausnahmefällen nach vorheriger Genehmigung.

Eigenbeteiligung der Versicherten

Versicherte haben zu Krankenkassenleistungen (z. B. Arzneimittel, Heil- und Hilfsmittel, stationärer Krankenhausaufenthalt) einen Eigenanteil von in der Regel 10%, höchstens 10 Euro zu übernehmen. Bei Erreichen der Belastungsgrenze (= für chronisch Kranke 1% des Bruttojahreseinkommens) innerhalb eines Kalenderjahres wird der Versicherte von der Zuzahlungspflicht befreit.

Medizinische Leistungen zur Rehabilitation

Medizinische Rehabilitationsmaßnahmen, d. h. Anschlussheilbehandlungen oder Nach- und Festigungskuren, werden in der Regel von den Rentenversicherungsträgern, vereinzelt von den Krankenkassen, bei Nichtversicherten vom Sozialamt auf Antrag gewährt. Anschlussheilbehandlungen müssen noch während des Krankenhausaufenthaltes beantragt bzw. vom Krankenhaus direkt eingeleitet werden. Eine Nach- und Festigungskur kann innerhalb eines Jahres nach Abschluss der Primärbehandlung beantragt werden. Darüber hinaus ist ein Antrag auf Wiederholungskur nur bei schwerwiegenden körperlichen Funktionsstörungen aussichtsreich.

❗ Wird die Krebserkrankung aufgrund eines Rezidivs oder wegen Metastasen zu einem späteren Zeitpunkt wiederum behandlungsbedürftig, so besteht der Anspruch auf Nach- und Festigungskuren bzw. Anschlussheilbehandlung erneut.

Diese Maßnahmen werden auch nicht selbstversicherten Angehörigen, d. h. Ehefrauen von Versicherten sowie Rentenempfängern bewilligt. Medizinische Voraussetzung für eine Anschlussheilbehandlung ist die Frühmobilisierung der Patientin. Für eine Nach- und Festigungskur besteht die Bedingung, dass die Patientin nicht bereits bettlägerig pflegebedürftig ist.

Stufenweise Wiedereingliederung in das Erwerbsleben

Um Versicherten nach einer schweren Erkrankung den Einstieg in ihr Arbeitsleben zu erleichtern, gibt es die

Möglichkeit der stufenweisen Wiedereingliederung. Dies bedeutet, dass mit dem Arbeitgeber zunächst für einen befristeten Zeitraum von einigen Wochen oder Monaten eine reduzierte Arbeitszeit (z. B. halbtags oder 3 h täglich) vereinbart wird. Danach steigert sich die Arbeitszeit allmählich bis zur vollen Wiedereingliederung in den Arbeitsprozess.

Finanzierung. Die Dauer dieser Leistung ist von der Dauer des Krankengeldbezugs abhängig. In der Zeit der stufenweisen Wiedereingliederung bleibt der Versicherte weiter arbeitsunfähig krankgeschrieben. Die Wiedereingliederungszeit wird auf den für 78 Wochen gültigen Krankengeldanspruch angerechnet. Die Krankenkasse zahlt weiterhin Krankengeld, das zusätzlich erzielte Arbeitsentgelt wird darauf angerechnet. Der Arbeitgeber ist jedoch zur (finanziellen) Beteiligung nicht verpflichtet.

Rente wegen verminderter Erwerbsfähigkeit

Erwerbsminderungsrente erhält, unabhängig vom Lebensalter, jeder Versicherte, der
- voll oder teilweise erwerbsgemindert ist,
- die Wartezeit erfüllt hat und
- in den letzten 5 Jahren vor Eintritt der Erwerbsminderung 3 Jahre Pflichtbeiträge geleistet hat.

> **Cave**
>
> **Teilweise erwerbsgemindert** sind Versicherte, die wegen Krankheit oder Behinderung auf nicht absehbare Zeit außerstande sind, unter den üblichen Bedingungen des allgemeinen Arbeitsmarktes mindestens sechs Stunden täglich erwerbstätig zu sein; dabei ist die jeweilige Arbeitsmarktlage zu berücksichtigen.
> **Voll erwerbsgemindert** sind Versicherte, die wegen Krankheit oder Behinderung auf nicht absehbare Zeit außerstande sind, unter den üblichen Bedingungen des allgemeinen Arbeitsmarktes mindestens drei Stunden täglich erwerbstätig zu sein.

Inwieweit die Leistungsfähigkeit des Versicherten durch die Erkrankung eingeschränkt ist, wird durch eine medizinische Begutachtung festgestellt. Ein Richtmaß, ob volle oder teilweise Erwerbsminderung vorliegt, ist auch die aktuelle Situation und Vermittelbarkeit des Versicherten auf dem allgemeinen Arbeitsmarkt.

Wartezeit. Erwerbsminderungsrente kann nur gewährt werden, wenn eine Wartezeit von mindestens 60 Kalendermonaten Versicherungszeit erfüllt ist. Hierzu zählen
- Zeiten, in denen eigene Beiträge zur Rentenversicherung gezahlt wurden,
- Ersatzzeiten,
- Kindererziehungszeiten und
- Zeiten, die sich über den Versorgungsausgleich bei Ehescheidungen ergeben sowie
- Zeiten der nicht erwerbsmäßigen häuslichen Pflege, für die Beiträge von der Pflegekasse entrichtet wurden.

Beschäftigung vor Eintritt der Erwerbsminderung. Der Versicherte muss in den letzten 5 Jahren vor **Eintritt der Erwerbsminderung** mindestens 3 Jahre eine versicherungspflichtige Tätigkeit ausgeübt haben oder Zeiten nachweisen können, die als Pflichtversicherungszeiten gelten (z. B. Kindererziehungszeiten) oder regelmäßig weiterhin freiwillige Rentenversicherungsbeiträge entrichtet haben.

Rente auf Zeit. Erwerbsminderungsrente wird in der Regel auf Zeit (2–3 Jahre, Verlängerung möglich) gewährt. Besteht die Erwerbsminderung nach 9 Jahren Rentenbezug fort, wird die Rente unbefristet bewilligt.

Vor der **Entscheidung über den Rentenantrag** kann der Rentenversicherungsträger den Versicherten auffordern, Leistungen zur Rehabilitation (stationäre Heilmaßnahme) zu beantragen, wenn dadurch die Erwerbsfähigkeit gebessert oder wiederhergestellt werden kann.

33.4.2 Leistungen der Pflegeversicherung nach dem Sozialgesetzbuch (SGB) XI

Nach dem 1995 als 5. Säule im Sozialversicherungssystem in Kraft getretenen »Gesetz zur sozialen Absicherung des Risikos der Pflegebedürftigkeit« sind Personen pflegebedürftig, die wegen einer körperlichen, geistigen oder seelischen Krankheit oder Behinderung für die gewöhnlichen und regelmäßig wiederkehrenden Verrichtungen im Ablauf des täglichen Lebens auf Dauer, voraussichtlich für mindestens 6 Monate, in erheblichem oder höherem Maße der Hilfe bedürfen.

Häusliche Pflege

> **Definition**
>
> Pflegebedürftige Personen werden durch den medizinischen Dienst der Krankenversicherung entsprechend der Häufigkeit ihres Hilfebedarfs in drei Pflegestufen eingeteilt:
> - **Pflegestufe I:** Erheblich pflegebedürftige Personen, die mindestens einmal täglich bei wenigstens 2 Verrichtungen aus den Bereichen Körperpflege, Ernährung oder Mobilität der Hilfe bedürfen und zusätzlich mehrmals pro Woche Hilfe bei der hauswirtschaftlichen Versorgung benötigen.
> - **Pflegestufe II:** Schwerpflegebedürftige Personen, die mindestens 3-mal täglich zu verschiedenen Zeiten der Hilfe bedürfen und zusätzlich mehrmals pro Woche Hilfe bei der hauswirtschaftlichen Versorgung benötigen.
> - **Pflegestufe III:** Schwerst pflegebedürftige Personen, die rund um die Uhr der Hilfe bedürfen und zusätzlich mehrmals pro Woche Hilfe bei der hauswirtschaftlichen Versorgung benötigen.

Die Leistungen sind den Pflegestufen entsprechend gestaffelt. Sie können entweder als Sachleistung (Pflegeeinsätze von Sozialstationen oder anderen ambulanten Pflegediensten), als Geldleistung (Pflegegeld bei Betreuung durch Angehörige oder selbstbeschaffte Pflegekraft) oder in Kombination von Sach- und Geldleistung gewährt werden.

Die Pflegekasse stellt außerdem erforderliche Pflegehilfsmittel, z. B. Pflegebetten, zur Verfügung. Für pflegende Angehörige und andere ehrenamtlich Pflegende werden von der Pflegekasse Beitragszahlungen zur Renten- und Unfallversicherung, je nach dem Schweregrad der Pflegebedürftigkeit und dem wöchentlich in Stunden veranschlagten Pflegeaufwand, geleistet.

33.4.3 Schwerbehindertenrecht: »Rehabilitation und Teilhabe behinderter Menschen« nach dem Sozialgesetzbuch (SGB) IX

Einstufung und Dauer der Schwerbehinderteneigenschaft

Bei Krebserkrankungen wird die Schwerbehinderteneigenschaft mit einem GdB (Grad der Behinderung) von 50 für die Dauer von 5 Jahren anerkannt. Zusätzlich werden Organ- und Gliedmaßenschäden berücksichtigt und führen im Einzelfall zu einer Erhöhung bis zu einem GdB von 100. Nach dieser 5-jährigen sog. Heilungsbewährung ist eine Herabsetzung des GdB vorgesehen, wenn ein tumorfreier Befund besteht bzw. zwischenzeitlich kein Rezidiv und keine Metastasen aufgetreten sind.

Die Beurteilung des GdB erfolgt durch den ärztlichen Dienst des Versorgungsamtes als der zuständigen Behörde.

Erleichterungen und Nachteilsausgleiche für Schwerbehinderte

Schwerbehinderte haben Anspruch auf folgende Erleichterungen und Vergünstigungen:
- steuerliche Vergünstigungen (nach GdB gestaffelte pauschalierte Freibeträge in der Lohn- und Einkommensteuer),
- besonderen Kündigungsschutz am Arbeitsplatz,
- Zusatzurlaub (nach Beschäftigungsumfang 3–6 übertarifliche Urlaubstage pro Kalenderjahr),
- Vergünstigungen beim Antrag auf Wohngeld,
- Eintrittsermäßigungen bei Veranstaltungen und
- Altersrente ab dem vollendeten 60. Lebensjahr bei versicherungsrechtlich erfüllten Voraussetzungen.

Bei bestimmten zusätzlichen gesundheitlichen Einschränkungen bzw. ab einer bestimmten Höhe des GdB können für die Inanspruchnahme eines weiteren Nachteilsausgleichs folgende Merkzeichen im Schwerbehindertenausweis eingetragen sein:
- **G:** gehbehindert;
- **aG:** außergewöhnlich gehbehindert;
- **H:** hilflos;
- **Bl:** blind;
- **B:** ständige Begleitung erforderlich;
- **RF:** Rundfunk- und Fernsehgebührenbefreiung.

> **🅱 Praxistipp**
>
> Auskunft zu Fragen der Rehabilitation von Tumorkranken allgemein bzw. über regional erreichbare psychosoziale Beratungsstellen für Tumorkranke erteilen
> - Deutsche Krebshilfe e. V., Thomas-Mann-Str. 40, 53111 Bonn, Tel.: 0228/729900;
> - Krebsinformationsdienst (KID) des Deutschen Krebsforschungszentrums, Im Neuenheimer Feld 280, 69120 Heidelberg, Tel.: 06221/410121;
> - Frauenselbsthilfe nach Krebs e. V., Bundesgeschäftsstelle, B 6 10/11, 68159 Mannheim, Tel.: 0621/24434.

Literatur

Alt D, Weiss G (Hrsg) (1991) Im Leben bleiben. Psychosoziale Aspekte der Nachsorge brustkrebskranker Frauen. Springer, Berlin Heidelberg New York Tokio

Bundesarbeitsgemeinschaft (BAG) für Rehabilitation (Hrsg) (1991) Arbeitshilfe für die Rehabilitation Krebskranker. Heft 7/1991, Frankfurt

Hahn M (1994) Rehabilitation bei Mammakarzinom. In: Beck T, Knapstein PG, Kreienberg R (Hrsg) Das Mammakarzinom – interdisziplinäre Diagnostik, Therapie und Nachsorge. Enke, Stuttgart

Heckl U (1996) Gesunde Kranke, kranke Gesunde – der Umgang mit einer Tumorerkrankung im beruflichen Umfeld. Lang, Frankfurt/M

Tumorzentrum Heidelberg-Mannheim/Psychosoziale Nachsorgeeinrichtung und Fortbildungsseminar an der Chirurgischen Universitätsklinik Heidelberg (2001) Das Sozialrecht in der medizinischen und sozialen Rehabilitation von Krebskranken. Schriftenreihe, 6. überarbeitete Auflage

Walther J (2004) Arbeitsmaterialien zur Rehabilitationsberatung onkologischer Patienten Heidelberg (unveröffentlichtes Manuskript)

Physikalische Therapie

Etelka Földi

Die Ziele der physikalischen Therapie in der onkologischen Nachsorge sind zum einen, die Auswirkungen der Krebserkrankung, zum anderen die Nebenwirkungen ihrer Therapie zu lindern, dauerhafter körperlicher Beeinträchtigung vorzubeugen und die Lebensqualität der Patienten zu verbessern.

Sie beginnen bereits postoperativ mit mobilisierenden Maßnahmen und werden im späteren Verlauf zielgerichtet angewandt. Die fachgebundene und zielgerichtete Physiotherapie erfordert ein hochspezialisiertes Personal. Neben guten Kenntnissen in der physikalischen Therapie ist die Vertrautheit mit verschiedenen onkologischen Behandlungsmethoden und ihren Auswirkungen unerlässlich.

34.1 Postoperative physikalische Therapie nach der chirurgischen Brustkrebsbehandlung

Sie richtet sich in erster Linie nach der Radikalität der axillären Lymphonodektomie und ist unabhängig davon, ob die Brust abladiert oder brusterhaltend operiert wurde. Physikalische Therapiemaßnahmen (☐ Tab. 34.1) müssen schon in der Akutbehandlung des Brustkrebses eingeleitet werden. Erfahrungsgemäß können sie jedoch nur ansatzweise zur Wirkung kommen, zumal die Liegezeiten in den Akutkliniken sich deutlich verkürzt haben.

Atemübungen. Schmerzbedingt wird die Atmung flacher. Unter krankengymnastischer Anleitung sollten Atemübungen mit Kontrolle der Brustkorbbeweglichkeit eingeleitet werden.

Haltungskorrektur. Häufig wird das Schultergelenk auf der operierten Seite nach oben und nach vorne gezogen,
— weil der Spannungsschmerz auf diese Weise nachlässt;
— weil die vordere Brustkorbwand unbewusst vor Stößen geschützt wird;
— aus psychologischen Gründen, um das Fehlen der Brust möglichst zu verbergen.

Zur Vorbeugung chronischer Schmerzen im Schultergürtel sollten die Patienten auf eine aufrechte Körperhaltung ohne Muskelverspannung achten.

Aktive Muskelarbeit mit Pumpübungen sowie Effleurage. In den afferenten Lymphgefäßen der entfernten Lymphknoten kann es zu einer Lymphgefäßthrombose kommen. Diese thrombotisch verschlossenen Lymphgefäße lassen sich am Oberarm oder am gesamten Arm als feine Stränge tasten. Der Arm wird als schwer empfunden, und es treten dumpfe, ziehende Schmerzen auf. Als Therapiemaßnahmen bewähren sich mehrmals täglich durchgeführte Bewegungsübungen ohne forcierte Dehnung und Pumpübungen mit der Faust und darauf folgender Ausstreichung. Nach einer brusterhaltenden Operation sollte die Brust mit Ausstreichungen mitbehandelt werden.

☐ **Tab. 34.1.** Physikalische Therapie nach Brustkrebsbehandlung

Postoperative physikalische Therapie nach der chirurgischen Brustkrebsbehandlung		Behandlung von Spätkomplikationen	
Indikationen	Therapie	Indikationen	Therapie
Schmerzbedingte Störung der Atmung	Atemgymnastik	Präventive Entstauungstherapie bei Lymphödemrisikofaktoren	Serienweise manuelle Lymphdrainagen, bei körperlicher Belastung Kompressionsarmstrumpf
Fehlhaltung des Schultergelenks an der OP-Seite	Haltungskorrektur	Chronisches Lymphödem	Phase I der Therapie, nachfolgend Phase II
Beschwerden infolge Lymphgefäßthrombosen	Pumpübungen zur Betätigung der Muskel- und Gelenkpumpe, Effleurage	Strahlenschäden, Armplexusläsion	Innervierende Krankengymnastik
Ab dem 10. postoperativen Tag	Schultergelenkmobilisation	Additive physikalische Therapie zur Behandlung orthopädischer und neurologischer Erkrankungen, unabhängig vom Brustkarzinom	Hydro-, Thermo-, Elektrotherapie; spezielle manuelle Techniken, Krankengymnastik

Schultermobilisation

Cave

In den ersten 7 postoperativen Tagen sollten keine Dehnungsübungen zur Schultermobilisation durchgeführt werden.

Prospektive klinische Studien haben nämlich gezeigt, dass bei Patientinnen, bei denen vom ersten postoperativen Tag an Dehnungsübungen durchgeführt wurden, signifikant häufiger Wundheilungsstörungen und Serombildungen auftraten als bei denjenigen, deren Schulter in den ersten 7 Tagen immobilisiert wurde; Wundheilungsstörungen und Serombildung beeinträchtigen die Lymphgefäßregeneration, sie sind Lymphödemrisikofaktoren.

❽ Praxistipp

Krankengymnastische Übungen zur Schultergelenkmobilisation sollten erst nach der 1. postoperativen Woche beginnen und in den folgenden Monaten konsequent, mindestens 2-mal täglich 15 min lang, durchgeführt werden.

Während einer Strahlentherapie oder einer adjuvanten Chemotherapie sollte die Indikation zu einer physikalischen Therapie zurückhaltend gestellt werden, um die Patientinnen nicht zusätzlich zu belasten. Atemübungen sowie leichte kreislaufindifferente Krankengymnastik können von Nutzen sein, körperliches Training jedoch nicht.

34.2 Physikalische Therapie von Spätkomplikationen der Brustkrebsbehandlung

34.2.1 Lymphologische Spätkomplikationen

Die häufigste Komplikation der operativen und strahlentherapeutischen Brustkrebsbehandlung ist das Lymphödem. Göltner et al. (1985) haben gezeigt, dass der Rückgang der Radikalität chirurgischer Maßnahmen die Häufigkeit des Lymphödems nicht wesentlich reduziert hat, lediglich dessen Schweregrad. Das Tributargebiet der axillären Lymphknoten umfasst den ipsilateralen Arm und den ipsilateralen oberen Rumpfquadranten. Es ist selbstverständlich, dass es infolge der axillären

Lymphadenektomie in Kombination mit brusterhaltenden Operationen neben dem Armlymphödem auch zu einem Brustlymphödem kommen kann. Pecking (1996) hat gezeigt, dass – unabhängig davon, ob die Brust amputiert oder brusterhaltend operiert wurde – bei Entfernung von 13 axillären Lymphknoten 3 Jahre nach dem Eingriff der Lymphabfluss in 96% der Fälle gestört ist. Von diesen 96% zeigten 20% ein manifestes Lymphödem, die anderen Patientinnen befanden sich im Latenzstadium des Lymphödems. (Während des Latenzstadiums ist klinisch noch kein Ödem nachweisbar, die Funktion der Lymphgefäße ist jedoch bereits erheblich beeinträchtigt.)

34.2.2 Lymphödemrisikofaktoren

Individuelle Variabilität des Lymphgefäß- und Lymphknotensystems. Im Falle von in der Anzahl wenigen, im Durchmesser größeren Lymphkollektoren kommt es verständlicherweise häufiger zur Armanschwellung, da die Anzahl der zurückgebliebenen, zur Kompensation fähigen Lymphgefäßen niedriger ist. Eine ausschlaggebende Rolle spielt natürlich auch die Radikalität der Axillarevision, in Abhängigkeit vom Tumorstadium. Ob und wie weit die Sentinellymphknotenmethode die Prävalenz der Arm- und/oder Brustlymphödeme verringert, bleibt abzuwarten. Die bisherige Beobachtungszeit reicht nicht aus hierüber valide Zahlen zu nennen.

Eine Reihe von ätiologischen Faktoren, die außerhalb des lymphvaskulären und lymphnodulären Systems liegen, spielen ebenfalls eine wichtige Rolle. Beim Vorliegen von Lymphödemrisikofaktoren ist eine prophylaktische physikalische Entstauungstherapie serienweise indiziert.

Cave

Lymphödemrisikofaktoren sind:
- chronische Hauterkrankungen wie Psoriasis, Neurodermitis;
- Hormondysbalancen im Bereich der hypophyseal-thyreoidalen oder hypophyseal-ovariellen Hormonkreise;
- Diabetes mellitus;
- PCP und Polyarthrosen;
- Adipositas.

34.3 Therapie des Lymphödems nach Brustkrebsbehandlung

Die Therapie erfolgt mittels der komplexen physikalischen Entstauungstherapie (KPE). Diese besteht aus
- manuellen Lymphdrainagen,
- Kompression mittels Kompressionsbandagen bzw. Kompressionsarmstrümpfen,
- Krankengymnastik zur bestmöglichen Funktion der Muskel- und Gelenkpumpen und
- Hautpflege.

Ihre Zielsetzung ist es, das chronische Lymphödem in das Latenzstadium zurückzuführen.

Manuelle Lymphdrainage (ML). Diese Massageform besteht aus einer leichten Dehnung der Haut und des Unterhautgewebes unter Berücksichtigung der Anatomie der Lymphgefäße. Die schonend durchgeführte Dehnung wirkt sich positiv auf den Lymphabfluss aus, indem die Pulsation der Lymphangiome verstärkt wird und sich infolgedessen das Lymphzeitvolumen erhöht. Im Bereich lymphostatischer fibrosklerotischer Gewebeverhärtungen wendet man sog. Ödemlockerungsgriffe mit einem etwas erhöhten Massagedruck an. Die Wirksamkeit der ML hängt von der fachkundigen Mischung verschiedener manueller Techniken ab.

Kompressionstherapie. Die Kompression bildet einen unabdingbaren Teil der KPE. Sie erfolgt entweder mit speziellen lymphologischen Kompressionsbandagen oder mit nach Maß angefertigten Kompressionsarmstrümpfen und Kompressionshandschuhen. Es ist darauf zu achten, dass hierdurch die Armbeweglichkeit nicht eingeschränkt wird. Beim Tragen der lymphologischen Kompressionsbandagen oder der medizinischen Kompressionsstrümpfe dürfen keine Schmerzen auftreten.

Krankengymnastik. Sie wird je nach Bedarf entweder im Sinne einer Muskelkräftigung oder in Kombination mit Gelenkmobilisation durchgeführt. Die Anleitung der Patientinnen zur Krankengymnastik muss stets individuell erfolgen. Die krankengymnastischen Übungen sollten auf Dauer beibehalten und möglichst in Kompression durchgeführt werden.

Hautpflege. Mit ihrer Hilfe sollten Erysipele verhindert und die oberflächigen kollateralen Lymphgefäße geschont werden. Sie reicht von einfacher Fett- und Feuchtigkeitszufuhr bis hin zu Sofortmaßnahmen bei Verletzungen und Insektenstichen.

2 Phasen der KPE. Die KPE wird mit der sog. Phase I begonnen. Während dieser Phase I sind täglich ML-Behandlungen indiziert. Die Kompression erfolgt mit Kompressionsbandagen, die täglich 12–22 h getragen werden müssen, ergänzt durch tägliche Krankengymnastik und Hautpflege. Nach Erreichen des bestmöglichen Entstauungseffektes geht die Phase I nahtlos in die Phase II der KPE über mit der Zielsetzung, den erreichten Therapieerfolg zu erhalten bzw. noch zu optimieren. Die Basis der Behandlung in dieser Phase besteht in der Kompression mittels nach Maß angefertigter medizinischer Kompressionsstrümpfe. Ergänzend können ambulant vorgenommene ML-Behandlungen erforderlich sein. Hautpflege und krankengymnastische Übungen werden von der Patientin selbst durchgeführt. Berücksichtigt man die zur Zeit gültigen Verordnungsrichtlinien von Heilmitteln, so ist folgende Vorgehensweise zu empfehlen:
- Armlymphödeme Stadium I–II (□ Abb. 34.1): LYII (Gesamtverordnungsmenge des Regelfalles: Bis zu 30 Therapieeinheiten; Verordnung außer des Regelfalls ist möglich).
- Armlymphödeme Stadium II–III (□ Abb. 34.1): LYI-II (Gesamtverordnungsmenge des Regelfalls: Bis zu 50 Therapieeinheiten; Verordnung außer des Regelfalls ist möglich). Im Falle von operativer und/oder strahlentherapeutischer Behandlung von Krebsrezidiven ist die Vorgehensweise ähnlich wie nach der Erstbehandlung des Mammakarzinoms.

Additive physikalische Maßnahmen. Hierunter verstehen wir in erster Linie die sachkundige Behandlung neurologischer und/oder orthopädischer Krankheitsbilder. Die größte Bedeutung hat die nichtmedikamentöse Schmerztherapie. Bei der Anwendung balneotherapeutischer und thermotherapeutischer (Kryotherapie, Thermotherapie) Maßnahmen ist eine große berufliche Erfahrung erforderlich, damit die Schmerzlinderung nicht mit einer Ödemverschlechterung erkauft wird. Die Anwendung elektro- und ultraschalltherapeutischer Maßnahmen sollte in den Händen lymphologisch versierter Ärzte liegen.

Spätkomplikationen durch Strahlenschädigungen kommen heute äußerst selten vor. Radioderme, ossäre Radionekrosen und radiogene Armplexusschädigungen treten in erster Linie bei Nachbestrahlungen wegen loko-

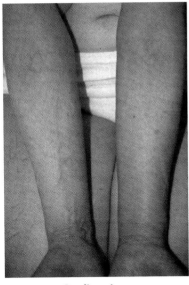 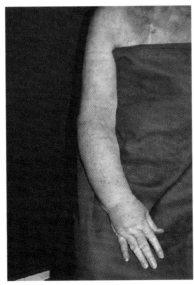 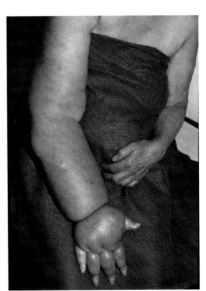

Stadium I   **Stadium II**   **Stadium III**

◪ **Abb. 34.1.** Sekundäres Armlymphödem

regionaler Rezidive auf. Innervierende krankengymnastische Übungen, ohne Dehnungen im Bereich der Schulter, können bei Plexopathien bescheidene Therapieerfolge erzielen. Im Falle strahlenbedingter Gelenkbeweglichkeitseinschränkungen sind Mobilisationstechniken kontraindiziert.

Literatur

Földi E (2004) Lymphologische Nachsorge nach Brustkrebsbehandlung. Ist sie heute noch aktuell? Vortrag 24. Jahrestagung der Deutschen Gesellschaft für Senologie, 02.–04.09.2004, Freiburg

Földi E, Baumeister RGH, Bräutigam P, Tiedjen KU (1998) Zur Diagnostik und Therapie des Lymphödems. Dt. Ärzteblatt, Sonderdruck, 13: A-740–747; B-610–614; C-561–565

Göltner E, Fischbach JU, Mönter B, Kraus A, Vorherr H (1985) Objektivierung des Lymphödems nach Mastektomie. Dtsch Med Wochenschr 24: 949–952

Heilmittel-Richtlinien. Sonderdruck der Kassenärztlichen Vereinigung in Deutschland

Pecking A (1996) Le lymphologue: fréquence du lymphoedème. Vortrag beim Kongress der UNESCO: Cancer – Sida et qualité de vie. 15.–17.1.1996

Einsatz komplementärmedizinischer Methoden in der Therapie des Mammakarzinoms

Josef Beuth

35.1 Einleitung

Die Anwendung komplementärmedizinischer Diagnostik- und Therapieverfahren ist bei Mammakarzinompatientinnen weit verbreitet. Sie resultiert meist aus dem verständlichen Wunsch, nichts unversucht zu lassen, um Heilung zu erzielen oder die Lebensqualität zu erhalten bzw. zu verbessern. Die überwiegende Mehrzahl komplementärmedizinischer Therapieverfahren erzielt ihre (angebliche!) Wirkung über unspezifische Immunmodulation/Immunstimulation, antioxidative- oder Zellmembran-/Genom-stabilisierende Aktivitäten. Randomisierte kontrollierte klinische Studien zur Unbedenklichkeit und Wirksamkeit fehlen für die meisten Verfahren. Vereinzelte evidenzbasierte komplementärmedizinische Maßnahmen können die konsensierten onkologischen Standardtherapien optimieren und sind in das für Kassenärzte/-ärztinnen verpflichtende Curriculum des Disease Management Programms (DMP) Mammakarzinom der KV Nordrhein integriert.

35.2 Grundlagen komplementärmedizinischer Maßnahmen in der Onkologie

Tumorerkrankungen erfordern diagnostische und therapeutische Maßnahmen, die auf Qualität und Unbedenklichkeit geprüft sind und deren Wirksamkeit belegt ist. Die Evidence-Based Medicine (EBM) hat diesbezüglich Untersuchungs-/Studiendaten in 5 Grade der Evidenz eingeteilt, je nach Design der Studien und Quellen der Information.

> **Definition**
>
> Gemäß EBM können ausschließlich Studien der Evidenzgrade I (randomisierte kontrollierte Studien) und II (epidemiologische Kohortenstudien) die Wirksamkeit einer medizinischen Maßnahme belegen. Untersuchungen der Evidenzgrade III–V (nichtkontrollierte Studien, Kasuistiken, Expertenmeinungen) können u. a. Trends aufzeigen, keinesfalls aber Unbedenklichkeits- sowie Wirksamkeitsnachweise führen (Sackett et al. 1996).

Diesen Forderungen entsprechend haben sich für die Therapie des Mammakarzinoms Operation, Chemo-, Strahlen- und Hormontherapie als Standardtherapien bewährt. Allein diese Therapieformen haben sich bislang in Studien der EBM Grade I oder II als tumordestruktiv und

Tumorart- und Tumorstadium abhängig als kurativ erwiesen. Demnach haben sie als wissenschaftlich-begründete Tumortherapie absolute Priorität (DeVita et al. 2001).

Definitionsgemäß sind komplementärmedizinische Maßnahmen Ergänzungen oder Optimierungen der onkologischen Standardtherapien. Sie sind mit Nachdruck zu unterscheiden von »alternativen Therapien«, die erprobte Standardtherapien ersetzen sollen. In den vergangenen Jahren wurden definierte komplementäre Therapiemaßnahmen in wissenschaftlichen Untersuchungen und randomisierten kontrollierten klinischen Studien erforscht, um sie bei Wirksamkeit in die Standardtherapiekonzepte zu integrieren (Beuth 2002, 2005). Derartige Forschungsaktivitäten erscheinen auch deshalb notwendig, als ca. 80% aller Tumorpatienten/-innen z. T. kontraindizierte bzw. gesundheitsgefährdende komplementäre Maßnahmen anwenden, oft ohne das Wissen der behandelnden Ärzte/Ärztinnen (Münstedt 2003).

35.2.1 Evidenzbasierte komplementärmedizinische Maßnahmen

Therapeutische Maßnahmen, die komplementär zur konsensierten Standardtherapie empfohlen werden, erheben den Anspruch, diese optimieren zu können. Für definierte komplementäre Therapiemaßnahmen (Behandlungsintensität und -dauer in Abhängigkeit von Tumorart, -stadium bzw. individuellen Risiko-/Prognosefaktoren) liegen Daten aus Wirksamkeitsnachweis relevanten klinischen Studien der EBM-Evidenzgrade I oder II vor. Sie belegen deren Wertigkeit, erkennbar am Patienten/-innen Benefit, insbesondere verbesserte Lebensqualität durch Reduktion tumor- bzw. therapieinduzierter Symptome/Auswirkungen. Alle nachfolgend genannten Therapieansätze werden in randomisierten kontrollierten klinischen Studien weiter evaluiert, da Unbedenklichkeits-/Wirksamkeitsnachweise für einzelne Tumorarten und -stadien zu führen sind (Beuth et al. 2005). Um weitere komplementärmedizinische Therapiemaßnahmen in die wissenschaftlich-begründete Onkologie integrieren zu können, muss deren Unbedenklichkeit und Wirksamkeit zunächst in relevanten klinischen Studien belegt werden.

Diätetik/Ernährungsoptimierung

Alle verfügbaren Untersuchungen deuten darauf hin, dass nicht ausgewogene sowie übermäßige Ernährung (u. a.

zu wenig Obst, Gemüse, Getreideprodukte, Ballaststoffe; zu viel tierisches Fett, Fleisch, Alkohol) wesentliche Ursachen für die Entstehung von (Mamma)Karzinomerkrankungen sind. Änderungen der Ernährung bzw. ernährungsbedingter Gewohnheiten könnten die Mammakarzinomhäufigkeit um ca. 30–40% senken (Prasad et al. 1998). Somit scheint die allgemeine Ernährungsberatung/-optimierung, u. a. nach den Richtlinien der Deutschen Gesellschaft für Ernährung (DGE) zur Prävention sinnvoll zu sein.

Obwohl es keine Ernährungsform gibt, die Mammakarzinomerkrankungen mit Sicherheit verhindern kann und obwohl die wissenschaftlich gesicherte Datenlage zu den Zusammenhängen von Ernährung und Krebs noch viele Lücken aufweist, lassen sich Ernährungsempfehlungen aufstellen, die das Risiko für Krebserkrankungen zumindest senken. Welche Mechanismen diesen Effekten zugrunde liegen, ist immer noch Gegenstand der Forschung. Die krebspräventive Wirkung beispielsweise von Obst und Gemüse scheint nicht auf einzelne Inhaltsstoffe zurückführbar zu sein. Vielmehr kommt der Beeinflussung des Erkrankungsrisikos für (Brust)Krebs eher dem Ernährungsmuster, d. h. der Nahrungsmittelauswahl, -zubereitung und -menge eine tragende Bedeutung zu. Erste Untersuchungen lassen vermuten, dass sich die mit den einzelnen Nahrungsbestandteilen zu erzielenden Effekte addieren bzw. beeinflussen und somit das Krebsrisiko bestimmen. Welche die relevanten Wirkmechanismen beim Menschen sind, ist bislang nicht eindeutig geklärt. Als Schutzfaktoren hinsichtlich (Mamma)Karzinomentstehung werden diverse Substanzen diskutiert, die natürlicherweise in Nahrungsmitteln vorkommen, u. a. β-Karotin, die Vitamine A, C, E und Folsäure, die Spurenelemente Selen und Zink, Ballaststoffe sowie definierte sekundäre Pflanzenstoffe, z. B. Farb- und Aromastoffe (Watzl et al. 1999).

🖇 Praxistipp

Eine umfassende Anleitung **Krebsprävention durch Ernährung** vom Deutschen Institut für Ernährungsforschung beruht auf der aktuellen Datenlage, ist mit Blick auf die Bedingungen in Deutschland erarbeitet worden und kann kostenlos abgefragt werden (www.dife.de).

Die ernährungsmedizinische Betreuung von (Mamma) Karzinompatienten/innen ist ein zentraler Bestandteil im multimodalen onkologischen Therapiekonzept, da eine adäquate Ernährung im Verlauf einer (fortschreitenden) Krebserkrankung eine wesentliche Voraussetzung zur Aufrechterhaltung des Allgemeinzustandes und der Lebensqualität ist. Darüber hinaus hat der Ernährungszustand von Patienten wesentlichen Einfluss auf eine Vielzahl klinischer Parameter, u. a. Morbidität, Therapietoleranz, Nebenwirkungsrate sowie Immunität. Auch wenn eine ernährungsmedizinische Betreuung bei (Mamma)Karzinompatienten/innen alleine keine Heilung bzw. Beeinflussung von Tumorwachstum bewirken kann, können bei rechtzeitigem Einsatz und konsequenter Umsetzung eine Verschlechterung des Ernährungszustandes und die sich daraus ergebenden klinischen Folgen wesentlich beeinflusst werden. Auch könnte die individuelle Ausgangssituation (u. a. Patienten/innen Compliance; Einhaltung optimaler Zeit-/Dosierungsschemata der indizierten Standardtherapien) verbessert und Therapienebenwirkungen reduziert werden (Zürcher 2001).

▐ Cave ▐

Achtung: Immer wieder empfehlen selbsternannte Experten so genannte Krebsdiäten, deren Relevanz ein Laie in der Regel nur schwer beurteilen kann. Äußerste Vorsicht ist geboten, wenn eine garantierte Vorbeugung oder Heilung der Erkrankung in Aussicht gestellt werden. Aus wissenschaftlicher Sicht ist von Krebsdiäten (u. a. Breuß: »Krebskur total«; Burger: »Instinktotherapie«; Gerson: »Diättherapie bösartiger Erkrankungen«; Seeger: »Rote Bete als Heilmittel gegen Krebs«; Budwig: »Öl-Eiweiß-Kost«) ausdrücklich abzuraten, da sie weder auf Unbedenklichkeit noch auf Wirksamkeit geprüft sind und lebensgefährlich sein können (Beuth 2003).

Körperliche Aktivierung (Sport)

Bewegungsmangel ist neben Fehlernährung ein gesundheitspolitisch und ökonomisch ernstzunehmendes Problem unserer Gesellschaft und mit verantwortlich für diverse Zivilisationskrankheiten, u. a. das (Mamma)Karzinom.

Dem Sport, d. h. der individuellen Situation angepasste körperliche Aktivität, kommen als wichtigste Aufgaben zu

▬ **Prävention**
moderates Ausdauertraining kann das Krebsrisiko signifikant senken, u. a. für das Mammakarzinom

> **▬ Rehabilitation**
>
> Wiederherstellen von Körperfunktionen, Beweglichkeit, Kraft, Ausdauer;
> individuell angepasstes, moderates Ausdauertraining kann nach abgeschlossener Therapie u. a.
> - das Immun-, Hormon-, Herz-Kreislauf-System stabilisieren/aktivieren,
> - das therapieinduzierte Fatigue-Syndrom mildern,
> - die psychische Befindlichkeit/Lebensqualität verbessern,
> - die psychosoziale Integration erleichtern bzw. verbessern,
> - das Selbstwertgefühl wiederherstellen bzw. stabilisieren (Landessportbund NRW 2005).

Die derzeitige Studienlage bezüglich Prävention und Rehabilitation des Mammakarzinoms durch Sport belegt den Wert von moderatem Ausdauertraining (Schüle 2001; Landessportbund NRW 2005).

Wissenschaftlich abgesicherte Daten aus kontrollierten Studien (EBM-Level I–II) zur Wertigkeit von körperlicher Aktivierung (Sport) bei Mammakarzinompatientinnen unter laufender Chemo-/Strahlentherapie sind derzeit nicht verfügbar. Erste Anwendungsbeobachtungen und Pilotstudien waren vielversprechend (Reduktion des Fatigue-Syndroms; Stabilisierung der Lebensqualität) und sollen in derzeit laufenden klinischen Studien bestätigt werden.

Der deutsche Arzt Dr. van Aaken, hat das Interesse an der Thematik »Sport und Krebs« in den 1960er Jahren geweckt. Er glaubte erstmals den Nachweis führen zu können, dass moderates Ausdauertraining die Entstehung von Krebs reduzieren bzw. verhindern könne. Eine entscheidende Rolle spielte in seinem Verständnis die durch den Lauf-/Ausdauersport verbesserte Sauerstoffversorgung des Organismus (van Aaken 1977). Die Beziehung zwischen Sport und Immunsystem wird seit den 1970er Jahren intensiv erforscht (Liesen 1997), und seit den 1980er Jahren wird Sport nicht mehr ausschließlich als präventive Maßnahme, sondern auch als Rehabilitationsmaßnahme bei (Mamma)Karzinompatienten/innen empfohlen.

Sportliche Aktivitäten sollen in Anlehnung an Empfehlungen der Deutschen Landessportbünde zur Erhaltung bzw. Verbesserung der physischen, psychischen und sozialen Leistungsfähigkeit beitragen. Diesbezüglich sollte moderates Ausdauertraining ausschließlich im aeroben Bereich erfolgen. Orientierend entspricht dies dem Erreichen einer Herzfrequenz von 180 Schlägen pro Minute minus Lebensalter für die Dauer der Belastung. Trainingseinheiten unter 20 Minuten sind nicht effektiv.

 Praxistipp

Beispiel: Nach Prüfung der Sporttauglichkeit 2- bis 3-mal Bewegung pro Woche für ca. 30–60 Minuten. Dies entspricht einem Verbrauch von ca. 2000 kcal pro Woche. Weiterführende Empfehlungen können über den Landessportbund NRW (Sport in der Krebsnachsorge 2005) kostenlos angefordert werden.

Psychoonkologische Betreuung

Zum Zeitpunkt der Diagnosestellung und -Diagnosemitteilung erleiden (Brust)Krebspatienten/innen eine Vielzahl psychischer Traumen/Beschwerden. Psychoonkologie ist die professionelle Begleitung und Behandlung psychischer Beschwerden während und nach einer Krebserkrankung (Tschuschke 2005). Die in der Praxis angewandten psychoonkologischen Verfahren/Methoden sind hinsichtlich ihrer Wirksamkeit (Reduktion von individuellen Beschwerden im körperlichen, seelischen und geistigen Bereich) noch nicht definitiv belegt. Es fehlen bislang wissenschaftlich-fundierte klinische Studien der EBM-Level I oder II, die den Wirksamkeitsnachweis der psychoonkologischen Begleitung von Krebspatienten/innen aufzeigen. Pilotstudien und Kasuistiken legen allerdings die Vermutung nahe, dass eine psychoonkologische Behandlung viel versprechende Effekte zeitigen kann, insbesondere für Mammakarzinompatientinnen (Rehse 2001; Spiegel et al. 2000), u. a.

- verbesserte psychosoziale Kompetenz,
- vermehrtes eigenverantwortliches Handeln,
- verlängerte rezidivfreie- bzw. Überlebenszeit.

> **Definition**
>
> Laut Definition der Kassenärztlichen Vereinigung Nordrhein (KV Nordrhein 2004) soll unter einer psychoonkologischen Betreuung »die Wiederbefähigung der Betroffenen zur Teilnahme am beruflichen und sozialen Leben« verstanden werden.

Sie sollte für alle Krebspatienten/innen gewährleistet sein und insbesondere die Patienten/innen-orientierte (empathische) Begleitung während des gesamten Versorgungsablaufes umfassen.

Die Aufnahme einer psychoonkologischen Behandlung ist angezeigt, wenn Patienten/innen den Wunsch nach Begleitung/Behandlung äußern bzw. wenn körperliche/psychische Störungen im Rahmen einer (Mamma) Karzinomerkrankung aufgetreten sind. Der Beginn einer psychoonkologischen Behandlung sollte möglichst zeitnah zur Diagnosestellung erfolgen, bei Bedarf aber auch nach Abschluss aller Therapiemaßnahmen. Dies setzt voraus, dass Patienten/innen über psychoonkologische Behandlungsmöglichkeiten informiert werden, was im Rahmen des »Disease Management Programms Mammakarzinom« in NRW konsequent umgesetzt wird.

Die psychoonkologische Betreuung/Psychotherapie sollte von Psychologen/innen oder speziell ausgebildeten Ärzten/Innen durchgeführt werden. Welche Form der psychoonkologischen Therapie/Begleitmaßnahme (u. a. Gesprächstherapie, Entspannungsübungen; Visualisieren) für die jeweilige Person bzw. Patientin die richtige ist, sollte vom Therapeuten individuell und in Absprache mit den Betroffenen entschieden werden und hängt u. a. von dessen Ausbildung und Erfahrung ab. Als therapeutische Ziele der psychoonkologischen Begleitung von (Mamma)Karzinompatienten/Innen gelten

- Stabilisieren und Verbessern der psychischen Situation,
- Erkennen, Erlernen und Anwenden von Abwehrstrategien,
- Wiederherstellen und Verbessern des Selbstwertgefühles,
- Auseinandersetzen mit Körperbild, Körperfunktionen, Körperempfindungen,
- Vermitteln von Coping-Strategien (Krisenbewältigung),
- Verbessern von sozialen Beziehungen/Aktivitäten bzw. des Bindungsverhaltens,
- Fördern der Eigenverantwortung,
- Unterstützen bei der Suche nach neuem Lebenssinn bzw. von neuen Lebenszielen (Angenendt 2003).

Selentherapie

Selen ist ein essenzielles Spurenelement und wurde 1817 von J. J. Berzelius entdeckt. Es galt initial als hoch toxisch, bevor in den 1950er Jahren nachgewiesen wurde, dass Selenmangel (u. a. durch Selenmangelernährung) bei Tieren Krankheiten hervorruft und die Zufuhr von Selen lebensnotwendig ist. Mit der Nahrung wird biologisch/organisch gebundenes Selen aus Pflanzen (überwiegend als Selenomethionin) oder aus tierischen Nahrungsmitteln (überwiegend als Selenocystein) aufgenommen. Zu den selenreichen Lebensmitteln zählen insbesondere Fisch, Fleisch, Vollkorn, Hülsenfrüchte sowie (Para)Nüsse. In epidemiologischen- und Interventionsstudien stellte sich heraus, dass Selen auch für Menschen essenziell ist. Mittlerweile ist Selen präventivmedizinisch und therapeutisch (u. a. bei Krebserkrankungen) evaluiert und als funktioneller Bestandteil diverser Proteine bzw. Enzyme dokumentiert (Sill-Steffens 2003).

Die Erforschung der Basismechanismen und klinischen Relevanz des Spurenelementes Selen (insbesondere in Form des Natriumselenits; Na-Selenit) wird international auf höchstem Niveau betrieben und hat Anwendungsgrundlagen für die Onkologie aufgezeigt, z. B. als komplementärmedizinische Maßnahme während Chemo- und Strahlentherapie. Insbesondere der Nachweis, dass die antioxidative Wirkung von Na-Selenit

- die therapeutische Wirksamkeit definierter Chemotherapien bzw. der Strahlentherapie verstärken kann sowie
- die tumordestruktive Wirksamkeit von Chemo- und Strahlentherapie nicht reduziert (Hehr et al. 1999; Roth et al. 1999)

hat die studienmäßige Testung dieser komplementärmedizinischen Maßnahme forciert (Buentzel et al. 2002; Beuth 2005). Hauptzielkriterium der randomisierten, kontrollierten klinischen Studien ist die Reduktion Chemo-/Strahlentherapie induzierter Nebenwirkungen und die damit einhergehende Verbesserung der Lebensqualität. Dies würde eine Optimierung (hinsichtlich zeitlicher Abfolge und Dosierung) der konsensierten Standardtherapien ermöglichen und den kurativen Ansatz unterstützen.

Die Grundlage der Verabreichung von Na-Selenit unter Chemo-/Strahlentherapie beruht im Wesentlichen auf der Kenntnis

- der weitverbreiteten Selenmangelversorgung durch die Ernährung,
- der erhöhten Bedarfes an Selen in definierten Lebens-/ Erkrankungsphasen,
- des dokumentierten Selenmangels bei Patienten/innen mit definierten Tumoren (Biesalski 1997; Prasad et al. 2001).

Studienlage/EBM-Bewertung

Die krebspräventive Wirkung konnte in Studien der EBM-Grade I/II aufgezeigt werden. Nachgewiesene Selenmangelzustände sollten durch indikationsbezogene Selengaben ausgeglichen werden.

Experimentelle/präklinische Daten zeigen, dass Na-Selenit die Wirksamkeit der Chemo-/Strahlentherapie verstärken kann.

Zur Na-Selenit-Therapie als komplementärmedizinische Maßnahme während Chemo-/Strahlentherapie liegen Studien der EBM-Evidenzgrade I/II vor, die den Wirksamkeitsnachweis (u. a. bei Kopf-Hals Karzinome) belegen.

ⓘ Praxistipp

Therapeutische Anwendungen von Na-Selenit, die in Untersuchungen der EBM Evidenzgrade III–V belegt sind, können individuell und indikationsbezogen (z. B. bei Mammakarzinompatientinnen) sinnvoll sein. Sie bedürfen aber weiterer Austestung in Studien der EBM-Evidenzgrade I/II, ehe sie allgemein indikationsbezogen empfehlenswert sind.

Enzymtherapie

Bromelain und Papain (Rohextrakte aus der Ananas und Papaya) sind pflanzliche, proteolytische Enzyme (so genannte Cysteinproteasen), deren naturheilkundliche Bedeutung seit Jahrtausenden bekannt ist. Obgleich die wirksamkeitsbestimmenden Bestandteile und Basismechanismen bislang nur teilweise erforscht wurden, sind entzündungshemmende, antiödematöse sowie antithrombotische/fibrinolytische Aktivitäten experimentell und klinisch belegt (Leipner et al. 2000). Pflanzliche Enzyme werden als Monopräparate (Bromelain) oder als Kombinationspräparate (z. T. in Kombination mit Enzymen tierischen Ursprungs wie Trypsin, Chymotrypsin als systemische Enzymtherapie) u. a. in der komplementär-onkologischen Therapie des Mammakarzinoms verabreicht.

Die systemische Enzymtherapie wurde vor ca. 80 Jahren von Max Wolf in die Onkologie eingeführt. Grundlage war die Beobachtung, dass das Serum von Krebspatienten/innen Tumorzellen nicht adäquat abtöten konnte. Die Erkenntnis, dass mit zunehmendem Lebensalter Krebserkrankungen häufiger werden und gleichzeitig die Produktion körpereigener proteolytischer Enzyme nachlässt, induzierte in Wolf die Frage, ob er nicht proteolytische Enzymgemische verabreichen könne, um dadurch die tumorizide Aktivität des Serums wiederherzustellen (Wolf et al. 1970).

Für definierte proteolytische Enzyme bzw. Enzymgemische wurden experimentelle/präklinische Wirkungen/Wirksamkeit nachgewiesen, u. a. immunologische, antiinfektiöse, antitumorale und antimetastatische Aktivitäten. Ferner liegen gut dokumentierte Anwendungsbeobachtungen (AWBs) für standardisierte Monoenzyme/Enzymgemische vor, die einen Einfluss der Therapie auf Immunitätslage und Lebensqualität (u. a. Reduktion von Nebenwirkungen tumordestruktiver Chemo-/Strahlentherapien) dokumentieren. Diese AWBs fanden wissenschaftliche Bestätigung in GEP (Good Epidemiological Practice-)konformen Kohortenstudien (EBM-Evidenzgrad II), die von der Europäischen Zulassungsbehörde EUMEA als Unbedenklichkeits- und Wirksamkeitsnachweis akzeptiert werden. Die komplementäre Therapie mit einem standardisierten Enzymgemisch (Papain, Trypsin, Chymotrypsin) zeigte in einer Studie mit Mammakarzinompatientinnen u. a. eine signifikant verbesserte Lebensqualität während der Chemo-/Strahlentherapie durch Reduktion von Nebenwirkungen (Beuth et al. 2001).

Studienlage/EBM-Bewertung

Zur komplementären, die Chemo-/Strahlentherapie begleitenden Gabe eines standardisierten proteolytischen Enzymgemisches aus Papain, Trypsin, Chymotrypsin liegt eine GEP-konforme Kohortenstudie (EBM-Evidenzlevel II) vor, die die Unbedenklichkeit und Wirksamkeit (Reduktion von Nebenwirkungen der onkologischen Standardtherapie) beim Mammakarzinom belegt.

Zur Therapie mit proteolytischen Monoenzymen (z. B. Bromelain) bzw. mit anderen Enzymgemischen (z. B. Bromelain, Trypsin, Chymotrypsin, Pankreatin) als komplementär-onkologische Maßnahme liegen bislang keine validen Daten vor, die den Wirksamkeitsnachweis belegen. Therapeutische Anwendungen derartiger proteolytischer Enzyme, die in Untersuchungen der EBM-Evidenzgrade III–V belegt sind, können individuell und indikationsbezogen sinnvoll sein. Sie bedürfen aber weiterer Austestung in relevanten Studien, ehe sie allgemein indikationsbezogen empfehlenswert sind.

Misteltherapie

Die Misteltherapie ist in Deutschland die am häufigsten angewandte komplementär-medizinische Maßnahme in der Onkologie. Sie erfolgt mit standardisierten Extrakten der anthroposophischen Therapierichtung oder mit phytotherapeutischen (Mistellektin-I/ML-I normierten) Extrakten.

Unter Berücksichtigung der Anforderungen der wissenschaftlich-begründeten Medizin kann zusammengefasst werden, dass die experimentelle/präklinische Erforschung von anthroposophischen und phytotherapeutischen (ML-I normierten) Mistelextrakten bzw. von Mistelextraktkomponenten (u. a. natives ML-I; ML-II; ML-III; rekombinantes ML) weit fortgeschritten ist (Kienle et al. 2003; Büssing 2000)

Bezüglich der Diskussion Misteltherapie als experimentelle Therapieform mit präklinisch belegtem Risikopotential, deren Grundlagen

1. In-vitro-Daten zur Mistellektin- bzw. Zytokin (insbesondere Interleukin-6) induzierten Tumorzellproliferation,
2. präklinische In-vivo-Daten eines chemisch-induzierten Harnblasenkarzinommodells in der Ratte

einer Arbeitsgruppe sind (Kunze et al. 1997), kann derzeit konstatiert werden:

Die wissenschaftliche Relevanz der publizierten Daten erscheint fraglich, da

– In-vitro-/In vivo- (tierexperimentelle) Untersuchungen nicht unmittelbar auf die klinische Situation übertragbar sind,
– andere Arbeitsgruppen weder In-vitro-Tumorzellproliferation, noch In-vitro-Interleukin-6 Freisetzung, noch gesteigerte In-vitro-/In-vivo-Wachstums-/Metastasierungstendenzen der gleichen Tumorzelllinien als auch in einem Panel weiterer muriner Tumore bestätigen konnten (Burger et al 2003; Braun et al. 2003).

In mehreren tierexperimentellen Versuchsanordnungen wurden in unterschiedlichen murinen Tumormodellen signifikante antitumorale/antimetastatische Wirkungen von standardisierten/normierten Mistelextrakten dokumentiert (Beuth et al.1991; Braun et al. 2001).

Studien der EBM-Evidenzlevel I/II zeigten tumorart- und tumorstadiumabhängig Reduktionen von Nebenwirkungen der onkologischen Standardtherapie, damit einhergehende Steigerung der Lebensqualität sowie reproduzierbare Immunrestauration/Immunstimulation unter standardisierter Mistelextrakttherapie, u. a. bei Mammakarzinompatientinnen (◘ Tab. 35.1).

Die Relevanz der Studienlage zur standardisierten/normierten Mistelextrakttherapie schlägt sich u. a. in deren Listung durch den Gemeinsamen Bundesausschuss (G-BA) über die Verordnung von Arzneimitteln in der vertragsärztlichen Versorgung (Arzneimittel-Richtlinien/AMR) nieder. Offizielle Bekanntmachung im BAnz. 11, S. 155 (2004) sowie im Deutschen Ärzteblatt 101, S. 14 (2004) B798:

> »Es liegen Studien für die Verbesserung der Lebensqualität unter Misteltherapie vor, die bei phytotherapeutischen Zubereitungen eine für eine positive Bewertung ausreichende Evidenz aufweisen.«

Dementsprechend sind phytotherapeutische, auf ML-I normierte Mistelextraktpräparate nach Ziffer 16.4 AMR in der palliativen Therapie von malignen Tumoren zur Verbesserung der Lebensqualität verordnungsfähig.

Mistelextrakte der anthroposophischen Therapierichtung können nach Ziffer 16.5 AMR bei der Indikation »maligne Tumore« entsprechend ihrer Zulassung gemäß

◘ **Tab. 35.1.** EBM-relevante Studien zur Therapie des Mammakarzinoms mit phytotherapeutischen (ML-I-normierten) und anthroposophischen Mistelextrakten

Studie	Tumor	Mistelpräparat	IM	QoL	EBM	Literatur
Prospektiv, randomisiert Multizentrisch Plazebokontrolliert	Mammakarzinom	Phytotherapeutisch	+	+	Ib	(Semiglasov et al. 2004)
Epidemiologisch Kohorte	Mammakarzinom	Phytotherapeutisch		+	IIb	(Schumacher et al. 2003)
Prospektiv, randomisiert Multizentrisch	Mammakarzinom	Anthroposophisch	+	+	Ib	(Piao et al. 2004)
Epidemiologisch Kohorte	Mammakarzinom	Anthroposophisch	+	+	IIb	(Bock et al. 2005)

IM Immunmodulation; *QoL* quality of life/Lebensqualität; *EBM* +: verbessert.

dem Therapiestandard in dieser »besonderen Therapie-richtung« verordnet werden.

Studienlage/EBM-Bewertung

⚠ Unter Würdigung der vorliegenden Studiendaten zur Therapie mit phytotherapeutischen (ML-I)- und anthro-posophisch standardisierten Mistelextrakten und in Übereinstimmung mit dem G-BA ist diese komplemen-täronkologische Maßnahme evidenzbasiert
- zur Verbesserung der Lebensqualität, u. a. durch Reduktion unerwünschter Nebenwirkungen von Chemo-/Strahlentherapie,
- zum Ausgleich einer postchemo-/poststrahlenthera-peutischen Immunsuppression.

35.2.2 Nicht evidenzbasierte komplementär-medizinische Maßnahmen

Orthomolekulare Medizin: bilanzierte Vitamine/Spurenelementgemische

Selbsternannte Fachgesellschaften empfehlen bilanzierte Vitamin- und Spurenelementgemische komplementär zur Krebsstandardtherapie, um deren reduzierte Aufnahme bzw. vermehrten Verlust durch Appetitmangel, Durchfall, Erbrechen, Schwitzen auszugleichen.

Cave ▮

Einnahme von Mikronährstoffen (Vitamin-/Spuren-elementgemischen) mit unkontrollierten Zusammen-setzungen und Dosierungen sollten vermieden werden, da
- Krebsstandardtherapien in der Wirksamkeit reduziert werden können,
- definierte Substanzen nicht enthalten sein sollten, insbesondere Eisen.

Bilanzierte Vitamin-/Spurenelementgemische sollten nur auf Indikation oral und über den Tag verteilt mit ausrei-chen Flüssigkeit eingenommen werden (Gröber 2003).

Studienlage/EBM-Bewertung

Die bedarfsangepasste Gabe von bilanzierten Vitamin-/Spurenelementgemischen (Antioxidanzien) kann in ein-zelnen Phasen der Mammakarzinomerkrankung/-therapie als erweiterte komplementäre Maßnahme sinnvoll sein. Die bislang vorliegenden (Studien)Daten entsprechen den EBM-Evidenzgraden III–V und können den Unbedenk-lichkeits-/Wirksamkeitsnachweis nicht belegen.

Thymustherapie

Thymuspeptidgemische/Thymusextrakte sollen als kom-plementärmedizinische Maßnahme Krebsstandardtherapi-en optimieren. Die wissenschaftliche Evaluation konzen-trierte sich nahezu ausschließlich auf definierte, synthe-tisierte oder biochemisch isolierte Thymuspeptide sowie auf standardisierte Thymuspeptidgemische. Diese Präpa-rationen erfüllen die vom BfArM auferlegten Sicherheits-bestimmungen bzgl. pharmazeutischer und biologischer Qualität.

Studienlage/EBM-Bewertung

Literaturmäßig belegt sind etwa 25 klinische Studien zur Thymuspeptidtherapie. Lediglich 6 dieser Studien erlau-ben eine biometrisch valide Bewertung, ohne dass ein statistisch signifikanter Patientenbenefit erkennbar war (Beuth 2002). Zur komplementären Therapie mit standar-disierten, niedermolekularen Thymuspeptidgemischen sowie mit allen Thymusgesamt-/Thymusfrischextrakten oder Thymusmonopeptiden liegen bislang keine Daten vor, die den Unbedenklichkeits-/Wirksamkeitsnachweis belegen (Studien der EBM-Evidenzgrade I/II).

Cave ▮

Da Thymusgesamt-/Thymusfrischextrakte nicht in einer reproduzierbar standardisierten Form angeboten werden, womit sich die Qualität, Unbedenklichkeit und Wirksamkeit evaluieren ließe, sollten sie in der wissenschaftlich begründeten Medizin/Onkologie nicht verabreicht werden. Dies umso mehr, als es zu ernsthaften allergischen Reaktionen auf das injizierte Fremdeiweiß bis hin zu Todesfällen kommen kann.

Leber-Milz-Peptid/-Extrakttherapie

Leber-Milz-Peptide sollen laut Fürsprecher u. a. Neben-wirkungen von Chemo-/Strahlentherapien reduzieren und somit die Lebensqualität erhalten und das Immun-system aktivieren.

Studienlage/EBM-Bewertung

Zur komplementäronkologischen Therapie mit Leber-Milz-Peptiden/-Extrakten liegen keine validen Daten vor, die deren Unbedenklichkeits-/Wirksamkeitsnachweis belegen (Studien der EBM-Evidenzgrade I/II).

Eine Studie (EBM-Evidenzgrad III) zeigte eine reduzierte Hämatotoxizität der Chemotherapie bei Patienten/innen mit Urothelkarzinom unter komplementärer Therapie mit Leber-Milz-Peptiden (Krege et al. 2002), die aber der Bestätigung in einer randomisierten kontrollierten Studie bedarf.

Hyperthermie

Die Behandlung von Krebserkrankungen durch Wärme (Hyperthermie) ist bereits seit Hippokrates bekannt, wird seitdem auch angewandt und kontrovers diskutiert. Aufgrund unzureichender bzw. nicht evaluierter Erhitzungsmethoden entwickelte sich die Hyperthermie bislang nicht zu einer etablierten Behandlungsmethode. Seit Ende der 1960er Jahre wird versucht, die Hyperthermietechniken zu verbessern, z. B. durch Verwendung von Kurzwellen, Mikrowellen und auch Infrarotstrahlen. Aber auch heute besteht noch ein erheblicher Forschungsbedarf, um Qualität, Unbedenklichkeit und Wirksamkeit der Hyperthermie in der Onkologie zu belegen (Beuth et al. 2005).

Studienlage/EBM-Bewertung

Zur komplementäronkologischen Anwendung der Hyperthermie liegen derzeit keine validen Daten vor, die

den Unbedenklichkeits-/Wirksamkeitsnachweis belegen (Studien der EBM-Evidenzgrade I/II). Eine Vielzahl an Anwendungsbeobachtungen sowie klinische Studien des EBM-Evidenzgrades III deuten auf therapeutische Effekte der Hyperthermie hin, ohne deren Unbedenklichkeit und Wirksamkeit definitiv aufzuzeigen.

> **Cave**
>
> Diverse Privatkliniken sowie Privatarzt- und Heilpraktikerpraxen kombinieren nichtwirksamkeitsgeprüfte Hyperthermieverfahren mit Therapiemaßnahmen, die z. T. in Deutschland nicht zugelassen sind. Diese Therapien und ihre Kombinationen sind nicht auf Qualität, Unbedenklichkeit und Wirksamkeit geprüft, mit erheblichen Kosten verbunden, die von Patienten/innen selbst zu tragen sind, und können für Patienten/innen gesundheitsgefährdend sein.

35.2.3 Außenseiterverfahren

Ausdrücklich zu warnen ist vor diversen, nicht auf Qualität, Unbedenklichkeit und Wirksamkeit geprüften Diagnostik- und Therapieverfahren, die zuweilen fälschlich mit der Komplementärmedizin assoziiert werden (Münstedt 2003; Beuth 2002, 2003). Die Verfahren werden aggressiv

Tab. 35.2. Empfehlungen für die Praxis

Standardtherapie	Wirksamkeitsgeprüfte komplementäre Maßnahmen	Nicht ausreichend geprüfte komplementäre Maßnahmen
Neoadjuvante Therapie	Ernährungsoptimierung Psychoonkologie Na-Selenit (300 mcg/Tag) prot. Enzyme (ca. 4000 FIP-Units/Tag)	bil. Vitamine/Spurenelemente
Operative Therapie	Na-Selenit (300–1000 mcg/Tag)	
Adjuvante Therapie (Chemo-/Strahlentherapie)	Ernährungsoptimierung Psychoonkologie Sport Na-Selenit (300 mcg/Tag) prot. Enzyme (ca. 4000 FIP-Units/Tag) Misteltherapie	bil. Vitamine/Spurenelemente rehabilitative Maßnahmen Leber-Milz-Peptide
Nachsorge/Palliation	Ernährungsoptimierung Psychoonkologie Sport Misteltherapie (Indikation!)	bil. Vitamine/Spurenelemente Hyperthermie Leber-Milz-Peptide Thymuspeptide

beworben und geben vor, dass bei Anwendung Früherkennung möglich sei, Krebswachstum und Tumormasse reduziert sowie Rezidiv- und Metastasenbildung verhindert würden, die Notwendigkeit von Chemo-/Strahlentherapie verzögert und die Wirksamkeit von Chemo-/Strahlentherapie verzögert werde und dass die Behandlung auch dann noch wirksam sei, wenn alle anderen Behandlungen versagt haben.

Cave

Auf der Grundlage wissenschaftlicher Untersuchungen sind derartige Diagnostikverfahren (z. B. Bioresonanz, Dunkelfeldmikroskopie, Messung freier Radikale, Redox-Serum-Analyse, optischer Erythrozytentest) und Therapieverfahren (z. B. autologe Tumortherapie nach Dr. Klehr, bioelektrische Therapie, Kolonhydrotherapie, Dr. Rath Zellularmedizin, Galavit, Imusan, Juice Plus, Magnetfeldtherapie, Megamin, Neue Medizin nach Dr. Hamer, Ney Tumorin, Noni Saft, Nosoden-Therapie, Ozontherapie, PC-SPES/SPES, Recancostat, Schlangenreintoxine, Spirulina, Ukrain, Vitamin-B-17/Laetrile) nicht belegt und können für Patienten/innen lebensgefährlich sein.

Literatur

Angenendt G (2003) Entwicklung eines Beratungs- und Therapiemanuals zur Begleitung der Selbsthilfe Broschüre »Neue Wege aus dem Trauma«. Inaugural Dissertation, Universität zu Köln

Beuth J (2002) Grundlagen der Komplementäronkologie. Theorie und Praxis. Hippokrates, Stuttgart

Beuth J (2003) Krebs ganzheitlich behandeln. TRIAS, Stuttgart

Beuth J, Moss R (2005) Complementary oncology. Thieme, Stuttgart New York

Beuth J, Ko HL, Gabius H-J et al. (1991) Influence of treatment with the immunomodulatory effective dose of the β-galactoside-specific lectin from mistletoe on tumor colonization in BALB/-c-mice in two experimental models. In vivo 5: 29–32

Beuth J, Ost B, Pakdaman A et al. (2001) Impact of complementary oral enzyme application on the postoperative treatment results of breast cancer patients. Results of an epidemiological multicenter cohort study. Cancer Chemother Pharmacol 47 [Suppl]: 38–44

Biesalski HK (1997) Kenntnisstand Selen. Ergebnisse des Hohenheimer Konsensusmeetings. Akt Ernähr Med 22: 224–231

Bock PR, Friedel WE, Hanisch J et al. (2004) Wirksamkeit und Sicherheit der komplementären Langzeitbehandlung mit einem standardisierten Extrakt aus Europäischer Mistel (Viscum album L.) zusätzlich zur konventionellen onkologischen Therapie bei primärem, nicht metastasiertem Mammakarzinom. Arzneimittelforschung/ Drug Res 54: 456–466

Braun JM, Ko HL, Schierholz JM et al. (2001) Application of standardized mistletoe extracts augment immune response and down regulates metastatic organ colonization in murine models. Cancer Letters 170: 25–31.

Braun JM, Blackwell CC, Weir DM et al. (2003) Cytokine release of whole blood from adult female donors challenged with mistletoe lectin-1 standardized mistletoe extract and E. coli endotoxin or phytohaemagglutinin (PHA). Anticancer Research 23: 1349–1352

Buentzel J, Weinaug R, Glatzel M et al. (2002) Sodium selenite in the treatment of interstitial post-irradiation edema of the head and neck area. Trace Elements Electrolytes 19: 33–37

Buessing A (2000) Mistletoe. The genus Viscum. Harwood Academic Publishers, Singapore

Burger AM, Mengs U, Kelter G et al. (2003) No evidence of stimulation of human tumor cell proliferation by standardized aqueous mistletoe extract in vitro. Anticancer Res 23: 3801–3806

DeVita VT, Hellman S, Rosenberg SA (2001) Cancer. Priciples and practice of oncology, 6th edn. Lippincott Williams & Wilkins, Philadelphia

Groeber U (2003) Vitamine und andere Nährstoffe in der modernen Komplementäronkologie. Dtsch Z Onkol 35: 180–185

Hehr T, Bamberg M, Rodemann HP (1999) Präklinische und klinische Relevanz der radioprotektiven Wirkung von Natriumselenit. InFo Onkol Suppl 2: 25–29

Kienle H, Kiene GS (2003) Die Mistel in der Onkologie. Schattauer, Stuttgart

Krege S, Hinke A, Otto T et al. (2002) Bewertung des Komplementärtherapeutikums FAKTOR AF2 als Supportivum in der Behandlung des fortgeschrittenen Urothelkarzinoms. Urologe A 41: 164–168

Kunze E, Schulz H, Gabius H-J et al. (1997) Lack of an antitumoral effect of immunomodulatory galactoside-specific mistletoe lectin on N-methyl-N-nitrosurea-induced urinary bladder cancer in rats. Exp Toxic Pathol 49: 167–180

Landessportbund NRW (2005) Sport in der Krebsnachsorge. Landessportbund NRW, Duisburg

Leipner J, Saller R (2000) Systemic enzyme therapy. Drugs 59: 769–780

Liesen H, Baum M (1997) Sport und Immunsystem. Hippokrates, Stuttgart

Muenstedt K (2003) Ratgeber unkonventionelle Maßnahmen. Ecomed, Landsberg

Piao BK, Wang YX, Xie GR et al. (2004) Impact of complementary mistletoe extract treatment on quality of life in breast, ovarian and non-small cell lung cancer patients. A prospective randomized controlled clinical trial. Anticancer Res 24: 303–310

Prasad KN, Cole W (1998) Cancer and nutrition. IOS Press, Amsterdam

Prasad KN, Cole WC, Kumar B et al. (2001) Scientific rationale for using high dose multiple micronutrients as an adjunct to standard and experimental cancer therapies. J Am Coll Nutr 20: 450–463

Rehse B (2001) Metaanalytische Untersuchungen zur Lebensqualität adjuvant psychoonkologisch betreuter Krebsbetroffener. Shaker, Aachen

Roth T, Fiebig HH (1999) Cytotoxic profile of sodium selenite (Selenase) and sodium selenite in combination with clinically used chemotherapeutic agents in human tumor models. InFo Onkol Suppl 2: 30–39

Sackett DL, Rosenberg WMC, Gray JAM et al. (1996) Evidence-based medicine: what it is and what it isn't. Br Med J 312: 71–72

Schuele K (2001) Bewegung und Sport in der Krebsnachsorge. Forum DKG 2: 39–41

Schumacher K, Schneider B, Reich G et al. (2003) Influence of postoperative complementary treatment with lectin-standardized mistletoe extract on breast cancer patients. A controlled epidemiological multicentric retrolective cohort study. Anticancer Res 23: 5081–5088

Semiglasov VF, Stepula VV, Dudov A et al. (2004) The standardized mistletoe extract PS76A2 improves QoL in patients with breast cancer receiving adjuvant CMF chemotherapy. A randomised, placebo-controlled, double-blind multicentre clinical trial. Anticancer Res 24: 1293–1302

Sill-Steffens R (2003) Selen in der Onkologie. Dtsch Z Onkol 35: 112–122

Spiegel D, Classen C (2000) Group therapy for cancer patients. Basic behavoial science. Basic Books Publishers, New York

Tschuschke V (2005) Psychoonkologie. Schattauer, Stuttgart

van Aaken E (1977) Die schonungslose Therapie. Pohl, Celle

Watzl B, Leitzmann C (1999) Bioaktive Substanzen in Lebensmitteln. Hippokrates, Stuttgart

Wolf M, Ransberger K (1970) Enzymtherapie. Mandrich, Wien

Zuercher G (2001) Tumoren. In: Kluthe R (Hrsg) Ernährungsmedizin in der Praxis: Aktuelles Handbuch zur Prophylaxe und Therapie ernährungsabhängiger Erkrankungen. Loseblattsammlung Spitta, Balingen

Schmerztherapie

Gerhard Hege-Scheuing

36.1 Einleitung

»By mouth, by the clock, by the ladder« ist das wesentliche Prinzip der modernen Therapie tumorbedingter Schmerzen (Twycross 1988). Die zugehörigen Regeln des WHO-Stufenschemas (World Health Organisation 1986; Arzneimittelkommission der Deutschen Ärzteschaft 2000) sind vergleichsweise übersichtlich und sollten von jedem onkologisch Tätigen angewandt werden können. Mit diesem Therapieschema kann in 80–90% der Fälle eine gute Schmerzkontrolle erreicht werden. Vorraussetzung ist in Deutschland allerdings der Besitz von Betäubungsmittelrezepten, denn eine fachgerechte Tumorschmerztherapie kommt nicht ohne die Verordnung von potenten Opioiden aus. »Haben Sie Mut zum Morphin« lautet zugespitzt die Aufforderung an Patientinnen (und Kollegen!), Nutzen aus den guten Seiten stark wirksamer Opioide zu ziehen. Unberechtigte Befürchtungen, die zu Barrieren vor einer adäquaten Versorgung werden können, sind leider nach wie vor weit verbreitet.

> **»Morphin-Mythos« – inadäquate Ängste und Befürchtungen von Patientinnen und Behandlern:**
> - »Man kann mir nicht mehr helfen, es gibt nur noch Morphin«
> - Todesmedikament – erst in der letzten Phase der Krankheit erlaubt
> - Macht abhängig/süchtig
> - Ist wegen Atemdepression gefährlich
> - Zu früh eingesetzt ist es womöglich nicht mehr wirksam, wenn es wirklich gebraucht wird
> - Beschleunigt das Krebswachstum/das Sterben und
> - »Ich muss den Schmerz spüren, um zu wissen, dass mein Körper gegen den Krebs kämpft«.

Bedeutung der Schmerzen. Schmerzen sind ein häufiges Symptom im Verlauf einer Erkrankung an Mammakarzinom. Sie bedeuten nicht zuletzt im Hinblick auf die heutzutage erreichbaren langen Überlebenszeiten eine erhebliche Krankheitsbürde. Ihre Linderung ist daher ein wichtiges Ziel des palliativen Symptommanagements. Der unangenehme sensorische und emotionale Charakter von Schmerzen (Merskey u. Bogduk 1994) mit seinen ausgeprägten negativen Auswirkungen auf das Wohlbefinden und die Lebensqualität begründet die Notwendigkeit, ggf. auch eine rein symptomlindernde Vorgehensweise über längere Zeit zu akzeptieren. Auch die Angst vor Schmer-

zen kann ein erhebliches Problem in der Betreuung von darstellen. Wenn nach einer ursprünglich erfolgreichen Behandlung erneut Schmerzen auftreten, so wird dies unvermeidlich an die Bedrohung durch die Tumorerkrankung erinnert, auch wenn sich (noch) kein Anhalt für ein Rezidiv finden lässt. Ausreichende Zeit zum Gespräch ist daher eine unverzichtbare Komponente der Schmerztherapie.

36.2 Epidemiologie und Schmerzmechanismen

Schmerz als häufiges Symptom. Nach einer mittlerweile etwas älteren, jedoch häufig zitierten Zusammenstellung von Bonica (1982) leiden 56–94% aller Mammakarzinompatientinnen im Lauf ihrer Erkrankung unter Schmerzen. Nicht immer stehen Schmerzen jedoch in unmittelbarem Zusammenhang mit der Tumorerkrankung. So hatten beispielsweise die Mammakarzinompatientinnen im Kollektiv einer spezialisierten anästhesiologischen Schmerzambulanz in Köln (Radbruch et al. 1992) zwar in 88% der Fälle tumorbedingte Schmerzen, andererseits litten jedoch immerhin 8% der Erkrankten unter Schmerzen ohne jeden Bezug zum Tumor oder zur Tumortherapie. Bei 13% der Frauen waren die Schmerzen durch die Tumorbehandlung bedingt, in weiteren 13% der Fälle bestanden tumorassoziierte Schmerzen (z. B. Stauungsschmerzen bei Lymphödem). Da bei 21% der Patientinnen mehrere schmerzauslösende Mechanismen zur gleichen Zeit vorlagen, betrug die Summe mehr als 100%.

Als **häufigster Schmerzmechanismus** wurde die ossäre Metastasierung, gefolgt von neuropathischen Schmerzen, insbesondere im Bereich des Plexus axillaris, sowie Schmerzen bei Weichteilinfiltration identifiziert. Viszerale Schmerzen, beispielsweise wegen einer Leberfilialisierung, sowie Kopfschmerzen durch Hirndruck waren von sehr untergeordneter Bedeutung.

> **Schmerzätiologie und Schmerzmechanismus bei Mammakarzinompatientinnen (nach Radbruch et al. 1992):**
> - Tumorbedingt: 88%
> - Tumorassoziiert: 13%
> - Therapiebedingt: 13%
> - Ohne Bezug zu Tumor oder Therapie: 8%

- Knochenschmerz: 73%
- Neuropathischer Schmerz: 32%
- Weichteilschmerz: 25%
- Viszeraler Schmerz: 8%
- Hirndruck: 1%

36.3 Diagnostik

Ziel der Schmerzdiagnostik. Die Diagnostik neu auftretender Schmerzen dient dem Ziel, mit vertretbarem Aufwand eine Verifikation des angenommenen Schmerzmechanismus zu erreichen. Schlagwortartig gesagt: Nicht alles, was Tumor ist, tut auch weh, und nicht alles was weh tut, ist Tumor. Unter Umständen ergeben sich vollkommen verschiedene Therapieansätze, abhängig davon, ob beispielsweise ein Schmerz im ventralen Oberschenkel einer bereits bekannten Metastasierung im Femur zugeordnet wird oder als Schmerzursache eine bisher nicht bekannte Wirbelsäulenmetastase mit drohender Instabilität diagnostiziert wird, die dringend einer operativen Versorgung bedarf.

Eine sorgfältige Erhebung der Beschwerdeangaben und deren Dokumentation ist ein wichtiger Basisschritt.

> **Neben der Lokalisation und dem Beginn der Schmerzen sollten folgende Angaben erhoben werden:**
> - Dauer
> - Stärk
> - Schmerzauslöser
> - Schmerzverstärker
> - Linderungsfaktoren

> **Die Charakteristika des Schmerzempfindens sollten mit beschreibenden Adjektiven dokumentiert werden:**
> - Liegen mehrere Lokalisationen mit verschieden Schmerzcharakteristika vor?
> - Handelt es sich um brennend-elektrisierende Beschwerden, die als Hinweis für neuropathische Schmerzen verstanden werden können?
> - Liegen Dauerschmerzen oder lediglich Schmerzattacken vor?
> - Leidet die Patientin unter Durchbruchschmerzen, die auf einen Dauerschmerz aufgesetzt sind?

Analogskalen. Die momentane sowie die maximale Schmerzstärke der letzten 24 h sollten mittels einer Analogskala erhoben und dokumentiert werden. Bei jedem weiteren Kontakt wird dann erneut die aktuelle Schmerzstärke erfasst. Dies dient der Verlaufskontrolle sowie der Überprüfung der Effizienz der verordneten Medikation. Als einfachstes Instrument ist eine 5-stufige verbale Analogskala geeignet, alternativ kann eine 11-stufige numerische Ratingskala (NRS) von 0 (= kein Schmerz) bis 10 (= stärkster vorstellbarer Schmerz) verwendet werden.

> **Analogskalen zur Schmerzstärkedokumentation:**
> - verbale Analogskala: (Anweisung: »Versuchen Sie bitte durch Ankreuzen eines Wortes zu beschreiben, wie stark ihre momentanen Schmerzen sind.«) Ich habe momentan …
>   – keine,
>   – leichte,
>   – mäßige,
>   – starke oder
>   – die stärksten vorstellbaren Schmerzen.
> - numerische Analogskala: (Anweisung: »Markieren Sie bitte auf der unten abgebildeten Skala die Stärke Ihrer stärksten Schmerzen in den letzten 24 h, indem Sie auf einer der angegebenen Zahlen entsprechend der Stärke Ihrer Schmerzempfindung ein Kreuz machen. »0« bedeutet dabei, dass Sie keine Schmerzen haben, »10« bedeutet »nicht stärker vorstellbare Schmerzen«. Die Zahlen dazwischen geben abgestufte Stärken an. Bitte legen Sie sich auf eine Zahl fest.«)

[0]   [1] [2] [3] [4] [5] [6] [7] [8] [9] [10]

keine   stärkster
Schmerzen   vorstellbarer
                                         Schmerz

Die körperliche Untersuchung sollte beschwerdebezogen erfolgen. Sie liefert Hinweise und Begründung für weitere, gezielte Diagnostik. Eine neurologische Diagnostik empfiehlt sich bei Sensibilitätsstörungen sowie Paresen. Das Nativröntgen knöcherner Strukturen dient vor allem der Frage nach Fraktur oder Frakturgefährdung. Schnittbildverfahren (Computertomographie, Kernspintomographie) kommen insbesondere bei einer vermuteten Beeinträchtigung bzw. Gefährdung des Rückenmarks sowie bei Kopfschmerzen mit Verdacht auf Hirnmetastasierung zum Einsatz. Bei der Durchführung von Röntgenuntersuchungen sollte auf eine ausreichende Analgesie geachtet werden, um den Patientinnen vermeidbare Schmerzen durch Lagerungsmaßnahmen und harte Untersuchungsliegen zu ersparen.

Eine Labordiagnostik ist unter schmerztherapeutischen Gesichtspunkten nur sehr eingeschränkt erforderlich. Bei Knochenmetastasen sollte der Ausschluss einer Hyperkalzämie erfolgen, der Kreatininwert muss vor dem Einsatz nichtsteroidaler Antiphlogistika bekannt sein. Das Blutbild sowie die Leberwerte sind beim Einsatz beispielsweise von Metamizol, Antiepileptika sowie Antidepressiva zu überprüfen.

Screening-Verfahren wie beispielsweise eine Skelettszintigraphie oder die Bestimmung von Tumormarkern sind weder für die Diagnostik noch für die Überwachung der Therapie von Tumorschmerzen erforderlich.

Falls das Ergebnis der genannten Untersuchungen wider Erwarten unauffällig bleibt und kein schmerzauslösender Mechanismus dingfest gemacht werden kann, sollte dennoch zunächst nach den Prinzipien der Tumorschmerztherapie behandelt werden. Die Beschwerden können dem objektivierbaren Befund um Wochen vorausgehen, sodass eine spätere Wiederholung der Diagnostik sinnvoll ist.

36.4 Ziele

Eine frühzeitige und realistische Zielformulierung der Schmerztherapie gemeinsam mit der Patientin stellt einen essenziellen Baustein einer erfolgreichen Therapie dar. Zielformulierung und Zielrealisierung sollten regelmäßig überprüft und der Dynamik der Krankheitsentwicklung jedes einzelnen Falles angepasst werden. Angehörige und das in die Versorgung eingebundene Pflegepersonal sind den Umständen entsprechend einzubeziehen.

❗ Die Kontrolle von Tumorschmerzen stellt ein wichtiges und eigenständiges Therapieziel im Management eines Mammakarzinoms dar, das nicht lediglich als Nebenprodukt der übrigen onkologischen Betreuung angesehen werden darf.

Die Schmerzstärke sollte unter Therapie nur noch als »leicht«, höchstens »mäßig stark« empfunden werden. Auf der Analogskala lautet ein akzeptierter Grenzwert »NRS 4«. Höhere Werte sind Anlass zur Überprüfung der

Medikation, in der Regel ist als Konsequenz eine deutliche Dosiserhöhung des verordneten Opioids empfehlenswert (Faustregel: Steigerung der Tagesdosis um 30–50% in einem Schritt). Es empfiehlt sich im Gespräch die Wortwahl »Schmerzfreiheit« zu vermeiden, da ein solches Versprechen unter Umständen nicht eingehalten werden kann. Nach unseren Erfahrungen an der Ulmer Schmerzambulanz kann nur bei etwa 40% der Betroffenen eine völlige Schmerzfreiheit erreicht werden. Realistischer ist eher das Ziel, unter Therapie einen gut erträglichen Restschmerz zu ereichen.

Die suffiziente Kontrolle der unerwünschten Medikamentenwirkungen wie beispielsweise einer opioidbedingten Übelkeit oder Obstipation ist ein weiteres wichtiges Ziel. Daneben lassen sich häufig fallbezogene Ziele formulieren, beispielsweise:

- Überbrückung der Zeitspanne bis zum Wirkungseintritt einer Strahlentherapie
- Mobilisierung und damit Entlassungsfähigkeit aus stationärer Therapie nur unter suffizienter Schmerzkontrolle sowie
- Linderung schmerzbedingter Durchschlafstörungen.

Palliation. Strahlentherapie, Operation und Chemotherapie als palliative Maßnahmen zur Schmerzlinderung sollten immer angestrebt werden, wenn sie mit genügend Aussicht auf Erfolg und mit vertretbarem Aufwand durchgeführt werden können.

36.5 WHO-Stufenschema zu Tumorschmerztherapie und allgemeine Regeln

Das **Stufenschema der Weltgesundheitsorganisation** von 1986 stellt die Grundlage des therapeutischen Vorgehens dar (◻ Abb. 36.1): tumorbedingte Schmerzen werden primär mit Schmerzmitteln behandelt und nicht – wie leider immer noch gebräuchlich – mit Psychopharmaka.

❗ Die wesentliche Grundkonzeption des Stufenschemas ist die bedarfsangepasste Gabe von Analgetika nach einem festen Zeitschema (zeitkontingent) unter Bevorzugung der oralen bzw. transdermalen Zufuhrroute, um einen möglichst gleichmäßigen Wirkspiegel der Analgetika zu erzielen. Eine regelmäßige Kombination von Nichtopioidanalgetika und Opioiden erfolgt auf Stufe 2 und 3 des Schemas. Zusätzlich werden bedarfsweise Adjuvanzien und Koanalgetika verordnet.

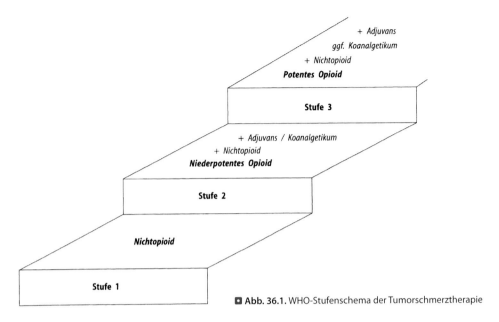

Abb. 36.1. WHO-Stufenschema der Tumorschmerztherapie

Die Handhabung des Stufenschemas wird in der Regel mit einer Therapie nach **Stufe 1** beginnen: Bei Auftreten regelmäßiger bzw. dauernder Schmerzen wird ein Nichtopioidanalgetikum zur regelmäßigen Einnahme verordnet, beispielsweise Diclofenac (z. B. Voltaren®) in einer Dosierung von 50 mg alle 8 h oral. Wenn diese Medikation in der weiteren Krankheitsentwicklung nicht mehr ausreicht, so wird auf **Stufe 2** gewechselt und zusätzlich ein niederpotentes Opioid wie Tramadol (z. B. Tramal®) angesetzt. Dabei erfolgt die Dosierung nach Wirkdauer, d. h. 6-stündlich 20 Tropfen (= 50 mg) oder 12-stündlich 75–100 mg als Retardpräparat. Wenn auch das niederpotente Opioid nicht mehr genügend wirksam ist, so wird es auf **Stufe 3** durch ein potentes Opioid ersetzt. Goldstandard ist hier retardiertes Morphin (z. B. MST®) in einer Anfangsdosierung von 10 mg alle 12 h bzw. 12-stündlich 30 mg, falls zuvor über längere Zeit ein niederpotentes Opioid nach Stufe 2 eingesetzt wurde. Kombinationen mehrerer Opioide werden nicht empfohlen. Häufig sind allerdings auf dieser Stufe Antiemetika sowie Laxanzien aufgrund einer opioidbedingten Übelkeit bzw. Obstipation erforderlich. Wenn eine Obstipation auftritt, so müssen geeignete Abführmittel in aller der Regel dauerhaft eingenommen werden. Wichtige Koanalgetika sind insbesondere Antiepileptika bei neuropathischen Schmerzen, da hier Analgetika alleine u. U. kein befriedigendes Resultat erbringen.

Die wichtigsten Regeln im Umgang mit dem WHO-Stufenschema sind nachstehend zusammengefasst:

- Orale/transdermale Zufuhr ermöglicht Selbstständigkeit und Unabhängigkeit
- Fixe Dosierungsintervalle nach Wirkdauer der Medikamente
- Bedarfsmedikamente nur zur Behandlung von Durchbruchschmerzen einsetzen (Faustregel: Zunächst 1/6 der Opiodtagesdosis als Zusatzdosis)
- Retardpräparate bevorzugen
- Monopräparate verwenden
- Fixe Mischungen von Opioiden vermeiden
- Opioiddosis individuell gegen den Schmerz titrieren
- Nebenwirkungen rechtzeitig erkennen und behandeln
- Regelmäßige Schmerzdokumentation (wo? wie? wie stark?)
- Bei Neueinstellung Kontrolle nach wenigen Tagen
- Schriftlichen Behandlungsplan mit Stundenangabe sowie ggf. einer Dosissteigerung bei Schmerzzunahme mitgeben
- Ängste vor Opioiden im Gespräch aktiv ansprechen

36.6 Medikamente

36.6.1 Nichtopioidanalgetika

Diese etwas umständliche Nomenklatur hat sich in den letzten Jahren als Ersatz für die frühere Begrifflichkeit »periphere Analgetika« eingebürgert, da Nichtopioide ebenso wie Opioide Wirkungen sowohl im peripheren Gewebe als auch im zentralen Nervensystem entfalten.

> ❗ Bei der Medikamentenauswahl kann eine Beschränkung auf wenige Wirkstoffe erfolgen: ein nichtsteroidales Antiphlogistikum (»non-steroidal anti-inflammatory drug«, NSAID), Metamizol sowie als Reservesubstanz Paracetamol.

Schwerpunkt des Einsatzes der NSAID sind Knochenschmerzen bei ossärer Filialisierung, der mit Abstand häufigsten Schmerzursache beim Mammakarzinom. Es kann diejenige Substanz gewählt werden, mit der man als Anwender vertraut ist (meist Diclofenac), da nach Literaturangaben keiner der Wirkstoffe (auch nicht Ibuprofen) aufgrund eines eindeutig günstigeren Risiko-Nutzen-Pro-

fils zu bevorzugen ist (Henry et al. 1996). Dosierungshinweise und Handelsnamen sind in ❏ Tab. 36.1 zusammengefasst. Als relevantes Risiko ist insbesondere die Nierenfunktionsbeeinträchtigung zu erwähnen. Deshalb dürfen aufgrund des Risikos eines akuten Nierenversagens keine NSAID bei erhöhten Kreatininwerten verwendet werden. Bei positiver Ulkusanamnese empfiehlt sich eine Prophylaxe mit Misoprostol (z. B. Cytotec®) oder einem Protonenpumpeninhibitor, bei manifester Gastritis sollte auf ein Antirheumatikum verzichtet und die weitere Therapie statt dessen mit Metamizol oder Paracetamol durchgeführt werden.

Die modernen COX-2-Hemmer wie Celecoxib (Celebrex®) oder Etoricoxib (Arcoxia®) sind analgetisch den klassischen NSAID nicht überlegen, ihr Vorteil liegt in einer etwas geringeren gastrointestinalen Toxizität. Eine sorgfältige Abwägung bei kardialen Risiken wird allerdings empfohlen. Ihre Indikation entspricht ansonsten der eines NSAID.

Metamizol (z. B. Novalgin®) hat einen festen Stellenwert in der Tumorschmerztherapie. Als Vorteil ist der relativ geringe Effekt auf Magenschleimhaut und Nieren-

❏ **Tab. 36.1.** Nichtopioidanalgetika zur Tumorschmerztherapie

Wirkstoff	Darreichungsform	Dosierung	Maximale Tagesdosis [mg]	Wichtige unerwünschte Wirkungen
Metamizol (z. B. Novalgin®, Baralgin®, Novaminsulfon®)	Tropfen, Tabletten, Suppositorien, Ampullen	20–40 Trpf. (500–1000 mg) alle 4–6 h	6000	Schwitzen, allergische Reaktionen, Blutbildstörungen (selten)
Diclofenac (Voltaren®, Generika)	Tabletten, Dragees, Suppositorien, Ampullen (i.m.)	50 mg alle 8 h bzw. 75–100 mg retardiert alle 12 h	200	Gastrointestinale Störungen, Störung der Nierenfunktion (Ulkusprophylaxe: z. B. Cytotec® 2 × 200 μg, Protonenpumpenhemmer)
Paracetamol (Ben-u-ron®, Enelfa®, Generika)	Tabletten, Saft, Suppositorien	Dosierung: 2 Tbl. (1000 mg) alle 6 h	4000	Leberfunktionsstörung; schwaches Analgetikum
Alternative NSAID				
Ibuprofen	Tabletten, Dragees, Granulat, Saft, Suppositorien	200 mg alle 6 h	1200–1800	wie Diclofenac
Cox-2-Hemmer				
Celecoxib (Celebrex®)	Hartkapseln	100 mg alle 12 h	400	Störung der Nierenfunktion, Ödembildung. Bei kardialen Risiken sorgfältig abwägen. Weniger gastrointestinale Störungen wie NSAID
Etoricoxib (Arcoxia®)	Tabletten	60 mg einmal täglich	120	Wie Celecoxib, Hypertonie

perfusion bei zugleich relativ guter analgetischer Wirksamkeit zu werten. Die Risiko-Nutzen-Bewertung (Levy 1986) fällt entgegen häufig geäußerter Annahmen trotz der Gefahr einer anaphylaktoiden Reaktion bei parenteraler Applikation sowie einer Agranulozytose günstiger aus als bei NSAID bzw. Azetylsalizylsäure. Metamizol ist jedoch deutlich weniger antiphlogistisch wirksam als NSAID. Häufig berichtete Nebenwirkungen sind insbesondere Schweißausbrüche bei älteren Patienten sowie Übelkeit.

Paracetamol wird als Ausweichmedikation verwendet, wenn weder NSAID noch Metamizol in Frage kommen. Das Medikament sollte ausreichend hoch dosiert werden – d. h. bei Erwachsenen 4-mal 1 g, da sonst der analgetische Effekt zu gering ist.

36.6.2 Opioide

> ❗ Bei der Auswahl der Opioide (❏ Tab. 36.2 und
> ❏ Tab. 36.3) sollte man sich als Anwender am Anfang
> auf 3 bis 4 Substanzen beschränken. Mit größer werdender klinischer Erfahrung kann dann das Arsenal
> erweitert werden, um ggf. das für die jeweilige Patientin
> individuell optimale Opioid mit dem besten Wirkungs-
> und Nebenwirkungsprofil finden zu können. Auch die
> sog. **Opioidrotation** setzt den Einsatz eines größeren
> Spektrums von Opioidanalgetika voraus. Hierunter ist
> der Wechsel von einem Opioid zu einem anderen zu
> verstehen, der entweder nach festem – meist mehrmo-
> natigem – Zeitintervall oder beim Auftreten ausgepräg-
> ter Opioidnebenwirkungen erfolgt (Quigley 2004).

Aus der Gruppe der schwachen Opioide, zugehörig zu Stufe 2 des WHO-Schemas, empfiehlt sich vor allem Tramadol (z. B. Tramal®). Alternativ kommt Tilidin/Naloxon (z. B. Valoron N®) in Frage, auch Dihydrocodein (z. B. DHC®) kann eingesetzt werden.

Bei starken bis stärksten Schmerzen sollte nach wie vor orales Morphin in Retardgalenik (z. B. MST®) als Standardsubstanz angesehen werden, auch wenn Patienten und Ärzte oft Fentanyl (Durogesic®) sowie neuerdings Buprenorphin (Transtec®) in Form eines transdermalen therapeutischen Systems vorziehen. Transdermale Systeme (»Schmerzpflaster«) sind insbesondere bei stabiler Schmerzsituation ohne raschen Intensitätswechsel einsetzbar. Der Vorteil liegt im Anwendungskomfort, der besseren Akzeptanz sowie der geringeren Obstipation,

ein relativer Nachteil liegt in der Trägheit des Systems: Die Zeit bis zur vollen Wirkung nach Anbringen eines transdermalen Systems sowie die Abklingzeit nach Entfernung beträgt jeweils 18–24 h. Neuerdings sind auch Oxycodon (Oxygesic®) und Hydromorphon (Palladon®) in einer oralen Retardgalenik verfügbar und für die Tumorschmerztherapie geeignet. Levomethadon (L-Polamidon®) kann als Reservesubstanz eingesetzt werden, da es in Einzelfällen eine bessere Analgesie erzielt, als andere Opioide. Der Nachteil dieses Präparats liegt in seinem Kumulationsrisiko sowie der möglichen Induktion eines Long-QT-Syndroms mit dem Risiko gravierend Herzrhythmusstörungen bei hohen Tagesdosen (Krantz 2003). Dagegen haben aufgrund von kurzer Halbwertszeit sowie potenziell neurotoxischer Metabolite weder Pethidin noch Pentazocin einen festen Platz in der Tumorschmerztherapie. Dosierungshinweise und Angaben zu den einzelnen Substanzen sind in ❏ Tab. 36.2 und ❏ Tab. 36.3 zusammengefasst.

Individuelle Dosierung. Grundregel ist, dass die Dosis des Opioids gegen den Schmerz individuell titriert wird. Bei gleichem Schmerzmechanismus kann bei einer Patientin eine Tagesdosis von 30 mg Morphin vollkommen ausreichend sein, bei einer anderen Patientin dagegen 300 mg erforderlich werden.

Für die nicht seltenen Durchbruchschmerzen bzw. belastungsabhängigen aufgesetzten Schmerzattacken sollte eine unretardierte, schnell anflutende Zusatzdosis des eingesetzten Opioids in Höhe von zunächst ca. 1/6 der Tagesdosis verordnet werden. Die erforderliche Zusatzdosis ist individuell zu bestimmen.

Erwünschte Opioidwirkungen sind in der Tumorschmerztherapie Analgesie, u. U. aber auch Euphorie, Sedierung sowie die Linderung einer Dyspnoe. Dagegen sind Übelkeit/Erbrechen sowie Obstipation häufig auftretende unerwünschte Wirkungen, die in der Regel eine zusätzliche medikamentöse Therapie erforderlich machen. Relevante Atemdepressionen werden bei sorgfältigem Umgang mit den Substanzen selten beobachtet. Viele der Patientinnen durchlaufen eine schrittweise Dosiseskalation im Laufe von Wochen oder Monaten, unter der es zu einer Adaptation der Atemregulation an die Opioidtherapie kommt, sodass auch sehr hohe Dosen ohne problematische Atemdepression toleriert werden. Als sensitivster Parameter, der zugleich sehr einfach zu erheben ist, gilt die Atemfrequenz: Eine Frequenz von 8 Atemzügen pro Minute kann als unterer Grenzwert akzeptiert werden.

◼ **Tab. 36.2.** Niederpotente Opioide zur Tumorschmerztherapie (Stufe 2, ohne BTM-Rezeptpflicht)

Wirkstoff	Darreichungsform	Dosierung	Maximale Tagesdosis [mg]	Wichtige unerwünschte Wirkungen
Tramadol (Tramal®, Generika)	Tropfen, Retard Tabletten, Suppositorien, Ampullen	20–40 Trpf. (50–100 mg) alle 4–6 h; Retardtbl.: 1 Tbl. (100 mg) alle 12 h	600	Übelkeit, Erbrechen, Obstipation
Tilidin/Naloxon (Valoron N®, Generika)	Tropfen, Kapseln, Retard Tabletten	20–40 Trpf. (50–100 mg) alle 4–6 h; Retardtbl.: 1 Tbl. (100 mg) alle 12 h	600	Wie Tramadol
Dihydrocodein (DHC®, Paracodin retard®, Tiamon mono Retardkapseln®)	Tabletten, Kapseln	60 mg alle 12 h	240	Wie Tramadol, stärkere Obstipation

◼ **Tab. 36.3.** Potente Opioide zur Tumorschmerztherapie (Stufe 3, BTM-Rezeptpflicht)

Wirkstoff	Darreichungsform	Dosierung	Maximale Tagesdosis	Wichtige unerwünschte Wirkungen
Morphin unretardiert (Sevredol®, MSR®, Morphin Merck®, MSI®)	Tabletten, Lösung, Suppositorien, Ampullen	Alle 4 h	Theoretisch unbegrenzt	Übelkeit, Erbrechen, Obstipation, Müdigkeit, Juckreiz, Verwirrtheit
Morphin retardiert (MST®, MST Continus®, Capros®, Kapanol®, M-long®, Mogetic®, Onkomorphin® u.a.)	Retardtabletten, Kapseln, Granulat	Alle 12 h (MST Continus® alle 24 h!); Anfangsdosis: 10 mg, gegen den Schmerz titrieren	Theoretisch unbegrenzt	Wie Morphin unretardiert
Fentanyl-TTS (Durogesic® SMAT, Generika)	Transdermales System	Anfangsdosierung: 25 µg alle 3 Tage	Theoretisch unbegrenzt, verfügbare Hautfläche	Wie Morphin, jedoch weniger Obstipation; Beachte: träges System (Zeitdauer bis zur vollen Wirkstärke sowie Abklingzeit nach Entfernen 18–24 h), Zusatzbedarf mit oralem Morphin (Sevredol®-Tbl. 10 mg) oder Fentanyllutscher (Actiq®) nachtitrieren
Buprenorphin (Temgesic®, Transtec®)	Sublingualtabletten, Ampullen; transdermales System	Anfangsdosierung: 1 Tbl. sublingual alle 8 h; Transtec®: 35 µg/h alle 3 Tage	Nach Tierversuchen 4–5 mg/Tag, möglicherweise höher	Agonist-Antagonist, daher nicht mit anderen Opioiden mischen!
Hydromorphon (Palladon®, Dilaudid®)	Kapseln, Ampullen	4 mg alle 12 h	Theoretisch unbegrenzt	Wie Morphin, keine harnpflichtigen aktiven Metabolite
Oxycodon (Oxygesic®)	Tabletten	10 mg alle 12 h	Theoretisch unbegrenzt	Wie Morphin, weniger Übelkeit
Levomethadon (L-Polamidon®)	Lösung, Ampullen	ca. 7 Tage eindosieren, d. h. gegen den Schmerz titrieren (10–20 Trpf. bei Schmerzanstieg), dann alle 12 h	theoretisch unbegrenzt	Wie Morphin; erhöhtes Kumulationsrisiko, Long-QT-Syndrom bei höheren Tagesmengen möglich

36

Körperliche Entzugssymptome können nach mehrwöchiger Opioidtherapie auftreten. Die Patientinnen sollten hierauf hingewiesen werden und die Verhaltensmaßregel erhalten, im gegebenen Fall das Opioid nur unter ärztlicher Aufsicht schrittweise abzusetzen. Als Reduktionsschema hat sich eine Kürzung um 30% alle 3 Tage bewährt, um ausgeprägte Entzugssymptome zu vermeiden.

Die Entwicklung einer psychischen Abhängigkeit sowie eine Suchtentwicklung gilt als extreme Rarität (Porter u. Jick 1980) unter Tumorschmerzpatienten und sollte daher die Verfahrenswahl nicht beeinflussen. Sehr häufig sind allerdings beruhigende Gespräche erforderlich, wenn Unsicherheit und Befürchtungen nach der Lektüre des Beipackzettels aufgekommen sind. Letztere enthalten leider aufgrund der Zulassungsbedingungen die Warnung, dass eine Behandlung mit diesen Substanzen in der Regel nur für kurze Zeit erfolgen dürfe. Die Prinzipien der Tumorschmerzenbehandlung mit deutlich längerer Therapiedauer werden häufig nicht angemessen berücksichtigt.

Problematisch können unter Umständen neuropsychiatrische Nebenwirkungen von Opioiden sein: Alpträume, Dysphorie, sogar Agitiertheit und Halluzinationen treten bei ca. 10% der Patienten auf. Am sinnvollsten ist in solchen Fällen einen Wechsel des Opioids, z. B. von Morphin zu Buprenorphin oder Hydromorphon vorzunehmen, wenn andere Ursachen für diese Störung ausgeschlossen werden können. Ein völliger Verzicht auf eine Opioidgabe wird dagegen selten möglich sein.

36.6.3 Adjuvanzien und Koanalgetika

Neben dem Einsatz der Schmerzmedikamente ist häufig die zusätzliche Gabe weiterer Präparate zur Behandlung unerwünschter Wirkungen (Adjuvanzien) oder zur Optimierung des analgetischen Effekts (Koanalgetika) erforderlich (◘ Tab. 35.4).

Zur Obstipationsprophylaxe wird primär Laktulose verordnet. Macrogol-haltige Abführmittel (z. B. Movicol®) als Quellmittel stellen eine wichtige Alternative dar. Sollte die Wirkung nicht ausreichend sein, so kann alternativ oder zusätzlich mit gleitverbessernden Substanzen (paraffinhaltigen Lösungen, z. B. Obstinol®) gearbeitet werden. Sekretagog wirkende Laxanzien wie Natriumpicosulfat (z. B. Agiolax®) oder Bisacodyl (z. B. Laxbene®), Klysmen und darüber hinausgehende energische Abführmaßnahmen sollten Reserveoptionen für eine sehr hartnäckige

Obstipation bleiben. Wissenswert ist, dass Abführmittel in Deutschland weiterhin zu Lasten der gesetzlichen Krankenkasse verordnet werden dürfen, wenn dies aufgrund einer Tumorerkrankung oder einer Opioidtherapie erforderlich ist.

Eine antiemetische Therapie ist bei einer Opioidgabe oft erforderlich, allerdings sind Übelkeit und Erbrechen häufig auch Begleitsymptome der Tumorerkrankung. Sie können überdies als Folge der Tumorbehandlung (Strahlentherapie, Chemotherapie oder Operation) auftreten.

Cave ▮

Übelkeit und Erbrechen als Folge eines Ileus oder einer Hyperkalzämie sollten keinesfalls übersehen werden!

Die medikamentöse Therapie von Übelkeit und Erbrechen kann zunächst mit Metoclopramid begonnen werden. Bei opioidinduzierter Übelkeit ist ein niedrig dosiertes Neuroleptikum, wie beispielsweise Haloperidol, gut wirksam.

Neuropathische Schmerzen. Antiepileptika sind bei unzureichender Schmerzkontrolle trotz adäquater Dosiseskalation des Opioids dann indiziert, wenn ein neuropathischer Schmerz vorliegt: ein meist als brennend oder elektrisierend geschilderter Schmerz im Versorgungsgebiet peripherer Nerven. Ein typisches Beispiel beim Mammakarzinom sind neuropathische Schmerzen im Armbereich aufgrund einer Läsion des Plexus brachialis durch ein axilläres Lymphknotenrezidiv oder als Folge der Axillarevision bei der primären Operation. Gabapentin (z. B. Neurontin®) ist als relativ gut verträgliches Antiepileptikum zum Einsatz bei neuropathischen Schmerzen zugelassen und hat vielerorts das ältere Carbamazepin (z. B. Tegretal®) als Substanz der ersten Wahl verdrängt. Bei beiden Medikamenten erfolgt die Eindosierung schrittweise, bis ein ausreichender klinischer Effekt erreicht ist. Sollte dieser ausbleiben, so kann ggf. eine Spiegelkontrolle in Form eines Talspiegels bei der Entscheidungsfindung helfen, ob eine weitere Dosissteigerung möglich ist oder ein Substanzwechsel vorgenommen werden sollte. Unter Gabapentin werden im höheren Dosisbereich Müdigkeit und Ödembildungen als häufigste Nebenwirkung angegeben. Bei Carbamazepin sollten anfangs regelmäßige Laborkontrollen erfolgen, eine mittelstarke Erhöhung der γ-GT kann unter Umständen akzeptiert werden. Dagegen müssen kutane allergische Reaktionen sowie Leukopenien zum Absetzen des Präparates führen. Eine Alternative insbesondere zum Carbamazepin stellt Oxcarbazepin (z. B. Trileptal®) mit einem etwas günstigeren Nebenwirkungsprofil dar. Neu zugelassen wurde zur Therapie neuropathischer Schmerzen Pregabalin (Lyrica®), das ein dem Gabapentin vergleichbares Profil hat. Das früher von uns relativ häufig verwendete Clonazepam (Rivotril®) ist daher deutlich in den Hintergrund getreten.

Zur Behandlung einer depressiven Verstimmung im Kontext mit Tumorschmerzen können Antidepressiva dann eingesetzt werden, wenn der euphorisierende Effekt des Opioids alleine nicht ausreicht. Sie können überdies zur Behandlung neuropathischer Schmerzen verwendet werden. Die klassischen tri- bzw. tetrazyklischen Antidepressiva sollten trotz der höheren Nebenwirkungsquote verwendet werden, da sie in kontrollierten Studien einen deutlich besseren analgetischen Effekt hatten, als die alleinigen Serotoninwiederaufnahmehemmer wie beispielsweise Fluvoxamin (McQuay et al. 1996). Neueren Datums sind erste positive Studien (Sindrup 2003), die

□ Tab. 36.4. Adjuvanzien und Koanalgetika

Medikament	Dosierung	Bemerkungen
Laxanzien		
Laktulose (Generika)	15–45 ml/Tag	Obligat bei potenten Opioiden sowie Dihydrocodein
Macrogol (z. B. in Movicol®)	1–3 Beutel/Tag	Alternative zu Laktulose; weniger blähend
Paraffin (z. B. Obstinol®) ggf. zusätzlich kurzfristig: Bisacodyl (Dulcolax®), Natriumpicosulfat (Laxoberal®), Klysmen	15–45 ml/Tag	
Antiemetika		
Metoclopramid (z. B. Paspertin®)	10 mg (30 Trpf.) alle 4–8 h	
Haloperidol (z. B. Haldol®)	0,5 mg (5 Trpf.) alle 8 h	
Antiepileptika		
Gabapentin (Neurontin®, Generika)	Eindosierung: 3-mal 100 mg, alle 2–3 Tage steigern; Zieldosis: 600–1800 mg (max. 3600 mg), je nach klinischer Wirkung	Müdigkeit, Ödeme
Carbamazepin (Tegretal®, Timonil®),	150–200 mg Retardtbl. alle 12 h;	Spiegelkontrolle als Talspiegel nach einigen Tagen; Blutbild, γ-GT-Kontrolle erforderlich, kutane Allergien relativ häufig.
Oxcabazepin (z. B. Trileptal®)	150–300 mg Retardtbl. alle 12 h, max. 900 mg/Tag	Blutbild, Leberwertkontrollen
Antidepressiva		
Amitriptylin (Amineurin®, Saroten®, Generika)	Einschleichend 25–50 mg, Zieldosis: 75 mg/Tag	Gabe abends, da sedierend; Mundtrockenheit, langsamer Wirkeintritt
Clomipramin (z.B. Anafranil®)	Einschleichend 25–50 mg, Zieldosis: 75 mg/Tag	Leicht antriebssteigernd, daher keine abendliche Gabe
Venlafaxin (Trevilor®)	37,5–75 mg, maximal 225 mg/Tag	u.a. Magen-Darmbeschwerden, Leberwerterhöhungen

bei neuropathischen Schmerzen einen positiven Effekt kombinierter Noradrenalin-/Serotoninwiederaufnahmehemmer wie Venlafaxin (Trevilor®) zeigen, die sich durch ein u. U. geringeres Nebenwirkungsprofil auszeichnen. Antidepressiva werden wie Antiepileptika schrittweise eindosiert, die Bewertung erfolgt klinisch. Ein analgetischer Effekt tritt schneller (Tage) ein, als ein antidepressiver (Wochen), die Effektstärke ist jedoch nach klinischer Erfahrung häufig nur mittelgradig (30–60% Symptomlinderung).

Neuroleptika haben beim Menschen keinen eindeutig belegten analgetischen Effekt und sollten daher keinesfalls zur Opioideinsparung verwendet werden, was noch immer gelegentlich mit Levomepromazin (Neurocil®) versucht wird. Ihre Indikation in der Tumorschmerztherapie beschränkt sich auf die antiemetische Wirkung sowie die Sedierung.

Kortikoide wie beispielsweise Dexamethason (z. B. Fortecortin®) können in der Tumorschmerztherapie vorübergehend aufgrund ihres abschwellenden Effekts eingesetzt werden: Typische Beispiele sind Kopfschmerzen wegen Hirndruck durch Metastasen, Leberkapseldehnungsschmerzen sowie radikuläre Schmerzen bei spinalem Einwachsen einer Wirbelsäulenmetastase. Nach initial hoher Dosis (12–24 mg/Tag) erfolgt ein graduelles Ausschleichen bis zum Wirkungseintritt anderer Therapieansätze wie beispielsweise einer Radiatio.

Tranquilizer sind ggf. zur Therapie von Angst sowie von Schlafstörungen erforderlich, falls der sedierende Effekt des Opioids nicht ausreicht.

Cave

In der Phase der Neueinstellung auf ein Opioid sollte aufgrund der Verstärkung von Sedierung sowie Atemdepression nicht gleichzeitig neu auf ein Benzodiazepin eingestellt werden.

Bisphosphonate wie Pamidronat (Aredia®) oder Zoledronsäure (Zometa®) werden bei Knochenmetastasen auch ohne Hyperkalzämie zunehmend häufiger verordnet, da sie nicht nur analgetisch wirksam sind, sondern auch die Rate typischer Komplikationen, insbesondere Frakturen, senken (Hortobagyi et al. 1996). Die parenterale Applikationsweise als 4-wöchentliche Kurzinfusion wird meist bevorzugt; bei einer oralen Biphosphonatgabe werden häufig Oberbauchbeschwerden geklagt.

Ein zusammenfassender Behandlungsvorschlag zum Beginn einer Tumorschmerztherapie findet sich in folgender Übersicht:

- Stufe 1 (leichte bis mäßige Schmerzen)
    - Diclofenac (Voltaren Resinat®) 2-mal 75 mg, 12-stündlich (Cave: Nierenfunktionseinschränkung, Ulkusanamnese) oder
    - Metamizol (z. B. Novalgin®) 4-mal 20–40 Tropfen, 6-stündlich (vor allem bei viszeralen Schmerzen)
- Stufe 2 (mäßige bis starke Schmerzen): Diclofenac (Voltaren®) oder Metamizol (Novalgin®) (= Stufe 1) plus
    - Tramadol (z. B. Tramal®) 4-mal 20 Trpf./Tramadol retardiert (Tramal long®) 2-mal 1 Tbl. oder
    - Tilidin/Naloxon (z. B. Valoron N®) 4-mal 20 Trpf./ 2-mal 100 mg ret. Tbl. oder
- Stufe 3 (starke bis stärkste Schmerzen): Diclofenac (Voltaren®) oder Metamizol (Novalgin®) (= Stufe 1) plus
    - retardiertes Morphin (z. B. MST®) 12-stündlich 30 mg Tbl. (Steigerung: 8-stündlich 1 Tablette) oder
    - transdermales Fentanyl (z. B. Durogesic SMAT®)-25 µg/h-Pflaster alle 3 Tage (Steigerung: Durogesic SMAT® 50 µg), mit oralem Morphin (z. B. Sevredol®) 10 mg bzw. Fentanyllutscher (Actiq® 200 µg) nachtitrieren oder
    - Buprenorphin (Temgesic®) 8-stündlich 1 Tbl. sublingual (Steigerung: 8-stündlich 2 Tbl.) bzw. 1 Pflaster (Transtec® 35 µg) alle 3 Tage oder
    - retardiertes Hydromorphon (Palladon®) 12-stündlich 4 mg Retardkaps. (Steigerung: 2-mal 8 mg) oder
    - retardiertes Oxycodon (Oxygesic®) 12-stündlich 10 mg Tbl. (Steigerung: 2-mal 20 mg) oder
    - Levomethadon (L-Polamidon®)-Tropfen: 10–20 Trpf. bei Schmerzzunahme für 1 Woche, dann feste Dosierung, z. B. 2-mal 20 Trpf. = 2-mal 5 mg
- Adjuvanzien und Koanalgetika
    - Übelkeit/Emesis: Metoclopramid (z. B. Paspertin®) 4-mal 30 Trpf., falls unzureichend: Haloperidol (Haldol®) 3-mal 5 Trpf.
    - Obstipationsprophylaxe: Laktulose (z. B. Eugalac®) 2-mal 20ml
    - bei neuropathischen Schmerzen (brennend-elektrisierender Schmerz): Gabapentin (z. B. Neurontin®) 3-mal 100 mg, nach 2 Tagen 2-mal 200 mg, weitere Steigerung bis zum klinischen Effekt (Korridor: 600–1800 mg/Tag, ggf. bis 3600 mg) oder Carbamazepin (z. B. Timonil®) 150 mg ret 2-mal 1, nach 5–7 Tagen Talspiegelkontrolle, ggf. Dosissteigerung bis in den hochnormalen Bereich.

36.7 Invasive Schmerztherapie sowie sinnvolle weitere Maßnahmen

Therapieverfahren, die nicht auf dem Prinzip der oralen bzw. transdermalen, zeitkontingenten Zufuhr nach dem WHO-Stufenschema beruhen, werden unter dem Begriff »invasive Verfahren« zusammengefasst:

- subkutane oder intravenöse Morphininfusion (externe Pumpe);
- epidurale oder intrathekale Opioidgabe (Katheter, externe Pumpe);
- chemische oder thermische Neurolyse;
- Chordotomie und andere neuroablative Verfahren.

Sie kommen bei den 10–20% der Patientinnen zum Einsatz, bei denen es trotz einer kompetenten Anwendung des medikamentösen Stufenschemas zu keiner befriedigenden Schmerzkontrolle oder zu inakzeptablen Nebenwirkungen kommt.

Als relativ einfach zu etablierendes Verfahren zum Beispiel für die Versorgung in der Sterbephase zu Hause hat in den letzten Jahren die subkutane Opioidapplikation einen zunehmend höheren Stellenwert erlangt. Über eine subkutan liegende dünne Butterfly-Kanüle im stammnahen Bereich (Bauchdecke, ggf. Oberschenkel) wird durch eine externe Pumpe mit niedrigem Fluss kontinuierlich ein Opioid zugeführt. Manche Pumpen bieten zusätzlich die Möglichkeit der Dosisanpassung über Bolusgaben an. Der Vorteil liegt im einfachen und zugleich ausreichend wirksamen Zugangsweg, den Pflegepersonal sowie u. U. auch Angehörige ohne allzu großen Aufwand erneuern können. Der häufig schwierige periphervenöse Zugang kann hierdurch vermieden werden, die Arme werden überdies frei gehalten von behindernden Infusionsleitungen. Die Einstichstelle sollte allerdings täglich kontrolliert werden. Bei Hinweisen auf eine lokale Reaktion sowie spätestens alle 7 Tage ist der Einstichort zu wechseln. Einer periphervenösen Opioidgabe kommt daher nur im Rahmen einer vorübergehenden Maßnahme für wenige Tage Bedeutung zu. Dagegen können vorhandene zentralvenöse Katheter (z. B. Hickman-Katheter, venöse Ports) für eine intravenöse Opioidapplikation benutzt werden. Eine ausreichende Flussrate der Pumpe oder eine parallele Infusion sollte gewährleistet sein, um eine Okklusion des Katheters zu verhindern. Als Opioid verwenden wir sowohl subkutan als auch intravenös meist Morphin, das in problematischen Fällen zur Wirkverstärkung mit Ketamin (z. B. Ketanest® S) in niedriger Dosierung von 50–150 mg/Tag ergänzt wird.

Eine rückenmarknahe Opioidapplikation über einen epiduralen oder intrathekalen Katheter kommt aufgrund der segmentalen spinalen Wirkung vor allem bei Schmerzen im Abdomen, Becken sowie in den unteren Extremitäten in Frage. Der analgetische Effekt kann unter Umständen deutlich besser sein als bei anderen Zufuhrrouten. Leider ist jedoch die Rate unerwünschter Wirkungen vergleichbar hoch wie unter oraler Therapie. Ein Nachteil liegt im Aufwand, der sowohl für die Anlage als auch für die weitere ambulante Betreuung zu Hause geleistet werden muss. Hausärzte und soziale Pflegdienste sind in aller Regel nicht mit diesem Verfahren vertraut und müssen für den jeweiligen Einzelfall geschult werden.

Zu den neurodestruktiven Verfahren zählen u. a. chemische Neurolysen mit Alkohol bzw. Phenol oder thermische Neurolysen durch Vereisung (Kryoläsion) bzw. Radiofrequenzthermoablation. Sie können beispielsweise als Neurolyse mehrerer Interkostalnerven bei segmentalem Befall der Thoraxwand oder als intrathekale Neurolyse einzelner Wurzel durchgeführt werden. Die Effektstärke neurolytischer Maßnahmen sollte jedoch nicht überschätzt werden, da meist dennoch eine Opioidtherapie erforderlich ist. Zudem ist die Wirkungsdauer meist auf einige Wochen bis wenige Monate begrenzt.

Eine neurochirurgische Indikation zur Chordotomie, der einseitigen Durchtrennung des schmerzleitenden Tractus spinothalamicus im Rückenmark, ist aufgrund der guten Ergebnisse der medikamentösen Tumorschmerztherapie zur großen Rarität geworden. Sie bietet sich am ehesten noch bei einem einseitigen, isolierten Befall des Plexus lumbosacralis an. Bilaterale oder diffuse Schmerzen sind mit dieser Maßnahme nicht behandelbar. Die beim Mammakarzinom jedoch eher zu erwartenden Problemfälle mit schwer kontrollierbaren neuropathischen Schmerzen durch Armplexusschädigung kommen für eine Chordotomie nicht in Frage, da der erforderliche hochzervikale Zugang i. d. R. nicht möglich ist. In Einzelfällen wurden DREZ-Läsionen (»dorsal root entry zone«), gezielte Verödungen der Hinterwurzeleintrittszonen im zervikalen Rückenmark oder die direkte Opioidgabe in die Seitenventrikel des Gehirns versucht.

Wichtige begleitende Maßnahmen. Im Gegensatz zu diesen teilweise hoch invasiven und teuren Behandlungsansätze sollte der Stellenwert begleitender und u. U. auch ganz einfacher Maßnahmen in ihrer Wirkung auf den Schmerz nicht unterschätzt werden. Die Möglichkeiten der **physikalischen Therapie**, insbesondere qualifizierter

Krankengymnastik und Lymphdrainage, sollten ebenso beachtet werden wie die Notwendigkeit einer guten Pflege. Eine optimale Lagerung sowie ein den Krankheitsumständen angepasstes Bett können manchmal eine deutlich bessere Wirkung erzielen als eine Dosiserhöhung von Morphin. Zeit zum Gespräch, Offenheit und Wahrheit am Krankenbett sowie Mitgefühl mit schwer kranken Patientinnen sollte das Handeln prägen. Auch eine spezialisierte psychologische Schmerztherapie kann in Einzelfällen indiziert sein. Neben der Vermittlung von Entspannungstechniken kann das ganze Spektrum der psychotherapeutischen Medizin mit Schwerpunkt auf Erkrankungsbewältigung und Verbesserung des Coping zum Einsatz kommen.

36.8 Betäubungsmittelrechtliche Vorschriften

Hürden der BTM-Verordnung. Leider gehören in der Bundesrepublik Deutschland die betäubungsmittelrechtlichen (BTM-)Vorschriften nach wie vor zu denjenigen Barrieren, die eine optimale Versorgung der Tumorschmerzpatienten behindern. Die mit der persönlichen Nummer des Erlaubnisinhabers gekennzeichneten Sonderrezepte, die Pflicht zur sicheren Verwahrung sowohl von Rezepten als auch von Opioiden, die Nachweispflichten sowie die Möglichkeit der Kontrolle durch staatliche Instanzen führen nach wie vor zu einer unzureichenden Akzeptanz des Verfahrens unter Ärzten. So besitzen und benützen auch nach neueren Untersuchungen weniger als die Hälfte der niedergelassenen Allgemeinmediziner und Internisten BTM-Rezepte, bei Gynäkologen ist der Gebrauch eher eine Ausnahmeerscheinung als eine regelmäßige ärztliche Handlung (Sorge et al. 1996).

Verordnungsvorgaben, Höchstmengen. Bedauerlicherweise haben auch mehrfache deutliche Erleichterungen der rechtlichen Vorschriften diese Hemmschwelle für eine spürbare Verbesserung der Versorgungsrealität nicht beseitigt. Nach den derzeit gültigen Vorschriften kann auf einem Rezept der Opioidbedarf für 30 Tage bzw. bis zur Höchstmenge verordnet werden. Eine Überschreitung der für die meisten Substanzen relativ hoch angesetzten Tageshöchstverschreibungsmenge ist nach Kennzeichnung des Rezeptvordrucks (»A« = Ausnahme) möglich. Unvollständige oder fehlerhafte Angaben, die früher zu einer Nichtbedienung des Rezeptes geführt haben, dürfen nun durch den Apotheker nach telefonischer Rücksprache mit dem Arzt korrigiert werden. Die früheren, teilweise komplizierten und formelhaften Angaben auf dem Rezept sind wesentlich vereinfacht, auch die Pflicht zur handschriftlichen Eintragung besteht nicht mehr. In Notfallsituationen, in denen ein Betäubungsmittelrezept nicht verfügbar ist, kann nunmehr mit einem normalen Kassen- bzw. Privatrezept die für die Behebung des Notfalles erforderliche Opioidmenge vorläufig rezeptiert werden, das zugehörige Betäubungsmittel-Rezept wird dann nachgereicht. Die korrespondierenden Rezepte sind mit einem »N« (für Notfall) zu kennzeichnen. Hinweise zu den wesentlichen Vorschriften sind beispielsweise der Roten Liste© zu entnehmen. Rezeptanforderungen müssen an das Bundesinstitut für Arzneimittel und Medizinprodukte, Bundesopiumstelle, Kurt-Georg-Kiesinger-Allee 3, 53175 Bonn (Tel.: 0228/207-30) gerichtet werden.

Literatur

Arzneimittelkommission der deutschen Ärzteschaft (Hrsg) (2000) Tumorschmerz – Therapieempfehlungen der Arzneimittelkommission der Deutschen Ärzteschaft. 2. Auflage. Vertrieb: nexus GmbH, Krahkampweg 105, 40223 Düsseldorf

Bonica JJ (1982) Management of cancer pain. Acta Anaesthesiol Scand Suppl 74: 75–82

Henry D, Lim LL, Garcia Rodriguez LA et al. (1996) Variability in risk of gastrointestinal complications with individual non-steroidal anti-inflammatory drugs: results of a collaborative meta-analysis. BMJ 312: 1563–1566

Hortobagyi GN, Theriault RL, Porter L et al. (1996) Efficacy of pamidronate in reducing skeletal complications in patients with breast cancer and lytic bone metastases. N Engl J Med 335: 1785–1791

Krantz MJ, Kutinsky IB, Robertson AD, Mehler PS (2003) Dose-related effects of methadone on QT prolongation in a series of patients with torsade de pointes. Pharmacotherapy 23: 802–805

Levy M (1986) The epidemiology of metamizol-induced adverse reactions. Agents Actions Suppl 19: 237–245

McQuay HJ, Tramèr M, Nye BA, Caroll D, Wiffen PJ, Moore RA (1996) A systematic review of antidepressants in neuropathic pain. Pain 68: 217–227

Merskey H, Bogduk N (ed) (1994) Classification of chronic pain: descriptions of chronic pain syndromes and definitions of pain terms. International Association for the Study of Pain, Task Force on Taxonomy. IASP-Press, Seattle

Porter J, Jick H (1980) Addiction rare in patients treated with narcotics. N Engl J Med 302: 123

Quigley C (2004) Opioid switching to improve pain relief and drug tolerability. Cochrane Database Syst Rev 3: CD004847

Radbruch L, Zech D, Grond S, Jung H (1992) Symptomatische Schmerztherapie beim fortgeschrittenen Mammakarzinom. Geburtshilfe Frauenheilkd 52: 404–411

Sindrup SH, Bach FW, Madsen C, Gram LF, Jensen TS (2003) Venlafaxine versus imipramine in painful polyneuropathy: a randomized, controlled trial. Neurology 60:1284–1289

Sorge J, Lüders B, Werry C, Pichelmayr I (1996) Die Versorgung von ambulanten Tumorpatienten mit Opioidanalgetika. Der Schmerz 10: 283–291

Twycross RG (1988) Opioid analgesics in cancer pain: current practice and controversies. Cancer Surv 7: 29–53

World Health Organization (1986) Cancer pain relief. World Health Organization, Genf

Lehrbücher

Hankemeier U, Schüle-Hein K, Krizanits F (2004) Tumorschmerztherapie. Springer, Berlin Heidelberg New York Tokio

Larbig W, Fallert B, Maddalena H (2002): Tumorschmerz. Schattauer, Stuttgart

Zenz M, Donner B (2002) Schmerz bei Tumorerkrankungen. Wissenschaftliche Verlagsgesellschaft, Stuttgart

36

Praxistipps

Ralph Gallinat, Rolf Kreienberg, Tanja Volm

37.1   Systemische Therapie

37.1.1   Adjuvante Chemotherapieprotokolle

◘ Tab. 37.1. FEC nach Levine

Dosierung	Epirubicin 60 mg/m^2
	Cyclophosphamid 500 mg/m^2
	5-Fluorouracil 500 mg/m^2
Zyklen	6
Intervall	d1+8q28d
Protokoll	**Antiemese** als Kurzinfusion (in 100 ml NaCl 0,9%)
	Dexamethason (Fortecortin®) 8 mg
	Topisetron (Navoban®) 5 mg oder Ondansetron (Zofran®) 8 mg oder Granisetron 1 mg (Kevatril®)
	Blasenschutz ▬ Uromitexan® 400 mg als i.v.-Bolus
	Zytostatika ▬ Epirubicin als Bolus oder per infusionem (15–30 min) ▬ Cyclophosphamid per infusionem (30–60 min) ▬ 5-Fluorouracil als i.v.-Bolus
	orale Medikation **am Abend:** ▬ Uromitexan 400 mg ▬ Dexamethason (Fortecortin®) 4 mg ▬ Topisetron (Navoban®) 5 mg oder Ondansetron (Zofran®) 4–8 mg oder Granisetron (Kevatril®) 1 mg
	orale Medikation **Tag 2 und 3:** ▬ Dexamethason (Fortecortin®) 2-mal 4 mg ▬ Topisetron (Navoban®) 5 mg oder Ondansetron (Zofran®) 2-mal 4–8 mg oder Granisetron (Kevatril®) 1 mg

Cave

▬ Kardiotoxizität, daher initial und jeden 2. Zyklus: Echokardiogramm
▬ Dosiskumulation von Epirubicin, Hämatotoxizität
▬ Hohes Nekrosepotential von Epirubicin bei Paravasat

◘ Tab. 37.2. FEC nach Bonneterre

Dosierung	Epirubicin 100 mg/m^2 Cyclophosphamid 500 mg/m^2 5-Fluorouracil 500 mg/m^2
Zyklen	6
Intervall	q21d
Rest wie FEC nach Levine	

◘ Tab. 37.3. CMF (i.v.)

Dosierung	Cyclophosphamid 500 mg/m^2 Methotrexat 40 mg/m^2 5-Fluorouracil 600 mg/m^2
Zyklen	6
Intervall	Tag 1+8 q28d
	Strahlentherapie nach dem 6. Zyklus
Protokoll	**Antiemese** als Kurzinfusion (in 100 ml NaCl 0,9%) ▬ Dexamethason (Fortecortin®) 8 mg ▬ + Alizaprid (Vergentan®) 50 mg ▬ oder Topisetron (Navoban®) 5 mg ▬ oder Ondansetron (Zofran®) 8 mg
	Blasenschutz ▬ Uromitexan® 400 mg als i.v.-Bolus
	Zytostatika ▬ Cyclophosphamid per infusionem (30–60 min) ▬ Methotrexat als i.v.-Bolus ▬ 5-Fluorouracil als i.v.-Bolus
	Orale Medikation **am Abend** ▬ Dexamethason (Fortecortin®) 4 mg ▬ + Alizaprid (Vergentan®) 50 mg ▬ oder Topisetron (Navoban®) 5 mg ▬ oder Ondansetron (Zofran®) 4–8 mg ▬ Uromitexan® 400 mg
	Orale Medikation **Tag 2 und 3** ▬ Dexamethason (Fortecortin®) 2-mal 4 mg ▬ + Alizaprid (Vergentan®) 2-mal 50 mg ▬ oder Topisetron (Navoban®) 1-mal 5 mg ▬ oder Ondansetron (Zofran®) 2-mal 4–8 mg

Cave

Selten Methotrexat-induzierte Mukositis (s. auch dort)

CMF Mailänder Regime mit oralem Cyclophosphamid

◘ Tab. 37.4. CMF (oral)

Dosierung	Cyclophosphamid 100 mg/m^2 Methotrexat 40 mg/m^2 5-Fluorouracil 600 mg/m^2
Zyklen	6
Intervall	q28d
Protokoll	Siehe CMF Jedoch Cyclophosphamid oral 100 mg/m^2 Tag 1 bis Tag 14

Modifiziertes Henderson Regime

◻ Tab. 37.5. EC-Paclitaxel (adj./PST)*

Dosierung	Epirubicin 90 mg/m^2 Cyclophosphamid 600 mg/m^2 Paclitaxel 175 mg/m^2
Zyklen	4-mal EC, 4-mal Paclitaxel
Intervall	q21d
Protokoll Zyklus 1–4	Antiemese und Blasenschutz siehe FEC nach Levine
	Zytostatika Epirubicin per infusionem (15 min) Cyclophosphamid per infusionem (60 min)
Vortag	orale Medikation am Vortag: Dexamethason 8 mg abends
Protokoll Zyklus 5–8	Antiemese als Kurzinfusion Dexamethason 20 mg Topisetron 5 mg oder Ondansetron 8 mg oder Granisetron 1 mg
	Allergieprophylaxe als Kurzinfusion Dimetinden (Fenistil®) 4 mg Ranitidin 50 mg
	Zytostatikum Paclitaxel per infusionem über Filter (3 h)
	Orale Medikation am Abend, Tag 2 und 3 Siehe FEC nach Levine

Cave ◼

- Kardiotoxizität, daher initial und jeden 2. Zyklus:
- Echokardiogramm
- Dosiskumulation von Epirubicin
- Hohes Nekrosepotential von Epirubicin bei Paravasat

◻ Tab. 37.6. Docetaxel-Cyclophosphamid-Doxorubicin TAC (adj./PST)*

Dosierung	Doxorubicin 50 mg/m^2 Docetaxel 75 mg/m^2 Cyclophosphamid 500 mg/m^2
Zyklen	6
Intervall	q21d
Protokoll	Antiemese als Kurzinfusion Dexamethason 20 mg Topisetron 5 mg oder Ondansetron 8 mg
	Blasenschutz Uromitexan 400 mg als i.v.-Bolus
	Zytostatika Doxorubicin per infusionem (15 min) Docetaxel per infusionem (60 min) Cyclophosphamid per infusionem (60 min)
	Oraler Blasenschutz Uromitexan 400 mg Orale Medikation am Abend, Tag 2 und 3 Siehe FEC nach Levine
	Neutropenieprophylaxe (nach Herstellerangabe)

◻ Tab. 37.7. FEC-Docetaxel

Dosierung	Epirubicin 100 mg/m^2 Cyclophosphamid 500 mg/m^2 5-Fluorouracil 500 mg/m^2 Docetaxel 100 mg/m^2
Zyklen	3-mal FEC, 3-mal Docetaxel
Intervall	q21d
Protokoll Zyklus 1–3	Siehe FEC nach Levine
Protokoll Zyklus 4–6	Orale Medikation am Vortag Dexamethason 8 mg abends
	Antiemese als Kurzinfusion Dexamethason 8 mg Topisetron 5 mg oder Ondansetron 8 mg oder Granisetron 1 mg
	Zytostatikum Docetaxel per infusionem (60 min)
	Siehe FEC nach Levine

◻ Tab. 37.8. EC-Paclitaxel/Trastuzumab (adj./PST)*

Dosierung	s. auch EC-Paclitaxel Trastuzumab 8 mg/kg (»loading dose«) Trastuzumab 6 mg/kg
Intervall	q21d
Protokoll Zyklus 5–8	Begleitend zur Chemotherapie mit Paclitaxel Trastuzumab per infusionem (60 min)
Protokoll nach Abschluss der Chemotherapie	Therapiefortsetzung bis zu einem Jahr

Cave ◼

Kardiotoxizität, engmaschiges kardiales Monitoring, Echokardiographie alle 8 Wochen

---

* PST = primär systemische Therapie (als Standard anwendbar)

▣ Tab. 37.9. ETC Ulm (s. Kap. 26, S. 277)

Dosierung	Epirubicin 150 mg/m² Paclitaxel 225 mg/m² Cyclophosphamid einfach 2,0 g/m²
Zyklen	3-mal Epirubicin, 3-mal Paclitaxel, 3-mal Cyclophosphamid
Intervall	q14d

Protokoll	Antiemese als Kurzinfusion
	   Dexamethason 8 mg (Epirubicin/Cyclo-
	   phosphamid)
	   Dexamethason 20 mg (Paclitaxel)
	   Topisetron 5 mg, oder Ondansetron 8 mg,
	   oder Granisetron 1 mg
	 Allergieprophylaxe als Kurzinfusion
	 (nur Paclitaxel)
	   Dimetinden (Fenistil®) 4 mg
	   Ranitidin 50 mg
	 Blasenschutz (bei Cyclophosphamid)
	   Siehe FEC nach Levine
	 Orale Medikation am Abend, Tag 2 und 3
	   Siehe FEC nach Levine
	 Prophylaktische Antibiose (nur bei Cyclophos-
	 phamid)
	   Ciprofloxacin 500 mg 2 x täglich Tag 5–12
	 Primäre neutropenieprophylaxe
	   Pefgilgrastin s.c. am Tag 2
	 ggf. primäre oder sekundäre Anämieprophylaxe
	 mit Epoetin beta, Darbepoetin alfa, o.ä.

▣ Tab. 37.10. ETC (Analog Citron)

Dosierung	Epirubicin 90 mg/m² Paclitaxel 175 mg/m² Cyclophosphamid 600 mg/m²
Zyklen	4-mal Epirubicin, 3-mal Paclitaxel, 4-mal Cyclophosphamid
Intervall	q14d
Protokoll	siehe ETC Ulm

37.1.2 Palliative Chemotherapie

▣ Tab. 37.11. Epirubicin – Paclitaxel

Dosierung	Epirubicin: 90 mg/m²
	Paclitaxel: 175 mg/m²
Zyklen	Bis zur Grenzdosis Epirubicin (1000 mg/m²)
Intervall	q21d
Vortag	Medikation am Vorabend Dexamethason 8 mg p.o.
Protokoll	Tag 1: Antiemese nach Schema (s. EC-Protokoll Tag 1) Epirubicin als Bolus oder per infusionem über 15 min 30 min vor Paclitaxel 1 Amp. Dimetinden (Fe- nistil®) i.v. und 1 Amp. Ranitidin (Zantic®) i.v. Paclitaxel per infusionem über Filter über 3 h
	Tag 2 + 3: Antiemese nach Schema (s. EC-Protokoll Tag 2 + 3)
Besonder- heiten	Kardiotoxizität, deshalb Echokardiographie alle 6 Wochen; allergische Reaktionen, Polyneuropathie, Herzrhythmusstörungen; **Cave** kumulative Dosis Epirubicin

▣ Tab. 37.12. Epirubicin-Monotherapie (»weekly«)

Dosierung	Epirubicin: 30 mg/m²
Zyklen	Bis zur Grenzdosis (1000 mg/m²)
Intervall	q7d
Protokoll	Tag 1: Antiemese nach Schema (s. EC-Protokoll Tag 1) Epirubicin als Bolus oder per infusionem über 15 min.
	Tag 2 + 3: Antiemese nach Schema (s. EC-Protokoll Tag 2 + 3)
Besonder- heiten	Kardiotoxizität, deshalb Echokardiographie alle 6–9 Wochen; **Cave** kumulative Dosis Epirubicin Hohes Nekrosepotential von Epirubicin bei Paravasat

37

◘ Tab. 37.13. Vinorelbin (Navelbine®)

Dosierung	Vinorelbin: 25–30 mg/m^2 (oral 60–80 mg)
Zyklen	Nach Ansprechen der Therapie
Intervall	q7d
Protokoll	Tag 1: Antiemese nach Schema (s. CMF-Protokoll Tag 1) Vinorelbin als Kurzinfusion über max. 10 min
	Tag 2 + 3: Antiemese nach Schema (s. CMF-Protokoll Tag 2 + 3)
Besonderheiten	Schnelle Infusion, da ansonsten vermehrt Entstehung von Phlebitiden

◘ Tab. 37.14. Gemcitabine (Gemzar®)

Dosierung	Gemcitabine: 1000 mg/m^2
Zyklen	Nach Ansprechen der Therapie
Intervall	Tag 1 + 8 + 15, q28d
Protokoll	Tag 1/8/15: Antiemese nach Schema (s. CMF-Protokoll Tag 1) Gemcitabine als Kurzinfusion
	Tag 2 + 3/9 + 10/16 + 17: Antiemese nach Schema (s. CMF-Protokoll Tag 2 + 3)
Besonderheiten	**Cave**: Temperaturerhöhung

◘ Tab. 37.15. Paclitaxel (Taxol®)

Dosierung	Paclitaxel: 175 mg/m^2 / 100 mg/m^2
Zyklen	Nach Ansprechen der Therapie
Intervall	q21d / q7d
Vortag	am Vorabend Dexamethason 8 mg p.o.
Protokoll	Tag 1: 20 mg Dexamethason (Fortecortin®) + 5 mg Topisetron (Navoban®) in 100 ml NaCl 0,9% (oder 8 mg Ondansetron (Zofran®) in 100 ml NaCl 0,9%) 30 min vor Paclitaxel 1 Amp. Dimetinden (Fenistil®) i.v. und 1 Amp. Ranitidin (Zantic®) i.v. Paclitaxel per infusionem über Filter über 3 h
	Tag 2 + 3: Antiemese nach Schema (s. CMF-Protokoll Tag 2 + 3)
Besonderheiten	Allergische Reaktionen, Polyneuropathie, Herzrhythmusstörungen

◘ Tab. 37.16. Docetaxel (Taxotere®)

Dosierung	Docetaxel: 100 mg/m^2
Zyklen	Nach Ansprechen der Therapie
Intervall	q21d
Vortag	am Vorabend Dexamethason 8 mg p.o.
Protokoll	Tag 1: 20 mg Dexamethason (Fortecortin®) + 5 mg Topisetron (Navoban®) in 100 ml NaCl 0,9% (oder 8 mg Ondansetron (Zofran®) in 100 ml NaCl 0,9%) 30 min vor Docetaxel 1 Amp. Dimetinden (Fenistil®) i.v. und 1 Amp. Ranitidin (Zantic®) i.v. Docetaxel per infusionem über 1 h
	Tag 2 + 3: Antiemese nach Schema (s. EC-Protokoll Tag 2 + 3)
Besonderheiten	Allergische Reaktionen, Polyneuropathie, Ödembildung

◘ Tab. 37.17. Liposomales Doxorubicin (Myocet®) (weekly)

Dosierung	Myocet®: 60–75 mg/m^2 / 20 mg $\triangleq$ q7d
Zyklen	Nach Ansprechen der Therapie
Intervall	q21d / q7d
Protokoll	Tag 1: Antiemese nach Schema (s. EC-Protokoll Tag 1) Myocet® per infusionem über 1 h
	Tag 2 + 3: Antiemese nach Schema (s. EC-Protokoll Tag 2 + 3)
	Tag 4 + 5: 4 mg Dexamethason (Fortecortin®) p.o.
Besonderheiten	Nach Anthrazyklin-Vorbehandlung kardiales Monitoring ab kumulativer Anthrazyklin-Dosis von 550 mg/m^2

◘ Tab. 37.18. Vinorelbin (Navelbine®) – Mitomycin C

Dosierung	Vinorelbin: 25 mg/m^2 Tag 1 + 8
	Mitomycin C: 10 mg/m^2 Tag 1
Zyklen	Nach Ansprechen
Intervall	Tag 1 (+ 8, nur Vinorelbin), q28d
Protokoll	Tag 1 (+ 8): Antiemese nach Schema (s. EC-Protokoll Tag 1) Vinorelbin als Kurzinfusion über max. 10 min Mitomycin C als Kurzinfusion
	Tag 2 + 3 (9 + 10): Antiemese nach Schema (s. CMF-Protokoll Tag 2 + 3)
Besonderheiten	Lungenfibrose, Phlebitiden

37.1.3 Hormontherapie

Tab. 37.19. Tamoxifen

Indikation	Adjuvant, palliativ
Dosierung	Tamoxifen: 20 mg pro Tag
Therapie-dauer	Adjuvant max. 5 Jahre, palliativ mind. 3 Monate
Besonder-heiten	Risiko von Endometriumhyperplasie oder -karzinom

Tab. 37.20. Aromatasehemmer/-inhibitoren

Indikation	adjuvant / palliativ
Dosierung	Letrozol (Femara®): 2,5 mg/Tag p.o.
	Anastrozol (Arimidex®):1 mg/Tag p.o.
	Exemestan (Aromasin®): 25 mg/Tag p.o.
Therapie-dauer	Palliativ mind. 3 Monate (adj.: up-front, switch, extended)

Tab. 37.21. Fulvestrant (Fasoldex®)

Indikation	palliativ, postmenopausal, second line
Dosierung	Fulvestrant 250 mg i.m. q28d
Neben-wirkungen	Hitzewallungen, Übelkeit, Erbrechen und Durchfall

Tab. 37.22. Medroxyprogesteronacetat (MPA) (Hoch dosierte Gestagene)

Indikation	Palliativ
Dosierung	Farlutal®: 2- bis 4-mal 250 mg/Tag p.o.
Therapie-dauer	Palliativ mind. 3 Monate
Neben-wirkungen	Gewichtszunahme, Migräne, Nausea, Obstipation, Depression
Besonder-heiten	Spiegelbestimmung (Zielwert: >100 ng/ml);
	Kontraindikationen: Thromboembolien, Migräne

Tab. 37.23. GnRH-Agonisten

Indikation	Adjuvant/palliativ prämenopausal
Dosierung	Goserelin (Zoladex®): 3,6 mg, q28d s.c.
	Leuprorelinacetat (Enantone Gyn®): 3,75 mg, q28d s.c.
Therapie-dauer	adjuvant mind. 2 Jahre, palliativ mind. 3 Monate
Neben-wirkungen	Gewichtszunahme, Migräne, klimakterische Beschwerden, Depression

37.2 Prophylaxe und supportive Therapie

37.2.1 Gastrointestinale Komplikationen

Stomatitis

Ursachen

- Primär
  - Toxizität der Chemotherapie oder der Strahlentherapie
  - Reduzierte Immunlage (Leukopenie)
- Sekundär
  - Mechanische, thermische, chemische Schleimhautschädigungen (Mundhygiene, Speisen, Alkohol, Nikotin)

Erstes Symptom ist meist eine sehr **trockene Mundschleimhaut**. Die häufig darauf folgenden Mundschleimhautulzerationen können durch zusätzliche Pilzinfektionen zu sehr **schmerzhaften Schleimhautinfektionen** führen. Diese Veränderungen treten v. a. bei Methotrexat, 5-FU und anthrazyklinhaltigen Chemotherapieschemata auf.

Tab. 37.24. Klinische Schädigungsgrade von Stomatitis

Grad	Klinik
I	Schleimhautrötung, -schwellung, schmerzlose Ulzera
II	Vereinzelte schmerzhafte kleine Ulzerationen, Erytheme oder weiße Flecken, ohne Probleme beim Essen oder Trinken
III	Konfluierende Ulzerationen, Erytheme oder weiße Flecken >25% der Mundschleimhaut, nur noch Trinken möglich
IV	Blutende Ulzerationen >50% der Mundschleimhaut, Essen und Trinken ist unmöglich

Therapiemöglichkeiten und Prophylaxe:

- Häufiges Zähneputzen mit sehr weicher Zahnbürste,
- Nach dem Zähneputzen ausgiebige Mundspülungen mit Salviathymol®-Lösung (10 Trpf. in 30 ml Wasser)
- Nach 10 min Mundspülungen mit Panthenol®-Lösung (1:1 mit Wasser verdünnen)
- Lippenpflege mit Fettstift

- Bei Methotrexat-Therapie: Leucovorin®
- Tocopherol-Tabletten (zerbeißen)
- Bei starker Ausprägung prophylaktisch Ampho-Moronal®-Suspension 5-mal 1 ml/Tag
- Bei rezidivierender Stomatitis G-CSF-Gabe möglich

Vor einer spezifischen Therapie (antimykotisch, viral, bakteriell) werden initial mikrobiologische Abstriche von der Mundschleimhaut entnommen.

Virale Infektion

- Hauptsächlich durch Herpes simplex oder Varizella Zoster
- Systemische antivirale Therapie zur Verhinderung der Ausdehnung der Infektion

Bakterielle Infektion

- Hauptsächlich durch Pseudomonaden oder Staphylococcus aureus
- Intensivierung der pflegerischen Maßnahmen

Pilzinfektion

- Hauptsächlich durch Candida albicans (»Soor«)
- Lokale antimykotische Therapie mit Ampho-Moronal®-Suspension oder Nystatin-Suspension
- Systemische antimykotische Therapie nur bei Anzeichen oder Gefahr einer systemischen Pilzinfektion

Emesis und Nausea

Übelkeit und **Erbrechen** beeinträchtigen die Lebensqualität von Tumorpatientinnen ausgesprochen stark. Auslöser der Symptomatik kann die Tumorerkrankung selbst sein, aber häufig auch eine spezifische (Chemotherapie, Strahlentherapie) oder unspezifische Therapie.

Grundsätze:

- Die Prophylaxe ist grundsätzlich wirksamer als die Therapie der bereits bestehenden Symptomatik.
- Die kausale Therapie der zugrunde liegenden Ursache ist vorrangig.
- Einsatz symptomatischer Therapie, z. B. gezielte medikamentöse Therapie.

◘ Tab. 37.25. Genese von Nausea und Emesis

Gastrointestinaltrakt	Zentralnervensystem	Sonstige Ursachen
Gastritis, Ulzera, Refluxsymptomatik → Endoskopie	Sensorische Reize	Hyperkalzämie → Laboruntersuchungen (Kalzium!, Kreatinin, Kalium, Bilirubin)
Strahlentherapie	Antizipation, Angst	Urämie → Laboruntersuchungen (Kalzium!, Kreatinin, Kalium, Bilirubin)
Schleimhauttoxizität (Zytostatika, NSAR, Opioide)	Schmerz – Schmerzanamnese	Paraneoplastische Symptome → Laboruntersuchungen (Kalzium! Kreatinin, Kalium, Bilirubin)
Hepatomegalie (Lebermetastasen) → Palpation	Zentral wirksame Medikamente (Zytostatika, Opioide) → Medikamentenanamnese	
Obstipation → Magen-Darm-Passage, Abdomenübersicht, Palpation	Meningeosis carcinomatosa → Schädel-CT, Liquorpunktion	
Obstruierende Tumoren → Inspektion des Erbrochenen	Hirndruck (ZNS-Metastasen) → Schädel-CT	

⬛ Tab. 37.26. Therapeutika bei Nausea und Emesis

Substanzgruppe	Medikament (Beispiel)	Besonders bei	Dosis	Applikations-intervall [h]	Applikationsart
Propulsiva	Metoclopramid (MCP®)	Magenstase, Reizmagen	10–20 mg	4–6	Trpf., Tbl., Supp. oder Amp. s.c./i.v.
	Domperidon (Motilium®)		10–20 mg	8–12	Tbl., Trpf.
	Alizaprid (Vergentan®)		50–100 mg	6–8	Tbl., Amp. i.v./s.c.
Antihistaminikum mit gutem Effekt (zusätzlich sedierend)	Dimenhydrinat (Vomex®)		100–150 mg	8	Drg., Supp., Amp. s.c./i.m./i.v
Serotoninantagonisten (5-HT3-Antagonisten)	Ondansetron (Zofran®)	Zentral ausgelöstem Erbrechen (durch Zytostatika/Strahlenthera-pie), evtl. Hirndruck	4–8 mg	8–12	i.v., p.o.
	Topisetron (Navoban®)		5 mg	12–24	i.v., p.o.
	Granisetron (Kevatril®)		1 mg i.v., 3 mg p.o.	8-12	
	Dolasetron (Anemet®)		100 mg i.v., 200 mg p.o.	12–24	
NK1-Antagonisten:	Aprepitant (Emend®)	hochemetogener Chemotherapie; Cyt-p450-Metabolisierung!	125 mg Tag 1, 80 mg Tag 2+3	in Kombination mit 5-HT3-Antagonist und Dexamethason	
Phenothiazine	Triflupromazin (Psyquil®)	Zentraler Nausea (sedierend)	10–20 mg	8–12	i.v., p.o., rektal
	Promethazin (Atosil®)		25 mg	8–2	p.o.
Butyrophenone	Haloperidol (Gry®)	Opioidbedingter Symptomatik	2–5 mg	4–8 bzw. als Beimi-schung 1–2 Amp./ Tag in die Morphin-pumpe	p.o., i.v., s.c., i.m.
Benzodiazepine	Dikaliumchlorazepat (Tranxilium®)	Angst bzw. bei antizipa-torischem Erbrechen	5–10 mg	8–12	p.o., i.v.
Anticholinergika	Scopolamin	Hypersekretion			(Scopoderm-Pflaster TTS®)
	Butylscopolamin (Buscopan®)		10–20 mg	6–8	p.o., i.v., s.c. rektal
	Atropin (Atropinsulfat®)		0,5 mg	4–6	p.o., i.m., i.v.
Kortikosteroide	Dexamethason (Fortecortin®)	ZNS- oder Lebermetas-tasen (evtl. in Kombina-tion mit Antiemetika	4–8 mg	6–12	i.v., p.o.
	Prednison (Decortin-H®)		50–250 mg	6–8	i.v.

37

❗ Die Affektion von Chemorezeptoren (Serotonin) der Area postrema, des Kortex und des N. vagus im intestinalen Bereich durch Zytostatika stimuliert das zentralnervöse Brechzentrum. Die emetische Wirkung der unten genannten Zytostatika wird darüber hinaus durch die psychische Situation der Patientin moduliert. Auch um von vornherein eine sog. antizipatorische Symptomatik zu vermeiden, ist eine ausreichende antiemetische Prämedikation sinnvoll und notwendig.

Grundsätze der antiemetischen Therapie unter Chemotherapie:

- Zur Verfügung stehen in erster Linie folgende Substanzgruppen:
- selektive Serotoninrezeptorantagonisten (SSRI),
  - Granisetron (Kevatril®),
  - Ondansetron (Zofran®),
  - Topisetron (Navoban®),
- das Glukokortikoid Dexamethason (Fortecortin®),
- Metoclopramid (MCP®) sowie
- Alizaprid (Vergentan®).
- Prinzipien:
  - Start der Antiemese 1 h vor Beginn der Chemotherapie;
  - Standard ist die antiemetische Kombinationstherapie;
  - suffiziente Antiemese bereits beim 1. Zyklus (verhindert Reflexbahnung);
  - Fortführung der Antiemese über weitere 2–3 Tage nach Applikation der Zytostatika (ggf. bei ausgeprägter Symtomatik auch länger bzw. höher dosiert).
- empfohlenes Therapieprotokoll bei stark emetisch wirksamer Chemotherapie oder ausgedehnter Vorbehandlung:
  - Lorazepam (Tavor®) 1 mg p.o. am Abend vor der Chemotherapie zur Verhinderung des antizipatorischen Erbrechens;
  - 8 mg Dexamethason (Fortecortin®) i.v. + 5 mg Topisetron (Navoban®) i.v. oder 1 mg Granisetron (Kevatril®) i.v. oder 8 mg Ondansetron (Zofran®) i.v. oder 50 mg Alizaprid (Vergentan®) i.v. 1 h vor Beginn der Chemotherapie (eine Wiederholung dieser Dosierung ist alle 8 h möglich, insbesondere bei Übelkeit unter der Chemotherapie);
  - an den Tagen 2 und 3 nach der Chemotherapie empfiehlt sich 1–5 mg Topisetron (Navoban®) p.o. oder 2 mg Granisetron (Kevatril®) p.o. oder 2–4– 8 mg Ondansetron (Zofran®) p.o. oder 2–50 mg Alizaprid (Vergentan®) + 2–4 mg Fortecortin p.o.;
  - sollte über den 3. Tag hinaus eine Antiemese nötig sein, empfehlen sich Metoclopramid (Paspertin®) und Dimenhydrinat (Vomex® Supp.).
  - ggf. zusätzlich Aprepitant (Emend®) 125 mg p.o. 1 h vor Chemotherapie (Tag 1) und an den Tagen 2 und 3 je 80 mg 1 x tägl. morgens

Nebenwirkungen der Antiemetika:

- Bei Einsatz der selektiven Serotoninantagonisten tritt vermehrt Obstipation auf, die durch platinhalitge Chemotherapeutika oder Morphine weiter verstärkt wird.
- Dexamethason: Schlaflosigkeit, brennende Missempfindungen; **Cave:** Fortecortin® bei Diabetikerinnen und grauem Star.
- Unter Metoclopramid-Therapie werden nicht selten extrapyramidalmotorische Störungen gesehen. Antagonist: Biperiden (Akineton®) – 1–2 Amp./ 12 h i.v.

▫ Tab. 37.27. Emetische Potenz der Zytostatika

Hohe emetische Potenz	Mittlere emetische Potenz	Niedrige emetische Potenz
Actinomycin D	Cyclophosphamid	Etoposid
Carboplatin	Methotrexat	5-Fluorouracil
Cisplatin	Mitomycin C	Gemcitabine
Dacarbazin	Taxane	Topotecan
Epirubicin		Vincristin
Ifosfamid		Vinrelbin

▫ Tab. 37.28. Antiemetische Medikamente unter Chemotherapie

Hohe Wirksamkeit	Mittlere Wirksamkeit	Niedrige Wirksamkeit
Topisetron (Navoban®)	Dexamethason (Fortecortin®)	Dimenhydrinat (Vomex®)
Ondansetron (Zofran®)	Levomepromacin (Neurocil®)	Diazepam (Valium®)
Granisetron (Kevatril®)	Haloperidol (Haldol®)	Lorazepam (Tavor®)
Metoclopramid (Paspertin®)		
Aprepitant (Emend®)		

Diarrhoe

Diarrhoe bezeichnet eine Steigerung der Stuhlfrequenz auf mehr als 3-mal pro Tag und/oder die Abnahme der Stuhlkonsistenz durch erhöhten Wassergehalt. Besonders bei Patienten mit fortgeschrittener Tumorerkrankung treten gehäuft Diarrhoen auf.

Erstmaßnahmen

- Vermeidung von bestimmten Nahrungsprodukten
  - Milchprodukte
  - Scharfe Gewürze
  - Alkohol
  - Koffeinhaltige Getränke und Fruchtsäfte
  - Sehr fetthaltige Nahrungsmittel
- Vermeidung von Medikamenten
  - Laxanzien
  - Motilitätsförderer
- orale Hydrierung (z. B. Tee, keine kohlensäurehaltigen Getränke oder Kaffee)
- häufiger kleine leichte Mahlzeiten
- Loperamid 4 mg initial, dann 2 mg vierstündlich (je nach Verlauf)
- Diarrhoe beseitigt → Diät und langsamer Kostaufbau, Loperamid absetzen
- Diarrhoe persistierend → Loperamid zweistündlich
- Diarrhoe weiter persistierend → stationäre Therapie:
- Substitution von Flüssigkeit und Elektrolyten
- 3-mal täglich Octreotid 100–150 µg s.c.
- Stuhldiagnostik

---

❶ Die Diarrhoe nach Applikation der Chemotherapie ist zumeist durch die Toxizität der Zytostatika selbst zu erklären; es sollten jedoch differentialdiagnostisch andere Ursachen abgeklärt werden. Nur in wenigen Fällen reicht die symptomatische Behandlung, d. h. der Ausgleich der Flüssigkeits- und der Elektrolytverluste, nicht aus, sodass eine medikamentöse Therapie nötig wird.

Obstipation

Obstipation äußert sich durch eine Verminderung der normalen Stuhlfrequenz auf weniger als 3-mal pro Woche, durch zu harten Stuhl, Schwierigkeiten bei der Entleerung, geringe Stuhlmengen und Schmerzen bei der Defäkation. Sie ist unter der Begleitmedikation von Chemotherapien und bei fortgeschrittenen Tumorerkrankungen ein häufiges Symptom.

Tab. 37.29. Genese der Diarrhoe bei Tumorerkrankungen

Malignombedingt	Therapieassoziiert	Ernährung – Malabsorption
Abdominale Metastasen	Zytostatika	Allergien
Lebermetastasen	Strahlentherapie	Schleimhautreizungen
Aszites	NSAR, Laxanzien, Antibiotika	Psychische Einflüsse
Paraneoplastisch		Entzündlich/infektiös

Tab. 37.30. Medikamentöse symptomatische Therapie der Diarrhoe

Adsorbanzien	Absorbanzien
Carbo medicinalis (Kohlepulver 20 g)	Loperamid (Imodium®) p.o.; max. 6 Kps./Tag
Kaolin/Pektin (Kaopromt H® Suspension)	Codein (Codiprontsaft®) bis 200 mg/Tag
Al-Mg-Silikathydrat (Gelusil® Btl.)	Morphin i.v. (Morphin Merck®) 3-mal 5 mg/Tag
	Tinktura opii (Opiumtinktur®) 3-mal 15 Trpf./Tag
	Butylscopolamin (Buscopan®) s.c., i.v., p.o., Supp.; 50–100 mg 8-stündlich

37

◻ Tab. 37.31. Genese der Obstipation bei Tumorerkrankungen

Malignombedingt	Therapieassoziiert	Ernährung – Malabsorption
Lebermetastasen	Zytostatika	Inaktivität
Mechanische Obstruktion	Opioide	Gestörter Entleerungsreflex
ZNS- und abdominale Metastasen	Sedativa, Antihistaminika, Serotoninantagonisten, Diuretika	Immobilität durch Schmerzen
Hyperkalzämie, Hypokaliämie	Aluminiumhaltige Antazida	

◻ Tab. 37.32. Medikamentöse symptomatische Therapie der Obstipation

Allgemein	Gesteigerte Flüssigkeitszufuhr	
	Gesteigerte körperliche Aktivität	
	Gesteigerte Ballaststoffzufuhr	
	Umstellung der Medikation	
Medikamentöse Therapie – Stufenschema		
– Stufe 1:	Lactulose (Eugalac®)	3–20 ml
– Stufe 2:	Lactulose (Eugalac®) plus Flohsamen (Mucofalk®)	2- bis 6-mal 1 TL oder Btl./Tag in Flüssigkeit
– Stufe 3:	Lactulose (Eugalac®) plus Bisacodyl (Laxbene® Supp.)	10 mg rektal zur Nacht
– Stufe 4:	Lactulose (Eugalac®) plus dickflüssiges Paraffin (Obstinol® M) oder	3–10 ml
	Lactulose (Eugalac®) plus Natriumpicosulfat (Laxoberal®) oder	10–20 Trpf.
	Lactulose (Eugalac®) plus Sennesfrüchte (Liquidepur®) oder	5–20 ml
	Lactulose (Eugalac®) plus »Mandelmilch«	Rizinusöl 1 EL + Sab
		Simplex® 1 EL + evt.
		Eugalac® Sirup 1 EL + 1/2 Tasse warme Milch
Bei Meteorismus unter Laktulose-Therapie	Mannit® (15%) oder	100–200 ml p.o.
	Natriumpicosulfat (Laxoberal®) oder	2- bis 4-mal 20–40 Trpf.
	Dimeticon (Sab simplex®) oder	3-mal 30–40 Trpf.
	Polyethylenglykol (Movicol®) Bis zu 8 Btl. täglich	
»Invasive Eingriffe«	Klysma	
	Hebe-Senk-Einlauf	
	Manuelle Ausräumung	

37.2.2 Myelosuppression – Blutbildveränderungen unter Chemotherapie

 — Liegt unter Chemotherapie zu Beginn eines Zyklus eine Leukozytopenie <3000/µl und/oder eine Thrombozytopenie <100/nl vor, ist es günstiger, das Intervall bis zur nächsten Chemotherapie zu verlängern als die Zytostatikadosis zu reduzieren.
— Werte unter 1000 Leukozyten/µl und 70 Thrombozyten/nl machen engmaschige Kontrollen – täglich bis 2-tägig – notwendig.
— Bei lang anhaltender Trizytopenie muss immer an eine Knochenmarkkarzinose gedacht und ebenso ein autoimmunologisches Geschehen (Hämolyse) ausgeschlossen werden. Diagnostik: Knochenmarkspunktion.

Granulozytopenie

— Die therapeutische G-CSF-Gabe bei bestehender febriler Neutropenie ist umstritten, da ein gesicherter Nutzen nicht nachweisbar ist.
— Die G-CSF-Gabe bei febriler Neutropenie ist nur bei bestimmten Risikofaktoren indiziert:
  – zu erwartende Neutropeniedauer von über 10 Tagen sowie
  – Pneumonie und andere schwere manifeste Infektionen.

Thrombozytopenie

Tab. 37.34. Management der Thrombozytopenie

Thrombozytenzahlen	Therapie
10–20/nl ohne Symptome (Blutung, Petechien)	Keine prophylaktische Gabe von TKs
<50/nl + Symptomatik	4–6 TKs
<10/nl +/– Symptomatik	Prophylaktisch oder therapeutisch 6 TKs

— Anstieg der Thrombozytenkonzentration um 20–30/nl pro 6 TKs;
— Kontrolle 1 und 24 h post transfusionem;
— **Cave:** kurze HWZ (einige Stunden) von Thrombozytenkonzentraten
— Gefahr der immunologischen Sensibilisierung und idiopathischen Thrombozytopenie

Koloniestimulierende Faktoren

Medikamente dieser Substanzklassen dienen der **Therapie und Prophylaxe zytostatikabedingter Myelosuppressionen.** Sie nehmen Einfluss auf die Stammzellaktivierung, die Zelldifferenzierung und Zellproliferation. Verzögerungen bei der Verabreichung des nächsten Chemotherapiezyklus oder Zytostatikadosisreduktionen infolge myelosuppressiver Blutbildveränderungen können

Tab. 37.33. Management der febrilen Neutropenie

Definition	— einmalig > 38,5 °C oder 2x > 38,0 °C innerhalb von 12 h bei — Standardrisiko: Neutropeniedauer 5–10 Tage + Granulozyten 100–500/µl — Hochrisiko: Neutropeniedauer > 10 Tage + Granulozyten < 100/µl
Diagnostik	— Fokussuche (z. B. Urogenital-, Gastrointestinal, Respirationstrakt, Anorektum, Punktionsstellen) — Routinelabor — Versuch des Erregernachweises (mehrere Blutkulturen, Urinkultur, Sputumkultur) — Thoraxröntgen nur bei Verdacht auf Pneumonie — Abstriche von allen klinisch suspekten Bezirken
Empirische Initialtherapie	— Hochrisiko: Piperacillin + Sulbactan 3-mal 4 g + 3-mal 1 g i.v. + Netilmicin (Certomycin®) 1 x 450 mg i.v. — Standardrisiko: Levofloxacin (Tavanic®) 1-mal 500 mg p.o. + Amoxicillin – Clavulansäure (Augmentan®) 2-mal 1 g p.o.
Keine Entfieberung nach 3 Tagen + kein Erregernachweis	— Hochrisiko: Piperacillin + Sulbactan (3-mal 4 g + 3-mal 1 g i.v.) + Amphotericin B 0,6 mg pro kg — Standardrisiko: Piperacillin + Sulbactan (3-mal 4 g + 3-mal 1 g i.v.)
Bei Penicillin-Allergie	Ceftazidim (Fortum®) 3-mal 2 g i.v.

verhindert sowie die Inzidenz, Dauer und Schweregrad febriler Neutropenien reduziert werden. Ein weiteres Einsatzgebiet dieser Wachstumsfaktoren ist die Gewinnung von Stammzellen vor einer Hochdosischemotherapie.

◨ Tab. 37.35. Granulozytenkolonienstimulierende Faktoren (G-CSF)

Indikation	Die prophylaktische Gabe nach Chemotherapie ist nur bei erwarteter febriler Neutropenierate von über 40% indiziert oder bei Chemotherapie mit Intervallverkürzung
	Bei <40% Risiko ist die Gabe nur bei folgenden Risikofaktoren indiziert: ■ vorbestehende Neutropenie ■ extensive vorangegangene Chemotherapien ■ Zustand nach Hochdosischemotherapie ■ Zustand nach febriler Neutropenie bei vorangegangenen Chemotherapieregimes ähnlicher Myelotoxizität ■ bestehende Wundinfektion ■ Knochenmarkinfiltration ■ schlechter Allgemeinzustand ■ fortgeschrittene Krebserkrankung sowie ■ febrile Neutropenie beim 1. Zyklus
Nebenwirkungen	Nicht dosislimitierende Toxizität: ■ Knochenschmerzen ■ Anstieg der Harnsäure sowie ■ Erhöhung von Serum-AP und -LDH
	Dosislimitierende Toxizität: ■ Thrombopenie (selten) sowie ■ Sweet-Syndrom (akute febrile neutrophile Dermatose)
Produkte und Anwendung	Filgrastim (Neupogen®) 5 µg/kg/Tag s.c., Lenograstim (Granocyte®) 150 µg/m² KO s.c. Von 24 h nach Chemotherapie bis nach Erreichen des Normalwertes für neutrophile Granulozyten (>2000/µl) und >24 h vor dem folgenden Chemotherapiezyklus PEG-Filgrastim (Neulasta®) 6 mg/Zyklus s.c. Am Tag 2 der Chemotherapie

Anämie

Erythropoetin (EPO)
= Wirkmechanismus
  – rekombinantes humanes Erythropoetin (rhEPO, Epoetin α und β)
  – Erythropoesesteigerung durch Verhinderung von Vorläuferzell-Apoptose und Diffenzierung später Vorstufen der Erythropoese

= Applikation: i.v., s.c.
= Dosierung: 3-mal 10.000–20.000 IE oder 1-mal 40.000 IE pro Woche
= Toxizität
  – Allergie, lokale Hautreaktion
  – Hypertonie, Kopfschmerzen
= Besonderheiten
  – Vermeidung eines Hb-Anstiegs über 14 mg/dl oder von +2 mg/dl in 4 Wochen
  – je nach Eisenstatus: Eisensubstitution

Darbopoetin alpha (Aranesp®)
= Wirkmechanismus
  – gentechnologisch verändertes Erythropoetinmolekül
  – Stimulation der Erythropoese
= Applikation: i.v., s.c.
= Dosierung: 2,25 µg/kg s.c. 1-mal pro Woche
= Toxizität
  – Allergie, lokale Hautreaktion
  – Hypertonie, Kopfschmerzen, Arthralgie, Ödeme
= Besonderheiten
  – Vermeidung eines Hb-Anstiegs über 14 mg/dl oder von +2 mg/dl in 4 Wochen
  – je nach Eisenstatus: Eisensubstitution

◨ Tab. 37.36. Management der tumorbedingten oder zytostatikainduzierten Anämie

Indikation	Hb <8 g/dl;
	Hb <10 g/dl und Anämiesymptomatik
Voraussetzungen	Großlumiger, peripherer i.v.-Zugang
Dosierung	2 EK initial; 1 EK/h unter regelmäßiger Überwachung; Hb-Steigerung: 1 g/dl pro EK
Nebenwirkungen	Volumenüberladung, Hämosiderose bei chronischer Substitution, Infektionsrisiko, hämolytische Transfusionsreaktion, Hypothermie, Hyperkaliämie, Hypokalzämie
Kontrolle	6–12 h post transfusionem
Besonderheiten	Bedside-Test
Ziel-Hb	12 g/dl

37.3   Zusätzliche palliative Maßnahmen

37.3.1   Pleuraerguss

Fast die Hälfte der Patienten mit metastasiertem Mammakarzinom entwickelt einen malignen Pleuraerguss.

Differentialdiagnosen:
- Herzinsuffizienz
- Lungenembolie
- Pneumonie
- Perikardtamponade
- Folge der Radiatio
- Hypoalbuminämie

Große Exsudatmengen und Atemnot → Entlastungspunktion/Drainage
Rezidivierende, nachweislich maligne Ergüsse → Pleurodese

Praktisches Vorgehen
Vor der Prozedur sollte über 24 h versucht werden, mittels Saugdrainage, den Erguss weitgehend »trocken« zu legen.
Kontroll-Röntgenthorax vor und nach der Pleurodese.

Schmerzmedikation
(vor Pleurodese obligat, im Verlauf bedarfsabhängig)
Dipidolor i.v.
+ Voltaren supp.
+ Novalgin oral / i.v.
Talkum-Suspension
- 5–10 g Talkum-Pulver in 100 ml 0,9%-iger NaCl-Lösung (erwärmt 30°C)
  - Applikation über die Thoraxdrainage
  - Nach 12 h abgeklemmte Drainage öffnen
  - Nach 24 h Drainage entfernen bei <100–200 ml drainierter Flüssigkeit

Alternativen:
- Tetracyclin (500 mg in 30–50 ml Aqua dest. oder 0,9%-iger NaCl-Lösung) eine Stunde intrapleural belassen und anschließend drainieren
- Bleomycin (20 60 mg in 100 ml 0,9%-iger NaCl-Lösung) nach 24–48 h drainieren
- Mitoxantron (20–30 mg in 100 ml 0,9%-iger NaCl-Lösung) nach 24–48 h drainieren

Die Effizienz der Pleurodese mit Mitoxantron ist nicht eindeutig belegt.
Einseitiges Vorgehen
Wiederholung bei Misserfolg oder kontralaterales Vorgehen nach 24 h

Cave

Erfolgsrate sinkt mit zunehmender Zahl der zuvor erfolgten Punktionen, da sich zunehmend gekammerte Ergüsse ausbilden, die einer Punktion nur schwer zugänglich sind.
→ **mit Pleurodese möglichst schon frühzeitig beginnen.**

37.3.2   Maligner Aszites

Bei Auftreten des Aszites muss eine Diagnosesicherung hinsichtlich maligner Genese erfolgen (Aszyteszytologie). Die palliative intraperitoneale Applikation von Zytostatika hat nur eine geringe Ansprechrate. Sie kann durchgeführt werden, wird nicht generell empfohlen. So sollten nur symptomatische Patienten dementsprechend behandelt werden.

❽ Praxistipp
- Einlegen einer passiv ableitenden Drainage unter sonographischer Sicht.
- Ableitung von maximal 2000 ml pro 24 h.
- Instillation von
  - Mitoxantron
    - 20–30 mg in 500–1000 ml 0,9%-iger NaCl-Lösung intraperitoneal über die Drainage,
    - passive Ableitung nach 24–48 h
    Cave: peritoneale Reizungserscheinung mit Leukozytose
  - Cisplatin
    - 80–100 mg in 500–1000 ml 0,9%-iger NaCl-Lösung intraperitoneal über die Drainage,
    - passive Ableitung nach 24–48 h
    Cave: Myelosuppression
  - TNF (Tumornekrosefaktor) 80% Erfolg bei 1–3 Instillationen
    - 0,08–0,14 mg/m² in 200 ml 5%-igem Humanalbumin intraperitoneal über die Drainage,
    - passive Ableitung nach 24–48 h
    - Wiederholung am Tag 8,
    - Begleitmedikation der grippeähnlichen Symptome mit 100 mg Indometacin supp.
    Cave: keine zytostatische Wirkung

37.3.3 Lungenmetastasen

Eine operative Metastasenresektion ist nur bei solitären Lungenmetastase oder bei Befall von nur einem Lappen angezeigt (▶ Kap. 27.1, S. 300).

Postoperativ wird eine systemische Therapie angeschlossen.

Für die kurative Resektion von Lungenmetastasen wird eine 5-Jahres-Überlebensrate von bis zu 35% angegeben.

37.3.4 Lebermetastasen

Sind Lebermetastasen in einem Lappen isoliert lokalisiert aufgetreten, stehen verschiedene alternative Verfahren zur Auswahl:,
- operative Metastasenresektion
- operative Lebersegmentresektion,
- laserinduzierte Thermoablation (LITT) bei einer Metastasengröße bis 5 cm,
- perkutane Radiofrequenzablation bei einer Metastasengröße bis 3 cm (▶ Kap. 27.2, S. 302).

Nach der operativen Therapie muss eine systemische Therapie angeschlossen werden.

> **Voraussetzungen für die lokale Lebermetastasentherapie:**
> - Keine disseminierten Metastasen,
> - Kein Lokalrezidiv oder Zweitkarzinom
> - Metastasen in einem Lappen, bei Befall beider Lappen sehr zurückhaltende Operationsindikation
> - Auftreten der Metastase nicht vor einem Jahr nach Primärbehandlung

37.3.5 Knochenmetastasen

Im Knochenskelett bilden Mammakarzinommetastasen vornehmlich osteolytische Herde, basierend auf einer gesteigerten Aktivierung der knochenresorbierenden Osteoklasten (▶ Kap. 27.3, S. 308).

37.3.6 Hyperkalzämie

◻ Tab. 37.37. Hyperkalzämie

Definition	Die Hyperkalzämie entsteht als Folge osteolytischer Knochenmetastasen, hochdosierter Hormontherapien oder im Rahmen von Paraneoplasien. Hyperkalzämische Krise: >3,5 mmol/l	
Klinik	Renal	Polyurie und -dipsie
		Hyperkalzurie: >300 mg/24-h-Urin
		Hyperkaliurie
		Hypokaliämie
		Niereninsuffizienz
		Exsikkose
	Gastro-intestinal	Nausea
		Emesis
		Akute Pankreatitis
		Obstipation und Meteorismus
	Kardial	QT-Verkürzung
		Angina pectoris
		Herzrhythmusstörungen
		Hypertonie
		Bradkardie
		Digitalis-Unverträglichkeit
	Neurologisch/psychiatrisch	Müdigkeit, Schwäche
		Verwirrtheit
		Depressionen
		Aggressivität, Psychosen
		Adynamie
		Bewusstseinsstörung, Koma
Therapie	Vermeiden weiterer Kalziumzufuhr (keine Milchprodukte)	
	Absetzen der endokrinen Medikation	
	Gesteigerte Flüssigkeitszufuhr (3–6 l/Tag)	
	Forcierte Diurese mit Furosemid (20–250 mg i.v./Tag)	
	Glukokortikoide (Prednison 0,5–1 mg/kg KG – Prednisolon ca. 2 mg/kg KG pro Tag)	
	Bei Normokalzämie ausschleichen	
	Bisphosphonate (z. B. Aredia® 60–90 mg/500 ml NaCl 0,9% über 2–3 h) alle 2 Tage bis zum Erreichen einer Normokalzämie	

37.3.7 Knochenmetastasen

Metastasen des Mammakarzinoms im Knochenskelett bilden hauptsächlich osteolytische Herde, die durch gesteigerte Knochenresorption der Osteoklasten entstehen. In der Klinik fallen sie durch folgende Symptome auf:

- Schmerzen
- Hyperkalzämie
- Pathologische Frakturen
- Rückenmarkskompression mit entsprechender neurologischer Symptomatik

Therapie:

- Radiotherapie mit 2-Gy-Fraktionen bis 40–50 Gy bei isolierten Metastasen
- Unterstützende postoperative Radiotherapie (nach Stabilisierungseingriffen)
- Chirurgische Intervention, v. a. bei Stabilitätsgefährdung, sofort bei Querschnittssymptomatik
- Nuklearmedizinische Therapie mit Samarium-153-EDTMP oder Rhenium-186-HEDP
- Bisphosphonate.

◘ Tab. 37.38. Bisphosphonate*

Eigenschaften	Inaktivieren Osteoklasten
	Festigen die knöchernen Strukturen
	Werden nicht durch Enzyme abgebaut
Indikationen	Knochenmetastasen
	Schmerzen
	Hyperkalzämiesyndrom
Sinn	Verminderung von Schmerzen und Skelettkomplikationen
	Verbesserte Lebensqualität
Nebenwirkungen	Nierenschädigung
	Fieberschübe
	Gelenk- und Knochenschmerzen
	Müdigkeit
	Magen-Darm-Störungen
	Allergische Reaktionen
	Thrombozytopenie
	Wechselwirkung mit Aminoglykosiden
	Kieferosteonekrose

◘ Tab. 37.39. Bisphosphonate – Übersicht (Dosierungen, Applikationsdauer)

Generikum	Pamidronat	Ibandronat	Zoledronat
Handelsname	Aredia®	Bondronat®	Zometa®
Dosierung	90 mg i.v.	6 mg i.v. 50 mg p.o./ tgl.	4 mg i.v.
Intervall	q4w	q3–4w	q4w
Applikationszeit	120 min	60 min	mind. 15 min

* Vor Therapiebeginn Klärung der Nierenfunktion und des Zahnstatus

37.3.8 Tumorkachexie

Dieses Syndrom ist bei einem Großteil der Patientinnen mit fortgeschrittenem Karzinomleiden zu beobachten. Etwa ein Drittel der Tumorpatientinnen sterben schließlich am Kachexiesyndrom.

◻ Tab. 37.40. Tumorkachexie

Ursachen	Endogene Produktion katabol wirkender Substanzen	
	Malnutrition, Obstruktionen im Verdauungstrakt	
	Stomatitis, Mundtrockenheit, Geschmacksveränderungen, Dysphagie	
	Chronische Übelkeit, Schmerzen	
	Schwächender Effekt einer spezifischen Tumortherapie	
	Angst, Depression, Sedierung, allgemeine Schwäche	
Symptomatik	Appetitlosigkeit	
	Muskelschwäche	
	Gewichtsverlust	
	Vigilanzstörungen	
	Ödeme	
Folgen	Verändertes Körperbild verursacht Angst/Isolation	
Therapie Allgemein	Schlecht sitzendes Gebiss (Schmerzen/Essschwierigkeiten),	
	Immobilisation aufgrund der Schwäche	
	Speisen in geeigneter Zubereitungsform, Wunschkost, häufige und kleine Mahlzeiten (auch nachts!), Umgebung angenehm gestalten, Essen in Gesellschaft, Aperitif, optimale Gestaltung der enteralen Ernährung: >30 kcal/kg KG; körperliche Bewegung anregen	
	Cave: Appetitlosigkeit und Schwäche gehören zum natürlichen Sterbeprozess: niemanden zum Essen zwingen!	
Palliativphase mit längerfristiger Prognose	Medikamentöse Stimulation des Appetits, spezifische Ergänzung von essenziellen Nahrungsbestandteilen	
Terminalphase	bei Tumorobstruktion enterale oder vollständige parenterale Ernährung aufrechterhalten	
Symptomatisch: zurückhaltender Einsatz von Maßnahmen	Gestagene (**Cave:** erhöhte Thrombosegefahr!); Patienten, die nach 6–8 Wochen Therapiedauer nicht ansprechen, profitieren vermutlich nicht	Medroxyprogesteron (Farlutal® oder Clinovir®) 500 mg (–1000 mg)/ Tag; Megestrolacetat (Megestat®) 160 mg/Tag (–320 mg/Tag)
	Kortikosteroide: befristeter (2–4 Wochen) appetitsteigernder Effekt, zusätzlich stimmungsaufhellend, aber rasche Tachyphylaxie	Prednisolon (Decortin H®) 10–30 mg/Tag; Dexamethason (Fortecortin®) 2–4 mg/Tag
	Bei verzögerter Magenentleerung	Metoclopramid (MCP-Trpf.®); Domperidon (Motilium®)
	Bei chronischer Übelkeit, erworbener Nahrungsmittelaversion oder psychogener Appetitlosigkeit	Antiemetika, Antidepressiva, Anxiolytika, Androgene

37.3.9 Zentralnervöse Komplikationen

Hirnmetastasen und Meningeosis carcinomatosa

▢ Tab. 37.41. Hirnmetastasen und Hirndruckzeichen

Klinik	Resultiert aus der Raumforderung und dem zusätzlich auftretenden, perifokalen Ödem um die Metastase bei begrenzten räumlichen Verhältnissen
	Kopfschmerz
	Anhaltende und therapierefraktäre Übelkeit und Erbrechen
	Verschlechterte mentale Leistung, Verwirrtheit, Lethargie, Somnolenz, Koma
	Sehstörungen, Doppelbilder
	Epileptische Anfälle (fokal oder generalisiert)
	Verhaltensdeviation
	Hyperreflexie, Bradykardie, Apnoe
Diagnostik	Klinik und neurologischer Befund
	Kraniales Computertomogramm (CCT) für Hirnmetastasen
	Kraniales Magnetresonanztomogramm (cMRT) und Liquorzytologie für Meningeosis carcinomatosa

Therapie	*der Hirnmetastasen*
	▪ Glukokortikoide (Dexamethason 12–24 mg / Tag p.o. oder i.v.)
	▪ Radiatio des Gesamtschädel (30 Gy Zielvolumendosis, 40 Gy bei solitärem Herd)
	▪ Chemotherapie (wirksam, da Bluthirnschranke pathologisch verändert)
	▪ Solitäre Metastasen:
	  – neurochirurgische Intervention
	  – Radiatio mit fokaler Zielvolumendosis bis 40 Gy
	  – Stereotaktische Bestrahlung (MRT, bis 60 Gy)

	der Meningeosis carcinomatosa
	▪ Glukokortikoide (Dexamethason 8 mg alle 8 h)
	▪ Radiatio (s. oben)
	▪ Intrathekale Chemotherapie
	  – Methotrexat 10 mg/m^2
	  – alle 3 Tage bis zum Abklingen der Symptomatik
	  – dann wöchtlich
	  – Erhaltungstherapie: alle 6 Wochen (bis zu 1 Jahr)

Praktische Durchführung	Die MTX-Dosis sollte auf max. 5 mg MTX/ml verdünnt werden
	Eine äquivalente Menge Liquor muss vor der Instillation abgelassen werden
	Gleichzeitige Gabe von Folinsäure (Leucovorin® 6 mg p.o. alle 6 h über insgesamt 48 h) als Antidot zur Verhinderung einer systemischen Wirkung
	Stationäre Überwachung
Nebenwirkungen	Kopfschmerzen, Benommenheit, Sehstörungen, Schwindel, Erbrechen, Parästhesien, Lähmungen, Krampfanfälle, Psychosen

Meningeosis carcinomatosa

⬛ Tab. 37.42. Intrathekale Therapie der Meningeosis carcinomatosa

Diagnostik	Die Magnetresonanztomograpie ist der Computertomographie überlegen, Liquorzytologie
Therapie	Dexamethason 8 mg p.o. alle 8 h
	Radiatio
	Methotrexat 10 mg/m^2 (intrathekal alle 3 Tage, nach Abklingen der Symptomatik einmal wöchentlich, Erhaltungstherapie: alle 6 Wochen bis zu 12 Monaten)
Praktische Durchführung	Die MTX-Dosis sollte auf max. 5 mg MTX/ml verdünnt werden
	Eine äquivalente Menge Liquor muss vor der Instillation abgelassen werden
	Gleichzeitige Gabe von Folinsäure (Leucovorin® 6 mg p.o. alle 6 h über insgesamt 48 h) als Antidot zur Verhinderung einer systemischen Wirkung
	Stationäre Überwachung
Nebenwirkungen	Kopfschmerzen, Benommenheit, Sehstörungen, Schwindel, Erbrechen, Parästhesien, Lähmungen, Krampfanfälle, Psychosen

37.4   Bewertungskriterien und -indizes

37.4.1   Remission bei soliden Tumoren (WHO-Definitionen)

Kategorie mit Resektionskriterien	Messbarer Tumor	Nicht-messbarer Tumor	Skelettmetastasierung (Szintigraphie zur Diagnostik nicht ausreichend, Abheilung pathologischer Frakturen kein ausreichendes Bewertungskriterium)
CR (= R0), komplette Remission	Vollständiger Rückgang oder operative Entfernung sämtlicher Tumorbefunde für mindestens 4 Wochen	Vollständige Rückgang sämtlicher Tumorsymptome für mindestens 4 Wochen	Vollständige Rückbildung sämtlicher ossärer Tumorbefunde (röntgenologisch und szintigraphisch) für mindestens 4 Wochen
PR (= R1/2), partielle Remission	≥50%-ige Verkleinerung de Tumordimensionen für mindestens 4 Wochen, keine neuen Metastasen, keine Tumorprogression in irgendeiner Lokalisation	≥50%-ige Abnahme der Tumorsymptome für mindestens 4 Wochen, keine neuen Metastasen, keine Zunahme der Tumorsymptome in irgendeiner Lokalisation	Größenreduktion osteolytischer Läsionen, Rekalzifizierung osteolytischer Läsionen, röntgenologische Dichteabnahme osteoblastischer Läsionen für mindestens 4 Wochen
NC (No Change), Stillstand	<50%-ige Verkleinerung de Tumordimensionen, ≤25%-ige Vergrößerung der Tumordimensionen in einem oder mehreren Herden für mindestens 4 Wochen	<50%-ige Abnahme der Tumorsymptome, ≤25%-ige Zunahme der Tumorsymptome, unveränderter Befund der Tumorsymptome für mindestens 4 Wochen	unveränderter Befund (S.D.= Stable Disease) für mindestens 4 Wochen, frühestens feststellbar 8 Wochen nach Therapiebeginn oder -änderung
PD, Tumorprogression	>25%-ige Vergrößerung der Tumordimensionen in einem oder mehreren Herden, Auftreten neuer Herde	>25%-ige Zunahme der Tumorsymptome, Auftreten neuer Herde	Größenzunahme der ossären Tumorbefunde (röntgenologisch), Auftreten neuer Läsionen
Kategorie mit Resektionskriterien	Messbarer Tumor	Nicht-messbarer Tumor	Skelettmetastasierung (Szintigraphie zur Diagnostik nicht ausreichend, Abheilung pathologischer Frakturen kein ausreichendes Bewertungskriterium)

37.4.2 Allgemeinzustand

Karnofsky-Index

◘ Tab. 37.43. Karnofsky-Index

Definition	Index
Normale Aktivität keine Beschwerden keine Krankheitssymptome	100%
Geringfügig verminderte Aktivität und Belastbarkeit geringe Krankheitssymptome	90%
Normale Aktivität nur mit Anstrengung, einige Krankheitssymptome	80%
Selbstständige Versorgung, normale Aktivität und Arbeit nicht möglich	70%
Gelegentliche Unterstützung nötig, Versorgung weitestgehend selbstständig	60%
Erhebliche Unterstützung und Pflege, ärztliche Hilfe erforderlich	50%
Überwiegende Bettlägerigkeit, besondere Hilfe und Unterstützung notwendig	40%
Schwerbehinderung, geschulte Pflegekraft notwendig, Patientin nicht moribund	30%
Schwerstkranke Patientin, Hospitalisierung notwendig, aktive supportive Therapie erforderlich	20%
Moribunde Patientin, rasche Erkrankungsprogredienz	10%
Tod	0%

Allgemeinzustand nach WHO, SAKK, ECOG

◘ Tab. 37.44. Allgemeinzustand

Normale, uneingeschränkte körperliche Aktivität	0
Mäßig eingeschränkte körperliche Aktivität und Arbeitsfähigkeit	1
Nicht bettlägerig	
Arbeitsunfähigkeit, meist selbstständige Lebensführung	2
Wachsendes Ausmaß an Pflege und Unterstützung notwendig	
Weniger als 50% bettlägerig	
Weitgehend unfähig, sich selbst zu versorgen	3
Kontinuierlichen Pflege oder Hospitalisierung notwendig	
Rasche Progredienz des Leidens	
Mehr als 50% bettlägerig	
100% bettlägerig	4
voll pflegebedürftig	

37.4.3 NCI (National Cancer Institute) – Nebenwirkungs- und Toxizitätsindex für Zytostatika

▫ Tab. 37.45. Allgemeine Toxizitätskriterien (CTC) nach NCI (CTC-Version 2.0, Stand: 30. April 1999)

Grad Parameter	0	1	2	3	4
Allergie/Immunologie					
Allergische Reaktionen/ Überempfindlichkeit (einschließlich arzneimittel-induziertes Fieber)	Keine	vorübergehender Ausschlag, arznei-mittelinduziertes Fieber < 38°C	Urtikaria, arzneimittelin-duziertes Fieber ≥38°C und/oder asymptomati-sche Bronchospasmen	Symptomatische Bronchospasmen, die parenterale Ernährung erforderlich machen, mit oder ohne Urtikaria; durch Allergie ausge-löste Ödeme/Quincke-Ödeme	Anaphylaktischer Schock (Anaphylaxie)
Hämoglobin (Hb)	Normal	Normal–10,0 g/dl	8,0 bis <10,0 g/dl;	6,5 bis<8,0 g/dl;	<6,5 g/dl;
		normal–100 g/l	80 bis <100 g/l;	65–80 g/l;	<65 g/l;
		normal–6,2 mmol/l	4,9 bis <6,2 mmol/l	4,0 bis <4,9 mmol/l	<4,0 mmol/l
Blut/Knochenmark					
Leukozyten	>4,0 ≥10^9/l	3,0 bis <4,0×10^9/l	≥2,0 bis <3,0×10^9/l	≥1,0 bis <2,0×10^9/l	<1,0×10^9/l
	>4000/ mm^3	3000 bis <4000/mm^3	≥2000 bis <3000/mm^3	≥1000 bis <2000/mm^3	<1000/mm^3
Lymphozyten	≥2,0× 10^9/l	1,0–<2,0×	≥0,5 bis <1,0×10^9/l	<0,5×10^9 /;	–
	>2000/ mm^3	10^9/l; 1000 bis <2000/mm^3	≥500 bis <1000/mm^3	<500/mm^3	
Granulozyten	>2,0×10^9/l	1,5 bis <2,0×10^9/l	>1,0 bis <1,5×10^9/l	>0,5 bis <1,0×10^9/l	<0,5×10^9/l
	>2000/ mm^3	>2000/mm^3	>1000 bis <1500/mm^3	<500 bis <1000/mm^3	<500/mm^3
Thrombozyten	Normal	Normal bis 75,0×10^9/ l	> 50,0 bis <75,0×10^9/l	>10,0–< 50,0 × 10^9/l;	<10,0×10^9/l
		Normal bis 75,000/ mm^3	>50,0 bis <75,0/mm^3	>10,0 bis <50,0/mm^3	<10,000/mm^3
Kardiovaskulär (Arrhythmien)					
Überleitungsstörungen	Keine	Asymptomatisch, nicht behandlungs-bedürftig	Symptomatisch, aber nicht behandlungs-bedürftig	Symptomatisch und behandlungsbedürftig	Lebensbedrohlich (z. B. Arrhythmie in Verbin-dung mit dekompen-sierter Herzinsuffizienz, Hypotension, Synko-pen, Schock)
Sinustachykardie	Keine	Asymptomatisch, nicht behandlungs-bedürftig	Symptomatisch, aber nicht behandlungs-bedürftig	Symptomatisch und be-handlungsbedürftig im Hinblick auf die zugrun-deliegende Erkrankung	–
Supraventrikuläre Arrhythmien	Keine	Asymptomatisch, nicht behandlungs-bedürftig	Symptomatisch, aber nicht behandlungs-bedürftig	Symptomatisch und behandlungsbedürftig	Lebensbedrohlich (z. B. Arrhythmie in Verbin-dung mit dekompen-sierter Herzinsuffizienz, Hypotension, Synko-pen, Schock)

◻ **Tab. 37.45.** *Fortsetzung*

Grad Parameter	0	1	2	3	4
Kardiovaskulär (allgemein)					
Kardiale Ischämie/Herzinfarkt	Keine	Unspezifische Abflachungen oder Veränderungen der ST- und T-Welle	Asymptomatisch, Veränderungen der ST- und T-Wellen, die auf Ischämie hinweisen	Angina ohne Nachweis eines Infarkts	Akuter Myokardinfarkt
Linke Kammerfunktion	Normal	Asymptomatische Verringerung der Ruheauswurffraktion ≥10%, aber <20% des Baseline-Wertes, Retraktionsfraktion ≥24%, aber <30%	Asymptomatisch, aber Laborwerte bei Ruheauswurffraktion unter LLN (»low level of normal values«) oder Verringerung der Ruheauswurffraktion >20%, aber <20% des Baseline-Wertes, Retraktionsfraktion <24%	Dekompensierte Herzinsuffizienz, die auf Behandlung anspricht	Schwere oder refraktäre dekompensierte Herzinsuffizienz oder Intubation erforderlich
Ödeme	Keine	Asymptomatisch, nicht behandlungsbedürftig	Symptomatisch, behandlungsbedürftig	Symptomatische Ödeme, die die Funktion einschränken und auf Behandlung nicht ansprechen oder ein Absetzen der Medikation erforderlich machen	Anasarka (schwere, generalisierte Ödeme)
Hypertension	Keine	Asymptomatische, vorübergehende Erhöhung um > 20 mmHg (diastolisch) oder auf >150/100, wenn zuvor WNL (»within normal limits«) nicht behandlungsbedürftig	Rezidivierende oder persistente oder symptomatische Erhöhung um > 20 mmHg (diastolisch) oder auf >150/100, wenn zuvor WNL nicht behandlungsbedürftig	Behandlungsbedürftig oder intensivere Behandlung als zuvor erforderlich	Hypertensive Krise
Hypotension	Keine	Veränderungen, aber nicht behandlungsbedürftig (einschließlich vorübergehender orthostatischer Hypotension)	Kurzfristiger Flüssigkeitsersatz oder andere Therapie, jedoch kein Krankenhausaufenthalt erforderlich; keine physiologischen Konsequenzen	Behandlung und anhaltende medizinische Überwachung erforderlich, es bleiben jedoch keine persistierenden physiologischen Konsequenzen bestehen	Schock (in Verbindung mit Azidämie und Schädigung lebenswichtiger Organfunktionen aufgrund von Gewebeminderdurchblutung
Konstitutionelle Symptome					
Ermüdung (Lethargie, Unwohlsein, Asthenie)	Keine	Gegenüber Baseline erhöhte Müdigkeit, die jedoch die normale Aktivität nicht verändert	Mittelgradig (z. B. Verringerung des Leistungsstatus um ECOG-Stufe) oder Schwierigkeiten bei der Durchführung einiger Aktivitäten	Schwerwiegend (z. B. Verringerung des Leistungsstatus um >2 ECOG-Stufen) oder Verlust der Fähigkeit zur Durchführung einiger Aktivitäten	Bettlägerig oder behindert

ECOG = European Organisation for Research and Treatment of Cancer

Fieber [bei Abwesenheit von Neutropenie, wobei Neutropenie definiert wird als ANC (»absolute neutrophil count«) <1,0×10^9/l]	Keine	38,0–39,0°C	39,1–40,0°C	40,0°C über <24 h	40,0°C über >24 h

▼

◻ Tab. 37.45. *Fortsetzung*

Grad Parameter	0	1	2	3	4
Denken Sie auch an allergische Reaktionen/Überempfindlichkeitsreaktionen. Anm.: Die oben angegebenen Temperaturmessungen werden oral oder tympanal durchgeführt. Hitzewallungen werden in der Kategorie »endokrin« bewertet.					
Rigor, Schüttelfrost	Keine	Geringgradig, symptomatische Behandlung (z. B. Bettdecken) oder nicht narkotische Medikation erforderlich	Schwerwiegend und/oder lang anhaltend, narkotische Medikation erforderlich	Kein Ansprechen auf narkotische Medikation	–
Schwitzen (Diaphorese)	Normal	Geringgradig und gelegentlich	Häufig oder unter starker Flüssigkeitsabgabe	–	–
Gewichtszunahme	<5%	5 bis <10%	10 bis <20%	≥20%	–
Bitte berücksichtigen Sie auch Aszites, Ödeme, Pleuraergüsse (nicht maligne)					
Gewichtsabnahme	<5%	5 bis <10%	10 bis <20%	>20%	–
Bitte berücksichtigen Sie auch Erbrechen, Dehydration, Diarrhoe					
Dermatologie/Haut					
Alopezie	Normal	Geringgradiger Haarausfall	Deutlicher Haarausfall	–	–
Trockene Haut	Normal	Mit Emollienzien kontrollierbar	Mit Emollienzien nicht kontrollierbar	–	–
Erythema multiforme (z. B. Stevens-Johnson-Syndrom, toxische epidermische Nekrolyse)	Nicht vorhanden	–	Stellenweise, aber kein generalisierter Ausbruch	Schwerwiegend oder i.v.-Flüssigkeiten erforderlich (z. B. generalisierter Ausschlag oder schmerzhafte Stomatitis)	Lebensbedrohlich (z. B. exfoliative Stomatitis oder ulzerative Dermatitis oder enterale oder parenterale Unterstützung der Nahrungsaufnahme erforderlich)
Hautreaktionen an Händen und Füßen	Keine	Hautveränderungen oder Dermatitis ohne Schmerzen (z. B. Erythme, Schälen der Haut)	Hautveränderungen mit Schmerzen, nicht funktionsbeeinträchtigend	Hautveränderungen mit Schmerzen, funktionsbeeinträchtigend	–
Reaktionen an Injektionsstellen	Keine	Schmerzen oder Pruritus oder Erythem	Schmerzen oder Schwellungen mit Entzündung oder Phlebitis	Ulzerationen oder Nekrosen, die schwerwiegend oder lang anhaltend sind oder eine Operation erforderlich machen	–
Nagelveränderungen	Keine	Verfärbungen, Einbuchtungen oder Vertiefungen	Teilweiser oder vollständiger Nagelverlust oder Schmerzen	–	–
Photosensitivität	Keine	Schmerzfreie Erytheme	Schmerzhafte Erytheme	Erytheme mit Schuppung	–
Veränderungen der Pigmentierung (z. B. Vitiligo)	Keine	Lokalisierte Veränderungen der Pigmentierung	Generalisierte Veränderungen der Pigmentierung	–	–
Juckreiz	Keine	Geringgradig oder lokalisiert, spontan oder durch lokale Maßnahmen gelindert	Intensiv oder ausgedehnt, spontan oder durch systemische Maßnahmen gelindert	Intensiv oder ausgedehnt und trotz Behandlung schlecht kontrolliert	–

◧ Tab. 37.45. *Fortsetzung*

Grad Parameter	0	1	2	3	4
Purpura werden in der Kategorie »Hämorrhagie« bewertet.					
Urtikaria (Nesselsucht, Quaddeln)	Keine	Keine medikamentöse Behandlung erforderlich	Orale oder topische oder i.v.-Behandlung oder Steroide über <24 h erforderlich	i.v.-Behandlung oder Steroide über ≥24 h erforderlich	–
Wundinfektionen	Keine	Zellulitis	Oberflächliche Infektion	Infektion, die mit i.v.-Antibiotika behandelt werden muss	Nekrotisierende Fasziitis
Endokrin					
Cushingoides Aussehen (z. B. Mondgesicht, Stiernacken, Stammfettsucht, Striae)	Nicht vorhanden	–	Vorhanden	–	–
Bitte denken Sie auch an Hyperglykämie, Hypokaliämie.					
Gastrointestinal					
Anorexie	Keine	Appetitmangel	Signifikant verringerte orale Nahrungsaufnahme	i.v.-Flüssigkeiten erforderlich	Sonden- oder parenterale Ernährung erforderlich
Kolitis	Keine	–	Abdominale Schmerzen mit Schleim und/oder Blut im Stuhl	Abdominale Schmerzen, Fieber, veränderter Stuhlgang mit iliären oder peritonealen Anzeichen und radiographischer Dokumentation	Perforation oder operative Behandlung erforderlich oder toxisches Megakolon
Bitte denken Sie auch an Hämorrhagien/Blutungen mit oder ohne Thrombozytopenien 3. oder 4. Grades, Teerstuhl/gastrointestinale Blutungen, rektale Blutungen/Blutstuhl, Hypotension.					
Verstopfung	Keine	Stuhlerweichendes Mittel oder veränderte Ernährung erforderlich	Laxanzien erforderlich	Verstopfung, die manuelle Entleerung oder Einlauf erforderlich macht	Obstruktion oder toxisches Megakolon
Dehydration	Keine	Trockene Schleimhäute und/oder verminderte Hautspannung	(Kurzfristiger) i.v.-Flüssigkeitsersatz erforderlich	(Andauernder) i.v.-Flüssigkeitsersatz erforderlich	Physiologische Konsequenzen, die Intensivpflege erforderlich machen; hämodynamischer Kollaps
Bitte denken Sie auch an Diarrhoe, Erbrechen, Stomatitis/Pharyngitis (Mund-/Rachenschleimhautentzündung), Hypotension.					
Diarrhoe; Patienten ohne Kolostomie	Keine	Erhöhung um <4 Stuhlgänge/Tag im Vergleich zu vor der Behandlung	Erhöhung um 4–6 Stuhlgänge/d oder nächtlicher Stuhlgang	Erhöhung um ≥ 7 Stuhlgänge/d oder Inkontinenz oder parenterale Unterstützung wegen Dehydration erforderlich	Physiologische Konsequenzen, die Intensivpflege erforderlich machen; oder hämodynamischer Kollaps
Dysphagie, Ösophagitis, Odynophagie (schmerzhaftes Schlucken)	Keine	Geringgradige Dysphagie, normale Kost kann gegessen werden	Dysphagie, in erster Linie pürierte, weiche oder flüssige Kost erforderlich	Dysphagie, i.v.-Hydration erforderlich	Vollständige (Obstruktion (Speichel kann nicht geschluckt werden), enterale oder parenterale Unterstützung der Nahrungsaufnahme erforderlich, oder Perforation

◻ Tab. 37.45. *Fortsetzung*

Grad Parameter	0	1	2	3	4
Gastritis	Keine	–	Medizinische Betreuung oder nicht operative Behandlung erforderlich	Ambulant nicht kontrollierbar, Krankenhausaufenthalt oder Operation erforderlich	Lebensbedrohliche Blutung, Notfalloperation erforderlich
Ileus (oder Darmverschluss)	Keine	–	Intermittierend, Intervention nicht erforderlich	Nicht operative Intervention erforderlich	Operation erforderlich
Mundtrockenheit	Keine	Geringgradig	Mittelgradig	–	–

Mukositis

Anm: Mukositis, nicht bedingt durch Bestrahlung, wird in der Kategorie »gastrointestinal« für bestimmte Lokalisationen bewertet: Kolitis, Ösophagitis, Gastritis, Stomatitis/Pharyngitis (Mund-/Rachenschleimhautentzündung) und Appendizitis oder in der Kategorie »Renal/Urogenital« bei Vaginitis.

Mukositis im Zusammenhang mit Bestrahlung wird als Mukositis, bedingt durch Bestrahlung, bewertet.

Grad Parameter	0	1	2	3	4
Übelkeit	Keine	Nahrungsaufnahme möglich	Orale Nahrungsaufnahme signifikant reduziert	Keine signifikante Nahrungsaufnahme, i.v.-Flüssigkeiten erforderlich	–
Stomatitis/Pharyngitis (Mund-/Rachenschleimhautentzündung)	Keine	Schmerzlose Ulzera, Erytheme oder leicht wunde Stellen ohne Läsionen	Schmerzhafte Erytheme, Ödeme oder Ulzera, Essen oder Schlucken jedoch möglich	Schmerzhafte Erytheme, Ödeme oder Ulzera, die i.v.-Hydration erforderlich machen	Schwere Ulzerationen oder parenterale oder enterale Unterstützung der Nahrungsaufnahme erforderlich oder prophylaktische Intubation
Erbrechen	Keines	Eine Episode innerhalb von 24 h mehr als vor der Bestrahlung	2–5 Episoden innerhalb von 24 h mehr als vor Behandlung	≥6 Episoden innerhalb von 24 h mehr als vor Behandlung	Parenterale Ernährung erforderlich, oder physiologische Konsequenzen, die Intensivpflege erforderlich machen; hämodynamischer Kollaps

Bitte denken Sie auch an Dehydration.

Hämorrhagie

Grad Parameter	0	1	2	3	4
Hämorrhagien	Keine	Geringgradig ohne Transfusion	–	Transfusion erforderlich	Massive Blutung, die eine größere obligatorische Intervention erforderlich macht

Hepatisch (ULN = oberer Normalwert)

Grad Parameter	0	1	2	3	4
Bilirubin	Normal	>ULN bis 1,5×ULN	>1,5–3,0× ULN	>3,0–10,0× ULN	>10,0× ULN
SGPT (ALT)	Normal	>ULN bis 2,5× ULN	>2,5–5,0× ULN	>5,0–20,0× ULN	>20,0× ULN

Infektion/Febrile Neutropenie

Grad Parameter	0	1	2	3	4
Febrile Neutropenie (Fieber unbekannter Genese ohne klinisch oder mikrobiologisch dokumentierte Infektion)	Keine	–	–	Vorhanden	Lebensbedrohliche Sepsis (z. B. septischer Schock)

[ANC »absolute neutrophil count« <$1,0×10^9$/l, Fieber ≥38,5 °C]
Bitte denken Sie auch an Neutrophile.
Anm.: Hypothermie kann anstelle von Fieber mit Neutropenie einhergehen und wird hier bewertet.

▣ **Tab. 37.45.** *Fortsetzung*

Grad Parameter	0	1	2	3	4
Infektion (klinisch oder mikrobiologisch dokumentiert) mit Neutropenie 3. oder 4. Grades (ANC < 1,0×10⁹/l)	Keine	–	–	Vorhanden	Lebensbedrohliche Sepsis (z. B. septischer Schock)

Bitte denken Sie auch an Neutrophile.
Anm.: Hypothermie kann anstelle von Fieber mit Neutropenie einhergehen und wird hier bewertet. Bei fehlender dokumentierter Infektion 3. oder 4. Grades wird Neutropenie mit Fieber als febrile Neutropenie bewertet.

Infektion ohne Neutropenie	Keine	Geringgradig, keine aktive Behandlung	Mittelgradig, lokalisierte Infektion,lokale oder orale Behandlung erforderlich	Schwerwiegend, systemische Infektion, i.v. antibiotische oder antifungizide Behandlung oder Krankenhausaufenthalt erforderlich	Lebensbedrohliche Sepsis (z. B. septischer Schock)

Bitte denken Sie auch an Neutrophile. Metabolismus/Laborwerte

Hyperkalzämie	<10,6 mg/dl; <2,65 mmol/l	≥10,6–11,5 mg/dl; ≥2,65–2,9 mmol/l	>11,5–12,5 mg/dl; >2,9–3,1 mmol/l	>12,5–13,5 mg/dl; >3,1–3,4 mmol/l	>13,5 mg/dl; >3,4 mmol/l
Hyperglykämie	<116 mg/dl; <6,2 mmol/l	≥116–160 mg/dl; ≥6,2–8,9 mmol/l	>160–250 mg/dl; >8,9–13,9 mmol/l	>250–500 mg/dl; >13,9–27,8 mmol/l	>500 mg/dl; >27,8 mmol/l oder Azidose
Hyperkaliämie	<3,5 mmol/l	≥3,5–5,5 mmol/l	>5,5–6,0 mmol/l	>6,0–7,0 mmol/l	>7,0 mmol/l
Hypokalzämie	8,6–11 mg/dl; 2,15–2,75 mmol/l	8,0 bis <8,6 mg/dl; 2,0 bis <2,15 mmol/l	7,0 bis <8,0 mg/dl; 1,75 bis <2,0 mmol/l	6,0 bis <7,0 mg/dl; 1,5 bis <1,75 mmol/l	<6,0 mg/dl; <1,5 mmol/l
Hypoglykämie	>64 mg/dl; >3,6 mmol/l	55 bis ≥64 mg/dl; 3,0 bis ≥3,6 mmol/l	40 bis <55 mg/dl; 2,2 bis <3,0 mmol/l	30 bis <40 mg/dl; 1,7 bis <2,2 mmol/l	<30 mg/dl; <1,7 mmol/l
Hypokaliämie	>3,5 mmol/l	3,0 bis <3,5 mmol/l	–	2,5 bis <3,0 mmol/l	<2,5 mmol/l

Skelettmuskulatur

Arthralgie wird in der Kategorie »Schmerz« bewertet.

Arthritis	Keine	Leichte Schmerzen mit Entzündung, Erythemen oder Gelenkschwellungen, jedoch nicht funktionsbeeinträchtigend	Mittelgradige Schmerzen mit Entzündung, Erythemen oder Gelenkschwellungen, funktionsbeeinträchtigend, jedoch nicht beeinträchtigend für alltägliche Aktivitäten	Starke Schmerzen mit Entzündung, Erythemen oder Gelenkschwellungen, beeinträchtigend für alltägliche Aktivitäten	Behindert

Myalgie (Druck- oder Muskelschmerzen) werden in der Kategorie »Schmerz« bewertet.

Neurologie

Sensorium	Keine Änderungen	Milde Parästhesien, Verlust der tiefen Sehnenreflexe, Kribbeln	Geringer oder mäßiger objektiver Verlust, mäßiggradige Parästhesien	Schwerer objektiver sensibler Verlust oder Parästhesien mit Funktionseinbußen	Permanenter Verlust der sensorischen Fähigkeiten mit Funktionseinschränkungen

⬛ **Tab. 37.45.** *Fortsetzung*

Grad Parameter	0	1	2	3	4
Motorik	Keine Änderungen	Subjektive Schwäche, klinisch unauffällig	Objektive Schwäche ohne signifikante Funktionseinbußen	Objektive Schwäche, Funktionseinbußen	Paralyse
Depressive Stimmung	Keine	Schläfrigkeit oder Sedierung, die nicht funktionsbeeinträchtigend ist	Funktionsbeeinträchtigende Schläfrigkeit oder Sedierung, die nicht beeinträchtigend für alltägliche Aktivitäten ist	Stupor, schwer anzuregen, alltägliche Aktivitäten beeinträchtigt	Koma
Schwindel/Benommenheit	Keine	Nicht funktionsbeeinträchtigend	Funktionsbeeinträchtigend, nicht beeinträchtigend für alltägliche Aktivitäten	Alltägliche Aktivitäten beeinträchtigt	Bettlägerig oder behindert
Sehvermögen					
Konjunktivitis	Keine	Abnormale ophthalmologische Veränderungen, die jedoch symptomatisch oder asymptomatisch ohne Beeinträchtigung des Sehvermögens sind (z. B. Schmerzen und Reizung)	Symptomatisch und funktionsbeeinträchtigend, jedoch nicht beeinträchtigend für alltägliche Aktivitäten	Symptomatisch und alltägliche Aktivitäten beeinträchtigend	–
Trockene Augen	Keine	Mild, nicht behandlungsbedürftig	Mittelgradig oder Behandlung mit Augentropfen erforderlich	–	–
Schmerzen					
Abdominale Schmerzen oder Krämpfe	Keine	Leichte, nicht funktionsbeeinträchtigende Schmerzen	Mittelgradige Schmerzen: Schmerzen oder Analgetika, die funktionsbeeinträchtigend, aber nicht beeinträchtigend für alltägliche Aktivitäten sind	Starke Schmerzen: Schmerzen oder Analgetika, die die täglichen Verrichtungen stark beeinträchtigen	Behindert
Arthralgie (Gelenkschmerzen)	Keine	Leichte, nicht funktionsbeeinträchtigende Schmerzen	Mittelgradige Schmerzen: Schmerzen oder Analgetika, die funktionsbeeinträchtigend, aber nicht beeinträchtigend für alltägliche Aktivitäten sind	Starke Schmerzen: Schmerzen oder Analgetika, die die täglichen Verrichtungen stark beeinträchtigen	Behindert
Arthritis (Gelenkschmerzen mit klinischen Anzeichen einer Entzündung) wird in der Kategorie Skelettmuskulatur bewertet.					
Knochenschmerzen	Keine	Leichte, nicht funktionsbeeinträchtigende Schmerzen	Mittelgradige Schmerzen: Schmerzen oder Analgetika, die funktionsbeeinträchtigend, aber nicht beeinträchtigend für alltägliche Aktivitäten sind	Starke Schmerzen: Schmerzen oder Analgetika, die die täglichen Verrichtungen stark beeinträchtigen	Behindert

◨ **Tab. 37.45.** *Fortsetzung*

Grad Parameter	0	1	2	3	4
Brustschmerzen (nicht kardial und nicht pleuritisch)	Keine	Leichte, nicht funktionsbeeinträchtigende Schmerzen	Mittelgradige Schmerzen: Schmerzen oder Analgetika, die funktionsbeeinträchtigend, aber nicht beeinträchtigend für alltägliche Aktivitäten sind	Starke Schmerzen: Schmerzen oder Analgetika, die die täglichen Verrichtungen stark beeinträchtigen	Behindert
Kopfschmerzen	Keine	Leichte, nicht funktionsbeeinträchtigende Schmerzen	Mittelgradige Schmerzen: Schmerzen oder Analgetika, die funktionsbeeinträchtigend, aber nicht beeinträchtigend für alltägliche Aktivitäten sind	Starke Schmerzen: Schmerzen oder Analgetika, die die täglichen Verrichtungen stark beeinträchtigen	Behindert
Myalgie (Muskelschmerzen)	Keine	Leichte, nicht funktionsbeeinträchtigende Schmerzen	Mittelgradige Schmerzen: Schmerzen oder Analgetika, die funktionsbeeinträchtigend, aber nicht beeinträchtigend für alltägliche Aktivitäten sind Grad	Starke Schmerzen: Schmerzen oder Analgetika, die die täglichen Verrichtungen stark beeinträchtigen	Behindert
Pulmonär					
Husten	Nicht vorhanden	Schwach, durch nicht verschreibungspflichtige Medikamente gelindert	Narkotisches Antitussivum erforderlich	Starker Husten oder Hustenkrämpfe, schlecht kontrollierbar oder nicht auf Behandlung ansprechend	–
Dyspnoe (Atemnot)	Keine	–	Belastungsdyspnoe	Dyspnoe bei normaler Tätigkeit	Ruhedyspnoe oder Beatmung erforderlich
Renal/Urogenital					
Dysurie (schmerzhaftes Wasserlassen)	Keines	Geringgradige Symptome, keine Intervention erforderlich	Symptome sprechen auf Behandlung an	Symptome sprechen trotz Behandlung nicht an	–

37

37.5   Berechnungshilfen

37.5.1   Berechnung der Körperoberfläche

Berechnung der Körperoberfläche nach der Dubois- und Dubois-Formel:

Körperoberfläche = (Körpergewicht [kg] × Körpergröße [cm])$^{-2}$ × 167,2 [cm^2]

37.5.2   Dosisanpassung bei Übergewicht (Formel nach Frickhofen)

- 1. Grenze für Übergewicht: ÜG 1 = [(Körpergröße [cm] – 100) × 1,08]
- 2. Grenze für Übergewicht: ÜG 2 = [(Körpergröße [cm] – 100) × 1,35]
- Idealgewicht: IG = [(Körpergröße [cm] – 100) × 0,9]

37.5.3   Bestimmung der glomerulären Filtrationsrate (GFR)

Berechnung der Kreatinin-Clearance nach Jeliffe für Frauen:

Kreatinin-Clearance = [96–16 × (Alter/20–1)]/[Serumkreatinin [mg/dl] × (Körperoberfläche/1,73) × 0,9

37.6   Notfälle

37.6.1   Paravasate

◻ Tab. 37.46. Paravasate

Basismaßnahmen	Infusion stoppen
	Paravasat mit Spritze aus Braunüle aspirieren, Blasen aspirieren
Überwachung	Lokalbefund
	Vitalzeichen
Substanzspezifische Maßnahmen	Nadel entfernen unter Aspiration
	Antidot (s. unten)
Zusätzliche Maßnahmen	Sterile Kompressen
	Arm hoch lagern und ruhig stellen
	Regelmäßige Kontrollen
	Dokumentation
	Chirurgisches Konsil bei Nekrosen (frühzeitig)
Antidote Doxurubicin/Epirubicin, Cisplatin, Mitomycin, Mitoxantron	trockene Kälte/DMSO lokal
Liposomales Doxurubicin	trockene Kälte alleine
Vinca-Alkaloide (Vinorelbin)	trockene Wärme/Hyaluronidase
Paclitaxel	Hyaluronidase alleine
Hohe Nekrose-wahrscheinlichkeit	Anthrazykline, Dactinomycin, Mitomycin, Vinca-Alkaloide, Taxane
Niedrige Nekrose-wahrscheinlichkeit	Platin, Etoposid, 5-FU, Mitoxantron, Topotecan
Geringe lokale Toxizität	Gemcitabin, MTX, Dacarbazin, Cyclophosphamid, Ifosfamid

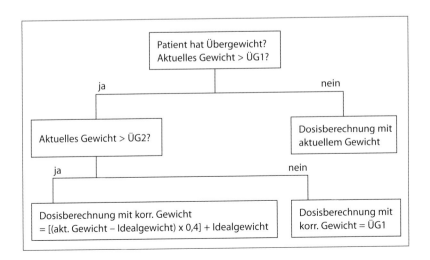

◻ **Abb. 37.1.** Schematische Darstellung der Dosisanpassung bei Übergewicht

37.6.2 Gonadale Toxizität

Ursache

Chemotherapeutika mit zytotoxischer Wirkung zerstören das proliferierende Gewebe der Ovarien und induzieren vorzeitig die Menopause.

Beispiele für Chemotherapeutika, die die Fortpflanzungsgewege schädigen, sind Cyclophosphamid, Fluorouracil, Mitomycin C, Anthrazykline und Vincaalkaloide.

Prävention und Therapie
- Asservierung von Eizellen, Ovargewebe
- antihormonelle Maßnahmen: GnRH-Analoga können einen Schutz des Keimepithels induzieren indem dort die Proliferationsrate reduziert wird.

Chemotherapiepatientinnen sind darauf hinzuweisen, dass unter der Therapie eine sichere Kontrazeption erfolgt und nach abgeschlossener zytostatischer Behandlung 12 weitere Monate keine Schwangerschaft eintreten sollte.

37.6.3 Tumormarkerbestimmung

Tumormarker, da sie nicht eindeutig organ- oder tumorspezifisch sind, eignen sich nicht zur gezielten Malignomsuche, können jedoch die Wirksamkeit und das Ansprechen einer durchgeführten Behandlung bestätigen. Zudem können sie auf eine Rezidiventstehung frühzeitig hinweisen.

Nur der vor Therapiebeginn bestimmte und erhöhte Tumormarker ist zur Verlaufskontrolle geeignet. Im Rahmen der Nachsorge sollte eine Bestimmung dann erfolgen, wenn auch eine therapeutische Konsequenz gezogen werden wird.

Tab. 37.47. Tumormarker

Tumormarker	Sensitivität	Indikation	Erhöht auch bei
CA 15-3	65–80%	Überprüfung der Effektivität einer Palliativtherapie beim metastasierten Mammkarzinom	Leberzirrhose, Hepatitiden, Pneumonitis, Pankreatitis, chronisch entzündlichen Darmerkrankungen

37.6.4 Virusinfektionen

Virusinfektion unter Chemotherapie:
- Häufig sind v. a. Varizella-Zoster-Virus und Herpes-Zoster-Virus.
- Therapie: Zovirax 3-mal 750 mg/Tag für 5–10 Tage.
- Bei Kontakt der Patientin mit einem an Windpocken erkrankten Kind evtl. Gabe von Immunglobulinen (VZIG) erwägen und die nächste Chemotherapie erst nach Ende der 21-tägigen Inkubationszeit verabreichen.

37.6.5 Hämorrhagische Zystitis unter Therapie mit Alkylanzien (Cyclophosphamid/Ifosfamid)

- Prophylaxe: Uromitexan (Mesna®) zu Stunde 0 (4, 8) nach Beginn der Infusion.
- Dosierung: 20% der Dosis des Alkylans, gerundet auf 200, 400, 600 etc. mg.
- Makrohämaturie: Zystoskopie! Ausschluss Blasenkarzinom!

37.7 Nachsorge

Gemäß den Vorgaben der S3-Leitlinie (▶ Kap. 32, S. 369).

37.8 Medikamente in der Onkologie

Cyclophosphamid (CTX)
- Wirkmechanismus
  - Alkylierung an Guanin (DNA-Addukt) führt zu Einzel- und Doppelstrangbrüchen,
  - intrahepatische Aktivierung (Cytochrom-p450),
  - Metabolisierung: hepatische Inaktivierung und renale Elimination (dialysierbar),
  - Schwangerschaft:1.Trimenon: teratogen, 2. + 3.Trimenon: fetotoxisch.
- Halbwertzeit 4–8 h
- Applikation: i.v., p.o. (ca. 90% Bioverfügbarkeit)
- Dosierung
  - 500–1000 mg/m^2 i.v.,
  - 50–200 mg/m^2 p.o. als Dauertherapie.

- Toxizität
  - Myelosuppression (Nadir Tag 8–14),
  - Urotoxizität (Zystitis, Blasenfibrose, Urothelkarzinom),
  - gastrointestinale Toxizität (Stomatitis, Nausea, Emesis, Diarrhoe),
  - Alopezie, Dermatitis, Leberschäden, Amenorrhoe, Hypo-/Azoospermie, Pneumonitis.
- Besonderheiten
  - Dosismodifikation bei schwerer Leber- und Niereninsuffizienz,
  - Blasenschutz mit Uromitexan (Mesna®)
    intravenös: 20% der CTX-Dosis jeweils zu Stunde 0, 4, 8 nach CTX,
    per os: 40% der CTX-Dosis jeweils zu Stunde 2 und 6 nach CTX,
    ausreichende Flüssigkeitszufuhr,
  - Steigerung der Wirkung oraler Antidiabetika und depolarisierender Muskelrelaxanzien,
  - Steigerung der Toxizität bei Allopurinolgabe,
  - Steigerung der CTX-Wirkung durch P450-Aktivierung (z. B. Phenobarbital) oder Clearance-Reduktion (z. B. Cimetidin)

Doxorubicin (Adriamycin, ADR)

- Wirkmechanismus
  - DNA-Interkalation, Topoisomerase-II-Hemmung, Apoptoseinduktion,
  - Aktivierung durch intrahepatische Reduktion,
  - Metabolisierung: hepatisch, biliäre Elimination (90%) von Substanz und Metaboliten,
  - Schwangerschaft: embryo-/fetotoxisch und teratogen,
- Halbwertzeit, triphasisch: 12 min, 198 min, 30 h
- Applikation: ausschließlich i.v.
- Dosierung
  - 40–75 mg/m^2,
  - 30 mg/m^2 bei wöchentlicher Applikation,
  - kumulative Höchstdosis 450–550 mg/m^2,
- Toxizität
  - Myelosuppression (Nadir Tag 7–14),
  - Kardiomyopathie,
    - reversibler dosisunabhängiger Soforttyp,
    - irreversibler dosisabhängiger Spättyp,
  - Toxizitätssteigerung nach Radiatio,
  - gastrointestinale Toxizität (Nausea, Emesis, Diarrhoe, Mukositis),
  - Alopezie, Erythem, Hyperpigmentierung, Hautnekrosen,

- Besonderheiten
  - Cave bei Einschränkung von Leberfunktion oder Galleabfluss,
  - Kontraindikation: Kardiopathien,
  - Gefahr von Phlebitiden und Paravasaten, nicht liquorgängig,
  - Toxizitätssteigerung bei Thoraxradiatio, Anthrazyklinen, Herzeptin®,
  - Reduktion von Wirkung und Toxizität durch Phenobarbital, IFNα, H2-Antagonisten, Verapamil.

Epirubicin (EPI)

- Wirkmechanismus
  - DNA-Interkalation, Topoisomerase-II-Hemmung, Apoptoseinduktion,
  - Aktivierung durch intrahepatische Reduktion,
  - Metabolisierung: Glukuronisierung; biliäre und renale Elimination,
  - Schwangerschaft: embryo-/fetotoxisch und teratogen,
- Halbwertzeit, triphasisch: 4,8 min, 156 min, 30–40 h
- Applikation: ausschließlich i.v.
- Dosierung
  - 75–90 mg/m^2,
  - 20–30 mg/m^2 bei wöchentlicher Applikation,
  - kumulative Höchstdosis 1000 mg/m^2,
- Toxizität
  - Myelosuppression (Nadir Tag 7–14),
  - Kardiomyopathie
    - reversibler dosisunabhängiger Soforttyp,
    - irreversibler dosisabhängiger Spättyp,
  - Toxizitätssteigerung unter/nach Radiatio
  - gastrointestinale Toxizität (Nausea, Emesis, Diarrhoe, Mukositis),
  - Alopezie, Erythem, Hyperpigmentierung, Hautnekrosen
- Besonderheiten
  - Cave bei Einschränkung von Leberfunktion oder Galleabfluss,
  - Kontraindikation: Kardiopathien,
  - Gefahr von Phlebitiden und Paravasaten, nicht liquorgängig,
  - Toxizitätssteigerung bei Thoraxradiatio, Anthrazyklinen, Herzeptin®,
  - Reduktion von Wirkung und Toxizität durch Phenobarbital, IFN-α, H2-Antagonisten, Verapamil,
  - Synergismus mit Cyclophosphamid und Ifosfamid.

Bleomycin (BLEO)

- Wirkmechanismus
  - Inhibition von DNA-Polymerase und -reparatur führt zu Einzel- und Doppelstrangbrüchen,
  - Metabolisierung: Inaktivierung durch Hydrolasen, renale Elimination,
  - Schwangerschaft: vermutlich embryo-/fetotoxisch und teratogen,
- Halbwertzeit, biphasisch: 25 min, 2–4 h,
- Applikation: i.v., i.a., i.m., s.c., topisch,
- Dosierung
  - 15–30 mg absolut,
  - kumulative Höchstdosis 300–400 mg/m^2,
- Toxizität
  - 10% pulmonale Toxizität (interstitielle Pneumonitis, Fibrose),
  - 1–8% anaphylaktische Reaktionen, Fieber (4–10 h nach Gabe),
  - Haut (Alopezie, Sklerodermie, Hyperpigmentierung, Hyperkeratose, Erytheme, Exantheme),
  - geringe Myelosuppression (Thrombozyten),
  - gastrointestinale Toxizität (Nausea, Emesis, Mukositis),
  - Parästhesien,
- Besonderheiten
  - Dosisreduktion bei Niereninsuffizienz,
  - Steigerung der Toxizität durch Phenothiazin, Cisplatin, Lungenbestrahlung, pulmotoxische Zytostatika (Gefahr von Lungenfibrosen).

Mitomycin C (MMC)

- Wirkmechanismus
  - Alkylierung und Radikalbildung,
  - Metabolisierung, biliäre und renale Elimination,
  - Schwangerschaft: vermutlich embryo-/fetotoxisch und teratogen,
- Halbwertzeit, biphasisch: 2–7 min, 30–45 min,
- Applikation: i.v., i.a.
- Dosierung
  - 10–20 mg/m^2,
  - Höchstdosis 100 mg,
- Toxizität
  - Myelosuppression verzögert (Nadir Woche 2–5),
  - pulmonale Toxizität (interstitielle Pneumonitis, Lungenfibrose,
  - Nephrotoxizität (hämolytisch-urämisches Syndrom, Mikroangiopathie),
  - Alopezie, Erytheme,

- gastrointestinale Toxizität (Nausea, Emesis, Mukositis),
- Parästhesien,
- Besonderheiten
  - Synergismus mit Cisplatin,
  - Wirkungsverstärkung bei Radiatio,
  - Brochospasmusgefahr zusammen mit Vinca-Alkaloiden,
  - Inaktivierung durch Vitamine B_2, B_6, B_{12}, C, K_1,
  - prätherapeutische Prophylaxe mit Prednison 50–250 mg i.v.

Mitoxantron (MITX, N)

- Wirkmechanismus
  - DNA-Interkalation, Topoisomerase-II-Hemmung, Apoptoseinduktion, Radikalbildung, Angiogenesehemmung,
  - Metabolisierung hepatisch, biliäre und renale Elimination,
  - Schwangerschaft: embryo-/fetotoxisch und teratogen,
- Halbwertzeit: 23–47 h
- Applikation: i.v., i.a., intraperitoneal, intrapleural
- Dosierung
  - 12–14 mg/m^2 als Kurzinfusion,
  - 25 (–35) mg/m^2 intraperitoneal,
  - kumulative Höchstdosis 140–200 mg/m^2,
- Toxizität
  - Myelosuppression,
  - Kardiomyopathie,
  - Hepatotoxizität,
  - milde gastrointestinale Toxizität (Nausea, Emesis, Diarrhoe),
  - Alopezie, Photosensibilisierung, Amenorrhoe,
- Besonderheiten
  - kardiotoxisch bei Hochdosisregimen, Thorax-Radiatio, mit CTX,
  - Thrombozytenaggregationshemmung,
  - Inhibition des mikrosomalen Cyt-P450-Metabolismus.

5-Fluorouracil (5-FU)

- Wirkmechanismus
  - Antimetabolit; Einbau als »falsche Base« in RNA und DNA,
  - intrazelluläre, enzymatische Aktivierung zu FdUMP,
  - hepatische Katabolisation und renale Elimination (30%),

– Schwangerschaft: vermutlich embryo-/fetotoxisch und teratogen,
■ Halbwertzeit: 8–30 min
■ Applikation: i.v., i.a.
■ Toxizität
  – gastrointestinale Toxizität (Nausea, Emesis, Diarrhoe),
  – Myelosuppression (Nadir Tag 9–14),
  – selten: Neurotoxizität (Kopfschmerz, Schwindel, Ataxie, Somnolenz),
  – selten: Koronarspasmus, Alopezie, Photosensibilisierung, Stomatitis,
  – bei Langzeitinfusionen: Hand-Fuß-Syndrom,
■ Besonderheiten
  – geringer Toxizität bei nächtlicher Applikation,
  – Therapie des Hand-Fuß-Syndroms: Vitamin B_6 100 mg / Tag, Dosisreduktion,
  – Steigerung der Wirkung durch Folinsäure, MTX, IFN-α,
  – Reduktion von Toxizität und Wirkung durch Allopurinol,
  – Synergismus mit Methotrexat sofern 1–4 h zuvor appliziert.

Methotrexat (MTX)

■ Wirkmechanismus
  – Antimetabolit: Folsäureantagonist,
  – intrazelluläre Akkumulation,
  – renale, biliäre Elimination mit enterohepatischem Kreislauf,
  – Schwangerschaft: vermutlich gering embryo-/fetotoxisch und teratogen,
■ Halbwertzeit, triphasisch: 2–4, 5, 27 h
■ Applikation: i.v., i.m., i.th., p.o. (ca. 50% Bioverfügbarkeit)
■ Dosierung
  – 40–60 mg/m²,
  – 8–12 mg/m² intrathekal, 1- bis 2-mal pro Woche,
■ Toxizität
  – Myelosuppression (Nadir Tag 5–14),
  – gastrointestinale Toxizität (Nausea, Emesis, Diarrhoe, Stomatitis),
  – dermatologische Reaktion (Exanthem, Pruritus, Alopezie, Hand-Fuß-Syndrom),
  – Hepatotoxizität,
  – allergische Pneumonitis,

■ Besonderheiten
  – verlängerter Verbleib im 3. Kompartiment bei Ergüssen,
  – Steigerung der Lebertoxizität (Zirrhose) bei Alkoholgenuss,
  – Hypoglykämiegefahr bei oraler Antidiabetikatherapie,
  – Toxizitätssteigerung bei gleichzeitiger Medikation mit: ASS, Tranquilizer, Sulfonamide, Barbiturate, Tetrazykline, Stickoxydul, Chloramphenicol, Probenecid, Diphenylhydantion,
  Cave: Komplikationen bei gleichzeitiger N_2O-Narkose,
  – Folsäure-Rescue/Antidot: Calcium-Folinat (Leukovorin®) bis zur Normalisierung des MTX-Spiegels (<0,1 mM):
  15–30 mg p.o. alle 6 (8/12) h,
  bis zu 100 mg/m² i.v.

Gemcitabin (Gemzar®)

■ Wirkmechanismus
  – Antimetabolit mit intrazellulärer Aktivierung, Einbau der Di-/Triphosphate als »falsche Base« und Hemmung der DNA-Polymerase,
  – Metabolisierung, renale Elimination,
  – Schwangerschaft: vermutlich embryo-/fetotoxisch und teratogen,
■ Halbwertzeit 42–94 min,
■ Applikation: i.v.-Kurzinfusion,
■ Dosierung: 800–1250 mg/m² als Kurzinfusion (30 min),
■ Toxizität
  – Myelosuppression (Leukozyten),
  – gastrointestinale Toxizität (Nausea, Emesis, Anorexie),
  – Flu-like-Syndrom (Kopf- und Gliederschmerz, Ödeme, Lethargie),
  – leichte Alopezie,
  – reversible Lebertoxizität, selten schwere Lungentoxizität,
  – Protein- und Hämaturie,
■ Besonderheiten
  – Therapie bei »Flu-like-Syndrom: NSAR,
  – Aktivität der NK-Zellen erniedrigt,
  – ausgeprägter Radiosensitizing-Effekt.

Miltefosin (Miltex®)

— Wirkmechanismus
- Etherlipid wird als »falscher« Membranbaustein eingebaut; Desintegration der Membranstabilität v.a. bei Tumorzellen; Störung der DNA-Synthese- und -Reparatur,
- Schwangerschaft: nicht bekannt, ob embryo-/fetotoxisch oder teratogen,

— Halbwertzeit: langsame Elimination,

— Applikation: topisch,

— Dosierung: 1–2 Tropfen/10 cm^2 befallener Haut,

— Toxizität: dermatologische Reaktionen (Pruritus, Erythem, Schuppung, Ulzerationen),

— Besonderheiten
- gut in Kombination mit systemischer Chemo- oder Hormontherapie,
- keine simultane Radiatio wegen Toxizitätssteigerung.

Vinorelbin (Navelbine®)

— Wirkmechanismus
- Mitosehemmstoff: Inhibition der Tubulinsynthese; Zellarrest in Metaphase der Mitose; Störung der RNA-/DNA-Synthese, Apoptoseinduktion,
- Metabolisierung hepatisch; biliäre und (renale) Elimination,
- Schwangerschaft: vermutlich embryo-/fetotoxisch und teratogen,

— Halbwertzeit: 40 h

— Applikation: i.v., p.o.

— Dosierung
- 25–30 mg/m^2 i.v. wöchentlich,
- 60–80 mg/m^2 p.o. 3-wöchentlich,

— Toxizität
- Myelosuppression,
- Alopezie (wenig), Mukositis, Phlebitis,
- Neurotoxizität,
- Obstipation bis zum paralytischen Ileus (Cave: Opiattherapie),

— Besonderheiten
- Dosisreduktion bei Leberfunktionsstörungen,
- Obstipationsprophylaxe,
- schnelle Infusion zur Phlebitisprophylaxe,

Paclitaxel (Taxol®)

— Wirkmechanismus
- Störung der intrazellulären Mikrotubulireorganisation: intrazelluläre Akkumulation stabiler, afunktioneller Tubuli,
- Metabolisierung hepatisch; biliäre und (renale) Elimination,
- hohe Proteinbindung,
- Schwangerschaft: embryo-/fetotoxisch und teratogen,

— Halbwertzeit: 2–53 h,

— Applikation: i.v., 1-h-Infusion, (24-h-Infusion),

— Dosierung
- 175 mg/m^2, 3-wöchentlich,
- 90–100 mg/m^2, wöchentlich,

— Toxizität
- Myelosuppression (Nadir Tag 8–11),
- allergische Reaktionen (auch auf den Lösungsvermittler),
- Neurotoxizität: Polyneuropathie (PNP) (dosislimitierend: ca. 1000 mg/m^2),
- Alopezie, Bradykardie, Mukositis, Nausea, Vomitus, Obstipation,
- Kardiotoxizität,

— Besonderheiten
- PVC-freie Infusionssysteme !!!
- immer: antiallergische Prämedikation, Ulkusprophylaxe, Obstipationsprophylaxe,
- Taxol immer vor Platin-Derivaten, Ifosfamid aber nach Anthrazyklinen,
- Kardiotoxizitätssteigerung in Kombination mit Anthrazyklinen,
- bei Überempfindlichkeit: Infusion über 24 h unter Überwachung,
- verstärkte Wirkung der Radiatio,

Docetaxel (Taxotere®)

— Wirkmechanismus
- Semisynthestisches Analogon von Paclitaxel; Mitosehemmstoff: Inhibition der Tubulinsynthese: Zellarrest in Metaphase der Mitose, Apoptoseinduktion
- Metabolisierung hepatisch; biliäre und (renale) Elimination
- Schwangerschaft: embryo-/fetotoxisch und teratogen

— Halbwertzeit, triphasisch: 4 min, 30 min, 11 h,

— Applikation: i.v., 1-h-Infusion,

— Dosierung: 60–100 mg/m^2,

— Toxizität
- Myelosuppression (Nadir Tag 8–11),
- allergische Reaktionen, Serositis, Athralgie, Myalgie,
- Neurotoxizität: Polyneuropathie (PNP),
- kardiovaskuläre Toxizität (Herzrhythmusstörungen),

- Mukositis, Obstipation, Flüssigkeitsretention, Ödeme (Kapillarpermeabilität),
- Alopezie, Onychiolysen, -dystrophien,
- Besonderheiten
  - immer: antiallergische Prämedikation, Ulkusprophylaxe, Obstipationsprophylaxe,
  - Interaktion mit Cyt-p450-metabolisierten Medikamenten,
  - Steigerung der Wirkung in Kombination mit Capecetabin,
  - supportive Therapie: α-Liponsäure, Vitamin-B-Komplex,

Capecitabin (Xeloda®)

- Wirkmechanismus
  - Prodrug; wird intrazellulär zu 5-FU hydrolisiert (Thymidinphosphorylase),
  - Enzym ist in Tumorzellen stärker aktiviert,
  - Metabolisierung; renale Elimination,
  - Schwangerschaft: vermutlich embryo-/fetotoxisch und teratogen,
- Halbwertzeit: 0,7–1,2 h,
- Applikation: p.o.,
- Dosierung
  - 2500 mg/m² aufgeteilt in 2 Tagesdosen, Tag 1–14 q 21d,
  - Dosisreduktion bei Toxizität auf 75/50%,
- Toxizität
  - Hämototoxizität,
  - Hand-Fuß-Syndrom (–20%),
  - gastrointestinale Toxizität (Nausea, Emesis, Diarrhoe),
  - Schwindel, Müdigkeit,
- Besonderheiten
  - Therapie des Hand-Fuß-Syndroms: Vitamin B_6 100 mg/Tag, Dosisreduktion,
  - Steigerung der Wirkung durch Antazida, MTX, IFN-α,
  - Steigerung der Toxizität durch Cumarine, Folinsäure,
  - Reduktion von Toxizität und Wirkung durch Allopurinol.

Doxorubicin liposomal (Caelyx®)

- Wirkmechanismus
  - DNA-Interkalation, Topoisomerase-II-Hemmung, Apoptoseinduktion,
  - Aktivierung durch intrahepatische Reduktion,
  - Metabolisierung hepatisch; biliäre Elimination (90%) von Substanz und Metaboliten,
  - Schwangerschaft: embryo-/fetotoxisch und teratogen,
- Halbwertzeit: 45–57 h,
- Applikation: i.v.,
- Dosierung: 40–50 mg/m², 4-wöchentlich,
- Toxizität (niedriger als konventionelles Doxorubicin)
  - Myelosuppression,
  - Kardiomyopathie
    - reversibler dosisunabhängiger Soforttyp,
    - irreversibler dosisabhängiger Spättyp,
  - gastrointestinale Toxizität (Nausea, Emesis, Diarrhoe, Mukositis),
  - Alopezie, Erythem, Hyperpigmentierung, Hautnekrosen, Halsschmerzen, Müdigkeit,
- Besonderheiten
  - **Cave** bei Einschränkung von Leberfunktion oder Galleabfluss,
  - Kontraindikation: Kardiopathien,
  - Gefahr von Phlebitiden und Paravasaten, nicht liquorgängig,
  - Toxizitätssteigerung bei Thoraxradiatio, Anthrazyklinen, Herzeptin®,
  - Reduktion von Wirkung und Toxizität durch Phenobarbital, IFNα, H2-Antagonisten, Verapamil.

Doxorubicin liposomal (Myocet®)

- Wirkmechanismus
  - DNA-Interkalation, Topoisomerase-II-Hemmung, Apoptoseinduktion,
  - Aktivierung durch intrahepatische Reduktion,
  - Metabolisierung: hepatisch, biliäre Elimination (90%) von Substanz und Metaboliten,
  - Schwangerschaft: embryo-/fetotoxisch und teratogen,
- Applikation: i.v., 1-h-Infusion
- Dosierung
  - 60–75 mg/m², 3-wöchentlich,
  - kumulative Höchstdosis 450–550 mg/m², Toxizität (niedriger als konventionelles Doxorubicin)
  - Myelosuppression,
  - Kardiomyopathie
    - reversibler dosisunabhängiger Soforttyp,
    - irreversibler dosisabhängiger Spättyp,
  - gastrointestinale Toxizität (Nausea, Emesis, Diarrhoe, Mukositis),

- Alopezie, Erythem, Hyperpigmentierung, Hautnekrosen, Halsschmerzen, Müdigkeit,
- Besonderheiten
  - **Cave** bei Einschränkung von Leberfunktion oder Galleabfluss,
  - Kontraindikation: Kardiopathien,
  - Gefahr von Phlebitiden und Paravasaten, nicht liquorgängig,
  - Toxizitätssteigerung bei Thoraxradiatio, Anthrazyklinen, Herzeptin®,
  - Reduktion von Wirkung und Toxizität durch Phenobarbital, IFNα, H2-Antagonisten, Verapamil.

Tamoxifen (TAM)

- Wirkmechanismus
  - nichtsteroidales, synthetisches Antiöstrogen: kompetitive Inhibition am Östrogenrezeptor, blockiert das östrogenabhängige Tumorwachstum (TNFβ),
  - Akkumulation in Uterus, Leber, Nieren – nicht liquorgängig,
  - biläre Elimination,
- Applikation: p.o.,
- Dosierung: 20 mg pro Tag,
- Toxizität
  - dermatologische Reaktionen (Erythem, Exanthem, Pruritus, Brennen), auch vaginal,
  - Endometriumhypertrophie,-blutungen, -karzinomrisiko (3- bis 7-fach erhöht),
  - klimakterische Beschwerden, Amenorhoe, Überstimulation,
  - Retinopathie, Nausea, Hyperkalzämie, Thrombozytopenie,
- Besonderheiten
  - Tamoxifen ist photosensibel,
  - keine Dosisreduktion bei Nieren-/Leberfunktionsstörungen,
  - Cholesterinsenkung, Knochendichte bleibt erhalten,
  - sonographische Endometriumkontrollen umstritten,
  - teilweise organspezifisch östrogene Komponente.

Anastrozol (Arimidex®)

- Wirkmechanismus
  - nichtsteroidaler, selektiver Aromatasehemmer,
  - hemmt die Umwandlung von Androgenen adrenaler Genese in Östrogen durch das Enzym Aromatase,
  - Akkumulation in Ovarien, Leber, Fettgewebe – liquorgängig,
  - biläre und renale Elimination,

- Applikation: p.o.
- Dosierung: 1 mg pro Tag
- Toxizität
  - Flush, Ödeme, (Thrombembolien),
  - klimakterische Beschwerden,
  - Übelkeit, Schwäche, Kopfschmerzen, leichte Alopezie,
- Besonderheiten
  - Kortison-Substitution nicht erforderlich,
  - östrogenhaltige Medikamente heben die Wirkung auf,
  - Remission [Weichteil- >Knochen- >viszerale Metastasen].

Letrozol (Femara®)

- Wirkmechanismus
  - nichtsteroidaler, selektiver Aromatasehemmer: hemmt die Umwandlung von Androgenen adrenaler Genese in Östrogen,
  - Akkumulation in Ovarien, Leber, Fettgewebe – liquorgängig,
  - biläre und renale Elimination,
- Applikation: p.o.,
- Dosierung: 2,5 mg pro Tag,
- Toxizität
  - Flush, Ödeme, (Thrombembolien),
  - Kopfschmerz, Alopezie,
- Besonderheiten
  - Kortison-Substitution nicht erforderlich.

Exemestane (Aromasin®)

- Wirkmechanismus
  - steroidaler, selektiver Aromatasehemmer: irreversible Hemmung der cyt-P450-Aromatase,
  - hepatische Metabolisation, renale Elimination,
- Applikation: p.o.,
- Dosierung: 25 mg pro Tag,
- Toxizität
  - Schwindel, Kopfschmerzen, Müdigkeit, Nausea,
  - Lymphopenie,
- Besonderheiten: androgener Effekt bei >100 mg/Tag

Medroxyprogesteronazetat (MPA)

- Wirkmechanismus
  - synthetisches Gestagen (antiöstrogen, antiandrogen): Inhibition des Progesteronrezeptors,
  - Akkumulation in Ovarien, Leber, Fettgewebe – liquorgängig,

– biläre und renale Elimination,
- Applikation: p.o., i.m.
- Dosierung
  – Anfangsdosis 1000 mg pro Tag in 2–4 Dosen,
  – gewünschter Plasmaspiegel: >100 ng/ml,
- Toxizität
  – Nausea, Emesis, Diarrhoe, Obstipation,
  – Appetit- und Gewichtszunahme, anaboler Effekt,
  – Depression, Kopfschmerzen, Migräne, Akne,
  – Blutdruckanstieg, kardiale Dekompensation, Thrombophlebitiden,
- Besonderheiten
  – Kontraindikation: Thromboembolien, Leberfunktionsstörung, Migräneneigung, Diabetes mellitus, schwere Hypertonie,
  – Cholesterinwert-Steigerung.

Buserelin, Goserelin (ProFact®, Zoladex®)

- Wirkmechanismus
  – GnRH-Analogon: Desensibilisierung der Hypophyse: LH,FSH-Senkung; Östrogen-, Testosteron-Senkung,
  – Metabolisation in Leber, Niere, u. a.,
- Applikation: s.c.-Depot
- Dosierung
  – ProFact Depot-Implantat: 6,8 mg (8–10 Wochen),
  – Zoladex: 3,6 mg (4 Wochen) oder 10,8 mg (12 Wochen),
- Toxizität. klimakterische Beschwerden (Hitzewallung, Schwitzen, Libidoverlust, Hyperkalzämie),
- Besonderheiten
  – Osteoporosegefährdung bei Dauermedikation,
  – initialer Östrogen-Anstieg 3–4 Wochen: mit Antiöstrogenen behandeln,
  – Monotherapie oder Kombination (TAM, Aromatasehemmer, MPA),
  – Reversibilität 6–8 Wochen nach letzter Gabe.

Leuprorelinazetat (Enantone®) Trenantone®

- Wirkmechanismus
  – GnRH-Analogon: Desensibilisierung der Hypophyse: LH,FSH-Senkung; Östrogen-, Testosteron-Senkung,
  – Metabolisation in Leber, Niere, u. a.,
- Applikation. s.c.-Depot,
- Dosierung: 3,75 mg (4 Wochen), 10,72 mg (3 Monate)
- Toxizität. klimakterische Beschwerden (Hitzewallung, Schwitzen, Libidoverlust, Hyperkalzämie),

- Besonderheiten
  – Osteoporosegefährdung bei Dauermedikation,
  – initialer Östrogenanstieg 3–4 Wochen: mit Antiöstrogenen behandeln.

Trastuzumab (Herceptin®)

- Wirkmechanismus
  – anti-HER2/neu monoklonaler Antikörper,
  – bindet an transmembranöses Antigen HER2/neu, Zelllyse,
- Applikation: i.v.
- Dosierung
  – 4 mg/kg Initialdosis,
  – 2 mg/kg wöchentlich oder 8 mg/kg Initialdosis, dann 6 mg/kg 3-wöchentlich,
- Toxizität
  – Kardiotoxizität (insbesondere bei Kombination mit Chemotherapeutika), Hypotonie,
  – Fieber, Besonderheiten: Synergismus mit Chemotherapeutika.

Fulvestrant (Faslodex®)

- Wirkmechanismus
  – Östrogenrezeptorantagonist, reines steroidales Antiöstrogen,
  – Blockade und Down-Regulation des Östrogenrezeptors,
  – fäkale Elimination, wenig renal,
- Applikation: i.m.-Depot,
- Dosierung: 250 mg (4 Wochen),
- Toxizität
  – klimakterische Beschwerden,
  – Kopfschmerzen, gastrointestinale Symptome,
  – Asthenia,
- Besonderheiten
  – keine Kreuzresistenz mit Antiöstrogenen,
  – keine SERM vergleichbare agonistische Aktivität.

Erythropoetin (Erypo®, NeoRecormon®)

- Wirkmechanismus
  – rekombinantes humanes Erythopoetin (EPO, Epoetin α und β),
  – Erythropoesesteigerung durch Verhinderung von Vorläuferzell-Apoptose und Differenzierung später Vorstufen der Erythropoese,
- Applikation: i.v., s.c.,
- Dosierung: 3-mal 10.000–20.000 IE oder 1-mal 40.000 IE pro Woche,

- Toxizität
  - Allergie, lokale Hautreaktion,
  - Hypertonie, Kopfschmerzen,
- Besonderheiten
  - Vermeidung eines Hb-Anstiegs über 14 mg/dl oder von +2 mg/dl in 4 Wochen,
  - je nach Eisenstatus: Eisensubstitution.

Darbopoetin alpha (Aranesp®)
- Wirkmechanismus
  - gentechnologisch verändertes Erythropoetinmolekül,
  - Stimulation der Erythropoese,
- Applikation: i.v., s.c.,
- Dosierung: Aranesp 150 q7d, 300 q14d, 500 q21d
- Toxizität
  - Allergie, lokale Hautreaktion,
  - Hypertonie, Kopfschmerzen, Arthralgie, Ödeme,
- Besonderheiten
  - Vermeidung eines Hb-Anstiegs über 14 mg/dl oder von +2 mg/dl in 4 Wochen,
  - je nach Eisenstatus: Eisensubstitution.

Filgrastim (Neupogen®)
- Wirkmechanismus
  - G-CSF (Granulozyten-Kolonie-Stimulationsfaktor),
  - Stimulation der Granulozytopoese,
- Applikation: s.c., i.v.,
- Dosierung: 5 µg/kg täglich s.c. (10 Tage, bis Granulozyten im Normbereich),
- Toxizität
  - Knochenschmerz, allergische Reaktionen,
  - reversible Erhöhung von LDH, AP, Harnsäure, γGT,
  - Leukozytose.

Lenograstim (Granocyte®)
- Wirkmechanismus
  - rekombinantes humanes glykosyliertes G-CSF,
  - Stimulation der Granulozytopoese,
- Applikation: s.c., i.v.,
- Dosierung: 150 µg/m^2 täglich s.c.,
- Toxizität
  - Knochenschmerz, allergische Reaktionen,
  - reversible Erhöhung von LDH,
  - Leukozytose.

Pegfilgrastim (Neulasta®)
- Wirkmechanismus
  - Konjugat des Filgrastim mit einem Polyethylenglykol,
  - Stimulation der Granulozytopoese,
- Applikation: s.c.
- Dosierung: 6 mg 24 h nach Chemotherapie s.c., pro Zyklus,
- Toxizität
  - Knochenschmerz, allergische Reaktionen,
  - reversible Erhöhung von LDH, AP, Harnsäure, γGT,
  - Leukozytose.

Teil VIII   Therapiebegleitung

Diagnosemitteilung – Ein Leitfaden

Karl Köhle, Reiner Obliers, Arnim Koerfer

❗ Eine vertrauensvolle Zusammenarbeit zwischen Patientin und Arzt setzt präzise, individuelle und hilfreiche Information voraus. Die meisten Krebskranken wünschen, offen informiert zu werden (◘ Abb. 38.1), wie es auch den Forderungen der Standesethik und des ärztlichen Berufsrechts entspricht.

In der durchschnittlichen Versorgung fühlen sich nur 2 von 3 Brustkrebskranken präoperativ ausreichend über ihre Erkrankung und die verschiedenen Operationsmöglichkeiten informiert (◘ Abb. 38.2). Zufriedenheit bzw. Unzufriedenheit mit der ärztlichen Versorgung sind eng mit dem Erleben des Informationsangebots verbunden.

Unzufriedene Patientinnen äußern vor allem den Wunsch nach mehr Zeit für das Gespräch mit dem Arzt.

Wir haben einen Leitfaden entwickelt, der unserem Grundverständnis von Patienteninformation entspricht: Information ist das Ergebnis einer gemeinsamen Leistung von Patientin und Arzt im Verlaufe eines kooperativen Bemühens um Verständigung. Dieser Leitfaden soll es Ihnen erleichtern, Patientinnen individuell »aufzuklären«. Die Schematisierung soll Ihnen anfangs helfen, Ihr Gesprächsverhalten zu strukturieren und so Sicherheit zu gewinnen. Mit zunehmender Erfahrung werden Sie einen flexiblen Gesprächsstil entwickeln, der eine individuelle »Passung« zwischen Ihnen und Ihrer Patientin ermöglicht.

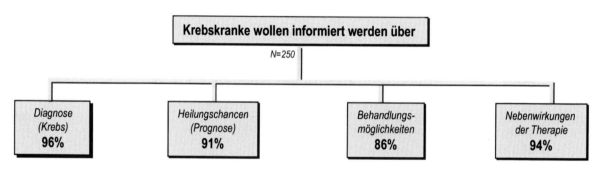

◘ Abb. 38.1. Informationsbedürfnis von Patienten mit Krebserkrankung. (Nach Meredith et al. 1996)

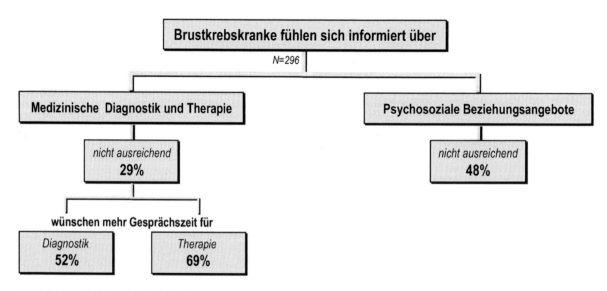

◘ Abb. 38.2. Zufriedenheit Brustkrebskranker mit ärztlichem Informationsangebot. (Nach: AOK Nordrhein, EMNID 2001)

38.1   Gespräch vorbereiten

Nehmen Sie sich vor dem Gespräch etwas Zeit, um sich auf die Patientin einzustellen. Versetzen Sie sich in ihre Perspektive, fühlen Sie sich in ihre Situation ein. Gehen Sie davon aus, dass sie in ihrer individuellen Wirklichkeit »lebt«, dass sich ihre Bedürfnisse von Ihren eigenen unterscheiden könnten. Anfängliche Identifikation (»Ich an ihrer Stelle ...«) erleichtert die Einfühlung nur, wenn Sie diese Identifikation dann wieder zurücknehmen können und versuchen, die eigene Weltsicht der Patientin kennen zu lernen.

38.1.1   Konsens einholen

Orientieren Sie sich schon während des Erstgesprächs über das Informationsbedürfnis der Kranken. Fragen Sie etwa: »Wenn alle Befunde vorliegen, informieren wir gewöhnlich unsere Patientinnen offen. Sind Sie mit diesem Vorgehen einverstanden?« Klären Sie die Informationswünsche routinemäßig bei allen Patientinnen, unabhängig von der zu erwartenden Diagnose. Sichern Sie den Kranken zu, dass Sie sich nach ihren Wünschen richten werden.

38.1.2   Wer informiert?

 Es ist allein Aufgabe des Arztes, Patienten über Diagnose, geplante diagnostische und therapeutische Maßnahmen, mögliche Nebenwirkungen und die Prognose zu informieren.

Die Diagnose sollte derjenige Arzt mitteilen, der mit der Patientin die gesamte Behandlung planen wird. Optimal ist es, wenn dieser Arzt die Patientin auch weiter begleiten, sie bei der Verarbeitung der Information unterstützen kann. Klären Sie deshalb:
- Welcher Arzt kann beide Aufgaben – Information und Begleitung – übernehmen?
- Wer kann die Interessen der Patientin im Versorgungssystem am besten vertreten?
- Wer sollte zusätzlich am Aufklärungsgespräch teilnehmen (Angehörige, Teammitglieder)?

Insgesamt 63% der in der Studie der AOK Rheinland durch EMNID befragten Brustkrebskranken wünschten sich im Nachhinein, dass sie durch den niedergelassenen Gynäkologen über die Verdachtsdiagnose aufgeklärt worden wären. Bei 42% der Frauen sind Partner bzw. Familienangehörige in die Diagnostik einbezogen worden (bei den mit der Versorgung zufriedenen Frauen 44%, bei den eher unzufriedenen 33%). 42% der jüngeren Frauen, deren Partner/Familien nicht einbezogen wurden, hätten sich dies gewünscht!

 Die Diagnosemitteilung sollte erst nach Vorliegen aller Befunde, nicht schrittweise im Anschluss an einzelne diagnostische Maßnahmen erfolgen.

Formulieren Sie zunächst etwa: »Ich teile Ihrem Hausarzt (Gynäkologen, Stationsarzt) die Befunde mit, er wird Sie dann insgesamt und ausführlich informieren …«.

Allerdings können sich vor einzelnen diagnostischen und therapeutischen Schritten Probleme ergeben, da für die Aufklärung über die Ziele, Wirkungen und Nebenwirkungen jeder Maßnahme derjenige Arzt (mit-)verantwortlich ist, der diese Maßnahme durchführt. Jeder Beteiligte sollte deshalb über das Vorwissen der Patientin informiert sein.

Nichtärztliche Mitarbeiter/innen dürfen selbstverständlich Fragen der Patientin zu ihrer Erkrankung und zu medizinischen Maßnahmen beantworten, jedoch den Inhalt bereits erfolgter Aufklärung nicht verändern. Voraussetzung hierfür sind ausreichender Austausch im Stationsteam und zuverlässige Dokumentation.

38.1.3   Information vorbereiten

Während des Gesprächs sollte Ihre Aufmerksamkeit ganz der Patientin zur Verfügung stehen. Sichern Sie Ihre Wissensbasis vorher: Gehen Sie noch einmal die Befunde durch, klären Sie die therapeutischen Optionen und die damit verbundene Prognose.

38.1.4   Rahmen für Gespräch sichern

Schaffen Sie für die Patientin und sich selbst günstige Bedingungen für ein so schwieriges und wichtiges Gespräch:
- Nehmen Sie sich für die Diagnosemitteilung 10–20 min Zeit.
- Planen Sie während der nächsten Tage Zeit für Folgegespräche ein.
- Sorgen Sie dafür, dass
  – die räumlichen Verhältnisse ein vertrauliches Gespräch zulassen,

– Sie während des Gesprächs nicht gestört werden und

– bitten Sie Besucher und – wenn irgend möglich – Nachbarpatientinnen, das Zimmer zu verlassen, wenn das Gespräch am Krankenbett stattfinden muss.

━ Setzen Sie sich zum Gespräch ans Bett der Patientin. Symmetrie der Positionen mindert das Erleben von Ausgeliefertsein, fördert Eigenaktivität und Mitverantwortlichkeit.

━ Überbringen Sie schlechte Nachrichten stets persönlich. Teilen Sie die Diagnose nicht am Telefon und – nach diagnostischen Eingriffen – nicht im Aufwachraum mit.

━ Informieren Sie nicht im Verlaufe einzelner Untersuchungen – auch nicht implizit (Selbst- oder Lehrgespräche)!

━ Dokumentieren Sie das Gespräch (evtl. mit Angaben von Zeugen).

38.1.5 Zeitpunkt wählen

Momentanes Befinden der Patientin. Prüfen Sie vor der Diagnosemitteilung, ob Ihre Patientin in der Lage ist, schlechte Nachrichten aufzunehmen. Sie sollte sich zu diesem Zeitpunkt nicht zu sehr durch Fieber, Schmerzen, Abgeschlagenheit oder andere Krankheitsfolgen beeinträchtigt fühlen und auch nicht zu stark sediert sein.

❗ Kündigen Sie den Gesprächstermin an, um der Kranken zu erleichtern, sich darauf einzustellen. Wählen Sie den Termin so, dass ihr Zeit bleibt, das Mitgeteilte noch am selben Tag etwas zu verarbeiten: Informieren Sie am Vormittag oder am frühen Nachmittag – nie abends.

Auch vor schwerwiegenderen diagnostischen oder therapeutischen Maßnahmen muss der Patientin angesichts des damit verbundenen Risikos ausreichend Zeit bleiben, Argumente für und gegen die Durchführung der Maßnahme abzuwägen.

38.2 Vorwissen klären

Alle Patientinnen entwickeln ein subjektives Verständniskonzept für ihr Leiden. Ihr Bemühen um Information wird dann effektiv, wenn Sie an Vorwissen, Vorverständnis und Schlussfolgerungsprozesse der Patientin anknüpfen, wenn Sie das Informieren als gemeinsame Leistung verstehen. Zielgröße ist nicht die Menge artikulierter Information, sondern das erreichte Verständnis der Patientin.

38.2.1 Aktiv zuhören – offen fragen

Informieren Sie sich über das Vorwissen der Patientin – schon während des Erstgesprächs. Beginnen Sie mit einer offenen Frage:
━ »Was haben Sie bisher erfahren?«
━ »Was haben Sie selbst gedacht, als Sie sich krank fühlten?«
━ »Sie sind jetzt schon einige Zeit krank, was haben Sie sich für Gedanken gemacht«?

38.2.2 Subjektives Verständnis erkunden

Klären Sie das Vorverständnis der Patientin, ihr subjektives Krankheitskonzept im Einzelnen, fragen Sie detailliert nach ihren Vorstellungen zu Krankheitsursachen, zum Krankheitsprozess im Körper, zu den Behandlungsmöglichkeiten und zur Prognose. Welche Anteile schreibt sie Umwelteinflüssen, welche eigenem Verhalten zu?

38.2.3 Antworten reflektieren

Versuchen Sie immer wieder, sich in die Sichtweise der Patientin zu versetzen:
━ Was hat sie bisher verstanden?
━ Welche Vorstellungen und Phantasien weichen von Ihrem Kenntnisstand als Arzt ab?
━ Welches Vokabular verwendet sie?
━ Welche Informationsquellen nutzt sie, hat sie Vorerfahrungen mit ihrer Erkrankung bei Anderen gemacht?

Gehen Sie davon aus, dass es kaum möglich ist, Patientinnen die Diagnose vorzuenthalten, sie »schonend zu betrügen«. Patientinnen entdecken ihre Diagnose auf Laborzetteln oder an Blutproben, sie lesen heimlich Krankenakten oder Arztbriefe.

Denken Sie daran, dass Patientinnen auch auf nicht verbale Zeichen reagieren, wenn nicht explizit mit ihnen kommuniziert wird. Dann allerdings bleiben Informationsquellen und Informationsverarbeitung meist verborgen.

❶ Fallbeispiel

Eine an einem Mammakarzinom erkrankte Sozialwissenschaftlerin berichtet: »Die erste intensive emotionale Reaktion trat bei mir genau in dem Moment ein, als der Arzt bei der Untersuchung eines Knotens in meiner Brust innehielt und dann die Untersuchung fortsetzte« (Harker 1972).

38.3 Informationsbedürfnis erkunden

Im wissenschaftlichen und klinischen Diskurs lautet die entscheidende Frage heute nicht mehr »Whether to tell?«, sondern »How to tell?« oder besser im Sinne unseres Konzepts »How to share information?«.

Die überwiegende Mehrzahl der Patientinnen wünscht die offene Kommunikation über die Diagnose. Angemessen informierte Patienten betonen, dass es ihnen leichter falle, ihre Krankheit zu verstehen, sich aktiv an der Behandlung zu beteiligen, die Zukunft verantwortlich mitzugestalten und mit ihren Angehörigen und Freunden über ihre Krankheit zu sprechen. Auch im Rückblick, nach längerem Krankheitsverlauf, sprechen sich mindestens 90% aller Krebskranken für ein offenes Gespräch über die Diagnose aus.

38.3.1 An Patientenwünschen orientieren

Klären Sie noch einmal individuell die Bedürfnisse Ihrer Patientin. Knüpfen Sie dabei an frühere Äußerungen an, etwa:

- »Als ich Sie anfangs fragte, meinten Sie ...« oder
- »Es gibt Patientinnen, die wollen alles wissen, andere jedoch nicht. Zu welcher Gruppe gehören Sie?«

Entnehmen Sie den Antworten, wie weit das Interesse der Patientin geht, welchen Details ihre Fragen gelten. Sie wird Ihnen auch Hinweise auf die Grenzen ihrer Belastbarkeit bzw. ihrer Verarbeitungsmöglichkeiten signalisieren. Patientinnen beschäftigen sich vor allem mit folgenden Fragen:

- Was habe ich?
- Welche Hilfe, welche Behandlungsmöglichkeiten gibt es?
- Was kann ich selbst tun?
- Wie werde ich leiden müssen?
- Wer wird mir beistehen?

Prüfen Sie etwaige Fragen nach der Prognose besonders sorgfältig. Patientinnen interessieren sich meist nicht für die Ergebnisse von Gruppenstatistiken. Sie haben Verständnis für die Unsicherheit individueller Prognosen. Ihre Fragen gelten meist mehr – anfangs evtl. verdeckt – dem zu erwartenden Leid – auch beim Sterben.

38.3.2 Die Patientin das Gespräch mitsteuern lassen

Lassen Sie sich vom Interesse der Patientin führen:

- Unterstützen Sie Erkundungsverhalten.
- Lassen Sie Pausen zum Nachdenken zu.
- Ermutigen Sie dazu, Fragen zu stellen sowie eigene Lösungsansätze vorzuschlagen.

Beachten Sie eigene Schlussfolgerungen der Patientin. Versuchen Sie, diese in ihrer Funktion (Schutz- und Abwehrvorgänge) zu verstehen und prüfen Sie, ob sie die Zusammenarbeit behindern. Erwarten Sie, dass Patientinnen auch irrationale Vorstellungen entwickeln. Versuchen Sie außerdem, geduldig korrigierend darauf einzugehen.

38.3.3 Das Ablehnen von Information akzeptieren

Akzeptieren Sie, wenn es eine Patientin ausdrücklich ablehnt, über Diagnose und Details ihrer Krankheit informiert zu werden. Bieten Sie an, dass Sie jederzeit bereit sind, Information zu vermitteln, wenn sie ihre Einstellung ändern sollte.

Eine kleine Gruppe von 3–5% Ihrer Patientinnen wird sich so verhalten. Es handelt sich dabei meist um eher einsame Menschen, die befürchten, Wissen über die Fakten könnte ihre **verleugnende** Abwehr gefährden. Sie bemühen sich – oft recht verzweifelt – ihr seelisches Gleichgewicht autark zu regulieren. Leider gilt: Nicht-Wissen schützt nicht, aber isoliert zusätzlich.

38.4 Wissen vermitteln

38.4.1 Gesprächsziel ankündigen

Knüpfen Sie an den im Erstgespräch eingeholten Konsens an: »Wir haben besprochen, dass ich Sie informiere, wenn wir die Befunde beisammen haben ...«.

38.4.2 Patientin dort abholen, wo sie steht

Greifen Sie nach Möglichkeit eine frühere Äußerung der Patientin auf: »Sie haben damals befürchtet, dass …«.

38.4.3 Information schrittweise und verständlich anbieten

Erläutern Sie den Weg von Beschwerden und Befunden zur Diagnose, nennen Sie die Diagnose, beschreiben Sie das Krankheitsbild, dessen natürlichen Verlauf und informieren Sie über die Therapieziele, die Therapieverfahren, die möglichen Nebenwirkungen und Risiken in:
- kleinen Schritten,
- kurzen Sätzen und
- einfacher Sprache.

Vermeiden Sie dabei Fachtermini oder erläutern Sie diese sorgfältig.

38.4.4 Verständnis sichern

Geben Sie Ihrer Patientin nach jedem Schritt ausreichend Gelegenheit, Fragen zu stellen. Prüfen Sie, ob sie Ihre Information aufnimmt und versteht. Wie viel Information sollten Sie in einem Gespräch anbieten? Die Fähigkeit von Patientinnen zur Aufnahme und Verarbeitung von Information ist individuell unterschiedlich begrenzt.

»Titrieren« Sie Information orientiert am Verständnis der Kranken. Ein möglichst umfassendes Informationsangebot hilft nicht gegen »späteres Vergessen« und Verleugnen. Patientinnen werden sich vielmehr gegen die Aufnahme von Information schützen, wenn diese ihre emotionalen Verarbeitungsmöglichkeiten überfordert.

38.4.5 Fortsetzung des Gesprächs anbieten

Aufnahme und Verarbeitung von Information erfordern Zeit – »Aufklärung« gelingt nur als Prozess. Setzten Sie das Gespräch mit Folgeterminen fort:
- Orientieren Sie sich: Was erinnert die Patientin? Wie hat sie die Information verarbeitet?
- Beurteilen Sie das reproduzierbare Wissen: Reicht es für die Zusammenarbeit aus?
- Bewerten Sie »Vergessen« und verleugnende Abwehr nicht nur negativ: Sie schützen das seelische Gleichge-

wicht, mindern Angst und stabilisieren das Selbstgefühl. Beobachten Sie diese Abwehrvorgänge.
- Unterstützen Sie Selbstgefühl und Krankheitsverarbeitung einfühlsam.
- Intervenieren Sie nur dann konfrontativ, wenn die Verleugnung eine wirksame Therapie gefährdet.

38.5 Emotionen aufnehmen

Es gehört zu den wichtigsten, aber auch schwierigsten Aufgaben des Arztes, Patientinnen auch bei der emotionalen Bewältigung der Konfrontation mit einer lebensbedrohlichen Erkrankung beizustehen. Emotionen dienen – zusammen mit Kognitionen – dazu, Gefahrensituationen rasch zu evaluieren, Bewältigungsverhalten zu aktivieren und Hilfsbedürfnis zu kommunizieren.

38.5.1 Emotionale Reaktionen erwarten

Erwarten Sie, dass die Mitteilung der Diagnose einer schweren bzw. unheilbaren Krankheit zumindest eine psychische Belastungsreaktion auslöst. Oft sind Patientinnen jedoch nicht gleich in der Lage, ihre Gefühle verbal zu äußern. Achten Sie auf Zeichen von Angst oder Schreck, von Depression oder Verzweiflung im Ausdrucksverhalten. Falls Sie keinerlei emotionale Reaktion beobachten, sollten Sie besonders aufmerksam werden.

38.5.2 Das Ausbleiben von Emotionen klären

Fragen Sie sich in einer solchen Situation:
- Ist die Angst so überwältigend, dass die Patientin die Bedrohung vollkommen verleugnen muss?
- Verstummt sie aus Scham oder Furcht?
- Fühlt sie sich in der Beziehung zu Ihnen ausreichend sicher?
- Könnten Sie Information überdosiert haben?

38.5.3 Empathisch auf Emotionen eingehen

Unterstützen Sie die Äußerung von Gefühlen:
- Lassen Sie zu, dass Kranke auf die Diagnosemitteilung mit Traurigkeit reagieren, evtl. weinen.

- Zeigen Sie Verständnis und signalisieren Sie, dass dafür Zeit ist.
- Bieten Sie Papiertaschentücher an.
- Respektieren Sie auch das Äußern »negativer Gefühle«: Enttäuschung, Verzweiflung, Wut.
- Lassen Sie sich nicht irritieren: Negative Gefühle gelten nicht Ihrer Person – auch wenn es manchmal so scheint – , sie entstehen in der Auseinandersetzung mit dem krankheitsbedingten Schicksal.
- Schenken Sie auch Suizidphantasien Gehör. Solche Phantasien sind häufig, das Gespräch darüber entlastet.
- Stärken Sie berechtigte Hoffnung.

38.5.4 Unterstützende Begleitung zusichern

Sichern Sie der Patientin realistische Unterstützung zu: Verdeutlichen Sie ihr immer wieder Ihre Bereitschaft, sie auch langfristig zu begleiten. Erläutern Sie ihr die wissenschaftliche Basis Ihrer Therapiekonzepte und bieten Sie ihr die Möglichkeit an, sich jederzeit eine 2. Meinung einholen zu können.

Insgesamt 21% der Frauen, die in der Studie der AOK Rheinland untersucht wurden, haben sich eine Zweitmeinung bezüglich der Verdachtsdiagnose eingeholt (27% bei Einbindung des Partners in die diagnostischen Entscheidungen, 16% wenn der Partner nicht beteiligt war). 20% der Frauen, die keine Zweitmeinung eingeholt haben, hätten das Bedürfnis dazu gehabt. Nur 12% aller befragten Frauen berichten, dass sie auf die Möglichkeit, eine Zweitmeinung einzuholen, von ihrem Arzt hingewiesen worden seien.

Informieren Sie in der Klinik die übrigen Mitarbeiter des Stationsteams über Ihr Gespräch mit der Patientin. Stimmen Sie Ihr Vorgehen im Team ab. Vielfach wenden sich die Patientinnen mit ihren Fragen und Klagen im weiteren Verlauf vor allem auch an Krankenschwestern und -pfleger.

Klären Sie Unterstützungsmöglichkeiten in der Familie und im sozialen Umfeld der Patientin, vermitteln Sie im Bedarfsfall professionelle Angebote (psychosoziale Dienste, Klinikseelsorger).

38.6 Vorgehen vereinbaren

Die Form der Beziehung zwischen Arzt und Patientin lässt sich modellhaft nach 3 Konzepten typisieren:
- Das traditionelle paternalistische Modell steht dem
- Dienstleistungsmodell (»informed choice«) gegenüber.
- Das partnerschaftliche Kooperationsmodell (»shared decision-making«) entspricht unserem Verständnisansatz.

Diese Modelle unterscheiden sich hinsichtlich der Form der Informationsvermittlung, des Entscheidungsprozesses und dem Modus der Verantwortungsübernahme (◘ Abb. 38.3).

	Paternalismus	**Dienstleistung (informed choice)**	**Kooperation (shared decision)**
Information	*Vermittlung*	*Angebot*	*Verbindung von Verständnis mit Wissen*
Entscheidung	*Instruktion*	*Angebot* *Nachfrage* *Kontrakt*	*Vorschlag mit Alternativen* *gemeinsame Evaluation* *Berücksichtigung v. Präferenzen* *Aushandlung*
Verantwortung	*Fremdkontrolle (bis Abhängigkeit)*	*Selbstkontrolle (bis Autarkie)*	*gemeinsame Kontrolle in gegenseitigem Vertrauen (Autonomie)*

◘ **Abb. 38.3.** Charakteristika der 3 Beziehungsmodelle

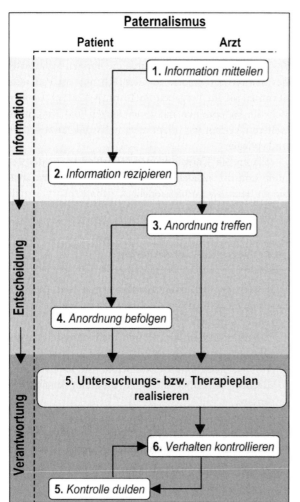
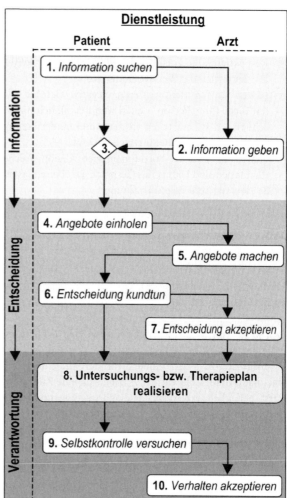

■ **Abb. 38.4. a,b** Diskursverlauf in Beziehungsmodellkooperation

Die Realisierung dieser unterschiedlichen Beziehungsmodelle erfordert unterschiedliche Diskursformen (■ Abb. 38.4). Während das Arzt-Patientin-Gespräch im Paternalismusmodell eher monologisch-linear verläuft, begegnen sich Patientin und Arzt im Kooperationsmodell im Sinne einer ergebnisoffenen Beratung als ungleiche aber gleichberechtigte Partner, die einen vernunftgerechten Konsens auszuhandeln suchen, die Entscheidung gemeinsam verantworten und die Konsequenzen gemeinsam tragen. Im Dienstleistungsmodell wiederum fragt die Patientin aus dem Angebot nach, welches der Arzt »nach den Regeln der Kunst« – und hierfür verantwortlich – erbringt. Die Verantwortung für die Durchführung der Maßnah-

men übernimmt dagegen weitestgehend die Patientin. Der Arzt haftet vergleichbar mit wirtschaftsrechtlichen Schutz- und Garantiebestimmungen. Insbesondere im Kooperationsmodell wird der komplexere Diskursverlauf durch die vielfältigen Möglichkeiten zu Fragen und Rückversicherungs- bzw. Aushandlungsschleifen bestimmt.

Die Präferenz der Patientinnen verteilt sich unterschiedlich über die Modelle. So wünschen ältere Mammakarzinompatientinnen und Patientinnen mit schlechterer Bildung eher ein paternalistisches Vorgehen, jüngere und besser ausgebildete Patientinnen intensivere Kooperation oder auch weitergehende Unabhängigkeit vom Arzt (■ Abb. 38.5).

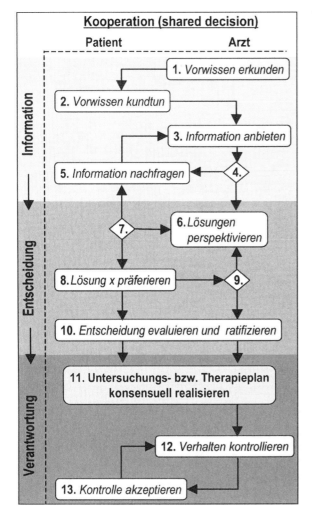

Abb. 38.4. c Diskursverlauf in Beziehungsmodellkooperation

Wir schlagen Ihnen folgendes Vorgehen vor:

- Konzept (evidenzbasiert) entwickeln: Klären Sie die therapeutischen Optionen. Gibt es gleichwertige Alternativen?
- Erwartungen klären:
  - Eruieren Sie sorgfältig die auf das therapeutische Vorgehen bezogenen Erwartungen Ihrer Patientin.
  - Klären Sie, welches Beziehungsmodell die Patientin bevorzugt.
  - Passen Sie Ihr Vorgehen flexibel den Patientenerwartungen an.
- Strategie vorschlagen:
  - Schlagen Sie Ihrer Patientin die evidenzbasierte(n) Behandlungsmöglichkeit(en) vor.
  - Erläutern Sie diese und mögliche Alternativen detailliert im Hinblick auf ihre Wirkung, mögliche (ggf. auch begrenzte) Nebenwirkungen und Risiken und ihre wahrscheinlichen Folgen für die Lebensqualität.
- Reaktionen beachten:
  - Achten Sie auf die verbalen und averbalen Reaktionen der Patientin und darauf, ob sie Ihr Konzept verstanden hat.
  - Fördern Sie Rückfragen (s. oben).
- Konsens anstreben:
  - Fördern Sie einen Aushandlungsprozess (»shared decision-making«).
  - Berücksichtigen Sie dabei Präferenzen der Patientin im Falle gleichwertiger therapeutischer Alternativen.
  - Äußern Sie Ihre Bedenken gegenüber nicht gleichwertigen Alternativvorschlägen von Patientinnen detailliert.

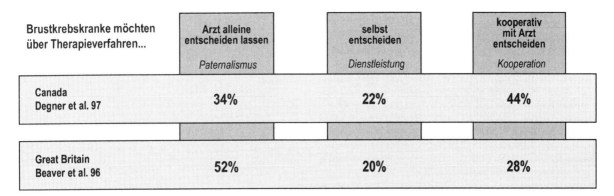

Abb. 38.5. Präferierte Entscheidungsformen Brustkrebskranker. (Nach Krupat et al. 1999)

- Beachten Sie, dass solche »Aushandlungsschleifen« neben der rationalen Klärung auch dem Abbau von Ängsten dienen können – »shared decision-making« kann Zeit benötigen, wird aber die Compliance verbessern.
- Bitten Sie die Patientin, die ausgehandelte gemeinsame Entscheidung noch einmal zu ratifizieren.

— Besprechung zusammenfassen:
  - Fassen Sie das Gespräch und die getroffene Vereinbarung noch einmal kurz und verständlich zusammen.
  - Bieten Sie der Patientin an, ihr eine Kopie Ihrer Niederschrift bzw. Ihres Briefes an den Hausarzt zu überlassen.

— Unerledigte Probleme zulassen: Klären Sie abschließend noch eventuelle Fragen der Patientin (»Gibt es noch etwas, was wir besprechen sollten?«, »Haben Sie noch Fragen …?«).

— Terminabsprache treffen: Vereinbaren Sie einen Folgetermin. Sie vermitteln der Patientin so Sicherheit: Ihre gemeinsame Beziehung trägt sie mit in die Zukunft.

— Dokumentation vervollständigen: Dokumentieren Sie den Gesprächsverlauf und die vereinbarten Entscheidungen und evtl. Verordnungen sowie den vereinbarten Folgetermin.

Literatur

AOK Rheinland – EMNID (2001) Studie zur Versorgungssituation von Brustkrebs-Patientinnen der AOK Rheinland, Bericht, Manuskript

Beaver K, Luker KA, Owens RG, Leinster SJ, Degner LF, Sloan JA (1996) Treatment decision making in women newly diagnosed with breast cancer. Cancer Nurs 19: 8–19

Buckman R (1994) »How to break bad news«, A guide for health-care professionals. Pen Books, London

Degner LF, Kristjanson LJ, Bowman D et al. (1997) Information needs and decisional preferences in women with breast cancer. J Am Med Assoc 277: 1485–1492

Harker BL (1972) Cancer and communication problems: a personal experience. Psychiatry Med 3: 163–171

Krupat E, Irish JT, Karsten LE, Freund KM, Burns RB, Moskouitz MA, McKinlay JB (1999) Patient assertiveness and physician decision-making among older breast cancer patients. Soc Sci Med 49: 4

Merdith C, Symonds P, Webster L, Lamont D, Pyper E, Gillis ChR, Fallowfield L (1996) Information needs of cancer patients in West-Scotland: cross sectional survey of patients' view. BMJ 313: 724–726

Wiesing U et al., Interdisziplinäres Tumorzentrum Tübingen, Bezirksärztekammer Südwürttemberg (2000) Die Aufklärung von Tumorpatienten, Schriftenreihe »Therapieempfehlungen« des ITZ Tübingen, 2. Aufl. Reutlingen

Medizinpsychologische Aspekte der Patientin mit Mammakarzinom

Ulrike Heckl, Joachim Weis

39.1 Einführung

Das Mammakarzinom ist die häufigste bösartige Erkrankung der Frau in Westeuropa und in den USA. Inzwischen erkranken nicht mehr nur ältere oder alte Frauen an einem Mammakarzinom, sondern immer häufiger sind die Betroffenen auch junge Frauen. Von den ca. 47.500 Frauen, die in der BRD jährlich an einem Mammakarzinom erkranken, sind mehr als ein Drittel (34%) in einem Alter unter 60 Jahren (Robert Koch Institut 2004).

39.2 Besonderheiten des Mammakarzinoms

39.2.1 Bedeutung der weiblichen Brust

Die Brust hat für Frauen eine ganz besondere Bedeutung. Sie hat nicht nur eine biologische Funktion, sondern repräsentiert in unserer Kultur das Frausein und gilt als sichtbares Symbol für Weiblichkeit und Sexualität. Mit ihr werden Fruchtbarkeit, Mütterlichkeit, Geborgenheit, Lust und ästhetische Qualitäten verbunden, die entscheidend zur weiblichen Identität und zum Selbstwertgefühl beitragen (Olbrecht 1993; Spencer 1996). Dies bringt es mit sich, dass die Diagnose eines Mammakarzinoms nicht nur als eine ernsthafte Erkrankung erlebt wird. Die Vorstellung, eine oder gar beide Brüste zu verlieren, wird wie kaum eine andere Krankheit von vielen Frauen als Bedrohung ihrer Identität empfunden.

39.3 Spezifische körperliche und psychosoziale Belastungen

Die Diagnose Mammakarzinom bedeutet in der Regel einen Schock und zugleich eine Zäsur. Die diagnostische Abklärung und die Behandlung bringen es mit sich, dass die Frauen unvermittelt in eine Situation geraten, in der sie nicht nur mit Einschränkungen, Schmerzen und psychischen Belastungsreaktionen umgehen müssen, sondern auch weit reichende Entscheidungen von ihnen gefordert werden. Je nach Art des chirurgischen Eingriffs (brusterhaltende Operation versus Mastektomie) können die körperlichen wie auch psychischen Probleme sehr unterschiedlich ausgeprägt sein; insofern

sind Mammakarzinompatientinnen keine einheitliche Patientinnengruppe.

39.3.1 Körperliche Belastungen

Die Therapie (chirurgischer Eingriff mit anschließender Chemo- und/oder Strahlentherapie) hat je nach Indikation den Verlust eines Teils oder der gesamten Brust zur Konsequenz, führt zu Einschränkungen der körperlichen Leistungsfähigkeit und kann eine Reihe von Folgestörungen bedingen. Bei Mastektomie und anschließendem Einsetzen eines Implantats, aber auch bei Brust erhaltender Operation werden oft Fremdheitsgefühle als sehr störend empfunden. Narbenschmerzen und Spannungsgefühle können noch lange nach der Operation anhalten. Auch wenn beide Brüste amputiert worden sind, bleibt das Unbehagen bezüglich einer Asymmetrie. Nach einer Mastektomie und auch nach einer Brustrekonstruktion können schmerzhafte Missempfindungen, so genannte Phantomempfindungen, auftreten (Kroner et al. 1992; Flor 2002). Wurden Axilladissektionen durchgeführt, fühlen sich Frauen oft in ihrer Armbeweglichkeit über einen längeren Zeitraum hinweg eingeschränkt. Zudem können in Folge ausgeprägte Lymphödeme auftreten. Eine strahlentherapeutische Behandlung kann zu Rötungen, Verhärtungen oder zur Schrumpfung des bestrahlten Gewebes führen. Außerdem werden Haarausfall, Übelkeit und Fatigue-Symptomatik im Zusammenhang mit Chemo- oder Radiotherapie (Bartsch et al. 2000; Mock et al. 2001) oder eine vorzeitige Menopause durch eine adjuvante endokrine Therapie als sehr belastend erlebt (Ganz 2001; Eidtmann u. Jonat 2002).

39.3.2 Psychosoziale Folgeprobleme

Als Folgeprobleme der Erkrankung oder Therapie können psychosoziale Belastungen auftreten, die teilweise von den Betroffen als noch schwerwiegender empfunden werden als die körperlichen Probleme. Ein Mammakarzinom bedeutet für viele Frauen, das innere Gleichgewicht verloren zu haben, »... sich auf einem Boden aus dünnem Eis zu bewegen, das jederzeit einbrechen kann« (Zitat einer Patientin, aus Berg 2000).

39

Psychosoziale Konsequenzen infolge
eines Mammakarzinoms

- Depressive Störungsbilder, Angststörungen und reaktive Belastungsreaktionen auf Diagnose, Erkrankung und Therapie
- Störung des Selbstwertgefühls und der weiblichen Identität
- Eingeschränkte körperliche und psychische Leistungsfähigkeit
- Auswirkungen auf das Körperbild und die Selbstwahrnehmung
- Beeinträchtigung der Sexualität
- Veränderungen in Partnerschaft, Familie und im sozialen Leben

Die häufigsten psychischen Störungsbilder im Verlauf der Erkrankung sind nach ICD 10 (Derogatis et al. 1983; Dean 1987; Spiegel 1996; Tjemsland 1996; Kauschke et al. 2004):

- Angststörungen (F4)
- Depressive Störungen (F3)
- Reaktionen auf schwere Belastungen (F43), worunter akute Belastungsreaktionen, posttraumatische Belastungsstörungen und Anpassungsstörungen fallen.

So zeigt eine Untersuchung von Kissane et al. (1998) mit mastektomierten oder Brust erhaltend operierten Patientinnen, dass 3 Monate nach Operation 45% von ihnen eine psychische Störung aufwiesen. 42% litten unter einer Angststörung, einer Depression oder an beidem (20%). Die Ergebnisse einer Untersuchung von Maraste et al. (1992) mit Patientinnen, die sich einer adjuvanten Radiotherapie unterzogen, weisen daraufhin, dass es besonders die mastektomierten Frauen im Alter zwischen 50 und 59 Jahren waren, die unter ausgeprägten Angstgefühlen litten. Ängste unterschiedlicher Natur werden im Verlauf der Erkrankung von den meisten Patientinnen berichtet. Im Einzelfall können sie einen Ausprägungsgrad von Panikattacken erreichen. Hauptquellen sind die Befürchtungen eines Rezidivs, einer Metastasierung oder eines therapieinduzierten Zweittumors (Fallowfield et al. 1990; Schain et al. 1994). Verstärkt werden diese Ängste durch die Erfahrungen der Patientinnen mit den diagnostischen Eingriffen und Behandlungsmaßnahmen. Sehr ängstigend werden beispielsweise Stanzbiopsien erlebt. Manche Frauen berichten von beklemmenden Angstgefühlen, wenn sie alleine unter dem Bestrahlungsgerät liegen. Sehr häufig trifft man auf die Überzeugung, dass eine Chemotherapie auch die gesunden Zellen vergiften würde, was eine ausgeprägte Abwehrhaltung entstehen lässt. Weiterhin stehen mögliche Folge- oder Nebenwirkungen der Therapie im Fokus und dies oft bereits im Vorfeld des Therapiebeginns (antizipatorisches Erbrechen). Hierzu zählen in erster Linie Haarverlust, Übelkeit und Erbrechen bei Chemotherapie, verbranntes Gewebe nach Bestrahlung, Gewichtverlust oder -zunahme, körperliche Schwäche, Minderung der allgemeinen Lebensqualität, Schmerzen, Verlust der Autonomie und ein qualvolles Sterben (Spencer 1996). Depressive Störungen zeichnen sich bei den Patientinnen meist dadurch aus, dass ihnen das Interesse an Dingen, die ihnen bisher Freude gemacht haben, verloren gegangen ist und dass sie unter Antriebshemmungen leiden. Ausgeprägtere Ausformungen können mit Unruhe, Gedankenkreisen und Schlafstörungen einhergehen. Diverse Studien weisen darauf hin, dass bei Mammakarzinompatientinnen Angststörungen wesentlich häufiger sind als depressive Störungen (NHMRC 1999).

Die Erkenntnisse aus Studien zur Krankheitsverarbeitung zeigen jedoch, dass nicht jedes Gefühl der Niedergeschlagenheit oder Angst zwangsläufig auf eine psychopathologische Störung hinweisen muss, sondern auch Ausdruck der normalen Krankheitsverarbeitung sein kann. So kann beispielsweise Trauer, sei es über den Verlust der intakten Brust, den Verlust der Haare oder über die verloren gegangene Mobilität, eine normale situationsadäquate Reaktion darstellen. Die psychodiagnostische Abgrenzung zwischen psychopathologischen Störungen und normalen Verarbeitungsprozessen, die gleichwohl Behandlungsbedürftigkeit signalisieren können, ist eine der zentralen diagnostischen Aufgaben der Psychoonkologie (▶ Abschn. 39.4).

Spezifische Probleme entstehen für diejenigen Mammakarzinompatientinnen, die ein erhöhtes Risiko haben, Trägerin einer BRCA1/2-Genmutation zu sein und dieses Risiko durch die Testung definitiv bestimmen zu lassen. Da das Wissen für die Betroffenen selbst keine Konsequenzen hat, jedoch sehr stark in das Leben der übrigen Familienmitglieder eingreift, ist hier häufig eine umfangreiche Beratung erforderlich. Die Entscheidung für oder gegen eine Testung wird durch das Abwägen möglicher Konsequenzen für die Töchter, damit verbundene Schuldgefühle und die Fähigkeit Unsicherheit zu ertragen bestimmt.

39.3.3 Psychosoziale Konsequenzen einer Brustoperation

Frauen gehen höchst unterschiedlich mit der Entscheidung für oder gegen eine Mastektomie um. Es gibt diejenigen unter ihnen, die sich vehement für eine Mastektomie aussprechen aus Angst vor einem Wiederauftauchen des Tumors (»Es soll lieber alles herausgeschnitten werden. Dann ist er weg.«). Es gibt andere, die die Vorstellung, eine Brust amputieren lassen zu müssen, nicht ertragen können und selbst mit dem Risiko eines Rezidivs und entgegen der Empfehlung der Ärzte auf einen solchen Eingriff verzichten (dazu auch Rowland u. Massie 1998). Nach Jacobsen et al. (1998) reagieren die meisten Frauen auf ihre Brustoperation mit signifikant vermehrten postoperativen depressiven Verstimmungen, mit Angst und geringem Selbstwertgefühl. Stärker davon betroffen waren jüngere Frauen, für die Attraktivität und Reproduktionsfähigkeit einen wichtigen Stellenwert in ihrem Leben darstellten.

39.3.4 Körperbild

Das Auftreten von Störungen oder Veränderungen des Körperbilds ist unter anderem abhängig davon, ob Brust erhaltend operiert wurde oder eine Mastektomie vorgenommen werden musste. Haben sich Frauen für eine Mastektomie entschieden, verläuft die seelische Ablösung von der verlorenen Brust ganz individuell und kann Wochen bis Monate andauern. Meist steht im Anschluss an die Operation das erlebte körperliche Defizit über lange Zeit im Mittelpunkt ihres Denkens und Fühlens. Trotz der Tendenz zu Brust erhaltender Operation, wird der operative Eingriff an ihrer Brust oder gar deren Verlust von vielen Frauen als vitale Bedrohung ihrer Identität und ihres Selbstwertgefühls erlebt (Jacobsen et al. 1998). Dieses Erleben ist manchmal so ausgeprägt, dass die betroffenen Frauen ihr Defizitgefühl auf ihren gesamten Körper generalisieren und nicht mehr in der Lage sind, die gesunden und funktionsfähigen Anteile ihres Körpers wahrzunehmen (Olbrecht 1993; Berg 2000). In einer randomisierten Studie untersuchte Schain (1994) die psychosozialen Folgen Brust erhaltender Operation versus Mastektomie bei 142 Frauen. Die Ergebnisse zeigen, dass Patientinnen nach Mastektomie einen signifikant größeren Distress beim Betrachten ihres Körpers schilderten und auch noch nach 6 Monaten einen größeren Kontrollverlust über ihr Leben erfuhren als die nichtamputierten Frauen.

Sexualität und Partnerschaft

Die Beeinträchtigung des Körperbilds und der Selbstwahrnehmung schlägt sich oft auf den Umgang mit Sexualität und Partnerschaft nieder (Spencer 1996; Zettl u. Hartlapp 1996; Jacobsen et al. 1998; Meyerowitz et al. 1999; Holmberg et al. 2001). Die sexuelle Unbefangenheit ist vielen Paaren verloren gegangen. Die Frauen hindern häufig die eigene Einschätzung, sexuell unattraktiv zu sein, und Schamgefühle, an ihrem gewohnten Sexualleben. Auch in Folge der Therapien, wie z. B. der Antiöstrogentherapie, kann das Interesse an Sexualität sinken, wobei das Bedürfnis nach Zärtlichkeit und Zuwendung meist weiterhin bestehen bleibt (Meyerowitz et al 1999; Zettl 2003). Das veränderte Interesse kann wiederum auf Seiten des Partners Unsicherheit und Angst erzeugen, etwas falsch zu machen, bis hin zur Enttäuschung über das vermeintliche Desinteresse seiner Frau, was in letzter Konsequenz bei ihm auch zu Erregungsblockaden führen kann.

Nach einer Studie von Barni u. Mondin (1997) waren 90% der 50 untersuchten Frauen nach Beendigung ihrer Behandlung wieder sexuell aktiv, aber mit einer reduzierten Qualität ihres Sexuallebens. 64% der befragten Frauen hatten kein sexuelles Verlangen mehr. 48% berichteten von einer Abnahme ihres sexuellen Interesses, 38% von einer Dyspareunie, 44% von Frigidität und 42% von anderen Problemen. Dabei waren jüngere Frauen stärker betroffen als ältere (Spencer 1999). Zu ähnlichen Ergebnissen kommen Fallowfield et al. (1986), wobei sie die sexuellen Dysfunktionen auf den erlebten Verlust des Frauseins und des Selbstbewusstseins zurückführen. Darüber hinaus weisen weitere Studienergebnisse darauf hin, dass die Zufriedenheit mit der Partnerschaft und dem sexuellen Umgang miteinander vor der Erkrankung sehr wichtige Prädiktoren für die sexuelle Zufriedenheit nach operativen Eingriffen sind (Schover 1991; Zettl 2003). Insofern kann die Erkrankung auch zu einer positiven Herausforderung für eine Partnerschaft werden. Hierbei hat sich gezeigt, dass bei einer vertrauensvollen und zufriedenstellenden Beziehung vor Ausbruch der Erkrankung die Beziehung weniger störbar ist und manche Partnerschaften auch noch enger werden können (Shapiro et al. 2001).

Brustrekonstruktion

Dank schonender Operationstechniken und der Möglichkeit einer Brustrekonstruktion kann inzwischen die

Angst, sich nach Operation nicht mehr als »richtige Frau« zu fühlen, gemindert werden. Der Wunsch nach einer Brustrekonstruktion ist weitgehend vom Alter der Patientinnen unabhängig (Volm u. Kreienberg 2001). Es gibt Patientinnen, die keine Brustrekonstruktion wünschen und sich in ihrer Weiblichkeit nicht durch den Verlust ihrer Brust tangiert fühlen. Manche Frauen entschließen sich erst nach Jahren zu einer Rekonstruktion, da sie nach eigenen Angaben erst einmal »mit ihrem Überleben beschäftigt« waren oder sie die Zeit für den Entscheidungsprozess gebraucht haben (Berg 2000). Die Entscheidung für eine Brustrekonstruktion bedeutet auch eine Entscheidung für einen, meist jedoch für mehrere erneute operative Eingriffe. Unter Umständen muss die gesunde Brust verkleinert werden; die Brustwarze wird häufig erst in einem zweiten Eingriff modelliert. Die Unsicherheit über das möglicherweise unbefriedigende oder kränkende Resultat, Angst vor der wiederum notwendigen Vollnarkose mit den dazugehörenden Ängsten vor Kontrollverlust und Abhängigkeit sowie realistische Befürchtungen bezüglich intra- oder postoperativer Komplikationen können die Entscheidung schwer machen. In einer Übersichtarbeit weisen Rowland u. Massie (1998) auf eine Studie von Mock (1993) hin, in der Brust erhaltend operierte Frauen, mastektomierte ohne anschließenden Brustaufbau und mastektomierte Patientinnen, die sofort im Anschluss an die Operation einen Brustaufbau hatten durchführen lassen, hinsichtlich ihres Körperbildes und ihrer Selbsteinschätzung untersucht hatte. Die Brust erhaltend operierten Frauen berichteten über ein wesentlich positiveres Körperbild als diejenigen der beiden anderen Gruppen. Hinsichtlich ihrer Selbsteinschätzung unterschieden sie sich nicht. Allerdings waren die Ergebnisse nicht signifikant für die Frauen, die ihre Brustrekonstruktion erst zu einem späteren Zeitpunkt hatten machen lassen. Rowland u. Massie (1998) weisen daraufhin, dass die Frauen, die unmittelbar nach der Operation einen Aufbau hatten machen lassen, im Vergleich zu denjenigen, die ihn erst zu einem späteren Zeitpunkt durchführen ließen, weniger depressive Verstimmungen zeigten, weniger unter mangelnder Weiblichkeit litten und Selbsteinschätzung sowie sexuelles Interesse stärker ausgeprägt waren. In einer neueren Studie von 2001 fanden jedoch Nissen et al., dass das Körperbild von Frauen, die Brust erhaltend operiert worden waren bzw. eine Mastektomie mit Brustrekonstruktion hatten durchführen lassen, nicht besser war als von mastektomierten Frauen ohne einen Aufbau.

> **Cave**
>
> Frauen mit einer Mastektomie und anschließender Brustrekonstruktion zeigten zudem größere Beeinträchtigungen in ihren Stimmungen und ein geringeres Wohlbefinden als Frauen, die nur eine Mastektomie hatten durchführen lassen.

39.4 Psychische Verarbeitung der Erkrankung

Unter dem Begriff der Krankheitsverarbeitung werden individuelle Regulationsprozesse des Menschen verstanden, die dazu dienen, die durch die Krankheit gestörte oder beeinträchtigte Befindlichkeit wieder herzustellen und sich kurz-, mittel- oder langfristig an die krankheitsbedingten Belastungen und Folgeprobleme anzupassen. Das heutige Verständnis der Krankheitsverarbeitung geht auf das transaktionale Theoriemodell von Lazarus u. Folkman (1984) zurück, das in den beiden letzten Jahrzehnten ausdifferenziert und weiterentwickelt wurde (Folkman 1997; Heim 1998; Weis 2002). Als Grundannahme wird davon ausgegangen, dass die Krankheitsverarbeitung als ein kontinuierlicher und interaktionaler Prozess der Auseinandersetzung mit der Krankheit, ihren Belastungen und Folgen zu verstehen ist. Sie erfolgt auf den Ebenen des Denkens, Fühlens und Handelns und wird durch Bewertungsprozesse der betreffenden Person gesteuert, wobei personale Ressourcen sowie positiv affektive Zustände einen wichtigen Einfluss besitzen. Die vorangegangenen Ausführungen haben gezeigt, dass für Mammakarzinompatientinnen plötzlich vieles in Frage gestellt ist, was zuvor selbstverständlich gewesen war. Je nach medizinischer Behandlung, aktuellem Gesundheitszustand oder auch zusätzlichen krankheitsunabhängigen Belastungen stellen sich die Anpassungsaufgaben immer wieder neu.

Die Coping-Forschung hat gezeigt, dass in der Auseinandersetzung mit einer Tumorerkrankung Emotionen unterschiedlicher Qualität nebeneinander oder in engem zeitlichem Zusammenhang auftreten können. So können sich Hoffnung sowie Hoffnungs- und Hilflosigkeit im raschen Wechsel ablösen. Weitere Gefühle, die häufig auftauchen, sind Wut über die eigene Krankheit (»Warum habe gerade ich ein Mammakarzinom bekommen?«) oder Neid auf alle gesunden Frauen und deren intakte Brust. In individuellen Varianten erleben Patientinnen Schuld- oder Bestrafungsphantasien, verbunden mit Vorwürfen sich selbst oder anderen gegenüber.

Herschbach (1985) kommt zu dem Schluss, dass die Belastung durch die Erkrankung und die Strategien der Verarbeitung der Patientinnen eng mit ihren jeweiligen alterstypischen Lebensbedingungen zusammenhängen. So wirft die Erkrankung für eine junge Frau mit Kinderwunsch oder für eine Mutter kleiner Kinder andere Themen auf, mit denen sie sich auseinandersetzen müssen als für eine Frau, die ihre Familienphase bereits abgeschlossen hat. Welche Strategien eine Patientin wählt, ist zudem von ihrem individuellen Krankheiterleben abhängig. Viele Frauen empfinden ihre Erkrankung als eine wesentlich größere Belastung im Vergleich zu Krisen, die sie zuvor in ihrem Leben erlebt haben. Gewohnte und bislang bewährte Bewältigungsstrategien sind häufig in dieser Krisensituation nicht ausreichend. Die Betroffenen sehen ihre Handlungsmöglichkeiten eingeschränkt, fühlen sich ihrer Krebserkrankung ausgeliefert und psychisch überfordert. Das Krebsgeschehen betrifft zudem nicht nur die Patientin, sondern ihr gesamtes Umfeld und so wirkt sich ihr Umgang mit der Erkrankung auch auf ihre Familie aus. Allerdings wird die Erkrankung nicht immer ausschließlich nur als Belastung und damit negativ erlebt. So berichten Patientinnen auch von positiv erlebten Veränderungen, wie beispielsweise »intensiver oder reflexiver zu leben« oder »von Druck befreit zu sein« (Schumacher 1990).

Grundsätzlich nehmen auf die psychische Verarbeitung der Erkrankung bestimmte Faktoren Einfluss, die in der folgenden Übersicht aufgeführt sind.

Einflussfaktoren auf die psychische Verarbeitung der Erkrankung

- Lebensphase, in der die Krankheit auftritt
- Frühere emotionale Stabilität
- Frühere Probleme mit Körperbild und weiblicher Identität
- Früheres Erleben von Sexualität
- Verfügbarkeit von sozialen Ressourcen
- Erfahrungen mit Krebs in der eigenen Familie (negative wie auch positive)
- Zusätzliche Belastungsfaktoren (Verlusterlebnisse u. Ä.)

Viele Studien zur Krankheitsverarbeitung haben sich auch mit der Frage beschäftigt, ob Verarbeitungsmodi Einfluss auf die Überlebenszeit nehmen. Untersuchungen aus den früheren Jahren schienen zu belegen, dass eine aktive kämpferische Einstellung (»fighting spirit«) den Krankheitsverlauf positiv beeinflusst (Derogatis et al. 1979; Greer et al. 1992). Weitere Studien zur psychischen Verarbeitung eines Mammakarzinoms brachten widersprüchliche Ergebnisse (Holland et al. 1986; Dean u. Surtees 1989; Butow et al. 2000). Allerdings wirken sich Hilflosigkeit, Hoffnungslosigkeit und Depression prognostisch ungünstig auf den klinischen Verlauf aus. Buddeberg (1992), der an Stadium I oder II erkrankte Mammakarzinompatientinnen über einen Beobachtungszeitraum von 36 Monaten untersucht hatte, fand keinen Hinweis darauf, dass psychische Verarbeitungsstrategien ein prädiktives Gewicht für den somatischen Verlauf haben. Die Ergebnisse einer großen Studie von n=578 Mammakarzinompatientinnen (Watson et al. 1999) konnten keinen positiven Zusammenhang zwischen einer kämpferischen Haltung und einer längeren Überlebenszeit bestätigen. Allerdings waren Hilf- und Hoffnungslosigkeit mit einer erhöhten Rezidivwahrscheinlichkeit und einer kürzeren Überlebensdauer verknüpft.

Kürzlich publizierte Metaanalysen machen deutlich, dass der angenommene kausale Zusammenhang zwischen psychologischen Reaktionsmustern sowie Verarbeitungsstrategien und Überlebenszeit oder rezidivfreiem Intervall derzeit als ungeklärt angesehen werden muss.

Neben den verschiedenen negativen Auswirkungen einer Mammakarzinomerkrankung wird in der Literatur immer wieder auch auf die Tatsache hingewiesen, dass durch die Krankheit auch positive Veränderungen angestoßen werden können (Andrykowski et al. 1993).

❗ Insgesamt zeigt sich, dass für eine günstige Verarbeitung der Erkrankung folgende Faktoren sich als wichtig erwiesen haben:
- Wissen über die Erkrankung und Genesungsmöglichkeiten,
- ein tragfähiges Netz von sozialen Beziehungen,
- die Fähigkeit, die Erkrankung in das eigene Leben integrieren zu können.

39.5 Soziale Unterstützung

Für das psychische Wohlbefinden von Mammakarzinompatientinnen wie auch für andere Krebspatienten spielt das soziale Umfeld eine entscheidende Rolle. Soziale Unterstützung (»social support«) wichtiger Bezugspersonen sollte in seiner positiven Auswirkung auf den Genesungsprozess nicht unterschätzt werden. Soziale Bindungen, wie Familie, Freunde, aber auch ein Engagement in

Gruppen, deren Interessen oder Zielsetzungen sinnvoll erscheinen, tragen dazu bei, negative Stressreaktionen aufzufangen. Auch die medizinischen Behandler gehören zum Kreis der Unterstützer dazu. Von einer als ausreichend empfundenen sozialen Unterstützung berichten vor allem die Patientinnen, die sich aktiv ein Netzwerk mit Unterstützern unterschiedlicher Kompetenzen aufgebaut haben. Nosarti et al. (2002) zeigen an 87 Patientinnen, dass eine erfolgreiche Anpassung an die Erkrankungssituation innerhalb des ersten Jahres mit dem Vorhandensein von sozialer Unterstützung verbunden war.

Koopmann et al. (1998) bestätigen, dass metastasierte Mammakarzinompatientinnen, die ihr Leben als stressreich empfanden, aber viel Unterstützung erfuhren, über weniger Gefühlsschwankungen berichteten und umgekehrt über größeren Distress klagten, wenn die Unterstützung eher aversiven Charakter hatte. Hoskins et al. (1996) bestätigen in ihrer Untersuchung nicht nur grundsätzlich die Schlüsselfunktion der sozialen Unterstützung hinsichtlich der emotionalen und physischen Stabilität ihrer Mammakarzinompatientinnen, sondern betonen insbesondere die Rolle der Partner. Dies ist nicht erstaunlich, da die Sorge, von ihrem Partner verlassen zu werden, insbesondere nach Mastektomie viele Frauen beschäftigt. Die Ergebnisse zeigen, dass sich das Bedürfnis nach emotionaler Unterstützung durch die Partner über die Zeit der Erkrankung nicht veränderte. Allerdings nahm die Beziehung zwischen nicht ausreichender emotionaler Unterstützung und negativer emotionaler Befindlichkeit stetig in dem Jahr der Erhebung zu. Die Unzufriedenheit mit der unzureichenden Unterstützung des Partners zeigte sich als ein Prädiktor für negative Emotionen und mangelndes Wohlbefinden. Die Wichtigkeit der Partnerbeziehung für das psychische Wohlbefinden sehen auch Pistrang u. Barker (1995) bestätigt. Dabei stände eine zufriedenstellende Kommunikation im Vordergrund, die gekennzeichnet sei von Empathie und wenig sozialem Rückzug. Sie weisen zudem darauf hin, dass gute Beziehungen zu anderen Menschen nicht eine problematische Partnerbeziehung kompensieren können. Allerdings zeigt die Untersuchung von Roberts (1994), dass nicht verheiratete Frauen, die sich gut von Freunden unterstützt fühlen, ein vergleichbares psychisches Wohlbefinden äußern wie verheiratete Frauen, die von ihren Männern Unterstützung erfahren. Shapiro et al. (2001) machen in ihrer Übersichtsarbeit auf Untersuchungen aufmerksam, die zeigen, dass ein höheres Maß an sozialer Unterstützung mit einer längeren Überlebenszeit in Zusammenhang zu stehen scheint (Spiegel et al. 1989; Waxler-Morrison et al. 1991).

39.6   Psychosoziale Interventionen

39.6.1   Grundprinzipien und Bedarf

Entsprechend der S3-Leitlinie zur Behandlung von Patientinnen mit Mammakarzinom (Deutsche Krebsgesellschaft 2004) ist die Psychoonkologie ein integraler Bestandteil der onkologischen Diagnostik, Behandlung und Nachsorge des Mammakarzinoms. Die psychoonkologische Versorgung wird mittels eines interdisziplinären Ansatzes zwischen allen an der Behandlung beteiligten Berufsgruppen realisiert. Die entsprechenden Ausführungen in der S3-Leitlinie zum Themenbereich psychoonkologische Behandlung findet sich im ► Anhang A zu diesem Kapitel.

Die Erkrankung in das eigene Leben integrieren zu lernen, der Bedrohung und den Belastungen Stand zu halten, kann für die Patientinnen wie auch für ihre Angehörigen eine große Herausforderung bedeuten. Eine begleitende psychosoziale Versorgung bietet in dieser veränderten Lebenssituation eine Unterstützung in der Auseinandersetzung und Anpassung an die Erkrankung und kann für alle Beteiligten sehr hilfreich sein. Daher sollten psychoonkologische Interventionen immer am individuellen Bedarf der Patientinnen ausgerichtet und im Bedarfsfall frühestmöglich angeboten werden.

Psychoonkologische Interventionen sind als ergänzende supportive Maßnahmen zu verstehen. Sie finden ihren Einsatz mit unterschiedlichen Schwerpunkten in Akutkrankenhäusern, in Rehabilitationskliniken, im Verlauf der Nachsorge oder in der palliativen Versorgung. Ihre Zielbereiche lassen sich wie wie folgt benennen (► Übersicht):

Zielbereiche psychoonkologischer Interventionen (entnommen der S3-Mammakarzinom-Leitlinie)

- Supportive Einzelgespräche
- Krisenintervention
- Patientenschulung, psychoedukative Gruppenintervention
- Symptomorientierte Verfahren (Entspannung, Imagination, Bewegung)
- Kreative Verfahren (Musik- und Kunsttherapie)
- Paar- und Familiengespräche
- Sterbebegleitung
- Anbahnung und Vermittlung der Nachsorge
- Sozialrechtliche Beratung

Sie umfassen einzel- und gruppentherapeutische Angebote, die sich auf verhaltenstherapeutische, psychoanalytische, gesprächspsychotherapeutische oder hypnotherapeutische Verfahren stützen und durch Entspannung, Imagination und Edukation ergänzt werden. Niederschwellige Angebote, wie Beratungen für umschriebene Probleme, bieten psychosoziale Beratungsstellen für Tumorerkrankte und ihre Angehörigen an. Die Gespräche verlaufen problemzentriert und lösungsorientiert, je nach Fragestellung auch als Paar- oder Familiengespräche.

In den vergangenen 20 Jahren wurden in der Entwicklung und Evaluation psychoonkologischer Interventionen große Fortschritte gemacht. Es liegen zahlreiche Studien insbesondere für die psychoonkologische Behandlung von Mammakarzinompatientinnen vor, die zeigen, dass psychische Symptome wie auch behandlungsbedingte Störungen signifikant reduziert werden können und die Lebensqualität dadurch verbessert werden kann (Spiegel et al. 1981, 1989, 1999; Cocker et al. 1994; Meyer u. Mark 1995; Sheard u. Maguire 1999; Helgeson et al. 2000; NHMRC 1999, 2003).

39.6.2 Einzeltherapeutische Angebote

Die psychologische Einzelbehandlung zielt darauf ab, individuelle Problemlösungen für die Krankheitsverarbeitung, Umgang mit Folge- oder Nebenwirkungen der Therapie sowie Konflikte im persönlichen oder sozialen Umfeld zu bearbeiten und erstreckt sich meist über einen Zeitraum von mehren Monaten. Dabei kann die Vorgehensweise eher tiefenpsychologisch oder verhaltentherapeutisch ausgerichtet sein. Insgesamt hat sich jedoch für die individuelle psychotherapeutische Unterstützung die ressourcenorientierte kognitive Verhaltenstherapie als effektiv erwiesen. Greer et al. (1992) wie auch Moorey et al. (1994) konnten zeigen, dass auf der Basis verhaltenstherapeutischer Interventionen die emotionalen Beeinträchtigungen bei Tumorpatienten beträchtlich verringert werden konnten. Auch spezifische Belastungen, die sich im Verlauf der Erkrankung ergeben, lassen sich mit Hilfe von verhaltenstherapeutischen Interventionen reduzieren. Darum haben sie eine zentrale Bedeutung im Rahmen psychoonkologischer Begleitung von Tumorpatienten sowohl in der Zeit der Behandlung wie auch während der Rehabilitation und Nachsorge (▶ Übersicht).

Verhaltenstherapeutische Selbstkontrollstrategien

- Kognitive Umstrukturierung
- Kontingenzmanagement
- Ablenkungsstrategien
- Progressive Muskelrelaxation
- Selbstinstruktionen (Gedankenstopp etc.)
- Realitätstestung
- Erarbeitung von alternativen Sichtweisen
- Gelenkte Imagination

Zur Angstreduktion ist die Konkretisierung der Angst ein wichtiger Schritt. Je nach Inhalt der Angst machenden Gedanken kann bereits die Vermittlung von angemessenen Informationen über den Sachverhalt, beispielsweise über die Neben- oder Folgewirkungen der Behandlung, Angst reduzierend wirken. Die wesentliche Zielrichtung ist, das Kontrollbewusstsein der Patientinnen zu stärken und ihnen Handlungsspielräume zu eröffnen. Die Stärkung der kognitiven Kontrolle trägt dazu bei, Denkmuster zu erkennen, die zur Aufrechterhaltung der Angst beitragen und sie zu korrigieren (kognitive Umstrukturierung) und in einem weiteren Schritt individuelle Problemlösungsstrategien zu erarbeiten.

Auch bei depressiven Verstimmungen ist die Kontrolle von ungünstigen Kognitionen von Bedeutung. Stimmungsschwankungen und Gedankenkreisen treten jedoch auch im Rahmen von intensiven Trauerprozessen auf, da eine Tumorerkrankung häufig mit Verlusterleben einhergeht. Hier bieten sich Ablenkungsstrategien und Selbstinstruktionen an, die auf effektive Weise eine Unterbrechung bewirken (Greer et al. 1992; Moorey et al. 1994).

Bei den häufig auftretenden Schlafstörungen, seien sie durch die Therapie oder durch ausgeprägtes Grübeln bedingt, zeigen Entspannungsübungen (Autogenes Training oder Progressive Muskelrelaxation) gute Erfolge (Helgeson et al. 2001).

Zur Reduzierung der körperlichen Symptomatik während Chemo- oder Radiotherapie haben sich der gezielte Einsatz von Entspannung und gelenkten Imaginationen als hilfreich erwiesen (Burish et al. 1991; Helgeson et al. 2001). In seltenen Fällen muss der Angst vor einer Chemotherapie mit einer systematischen Desensibilisierung begegnet werden. Manchmal kann auch die Korrektur eines ungünstigen Sprachgebrauchs (»Chemotherapie ist Gift«) zu einer Veränderung der psychischen Befindlichkeit und größerer Akzeptanz der Behandlung führen.

Bei Schmerzen bieten verhaltenstherapeutische Schmerzkontrollstrategien effektive Ergänzungen zur medikamentösen Schmerztherapie (► Übersicht). Sie ermöglichen den Patientinnen, ihre Gefühle der Hilflosigkeit und des Ausgeliefertseins zu vermindern und ihre Selbstwirksamkeit zu steigern (Syrjala 1995; Heckl u. Weis 1998).

> **Psychologische Schmerzkontrollstrategien**
>
> - Information und Aufklärung über Ursachen sowie psychosomatische Wechselwirkungen
> - Reflexion der individuellen Schmerzspirale
> - Anwendung eines Entspannungsverfahrens
> - Einsatz von Imaginationsübungen
> - Hypnotherapeutische Verfahren
> - Meditationstechniken
> - Kognitiv-verhaltenstherapeutische Selbstkontrollstrategien (kognitive Umstrukturierung, Selbstinstruktionen, Aufmerksamkeitssteuerung)

39.6.3 Entspannung und Imagination

Die bereits erwähnten Entspannungstechniken und Verfahren der gelenkten Imagination ergänzen als übende und funktionell ausgerichtete Verfahren das Spektrum psychoonkologischer Interventionen. Sie werden in Einzel- wie auch Gruppentherapien eingesetzt. Hier sind neben den wissenschaftlich überprüften Entspannungstechniken wie Autogenes Training und Progressive Muskelentspannung besonders die Verfahren der gelenkten Imagination zu nennen, die den Patientinnen Strategien an die Hand geben, Stresssituationen in Zusammenhang mit der Erkrankung, Diagnostik oder Behandlung besser bewältigen zu können (Spiegel u. Moore 1997). Die Arbeit mit inneren Bildern ist eine in der Psychotherapie etablierte Technik, die die kreativen Ressourcen der Patientinnen im Umgang mit verschiedenen Problemfeldern stärken kann (Lazarus 1979; Vaitl 1993) und innerhalb der kognitiven Verhaltenstherapie einen festen Platz einnimmt.

39.6.4 Kunsttherapie

Die Kunsttherapie stellt einen Sammelbegriff für ein breites Spektrum verschiedener Therapierichtungen dar. Unterschieden werden je nach verwendeten künstlerischen Medien die Maltherapie, Musik-, Tanz- und Bewegungstherapie, das therapeutische Plastizieren sowie die Poesie- und Bibliotherapie. Die Kunsttherapien sind im weitesten Sinne als psychotherapeutische Verfahren zu verstehen und werden mit ähnlichen Zielsetzungen wie die psychoonkologische Einzeltherapie eingesetzt (Herlen-Pelzer u. Rechenberg 1998; Rose et al. 2004). Sie bieten Patientinnen eine Unterstützung bei ihrem inneren Heilungsprozess (Baukus u. Thies 1993) und können aufgrund des primär nonverbalen Zugangs neue Wege zur Krankheitsverarbeitung bahnen, insbesondere dann, wenn die emotionale Erschütterung noch sehr stark vorherrscht.

39.6.5 Neuropsychologisches Training

Nach Bestrahlung oder Chemotherapie können Störungen im Bereich der Aufmerksamkeit oder des Gedächtnisses auftreten, wie auch der Konzentration und Merkfähigkeit. Im Rahmen von neuropsychologischen Trainingsprogrammen haben Patientinnen die Möglichkeit, ihre Konzentrationsfähigkeit und Gedächtnisleistung zu trainieren und zu verbessern. Solche Trainingsprogramme werden sowohl in der stationären Rehabilitation wie auch ambulant in ergotherapeutischen Praxen angeboten (Wienecke u. Dienst 1995; Schlagen et al. 1999; Poppelreuter et al. 2004).

39.6.6 Gruppentherapeutische Angebote

Gruppentherapeutische Angebote können unterschiedlichen Charakter haben und lassen sich entsprechend unterscheiden in Gruppenangebote:
- mit einem supportiv-expressiven Ansatz oder
- mit einem psychoedukativen und informationsbasierten Ansatz (behavioral).

Supportiv-expressive Psychotherapie in der Tradition von Spiegel und Yalom zielt darauf, dass die Patientinnen ihre Gedanken und Gefühle ausdrücken und über emotionale Unterstützung ihre Coping-Fertigkeiten verbessern lernen. Hierzu werden auch Entspannungsverfahren und Methoden des Schmerzmanagements vermittelt. Nachweislich reduzierten sich im Rahmen der Intervention sowohl bei Patientinnen mit neu diagnostiziertem Mammakarzinom (Spiegel et al. 1999) als auch bei Patientinnen mit einem metastasierten Mammakarzinom (Goodwin et al. 2001) Angst, depressive Symptome, intrusive Gedanken sowie

Schmerzen. Erste systematische Untersuchungen zu den Effekten supportiver Gruppentherapien mit metastasierten Mammakarzinompatientinnen wurden von Spiegel et al. (1981) vorgestellt. Im Rahmen einer prospektiv randomisierten Studie wurde Patientinnen über ein Jahr neben der tumorspezifischen Therapie wöchentlich eine psychosoziale Gruppe angeboten. Die Patientinnen der Interventionsgruppe hatten eindeutig einen Benefit von der Teilnahme. Sie litten signifikant weniger unter emotionalen Schwankungen, griffen seltener auf ungünstige Coping-Strategien zurück und zeigten weniger phobische Reaktionen als die Kontrollgruppe. Ähnliche Ergebnisse berichten Kissane und seine Mitarbeiter (2003) mit einer psychosozialen Gruppenintervention über 20 Sitzungen für Patientinnen mit einem früh diagnostizierten Mammakarzinom. Die Teilnehmerinnen der Gruppe zeigten einen verbesserten Umgang mit ihren Familien, äußerten eine größere Zufriedenheit mit ihren Therapien, verfügten über einen größeren Wissensstand um ihre Erkrankung und Behandlung und griffen auf für sie günstigere Coping-Strategien zurück.

Gruppenangebote mit psychoedukativem Charakter haben primär zum Ziel, den Patientinnen Informationen zu ihrer Erkrankung, wie auch zu Behandlungsmöglichkeiten zu vermitteln und Anregungen zu einem individuellen Selbsthilfekonzept zu geben. Sie beinhalten unter anderem die Vermittlung von relevanten Informationen, Problemlösestrategien und das Erlernen von Entspannungstechniken, meist gekoppelt an gelenkte Imaginationen. Das Programm soll dazu beitragen, Gefühle der Hilf- und Hoffnungslosigkeit zu reduzieren und dagegen Gefühle der Kontrolle und der Sicherheit in die geplanten Maßnahmen bei den Patientinnen zu fördern. Dabei weisen McQuellon et al. (1998) darauf hin, dass diese Effekte auch erzielt werden, wenn Informationen mit bedrohlichen Inhalten den Patienten vermittelt werden. Derartige Gruppen haben einen hohen Strukturierungsgrad und werden im Rahmen von ca. 6–12 Sitzungen angeboten. Insbesondre Fawzy et al. (2000) hatten mit solchen strukturierten Gruppenangeboten – allerdings arbeiteten sie mit Melanompatienten – eindeutige Erfolge hinsichtlich der psychischen Befindlichkeit erzielt. Das interessante Nebenergebnis dieser Studie bestand in dem signifikanten Anstieg der Immunparameter nach Abschluss der Intervention. Auch McQuellon und Mitarbeiter (1998) boten im Rahmen einer randomisierten Studie Krebspatienten ein psychoedukativ ausgerichtetes Orientierungsprogramm an. Die Patienten der Interventionsgruppe und

der Kontrollgruppe unterschieden sich in ihren Ausgangswerten nicht. Die Patienten der Interventionsgruppe berichteten von weniger Ängsten, allgemein weniger Distress und von einer Verringerung ihre depressiven Symptome. Außerdem hatten die Patienten der Interventionsgruppe mehr Wissen um die bevorstehenden therapeutischen Maßnahmen und waren mit ihrer Betreuung zufriedener. Bei Patientinnen mit metastasierendem Mammakarzinom konnten Cunningham et al. (1998) ähnlich wie Edelman et al. (1999) und Edmonds et al. (1999) jedoch keine signifikante Verbesserung der depressiven Symptomatik und des allgemeinen psychischen Befindens nachweisen.

Im deutsprachigen Raum evaluierten Neises et al. (2001) und Wegberg et al. (2000) Gruppeninterventionen mit Mammakarzinompatientinnen. Neises und Mitarbeiter boten ihren Patientinnen ein sich über 25 Sitzungen erstreckendes Gruppenangebot an. Die individuelle Lebensqualität der Gruppenteilnehmerinnen zeigte im Vergleich zu denjenigen Patientinnen, die eine Teilnahme an der Gruppe abgelehnt hatten, eine signifikante Abnahme der emotionalen Belastung und eine Verbesserung der globalen Lebensqualität. Auch Wegberg et al. (2000) berichten von signifikanten Veränderungen der Lebensqualitätsdaten zu emotionaler Befindlichkeit, Angst, Depression, genereller Lebensorientierung und Spiritualität nach Beendigung eines strukturierten psychosozialen Programms für Mammakarzinompatientinnen und Patienten anderer Krebsdiagnosen. Erstmalig in Deutschland wurde auch eine randomisierte Interventionsstudie bei Mammakarzinompatientinnen durchgeführt, die zeigen konnte, dass insbesondere kurzfristige Effekte im Bereich der psychischen Befindlichkeit und Lebensqualität erreicht werden können (Weis et al. 2004).

Was die Überlebenszeit oder die Rezidivrate anbelangt, so ist die wissenschaftliche Sachlage uneinheitlich. Die Studie von Spiegel et al. (1989) markierte den Beginn einer Reihe von wissenschaftlichen Untersuchungen über die Auswirkungen von psychoonkologischen Interventionen auf die Überlebenszeit und den somatischen Verlauf einer Krebserkrankung. In einer randomisierten Studie fanden die Autoren, dass die Teilnahme an einer psychosozialen Gruppenintervention die Überlebenszeit von Frauen mit metastasierendem Mammakarzinom verlängerte. Allerdings wurde diese Studie hinsichtlich methodischer Mängel kritisiert. In einer methodisch anspruchsvollen Untersuchung von Goodwin et al. (2001) mit Frauen mit metastasierendem Mammakarzinom konnten diese Ergebnisse nicht repliziert werden.

39.6.7 Angebote für Angehörige

Auch die Partner der Patientinnen sind stark belastet, häufig stärker als die betroffenen Frauen. Psychosoziale Angebote für Angehörige möchten den Angehörigen – meist sind es die Partner – ein Forum bieten, in dem auch sie mit ihren Ängsten und Problemen wahrgenommen werden. Ziel ist es, ihre Ressourcen zu stärken und ihre Fähigkeiten zu fördern, ihre kranken Frauen zu unterstützen (Petrie 2001).

Bei ausgeprägten Problemen in der Partnerschaft kann eine Paartherapie sehr hilfreich sein. Häufig kommen, ausgelöst durch die Veränderungen, alte Themen wieder zum Tragen, die jetzt nicht mehr kompensiert werden können (Baider 1995). Von der Krebserkrankung ist in der Regel außerdem die gesamte Familie betroffen und oft sind es die Kinder, die mit ausgeprägten Belastungsreaktionen auf die Situation reagieren. Im Rahmen von systemisch orientierten familientherapeutischen Gesprächen können alle Familienmitglieder sich aufeinander bezogen neu orientieren, was zu einer Stabilisierung des familiären Systems führt.

39.7 Ausblick

Der internationale Forschungsstand bestätigt, dass psychoonkologische Interventionen die psychische Symptomatik bei Frauen mit Mammakarzinom reduzieren, ihre psychische Befindlichkeit verbessern und in der Folge auch ihre Lebensqualität steigern können. Die Relevanz psychoonkologischer Behandlung und Betreuung wird auch dadurch unterstrichen, dass sie explizit in der von der Deutschen Krebsgesellschaft vorgelegten S3-Leitlinie festgeschrieben wurde und damit als fester Bestandteil des medizinischen Versorgungssystems ausgewiesen wird. Es wäre wünschenswert, wenn die dort gemachten Vorgaben zum Anlass genommen würden, die psychoonkologische Versorgung, insbesondere in den Akuthäusern und in der ambulanten Nachsorge, routinemäßig zu etablieren. Hierbei soll abschließend nochmals deutlich gemacht werden, dass die psychoonkologische Versorgung von Brustkrebspatientinnen eine interdisziplinäre Aufgabe darstellt, bei der die behandelnden Ärzte und das Pflegepersonal durch entsprechende Basiskompetenzen im Bereich der Gesprächsführung und psychosozialen Begleitung der Patientinnen einen wichtigen Beitrag zu einer patientenzentrierten Versorgung leisten können. Durch Schulungs- und Fortbildungsangebote der Fachgesellschaften (Arbeitsgemeinschaft Psychoonkologie der Deutschen Krebsgesellschaft PSO und Deutsche Arbeitsgemeinschaft Psychosoziale Onkologie e. V. dapo) bestehen vielfältige Möglichkeiten, diese Kompetenzen zu erwerben. Die Einbeziehung einer psychoonkologischen Fachkraft und die gleichzeitige Förderung der interdisziplinären Zusammenarbeit können den Patientinnen einen umfassenden Versorgungsrahmen bieten, der sich auch positiv auf Compliance und Behandlungszufriedenheit niederschlagen wird.

Auch die Einrichtung und Erprobung von Disease-Management-Programmen (für die Onkologie am Beispiel des Mammakarzinoms) (▶ Kap. 4) trägt der zunehmenden Bedeutung psychosozialer Begleitung und Behandlung von Brustkrebspatientinnen Rechnung durch die Vorgabe einer psychosozialen Basisbetreuung durch die behandelnden Ärzte, die frühzeitige Information über entsprechende psychosoziale Behandlungsmöglichkeiten und die systematische Identifikation von Frauen, die einer spezifischen psychoonkologischen Behandlung bedürfen. Die tatsächliche Realisierung der konzeptionellen Vorgaben, die seit dem Jahre 2002 sukzessive in den verschiedenen Bundesländern erfolgt, wird zeigen, inwieweit hier finanzielle Mittel zur Verfügung gestellt werden und sich dadurch tatsächlich die Versorgungssituation der Brustkrebspatientinnen verbessert.

39.8 Anhang A

Interdisziplinäre Leitlinie der Deutschen Krebsgesellschaft und der beteiligten medizinisch -wissenschaftlichen Fachgesellschaften:

Diagnostik, Therapie und Nachsorge des Mammakarzinoms der Frau – Eine nationale S3-Leitlinie (Kreienberg et al. 2004)

C 2 Patientenaufklärung

Durch die Weiterentwicklung der Kommunikationstechnologien, der Medien und die zunehmende Nutzung neuer Informationstechnologien wie z. B. das Internet kommt der Informationsvermittlung und Aufklärung der Patientin heute eine wichtige Rolle zu, deren Bedeutung für die Arzt-Patienten Beziehung durch zahlreiche Studien belegt ist.

Die Aufklärung der Patientin sollte umfassend und vollständig sein. Hierbei ist den Bedürfnissen der Patientin Rechnung zu tragen. Die Aufklärung umfasst Informationen über die Krankheit, verfügbare Therapieoptionen und Alternativen sowie Einschätzungen über die Prognose.

C 2.1 Diagnosemitteilung

Sobald die Diagnose Mammakarzinom gesichert ist, soll die Patientin durch ihren behandelnden Arzt oder durch einen mit ihrer Behandlung vertrauten Arzt aufgeklärt werden. Es liegt im Ermessen der Patientin, ob der Partner oder Angehörige oder auch ein Patientenvertreter in das Gespräch bzw. die Gespräche einbezogen werden soll. Das Gespräch sollte in für die Patientin verständlicher und ihrem Informationsstand angemessenen Form stattfinden. Der Arzt muss seine Patientin wahrheitsgemäß informieren, ohne Inhalte zu verharmlosen; trotzdem soll der Hoffnung nicht der Weg versperrt werden. Der aufklärende Arzt hat darauf zu achten, dass seine Aufklärung dem Verlauf der Therapie entsprechend erfolgt

Statement 90

Die Art der Vermittlung von Informationen und der Aufklärung der Patientin soll nach folgenden Grundprinzipien einer patientenzentrierten Kommunikation erfolgen

- Ausdruck von Empathie und aktives Zuhören
- Schwierige Themen direkt und einfühlsam ansprechen
- Wenn möglich, Vermeidung von medizinischem Fachvokabular, gegebenenfalls Erklärung, Strategien, um das Verständnis zu verbessern (Wiederholung, Zusammenfassung wichtiger Informationen, Nutzung von Graphiken u. Ä.)
- Ermutigung, Fragen zu stellen
- Erlaubnis und Ermutigung, Gefühle auszudrücken
- Weiterführende Hilfe anbieten (s. unten Psychoonkologie)

C 2.2 Aufklärung über die Behandlung

Der aufklärende Arzt sollte Nutzen und Risiken der geplanten bzw. vorgeschlagenen Behandlung erläutern, die Vorteile dieser Behandlung gegenüber anderen Wegen darstellen, Nebenwirkungen und mögliche Spätfolgen und deren Behandlungsmöglichkeiten erklären sowie deren Auswirkungen auf die Lebensführung der Patientin und ihre Lebensqualität erörtern.

Einige Informationen sollten immer Gegenstand der Erläuterung durch den Arzt sein: Bei geplanter operativer(n) Therapie(n) sind Möglichkeiten der Brust erhaltenden Operation sowie unterschiedliche Varianten einer Rekonstruktion bei ablativer Therapie zu besprechen/anzusprechen. Ist eine systemische Therapie (endokrine Therapie, Chemotherapie, Antikörpertherapie) oder eine Bestrahlungsbehandlung vorgesehen, werden deren Prinzipien und die angestrebten Behandlungsziele erläutert sowie die Möglichkeit der Teilnahme an klinischen Studien dargestellt. Weiterhin wird über die Dauer und die Durchführung der Therapie samt Nebenwirkungen und möglicher Spätfolgen und deren Behandlungsmöglichkeiten informiert.

Die Patientin muss über die Möglichkeiten der prothetischen Versorgung, über Maßnahmen zur Vermeidung eines Lymphödems, über Sinnhaftigkeit und Notwendigkeit einer onkologischen Nachsorge, über Rehabilitation (s. unten) und psychoonkologische Unterstützung (s. unten) informiert werden. Weitere Aspekte des Aufklärungsgespräches umfassen die sozialrechtliche Beratung (z. B. Antrag auf Schwerbehindertenausweis, Information über Leistungen der Pflegekasse), Hinweise auf die Möglichkeit zur Beantragung einer Haushaltshilfe oder auf Unterstützung aus dem Härtefonds der DKH. Schließlich sollte sich die Aufklärung auch auf die Bedeutung der Ernährung, Krankengymnastik und Sport in der Krebsnachsorge erstrecken.

Statement 91

Als Inhalte eines Therapieaufklärungsgesprächs sollten in jedem Fall folgende Punkte angesprochen werden:

Operative Therapie: Möglichkeiten der Brust erhaltenden Operation, Möglichkeiten der Rekonstruktion bei ablativer Operation; systemische Therapie: Prinzipien einer adjuvanten bzw. palliativen Therapie (endokrin, Chemotherapie, Antikörpertherapie); Strahlentherapie: Indikationsstellung und mögliche radiogene Akut- und Spätfolgen, Teilnahme an klinischen Studien, Dauer und Durchführung der Therapie, angestrebte Behandlungsziele, auftretende Nebenwirkungen und deren Behandlung
Sonstige: Möglichkeiten der prothetischen Versorgung, Maßnahmen zur Vermeidung eines Lymphödems, Möglichkeiten der Prophylaxe und Therapie therapiebedingter Nebenwirkungen (z. B. Antiemese bei der Chemotherapie), Notwendigkeit der Nachsorge, Möglichkeiten der Rehabilitation, psychoonkologische Unterstützung sowie Selbsthilfegruppen

Bei der Aufklärung prämenopausaler Frauen müssen der Einfluss der Therapie auf die Fertilität sowie Fragen der Antikonzeption Bestandteil der Aufklärung sein. Fragen der Behandlung einer therapiebedingten Ovarialinsuffizienz und ihrer Symptome sollten besprochen werden.

Der Patientin muss zu jedem Zeitpunkt ausreichend Zeit für Entscheidungsprozesse eingeräumt werden. Sie kann eine Therapie ablehnen oder eine bereits erteilte Einwilligung in die Teilnahme an einem Heilversuch oder einer klinischen Studie zurücknehmen. Sie hat jederzeit das Recht auf Einsichtnahme in die klinische Dokumentation. Der Wunsch der Patientin nach einer weiteren Beratung oder Zweitmeinung ist zu respektieren.

Der Wunsch nach Information und die Einbeziehung in medizinische Entscheidungen sind bei betroffenen Patientinnen sehr unterschiedlich und können sich über die Zeit verändern. Daher sind die Informationsvermittlung sowie die Einbeziehung in medizinische Entscheidungen während der gesamten Behandlungskette am Bedürfnis der Patientin und an den Erfordernissen der Therapie auszurichten.

C 4 Psychosoziale Maßnahmen

C 4.1 Grundprinzipien der psychoonkologischen Versorgung

Nach heutigem Verständnis ist die Psychoonkologie eine eigene Fachdisziplin, deren Aufgabe es ist, die verschiedenen psychosozialen Aspekte in Entstehung, Behandlung und Verlauf einer Krebserkrankung im Kinder-, Jugend- oder Erwachsenenalter wissenschaftlich zu erforschen und die entsprechenden Erkenntnisse in die Versorgung und Behandlung der Patienten umzusetzen. Über entsprechende Fachgesellschaften werden in Deutschland Fort- und Weiterbildungscurricula angeboten, um die fachliche Qualifikation sicherzustellen. Adressaten dieser Weiterbildungsprogramme sind Ärzte, Psychologen und Sozialpädagogen, die im Folgenden psychoonkologische Fachkraft genannt werden. Vor diesem Hintergrund ist die Psychoonkologie ein integraler Bestandteil der onkologischen Diagnostik, Behandlung und Nachsorge von Patientinnen mit Mammakarzinom. Die psychoonkologische Versorgung von Mammakarzinompatientinnen sollte interdisziplinär zwischen allen an der Behandlung beteiligten Berufsgruppen realisiert werden. Dies impliziert, dass eine psychoonkologische Fachkraft in das Behandlungsteam integriert ist und in

regelmäßigem Austausch mit den medizinisch Behandelnden steht. Dieser Austausch sollte in Form von Fallbesprechungen oder Stationskonferenzen geregelt und strukturiert werden.

Statement 92

Psychoonkologische Behandlungsmaßnahmen sollten in ein Gesamtkonzept der onkologischen Therapie integriert werden. Hierzu ist eine Fachkraft erforderlich.

C 4.2 Psychoonkologische Versorgungskonzepte und Interventionen

Psychoonkologische Versorgung von Patientinnen mit Mammakarzinom beinhaltet eine patientengerechte Information und Beratung, eine qualifizierte psychologische Diagnostik und Bedarfsfeststellung sowie eine gezielte psychoonkologische Behandlung zur Unterstützung bei der Bewältigung der Erkrankungs- und Behandlungsfolgen. Die Angehörigen sind in die psychoonkologische Betreuung mit einzubeziehen.

Statement 93

Alle Patientinnen sollten von ärztlicher Seite frühzeitig über Möglichkeiten psychoonkologischer Hilfestellungen informiert werden.

Die Mannigfaltigkeit und Komplexität möglicher psychischer Beeinträchtigungen bei einer Brustkrebserkrankung in unterschiedlichen Krankheits- und Behandlungsphasen erfordern, dass der psychosoziale Behandlungsbedarf individuell festgestellt und falls notwendig ein/e Psychoonkologen/in (psychoonkologisch geschulte Psychologen, Ärzte oder andere entsprechend qualifizierte Berufsgruppen) einbezogen wird.

Zielbereiche psychoonkologischer Interventionen beim Mammakarzinom sind:
- Angst, Depression, Belastungserleben,
- Krankheitsverarbeitung, Krankheitseinstellungen,
- gesundheitsbezogene Lebensqualität und funktioneller Status,
- Körperbild,
- Selbstkonzept,
- soziale Beziehungen, Kommunikation,
- Sexualität,
- Fatigue,
- Schmerzen,
- Behandlungscompliance.

Statement 94

Psychoonkologische Interventionen sind am individuellen Bedarf der Patientinnen auszurichten und sollten frühestmöglich angeboten werden. Die differentielle Indikationsstellung sowie die Durchführung der Behandlung erfolgen durch eine geschulte psychoonkologische Fachkraft. Zur Bedarfsfeststellung sind neben dem klinischen Urteilsbild geeignete Screening-Verfahren anzuwenden.

Psychologische Interventionen bei Mammakarzinompatientinnen umfassen mit unterschiedlicher Schwerpunktsetzung im Akutkrankenhaus, in der Rehabilitationsklinik und im weiteren Verlauf der Nachsorge oder palliativen Versorgung folgende Maßnahmen:

- supportive Einzelgespräche,
- Krisenintervention,
- Patientenschulung, psychoedukative Gruppenintervention,
- symptomorientierte Verfahren (Entspannung, Imagination, Bewegung),
- kreative Verfahren (Musik- und Kunsttherapie),
- Paar- und Familiengespräche,
- Sterbebegleitung,
- Anbahnung und Vermittlung der Nachsorge,
- sozialrechtliche Beratung.

Statement 95

Zur Gewährleistung einer Kontinuität der psychoonkologischen Betreuung nach der stationären Behandlung soll die Patientin über weiterführende ambulante und nachsorgende Angebote informiert werden (Krebsberatungsstellen, ambulante Psychotherapeuten, Sozialhilfegesetz etc.).

Es ist Standard geworden, Fragebögen zur Erfassung der Lebensqualität in klinischen onkologischen Studien einzusetzen. Anhand dieser Fragebögen können die Befindlichkeit der Patienten in somatischen (Intensität und Häufigkeit körperlicher Symptome, funktionelle Einschränkungen), psychischen (Angst, Depression, kognitive Einschränkungen) und sozialen (Familienleben, Arbeit, Sexualität) Bereichen evaluiert werden. Sie sind in aufwendigen Studien hinsichtlich ihrer Messgüte (Reliabilität, Validität und Sensitivität) überprüft worden. Erste Erfahrungen zum Einsatz in der Routine der praktischen Patientenversorgung liegen vor.

Statement 96

Die Lebensqualität der Patientin sollte während Diagnostik, Therapie und Nachsorge (regelmäßig) beurteilt werden, insbesondere auch, um einen möglichen psychoonkologischen Betreuungsbedarf zu ermitteln. Hilfreich hierbei sind standardisierte Fragebögen zur Erfassung der Lebensqualität, die von der Patientin unbeeinflusst ausgefüllt werden sollten.

Während des Krankheitsverlaufs muss neben den »klassischen Parametern« auch die Lebensqualität für die Beurteilung und Planung von Diagnostik und Therapiemaßnahmen berücksichtigt werden. Für die Erfassung der Lebensqualität sollten neben dem ärztlichen Gespräch strukturierte, aber auch praktikable und in der Routine einsetzbare Instrumente entwickelt bzw. sofern vorhanden auch eingesetzt werden. Diese Instrumente sollten es dem Behandelnden ermöglichen, die Lebensqualität bzw. einzelne Aspekte so beurteilen zu können, dass sie in die aktuelle Beratung einbezogen werden können.

Literatur

Andrykowski MA, Brady MJ, Hunt JW (1993) Positive psychological adjustment in potential bone marrow transplant recipients. Psychooncology 2: 261–276

Baider L (1995) Psychological intervention with couples after mastectomy. Support Care Cancer 3: 239–243

Barni S, Mondin R (1997) Sexual dysfunction in treated breast cancer patients. Ann Oncol 8: 149–153

Bartsch HH, Moser MT, Weis J, Adam G, Kruck P (2000) Prävalenz von Fatigue bei Krebspatienten in der stationären Rehabilitation: Verteilungsmuster und Einflussfaktoren. In: Weis J, Bartsch HH (Hrsg) Fatigue bei Krebspatienten. Karger, Basel

Baukus P, Thies J (1993) Aktuelle Tendenzen in der Kunsttherapie. Gustav Fischer, Ulm

Berg L (2000) Mammakarzinom. Wissen gegen Angst. Ein Handbuch. Kunstmann, München

Buddeberg C (1992) Brustkrebs. Psychische Verarbeitung und somatischer Verlauf. Schattauer, Stuttgart

Burish TG, Snyder SL, Jenkins RA (1991) Preparing patients for cancer chemotherapy: Effect of Coping preparation and relaxation interventions. J Consult Clin Psychol 59(4): 518–525

Butow PN, Coates AS, Dunn SM (2000) Psychosocial predictors of survival: metastatic breast cancer. Ann Oncol 11: 469–474

Cocker C, Bell R, Kidman A (1994) Cognitive behaviour therapy with advanced breast cancer patients: a brief report of a pilot study. Psychooncology 3: 323

Cunningham AJ, Edmonds CV, Jenkins GP, Pollack H, Lockwood GA, Warr D (1998) A randomized controlled trial of the effects of group psychological therapy on survival in women with metastatic breast cancer. Psychooncology 7(6): 508–517

Dean C (1987) Psychiatric morbidity following mastectomy: preoperative predictors and types of illness. J Psychosom Res 31: 385–392

Dean C, Surtees PG (1989) Do psychological factors predict survival in breast cancer? J Psychosomat Res 33: 561–569

Derogatis LR, Morrow GR, Fetting J, Pennman D, Piasetsky S, Schmale A M, Henrichs M, Carnicke CL Jr (1983) The prevalence of psychiatric disorders among cancer patients. JAMA 249: 751–7578

Derogatis L, Abeloff MD, Melisaratos N (1979) Psychological coping mechanisms and survival time in metastatic breast cancer. J Am Med Ass 242: 1504–1508

Deutsche Krebsgesellschaft (Hrsg) (2004) Interdisziplinäre S3-Leitlinie für die Diagnostik und Therapie des Mammakarzinoms der Frau. Zuckschwerdt, München

Edelman S, Bell DR, Kidman AD (1999) A group cognitive behaviour therapy programme with metastatic breast cancer patients. Psychooncology 8(4): 295–305

Edmonds CV, Lockwood GA, Cunningham AJ (1999) Psychological response to long-term group therapy: a randomized trial with metastatic breast cancer patients. Psychooncology 8(1): 74–91

Ehrlich I (1999) Frauenselbsthilfe nach Krebs: Überlegungen zum Gentest auf Brustkrebs. FORUM DKG 14: 252–253

Eidtmann H, Jonat W (2002) Onkologe 8 (Suppl 1): 511–514

Fallowfield LJ, Baum M, Maguire GP (1986) Effects of breast conservation on psychological morbidity associated with diagnosis and treatment of early breast cancer. BMJ 293: 1331–1334

Fallowfield LJ, Hall A, Maguire GP, Baum M (1990) Psychological outcomes of different treatment policies in women with early breast cancer outside a clinical trial. BMJ 301: 575–580

Fallowfield LJ, Hall A, Maguire P, Baum M, A'Hern P (1994) A question of choice: results of a prospective 3-year follow-up study of women with breast cancer. Breast 3: 202–208

Fawzy IF, Fawzy NW (2000) Psychoedukative Interventionen bei Krebspatienten. In: Larbig W, Tschuschke V (Hrsg) Psychoonkologische Interventionen. Therapeutisches Vorgehen und Ergebnisse. Ernst Reinhardt, München

Flor H (2002) Phantom limb pain: characteristics, causes, and treatment. Lancet Neurology 1: 182–189

Folkman S (1997) Positive psychological states and coping with severe stress. Soc Sci Med 45(8): 1207–1221

Ganz PA (2001) Impact of tamoxifen adjuvant therapy on symptoms, functioning and qualitiy of life. J Natl Cancer Inst Monographs 30: 130–134

Goodwin PJ, Leszcz M, Ennis M et al. (2001) The effect of group psychosocial support on survival in metastatic breast cancer. N Engl J Med 345: 1719–1726

Greer S, Moorey S, Baruch JD, Watson M, Robertson BM, Mason A, Rowden L, Law MG, Bliss JM (1992) Adjuvant psychological therapy for cancer patients with cancer: a prospective randomized trial. Br Med J 301: 675–680

Heckl U, Weis J (1998) Psychologische Aspekte der Schmerzproblematik bei Krebspatienten: Psychodiagnostik und psychotherapeutische Behandlungsmethoden. In: Bartsch HH, Hornstein W von (Hrsg) Interdisziplinäre Schmerztherapie bei Tumorpatienten. Karger, Basel

Heim E (1998) Coping – Erkenntnisstand der 90er Jahre. Psychotherapie. Psychosomatik. Med Psychol 48(9/10): 321–337

Helgeson VS, Schulz R, Yasko J (2000) Group support interventions for women with breast cancer: who benefits from what? Health Psychol 19: 107–114

Helgeson VS, Schulz R, Yasko J (2001) Long-term effect of educational and peer discussion group intervention on adjustment to breast cancer. Health Psychol 20: 387–392

Herlen-Pelzer S, Rechenberg P (1998) Malen mit Krebspatienten. Gustav Fischer, Ulm

Herschbach P (1985) Psychosoziale Probleme und Bewältigungsstrategien von Brust- und Genitalkrebspatientinnen. Rötger, München

Holland JC, Korzum AH, Tross S, Cella DF, Norton L, Wood W (1986) Psychosocial factors and disease-free survival in stage II breast cancer. Proc Am Soc Clin Oncol 5: 237

Holmberg SK, Scott LL, Alex W, Fife BL (2001) Relationship issues of women with breast cancer. Cancer Nurs 24(1): 53–60

Hoskins CN, Baker S, Sherman D, Bohlander J, Bookbinder M, Ekstrom D, Knauer C, Maislin G (1996) Social support and patterns of adjustment to breast cancer. Scholar Inquiry Nurs Prac 10(2): 99–121

Jacobsen PB, Roth AJ, Holland JC (1998) Surgery. In: Holland JC (eds. Psycho-oncology. Oxford University Press, New York, pp 257–268

Kauschke M, Krauß O, Schwarz R (2004) Psychische Begleiterkrankungen. Forum DKG 3: 30–32

Kissane DW, Clarke DM, Ikin J, Bloch S, Smith GC, Vitetta L, McKenzie DP (1998) Psychological morbidity and quality of life in Australian women with early-stage breast cancer: a cross-sectional survey. MJA 169: 192–196

Kissane DW, Bloch S, Smith GC, Miach P, Clarke DM, Ikin J, Love A, Ranieri N, Mckenzie D (2003) Cognitive-existential group psychotherapy for women with primary breast cancer: a randomised controlled trial. Psychooncology 12: 532–546

Koopman CH, Hermanson K, Diamond S, Angell K, Spiegel D (1998) Social support, life stress, pain and emotional adjustment to advanced breast cancer. Psychooncology 7: 101–111

Kreienberg R, Kopp I, Lorenz N et al. (2004) Interdisziplinäre Leitlinie für die Diagnostik und Therapie des Mammakarzinoms der Frau. Zuckschwerdt, München

Kroner K, Knudsen UB, Lundby L, Hvid H (1992) Long-term phantom breast syndrome after mastectomy. Clin J Pain, 8: 346–334

Lazarus A (1979) Innenbilder. Imagination in der Therapie und als Selbsthilfe. Pfeiffer, München

Lazarus RS, Folkman S (1984) Stress, appraisal and coping. Springer, New York

Maraste R, Brandt L, Olsson H, Ryde-Brandt B (1992) Anxiety and depression In breast cancer patients at start of adjuvant radiotherapy. Acta Oncologica 31(6): 641–643

McQuellon RP, Wells, M, Hoffmann, S et al. (1998) Reducing distress in cancer patients with an orientation program. Psychooncology 7: 207–217

Meyer TJ u. Mark MM (1995) Effects of psychological interventions with adult cancer patients: a meta-analysis of randomized experiments. Health Psychology 14(2): 101–108

Meyerowitz H, Desmond K A, Rowland J W, Wyatt G E, Ganz P A (1999) Sexuality following breast cancer. J Sex Marital Ther 25: 327–334

Minagawa H, Uchitomi Y, Yamawaki S, Ishitani K (1996) Psychiatric morbidity by terminally ill cancer patients. A prospective study. Cancer 78: 1131–1137

Mock V (1993) Body image in women treated for breast cancer. Nurs Res 42: 153

Mock V, Pickett M, Ropka ME et al. (2001) Fatigue and Quality of life outcomes of exercise during cancer treatment. Cancer Prac 9(3): 119–127

Moorey S, Greer S, Watson M, Baruch, JDR, Robertson BM, Mason A, Rowden L, Tunmore R, Law M, Bliss JM (1994) Adjuvant psychological therapy for patients with cancer: outcome at one year. Psychooncology 3: 39–46

Neises M, Ditz S, Scheck T, Schiller A, Nebe CT (2001) Teilnehmerinnen und Ablehnerinnen einer Interventionsgruppe nach Mammakarzinom unterscheiden sich in Lebensqualität, Krankheitsbewältigung und immunologischen Funktionsuntersuchungen. Zentralbl Gynäkol 123: 27–36

National Health and Medical Research Council (NHMRC) (1999) Psychosocial clinical practice guidelines: Information, support and counselling for women with breast cancer. Commonwealth of Australia, Canberra

National Health and Medical Research Council (NHMRC) (2003) Clinical practice guidelines for the psychosocial care of adults with cancer. Canberra, Australia

Nissen MJ, Swenson KK, Ritz LJ, Farrell JB, Sladek ML, Lally RM (2001) Quality of life after breast carcinoma surgery. Cancer 91: 1238–1246

Nosarti Ch, Roberts JV, Crayford T, Mckenzie K, David AS (2002) Early psychological adjustment in breast cancer patients. A prospective study. J Psychosom Res 53: 1123–1130

Olbrecht I (1993). Was Frauen krank macht. Kösel, München

Petrie W, Logan J, DeGrass C (2001) Research review of the support care needs o spouses of women with breast cancer. Oncol Nurs Forum 28(10): 1601–1607

Pistrang N, Barker C (1995) The partner relationship in psychological response to breast cancer. Soc Sci Med 40(6): 789–797

Poppelreuter M, Weis J, Külz AK, Tucha O, Lange KW, Bartsch HH (2004) Cognitive dysfunction and subjective complaints of cancer patients: a cross-sectional study in a cancer rehabilitation centre. Eur J Cancer 40: 43–49

Robert Koch Institut (2004) www.rki.de/GBE/KREBS/KID2004/KID2004 HTM

Roberts CS (1994) A closer look at social support as a moderator of stress in breast cancer. Health Soc Work 19(3): 157–164

Rose JP, Brand K, Weis J (2004). Musiktherapie in der Onkologie: eine methodenkritische Übersicht. Psychother Psychosom Med Psychol 54 457–470

Rowland JH, Massie MJ (1998) Breast cancer. In: Holland JC (eds) Psycho-oncology. Oxford University Press, New York, pp 380–401

Schain WS, d'Angelo TM, Dunn ME, Lichter AS, Pierce LJ (1994) Mastectomy versus conservative surgery and radiation therapy. Psychological consequences. Cancer 73: 1221–1228

Schlagen SB, Van dam FSAM, Muller MJ, Boogered W, Lindeboom J, Brunning PF (1999) Cognitive deficits after postoperative adjuvant chemotherapy for breast carcinoma. Cancer 85: 640–650

Schover IR (1991) The impact of breast cancer on sexuality, body image, and intimate relationships. CA-A Cancer J Clin 41: 112–120

Schumacher A (1990) Sinnfindung bei Brustkrebspatientinnen. Peter Lang, Frankfurt/M

Shapiro S, Lopez AM, Schwartz GE, Bootzin R, Figueredo AJ, Braden CJ, Kurker SF (2001) Quality of life and breast cancer: Relationship to psychosocial variables. J Clin Psychol 57: 501–519

Sheard T, Maguire P (1999) The effect of psychological interventions on anxiety and depression In cancer patients : results of two meta-analyses. Br J Cancer 80(11): 1770–1780

Spencer KW (1996) Significance of the breast to the individual and society. Plastic Surg Nurs 16: 131–132

Spiegel D, Bloom JR, Yalom MD (1981) Group support for cancer patients with metastatic cancer. Arch Gen Psychiatry 38: 527–533

Spiegel D, Bloom JR, Kraemer HC, Gottheil E (1989) Effect of psychosocial treatment of survival of patients with metastatic breast cancer. Lancet 2: 888–891

Spiegel D (1996) Cancer and depression. Br J Psychiatry Suppl 30: 109–116

Spiegel D, Moore R (1997) Imagery and hypnosis in the treatment of cancer patients. Oncology 11: 1179–1189

Spiegel D, Morrow GR, Classen C, Raubertas R, Stott PhB, Mudaliar N, Pierce HI, Flynn PJ, Heard L, Riggs G (1999) Group psychotherapy for recently diagnosed breast cancer patients: a multicenter feasibility study. Psychooncology 8: 482–493

Syrjala K (1995) Relaxation and imagery and cognitive behavioral training reduce pain during cancer treatment. Pain 63: 189–198

Tjmesland L, Soreide JA, Malt UF (1996) Traumatic distress symptoms in early breast cancer: acute response to diagnosis. Psycho-Oncology, 5: 1–8

Tschuschke V (2002) Psychoonkologie. Psychologische Aspekte der Entstehung und Bewältigung von Krebs. Schattauer, Stuttgart

Vaitl D (1993) Imagination und Entspannung. In: Vaitl D, Petermann F (Hrsg) Handbuch der Entspannungsverfahren. Bd. 1: Grundlagen und Methoden. Beltz PVU, Weinheim, S 64–83

Volm T, Kreienberg R (2001) Das Mammakarzinom der älteren Frau. FORUM DKG 5: 48–50

Watson M, Haviland JS, Greer S, Davidson J, Bliss JM (1999) Influence of psychological response on survival in breast cancer: a population-based cohort study. Lancet 354: 1331–1336

Waxler-Morrison N, Hislop TG, Mears B, Kan I (1991) Effects of social relationships on survival for women with breast cancer: A prospective study. Soc Sci Med 33: 177–183

Wegberg B van, Lienhard A, Andrey M (2000) Verändert ein psychosoziales Gruppeninterventionsprogramm die Lebensqualität von Krebspatienten? Schweiz Med Wochenschr 130(6): 177–185

Weis J (2002) Leben nach dem Krebs. Belastungen und Krankheitsverarbeitung. Huber, Bern

Weis J, Brocai D, Seuthe-Witz S, Heckl U (2004) Evaluation einer psychoonkologischen Gruppenintervention (EpoG) in der ambulanten Rehabilitation: eine randomisierte Multicenter Studie. DRV 52: 481–482

Wieneke MH, Dienst ER (1995) Neuropsychological assessment of cognitive functioning following chemotherapy for breast cancer. Psychooncology 4: 61–65

Zettl S, Hartlapp J (1996) Krebs und Sexualität. Weingärtner, St. Augustin

Zettl S (2003) Wie bedeutsam ist für Krebspatienten das Thema Sexualität? FORUM DKG 3: 24–27

39

Pflege und Betreuung von Patientinnen mit Mammakarzinom

Rolf Bäumer, Andrea Maiwald

40.1 Spezielle Pflege von Patientinnen mit Mammakarzinom

Die Pflege von Patientinnen mit Mammakarzinom erfordert neben der onkologischen Fachpflegekompetenz auch ein hohes Maß an kommunikativer und psychosozialer Kompetenz. Durch die Diagnose Krebs allgemein, aber besonders durch die Diagnose Brustkrebs verändert sich das Leben der Patientinnen existenziell. Diese Diagnose ist nicht nur lebensbedrohlich, sondern beeinflusst das Selbstwertgefühl einer jeden Frau. Das Empfinden für den eigenen Körper bzw. das Körperbild wird durch die Diagnose Brustkrebs massiv beeinflusst.

Unabhängig von der Tumorart und dem Fortschritt der Erkrankung sollte den Patientinnen immer genügend Zeit für die Entscheidung einer geeigneten Therapie und Behandlungsmethode gegeben werden. Eine intensive Beratung und Aufklärung über die erforderlichen therapeutischen Maßnahmen können die Krankheitsbewältigung erheblich positiv beeinflussen. Hierzu gehört die Information über verschiedene Operationsverfahren sowie eine intensive Beratung über die evtl. erforderliche Chemo-, Hormon- und Strahlentherapie. Die Aufklärung über die Diagnose und die verschiedenen Behandlungsschemata sollte immer von einem erfahrenen Arzt durchgeführt werden.

Die Pflegenden müssen aktuell über die Diagnose und die ärztlich empfohlene Therapie informiert sein. Voraussetzung hierfür ist eine gute Kommunikation innerhalb des therapeutischen Teams sowie eine standardisierte Dokumentation.

Durch eine professionelle und patientenorientierte Pflege kann schon nach kurzer Zeit ein Vertrauensverhältnis zwischen den Patientinnen und den Pflegenden aufgebaut werden. Dies erleichtert den Betroffenen oftmals den stationären Krankenhausaufenthalt.

40.1.1 Therapiebegleitung

Mit der Diagnose Brustkrebs erhält die Patientin die Information über die erforderliche Therapie. Bei operativen Verfahren wird in der Regel heute eine brusterhaltende Operation angestrebt. Bei größeren Tumoren oder ungünstiger Lage des Tumors muss jedoch eine Mastektomie durchgeführt werden.

Nach einer Mastektomie und der Entfernung axillärer Lymphknoten steht die postoperative pflegerische Versorgung der Patientinnen im Vordergrund. Hierbei haben hygienische und allgemeine Standards zur postoperativen Wundversorgung Priorität. Neben der Überwachung des Wundgebietes müssen verschiedene Prophylaxen durchgeführt werden. Hierzu zählen u. a. Lymphödemprophylaxe, Fehlhaltungsprophylaxe und Pneumonieprophylaxe. Pflegende sollten hier intensiv mit Physiotherapeuten zusammenarbeiten. Eine standardisierte Durchführung der Prophylaxen muss gewährleistet sein.

❶ Generell sollten Pflegekräfte die Patientinnen auf den ersten Verbandwechsel besonders sensibel vorbereiten. Die Patientin sollte den Zeitpunkt, an dem sie erstmalig ihre Wunde bzw. Narbe sieht, selbst bestimmen können. Pflegekräfte können hier unterstützen, indem sie auf Wunsch die Narbe objektiv beschreiben und der Patientin Zeit lassen, sich mit ihrem veränderten Körperbild auseinander zusetzen. Es kann sich als sehr hilfreich erweisen, Partner schon frühzeitig in die postoperative Versorgung mit einzubeziehen. Voraussetzung hierfür ist natürlich die Zustimmung der betroffenen Frauen.

Pflegerische Informationsgespräche über die weiterführende Therapie (i. d. R. Strahlen- und Chemotherapie) und die zu erwartenden Nebenwirkungen sollten schon frühzeitig geführt werden. Hierbei ist in dem Gespräch auf verständliche Formulierungen zu achten. Mittlerweile steht eine Fülle von guten Patienteninformationsbroschüren u. a. zu den Themen Mammakarzinom, Chemotherapie und Strahlentherapie zur Verfügung. Interessierte Patientinnen bekommen hierüber zusätzliche Informationen und Anregungen. Pflegepersonal kann und sollte immer auch den Kontakt zu anderen Patientinnen herstellen. In vielen Kliniken und Brustzentren gibt es engagierte Selbsthilfegruppen, die gerne den Kontakt zu neuen Patientinnen aufnehmen. Hier wird in der Regel motiviert, indem positive Verläufe beschrieben werden. Zusätzlich werden persönliche Erfahrungen, aber auch Tipps über sozialrechtliche Hilfen oder Prothesen von den betroffenen Frauen weitergegeben.

❶ Eine zentrale Aufgabe der Pflegenden ist es auch, den Kontakt zu anderen Berufsgruppen herzustellen. In Abhängigkeit von den Patientenbedürfnissen können Sozialarbeiter, Seelsorger, Physiotherapeuten und Ernährungsberater in die Behandlung und die Betreuung der Patientinnen involviert werden. Die Unterstützung durch Psychologen sollte obligat sein.

40

40.1.2 Supportive Pflege

Supportive Pflege beinhaltet u. a. alle unterstützenden Maßnahmen, die aufgrund von Therapienebenwirkungen erforderlich werden. Hierbei stehen die durch Chemotherapie verursachten Nebenwirkungen im Vordergrund. Die häufigsten Nebenwirkungen der Chemotherapie sind:

— Fatigue (Müdigkeitssyndrom),
— Mukositis, Stomatitis,
— Nausea und Emesis,
— Neutropenie, Infektionen.

Auch können Schmerzen und Ernährungsstörungen in unterschiedlicher Ausprägung auftreten. Da es keine erwiesenen prophylaktischen Maßnahmen zur Verhinderung des Haarverlustes (Alopezie) gibt, sollten die betroffen Frauen frühzeitig (vor Beginn der ersten Chemotherapie) Informationen über Perücken bzw. Perückenspezialisten erhalten.

Die spezielle symptomorientierte Pflege sollte immer standardisiert sein und auf der Grundlage aktueller pflegewissenschaftlicher Erkenntnisse basieren. Hier kann die Kooperation mit Tumorzentren, Universitäten und Fachhochschulen mit pflegewissenschaftlichen Zweigen sowie Pflegefachgesellschaften unterstützen und nützlich sein.

Neben den erforderlichen spezifischen Pflegeinterventionen ist eine gezielte Patienteninformation und Beratung erforderlich. Die Patientinnen sind als gleichwertige Akteure in der Behandlung und Pflege zu verstehen. Sie sollten über alle pflegerischen Maßnahmen informiert werden. Das Einbeziehen der Angehörigen sollte auch bei der supportiven Pflege erfolgen. Angehörige bzw. Nahestehende können gerade in »schlechten« Phasen Unterstützungsarbeit leisten.

40.1.3 Palliative Pflege

> **Definition**
>
> Palliative Versorgung bedeutet »... die aktive ganzheitliche Versorgung von Patientinnen, deren Krankheit auf eine kurative Behandlung nicht mehr anspricht. Im Vordergrund stehen dabei das Schmerz- und Symptommanagement sowie die Begegnung von psychischen, sozialen und spirituellen Problemen. Das Ziel von palliativer Versorgung ist die größtmögliche Lebensqualität für die Patientinnen und ihren Angehörigen« (Pleschberger et al. 2002).

Allgemein geht man in der stationären klinischen Versorgung von einem kurativen therapeutischen Ansatz aus. Besteht keine Aussicht auf Heilung, muss das gesamte multiprofessionelle Team über die Grundsätze von palliativer Versorgung und Betreuung informiert sein und die Philosophie von Palliative Care akzeptieren. Eine individuelle patientenorientierte Pflege steht hier im Vordergrund. Damit die Lebensqualität in der letzten Lebensphase verbessert bzw. erhalten werden kann, bedarf es einer differenzierten und professionellen »Haltung« und Auseinandersetzung mit Sterben, Tod und Trauer. Die bedürfnisorientierte Versorgung von palliativen Patientinnen erfordert ein hohes Maß an Fachkompetenz. Standardisierte pflegerische Maßnahmen müssen individuell umgesetzt bzw. angepasst werden.

In der Regel wünschen sich die meisten Patientinnen, ihre letzte Lebenszeit zu Hause zu verbringen. Schon frühzeitig müssen die Voraussetzungen und die organisatorischen Erfordernisse für eine häusliche Versorgung geprüft werden.

Pflegende sollten hier im Sinne der »Überleitungspflege« tätig werden.

40.2 Pflegerische Beratung von Patientinnen mit Mammakarzinom

Die pflegerische Beratung von Patientinnen mit Mammakarzinom ist ein schwieriges Feld, in dem sich die Pflege immer wieder befindet. Um Betroffene gut beraten zu können, bedarf es kommunikativer und sozialer Kompetenzen, die immer wieder trainiert werden sollten, damit Pflegende dem Auftrag der Beratung auch gerecht werden können. Die erste Frage, die sich immer wieder stellt, ist die Frage: Was darf ich als Pflegende der Patientin sagen? Das Krankenpflegegesetz sagt aus, dass der Auftrag der ganzheitlichen Patientinnenbetreuung Auftrag der Pflege ist (Krankenpflegegesetz § 3 Abs. 1; Debong et al. 2003).

🛇 Der Umfang dessen, was Pflegende den Patienten an Wissen vermitteln, darf jedoch nicht über die Informationen, die von ärztlicher Seite an die Patienten herangetragen wurden, hinausgehen oder diese in ihrem Sinn verändern (Luderer et al. 2005).

Daraus folgt, dass Aufklärungsgespräche grundsätzlich interprofessionell mit allen Beteiligten des Therapieprozesses geführt werden müssen. Die Herausbildung kommunikativer Strukturen in den Abteilungen, die diesem

Auftrag gerecht werden, ist unabdingbar für eine gute Versorgung von Patientinnen. Solche Strukturen sollten einen formellen Charakter annehmen. Die Festlegung von Beratungsgesprächen als Standard und nicht als Nebentätigkeit während einer pflegerischen Intervention als informelle Kommunikationsstruktur ist nicht haltbar. Beratungsgespräche sollten nicht zwischen »Tür und Angel« geführt werden.

> ❶ Pflegerische Beratung darf nicht Nebentätigkeit sein, sondern ist Teil des pflegerischen Prozesses!

Diese Arbeit muss in die pflegerische Dokumentation aufgenommen werden.

Da natürlich auch informelle Gesprächssituationen mit Patientinnen stattfinden, sind kommunikative und soziale Kompetenzen von großer Bedeutung.

Bei allen Beteiligten des Therapieprozesses ist eine Unsicherheit bezüglich des Informationsgrades der Patientinnen vorhanden. Luderer et al. (2005) schlagen als Lösung eine berufsgruppenübergreifende Dokumentation vor, aus der Informationen der Gespräche hervorgehen.

40.2.1 Die Rolle der Pflegenden in der Betreuung und Beratung von Patientinnen mit Mammakarzinom

Die Pflegekraft muss nicht auf alle Fragen der Patientin eine Antwort parat haben. Dies wäre unrealistisch und würde jeden überfordern und nicht immer zur Problemlage der Patientin passen. Aber was ist an Rüstzeug für Beratungs- und Informationsgespräche für Pflegekräfte in diesem Feld nötig?

Erst einmal ist es ganz einfach:
- eine geklärte Beratungshaltung und ein flexibles Rollenverständnis, das auch Grenzen kennt,
- Kenntnisse über Beratungsgespräche und deren Phasen und
- ein adäquates Kommunikationsverhalten.

Aus ◘ Abb. 40.1 wird deutlich, was wir über Beratung in der Pflege aus kommunikationspsychologischer Perspektive wissen müssen.

Aktiv zuhören bedeutet ausreden lassen und die Ohren auf Empfang stellen, wohlwollend einfühlen in die Situation der Patientin, um sowohl Beweggründe als auch Inhalte zu verstehen. Um diese Aufgabe zu meistern, bedarf es Fragen, die auf das Problem und auf Lösungen

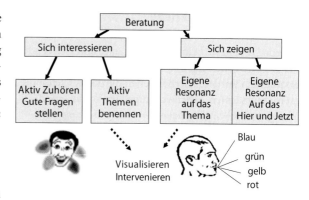

◘ **Abb. 40.1.** Ablauf eines Beratungsgesprächs (Benien 2003)

sowie natürlich auch auf Maßnahmen abzielen. Diese Fragen sind individuell und müssen der jeweiligen Situation und der institutionellen Einrichtung angepasst sein. Für Betroffene ist es sehr wichtig, dass die eigene Resonanz der Pflegekraft auf das Thema Brustkrebs und der Situation, in der die Beratung stattfindet, benannt wird. Dadurch wird die Pflegekraft als Mensch für die Betroffene greifbar und fassbar.

Probleme in Beratungssituationen und Informationsgesprächen liegen sehr häufig darin begründet, dass die Pflegekraft nicht aus der Rolle der Ratgeberin herausgeht. Sie gibt gern Appelle und bewegt sich auf der Sachebene der Problematik. Die Selbstkundgabeseite und Beziehungsseite wird ausgespart. Eine professionelle Beratungshaltung und Kommunikationsverhalten in der Pflege wird den verschiedenen Seiten der Kommunikation (Schulz von Thun 2003) gerecht.

> **Definition**
>
> Die Phasen eines **Beratungsgespräches** sind:
> - Einstiegsphase,
> - Informationsphase,
> - Bearbeitungsphase,
> - Integrationsphase,
> - Abschlussphase.

In der **Einstiegsphase** wird die Situation, in der sich die Pflegekraft und die Patientin befinden, benannt, damit jedem Beteiligten klar ist, um was es geht.

In der **Informationsphase** geht es darum, dass die Pflegekraft Informationen über die äußere Situation und die innere Situation, in der sich die Betroffene befindet, erhält. Dazu lassen sich Leitfäden für Gespräche erarbeiten.

In der **Bearbeitungsphase** werden Zielvorstellungen und Lösungsschritte erarbeitet, in der Kompetenzen und Ressourcen der Betroffenen benannt werden.

In der **Integrationsphase** werden nochmals die Lösungen kritisch betrachtet und gewürdigt. Dieses ist ein wichtiger Schritt, da ein Arbeitsergebnis für die Betroffene vorliegt und als Erfolg in einer sehr schwierigen Situation gesehen werden kann.

In der Abschlussphase schauen sich die Beteiligten auf einer metakommunikativen Ebene das Gespräch und dessen Verlauf an. Ein Feedback zum Gespräch sollte von der Betroffenen eingefordert werden und auch selbst gegeben werden.

Diese Form der Gesprächshaltung ist im pflegerischen Prozess sehr wichtig, da diese die Professionalität der Pflegenden zum Ausdruck bringt und den Betroffenen eine Sicherheit geben kann.

Literatur

Benien K (2003) Schwierige Gespräche Führen. Modelle für Beratungs-, Kritik- und Konfliktgespräche im Berufsalltag. Rowohlt, Reinbeck bei Hamburg

Debong B, Andreas M, Bruns W (2003) Was bringt das neue Krankenpflegegesetz? Pflege- und Krankenhausrecht 6(3): 72–74

Kellnhauser E, Schewior-Popp S, Sitzmann F et al. (2004) Thiemes Pflege. Thieme, Stuttgart, S 747–751

Luderer C, Behrens J (2005) Aufklärungs- und Informationsgespräche im Krankenhaus. Pflege 18: 15–23

Margulies A, Fellinger K, Kroner T, Gaisser A (2002) Onkologische Krankenpflege. Springer, Berlin Heidelberg New York Tokio

Pleschberger S, Heimerl K, Wild M (2002): Palliativpflege. Facultas, Wien, S 13–28

Schulz von Thun F (2003) Miteinander Reden 1–3. Rowohlt, Reinbeck bei Hamburg

Krebs und Sexualität

Stefan Zettl

41

41.1 Einleitung

Die Konfrontation mit der Diagnose »Krebs« löst bei den Betroffenen und ihren Angehörigen in besonderer Weise Verunsicherung und Ängste aus. Gerdes (1984) spricht von einem »Sturz aus der Wirklichkeit«, der durch die Befundmitteilung ausgelöst wird. Die Untersuchung einer Krankenkasse zeigt, dass Krebs als das Leiden angesehen wird, vor dem sich die Deutschen am meisten fürchten. Die Umfrage unter ihren Versicherungsmitgliedern (»Vor welchem Leiden fürchten Sie sich am meisten?«) ergab folgende Antworten:

- Krebs 64,5%,
- Morbus Alzheimer 31,7%,
- Multiple Sklerose 13,3%,
- Aids 10,8%,
- Herzinfarkt 5,5%.

Obwohl laut Sterberegister mehr Menschen an den Folgen von Herz-Kreislauf-Erkrankungen als an Krebserkrankungen versterben, stuften die Befragten deren Angstpotential eher als gering ein (Freie Presse vom 11./12.02.1995).

Daher ist die Frage gerechtfertigt: Können sexuelle Beeinträchtigungen wirklich von Bedeutung sein in einer Situation, in der die Betroffenen vollständig von der Bewältigung ihrer Krebserkrankung und der damit assoziierten Ängste beansprucht sind? Viele würden diese Frage sicher verneinen, und für die Mehrzahl ist diese Einschätzung für den Zeitraum der Ersterkrankung und ihrer stationären Therapie auch zutreffend: Das sexuelle Erleben und Verhalten wird durch die krankheitsbezogene Ängste, damit verbundene beunruhigende Phantasien und Vorstellungen akut beeinträchtigt (Cranston-Cuebas u. Barlow 1990). Mit der Rückkehr in die »Normalität«, in den Lebensalltag werden jedoch auch diese Bedürfnisse wieder bedeutsam – sei es durch das Auftauchen eigener Wünsche und Phantasien, durch die Erwartungen des Partners oder die ständige Konfrontation mit dem Thema Sexualität in der Umwelt. Damit ergibt sich auch die Notwendigkeit des **Angebots** einer sexualmedizinischen Beratung, die von der Mehrzahl der onkologischen Patientinnen gewünscht wird (Corney et al. 1993; Jenkins 1988; Vincent et al. 1975).

41.2 Sexualität nach Mammakarzinom

Die Brust wird von der Mehrzahl der Frauen als Symbol ihrer Weiblichkeit, der eigenen Identität und erotischen Potenz sowie als eine Quelle körperlicher Lustempfindungen erlebt. Die meisten von Brustkrebs betroffenen Frauen fühlen sich daher sowohl durch die Erkrankung als auch durch den bevorstehenden Eingriff bedroht. »Es sind nicht nur die Blicke der Männer auf meinen Busen – er ist auch für mich selbst ein Symbol meiner Weiblichkeit und meiner körperlichen Attraktivität«, äußert dazu eine 42-jährige Frau.

Die Mehrzahl der Patientinnen erholt sich schrittweise in einem Zeitraum von ein bis zwei Jahren nach ihrer Ersterkrankung und erreicht eine zufrieden stellende Lebensqualität (Härtl et al. 2003; Meyerowitz et al. 1998). Die Sexualität bleibt jedoch trotz »erfolgreicher« Behandlung in vielen Fällen dauerhaft beeinträchtigt (Bukovic et al. 2005; Ganz et al. 1996; Meyerowitz et al. 1999; Schag et al. 1993). Sexualität ist ein somatopsychosomatisches Geschehen, bei dem sowohl körperliche als auch seelische Faktoren wirksam werden. Einschränkungen des sexuellen Erlebens und Verhaltens können daher durch körperliche und/oder seelische Ursachen bedingt werden.

> **Definition**
>
> Arentewicz u. Schmidt (1993) unterscheiden 6 verschiedene Kategorien von **Ursachenfaktoren**:
> - organische Ursachen,
> - Erwartungsängste,
> - Informations- und Erfahrungsdefizite,
> - Normen und Wertvorstellungen,
> - innerseelische Ängste und Konflikte,
> - Partnerschaftskonflikte.

Jeder dieser Faktoren kann alleine für die Entstehung und Aufrechterhaltung einer sexuellen Störung im Kontext einer Krebserkrankung verantwortlich sein, häufig kommt es zu einer Wechselwirkung mehrerer Ursachen.

41.3 Auswirkungen des operativen Vorgehens

Die möglichen Auswirkungen des operativen Vorgehens auf die Sexualität steht in unmittelbarem Zusammenhang mit der erforderlichen Radikalität des Eingriffs.

Negative Auswirkungen auf das Körperbild sind auch im Langzeitverlauf deutlich ausgeprägter nach einer Mastektomie als nach einem brusterhaltenden Eingriff (Engel et al. 2004; Härtl et al. 2003). Obwohl heute etwa 70% der operativen Eingriffe Brust erhaltend durchgeführt werden können, ist jedoch immer noch bei einer Reihe von Patientinnen eine Ablatio erforderlich. Margolis et al. (1990) finden dazu in ihrer Vergleichsstudie folgende Ergebnisse: Innerhalb der Gruppe der brustamputierten Frauen fühlen sich 78% nach der Behandlung weniger attraktiv als vorher, während dies nur bei 3% der Lumpektomiepatientinnen der Fall ist. Alle Mastektomiepatientinnen haben das Gefühl, infolge der Operation unbekleidet unattraktiv zu sein, jedoch keine in der anderen Gruppe. Nach einer Ablatio sind 57% beschämt über ihr Aussehen, nach der Lumpektomie nur 6%. Zum Zeitpunkt der Interviews lag die Therapie mindestens ein Jahr zurück. In einer retrospektiven Studie an 577 Patientinnen mit Mammakarzinom (Al-Ghazal et al. 2000) war das Ausmaß an postoperativer Unzufriedenheit und die Häufigkeit von sexuellen Beeinträchtigungen bei den Patientinnen mit Mastektomie am höchsten. Nach lokaler Exzision bzw. nach Rekonstruktion der Mamma ergab sich ein signifikant geringeres Ausmaß an postoperativen Problemen. Die Ergebnisse decken sich mit vielen anderer Studien (z. B. Curran et al 1998; Engel et al. 2004) sowie mit denen einer Metaanalyse von 18 Studien über die Auswirkungen einer Mastektomie im Vergleich zu Brust erhaltendem Vorgehen von Kiebert et al. (1991). Die Autoren fanden keinen substantiellen Unterschied in der Lebensqualität, den Einstellungen oder Ängsten der jeweiligen Frauen. Ein bedeutsamer Unterschied ergab sich dagegen bei der Zufriedenheit mit dem Körperbild und der Sexualität, die bei Brust erhaltendem Vorgehen deutlich besser war.

Berührungen im Bereich der Operationsnarbe werden unabhängig von der Art des durchgeführten Eingriffs von vielen Frauen als unlustvoll erlebt (Meyerowitz et al. 1999). Jochimsen (1985) zeigt, dass Patientinnen nach einer Mastektomie sogar vergleichsweise seltener Zärtlichkeiten wie das Küssen zulassen als solche nach Eingriffen bei Zervix-, Ovarial- und Endometriumkarzinom. Manche Frauen, die befürchten, der Anblick ihrer Operationsnarbe könne sich negativ auf das Lustempfinden ihres Partners auswirken, vermeiden beim Koitus die »Frau-oben-Stellung«, da in dieser Position die fehlende Brust am deutlichsten sichtbar wird. Einige ziehen sich in ihrer Partnerschaft auf Dauer sexuell zurück. Die Qualität der Beziehung scheint hier von großer Bedeutung: In der Studie von Bukovic et al. (2005) empfanden die meisten Patientinnen die Einstellung ihres Partners als gleich bleibend (39%) oder sogar besser (32%) nach der Behandlung und sie beschrieben ihn als sehr unterstützend und

zärtlich. Je mehr gegenseitiges Vertrauen und Zuneigung vorherrschen, desto besser gelingt die Anpassung an die krankheitsbedingten Veränderungen.

Die Mehrzahl der Betroffenen versucht, den Defekt über eine operative Rekonstruktion oder das Tragen externer Brustprothesen zu beheben. Die Frauen zeigen nach operativer Rekonstruktion eine größere Zufriedenheit mit ihrer Sexualität als vor dem Eingriff bei gleichbleibender oder zunehmende Häufigkeit sexueller Aktivitäten (Teimourian u. Adham 1982; Gerard 1982; Rowland et al. 1993). Die Zufriedenheit der Frauen nach einer operativen Brustrekonstruktion ist allerdings nicht unbedingt wesentlich größer als bei Tragen einer konventionellen externen Brustprothese. Der Prozentsatz der zufriedenen und sehr zufriedenen Frauen betrug in einer Studie von Reaby u. Hort (1991) nach Operation 87%, bei Anwendung einer Prothese 77%. Neuere externe Brustprothesen haften direkt auf der Haut, ermöglichen es den Frauen, sich selbstsicher zu kleiden und zu bewegen und führen so zu einer größeren Selbstsicherheit im alltäglichen Umgang (Münstedt et al. 1998).

Mehrere Studien belegen die Vorteile einer sofortigen im Vergleich zu einer zeitlich späteren Brustrekonstruktion (Rosenqvist et al. 1996; Spauwea et al. 1998; Al-Ghazal et al. 2000). Die Patientinnen zeigen ein geringeres Ausmaß an Angst, Depression und Körperbildstörungen. Die subjektive Einschätzung der eigenen sexuellen Attraktivität erscheint besser (Al-Ghazal et al. 2000), die einen bedeutsamen Prädiktor für die Wiederaufnahme sexueller Beziehungen nach der Operation darstellt (Stevens et al. 1984).

Frauen entscheiden sich eher dann für eine Lumpektomie als für eine Mastektomie, wenn sie eine postoperative Störung ihres Körperbildes fürchten, ihre Brüste als bedeutsam für ihr Selbstwertgefühl halten und glauben, größere Schwierigkeiten bei der Anpassung an das veränderte Körperbild zu haben (Ashcroft et al. 1985; Margolis et al. 1989). Frauen, die über einen zusätzlichen operativen Eingriff besorgt sind, wegen des zu erwartenden kosmetischen Ergebnisses eher unsicher sind oder denken, dass sie zu alt sind bzw. in einer befriedigenden Beziehung leben, entscheiden sich eher gegen einen rekonstruktiven Eingriff (Brown 1991). Bei Frauen, die durch den operativen Eingriff die Qualität ihrer sexuellen Beziehung zu ihrem Partner zu verbessern hoffen, besteht das Risiko einer Enttäuschung – insbesondere dann, wenn Beziehungsprobleme bereits vor der Mastektomie bestanden (Rowland et al. 1993).

Die vorliegende wissenschaftliche Literatur fokussiert vor allem auf mögliche negative Effekte des Eingriffs. Dabei bedeutet er nicht zwangsläufig einen Verlust an Lebensqualität – vor allem wenn die Betroffenen in den klinischen Entscheidungsfindungsprozess miteinbezogen werden (Gerber u. Krause 1997). Die Mastektomie kann ebenso Entwicklungsprozesse anstoßen, die neue Lebensperspektiven, eine vermehrte Zufriedenheit mit der Partnerschaft und eine größere Lebenszufriedenheit bewirken (Gyllensköld 1980; Morris 1979; Wilkin 1978).

Einige Studien zeigen außerdem, dass eine Brustamputation nicht zwangsläufig zu einer Verschlechterung des sexuellen Verhaltens führen muss, sondern es sehr darauf ankommt, welche Unterstützung die Frauen bei ihrer Krankheitsbewältigung erfahren.

> ❗ Schover et al. (1995) vertreten aufgrund ihrer retrospektiven Studie an über 200 Frauen die Auffassung, dass der allgemeine Gesundheitszustand, die Qualität der partnerschaftlichen Beziehung, ein schlechtes präoperatives Körperbild, ein niedriger Bildungsstand und das prämorbide Sexualleben viel bessere Prädiktoren für die spätere Sexualität sind als das Ausmaß des Eingriffs.

Durch die bei dem operativen Eingriff unvermeidliche Durchtrennung von Nervenbahnen treten in einer Reihe von Fällen postoperativ Wund- und Narbenschmerzen auf, oder es entsteht eine vorübergehende oder auch dauerhafte Taubheit bzw. Überempfindlichkeit von Hautbezirken. Sie kann über die Innenseite des Oberarmes und die Brustwand bis in den Rücken reichen. Um diese Bereiche zu schonen, können sie während des sexuellen Verkehrs durch Kissen gestützt werden. Außerdem sollten Stellungen vermieden werden, bei denen das Gewicht des Partners auf dem Arm oder der Brustwand lastet. In seltenen Fällen kommt es sogar zu »Phantomschmerzen« der entfernten Brust, d. h., die Brust wird schmerzhaft wahrgenommen, obwohl sie nicht mehr vorhanden ist. Im Bereich der Operationsnarbe treten manchmal schmerzhafte Spannungszustände auf, die durch den Verlust mehr oder weniger großer Haut- und Muskelanteile verursacht werden. Außerdem ist die normalerweise vorhandene Verschieblichkeit der Haut auf der Unterhaut häufig durch Verklebungen eingeschränkt. Beides kann neben der oben beschriebenen örtlichen Taubheit bzw. Überempfindlichkeit bei Berührungen Missempfindungen auslösen. Regelmäßige gymnastische Übungen sowie krankengymnastische Behandlungen können diese Beschwerden schrittweise beseitigen.

41.4 Chemotherapie

Eine adjuvante Chemotherapie kann in Abhängigkeit von den zum Einsatz kommenden Substanzen und deren Dosierung zu einer vorübergehenden Amenorrhoe führen, die aber bei Frauen unter 40 Jahren in 50–60% der Fälle reversibel ist. Im Gegensatz zu einer alleinigen Hormon- und Strahlentherapie ist das Ausmaß sexueller Dysfunktionen (verminderte Appetenz, mangelnde vaginale Lubrikation, Dyspareunie, sexuelle Befriedigung) nach einer zusätzlichen Chemotherapie vorübergehend deutlich erhöht (Schover 1991; Wilmoth 1997; Young-McCaughan 1996). Ein durch die Chemotherapie induzierter Gewichtsverlust und Fatigue können zusätzlich die Sexualität beeinträchtigen.

41.5 Strahlentherapie

Bei der Strahlentherapie kommt es neben akuten lokalen Auswirkungen (z. B. Rötung bis Blasenbildung) im bestrahlten Bereich gelegentlich zu einer nachfolgend vermehrten Hautpigmentierung, zu Erweiterungen der Blutgefäße sowie in etwa 6% der Fälle zu einer Strahlenfibrose mit Verhärtungen oder Schrumpfungen des Gewebes. Neben diesen das Körperbild betreffenden Nebenwirkungen kann Fatigue die Sexualität beeinträchtigen (Graydon 1994).

Die operative und Strahlentherapie im Bereich der Axilla hat in einer Reihe von Fällen ein Lymphödem zur Folge. Die meisten Ödeme entwickeln sich in den ersten zwei bis fünf Jahren nach der Primärtherapie; es können aber auch noch Jahre später neue, nicht krebsbedingte Ödeme entstehen. Die angegebenen Häufigkeiten schwanken zwischen 28% und 38% (Kissen et al. 1986; Woods et al. 1986). Die Häufigkeit des Auftretens ist abhängig von der Radikalität der Primärtherapie, von der Größe des Primärtumors und dem regionären Lymphknotenstatus. Die Einschränkung der Radikalität reduziert die Ödemhäufigkeit und verbessert die Lebensqualität. Bei bestehendem Armlymphödem lässt sich leider therapeutisch oft nur eine Reduzierung des Ödems erreichen. Im Vergleich zu davon nicht betroffenen Frauen beschreiben sich diejenigen mit Lymphödem als in ihrer Sexualität zusätzlich beeinträchtigt (Tobin et al. 1993). Daher erscheint eine frühzeitige Aufklärung über Möglichkeiten der Prävention bzw. symptomatischen Behandlung sinnvoll.

41.6   Systemische Therapie

Die adjuvante Hormontherapie weist im Allgemeinen weniger Nebenwirkungen auf als eine Chemotherapie. Die so behandelten Frauen müssen aber mit den für die Wechseljahre typischen Symptomen wie Hitzewallungen, Schwitzen, Trockenheit der Scheide und dadurch verursachte Schmerzen beim sexuellen Verkehr rechnen. Gelegentlich kommt es zu Schlafstörungen, Depressionen sowie einem teilweisen oder vollständigen Verlust des sexuellen Begehrens. Dabei fühlen sich prämenopausal erkrankte Frauen besonders häufig beeinträchtigt. Ob die Trockenheit der Scheide durch die adjuvante Hormontherapie verursacht wird oder anderen Ursachen zuzuschreiben ist, ist umstritten (Day et al. 1999).

41.7   Wechselwirkungen unterschiedlicher Ursachen

In vielen Fällen kommt es zu einer sich ergänzenden Wechselwirkung zwischen körperlichen und seelischen Faktoren. Um eine bestehende Symptomatik differentialdiagnostisch richtig einschätzen zu können, bedarf es deshalb sowohl einer organmedizinisch als auch einer psychosomatisch orientierten Befundabklärung.

Ein Verständnis für die jeweiligen Hintergründe und Ursachenfaktoren einer sexuellen Störung ist jedoch für eine angemessene Beratung und therapeutische Hilfestellung unumgänglich. Dabei spielen auch lebensgeschichtlich erworbene und kulturelle Faktoren eine bedeutsame Rolle. Für viele Menschen ändert sich die Bedeutung der Sexualität in verschiedenen Lebensabschnitten und Phasen einer Partnerschaft. Befragungen zeigen, dass mit zunehmender Dauer einer Partnerschaft die Bedeutung der Sexualität in den Hintergrund tritt und andere Aspekte an Bedeutung gewinnen. Die gemeinsam geteilte Zärtlichkeit wird von vielen älteren Paaren als wichtiger eingeschätzt, als der möglichst häufige Vollzug des Beischlafs – auch wenn es natürlich eine große Spannbreite ganz unterschiedlicher individueller Erfahrungen gibt. Die Untersuchungen belegen jedoch auch, dass die meisten Menschen die eigene Körperlichkeit und Sexualität bis ins hohe Alter hinein als einen wichtigen Teil der eigenen Person ansehen. Die Sexualität bleibt auch für viele ältere Menschen bedeutsam – selbst wenn sie schon lange nicht mehr aktiv mit einem Partner geteilt wird.

Die unterschiedliche Bedeutung und das individuelle Erleben der eigenen Sexualität sind auch dafür verantwortlich, dass Frauen in ganz verschiedener Weise auf krankheitsbedingte Einschränkungen ihrer Sexualität reagieren. Während die eine unter ihrer sexuellen Beeinträchtigung in hohem Maß leidet, erlebt sie eine andere eher mit Gleichgültigkeit oder sogar mit Erleichterung: »Endlich habe ich einen Grund, um mich den Wünschen und Anforderungen meines Partners entziehen zu können« (Äußerung einer 54-jährigen Patientin). Die eigenen lebensgeschichtlichen Erfahrungen spielen dabei eine wichtige Rolle: Frauen, die in jüngeren Jahren Freude an sexueller Aktivität fanden, versuchen in einer solchen Situation eher, neue Formen von Zärtlichkeit und Körperkontakt zu entwickeln. Andere, die ihr Leben lang unter sexuellen Schuldgefühlen (»Sexualität ist etwas Schmutziges«), sexuellen Forderungen oder Gewalterfahrungen gelitten haben, sind eher froh, dass sie das Kapitel Sexualität für sich abschließen können.

41.8   Sexuelles Erleben vor der Krebserkrankung

Bei der Anamneseerhebung und dem Versuch einer differentialdiagnostischen Einordnung der sexuellen Störung muss auch das sexuelle Erleben der Patientin *vor* der Krebserkrankung erfasst werden. Die Befunde dazu sind heterogen: Bei Bukovic et al. (2005) waren vor Therapiebeginn 72% der Patientinnen mit ihrer Sexualität zufrieden. In einer Studie von Meyerowitz et al. (1999) an 863 Patientinnen mit Brustkrebs war es dagegen bei 51% der Befragten in den letzten 5 Jahren vor der Operation zu keiner sexuellen Begegnung mehr mit einem Partner gekommen. Von den Frauen, die mit einem Partner zusammen lebten und sexuell inaktiv waren, bewerteten 60% das Thema Sexualität als nicht wichtig für ihr Leben. Es sollte dabei auch nicht selbstverständlich davon ausgegangen werden, dass die Patientin heterosexuell orientiert ist (Boehmer u. Case 2004). Daneben ist bei vielen Frauen mit einer bereits prämorbid bestehenden sexuellen Funktionsstörung unterschiedlichster Ursache zu rechnen. Eine Untersuchung von Frauen und Männern, die wegen unterschiedlichster Beschwerden ihren Hausarzt aufsuchten (Buddeberg et al. 1984), zeigt, dass 29% der Frauen und 25% der Männer eine länger dauernde sexuelle Störung aufweisen. Die Frauen klagen vor allem über Dyspareunie, Erregungs- und Orgasmusstörungen;

neuere Befragungen zeigen eine deutliche Zunahme der Appetenzstörungen i. S. eines verminderten sexuellen Verlangens. Werden bei der Befunderhebung prämorbide sexuelle Störungen genannt, müssen deren Ursachen mit berücksichtigt werden, um eine therapeutischen Erfolg erreichen zu können.

41.9 Begleitende psychische und psychosomatische Störungen

Das sexuelle Erleben und Verhalten eines Menschen können nicht losgelöst von seiner Gesamtpersönlichkeit werden sehen. Eine adäquate Verarbeitung einer Krebserkrankung und ihrer Folgen kann z. B. durch das Vorliegen psychischer Störungen zusätzlich erschwert werden. Studien zur Prävalenz psychischer Erkrankungen bei Krankenhauspatienten zeigen, dass ein nicht unerheblicher Teil stationär behandelter Patienten psychische Auffälligkeiten im Sinne der ICD-10 aufweist. So ergibt sich aus einer Metaanalyse von 12 Studien an chirurgischen und internistischen Krankenhauspatienten (Herzog u. Hartmann 1990) eine mittlere Prävalenzrate von 32% für psychische Störungen. Ähnliche Häufigkeitsangaben werden auch in anderen empirischen Untersuchungen genannt (z. B. Stuhr u. Haag 1989; Bell et al. 1991); etwa ein Drittel der Patienten eines Allgemeinkrankenhauses muss als psychisch auffällig und behandlungsbedürftig angesehen werden. Als häufigste Diagnosen werden depressive Störungen, Angststörungen und Suchtmittelabhängigkeit genannt. Dazu leiden Frauen häufiger unter den Folgen sexueller Gewalt, z. B. sexuellem Missbrauch in der Kindheit oder sexueller Nötigung und Vergewaltigung im Erwachsenenalter. Die Folgen dieser traumatischen Übergriffe auf das Selbsterleben, die Gesundheit und die Sexualität sind vielfältig. Auch wenn hierzu bisher kaum gezielte empirische Untersuchungen durchgeführt worden sind, ist zu vermuten, dass die Verarbeitung sexueller Einschränkungen erschwert wird, wenn zusätzlich psychische Beeinträchtigungen vorliegen.

41.10 Möglichkeiten, das sexuelle Erleben anzusprechen

Sexuelle Störungen werden bisher in unseren Krankenhäusern eher mit Stillschweigen »behandelt«, obwohl

diese für die Betroffenen eine erhebliche Beeinträchtigung ihrer Lebensqualität bedeuten können. Balint (1980) äußerte im Zusammenhang mit der Arzt-Patient-Beziehung: »Nirgends sind die Schwierigkeiten, denen sich ein Arzt gegenübersieht, so groß wie auf sexuellem Gebiet. Sobald er mit irgendeinem damit in Beziehung stehenden Problem zu tun hat, kann er nicht umhin, seine eigenen Ansichten und Überzeugungen darüber zu enthüllen« (S. 306). Voraussetzung für ein offenes Gespräch über Sexualität ist, eine von eigenen (Vor-)Urteilen freie Atmosphäre zu schaffen, damit die Betroffenen unbelastet ihre eigenen sexuellen Erfahrungen, Wünsche oder Konflikte offen legen können. Bei einer sexualmedizinischen Beratung ausländischer Patientinnen ist dabei darauf zu achten, dass in deren Herkunftsland vielleicht ganz andere Normen und Wertvorstellungen über Sexualität vorherrschen. Eine Auseinandersetzung mit der eigenen sexuellen Entwicklungsgeschichte, den bisherigen positiven und negativen Erfahrungen, Phantasien, Wünschen und vielleicht auch Ängsten erleichtert das Gespräch mit der Patientin.

Die Rahmenbedingungen einer Klinik haben natürlich nicht unerhebliche Auswirkungen auf Verlauf und Inhalte des Gesprächs. In einem 3-Bett-Zimmer ist es beispielsweise kaum möglich, mit einer Kranken über vertrauliche Themen wie deren Paarbeziehung und Sexualität zu sprechen. Immer kürzer werdenden Verweilzeiten in den Kliniken lassen kaum noch ein Vertrauensverhältnis zwischen Behandelnden und ihren Patientinnen entstehen. Laut einer Befragung von 200 Mammakarzinompatientinnen einer onkologischen Ambulanz (Kirstgen u. Bastert 1994) können weniger als die Hälfte der Patientinnen (44,2%) ihre psychischen Belastungen wirklich gut in der Nachsorge besprechen. Von den untersuchten Patientinnen möchten 77,5%, dass sich die Klinik mehr um seelische Probleme ihrer Krebspatientinnen kümmert. Konstante Ansprechpartner werden von 80% der Befragten für ihre Probleme in der Nachsorge gewünscht. Der häufige Personalwechsel in vielen Kliniken und das damit verbundene immer wieder neue Einstellen auf einen fremden Menschen und das Erzählen-Müssen der eigenen Krankengeschichte wird von den Patientinnen als besonders belastend erlebt.

Auf die Frage, ob besser ein Arzt oder eine Ärztin mit der Patientin über das Thema Sexualität sprechen sollte, gibt es keine eindeutige Antwort. Die Qualität des Verstehens eines sexuellen Problems ist nicht primär geschlechtsgebunden: Eine Frau hat nicht selbstverständlich den besseren Zugang zu einer Frau, nur weil sie selbst eine Frau ist. Wenn sie möglicherweise durch Vorurteile oder eine gehemmte, ängstliche Haltung gegenüber ihrer eigenen Sexualität blockiert ist, wird sich dies natürlich auch auf das Gespräch mit der Patientin störend auswirken. Es kann für eine Patientin sogar hilfreich sein, die Erfahrung zu machen, dass sie mit einem Angehörigen des anderen Geschlechts über ein sexuelles Problem sprechen kann und Verständnis und Akzeptanz dafür findet. In manchen Fällen hilft es, unmittelbar danach zu fragen: »Vielleicht ist es für Sie ungewohnt, mit einem Mann so über dieses Thema offen zu reden.« Dies eröffnet der Patientin den Freiraum, über ihre diesbezüglichen Ängste oder Schamgefühle zu sprechen.

In Gesprächen mit Ärzten werden immer wieder Hemmungen deutlich, das Sexuelle anzusprechen, der Kranken damit vielleicht zu nahe zu treten und aversive Reaktionen zu provozieren. Der Alltag zeigt, dass dies bei taktvollem Vorgehen jedoch ausgesprochen selten geschieht. Offene Fragen wie »Hat sich durch ihre Erkrankung etwas in ihrer Partnerschaft und Sexualität verändert?« lassen ebenso eine Abwehr zu (Patientin: »Nein, da ist alles normal!«) wie auch ein schrittweises Sich-Einlassen auf das Thema (Patientin: »Ja, aber es fällt mir schwer, darüber zu sprechen«). Dies gilt in gleicher Weise für den Einsatz von Fragebögen zur Erfassung der sexuellen Zufriedenheit im Rahmen von klinischen Studien. In einer von Stead et al. (1999) durchgeführten Befragung bewerteten die Frauen den Einsatz dieser Fragebögen eher als positiv. Der Partner sollte dabei so frühzeitig wie möglich mit einbezogen werden (Lamb u. Sheldon 1994).

Die medizinische Ausbildung führt eher zu einer »symptomorientierten Sichtweise«, d. h., sie fragt nach Krankheiten, Symptombildungen oder Funktionsausfällen usw. Dieser Ansatz ist als Zugangsweg zum Thema Sexualität eher ungeeignet, da die Patientinnen ihre sexuellen Probleme häufig selbst als »Versagen« interpretieren. Es wirkt entlastend, nach der Zufriedenheit oder möglichen Veränderungen der Sexualität zu fragen. Die problemorientierte Ausrichtung eines Gespräches verführt auch dazu, schnell nach einer »Lösung« zu suchen. Das vorschnelle Angebot von Lösungen verhindert jedoch in einer Reihe von Fällen die zuvor notwendige Auseinandersetzung mit Gefühlen oder einer notwendigen Trauerarbeit über irreversible Verluste von sexuellen Funktionen.

41.11 Therapeutische Möglichkeiten

Viele ärztliche Kollegen halten sich schon allein aufgrund ihrer unzureichenden sexualmedizinischen Ausbildung für diesen Problembereich nicht zuständig und versuchen ihre Patientinnen – wenn sexuelle Störungen überhaupt zur Sprache kommen – an einen niedergelassenen Psychiater oder Psychotherapeuten zu überweisen. Die klinische Erfahrung zeigt jedoch, dass solche Überweisungen häufig nicht »befolgt« werden. Die Ursache dafür ist sicher nicht nur an den immer noch weit verbreiteten sozialen Vorurteilen gegenüber den psychiatrischen Diensten zu sehen, sondern in dem besonderen Vertrauensverhältnis zwischen Arzt und Patientin. Viele ringen lange Zeit mit ihren Schamgefühlen, bis sie sich wagen, ein sexuelles Problem anzusprechen. Eine Überweisung wird dann häufig als Kränkung erlebt. Eine Patientin kommentierte das mit der Bemerkung: »Jetzt habe ich mich endlich getraut, das anzusprechen und dann schickt er mich damit wieder weg. Ihm gegenüber kann ich mir das gerade noch vorstellen, darüber zu sprechen – aber gegenüber jemand mir wildfremden? Auf keinen Fall!«

Sexualberatung sollte deshalb – soweit wie möglich – in der Hand des onkologischen Behandlungsteams verbleiben. Sprechen über Sexualität bedeutet jedoch nicht automatisch eine sich über viele Stunden hinweg ziehende Auseinandersetzung mit unbewussten Konflikten der Patientin, die weder im Klinik- noch im Praxisalltag geleistet werden kann. Häufig geht es statt dessen um konkrete Informationen oder symptombezogene Behandlungsempfehlungen (Ganz et al. 2000).

> **ⓘ Praxistipp**
> Die Vermittlung von schriftlichem Informationsmaterial stellt eine weitere Möglichkeit der Unterstützung dar. Hier sei besonders auf die Broschüre »Krebspatientin und Sexualität« des Deutschen Krebsforschungszentrums DKFZ (1997) hingewiesen, die Interessierte kostenlos anfordern können und auch über die Internetseite des DKFZ (www.krebsinformation.de) eingesehen werden kann. In gleicher Weise eignet sich das Buch »Krebs und Sexualität. Ein Ratgeber für Patienten und ihre Partner« von Zettl u. Hartlapp (2000), das über den Buchhandel erhältlich ist.

Therapeutische Hilfestellungen sind auf unterschiedlichen Ebenen möglich. Das Plissit-Modell (Annon u. Robinson 1978; Annon 1987) beschreibt 4 aufeinander aufbauende Stufen potentieller Interventionsformen, die zur Prävention bzw. Behandlung sexueller Störungen zur Anwendung kommen können:

- **P = Permission (Erlaubnis):** Der Arzt gibt durch direkte oder indirekte Äußerungen zu erkennen, dass er bereit ist, auch über sexuelle Probleme zu sprechen. Die Mitteilung an die Patientin, dass sie über ihr sexuelles Erleben sprechen kann, ist als eine der wichtigsten Interventionen überhaupt anzusehen. Dies kann durch eine offene Frage zum Ausdruck kommen, z. B. »Hat sich durch Ihre Erkrankung etwas in Ihrer Sexualität verändert?« Mehrere Untersuchungen (z. B. Vincent et al. 1984) belegen, dass Patientinnen auf eine solche Aufforderung warten und das Thema nicht von sich aus ansprechen. Stehen therapeutische Maßnahmen an, die die Sexualität möglicherweise beeinträchtigen werden, sollte darauf schon zuvor hingewiesen werden. Dies geschieht am besten nicht nur im Rahmen der ärztlichen Aufklärung über unerwünschte Nebenwirkungen, sondern auch in Form eines Unterstützungsangebotes, z. B. »Sollte sich durch die Behandlung etwas in Ihrer Sexualität verändern oder Probleme auftreten, sprechen Sie mich darauf an. Ich werde dann gemeinsam mit Ihnen nach Lösungsmöglichkeiten suchen.«
- **LI = Limited Information (begrenzte Information):** Der Arzt vermittelt der Patientin Informationen über anatomische, physiologische oder psychologische Aspekte des jeweiligen Problems. Beispiel: Sie muss über den Zeitpunkt informiert werden, ab dem ein sexueller Kontakt aus medizinischer Sicht wieder möglich ist. Dies wird in der Regel etwa 6 Wochen nach einem operativen Eingriff und ca. 4 Wochen nach dem Abschluss einer Strahlentherapie sein. Gleiches gilt aber auch für Fehlvorstellungen und Wissensdefizite über die Sexualität, die einer Korrektur bedürfen.
- **SS = Specific Suggestions (spezifische Empfehlungen):** Der Arzt gibt direkte Informationen oder Ratschläge, wie ein sexuelles Problem angegangen oder gelöst werden kann, z. B. die Verwendung eines Gleitgels beim sexuellen Verkehr, wenn das Scheidenepithel durch eine Strahlen- oder Chemotherapie verändert ist. Die Empfehlungen können aber auch das Verhalten der Patientin ihrem Partner gegenüber betreffen, um eine gemeinsame Problemlösung zu erleichtern.
- **IT = Intensive Therapy (intensive Therapie):** Bei neurotisch bedingten oder aufrecht erhaltenen sexuellen Störungen ist die Anwendung einer Psychotherapie oder Sexualtherapie als gezielte Intervention indiziert.

Dies gilt ebenso in den Fällen, in denen Traumata, soziale Ängste, Unsicherheiten in der eigenen Geschlechtsrolle oder ein deutlich greifbarer Partnerschaftskonflikt die Symptomatik verschärfen und eine adäquate Problemlösung verhindern. Viele Patienten sind dankbar, wenn ihnen dabei Unterstützung durch Weitergabe entsprechender Kontaktadressen von niedergelassenen ärztlichen oder psychologischen Psychotherapeuten, einen Sexualtherapeuten oder eine Sexualberatungsstelle (z. B. die Einrichtungen von pro familia) gewährt wird.

Bei sexuellen Problemen bedarf es nicht immer viele Stunden umfassender Gespräche. Nicht selten hat schon ein kurzes Gespräch eine therapeutische Wirkung. Dies wird beispielsweise schon dadurch erreichen, dass

- die Patientin erlebt, dass sie über ihr sexuelles Problem sprechen kann. Diese »Vorbildfunktion« ermöglicht es in der Folge vielleicht auch, dass sie zu Hause mit ihrem Partner darüber sprechen kann;
- sich die Patientin in ihren Empfindungen angenommen fühlt und nicht versucht wird, sie ihr auszureden (z. B. »Sie brauchen sich deshalb nicht zu schämen!«);
- der Arzt Empfindungen benennt, die die Patientin vielleicht selbst noch nicht ansprechen kann, und sie dadurch einer weiteren Bearbeitung zuführt;
- negative Emotionen wie Ängste, aversive Gefühle oder Befürchtungen geklärt und konkrete Hilfestellungen gegeben werden (z. B.: »Wie vermeide ich Schamgefühle, wenn mich mein Partner unbekleidet sieht?«);
- die Patientin und ihr Partner dazu ermutigt werden, ihr sexuelles Verhaltensrepertoire zu erweitern und dadurch krankheitsbedingte Beeinträchtigungen zu reduzieren;
- die Patientin auf mögliche verunsichernde oder ablehnende Reaktionen der Außenwelt vorbereitet wird und ihr dazu Bewältigungsmechanismen vermittelt werden (z. B. »Wie eröffne ich einem neuen Partner, dass ich eine Brustprothese trage?«);

Das Gespräch am Krankenbett ist oft bereits »Therapie«. In manchen Fällen ist es die erste Aussprache überhaupt über sexuelle Probleme und ermöglicht in der Folge eine erste gemeinsame Aussprache mit dem Partner. Der Arzt dient hier i. S. eines »learning by doing« als Vermittler für die verbale Kommunikation über Sexualität.

Wenn seelische Ursachen eine zentrale Rolle bei der Auslösung oder Aufrechterhaltung einer sexuellen Störung spielen, muss an ein psychotherapeutisches Vorgehen gedacht werden. Mögliche Indikationen sind:

- Die sexuelle Störung ist überwiegend seelisch verursacht.
- Die sexuelle Störung ist zwar körperlich bedingt, aber seelische Faktoren (z. B. neurotische Konflikte) sind dafür verantwortlich, dass eine adäquate Bewältigung misslingt.
- Das sexuelle Problem hat eine massive Selbstwertstörung zur Folge, die sich in zunehmendem Rückzug gegenüber dem Partner äußert.
- Die sexuelle Störung ist nicht ursächlich zu behandeln, und es gelingt der Patientin nicht, den Verlust zu akzeptieren oder zu ertragen.
- Durch die Erkrankung und/oder ihre Behandlung werden bereits vorher bestehende Partnerschaftskonflikte aktualisiert, die sich störend auf die Sexualität auswirken.

Die Motivierung eines Patienten zu einer psychotherapeutischen oder sexualtherapeutischen Behandlung stellt eine wichtige Hilfestellung dar. Grundsätzlich ist zwischen einer Psychotherapie und einer Sexualtherapie zu unterscheiden, auch wenn die Grenzen zwischen beiden fließend verlaufen und gerade im Bereich der Sexualtherapien zunehmend begleitende seelische Konflikte und die Paardynamik mit einbezogen werden. Bei einer Psychotherapie geht es ganz allgemein um die Behandlung von seelischen Konflikten und Ängsten, die sich auch auf die Sexualität auswirken können. Im Mittelpunkt steht aber nicht die gezielte Behandlung einer sexuellen Störung. Im Gegensatz dazu legt die Sexualtherapie den Schwerpunkt auf die Behandlung der sexuellen Störung und berücksichtigt dabei die Gesamtpersönlichkeit der Patientin nur insoweit, wie es für die erfolgreiche Beseitigung des sexuellen Symptoms erforderlich ist. Die Sexualtherapie stellt allerdings derzeit keine kassenärztliche Leistung dar; die Kosten müssen daher von den Patientinnen selbst getragen werden.

🕐 Praxistipp

Die Suche nach einem qualifiziert ausgebildeten Therapeuten sollte wegen des für den Laien vollkommen undurchschaubaren »Psychotherapiedschungels« nicht immer der Betroffenen alleine überlassen werden. Beratungsstellen von Pro Familia bieten qualifizierte Beratungen an oder können bei der Vermittlung in eine Sexualtherapie behilflich sein.

Fazit

Zu einer patientengerechten psychosozialen Betreuung gehört auch das Angebot einer sexualmedizinischen Beratung. Frühzeitige Informationen beugen dabei in vielen Fällen der Entstehung chronifizierter sexueller Störungen mit einer nur noch schwer zu unterbrechenden Eigendynamik (z. B. zunehmendes Vermeidungsverhalten) vor. Kommt es durch eine Krebserkrankung zu irreversiblen Funktionseinbußen, gilt ganz allgemein: Eine Frau mag durch die Krankheit oder Therapiefolgen in ihren Fähigkeiten eingeschränkt sein, den Geschlechtsakt zu vollziehen. Das heißt aber nicht, dass sie deshalb automatisch über keine Sexualität mehr verfügt. Gerade auch in diesen Fällen, in denen der Aufbau neuer Formen körperlicher Nähe und Befriedigung notwendig wird, ist eine Sexualberatung von Patientinnen und deren Partnern eine wichtige Aufgabe.

Literatur

Al-Ghazal SK, Fallowfield L, Blamey RW (2000) Comparison of psychological aspects and patient satisfaction following breast conserving surgery, simple mastectomy and breast reconstruction. Eur J Cancer 36(15): 1938–1943

Al-Ghazal SK, Sully L, Fallowfield L, Blamey RW (2000) The psychological impact of immediate rather than delayed breast reconstruction. Eur J Surg Oncol 26: 17–19

Annon JS (1987) Einfache Verhaltenstherapie bei sexuellen Problemen. In: Swanson J, Forrest KA (Hrsg) Die Sexualität des Mannes. Deutscher Ärzte Verlag, Köln

Annon JS, Robinson CH (1978) The use of vicarious learning in the treatment of sexual concerns. In: LoPiccolo JL (ed) Handbook of sex therapy. Plenum, New York

Arentewicz G, Schmidt G (1993) Sexuell gestörte Beziehungen. 3. Aufl. Springer, Berlin Heidelberg New York Tokio

Balint M (1980) Der Arzt, sein Patient und die Krankheit. Klett-Cotta, Stuttgart

Ashcroft JJ, Leinster SJ, Slade PA (1985) Breast-cancer patient choice of treatment: preliminary communication. J Royal Soc Med 78: 43–46

Bell G, Reinstein DZ, Rajiyah G, Rosser R (1991) Psychiatric screening of admissions to an accident and emergency ward. Brit J Psychiatry 158: 554–557

Boehmer U, Case P (2004) physicians don't ask, sometimes patients tell. Disclosure of sexual orientation among women with breast carcinoma. Cancer 101(8): 1882–1889

Brown HG (1991) Patient issues in breast reconstruction. Cancer 5: 1167–1169

Buddeberg C, Hess D, Merz J (1984) Sexuelle Probleme von Patienten in der Allgemeinpraxis. Schweiz Rundschau Med Prax 73: 1113–1118

Bukovic D, Fajdic J, Hrgovic Z, Kaufmann M, Hojsak I, Stanceric T (2005) Sexual dysfunction in breast cancer survivors. Onkologie 28: 29–34

Corney RH, Crowther ME, Everett H, Howells A, Sheperd JH (1993) Psychosexual dysfunction in women with gynaecological cancer following radical pelvic surgery. BR J Obstet Gynaecol 100: 73–78

Cranston-Cuebas MA, Barlow DH (1990) Cognitive and affective contributions to sexual functioning. Ann Rev Sex Res 1: 119–161

Curran D, van Dongen JP, Aaronson NK (1998) Quality of life of early-stage breast cancer patients treated with radical mastectomy or breast-conserving procedures: results of the EORTC Trial 10801. The European Organisation for Research and Treatment of Cancer (EORTC), Breast Cancer Co-operative Group (BCCG). Eur J Cancer 34: 307–314

Day R, Ganz PA, Costantino JP, Cronin WM, Wickerham DL, Fisher B (1999) Health-related quality of life and tamoxifen in breast cancer prevention: a report from the National Surgical Adjuvant Breast and Bowel Project P-1 study. J Clin Oncol 17: 2659–2669

Deutsches Krebsforschungszentrum (Hrsg) (1997): Krebspatientin und Sexualität. Eigenverlag, Heidelberg

Engel J, Kerr J, Schlesinger-Raab A, Sauer H, Hölzel D (2004) Quality of life following breast-conserving therapy or mastectomy: results of a 5-year prospective study. Breast J 10(3): 223–231

Ganz PA, Coscarelli A, Fred C (1996) Breast cancer survivors: Psychosocial concerns and quality of life. Breast Cancer Res Treat 38: 183–199

Ganz PA, Greendale GA, Petersen L, Zibecchi L, Kahn B, Belin TR (2000) Managing menopausal symptoms in breast cancer survivors: results of a randomized controlled trial. J Nat Cancer Inst 92(13): 1054–1064

Gerard D (1982) Sexual functioning after mastectomy: life vs. lab. J Sex Marital Ther 8: 305–315

Gerber B, Krause A (1997) Lebensqualität in Abhängigkeit von der Aufklärung über mögliche Operationsverfahren beim primären Mammakarzinom. Zentralbl Gynäkol 119: 149–153

Gerdes N (1984) Der Sturz aus der normalen Wirklichkeit und die Suche nach dem Sinn. In: Deutsche Arbeitsgemeinschaft für Psychoonkologie (Hrsg) Ergebnisbericht der 2. Jahrestagung der Deutschen Arbeitsgemeinschaft für Psychoonkologie, Bad Herrenalb, S 28–56

Graydon JE (1994) Women with breast cancer: their quality of life following a course of radiation therapy. J Adv Nurs 19: 617–622

Gyllensköld K (1980) Die Krisenstadien von Cullberg nach Mitteilung der Diagnose »Krebs«. Therapiewoche 30: 723–725

Härtl K, Janni W, Kästner R, Sommer H, Stauber M (2003) Brustkrebspatientinnen: Körperbild und Lebensqualität im Langzeitverlauf. In: Neises M et al. (Hrsg) Psychosomatische Gynäkologie und Geburtshilfe. Beiträge der Jahrestagung 2002 der DGPFG. Psychosozial-Verlag, Gießen, S 191–197

Herzog T, Hartmann A (1990) Psychiatrische, psychosomatische und medizinpsychologische Konsiliar- und Liaisontätigkeit in der Bundesrepublik Deutschland. Nervenarzt 61: 281–293

Jenkins B (1988) Patient's reports of sexual changes after treatment for gynecological cancer. Oncology Nursing Forum 15: 349–354

Kiebert GM, deHaes JC, van de Velde CJ (1991) The impact of breast-conserving treatment and mastectomy on the quality of life of early-stage breast cancer patients: a review. J Clin Oncol 9: 1059

Kirstgen C, Bastert G (1994) Psycho-onkologische Nachsorge – Besteht ein Bedarf am Tumorzentrum? Ergebnisse einer Befragung von 200 Patientinnen der Universitäts-Frauenklinik Heidelberg. Geburtsh Frauenheilkd 54(6): 341–346

Kissen M, Querci Della Rovere G, Easton D, Westbury G (1986) Risk of lymphoedema following the treatment of breast cancer. Br J Surg 73: 580–584

Krebsinformationsdienst (1998) Krebspatientin und Sexualität. Deutsches Krebsforschungszentrum, Heidelberg

Lamb MA, Sheldon TA (1994) The sexual adaption of women treated for endometrial cancer. Cancer Pract 2: 102–113

Margolis GJ, Goodman RL, Rubin A (1989) Psychological factors in the choice of treatment for breast cancer. Psychosomatics 30: 192–197

Meyerowitz BE, Leedham B, Hart S (1998) Psychosocial considerations for breast cancer patients and their families. In: Kavanagh JJ, Singletary SE, Einhorn N, DePetrillo AD (eds) Cancer in women. Blackwell Science, Cambridge, pp 549–564

Meyerowitz B, Desmond K; Rowland JH, Wyatt GE, Ganz PA (1999) Sexuality following breast cancer. J Sex Marital Ther 25: 237–250

Morris T (1979) Psychological adjustment of mastectomy. Cancer Treatment Rev 4: 41–61

Mortimer JE, Boucher L, Baty J, Knapp DL, Ryan E, Rowland JJ (1999) Effect of tamoxifen on sexual functioning in patients with breast cancer. J Clin Oncol 17(5): 1488–1492

Münstedt K, Schüttler B, Milch W, Sachsse S, Zygmunt M, Kullmer U, Vahrson H (1998) Epicutaneous breast forms. A new system promises to improve body image after mastectomy. Support Care Cancer 6: 295–299

Reaby LL, Hort LK (1991) postmastectomy attitudes in women who wear external breast protheses compared to those who have undergone breast reconstructions. J Behav Med 18(1): 55–67

Rosenqvist S, Sandelin K, Wickman M (1996) Patients' psychological and cosmetic experience after immediate breast reconstruction. Eur J Surg Oncol 22: 262–266

Rowland JH, Holland JC, Chaglassian T, Kinne D (1993) Psychological response to breast reconstruction. Psychosomatics 34: 241–250

Schag CAC, Ganz PA, Polinsky ML, Fred C, Hirji K, Petersen L (1993) Characteristics of women at risk for psychosocial distress in the year after breast cancer. J Clin Oncol 11: 783–793

Schover LR (1991) The impact of breast cancer on sexuality, body image and intimate relationship. CA Cancer J Clin 41: 112–120

Schover LR, Yetman RJ, Tuason LJ, Meisler E, Esselstyn CB, Hermann RE, Grundfest-Broniatowski S, Dowden RV (1995) Partial mastectomy and breast reconstruction. A comparison of their effects on psychosocial adjustment, body image and sexuality. Cancer 75(1): 54–64

Spauwea P, Wobbes T, van der Sluis R (1998) Immediate breast reconstruction: the Nijmegen experience. Eur J Surg Oncol 24: 233 (Abstract)

Stead ML, Crocombe WD, Fallowfield LJ (1999) Sexual activity questionnaires in clinical trials: acceptability to patients with gynaecological disorders. Br J Obstet Gynaecol 106: 50–54

Stevens LA, McGrath MH, Druss RG, Kister SJ, Gump FE, Forde KA (1984) The psychological impact of immediate breast reconstruction for women with early breast cancer. Plast Reconst Surg 73: 619–626

Stuhr U, Haag A (1989) Eine Prävalenzstudie zum Bedarf an psychosomatischer Versorgung in den Allgemeinen Krankenhäusern Hamburgs. Psychother Med Psychol 39: 271–281

Teimourian B, Adham M (1982) Survey of patients' response to breast reconstruction. Ann Plast Surg 9: 321–325

Tobin M, Mortimer PS, Meyer L, Lacey JH (1993) The psychological morbidity of breast cancer related arm swelling. Cancer 72(11): 3348–3352

Vincent CE, Vincent B, Greiss FC, Linton EB (1975) Some marital sexual concomitants of carcinoma of the cervix. South Med J 68: 552–558

Wilkin MH (1978) Psychosexual counselling of the mastectomy patients. J Sex Marital Ther 4: 20–28

Wilmoth MC, Ross JA (1997) Women's perspective: breast cancer treatment and sexuality. Cancer Pract 5: 353–359

Woods M, Tobin M, Mortimer P (1995) The psychosocial morbidity of breast cancer patients with lymphoedema. Cancer Nursing 18(6): 467–471

Young-McCaughan S (1996) Sexual functioning in women with breast cancer after treatment with adjuvant therapy. Cancer Nurs 19: 308–319

Zettl S, Hartlapp J (2000) Krebs und Sexualität. Ein Ratgeber für Patienten und ihre Partner, 2. Aufl. Weingärtner, St. Augustin

Informationsbedürfnisse von Brustkrebspatientinnen und ihren Angehörigen

Andrea Gaisser

Spätestens nach Abschluss der Primärtherapie ist die Betreuung von Brustkrebspatientinnen eine Aufgabe, die auch Allgemeinmediziner als Hausärzte, Gynäkologen und Internisten angeht, die die Frauen schon zuvor persönlich als Mensch und Patientin kannten. Im Rahmen der Disease-Management-Programme für Brustkrebs spielt der so genannte Lotsenarzt, den die Patientin selbst wählen kann, eine zentrale Rolle. Dies kann auch der Gynäkologe oder der Hausarzt sein, sofern er bestimmte Qualifikationen erfüllt.

Der kontinuierlichen Information kommt hier wesentliche Bedeutung zu, wie der folgende Auszug aus dem DMP-Vertrag im Bereich der KV Nordrhein zeigt:

> **Vertrag über ein strukturiertes Behandlungsprogramm (DMP) zur Verbesserung der Versorgungssituation von Brustkrebspatientinnen im Bereich der KV Nordrhein**
>
> **§ 1 Ziele des Vertrages**
>
> ... Entsprechend der Aussagen der Anlage 3 der RSAV sollen durch die Vertragspartner die folgenden Ziele erreicht werden:
>
> 1. die Patientinnen, bezogen auf ihren Krankheitsfall und unter angemessener Berücksichtigung ihres Lebensumfeldes, während des Behandlungsprozesses zu begleiten und sie durch gezielte, patientinnenorientierte, qualitativ gesicherte Informationen aufzuklären. Die Informationen sollen die Patientinnen in die Lage versetzen, selbst stärker aktiv am Behandlungsprozess mitzuwirken.
> In der Anlage 5 zum Vertrag werden die Rahmenbedingungen und die geforderten Gesprächsinhalte in den verschiedenen Phasen der Versorgung – prätherapeutisch bis hin zur Nachsorge – detailliert beschrieben (http://www.kvno.de/mitglieder/vertraeg/dmp_mama).

Der vertraute – bzw. im Rahmen eines DMP von der Patientin gewählte – Arzt ist Begleiter und Ansprechpartner für Fragen und Probleme im Zusammenhang mit der Erkrankung. Entscheidend ist, Kontinuität der Betreuung zu gewährleisten, der Patientin in schwierigen Situationen zur Seite zu stehen und ihr Informationsbedürfnis ernst zu nehmen: Wissen und Information über die Erkrankung sind eine Hilfe bei der gedanklichen und emotionalen Orientierung und dienen auch dazu, einen Teil der Kontrolle über die Situation zu behalten bzw. zu gewinnen. Die Suche nach Information kann einen wichtigen Beitrag zur Krank-

heitsbewältigung leisten. Auf die Fragen und Bedürfnisse einzugehen, die sich im Verlauf der Erkrankung ändern, und die Informationen zu geben, die zum jeweiligen Zeitpunkt für die Patientin wichtig sind – ggf. auch andere Informationsmöglichkeiten zu eröffnen und Ansprechpartner zu vermitteln –, gibt der Patientin das Gefühl, von ihrem Arzt an- und ernstgenommen und als Mensch respektiert zu werden. Ganz abgesehen von den Bedürfnissen haben die Patientinnen ein Recht auf Information. Eine aktive Beteiligung in medizinischen Entscheidungsprozessen in Partnerschaft mit den behandelnden Ärzten ist heute gesundheitspolitisch gewünscht – und Voraussetzung dafür ist Information. Im Rahmen der DMP wie auch in der Charta der Patientenrechte und in den im Auftrag des BMGS formulierten Gesundheitszielen für Brustkrebs (www.gesundheitsziele.de) ist diese Notwendigkeit der Information nun auch »schwarz auf weiß« verankert.

> ❗ Auch die Angehörigen, die von der Situation ebenso betroffen sind, brauchen Information – und haben oft ein gesteigertes Bedürfnis danach. Es kann die gemeinsame Krankheitsbewältigung erleichtern, wenn Angehörige kontinuierlich in die Gespräche einbezogen werden.

42.1 Information für Krebspatienten – Bedeutung, Defizite, Anforderungen, Quellen

Krebspatienten brauchen und wünschen möglichst viel Information über ihre Erkrankung und ihre Perspektiven. Dies betrifft nicht nur günstige oder neutrale Information, sondern auch schlechte Nachrichten (Fallowfield et al. 1995; Mills u. Sullivan 1999; Schofield et al. 2003; Jefford u. Tattersall 2002; Ptacek u. Eberhardt 1996). »No news is not good news« – keine Information bedeutet nichts Gutes – hat die britische Psychoonkologin Lesley Fallowfield diese Wahrnehmung von Patienten auf den Punkt gebracht (Fallowfield et al. 1995).

Krebspatienten, die sich mangelhaft informiert fühlen, sind unzufriedener mit ihrer Versorgung und ihrer gesundheitlichen und psychosozialen Situation. Sie fühlen sich schlechter und unsicherer, sind eher depressiv und ängstlich und neigen eher zu »ungünstigen« Entscheidungen (Fallowfield et al. 1990, 1995; Kerr et al. 2003; Deutsche Krebshilfe 2003; AOK Rheinland 2000; Jones et al. 1999; Stewart 1995). Umgekehrt hat ausreichende und bedarfsgerechte Information bzw. das Gefühl der Informiertheit – insbesondere wenn die Information aktiv gesucht wurde – entsprechend entgegengesetzte, also überwiegend positive Effekte:

- höhere Zufriedenheit mit der Versorgung,
- bessere Lebensqualität,
- bessere Krankheitsbewältigung,
- bessere Compliance
- mehr Sicherheit und weniger Ängstlichkeit,
- realistischere Erwartungen und
- Unterstützung der Teilnahme/Beteiligung an Entscheidungen (Kerr et al. 2003; Mills u. Sullivan 1999; Fallowfield 1997; Street u. Voigt 1997; Haynes et al. 1996; Weiss et al. 1996).

Patienten wünschen sich auch, Informationen möglichst frühzeitig und kontinuierlich zu erhalten (McPherson et al. 2001; Mossman et al. 1999). Solche kontinuierliche Information und Kommunikation sind der »Lebensfaden« guter und effektiver Betreuung von Krebspatienten (Levy 1998). Die Vermittlung bezüglich der Informationsmenge, der Informationstiefe und des Zeitpunkts ist an den individuellen Bedarf anzupassen, der zwar nach Alter, Krankheitsstadium und -verarbeitung variieren und sich verändern kann, aber über den gesamten Krankheitsverlauf bestehen bleibt (Mills u. Sullivan 1999; Jenkins et al. 2001; Butow et al. 1997).

Information ist die Grundlage für Einbindung und Beteiligung in medizinischen Entscheidungen. Die individuellen Präferenzen bedürfen allerdings der Exploration (Jefford u. Tattersall 2002; Gattellari et al. 2001). Die meisten Patienten, insbesondere die jüngeren und hier in besonderem Maße Brustkrebspatientinnen, wünschen sich diese Beteiligung zumindest in gewissem Umfang, aber nur maximal 50% sind zufrieden mit Art und Grad ihrer Einbindung (Gattellari et al. 2001; Kaufmann u. Ernst 2000; Veronesi et al. 1999; Degner et al. 1997). In einer Untersuchung von Salminen et al. (2004) wollten weniger als 20% der Patientinnen keine aktive Beteiligung in der Entscheidungsfindung.

Patienten, die sich entsprechend ihren persönlichen Bedürfnissen einbezogen fühlen, sind zufriedener mit ihrer Behandlung und Betreuung als andere (Jefford u. Tattersall 2002). Mit dem Grad ihrer Einbeziehung besonders zufrieden sind diejenigen, die sich gut informiert fühlen (Mossman et al. 1999; Coulter u. Magee 2003; Harris 1998), wobei die individuellen Präferenzen bezüglich Einbindung und Beteiligung unabhängig vom Informationsbedarf sind (Jefford u. Tattersall 2002; Gattellari et al. 2001).

Bereiche des hauptsächlichen Informationsbedarfs (Mills u. Sullivan 1999)

- Verfügbare Behandlungsoptionen
- Nebenwirkungen der Behandlung
- Stadium/Schwere der Erkrankung
- Heilungsaussichten und Prognose
- Möglichkeiten des eigenen Beitrags zu Behandlung/ Genesung
- Lebensführung mit oder nach der Erkrankung
- Auswirkungen der Erkrankung auf das alltägliche Leben

42.1.1 Informationsdefizite

In Untersuchungen treten teilweise signifikante Informationsmängel und -defizite bei Patienten zutage, insbesondere in Bezug auf die Einschätzung der eigenen Situation, der Therapieziele und der Prognose speziell in der nichtkurativen Situation (Gattellari et al. 2001; Serin et al. 2004; Tattersall et al 2002). Auch die subjektive Zufriedenheit mit der von den Ärzten vermittelten Information lässt zu wünschen übrig.

In der Münchener Feldstudie, in der rund 1000 Brustkrebspatientinnen über einen Zeitraum von 5 Jahren nach Primärtherapie insgesamt viermal befragt wurden, gaben rund 50% entsprechende Defizite an, die bei den über 50-Jährigen auch nachhaltig mit Beeinträchtigungen der Lebensqualität einhergingen (Kerr et al. 2003). Fehlende Information ist eng verbunden mit dem Empfinden mangelhafter Unterstützung (Kerr et al. 2003; Deutsche Krebshilfe 2003; AOK Rheinland 2000; Kaufmann u. Ernst 2000). Eine Befragung von Brustkrebspatientinnen, die sich zu ihrer subjektiv empfundenen Versorgungssituation informationssuchend an den Krebsinformationsdienst in Heidelberg wandten, ergab eine klare Korrelation zwischen Informationszufriedenheit und dem Gefühl, Unterstützung zu erfahren (Gaisser et al. 2003). In die gleiche Richtung weisen auch die Ergebnisse einer Studie der AOK Rheinland (2000). In einer großen Untersuchung bei rund 2700 Patienten – davon 21% Brustkrebspatientinnen – in onkologischen Praxen in Deutschland (Patient Satisfaction and Quality of Life in Oncological Care, PASQOC) beklagten 25% unzureichende Informationen über die Erkrankung und ihre

Optionen, 12% unzureichende Besprechung von Fragen, 44% unzureichende Information über Nebenwirkungen der Therapie (Runge et al. 2003a,b). Alle »Mängelberichte« im Bereich Information und Unterstützung waren bei Brustkrebspatientinnen besonders ausgeprägt. Die Information wird in der Studie neben der Einbindung in Entscheidungen, der Berücksichtigung der individuellen Lebenssituation und der Sensibilität bei der Vermittlung der Diagnose als einer der Bereiche mit dem größten Verbesserungspotenzial identifiziert. Rund 1900 Patientinnen mit Brustkrebs (87%) und gynäkologischen Tumoren nahmen 2001 in Frankreich an einer Befragung zu Information und psychosozialer Unterstützung teil (»Parcours de Femme 2001«; Serin et al. 2004). Zwar zeigte sich die Situation gegenüber den Ergebnissen einer Vorläuferstudie 1993 verbessert, aber immer noch wurden deutliche Informationsdefizite angegeben: insbesondere bezüglich der prognostischen Situation und der zu erwartenden Probleme, aber auch bezüglich Details der Behandlung und besonders der Nebenwirkungen. Bei Patientinnen mit rezidivierter Erkrankung waren diese Defizite deutlich stärker ausgeprägt.

Aus verschiedenen Untersuchungen lassen sich die folgenden wesentlichen Defizite der Informationsvermittlung durch die Ärzte und Betreuer zusammenfassen:
- insgesamt zu wenige und zu unklare Informationen,
- unterschiedliche Informationen von unterschiedlichen Ärzten,
- zu wenig Zeit für Gespräche,
- zu wenig Empathie,
- Mangel an Kontinuität.

42.1.2 Was ist »gute« Information?

Eric Cassel (1985) hat Information als therapeutisches Werkzeug beschrieben. Um von Nutzen zu sein, muss sie
- Unsicherheit und Ängste reduzieren,
- die Patienten darin unterstützen, in ihrem eigenen besten Interesse zu handeln und zu entscheiden,
- die Arzt-Patient-Beziehung stärken.

Auch Levy (1998) attestiert der Information bei korrekter Anwendung therapeutische Effekte. Dazu gehört die korrekte Dosierung zum korrekten Zeitpunkt und die Berücksichtigung, dass Information immer eine individuelle Bedeutung und einen individuellen Wahrheitsgehalt hat.

Dem Grad an Empathie, mit der Information vermittelt wird, kommt große Bedeutung zu.

Im Bemühen, Krebspatienten effektiv, »gut« und sachgerecht zu informieren und auf ihre Fragen zu antworten, müssen
- ihr Vorwissen und ihre subjektiven Krankheitstheorien,
- ihr biomedizinischer und psychosozialer Hintergrund und Kontext sowie
- ihre Hoffnungen und »Mythen«.
berücksichtigt werden.

Der Vergleich mit der Pharmakotherapie impliziert, dass gute, bedarfsorientierte und auch zur Mitentscheidung im individuell gewünschten Umfang befähigende Informationsvermittlung eine essentielle Aufgabe des behandelnden Arztes und ein ebenso essentieller Bestandteil der Arzt-Patient-Beziehung ist. Gute Information bedeutet
- Zuschnitt auf den individuellen Bedarf zum jeweiligen Zeitpunkt nach Inhalt, Form und Umfang,
- Kontinuität,
- Empathie in der Vermittlung
(Schofield et al. 2003; Mossman et al. 1999; Butow et al. 1997). Der Informationsbedarf muss dabei immer wieder neu ermittelt, Nachfragen sollten unterstützt und Fragen beantwortet werden. Die unterschiedlichen Situationen, ja Welten, in denen sich Arzt und Krebspatient häufig befinden, illustriert ◨ Tab. 42.1 mit einer Gegenüberstellung am Beispiel des Aufklärungsgesprächs (Schlömer-Doll u. Doll 2000).

◨ **Tab. 42.1.** Aufklärungsgespräch in der Onkologie: Situation von Arzt und Patient. (Nach Schlömer-Doll u. Doll 2000)

	Arzt	Patient
Lebenssicht	Arbeitssituation	Existenzielles Lebensgefühl
Wissen	Expertenwissen	Laienwissen
Rolle	Aktiv	Eher passiv
Bewusstsein	Wach	Absorbiert oder »gefesselt«
Gefühle	Kontrolliert	Gefühlschaos
Spielraum	Eng	Weit
Weltsicht	Mitten drin	»Am Rande« oder isoliert
Zeiterleben	Normalzeit	Innere Zeit

Grundsätzlich ist personalisierte Information wirksamer als allgemeine Information – was selbstverständlich erscheint, hat auch eine Analyse von 10 randomisierten Studien zur Effektivität verschiedener »Informationsinterventionen« ergeben (McPherson et al. 2001): Durch die Beschränkung auf individuell relevante Information ist der Bedarf insgesamt geringer und die Zufriedenheit höher. Schriftliche Informationen, die zusätzlich gewünscht werden, sollten von den Bedürfnissen und Fragen der Patienten, von deren Vorwissen und Krankheitstheorien ausgehen und alle Optionen wie auch Nutzen und Risiken ausführlich darstellen (Mills u. Sullivan 1999; Coulter et al. 1999).

Indikatoren für effektive Information sind

- die Patientenzufriedenheit – bestimmt durch bedarfsorientierte und empathische Vermittlung, Ruhe und Zeit für das Gespräch sowie
- Lebensqualität, psychosoziales Wohlbefinden im Verlauf und Anpassung an die neue Lebenssituation im Sinne aktiver Verarbeitung und Neuorientierung (Jones et al. 1999; Cassel 1985).

42.1.3 Informationsquellen

Obwohl der Arzt nicht nur »qua Amt« erster Informationsgeber ist, sondern nach wie bevorzugte und wichtigste Quelle von Informationen, der die Patienten am meisten Vertrauen entgegenbringen, kann er diesen Erwartungen nicht immer ausreichend entsprechen (Mills u. Sullivan 1999; Butow et al. 1997; Coulter u. Magee 2003; Serin et al. 2004). Viele Patienten nutzen daher zusätzliche Informationsquellen. In der Studie »Parcours de Femme 2001« (Serin et al. 2004) gaben dies 60% der Patientinnen an. Die aktive Informationssuche war besonders bei den jüngeren Patientinnen und denjenigen mit neu diagnostizierter Erkrankung ausgeprägt, weniger in der Rezidivsituation.

Ein Grund für die Nutzung zusätzlicher Informationsquellen ist auch das sich wandelnde Rollenverständnis von Patienten, wiederum insbesondere der jüngeren, die zunehmend ein paternalistisches Modell der Versorgung nicht mehr ohne weiteres akzeptieren (Coulter u. Magee 2003). Insgesamt schätzen Patienten es, Informationen aus mehreren Quellen zu erhalten – dies verbessert und vertieft das Verständnis. Nicht zuletzt ist der Zugang zu medizinischen Informationen sehr viel einfacher geworden – insbesondere durch das Internet (▶ S. 522)

Die am häufigsten genutzten Quellen sind – meist in dieser Reihenfolge genannt – Bücher bzw. Broschüren, Presse und Fernsehen, andere Patienten, das soziale Umfeld und das Internet. Wie Brustkrebspatientinnen in einer telefonischen Befragung beim Krebsinformationsdienst diese Quellen nach den Kriterien »hilfreich« und »am wichtigsten« werteten, zeigt ◻ Tab. 42.2 (Gaisser et al. 2003):

In anderen Untersuchungen stellt sich dies ähnlich dar (Serin et al. 2004). Insgesamt besteht (noch) eine deutliche Präferenz für gedrucktes Material (Kaufmann u. Ernst 2000), während die Angaben zur Internetnutzung in verschiedenen Untersuchungen differieren (▶ S. 523). Mit zunehmendem Abstand von der Primärtherapie gewinnen bei weiter bestehendem Informationsbedarf diese zur ärztlichen Information komplementären Quellen an Bedeutung, wobei keine auf die individuelle Situation zugeschnittene und umfassende Informationen bietet (Coulter et al. 1999). Mit zunehmender Fülle des Angebots besteht wachsender Bedarf nach „Metainformation", nach Erklärungen, Wertung und Einordnung in den individuellen Kontext.

◻ **Tab. 42.2.** Von Brustkrebspatientinnen genutzte Informationsquellen: hilfreich vs. wichtig. (Nach Gaisser et al. 2003)

Hilfreichste Quellen	Nennungen [%]	Wichtigste Quellen	Nennungen [%]
Bücher/Broschüren	48,6	Bücher/Broschüren	36,1
Arzt	**46,2**	**Arzt**	**55,5**
Internet	29,9	Internet	14,4
Mitpatientinnen/Betroffene	20,8	Mitpatientinnen/Betroffene	12,5
Freunde/Verwandte	17,4	Freunde/Verwandte	11,8
Presse/Fernsehen	11,1	Presse/Fernsehen	6,9

42.2 Der Krebsinformationsdienst KID als flankierendes Informationsangebot

Der telefonische Krebsinformationsdienst KID wurde 1986 als unabhängiges und allen Bürgern zugängliches Angebot im Deutschen Krebsforschungszentrum etabliert.

Ziele und Aufgaben des KID

- Verständliche Vermittlung aktueller und wissenschaftlich fundierter Informationen zu allen krebsbezogenen Fragestellungen
- Interpretation und Integration vorhandener Informationen
- Unterstützung der Befähigung, im eigenen besten Interesse und nach eigenem Bedürfnis in Fragen der Behandlung und Versorgung mitzuentscheiden
- Unterstützung der Krankheitsbewältigung durch Information
- Gesprächsangebot und ein »offenes Ohr«
- Wegweiser in der Versorgungslandschaft im Gesundheitswesen (Diagnostik und Therapie, Rehabilitation, Beratung und Selbsthilfe)
- Unterstützung der Arzt-Patient-Kommunikation durch Erklärungen und Vermittlung einer »Informationsbasis«

Die Information per Telefon stellt eine »Kreuzung« zwischen Massenmedium und persönlicher Kommunikation dar: Bei hoher Verbreitung, leichter Zugänglichkeit und Nutzeranonymität des Mediums erlaubt es die personalisierte und bedarfsorientierte Information im Dialog. Die Vorteile individueller Information gegenüber allgemeiner Information sind belegt (McPherson et al. 2001), ebenso wie Bedeutung von Empathie und Feedback bei der Informationsvermittlung als entscheidende Unterstützungsfaktoren. Diese Möglichkeit bietet, auf einer anderen Ebene und von anderer Qualität als das Gespräch mit dem Arzt, das Telefon als interaktives Medium (Mossman et al. 1999).

Die Inanspruchnahme des KID reflektiert den Informationsbedarf von Krebspatienten und auch ihren Angehörigen: Mit der verfügbaren Kapazität – 4 bis 6 Telefonleitungen montags bis freitags von 8 bis 20 Uhr – beantwortet der KID mit seinen verschiedenen Modulen jährlich rund 20.000 individuelle Anfragen. Die Mehrzahl – jeweils über 40% – kommt von Patienten und Angehörigen, die direkt von einer Krebserkrankung betroffen sind.

Den Telefondienst leisten speziell geschulte und kontinuierlich onkologisch fortgebildete Mitarbeiter aus Berufen des Gesundheitswesens, überwiegend Ärzte/Ärztinnen. Grundlage der standardisierten, jedoch an den individuellen Bedarf angepassten Information ist eine KID-eigene Wissens- und Adressendatenbank mit selbst recherchierten und aufbereiteten abgesicherten Inhalten. Die Informationsvermittlung erfolgt angepasst an den individuellen Bedarf. Bei medizinischen Fragestellungen verdeutlicht ein obligater Disclaimer, dass die vermittelten Informationen nicht im Sinne einer individuellen medizinischen Beratung zu verstehen sind.

Jedes Gespräch wird anonym mit Angaben zum Anrufer und den Gesprächsinhalten dokumentiert. Die Verschlüsselung und Auswertung einer jährliche Stichprobe von 20% lässt differenzierte Aussagen über Nutzer und Anliegen zu.

42.3 Informationsbedarf von Brustkrebspatientinnen und ihren Angehörigen im Spiegel des KID

Fast ein Viertel aller Anfragen zu konkreten Erkrankungsfällen betrifft Brustkrebs, weit vor Darmkrebs, Prostatakrebs und Lungenkrebs. Bezogen auf Fragen zu Krebserkrankungen bei Frauen sind es sogar rund 45%. Der Vergleich mit den für das Jahr 2000 aufgestellten Inzidenzschätzungen der Dachdokumentation Krebs am Robert-Koch-Institut auf der Basis von Krebsregisterdaten (Robert-Koch-Institut 2004) verdeutlicht, dass die KID-Statistik nicht mit dem epidemiologischen Ranking übereinstimmt. Besonders auffällig ist dies beim Mammakarzinom (Abb. 42.1).

Der ausgeprägte Informationsbedarf zu dieser mit einer geschätzten jährlichen Inzidenz von 55.000 Fällen häufigsten Krebserkrankung bei Frauen verwundert nicht. Die Behandlung ist komplex, stark individuell zugeschnitten und nicht nur für medizinische Laien schwer zu überschauen. Mit einem selbst bei nichtkurativer Therapie meist längeren Verlauf stellt Brustkrebs die Betroffenen immer wieder vor neue Fragen im Hinblick auf Möglichkeiten der Behandlung, Unterstützung und Lebensführung. Zudem wirft die Erkrankung an Brustkrebs in besonderer Weise psychische und psychosoziale

Probleme auf. Die Brust gehört – nicht nur subjektiv – zur weiblichen Identität, und die Erkrankung an Brustkrebs bedeutet für die Frauen oft einen tiefen Einschnitt. Der psychische Druck, der Informations- und Gesprächsbedarf sind hoch. Um dem besser entsprechen zu können, wurde im Juni 2002 bei KID als zusätzliches Modul eine spezielles Brustkrebstelefon eingerichtet, das die Kapazität in diesem Bereich erweitert.

Hochgerechnet aus den für die detaillierte Auswertung gezogenen Stichproben beantworten der zentrale KID und das Brustkrebstelefon pro Jahr zwischen 4500 und 5000 individuelle Anfragen zu Brustkrebs – zu rund 62% von Betroffenen selbst, zu 15% von Angehörigen. Auch beim 2001 eingerichteten E-Mail-Service des KID ist Brustkrebs das führende Thema.

Auffällig ist bei den Anfragen zu Brustkrebs der im Vergleich zum KID-Gesamtkollektiv deutlich höhere Anteil von Patientinnen, die sich in eigener Sache an den KID wenden. Sie sind in fast 70% unter 60 Jahre alt, also deutlich jünger als die »typische« Brustkrebspatientin

mit einem mittleren Alter von 63 Jahren bei Diagnosestellung: Jüngere Patientinnen sind besonders informationsaktiv – konkordant mit den Ergebnissen anderer Untersuchungen (Serin et al. 2004; Thewes et al. 2003). Die Alterschichtung ist förmlich invers zur epidemiologischen Realität (◘ Abb. 42.2).

42.3.1 Hoher Informationsbedarf – nicht nur während der Primärtherapie

Über 80% der Patientinnen wenden sich in der Situation eines primären Mammakarzinoms an den KID, 37% in der Phase der Primärtherapie. Während noch vor wenig mehr als 10 Jahren fast 70% der Anfragen nach Abschluss der ersten Behandlung eingingen, hat sich die Informationssuche deutlich vorverlagert – ein Zeichen des sich wandelnden Informationsverhaltens und eines veränderten Patienten-Selbstverständnisses (◘ Abb. 42.3)

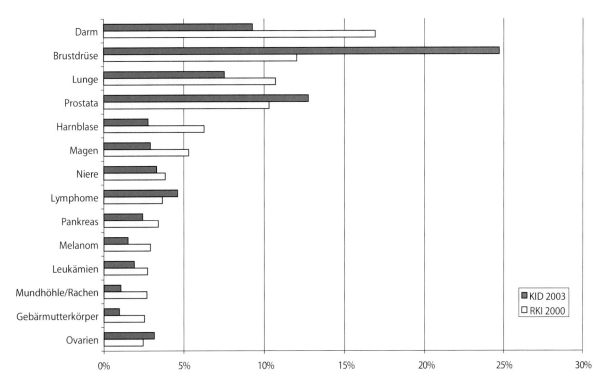

◘ **Abb. 42.1.** Verteilung der Anfragen zu den verschiedenen Tumorlokalisationen beim Krebsinformationsdienst (Stichprobe 2003, n=2060) und prozentuale Anteile verschiedener Krebserkrankungen an der Gesamtinzidenz in Deutschland im Jahr 2000 (Robert-Koch-Institut 2004)

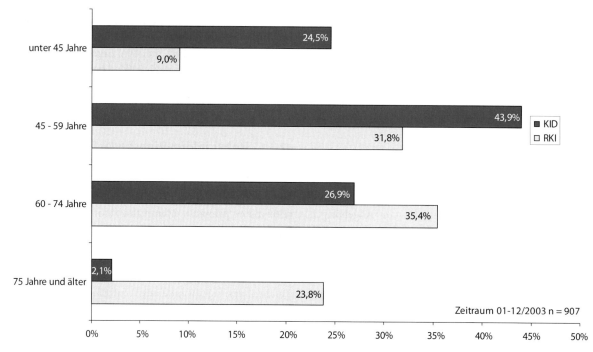

◘ **Abb. 42.2.** Altersverteilung der Brustkrebspatientinnen im KID-Anruferkollektiv (Stichprobe 2003; k.A. 2,8%) und Altersverteilung der Inzidenz nach Schätzungen der Dachdokumentation Krebs für 1998

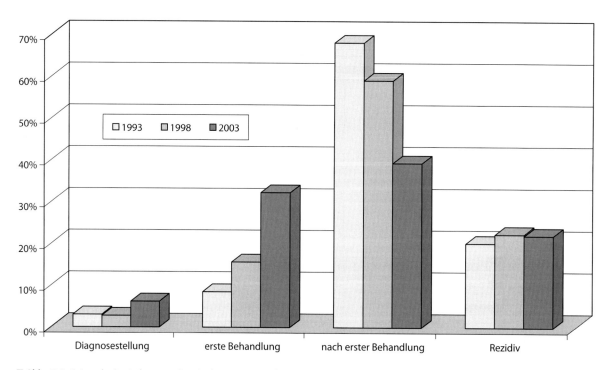

◘ **Abb. 42.3.** Zeitpunkt der Anfrage von Brustkrebspatientinnen beim KID 1993/1998/2003 im Vergleich

Während der Primärtherapie geht es für die Patientin darum, sich über die Erkrankung und über die aktuellen Möglichkeiten und Standards zu orientieren – im Interesse der für die eigene Situation bestmöglichen Behandlung.

Aber auch nach Abschluss der Primärtherapie besteht weiterhin Informationsbedarf: 39% der Patientinnen wenden sich in dieser im günstigen Fall nach oben offenen Phase an den KID. Direkt nach der Entlassung aus den klar geregelten Abläufen setzen sie sich – vielleicht erstmals – mit der Situation auseinander, eine Fülle von vielleicht vorher nicht gestellten oder neuen Fragen kann sich ergeben – retrospektiv und prospektiv:

❗ War die Behandlung richtig und dem aktuellen Wissensstand entsprechend? Hätte es Alternativen gegeben? Wie geht es jetzt weiter? Gibt es zusätzliche Möglichkeiten, den Krankheitsverlauf günstig zu beeinflussen? Soll ich etwas, und was, an meiner Lebensführung ändern? Wie soll ich mich ernähren? Was passiert, wenn z. B. die Erkrankung wiederkommt, bestimmte Symptome oder Therapiefolgen sich nicht bessern, die aktuelle Therapie nicht mehr wirkt?

Die letzteren Fragen und eine Fülle weiterer zum Leben mit oder nach der Erkrankung, zu Perspektiven und auch zu möglichen Bedrohungen und Folgen können im weiteren Verlauf aufkommen. Denn die Ängste, die Erkrankung könnte wiederkommen, bleiben bei vielen Patientinnen bestehen. Auch die teilweise mehrjährige Dauer der adjuvanten Therapie mit ihren nicht wegzuleugnenden Beeinträchtigungen tragen dazu bei.

Obwohl nur ein vergleichsweise kleiner Teil der Anfragen vor Beginn der Primärtherapie erfolgt, heißt dies nicht, dass der Informationsbedarf hier geringer ist. Vielmehr geht aus Untersuchungen hervor, dass gerade in der Phase zwischen Diagnosestellung und Therapiebeginn der Informationsbedarf groß ist (Rozmovits u. Ziebland 2004). In dieser Phase müssen Informationen aber vielleicht eher »passiv« bereitgestellt und angeboten werden, zumal die Patientinnen noch nicht »im System« sind. Unmittelbar nach der Diagnose »Krebs« stehen viele Betroffene unter einem Schock und sind kaum in der Lage, aktiv und gezielt Informationen zu suchen, zu verarbeiten und für sich umzusetzen, aber nach einigen Tagen besteht durchaus das Bedürfnis nach Informationen zur Orientierung über die persönliche Situation und die Optionen – auch im Sinne der von der Mehrheit der Patientinnen, wenn auch in unterschiedlichem Umfang, gewünschten Beteiligung an Therapieentscheidungen.

Die Evaluation eines unter Mitarbeit des KID entwickelten modularen Ratgebers für Krebspatienten hat Entsprechendes ergeben: Die Mehrzahl der Befragten – überwiegend Brustkrebspatientinnen – hatte die Broschüre erst im Rahmen der Nachsorge erhalten, hätte aber entsprechende Informationen gerne schon vor Behandlungsbeginn gehabt.

Bei Angehörigen ist der Informations- und insbesondere auch der Gesprächsbedarf gleichermaßen hoch während der Phase der ersten Behandlung, danach deutlich geringer und bei Rezidiv oder fortgeschrittener Erkrankung wesentlich höher als bei Patientinnen:

> Was kann man jetzt noch tun? Gibt es Alternativen? Es muss doch noch etwas geben? Neue oder experimentelle Therapien, die Erfolg versprechen? Eine Studie? Angebote im Ausland? Was muss man erwarten?

Hier geht es häufig um die Suche nach dem Strohhalm und um Probleme mit der Bewältigung der Situation – der Anteil von Fragen nach neuen, experimentellen Verfahren und nach »Behandlungsalternativen« wird größer, ebenso das Bedürfnis nach einem mitmenschlichen Gespräch.

Patientinnen selbst sind hier offenbar weniger informationsaktiv: Während rund 25% der anfragenden Angehörigen sich in dieser Phase an den KID wenden, sind es bei den Patientinnen nur knapp 17%. Dies stellt sich im »Parcours de Femme 2001« ähnlich dar (Serin et al. 2004). Wann sich Patientinnen und Angehörige an den KID wenden, zeigt ◘ Abb. 42.4.

42.3.2 Informationsbedarf im Einzelnen – Fragen an den KID

Die absoluten »Hits« bei den einzelnen Frageninhalten sind bei Patientinnen Hormontherapie – weit an der Spitze –, Nebenwirkungen der Behandlung sowie Chemotherapie, Radiotherapie und unkonventionelle Methoden. Bei Angehörigen sind es Hormon- und Chemotherapie, allgemeine Informationen zur Erkrankung und die aktuellen Therapiestandards. Auch die Prognose und »gute« Behandlungszentren stehen hier weit vorn. Dass die von Patientinnen und Angehörigen angesprochenen Themenbereiche sich insgesamt nur wenig unterscheiden, zeigt ◘ Abb. 42.5.

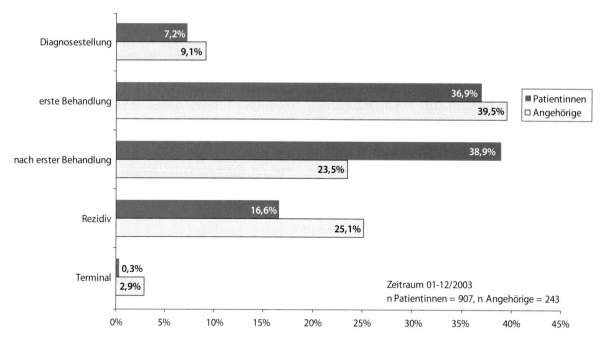

Abb. 42.4. Phase der Erkrankung zum Zeitpunkt des Anrufs beim KID – Brustkrebspatientinnen und Angehörige im Vergleich (Stichprobe 2003)

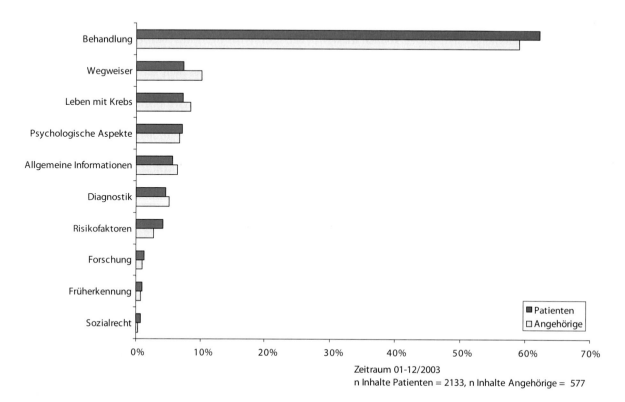

Abb. 42.5. Die häufigsten Frageninhalte (Gruppen) von Brustkrebspatientinnen und Angehörigen im Vergleich (Stichprobe 2003)

Hauptthema: Behandlung

In rund 60% der Fragen geht es um die gesamte Palette von Behandlungsmöglichkeiten mit ihren Implikationen für den weiteren Verlauf – Wirksamkeit, Nebenwirkungen und Folgen. Wie breit das Spektrum ist und wo Unterschiede zwischen Patientinnen und Angehörigen bestehen, zeigt ◘ Abb. 42.6.

Insgesamt dominieren Fragen zu konventionellen und etablierten Therapien, wobei entweder gezielt und oft sehr detailliert nach Wirkung, Wirksamkeit und Stellenwert einzelner Behandlungsverfahren gefragt wird oder nach dem aktuellen Therapiestandard in der individuellen Situation:

> Wie geht man im speziellen Fall vor? Welche Behandlung ist im speziellen Fall angezeigt? Wie ist der aktuelle State of the Art?

Medikamentöse Therapie

In der differenzierten Analyse der Anfragen zur Behandlung steht bei Patientinnen die Hormontherapie als Einzelthema an erster Stelle – sowohl unter therapeutischen Gesichtspunkten als auch im Hinblick auf die Nebenwirkungen. Dies steht zwar im Widerspruch zur allgemeinen (ärztlichen) Einschätzung dieser Therapieform als relativ gut verträglich und wenig belastend, kann aber angesichts der Rolle endokriner Maßnahmen im Therapiekonzept, der verschiedenen Möglichkeiten und Präparate wie auch der Dauer der (adjuvanten) Behandlung nicht verwundern: Eine Chemotherapie mag zwar akut deutlich belastender sein, ist aber befristet. Die endokrine Therapie wird dagegen in der adjuvanten Situation über Jahre durchgeführt, bei Frauen, die sich ansonsten gesund fühlen. Hier ist die Akzeptanz von Nebenwirkungen, die nicht wegzuleugnen sind, weit geringer, bei zugleich oft mangelhafter Aufklärung. Dieses Manko hat auch die CAWAC-Studie (Caring About Women And Cancer)

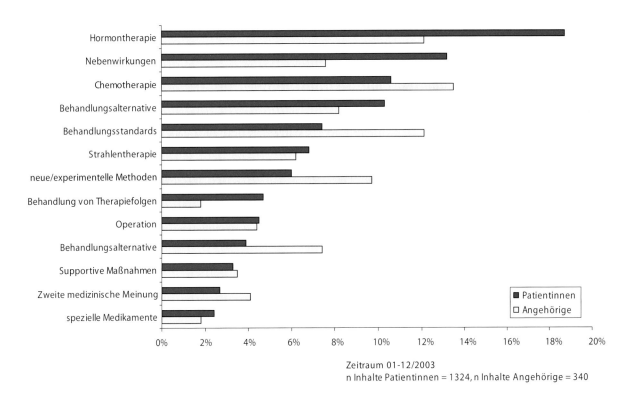

Zeitraum 01-12/2003
n Inhalte Patientinnen = 1324, n Inhalte Angehörige = 340

◘ **Abb. 42.6.** Frageninhalte zur Behandlung: Brustkrebspatientinnen und Angehörige im Vergleich (Stichprobe 2003)

deutlich gemacht (Kaufmann u. Ernst 2000; Veronesi et al. 1999). Fragen zur Hormontherapie – auch den Bereich der Nebenwirkungen betreffend – sind:

> Was bringt die Behandlung? Wie wirkt sie? Wie lange soll sie dauern? Kann man früher aufhören? Welche Dosierung ist korrekt? Bestehen (Wirksamkeits-)Unterschiede zwischen verschiedenen Präparaten? Gibt es Unterschiede bei den Nebenwirkungen? Kann man bei Nebenwirkungen pausieren oder das Präparat wechseln? Sind Interaktionen mit anderen Medikamenten zu erwarten? Kann dieses oder jenes Symptom durch die Behandlung bedingt sein? Sind die Nebenwirkungen reversibel? Was kann man dagegen tun? Was passiert, wenn die Therapie nicht mehr wirkt? etc.

Zweithäufigstes Einzelthema im Bereich der Behandlungsmethoden ist die zytostatische Chemotherapie in allen ihren Facetten: neoadjuvant, adjuvant, palliativ, Einzelsubstanzen oder Kombinationen und Verabreichungsformen.

Nebenwirkungen der Behandlung

Fragen zu kurzfristigen und langfristigen möglichen oder tatsächlichen Nebenwirkungen oder Komplikationen der Behandlung stehen bei Patientinnen an zweiter Stelle. Auch angesichts der vor jeder Therapiemaßnahme vorgeschriebenen Einverständniserklärung nach ausführlicher Information (»informed consent«), die Aufklärung der Patienten über alle, selbst seltene und »exotische« mögliche behandlungsbedingte Risiken und Komplikationen verlangt, ist der Informationsbedarf in diesem Bereich verständlich:

> Womit muss ich wirklich rechnen? Ist die Therapie nicht zu gefährlich? Gibt es keine verträglichere Behandlung? Wie oft treten diese oder jene Nebenwirkungen auf? Wie stark sind sie? Was kann man vorbeugend tun? Was kann man dagegen tun? Wie lange halten die Nebenwirkungen an? Sind sie reversibel?

In erster Linie geht es um befürchtete oder tatsächlich eingetretene Nebenwirkungen der Hormontherapie (s. oben), weit vor Chemotherapie und Strahlentherapie. Auch das Armlymphödem ist ein Thema. Von Interesse ist für die Betroffenen insbesondere, was prophylaktisch oder therapeutisch möglich ist und ob und inwieweit die Nebenwirkungen reversibel sind.

Die Fatigue, die typische und nach neueren Untersuchungen auch sehr häufige Müdigkeit und Abgeschlagenheit bei Krebspatienten, wird nach wie vor nur relativ selten angesprochen bzw. nicht als medizinisches Problem thematisiert. Zwar sind rund die Hälfte der Anrufer beim 2002 eingerichteten Fatigue-Informationstelefon des KID Brustkrebspatientinnen – hier übrigens hauptsächlich unter Hormontherapie – aber insgesamt ist die Nutzung schwach. Dies obwohl die Fatigue eines der zentralen – wenn auch zu wenig beachteten – belastenden Symptome für Brustkrebspatientinnen ist (Serin et al. 2004).

Neue und experimentelle Methoden

Das Thema der neuen, experimentellen Methoden einschließlich klinischer Studien tritt insbesondere bei den Patientinnen weit hinter der konventionellen Therapie zurück und gewinnt erst mit fortschreitender Erkrankung bzw. im Rezidiv gewisse Bedeutung, wenn die verfügbaren etablierten Behandlungsoptionen knapp werden. Wo die Frage nicht ganz unspezifisch gestellt wird, sind die Themen hauptsächlich immuntherapeutische Verfahren (Zell- oder Vakzinetherapien), neue molekularbiologisch begründete Therapieansätze wie Angiogenesehemmung, Signaltransduktionshemmung, Gentherapie oder auch neue Formen der Strahlentherapie und Hyperthermie.

Fragen nach konkreten experimentellen Verfahren gehen zum großen Teil auf Berichte in den Medien zurück, wobei dort der »Newswert« im Vordergrund steht und die Frage des aktuellen klinischen Stellenwerts und der praktischen Anwendbarkeit in der individuellen Situation meist unbeantwortet bleibt.

Neben dem Wunsch nach Erklärung und Einordnung geht es um die Fragen:

> Wer wendet diese oder jene Therapie an? Wo kann man sie bekommen? Wo an einer Studie teilnehmen?

Wie stark diese Fragen durch die Medien »getriggert« werden, reflektiert das Auf und Ab von Themen: Das

»Auf« setzt beim Aufgreifen durch die Medien ein, das »Ab« kommt dann, wenn das Thema keinen Newswert mehr und noch keinen klinischen Stellenwert hat. Aus den Anfragen beim KID lässt sich dies über die Jahre beispielsweise für die Gentherapie, die Schwerionentherapie (»Krebskanone«), verschiedene Formen der Vakzinetherapie oder, gerade beim Mammakarzinom, für die Hochdosischemotherapie mit Stammzelltransplantation ablesen, die zwar weiterhin Gegenstand der Forschung, aber kein Medienthema mehr ist.

! »Neu« ist oft das Schlüsselwort, vielfach unabhängig vom Kontext. Hier bedarf es der Erklärung des jeweiligen Verfahrens, seiner aktuellen Möglichkeiten und Grenzen und seines Stellenwerts im Therapiekonzept. Auch die Ziele früher klinischer Studien sind meist nicht bekannt. Die »Enttäuschung«, die sich durch sachgerechte Information ergeben kann, lässt sich durch Vermittlung von Hoffnung auf anderen Ebenen – Lebensverlängerung, Lebensqualität, Schmerzfreiheit – auffangen.

Es ist aber nicht nur eine legitime und von Brustkrebsinitiativen immer wieder formulierte Forderung, sondern auch im wissenschaftlichen Interesse, Patientinnen über individuell »passende« klinische Studien zu informieren und ihr ggf. die Teilnahme zu ermöglichen.

Unkonventionelle Methoden

Fragen nach den so genannten »unbewiesenen Methoden«, also der gesamte Bereich der Behandlungsverfahren außerhalb der Schulmedizin, treten weit hinter die konventionellen Behandlungsmöglichkeiten zurück, und die Nachfrage ist seit Anfang der 1990er Jahre kontinuierlich zurückgegangen (Hiller 2003).

Dennoch: Zwischen 50 und 80% aller Krebspatienten nutzen zusätzlich zur konventionellen medizinischen Therapie solche komplementären Verfahren unterschiedlichster Art, und insbesondere Brustkrebspatientinnen tendieren dazu. Dass sie insgesamt häufiger Stress und psychische Probleme im weitesten Sinne als wesentliche Ursache von Krebs ansehen, wie u. a. eine gezielte Untersuchung zur Risikowahrnehmung von KID-Anrufern gezeigt hat, mag dazu beitragen (Hiller 1996). Denn diese Methoden sind mit einem »ganzheitlichen« Anspruch verbunden, sollen – im wahrgenommenen Gegensatz zur »Schulmedizin« – die Psyche und die köpereigene Abwehr stärken, was sich mit den genannten subjektiven Krebstheorien trifft. Allerdings werden diese Methoden

in den seltensten Fällen als Alternative zur konventionellen Therapie gesehen. Die Anfragen stehen vorwiegend im Kontext des »Lebens mit Krebs«, wo auch die Ernährung und andere unterstützende Maßnahmen eine wichtige Rolle spielen.

Der Krebsinformationsdienst führte auf der Grundlage der Anrufdokumentationsbögen eine genauere Analyse des Informationsbedarfs im Bereich unkonventioneller Methoden durch. Die Hälfte der Anfragen stand im Zusammenhang mit Brustkrebs. Auch werden diese Verfahren hier weniger als Strohhalm oder letzte Hoffnung gesehen, sondern als unterstützende Maßnahmen, um nichts zu versäumen, alle Möglichkeiten auszuschöpfen.

Bei den im Zusammenhang mit Brustkrebs nachgefragten Methoden stand, wie generell, die Misteltherapie im Vordergrund – in Deutschland »Marktführer« im Bereich der unkonventionellen Krebstherapien. Mit etwa gleicher Häufigkeit folgten Fragen nach Adressen von Kliniken oder Ärzten, die »alternative« Therapien anbieten, nach chemisch definierten Präparaten und nach Organpräparaten sowie offene Fragen: Was ist zusätzlich zur medizinischen Therapie möglich? (◘ Tab. 42.3) (Hiller 2001, 2003).

◘ **Tab. 42.3.** Die häufigsten Inhalte der Fragen von Brustkrebspatientinnen zu unkonventionellen Methoden (n=425; Mehrfachnennungen möglich). (Nach Hiller 2001)

Themen	Nennungen (%)
Mistel, Mistellektine	22
Chemisch definierte Präparate (z. B. Recancostat)	12
Klinik, Zentrum für »alternative« Verfahren, Adresse	12
»Alternative Therapie« allgemein, offene Frage	12
Thymus-, Organpräparate, Frischzellen	11
Vakzinetherapien, Impfungen	7
Arzt für Naturheilverfahren, Adresse	4
Literatur, Broschüren	4
Diäten, Ernährungsumstellung (kurativer Anspruch)	3

Anfragen zu diesen Themen beziehen sich ebenfalls häufig auf Medienberichte. Zusätzlich zu Dauerbrennern wie die Misteltherapie oder eher allgemeinen Fragen – Was kann ich denn sonst noch tun? Was gibt es noch? – werden gewisse wechselnde »Moden« erkennbar, wesentlich durch entsprechende Medienberichterstattung bedingt.

Neben der Orientierung über die Möglichkeiten und Angebote ist der Wunsch nach objektiver Information, nach einer Einordnung und Bewertung der verschiedenen Verfahren ein wesentliches Motiv für die Anfrage beim KID, der entsprechend dem großen Bedarf hier einen Schwerpunkt gesetzt hat. Die verfügbaren Informationen – sowohl die postulierte Wirkung der einzelnen Methoden sowie die verfügbaren wissenschaftlich fundierten Daten (bzw. deren Nichtverfügbarkeit) werden so ausführlich wie möglich vermittelt, abgesehen von nachgewiesenermaßen gesundheitsschädlichen oder unwirksamen Methoden ohne Bewertung. Ziel ist es, die Anfragenden in die Lage zu versetzen, sich selbst ein Bild von der Wertigkeit der einzelnen Verfahren im Behandlungskonzept und von ihrer Wirksamkeit gegen die Erkrankung zu machen.

Problematisch wird die Einschätzung für Patienten insbesondere dann, wenn – wie immer häufiger der Fall – Methoden sich den Anschein geben, auf neuesten immunologischen oder molekularbiologischen Forschungserkenntnissen zu beruhen, ohne allerdings nach den akzeptierten Methoden der wissenschaftlichen Prüfung untersucht worden zu sein. Eine »Checkliste« kann die Einordnung von Methoden insbesondere vom letzteren Typ erleichtern:

- Handelt es sich um ein zugelassenes Medikament/Verfahren, ein Nahrungsergänzungsmittel, eine Frischzubereitung, anderes?
- Liegen veröffentlichte präklinische oder klinische Studien vor? Sind die postulierte Wirkung und die zugrundeliegende Theorie nachvollziehbar? Rechtfertigen die vorliegenden Daten den Einsatz in der Krebsbehandlung?
- Ist der Anbieter »Erfinder« oder einziger Vertreter der Methode?
- Wird auf neue, evtl. noch gar nicht publizierte Forschungsergebnisse, auf laufende Studien, auf Kooperationen verwiesen? Ist dies überprüfbar?
- Macht der Anbieter Angaben zu Kosten und/oder Kostenübernahme durch die Krankenkassen?
- Wird die Methode zur alleinigen, adjuvanten oder supportiven Therapie vorgeschlagen?

- Gibt es Angaben zu Neben- oder Wechselwirkungen, Veränderungen von Laborparametern etc.?

Die Motivation verstehen

Die von vielen Patientinnen beklagte Ablehnung und »Vermeidung« seitens der Ärzte, sich mit diesen Themen auseinander zu setzen, hilft der Patientin nicht weiter und nimmt ihr Anliegen nicht ernst. Das Eingehen auf das geäußerte Bedürfnis und die Erläuterung von Möglichkeiten und Grenzen dieser Verfahren kann es ihr dagegen erleichtern, den Stellenwert einzuschätzen. Es gilt, ihr Bemühen anzuerkennen, nichts zu versäumen, alles zu tun, was zu einem günstigen Krankheitsverlauf beitragen kann. Zudem muss bei der Hinwendung zur »alternativen« Medizin immer auch die subjektive Krankheitstheorie der Patienten berücksichtigt werden, die sich nicht immer mit der wissenschaftlich begründeten deckt (s. oben). Allerdings betrifft die insbesondere bei jüngeren Patienten heute kritischere Einstellung gegenüber dem Medizinsystem auch die unkonventionellen Methoden: Objektive Informationen sind gewünscht – eine Aufgabe, der sich auch die Ärzte stellen müssen, durch eigenes Bemühen oder durch Verweis an geeignete Auskunftstellen.

Fragen zur Behandlung im zeitlichen Verlauf

Insgesamt betreffen die Fragen von Patientinnen mit primärer Erkrankung zunächst hauptsächlich etablierte Standards und konkrete Fragen zur vorgeschlagenen Therapie, aber auch um (ergänzende) komplementärmedizinische Möglichkeiten. Neue und experimentelle Methoden werden dann in der Rezidivsituation »interessanter«.

Angehörige von Brustkrebspatientinnen erkundigen sich häufiger nach experimentellen Methoden, insbesondere nach Abschluss der Primärtherapie, und orientieren sich häufiger schon frühzeitig – vor oder während der Primärtherapie – nach Behandlungsalternativen. Angehörige, so scheint es aufgrund der KID-Statistik, stellen die vorgeschlagenen Therapie eher in Frage und suchen nach weiteren Möglichkeiten. Dies betrifft auch Adressen von Behandlungszentren und »Spezialisten«. Wie sich einige Fragenschwerpunkte zur Behandlung bei Patientinnen und Angehörigen in verschiedenen Phasen der Erkrankung darstellen, zeigt ❒ Tab. 42.4.

▣ Tab. 42.4. Fragen zur Behandlung von Patientinnen und Angehörigen nach Phase der Erkrankung – ausgewählte Themen (z. T. gruppiert)

	Diagnosestellung		Primärtherapie		Nach Primärtherapie		Rezidiv	
	Pat. [%]	Ang. [%]	Pat. [%]	Ang. [%]	Pat. [%]	Ang. [%]	Pat. [%]	Ang. [%]
Standards, »übliche Therapie«	66,3	72,2	53,9	58,4	42,7	40	51,8	43,4
neue/experimentelle Methoden	3,6	0	5,4	6,2	5	16,3	7,9	10,8
Unkonventionelle Methoden	10,8	0	10,9	**6,2**	9	11,3	11,8	8,4
Nebenwirkungen und Therapiefolgen	8,4	5,6	18,2	11,8	32,3	**17,5**	12,7	12
Therapiealternativen	7,2	11,1	6,5	**13**	5,9	7,5	8,3	9,6

Wegweiser im Gesundheitswesen

Die Funktion eines Wegweisers im Gesundheitswesen ist eine weitere wichtige Aufgabe des KID: Welche qualifizierten Behandlungszentren gibt es? Wo ist »der« Spezialist zu finden? Wo die beste Behandlung? Welche Rehaklinik bietet dies oder jenes an? Welche ist auf Brustkrebs spezialisiert? Wohin sich mit psychischen Problemen wenden? Wo wird diese oder jene alternative Therapie angeboten?

Hier kann der KID auf Adressen von Tumorzentren und onkologischen Schwerpunktkliniken, mittlerweile auch auf zertifizierte Brustzentren, aber auch auf Rehakliniken und psychosoziale Beratungsangebote verweisen, die ausführlich und auf der Grundlage von eigenen Umfragen mit zahlreichen Zusatzinformationen zu Angeboten und Schwerpunkten bundesweit dokumentiert sind, ebenso wie Kliniken mit unkonventionellen Angeboten.

Die Unsicherheit bei den Betroffenen, ob sie in die richtigen Hände kommen, ist groß, bedingt durch mangelnde Transparenz bezüglich Leistung und Ergebnisqualität. Die Zertifizierung von Brustzentren nach öffentlichen und anerkannten Qualitätskriterien und hoffentlich in Zukunft auch die Zugänglichkeit von klinischen Resultaten ist ein Schritt in die richtige Richtung, den Patientinnen und auch ihren Angehörigen mehr selbst nachprüfbare und beurteilbare Versorgungssicherheit zu vermitteln. Der KID nennt den Anrufern nicht nur »anonyme« Institutionen, sondern gezielt und konkret Anlaufstellen und Ansprechpartner für ihre spezifischen Bedürfnisse. Dies gilt auch für die Einholung einer zweiten Meinung Therapieentscheidungen betreffend.

Den Patientinnen im Gesundheitssystem Wege und Zugangsmöglichkeiten zur optimalen Versorgung zu eröffnen, ist auch originäre Aufgabe der betreuenden Ärzte, auf die der KID bei entsprechenden Anfragen immer verweist.

Leben mit Krebs

Hier geht es für Patientinnen zum einen darum, was sie selbst zur weiteren Genesung beitragen können, um unterstützende Maßnahmen, um die Frage, wie sie ihre Lebensführung gestalten sollen, um den Verlauf günstig zu beeinflussen, zum anderen aber auch um Fragen der Lebensplanung, um die Prognose und um den Umgang mit körperlichen, psychischen und sozialen Belastungen durch die Erkrankung oder die Therapie. Großes Interesse gilt neben den unkonventionellen Methoden der Ernährung:

> Sollte man umstellen? Wie soll die Ernährung aussehen? Was sollte man bevorzugt essen, was vermeiden? Sind diese oder jene Kostformen zu bevorzugen? Soll man Vitamine und Spurenelemente supplementieren?

Fragen der persönlichen Prognose werden nicht nur explizit gestellt – sie sind implizit in vielen anderen Fragen enthalten, beispielsweise wenn es um die Wirksamkeit von verschiedenen Behandlungsmethoden geht – nicht selten werden konkrete Zahlen gefordert:

> Mit welcher Wahrscheinlichkeit werde ich geheilt? Wie lange habe ich noch zu leben?

Interessant ist, dass Prognosefragen häufiger von Angehörigen kommen – und dann oft sehr drängend vorgebracht werden. Konkrete Zahlen nennt der KID nicht, aber bereits das Eingehen auf das Bedürfnis und nachvollziehbare Erklärungen, warum statistische Angaben auf den Einzelfall kaum anzuwenden sind und wie viele Einflussfaktoren die persönliche Prognose bestimmen, lassen nicht das Gefühl aufkommen, Information werde verweigert. Zudem kann immer eine Einordnung der Gesamtsituation ermöglicht werden. »Hinter den Zahlen« geht es um Ängste, Befürchtungen, Hoffnungen, auf die eingegangen wird, soweit der Anrufer – oder die Anruferin – dies wünscht.

»Prognosegespräche« sind immer schwierig. Sie fordern die Gesprächskompetenz in besonderer Weise.

Während die Kontakte mit dem KID in der Regel einmalig sind, kann der Arzt im Betreuungskontinuum Hoffnung auf Heilung umlenken auf eine andere, jeweils angemessene Ebene: Hoffnung auf Lebensverlängerung, Hoffnung auf Lebensqualität, auf Symptom- und Schmerzfreiheit, auf Begleitung.

Das große Thema Schmerzen und Möglichkeiten der Tumorschmerztherapie kommt im Verhältnis zur realen Schmerzprävalenz sehr selten zur Sprache. Auch bei Brustkrebspatientinnen sind, v. a. bedingt durch die häufige Skelettmetastasierung, Schmerzen ein Problem. Nach Schätzungen leiden bis zu 90% in fortgeschrittenen Stadien unter tumorbedingten Schmerzen. Aus den Anfragen beim Informationsdienst Krebsschmerz, der dem KID seit dem Jahr 2000 angegliedert ist, ergibt sich, dass 80% der Anrufer – davon 20% Brustkrebspatientinnen – eine unzureichende Schmerztherapie erhalten. Das Thema Schmerzen und ihre Behandlung sollte von denjenigen, die Krebspatienten betreuen, aktiv angesprochen werden.

Psychologische Aspekte und Unterstützungsbedarf

Deutlich wird aus den Anfragen an den KID auch der Bedarf nach Unterstützung bei der Bewältigung der Situation und der Erkrankung: An erster Stelle steht der Gesprächswunsch, das Bedürfnis nach einem offenen Ohr, einem empathischen Zuhörer außerhalb des eigenen familiären oder sozialen Umfelds, zu dem die Patientin frei über die eigenen Ängste und Sorgen sprechen kann (◻ Abb. 42.7). Da KID sich vorrangig als Informationsdienst präsentiert, sind diese Anliegen in der Statistik wahrscheinlich noch deutlich unterrepräsentiert. Dennoch ist der Gesprächsbedarf oft nicht vom Informationsbedarf zu trennen, und der KID entspricht dem, was auch

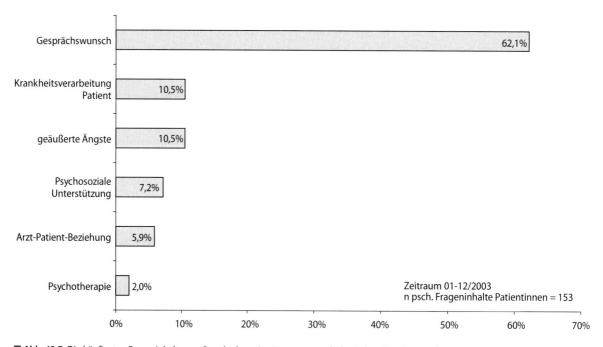

◻ **Abb. 42.7.** Die häufigsten Frageninhalte von Brustkrebspatientinnen zu psychologischen Aspekten und Unterstützung (Stichprobe 2003)

die mittlere Gesprächsdauer mit Brustkrebspatientinnen reflektiert: rund 20 Minuten und damit doppelt so lang wie das durchschnittliche Arzt-Patient-Gespräch.

In einer telefonischen Befragung von über 140 Patientinnen, die sich an den KID oder das Brustkrebstelefon wandten, zu ihrer subjektiv empfundenen psychosozialen Versorgung, äußerten nur 20% keinen weiteren Bedarf (Gaisser et al. 2003). Als Bereich des größten Unterstützungsbedarfs wurde die Krankheitsbewältigung genannt (■ Abb. 42.8). Zudem gaben 60% der Befragten an, dass sie nicht aktiv über Möglichkeiten der (niederschwelligen) Unterstützung oder über Selbsthilfegruppen informiert wurden.

Bei von den Anfragenden explizit geäußertem oder von den KID-Mitarbeitern wahrgenommenem Bedarf nach professioneller psychologischer oder psychosozialer Unterstützung und Beratung verweist der KID an entsprechende Einrichtungen, die ebenfalls bundesweit auf der Grundlage von Umfragen mit ihrem Angebot dokumentiert sind.

Symptome und Diagnostik

Rund 7% der Anfragen von Patientinnen und nur 5% derer von Angehörigen betreffen den Bereich der Diagnostik, wobei in jeweils einem Drittel der Fragen die

Diagnostik im Rahmen der Nachsorge angesprochen ist (Welche Untersuchungen? In welchen Abständen? Wie sicher sind sie?) Weitere Themen sind die verschiedenen bildgebenden Verfahren, zytologische und histologische Diagnostik, Sentinel-node-Biopsie sowie neue molekularbiologische Tests zur Bestimmung von diversen prognostischen und prädiktiven Markern.

Gefragt sind Erklärungen zu Untersuchungsverfahren und zur Durchführung (Wie funktioniert das? Wie lange dauert es?), zur Aussagekraft, zum Stellenwert und zur diagnostischen Sicherheit, zu Pro und Contra verschiedener Methoden im Vergleich oder auch, ob bestimmte Verfahren nicht zusätzlich zur konventionellen Diagnostik eingesetzt werden sollten – etwa Kernspintomographie oder PET.

Wie auch im Bereich der Therapie werden oft Medienberichte aufgegriffen, bei bildgebenden Verfahren z. B. mögliche oder als solche dargestellte Alternativen zur Mammographie, etwa Licht- oder Laser-Mammographie, Mammaszintigraphie, Thermographie, aber auch PET und PET-CT etc. – oder neue Serum- oder molekulare Marker. In der Phase der Nachsorge möchten Patientinnen wissen, mit welchen Methoden Rezidive oder Metastasen nachgewiesen werden können. Bei den **Symptomen** geht es ebenfalls weniger um die des Primärtumors, sondern eher darum, welche Anzeichen auf ein Rezidiv

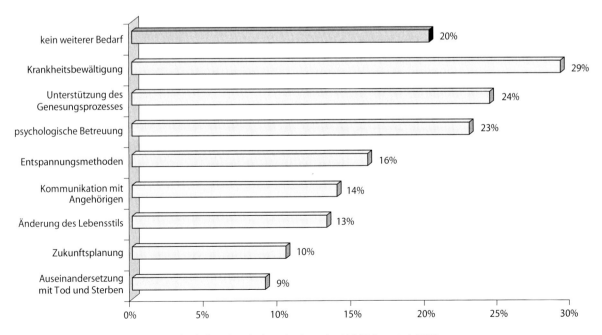

■ Abb. 42.8. Zusätzlicher Unterstützungsbedarf von Brustkrebspatientinnen (n=144) (Gaisser et al. 2003)

hindeuten können oder ob bestimmte vorhandene Symptome mit der Erkrankung oder der Therapie in Zusammenhang könnten.

Risikofaktoren

Anfragen zu Risikofaktoren sind im KID-Anruferkollektiv insgesamt selten, noch seltener bei Patienten und ihren Angehörigen. Nur 4% aller Anfrageninhalte von Brustkrebspatientinnen betreffen diesen Bereich. Dennoch haben auch Frauen, die bereits erkrankt sind, Fragen zu Risikofaktoren (❏ Abb. 42.9).

Zum einen machen sie sich Gedanken darüber, was die Ursache für ihre Erkrankung war, welche Einflüsse oder Umstände dazu beigetragen haben könnten. Dieses retrospektive Bedürfnis nach Erklärung und Ursachenzuweisung ist oft sehr ausgeprägt und häufig auch vor dem Hintergrund der bereits angesprochenen subjektiven Krankheitstheorien zu sehen.

Zum anderen geht es in den »Risikofragen« darum, ob bestimmte Verhaltensweisen, Maßnahmen oder Einflüsse sich ungünstig auf den Krankheitsverlauf auswir-

ken könnten – letztlich darum, wie man ein Rezidiv am besten verhindern kann. Im Vordergrund steht das Risikopotential medizinischer Maßnahmen und Verfahren – allen voran die Hormonersatztherapie, die ja ein großer Teil der Patientinnen erhalten hat:

> Kann meine Erkrankung durch die Hormone verursacht sein? Aber auch: Kann ich wegen starker Beschwerden trotz der Brustkrebserkrankung Hormone einnehmen? Können östrogenhaltige Cremes ein Risiko bedeuten? Ist ein Risiko durch Phytoöstrogene gegeben?

Auch geplante Vorhaben werden hinsichtlich ihres Risikopotentials hinterfragt:

> Wie ist es mit der immunsuppressiven Wirkung von UV-Strahlen. Und mit der Strahlenbelastung bei Flügen? Bergurlaub? Fernreisen? Impfungen?

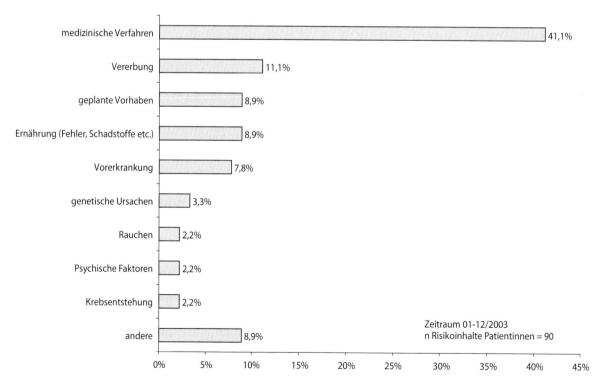

❏ **Abb. 42.9.** Die häufigsten Frageninhalte von Brustkrebspatientinnen zu Risikofaktoren (Stichprobe 2003)

Zunehmend gewinnt die Frage genetisch bedingter Risiken – Mutationen von BRCA 1 und 2 – an Bedeutung, ebenso wie die Möglichkeit der Chemoprävention mit Antiöstrogenen bzw. Aromatasehemmern. Diese Themen sind auch für Patientinnen interessant, in Bezug auf die eigene Erkrankung und ihre Ursachen und auf das Risiko von weiblichen Verwandten.

Erklärungen – etwa zur insgesamt geringen Häufigkeit der relevanten onkogenen Mutationen und damit erblich bedingter Brustkrebserkrankungen, zur Abschätzung des Brustkrebsrisikos, zu den bisherigen Ergebnissen der Präventionsstudien oder zu Nutzen und Risiken der Mammographie – und individuell zugeschnittene Informationen tragen zur Orientierung bei. Bei weitergehendem Beratungsbedarf kann auf spezialisierte Angebote wie die an 12 Universitäten etablierten Zentren »Familiärer Brustkrebs« verwiesen werden (www.krebshilfe.de).

Dass Brustkrebspatientinnen häufig subjektive Krankheitstheorien haben, die der Psyche große Bedeutung beimessen, impliziert einen spezifischen Gesprächsbedarf, der sich auch in den Bereich der Psychoonkologie und der Alternativmedizin erstreckt.

42.3.3 Hauptanliegen von Patientinnen und Angehörigen

Die Sachfragen spiegeln die eigentlichen Anliegen der Anrufer beim KID nur bedingt wider. Versucht man die Gesprächsinhalte einem dem Anruf zugrunde liegenden zentralen Anliegen oder Motiv zuzuordnen, so steht bei den Patientinnen der Wunsch nach Einordnung vorliegender Informationen oder Rückversicherung bezüglich vorgeschlagener (bzw. bereits durchgeführter) therapeutischer oder diagnostischer Maßnahmen mit rund 41% im Vordergrund: Entsprechen sie dem aktuellen Stand des Wissens und dem aktuellen Standard? Dahinter steht der verständliche Wunsch, die bestmögliche Therapie zu erhalten, nach Absicherung, dass »alles gut läuft« und nichts versäumt wurde. Dies trifft auch für die Fragen nach therapeutischen Alternativen zu:

> Muss denn die Operation, Chemotherapie oder Strahlentherapie wirklich sein? Gibt es andere, gibt es wirksamere Möglichkeiten?

Unterschiedliche Empfehlungen verschiedener Ärzte können ebenfalls Anlass für den Anruf bei KID sein:

> Wem soll ich glauben? Was ist richtig und das beste für mich? Welche Entscheidung soll ich treffen und worauf diese Entscheidung gründen?

Dass es in oft kein »schwarz oder weiß« gibt und verschiedene Möglichkeiten bestehen, deren Vor- oder Nachteile im Vergleich noch offen sind, kann nicht als bekannt vorausgesetzt werden. Zudem ist aus den von Anruferinnen geschilderten Therapievorschlägen zu entnehmen, dass das Vorgehen in definierten Situationen durchaus variiert.

Individuelle medizinische Beratung ist ebenfalls implizit oder explizit ein zentrales Anliegen (14%). Dem kann der KID a priori nicht entsprechen, aber hilfreiche und notwendige Grundlagen für das Arzt-Patient-Gespräch vermitteln und durch Informationen über Standards, etablierte und neue Verfahren Orientierung ermöglichen. Häufig steht der Gesprächs- und Unterstützungsbedarf im Vordergrund (13%), was sich auch in der hohen mittleren Gesprächsdauer widerspiegelt (s. oben). Die Suche nach einem Wegweiser im »Dschungel« der Versorgungsangebote ist in knapp 10% die Triebfeder für den Anruf beim KID: Wohin kann ich mich mit meinem Problem wenden? Wo erhalte ich die beste Diagnostik und/oder Therapie? Wer ist »der Spezialist« für mein Problem? Die Besprechung von Lebensperspektiven, der Möglichkeiten, im eigenen Interesse selbst aktiv zu werden, und der Orientierung in der neuen Lebenssituation sind ebenfalls Motive für die Anfrage. Die häufigsten Anliegen, die hinter den Sachfragen stehen und die in unterschiedlichen Krankheitsphasen unterschiedlich ausgeprägt sind (◘ Abb. 42.10), sind Ausdruck von

- Unsicherheit,
- mangelnder Transparenz der Versorgungsangebote und ihrer Qualität,
- Kommunikationsdefiziten,
- Mangelnder Unterstützung und
- dem Wunsch nach Kontrolle und »Regiekompetenz«.

Angehörige suchen ebenfalls am häufigsten Rückversicherung, insbesondere – und deutlich häufiger als Patientinnen – während der ersten Behandlung. Individuelle

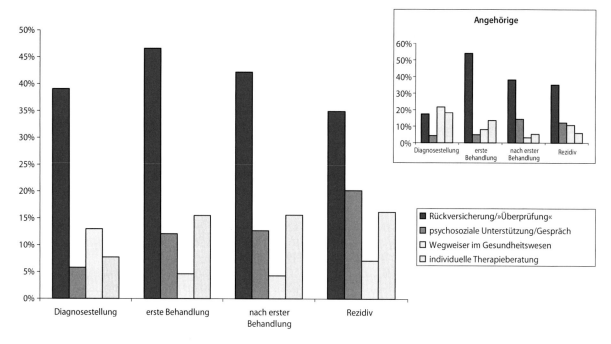

■ **Abb. 42.10.** Hauptanliegen von Patientinnen nach Phase der Erkrankung (Stichprobe 2003)

Beratung wird hauptsächlich vor und während der Primärtherapie gesucht. Die Wegweiserfunktion des KID ist wesentlich stärker als bei den Patientinnen gefragt, am stärksten gleich nach Diagnosestellung, und dann wieder in der Rezidivsituation. Insgesamt scheinen Angehörige die vorgeschlagene Therapie eher in Frage zu stellen als die Patientinnen, und sie eruieren primär mögliche Alternativen, auch was Behandlungszentren und Ansprechpartner für eine zweite Meinung angeht.

42.3.4 Neue Medien – Information oder Irritation?

Das Internet ist *das* neue Informationsmedium auch für Gesundheitsfragen. Es hat den Zugang zu Wissen und auch zu Fachinformationen »demokratisiert« – wenngleich sich auch hier bereits abzeichnet, dass Jüngere und gebildetere Schichten im Vorteil sind (»digitaler Graben«). Im Sommer 2004 waren über 50% der Bundesbürger über 14 Jahren online, d. h. sie nutzen das Internet mehr oder weniger regelmäßig. »Offliner« sind mehrheitlich weiblichen Geschlechts, haben formal eine geringe Bildung und ein niedriges Einkommen und sind älter (TNS Emnid 2004).

Etwa die Hälfte der »Onliner« sucht im Netz auch Gesundheitsinformationen. Bei chronischen Erkrankungen ist der Anteil höher. Auch Informationen aus der Medizin und den Naturwissenschaften, über die früher nur die Fachwelt verfügte und die überwiegend »gefiltert« durch den Arzt oder die Medien an die Öffentlichkeit und an die Patienten gelangten, sind heute jedermann (mit Internetanschluss) zugänglich. Diese neue Wissensressource beeinflusst zunehmend das Informationsverhalten von Patienten und versetzt sie in eine neue, aktivere Rolle.

Der Anteil von Brustkrebspatientinnen, die das Internet für die Suche nach krankheitsbezogenen Informationen nutzen, wird in neueren Untersuchungen mit bis zu 50% angegeben – wobei die Nutzung bei jüngeren und besser gebildeten Frauen ebenfalls am höchsten ist (Satterlund et al. 2003; Fogel et al. 2002; Pereira et al. 2000).

Dabei scheint mit zunehmendem Abstand von der Primärtherapie das Internet zu einer wesentlichen Informationsquelle zu werden (Satterlund et al. 2003): Brustkrebspatientinnen haben in besonderem Maße einen hohen Informationsbedarf auch nach dem Abschluss der Primärtherapie.

Nach einer Untersuchung von Meric et al. (2002) sind populäre Brustkrebskrebs-Websites insbesondere solche, die

- Informationen zu neuen Therapie und klinische Studien,
- aktuelle Forschungsergebnisse,
- Informationen über sozialrechtliche Frage und
- Informationen über Möglichkeiten der psychologischen und psychosozialen Unterstützung

enthalten.

Wenn auch im Internet immer noch abgesicherte Informationen vielfach gleichrangig neben Informationen aus dubiosen Quellen steht, ist die Qualität der Angebote in den letzten Jahren besser geworden, insbesondere die Brustkrebsinformationen sind vollständiger und korrekter als bei anderen Erkrankungen (Meric et al. 2002), und Patienten präferieren generell Internetseiten von anerkannten Institutionen gegenüber solchen von kommerziellen Anbietern. Zudem wurden mittlerweile von verschiedenen Organisationen Kriterien und Anforderungen für qualitativ hochwertige Internet-Gesundheitsinformationen entwickelt, für Deutschland z. B. im Rahmen des vom BMGS initiierten Aktionsforums Gesundheitsinformationssystem AFGIS (www.afgis.de):

- Der Anbieter sagt, wer er ist.
- Ziel, Zweck und angesprochene Zielgruppen werden genannt.
- Die Autoren und die Quellen der Informationen werden offen gelegt.
- Das Alter der Informationen wird genannt.
- Nutzer können in Kontakt mit dem Anbieter treten, nachfragen und sich ggf. beschweren.
- Der Anbieter teilt mit, wie er die Qualität seiner Information sichert.
- Nutzer können zwischen Werbung und redaktionellem Beitrag unterscheiden.
- Finanzierung des Angebots und Sponsoren werden benannt.
- Kooperationen, Abhängigkeiten und Vernetzung werden offengelegt.
- Es wird mitgeteilt, ob und welche Daten des Nutzers beim Besuch einer Seite gespeichert werden.

Implikationen für das Arzt-Patient-Verhältnis

Das Arzt-Patient-Verhältnis bleibt von dieser Entwicklung der Informationslandschaft nicht unberührt. Die Möglichkeit, sich unabhängig und selbständig auch wissenschaftliche Informationen zu beschaffen, verändert zumindest subjektiv für die Patienten das »Kräfteverhältnis«. Mehr als alle anderen Informationsquellen gibt ihnen die Möglichkeit der Internet-Nutzung das Gefühl, im Hinblick auf das Erlangen von Informationen nicht mehr allein auf die Ärzte angewiesen zu sein. Der Arzt wird immer häufiger damit konfrontiert, dass Patienten ihm Ausdrucke aus dem Internet präsentieren, die mit ihrer Erkrankung und/oder mit neuen Therapiemöglichkeiten zu tun haben.

Nach einer bereits 1999 durchgeführten Umfrage bei Allgemeinärzten und Praxisschwestern in Schottland waren 58% der Ärzte und 34% der Schwestern bereits von Patienten mit Internet-Informationen zu medizinischen Themen »konfrontiert« worden. Dabei urteilten 78% der Ärzte, dass diese Patienten aktiver an der Behandlung partizipieren, 85% fanden, dass diese Patienten höhere Ansprüche haben, und für 77% ergab sich ein höherer Zeitaufwand. Andererseits beurteilten die Ärzte dies nicht grundsätzlich negativ, 55% empfanden diesen aktiven Patiententyp als willkommene Herausforderung und die Konsultationen als interaktiver. Die präsentierten Informationen wurden in 74% als korrekt beurteilt, wobei sie in 65% der Fälle neu für den Arzt waren (Wilson 1999).

> ❗ Trotz verbesserter Qualität und Auffindbarkeit von Informationen brauchen Patienten Orientierungshilfe und Unterstützung bei deren Bewertung und bei der Einordnung der Relevanz im individuellen Kontext. Und diese Orientierungshilfe erwarten sie in erster Linie von ihrem Arzt.

Der Krebsinformationsdienst befragte ebenfalls 1999 130 Anrufer, die in ihrer Anfrage Bezug auf Informationen aus dem Internet nahmen: Zwar bewerteten über 60% das Internet mit seinen Informationsmöglichkeiten und dem einfachen Zugang als hilfreich, aber viele äußerten auch Probleme mit der Einordnung des Stellenwerts der Informationen, waren verwirrt von deren Fülle oder Komplexität.

Bierman et al. (1999) fassen die Ergebnisse und Implikationen einer Analyse von über 100 Intenetseiten mit Informationen zum Ewing-Sarkom in folgenden Empfehlungen zusammen:

42

— Professionelle im Gesundheitswesen sollten realisieren, dass die Nutzung des Internet durch Patienten deren Bemühen abbildet, ihre Krankheit und Behandlungsmöglichkeiten besser zu verstehen, und nicht ein Infragestellen der ärztlichen Autorität und Kompetenz.

— Ärzte sollten Internet-Informationen zusammen mit ihren Patienten bewerten und dies als Gelegenheit zur Vertiefung der Arzt-Patient-Kommunikation und zur partnerschaftlichen Gestaltung der Arzt-Patient-Beziehung sehen.

— Ärzte können ihre Patienten auch dadurch unterstützen, dass sie ihnen hilfreiche und inhaltlich abgesicherte Websites für ihre Fragestellungen empfehlen.

Auf diese Weise kann das Medium für Ärzte und Patienten hilfreich und ein »positiver Partner« sein. Dass Ärzte diese Orientierungshilfe leisten und ihren Patienten Empfehlungen zu seriösen und informativen Informationsangeboten geben können, setzt allerdings voraus, dass sie selbst mit dem jeweiligen Angebot zu spezifischen Themen im Internet vertraut sind, mit dem Medium umgehen können.

In einer Studie der Boston Consulting Group (2003) gaben 70% der 254 befragten deutschen Ärzte an, schon von Patienten aufgrund von Internetinformationen nach Behandlungsverfahren und Medikamenten angesprochen worden zu sein. Auch verweisen sie ihre Patienten immer häufiger auf das Internet als ergänzende Informationsquelle und suchen gezielt nach Websites, die sie zu einem bestimmten Thema empfehlen können. Die Ärzte sehen dies als Möglichkeit, die Arzt-Patient-Beziehung zu stärken, mehr über die Informationsquellen ihre Patienten zu erfahren – und sich in der Sprechstunde auf die wesentlichen Fragen konzentrieren zu können. Allerdings nennen sie ihren Patienten fast ausschließlich andere Webadressen als die von ihnen selbst für die Informationssuche bevorzugten.

❗ Eine Zusammenstellung von Links zu Brustkrebs-Informationen für Patientinnen im Internet bieten u. a. der Krebskompass (mit Bewertung; http://www.krebs-kompass.de) und der Krebs-Webweiser (http://www.krebs-webweiser.de).
Kontaktinformationen zum KID und seinen Modulen siehe ▶ Kap. 43, S. 541

> **Fazit**
>
> Das Informationsbedürfnis von Brustkrebspatientinnen wie auch ihren Angehörigen ist ausgeprägt und reflektiert die Suche nach Orientierung, den Wunsch nach Selbstbestimmung und Regiekompetenz und nach Hoffnung. Information und die Suche danach kann einen wichtigen Beitrag zur Krankheitsbewältigung leisten. Auch im Medien- und Internetzeitalter bleibt der Arzt die vertrauenswürdige Instanz und wichtigster Ansprechpartner für Fragen von Gesundheit und Krankheit. Reagiert er positiv und unterstützend auf entgegengebrachte Informationsbedürfnisse, wird er seiner Rolle als Begleiter gerecht und festigt sie. Informierte Patientinnen sind kooperativer, und nur informierte Patientinnen können sich entsprechend ihren Bedürfnissen aktiv an Entscheidungen beteiligen und diese mittragen. Dabei ist der Informationsbedarf ein Kontinuum: Er endet nicht etwa nach der Primärtherapie, sondern hält im weiteren Verlauf an, wenn auch mit einer gewissen Verschiebung der Schwerpunkte. Information und Unterstützung gehen Hand in Hand, und »gute« Information kann einer niederschwelligen Psychotherapie gleichkommen. Der wesentliche Informationsbedarf von Brustkrebspatientinnen betrifft die Behandlungsmöglichkeiten, Nebenwirkungen der Behandlung und Umgang damit, die persönlichen Perspektiven bzw. die Prognose und die Auswirkungen der Erkrankung auf das eigene Leben und das der Familie. Angehörige, die gleichermaßen von der Erkrankung betroffen sind, haben ebenfalls einen ausgeprägten Informationsbedarf und bedürfen der Einbeziehung.

Literatur

AOK Rheinland (2000) Studie zur Versorgungssituation von Brustkrebspatientinnen der AOK Rheinland

Bierman S et al. (1999) Evaluation of cancer Information on the internet: Cancer 3: 381–390

Butow PN, Maclean M, Dunn SM, Tattersall MH, Boyer MJ (1997) The dynamics of change: Cancer patients' preferences for information, involvement and support. Ann Oncol 8: 857–863

Cassel EJ (1985) Talking with patients, vol 2: Clinical Technique. MIT Press, Cambridge, MA

Coulter A, Entwistle V, Gilbert D (1999) Sharing decisions with patients: Is the information good enough? BMJ 318: 318–322

Coulter A, Magee H (eds) (2003) The European patient of the future. Open University Press, Maidenhead, PA

Degner LF, Kristjanson LJ, Bowman D et al. (1997) Information needs and decisional preferences in women with breast cancer. JAMA 277: 1485–1492

Deutsche Krebshilfe e.V. (2003) FORMaCa-Studie – Fortschritt in der Organisation beim Mamma-Carcinom. www.krebshilfe.de

Fallowfield L (1997) Truth sometimes hurts but deceit hurts more. Communication with the cancer patient. Ann N Y Acad Sci 809: 525–536

Fallowfield L, Ford S, Lewis S (1995) No news is not good news: Information preferences of patients with cancer. Psychooncology 4: 197–202

Fallowfield L, Hall A, Maguire GP, Baum M (1990) Psychological outcomes of different treatment policies in women with early breast cancer outside a clinical trial. BMJ 301: 575–580

Fogel J, Albert SM, Schnabel F, Ditkoff BA, Neugut AI (2002) Use of the internet by women with breast cancer. J Med Internet Res 4(2): e9

Gaisser A, Stammer H, Marmé A (2003) Information und psychosoziale Betreuung von Brustkrebspatientinnen: Wahrgenommene Versorgungsqualität bei Anruferinnen des Brustkrebstelefons am Deutschen Krebsforschungszentrum. Onkologie 26 [Suppl 2]: 44 (Abstr V 12)

Gattellari M, Butow PN, Tattersall MH (2001) Sharing decisions in cancer care. Soc Sci Med 52: 1865–1887

Harris K (1998) The information needs of patients with cancer and their families. Cancer Pract 6: 39–46

Haynes RB, McKibbon KA, Kanani R (1996) Systematic review of randomised trials of interventions to assist patients to follow prescriptions for medications. Lancet 348: 383–386

Hiller B (1996) Kenntnisse und Vorstellungen von Risikofaktoren, Prävention und Früherkennung von Krebs in der deutschen Bevölkerung – Auswertung auf der Basis der Daten des nationalen Krebsinformationsdienstes KID im Deutschen Krebsforschungszentrum. Studie im Rahmen des Programms Europa gegen Krebs, Antrag Nr. 521/1993, Aktionsfeld 15

Hiller B (2001) Unkonventionelle Verfahren in der Onkologie: Der Informationsbedarf der Anrufer beim Krebsinformationsdienst im Deutschen Krebsforschungszentrum zu Methoden mit bisher unbewiesener Wirksamkeit. Inauguraldissertation, Heidelberg

Hiller B (2003) Was Krebspatienten wissen wollen – alternative Krebstherapie seit 1991. Deutsch Ärztebl 100: A 1182–1185

Jefford M, Tattersall HN (2002) Informing and involving cancer patients in their own care. Lancet Oncology 3: 629–637

Jenkins V, Fallowfield L, Saul J (2001) Information needs of patients with newly diagnosed cancer: Results from a large study in UK cancer centres. Br J Cancer 84: 48–51

Jones R, Pearson J, McGregor S, Gilmour WH, Atkinson JM, Barrett A, Cawsey AJ, McEwen J (1999) Cross sectional survey of patients' satisfaction with information about cancer. BMJ 319: 1247–1248

Kaufmann M, Ernst B (2000) CAWAC-Umfrage in Deutschland: Was Frauen mit Krebs erfahren, empfinden, wissen und vermissen. Dtsch Aerztebl 97: 3191–3196

Kerr J, Engel J, Schlesinger-Raab A, Sauer H, Hölzel D (2003) Communication, quality of life and age: Results of a 5-year prospective study in breast cancer patients. Ann Oncol 14: 421–427

Levy MH (1998) Doctor-patient communication. The lifeline to comprehensive cancer care. ASCO Educational Book, pp 195–202

McPherson JC, CJ, Higginson IJ, Hearn J (2001) Effective methods of giving information in cancer: A systematic literature review of randomized controlled trials. J Public Health Med 23: 227–234

Meric F, Bernstam EV, Mirza NQ, Hunt KK, Ames FC, Ross MI, Kuerer HM, Pollock RE, Musen MA, Singletary SE (2002) Breast cancer on the world wide web: cross sectional survey of quality of information and popularity of websites. BMJ 324: 577–581

Mills ME, Sullivan K (1999) The importance of information giving for patients with newly diagnosed cancer. J Clin Nurs 8: 631–642

Mossman J, Boudioni M, Slevin ML (1999) Cancer information: A cost-effective intervention. Eur J Cancer 35: 1587–1591

Pereira JL, Koski S, Hanson J, Bruera ED, Meckey JR (2000) Internet usage among women with breast cancer 1(2): 148–153

Ptacek JT, Eberhardt TL (1996) The physician-patient relationship. Breaking bad news: A review of the literature. JAMA 276: 486–492

Robert-Koch-Institut – Dachdokumentation Krebs (2004) http://www.rki.de/gbe/krebs/krebs.htm

Rozmovits L, Ziebland S (2004) What do patients with prostate or breast cancer want from an internet site? A qualitative study of information needs. Patient Edu Counsel 53: 57–64

Runge C, Tews JT, Ruprecht T, Hoeing M, Kuhlmann A, Kleeberg UR (2003) Areas of improvement in ambulatory oncological care – the patient perspective. Support Care Cancer 11:405 (Abstr A 68)

Runge C, Tews JT, Ruprecht T, Hoeing M, Kuhlmann A, Kleeberg UR (2003) The PASQOC study – patient satisfaction and quality of life in oncological care. Proc Am Soc Clin Oncol 22: 551 (Abstr 2215)

Salminen E, Vire J, Poussa T, Knifsund S (2004) Unmet needs in information flow between breast cancer patients, their spouses and physicians. Support Care Cancer, Online First, 24.7.2004

Satterlund MJ, McCaul KD, Sandgren AK (2003) Information gathering over time by breast cancer patients. J Med Internet Res 5(3): e15

Schlömer-Doll U, Doll D (2000) Patienten mit Krebs: Information und emotionale Unterstützung. Dt Ärztebl 97: A 3076–3081

Schofield PE, Butow PN, Thompson JF, Tattersall MH, Beeney LJ, Dunn SM (2003) Psychological responses of patients receiving a diagnosis of cancer. Ann Oncol 14: 48–56

Serin D, Dilhuydi JM, Romestaing P, Guiochet N, Bret P, Savary J, Flinois A (2004) »Parcours de Femme 2001«: a French opinion survey on overall disease and everyday life managenment in 1870 women presenting with gynecological and breast cancer and their caregiver. Ann Oncol 15: 1056–64

Stewart MA (1995) Effective physician-patient communication and health outcomes: A review. CMAJ 152: 1423–1433

Street RL Jr, Voigt B (1997) Patient participation in deciding breast cancer treatment and subsequent quality of life. Med Decis Making 17: 298–306

Tattersall MH, Gattellari M, Voigt K, Butow PN (2002) When the treatment goal is not cure: Are patients informed adequately? Support Care Cancer 10: 314–321

The Boston Consulting Group (2003) European Physicians and the Internet. http://www.bcg.com/publications/files/Euro_Physicians_Internet_Rpt_Mar03.pdf

Thewes B, Butow P, Girgis A, Pendlebury S (2003) The psychosocial needs of breast cancer survivors; a qualitative study of the shared and unique needs of younger versus older survivors. Psychooncology 13(3): 177–189

TNS Emnid (2004) (N)onliner Atlas 2004. Eine Topographie des digitalen Grabens durch Deutschland. TNS Emnid, Bielefeld

Veronesi U, von Kleist S, Redmond K et al. (1999) Caring about women and cancer (CAWAC): A European survey of the perspectives and experiences of women with female cancers. Eur J Cancer 35: 1667–1675

Weiss SM, Wengert PA Jr, Martinez EM, Sewall W, Kopp E (1996) Patient satisfaction with decision making for breast cancer therapy. Ann Surg Oncol 3: 285–289

Wilson SM (1999) Impact of the Internet on Primary Care Staff in Glasgow. J Med Intern Res1(2): e2

Selbsthilfegruppen und Hilfsorganisationen beim Mammakarzinom – Entstehung und Entwicklung, Aufgaben und Ziele*

*Dieter Alt***

---

* Der Artikel ist den Frauen der Frauenselbsthilfe nach Krebs e.V. zum 30-jährigen Jubiläum im September 2006 gewidmet.

** Der Autor ist seit über 23 Jahren ehrenamtlicher Begleiter in Krebsselbsthilfegruppen, Begleiter der »Frauenselbsthilfe nach Krebs« (seit 1983) und Ehrenmitglied (1991); seit 1995 Gründungsmitglied und Geschäftsführer der »Aktion Bewusstsein für Brustkrebs e.V.« (seit 2001).

❗ »Furcht und Ignoranz sind die Hauptverbündeten des Krebses« (Charta 2000 vom Weltgipfel gegen Krebs, Paris 4. Feb.2000).

Jede 10. Frau erkrankt im Laufe ihres Lebens an Brustkrebs. Mit jährlich über 55.000 Neuerkrankungen ist das Mammakarzinom die häufigste Krebserkrankung bei Frauen in Deutschland. In der Altersgruppe zwischen 35 und 55 Jahren ist Brustkrebs die häufigste Todesursache. Trotz dieser Fakten ist das Thema Brustkrebs in der Gesellschaft oft immer noch ein Tabu. Der offene Umgang mit dieser Erkrankung fällt allgemein schwer. In der Vorstellung der betroffenen Menschen – Patientinnen, Angehörige und Freunde – entsteht mit der Diagnose Brustkrebs die Angst vor Leid, Schmerz, Siechtum und baldigem Tod.

Frauen mit Brustkrebs empfinden die Erkrankung zudem als Bedrohung ihrer Weiblichkeit und Gefährdung ihrer Identität als Frau. Damit verbunden sind häufig schwere psychosoziale Konflikte, die das Annehmen der Erkrankung und das aktive Mitwirken bei der Therapie erschweren. Nicht selten fühlen sich die betroffenen Frauen zwar medizinisch gut versorgt, darüber hinaus aber allein gelassen mit ihrer Erkrankung und den damit verbundenen Ängsten und psychosozialen Problemen.

❗ Brustkrebspatientinnen beklagen häufig die Sprachlosigkeit ihrer Umwelt und das Alleingelassensein mit der Angst. Sie empfinden, dass im Rahmen der medizinischen Versorgung das Gespräch über ihre Probleme im Umgang mit der Krankheit Brustkrebs zu kurz kommt.

Ärzte erhalten zwar im Rahmen ihrer medizinischen Ausbildung umfassende Kenntnisse über Diagnose, Therapieverfahren und Nachsorgebehandlung, die besonderen Anforderungen einer **partnerschaftlichen, psychosozialen Begleitung** ihrer Mammakarzinompatientinnen müssen sie jedoch in langjähriger Praxis durch Erfahrung erlernen. Daher sind auch die behandelnden Ärzte – zumindest zu Beginn ihrer ärztlichen Laufbahn – ebenfalls nicht frei von Angst im Umgang mit Brustkrebspatientinnen (Alt et al. 1986; Alt u. Weiss 1991).

So ist Brustkrebs auch ein Kommunikationsproblem zwischen den Beteiligten.

❗ Betroffene Frauen und behandelnde Ärzte müssen daher den offenen Dialog im Umgang mit der Krebserkrankung gemeinsam erlernen – jeder aus seiner Sicht.

43.1 Entstehung der Selbsthilfebewegung von Frauen mit Brustkrebs in Deutschland

Die **Selbsthilfebewegung von Frauen mit Brustkrebs** ist in Deutschland im Zusammenhang mit dem Wandel der Gesellschaft Ende der 60er bzw. Anfang der 70er Jahre aus einem gesellschaftlichen Defizit heraus entstanden.

> **Frauen mit Brustkrebs empfanden als besondere Defizite:**
>
> - das **Alleingelassensein** mit der Krankheit Brustkrebs: von den Patientinnen oft beschrieben als das »Fallen in ein tiefes Loch«; die Beschränkung auf die rein medizinische Versorgung reicht nicht aus, es fehlt die psychische und soziale Betreuung, insbesondere das Gespräch über die Erkrankung;
> - die **fehlende Mündigkeit** des Patienten: Die bisherige medizinische Alleinentscheidung des Arztes wurde in Frage gestellt; die Patientin will als Frau und Mensch wahrgenommen werden, sie will mit ihrer Erkrankung und ihren damit verbundenen besonderen Bedürfnissen ernst genommen werden;
> - die **Schwierigkeiten bei der Suche nach Information über Brustkrebs:** Frauen mit Brustkrebs sind von der plötzlichen Erkrankung überfordert; das über sie hereinbrechende Geschehen ist ihnen fremd und unverständlich; die Erklärungen des Arztes sind aufgrund der medizinischen Ausdrucksweise oft wenig hilfreich; die Brustkrebspatientin sucht nach Informationen, sie will sich umfassende Kenntnisse über ihre Erkrankung aneignen, um mitreden zu können; sie will bei den medizinischen Maßnahmen zur Diagnose und Therapie berechtigterweise mitbestimmen;
> - **mangelnde Unterstützung** in dem Bestreben, etwas aktiv für sich zur Gesundung beizutragen: Die Brustkrebspatientin erlebt die Therapie vor allem zu Beginn der Behandlung passiv, sie fühlt sich dem medizinischen Geschehen hilflos ausgeliefert; im Bemühen nach Heilung sucht die Patientin nach Alternativen auch außerhalb der Schulmedizin. Durch Fragen nach der Krankheitsursache wird überlegt, die bisherigen Lebens- und Ernährungsgewohnheiten umzustellen.

Aufgrund eigenen Erlebens nach der Brustkrebserkrankung und den o. g. Defiziten und Bedürfnissen, die bis heute immer noch aktuell sind, ergriffen brustkrebskranke

Frauen die Initiative und suchten Gleichbetroffene zum Gedanken- und Erfahrungsaustausch. So entstand z. B. vor 30 Jahren die »**Frauenselbsthilfe nach Krebs**« unter dem Motto »Krebskranke helfen Krebskranken.«.

❗ Ursula Schmidt, eine Pionierin der Selbsthilfebewegung und Gründerin der »Frauenselbsthilfe nach Krebs«, hat es 1977 so ausgedrückt: »Wir müssen uns darüber im Klaren sein, allein schafft es der Krebspatient nicht, aus dem Schock, aus der Depression wieder herauszukommen. Es ist ein langer, schwieriger Weg, ein mühsames Arbeiten mit sehr viel Wärme und Nächstenliebe. Wir müssen das Wort Krebs aus der Tabuzone lösen. Wir müssen dazu kommen, dass man über diese Krankheit spricht wie über jede andere.« Diese Aussage hat auch heute noch ihre Gültigkeit.

43.2 Ziele und Inhalte der Selbsthilfegruppen

In den Selbsthilfegruppen erleben Frauen, dass sie nicht allein sind mit der Krankheit Brustkrebs. Sie finden Verständnis für ihre besondere Situation und ihre Bedürfnisse, geben sich gegenseitig Mut und führen Gespräche gegen die Angst. Im Vordergrund stehen dabei Gespräche über

- die Krankheit,
- erlebte Erfahrungen,
- seelischen Beistand in Krisensituationen,
- gegenseitige Unterstützung bei der Krankheitsbewältigung, aber auch
- praktische Hilfe im Gesundheits- und Versorgungswesen.

Wie stark der Bedarf nach **Unterstützung durch Selbsthilfe** in Deutschland ist, zeigt sich deutlich an der Entwicklung der »Frauenselbsthilfe nach Krebs« und der aktuellen Entstehung einer Vielzahl von unterschiedlichen Selbsthilfegruppen sowie regionalen und überregionalen Hilfsorganisationen zur Bekämpfung von Brustkrebs in den letzten Jahren:

Im September 1979, drei Jahre nach der Gründung, waren es 86 Selbsthilfegruppen in 5 Landesverbänden; heute umfasst die »Frauenselbsthilfe nach Krebs« einen Bundesverband, 12 Landesverbände mit ca. 445 regionalen Selbsthilfegruppen, in denen über 50.000 Krebspatienten betreut werden.

Bereits 1976 entstand ein 5-Punkte-Programm, das auch heute noch Gültigkeit hat und im Jahr 2001 um einen 6. Punkt erweitert wurde:

1. psychosoziale Begleitung Krebskranker
2. Hilfe bei der Überwindung der Angst vor weiteren Untersuchungen und Behandlungen
3. Vorschläge zur Festigung der Widerstandskraft
4. Hilfe zur Verbesserung der Lebensqualität
5. Informationen über soziale Hilfen, Versicherungsfragen und Schwerbehindertenrecht
6. Interessensvertretung Krebskranker im sozial- und gesundheitspolitischen Bereich

Das Wirken der Selbsthilfegruppen nach Brustkrebs war und ist von Beginn an vom Bemühen um einen **offenen Dialog**, insbesondere mit den Ärzten, geprägt. Das Bemühen um **gegenseitige Akzeptanz**, partnerschaftliche Zusammenarbeit bei klarer Rollenverteilung mit allen an der Behandlung und Versorgung beteiligten Fachdisziplinen und Berufsgruppen steht dabei im Mittelpunkt.

Patientinnen in Selbsthilfegruppen haben eine **erworbene Kompetenz** im Umgang mit der Krankheit Brustkrebs. Sie zeigen durch ihr persönliches, positives Beispiel, dass auch mit Krebs ein lebenswertes, zufriedenes Leben möglich ist. Sie vermitteln damit eine besondere Form gelebter Lebensqualität und geben Hoffnung für andere Betroffene.

Am Anfang stand zunächst das Bedürfnis von gleichbetroffenen Brustkrebspatientinnen, sich gegenseitig bei der Krankheitsbewältigung zu helfen. Die Gespräche zwischen Betroffenen finden auf gleicher Ebene statt; sie haben eine andere Qualität und Intensität, da die gleichermaßen betroffene Brustkrebspatientin weiß, wovon die andere spricht. Die Gesprächspartnerin, die schon längere Zeit Erfahrung mit ihrer Brustkrebserkrankung hat, erkennt, in welcher Situation sich die betroffene Frau befindet und kann Mut machen, da sie das alles schon einmal selbst erlebt und erlitten hat.

43.3 Entwicklung der Selbsthilfegruppen

»Wir sitzen alle im gleichen Boot, keiner sollte allein über Bord springen, dann ist das Gleichgewicht nicht mehr gewahrt. Fassen wir uns also fest an und beschreiten wir gemeinsam den vor uns liegenden Weg« (Ursula Schmidt 1977, Rundbrief Nr. 1).

Bald danach folgte das Bestreben, sich Wissen über das Krankheitsgeschehen und die Therapiemaßnahmen anzueignen, um mitreden und mitentscheiden zu können.

Diese Entwicklung war von Beginn an begleitet vom Bemühen der Selbsthilfebewegung brustkrebskranker Frauen, das Vertrauen der Ärzteschaft in ihr Handeln zu erhalten und eine **partnerschaftliche Zusammenarbeit** zu erreichen (Schmidt 1984; Becker et al. 1991). Dieses Ziel wurde durch fortwährende Aktivitäten erst nach vielen Jahren erreicht, nachdem die Selbsthilfegruppen aufgrund ihrer stetig wachsenden Anzahl und Größe unübersehbar waren und immer mehr Einfluss gewannen.

❗ Eine Begegnungsstätte zwischen Ärzten und Selbsthilfegruppen zum Informations- und Erfahrungsaustausch und um voneinander zu lernen, waren in den 80er und 90er Jahren die Krebsnachsorge-Kongresse in Bad Neuenahr (Bourmer 1983).

In den Entschließungen des Deutschen Ärztetages der Jahre 1986 und 1987 wurde zum ersten Mal offiziell zum Thema »**Zusammenarbeit mit Selbsthilfegruppen**« Stellung genommen (Weiss 1991):

»Jeder Arzt sollte grundsätzlich zur Zusammenarbeit mit Selbsthilfegruppen bereit sein. Im Verhältnis zur Selbsthilfegruppe sollte sich der Arzt aber auf die Rolle des ärztlichen Begleiters und Beraters beschränken und nicht durch Übernahme der Leitung und Führung dieser Gruppe die Idee der Selbsthilfe und die sich in der Selbsthilfegruppe entwickelnde Eigeninitiative der betroffenen Kranken gefährden. Der Arzt sollte akzeptieren, dass sich der einzelne Patient in einer Selbsthilfegruppe zu einem emanzipierten Partner entwickelt, der ein Mitspracherecht für sich in Anspruch nimmt. Nur bei Anerkennung einer solchen Partnerschaft wird es möglich sein, einen Patienten aus der Selbsthilfegruppe als Helfer in die Betreuung anderer Patienten einzusetzen und damit deren Krankheit besser behandeln zu können, als dieser alleine imstande wäre« (Deutscher Ärztetag 1986).

Mitwirkung von Ärzten in Selbsthilfegruppen
»Die Deutsche Ärzteschaft ist der Auffassung, dass sie sich mehr als bisher den Selbsthilfegruppen, insbesondere auch nach Krebserkrankungen, zur Verfügung stellen muss. Zur Begründung wird festgestellt, dass nach wie vor ein großes Informations- und Beratungsdefizit bei Krebspatienten und ihren Angehörigen besteht; ferner, dass der entsprechende Beratungsbedarf fachliches Wissen erfordert und dass gerade Selbsthilfegruppen motiviert sind, pro-

fessionelle Hilfe zu suchen und anzunehmen« (Entschließung vom Deutschen Ärztetag 1987).
»Bescheiden und dennoch hoffnungsvoll sollten wir Ärzte die Chance der Selbsthilfebewegung wahrnehmen, sie fördern und unterstützen. Selbsthilfegruppen sind Reanimationseinheiten für das soziale Leben« (Huber 1989).

Hilde Schulte (2001), Bundesvorsitzende der »Frauenselbsthilfe nach Krebs«, fasst die Entwicklung aus Sicht der Selbsthilfegruppen so zusammen:

»In der Entwicklung und Aufbauphase der »Frauenselbsthilfe nach Krebs« galt es zunächst, im gesellschaftlichen wie medizinischen Bereich Widerstand zu überwinden, der allmählich einer gewissen Neugier Platz machte. Es wurde spürbar, dass sich die Hilfe zur Selbsthilfe als Partnerschaft zu professionellen Helfern im Gesundheitswesen versteht, nicht als Konkurrenz.«

❗ Die Brustkrebspatientinnen sind auf ihrem langen Entwicklungsweg mündig geworden. Sie erheben den berechtigten Anspruch auf Mitentscheidung und Gleichberechtigung.

Beeinflusst durch die Veränderungen in Medizin und Gesellschaft, letztlich aber auch durch die Brustkrebsbewegung in den USA und die Informationsvielfalt des Internets, erweiterte sich das **Spektrum der Aufgaben und Ziele** neu gegründeter Selbsthilfegruppen und Brustkrebsinitiativen in den letzten 5 Jahren insbesondere im gesundheitspolitischen Bereich.

Entwicklung der Selbsthilfeorganisationen in den USA. Engagierte Frauen gründeten 1991 in den USA die »National Breast Cancer Coalition – NBCC«, um Brustkrebs auszurotten – »to eradicate breast cancer«. Durch diese starke Patientinnenlobby wurde das Thema Brustkrebs zum Wahlkampfthema und es wurde durch politische Einflussnahme ein Vielfaches der bisherigen Mittel für die Brustkrebsforschung (durch Umverteilung aus dem Verteidigungsetat) erreicht (Schmidt 2000). Gleichzeitig erkämpfte die »National Breast Cancer Coalition« ein Mitspracherecht bei der Verteilung und Verwendung dieser Gelder. Damit diese Aufgaben bewältigt werden können, hat die NBCC das Trainingsprojekt »LEAD – Leadership, Education and Advocacy Development«

(Führungskompetenz, Ausbildung und Förderung von Fürsprechern) zur Schulung ihrer »Advocates« ins Leben gerufen. Denn »miteinander reden kann nur, wer die gleiche Sprache spricht – und die der Wissenschaft« (Anke Schmidt, erste deutsche Teilnehmerin am LEAD-Projekt 2000). Nach 10 Jahren ist die »National Breast Cancer Coalition« mittlerweile eine mächtige Dachorganisation mit über 500 lokalen »Breast Cancer Initiatives« und ca. 70.000 Mitgliedern.

Entwicklung in Deutschland. Aus dieser amerikanischen Entwicklung heraus ist auch in Deutschland etwas in Bewegung geraten. Aufgrund der Tatsache, dass in Deutschland die Brustkrebssterblichkeit trotz therapeutischer Fortschritte immer noch nicht entscheidend sinkt, haben die Ungeduld und der politische Druck der Brustkrebsinitiativen zugenommen.

Frauen mit Brustkrebs sind dabei, die aktive Mitbestimmung bei der Gesundheitsversorgung in Deutschland zu erkämpfen. Sie fordern insbesondere verbesserte Maßnahmen zur Brustkrebsfrüherkennung, eine bundesweite Einführung eines Mammographie-Screenings mit interdisziplinärer Qualitätssicherung nach den aktuellen europäischen Leitlinien sowie die Mitbestimmung bei der Gestaltung und Durchführung von Forschungsprojekten zur Entwicklung neuer erfolgreicher Behandlungsmethoden und zu stärkerer Ursachenforschung.

43.4 Heutige Stellung der Selbsthilfegruppen

Heute sind die Selbsthilfegruppen und Organisationen brustkrebskranker Frauen eine zusätzliche **neue Dimension im Gesundheitswesen**, die als Interessenvertretung der betroffenen Frauen agiert und in der Öffentlichkeit allgemein akzeptiert ist. Bereits seit längerem sind die Vertreterinnen der verschiedenen Brustkrebsinitiativen und Selbsthilfegruppen anerkannte, kompetente Gesprächspartner bei medizinischen Fachtagungen und Rundtischgesprächen. Sie haben inzwischen auch einen festen Platz im Programm der nationalen Kongresse (z. B. »Forum für alle« beim Deutschen Krebskongress) und Symposien.

Diesen Veränderungen in der Öffentlichkeit hat die Gesundheitspolitik ebenfalls Rechnung getragen. Im Rahmen der **Gesundheitsreform** in den 90er Jahren wurde erstmals vom Gesetzgeber im SGB V § 20 Absatz 3a (1993) und SGB V § 20 Absatz 3 (1997) sowie im SGB V § 20 Absatz 4 (2000) die gesetzmäßige Förderung der Selbsthilfegruppen durch die Krankenkassen verankert.

> »Selbsthilfe leistet einen entscheidenden Beitrag zur Verbesserung der Lebensqualität von kranken und behinderten Menschen. Erfahrungsaustausch, gegenseitige Unterstützung und umfassende Information verhelfen Betroffenen zur besseren individuellen Krankheitsbewältigung. Immer mehr chronisch kranke und behinderte Menschen wehren sich zudem dagegen, als Objekte eines professionellen Versorgungssystems betrachtet zu werden, dessen Repräsentanten über ihre Köpfe hinweg bestimmen dürfen, was zu geschehen hat. Sie stellen zunehmend die berechtigte Forderung, als Experten in eigener Sache in die Planung und Durchführung aller sie betreffenden Maßnahmen einbezogen zu werden. Die Selbsthilfe ist insoweit Plattform für eine stärkere Demokratisierung der bestehenden Strukturen im Gesundheitsbereich. Selbsthilfegruppen und Organisationen geben aber auch wichtige Hinweise auf Lücken und notwendige Verbesserungen der medizinischen Versorgung. Sie tragen damit erheblich zur Weiterentwicklung unseres Gesundheitssystems bei.
>
> Gründe genug, um die Selbsthilfe stärker als bisher in das Gesundheitswesen zu integrieren. Mit der Gesundheitsreform werden die Rechtsgrundlagen der Förderung der Selbsthilfe durch die Krankenkassen deshalb konkreter und verlässlicher gestaltet. Aus dem bisherigen Ermessen bei der Förderung, das von den Krankenkassen sehr unterschiedlich und zum Teil unzulänglich gehandhabt wurde, wird eine deutlich weitergehende Sollverpflichtung gemacht. Für die Förderung der Selbsthilfe ist dabei ein Ausgabevolumen von DM 1,– (€ 0,51) pro Versichertem und Jahr vorgesehen. Damit sind die Krankenkassen verpflichtet, einen angemessenen Teil ihrer Ausgaben für die Förderung der Selbsthilfe zu verwenden« (Mitteilungen des Bundesministeriums für Gesundheit 2000).

Die Forderung des »**mündigen Patienten**« nach Beteiligung sowohl bei der Therapieentscheidung und am weiteren Behandlungsverlauf als auch bei der aktiven Mitgestaltung im deutschen Gesundheitswesen wird seither verstärkt diskutiert.

❗ »Eine gemeinsame Entscheidung im Sinne von »shared decision« lässt den Patienten mitarbeiten an der Festlegung und dem Erreichen des Therapiezieles, macht Nebenwirkungen und Rückschläge besser verträglich und macht ihn unempfänglich für Scharlatane« (Schulte 2004). »Qualifizierte Rehabilitation funktioniert nur, wenn der Patient vom Behandelten zum Handelnden wird, zum Kotherapeuten und damit zum Experten in eigener Sache. Deshalb sorgt eine gute Rehabilitationsklinik dafür, dass der Rehabilitant ein vollwertiges Mitglied im Behandlungsteam ist« (Seiter 2001).

43.5 Politische Stellung der Selbsthilfegruppen

Politische Entwicklung. Die politischen Fraktionen haben im Jahr 2000 zwei Anträge im Deutschen Bundestag zur Verbesserung der Gesundheit von Frauen eingebracht: Antrag der SPD/Grünen zur »Frauenspezifischen Gesundheitsversorgung« (Drucksache 14/3835 vom 07. 07. 2000) und Antrag der CDU/CSU »Konkrete Gesundheitspolitik für Frauen« (Drucksache 14/4381 vom 24. 10. 2000).

In die Parlamentsdebatte haben verschiedene Selbsthilfeorganisationen und Brustkrebsinitiativen ihre Stellungnahmen für eine Verbesserung der Brustkrebsfrüherkennung und -behandlung eingebracht. Wesentliche Inhalte fanden dabei Berücksichtigung. Damit wurde die Kompetenz der Selbsthilfeorganisationen für die weitere Beratung bei der Verabschiedung dieser wichtigen Verordnung durch alle Parteien anerkannt und genutzt.

Aktive gesundheitspolitische Beteiligung. Zur öffentlichen Sitzung des »Ausschusses für Gesundheit«, gemeinsam mit dem »Ausschuss für Familie, Senioren, Frauen und Jugend« zu den o. g. Gesetzesanträgen, wurden am 7. März 2001 Vertreterinnen von Brustkrebsinitiativen und Selbsthilfeorganisationen (u. a. der »Frauenselbsthilfe nach Krebs«) zur Diskussion und Mitwirkung eingeladen. Das Resultat war ein Gesetzesantrag der Fraktionen von SPD und Bündnis 90/Grünen vom 27. Juni 2001 zu »Brustkrebs – Mehr Qualität bei Früherkennung, Versorgung und Forschung – Für ein Mammographie-Screening nach europäischen Leitlinien«.

Der Deutsche Bundestag hat daraufhin am 28. Juni 2002 beschlossen (Drucksachen 14/9122, 14/6453), ab dem Jahr 2003 ein flächendeckendes Mammographie-Screening nach geltenden Qualitätsstandards der Europäischen Union einzuführen. Danach wurde die Selbstver-

waltung (Bundesausschuss der Ärzte und Krankenkassen) aufgefordert, eine bundesweite Einführung zu erarbeiten. Ende 2003 folgte die Verabschiedung der dazu notwendigen Richtlinien in Abstimmung mit dem »Bundesministerium für Gesundheit und Soziale Sicherheit« und dem Umweltministerium (für die Röntgenverordnung).

Die Kassenärztliche Bundesvereinigung (KBV) hat dann am 16. 12. 2003 das Ergebnis der Verhandlungen mit den Spitzenverbänden der Krankenkassen bekannt gegeben: »Endlich können wir den Frauen ein qualitativ hochwertiges Programm zur Brustkrebsvorsorge ab 1. Januar 2004 in der ambulanten Versorgung anbieten. Sobald die für die Qualität des Programms notwendigen Voraussetzungen in einer Region geschaffen sind, werden dort ab diesem Zeitpunkt alle Frauen zwischen 50 und 69 Jahren alle 2 Jahre zu einer Mammographie-Untersuchung eingeladen« (Dr. Manfred Richter-Reichhelm, 1. Vorsitzender der KBV; Pressemitteilung der KBV vom 16. 12. 2003).

Aufgrund der unterschiedlichen föderalen Strukturen in Deutschland hat die flächendeckende Implementierung des Mammographie-Screenings etwas Zeit gebraucht. Das qualitätsgesicherte Mammographie-Screening wird gegenwärtig bundesweit in insgesamt 93 Einheiten auf Landesebene bis 2007 eingerichtet.

»Wir Frauen haben einen Rechtsanspruch auf ein qualitätsgesichertes und flächendeckendes Mammographie-Screening in den dafür neu geschaffenen Strukturen. Diesen Rechtsanspruch werden wir beharrlich weiter verfolgen« (Naß-Griegoleit 2004).

Inzwischen haben sich die Selbsthilfegruppen brustkrebskranker Frauen zu einem gesundheitspolitischen Machtfaktor entwickelt – ohne dass die einzelnen Gruppen sich dessen manchmal bewusst sind – mit viel versprechenden Möglichkeiten der Interessenvertretung zur Umsetzung ihrer Ziele. Auf Druck der betroffenen Frauen haben sich mittlerweile alle am Gesundheitswesen Beteiligte – Ärzteschaft, Krankenkassen, Gesundheitspolitik und Pharmaindustrie- ihren Anliegen geöffnet.

43.6 Patientenkompetenz beeinflusst die Versorgungsqualität

Die neu geschaffenen Strukturen des Gesundheitssystems zur Verbesserung der Versorgungsqualität von Frauen mit Brustkrebs setzen die mündige Patientin und ihre aktive

Mitwirkung bei der Therapieentscheidung und beim Behandlungsverlauf voraus.

❗ »Die Einbeziehung und Umsetzung der Patientenrechte bietet die Chance, die Arzt-Patienten-Beziehung zu einer Entscheidungspartnerschaft im Sinne von 'shared decision' werden zu lassen« (Schulte 2004).

Folgerichtig waren im Rahmen der »Konzertierten Aktion Brustkrebs-Früherkennung in Deutschland« Mitglieder von verschiedenen Selbsthilfeorganisationen an der Erstellung der »Stufe-3-Leitlinie Brustkrebs-Früherkennung in Deutschland« (Schulz u. Albert 2003) aktiv beteiligt.

Als »Experten in eigener Sache« waren sie insbesondere auch in die Schaffung der »Leitlinie Fraueninformation« einbezogen, die zum einen Empfehlungen für eine transparente, verständliche und fachlich-qualifizierte Information und Aufklärung für Frauen beinhaltet und zum anderen ein partnerschaftliches Arzt-Patienten-Verhältnis unterstützen soll, in dem Gesunde wie Kranke aktiv an Entscheidungen zur eigenen Gesundheits- und Krankheitsversorgung teilnehmen.

❗ »Zur Stärkung der Patientenautonomie und der Selbstbestimmung des Patienten bedarf es der Information und Aufklärung ('informed consent'*). Die partnerschaftliche Entscheidungsfindung von Arzt und Patient (shared decision making) ist ohne eine fachliche und qualifizierte Information des Patienten nicht möglich« (Albert et al 2003).

Im Rahmen des Förderschwerpunkts »Der Patient als Partner im medizinischen Entscheidungsprozess« fördert das Bundesministerium für Gesundheit daher auch das Projekt »'shared-decision-making' bei Brustkrebs« (Projektleitung: Prof. Dr. Untch, Klinikum Großhadern, LMU München).

Weiterhin waren auf Einladung der »Deutschen Krebsgesellschaft« zur Erstellung einer evidenzbasierten »Interdisziplinären S3-Leitlinie für die Diagnostik und Therapie des Mammakarzinoms der Frau« (2004) u. a. die »Frauenselbsthilfe nach Krebs« und die »Aktion Bewusstsein für Brustkrebs« neben Vertretern von Fachorganisationen als Mitglieder der Leitliniengruppe integriert.

---

* Informed consent: Partnerschaftliche Einwilligung auf der Grundlage umfassender verständlicher Information unabhängig von Sozial- und Bildungsstatus; d. h., es ist sichergestellt, dass die Patientin – bestmöglich informiert über Nutzen, Risiken und Nebenwirkungen einer Behandlung – eine unabhängige Entscheidung treffen kann, die für alle an der Therapie Beteiligten verbindlich ist.

Bei der Gestaltung und Weiterentwicklung des »Disease-Management-Programms (DMP) Brustkrebs« ist auch die »Frauenselbsthilfe nach Krebs« als älteste und größte Selbsthilfegruppenorganisation von Frauen mit Brustkrebs aktiv beteiligt. Dies ist auch deshalb wichtig, da sowohl im »DMP Brustkrebs« als auch bei der Zertifizierung von Brustzentren die Zusammenarbeit mit Selbsthilfegruppen ausdrücklich festgeschrieben ist. Die »Frauenselbsthilfe nach Krebs« hat daher ebenso bei der Erstellung der Leitlinien für die Zertifizierung von Brustzentren mitgewirkt und ist vom »Gemeinsamen Bundesausschuss«(nach § 91 SGB) in themenspezifische Unterausschüsse als Patientenvertretung berufen.

❗ »In der Patientenbeteiligung liegt die Zukunft unseres Systems und die Erweiterung medizinischen Handelns« (Schulte 2004).

Perspektiven. Durch gemeinsame Aktionen und durch Bündelung der Einzelinteressen wird sich die Schlagkraft der Brustkrebsinitiativen und Selbsthilfeorganisationen in Deutschland wesentlich verstärken.

Wenn es gelingt, einen gemeinsamen Nenner der im Kampf gegen Brustkrebs engagierten Frauen zu finden, wird es zukünftig leichter und effektiver sein, den Forderungen nach einer Verbesserung der Früherkennung und Behandlung von Brustkrebs in der Öffentlichkeit Gehör zu verschaffen, um dem Ziel der Senkung der Brustkrebssterblichkeit endlich näher zu kommen.

Auf diesem Wege sollte es möglich sein, ein aktives Mitbestimmungsrecht von Betroffenen in allen Belangen der Gesundheitsversorgung in Deutschland durchzusetzen.

❗ »Wir können es uns als Frauen nicht leisten, die Augen abzuwenden oder das Auftreten von Brustkrebs als Privatangelegenheit oder geheimes persönliches Problem anzusehen« (Lorde 2000).
»Werden wir nicht müde, ein Stück unseres Selbst in unser Wirken mit einfließen zu lassen, um der Entpersönlichung in einer automatisierten Welt entgegen zu wirken. Seien wir wachsam, dass uns kommende Generationen nicht einmal den Vorwurf machen: Ihr habt es weit gebracht mit Eurer Technik, Eurem Intellekt, doch Ihr habt unsere Seele vergessen!« (Ursula Schmidt, Gründerin der Frauenselbsthilfe nach Krebs, 1980)

Im folgenden Anhang befindet sich eine Übersicht und Charakteristik von Selbsthilfegruppen, Brustkrebsinitiativen und Hilfsorganisationen in Deutschland.

Literatur

Albert U-S et al. (2003) Eine Leitlinie für Leitlinien: Die methodische Entwicklung und Anwendung der Leitlinie Fraueninformation. Zentralbl Gynäkol 125: 484–493

Albert U-S, Kopp I (2004) Leitlinie Fraueninformation – Qualifizierte Informationen für Frauen. Senologie 1: 51–52

Alt D (2006) Meine Lebensjahre mit der Frauenselbsthilfe nach Krebs von 1983–2006. Dokumente der Erinnerung. Bundesverband Frauenselbsthilfe nach Krebs (Hrsg), Bonn

Alt D, Boehm G v, Weiss G (Hrsg) (1986) Miteinander reden – brustkrebskranke Frauen sprechen mit Experten. Springer, Berlin Heidelberg New York Tokio

Alt D, Weiss G (Hrsg) (1991) Im Leben bleiben. Psychosoziale Aspekte der Nachsorge brustkrebskranker Frauen. Springer, Berlin Heidelberg New York Tokio

Antrag der Abgeordneten von SPD/Grünen im Deutschen Bundestag zur »Frauenspezifischen Gesundheitsversorgung« 7. 7. 2000, Drucksache 14/3835

Antrag der Abgeordneten von CDU/CSU im Deutschen Bundestag »Konkrete Gesundheitspolitik für Frauen« 24. 10. 2000, Drucksache 14/4381

Antrag der Abgeordneten von SPD/Grünen im Deutschen Bundestag zu »Brustkrebs – Mehr Qualität bei Früherkennung, Versorgung und Forschung – Für ein Mammographie-Screening nach europäischen Leitlinien« 27. 06. 2001, Drucksache 14/6453; erste Lesung des Gesetzes im deutschen Bundestag am 18. 10. 2001

Becker E (1997) Wir wurden zu Experten unserer Krankheit. 20 Jahre Frauenselbsthilfe nach Krebs: Von der lokalen Initiative zum bundesweiten Netz. Signal 1: 6–8

Becker E et al. (1991) Psychosoziale Aspekte der Nachsorge brustkrebskranker Patientinnen aus Sicht der Frauenselbsthilfe nach Krebs e.V. In: Alt D, Weiss G (Hrsg) Im Leben bleiben. Psychosoziale Aspekte der Nachsorge brustkrebskranker Frauen. Springer, Berlin Heidelberg New York Tokio, S 123–132

Beschlüsse vom Deutschen Ärztetag (1986) In: Gesundheits- und sozialpolitische Vorstellungen der Deutschen Ärzteschaft, sog. Blaues Papier. Deutscher Ärzteverlag, Köln

Beschlussfassung des Deutschen Bundestages (2002) zu »Brustkrebs – Mehr Qualität bei Früherkennung, Versorgung und Forschung – Für ein Mammographie-Screening nach europäischen Leitlinien« Amtliches Protokoll vom 28. 06. 2002: Tagesordnungspunkt 31, Drucksachen 14/6453; 14/9122

Bundesministerium für Gesundheit fördert Projekte zur Beteiligung der Patientinnen und Patienten im medizinischen Entscheidungsprozess (2000) www.dbsh.de/redsys/soztop/userpages/gesund17.html

Bourmer H (1983) Wir müssen voneinander lernen. 4. Fortbildungskongress Krebsnachsorge Bad Neuenahr. Signal 4/1983 und Friedrich Thieding-Stiftung/Deutsche Krebshilfe (Hrsg). Schriftenreihe des Hartmannbundes Bonn

Broschüre der »Frauenselbsthilfe nach Krebs e.V.« (1995) Das Leben ruft mich immer wieder neu. 7. Aufl. Selbstdruck, Bundesverband Mannheim

Broschüre der »Frauenselbsthilfe nach Krebs e.V.« (2001) Auffangen – Informieren – Begleiten. 25 Jahre Frauenselbsthilfe nach Krebs, Selbstdruck, Bundesverband Mannheim

Entschließung vom Deutschen Ärztetag (1987). Dtsch Ärztebl 84 (23) 04. 06. 1987 Deutscher Ärzteverlag, Köln

Gesetzesantrag (2001) zur »Frauenspezifischen Gesundheitsversorgung II Brustkrebs – Mehr Qualität bei Früherkennung, Versorgung und Forschung«

Goldmann-Posch U (2000) Der Knoten über meinem Herzen. Brustkrebs darf kein Todesurteil sein: Therapien und andere Hilfen. Blessing, München

Huber E (1989) In: Bundesärztekammer (Hrsg) Stenographischer Wortbericht des 92. Deutschen Ärztetages vom 2.–6. Mai 1989, Berlin. Deutscher Ärzteverlag, Köln

Lorde A (2000) Auf Leben und Tod: Krebstagebuch. Fischer-Taschenbuchverlag, Frankfurt

Love S (1996) Das Brustbuch. Was Frauen wissen sollen. Limes, München

Kassenärztliche Bundesvereinigung (KBV)(2002) Einführung des Mammographie-Screenings ab Januar 2003. Gemeinsame Pressemitteilung der Spitzenverbände der Gesetzlichen Krankenversicherung und der KBV 02. 12. 2002

Kassenärztliche Bundesvereinigung (KBV) (2003) Mammographie-Screening: Kassen und KBV sind einig. Pressemitteilung 16. 12. 2003

Kreienberg R et al. (2004) Interdisziplinäre S3-Leitlinie für die Diagnostik und Therapie des Mammakarzinoms der Frau. Zuckschwerdt, München Wien New York

Mitteilungen des Bundesministeriums für Gesundheit zur Förderung und Bedeutung von Selbsthilfe (2000)

Naß-Griegoleit I (2004) Ein gesundheitspolitischer Skandal: Brustkrebs-Früherkennung in Deutschland. Magazin Leben? Leben! 3/2004

Presse-Mitteilung der Körber-Stiftung USABLE-Transatlantischer Ideenwettbewerb. Brustkrebs: In eigener Sache mitreden können. 06.06.2000 Internet: www.usable.de (E-Mail: usable@stiftung.koerber.de)

Schmidt A (1999) Fit for Fight. Das LEAD-Projekt macht Amerikas Brustkrebskranke verhandlungssicher. Einblick 3: 28–29

Schmidt A (2000) Es wird sich nichts ändern, wenn wir nichts ändern. Was wir von der amerikanischen Brustkrebs-Bewegung lernen können. In: Voigt S (Hrsg) Brustbilder. Vom Schönheitsideal zur Realfrau, 1. Aufl. Edition Ebersbach, Berlin

Schmidt U (1977) Rundbrief Nr.1 der »Frauenselbsthilfe nach Krebs e. V.«. Bundesverband Mannheim

Schmidt U (1977) Medizin heute, 2. Ausg. Banaschewski, Baden-Baden

Schmidt U (1980) Vortrag. Persönliches Manuskript

Schmidt U (1983) Aufgaben und Notwendigkeit von Selbsthilfegruppen. Vortrag Universität Homburg/Saar am 19. 11. 1983. Persönliches Manuskript

Schmidt U (1984) Referat über die Arbeit der Frauenselbsthilfe nach Krebs an der Universität Oldenburg. Persönliches Manuskript

Schulte H (2001) Vom Mannheimer Treffen zur bundesweiten Bewegung – 25 Jahre Frauenselbsthilfe nach Krebs. Signal 2: 12–13 und Rundbrief Sommer 2001 der »Frauenselbsthilfe nach Krebs e.V.«. Bundesverband Mannheim

Schulte H (2004) Patientenkompetenz und Versorgungsqualität bei Brustkrebs. Senologie 1: 11–12

Schulte H (2004) Patientenkompetenz aus Sicht der Betroffenen. Aus: Bartsch HH, Weis J (Hrsg): Gemeinsame Entscheidung in der Krebstherapie (2004). Karger, Basel

Schulte H (2004) Mitwirkung von Patienten in der Therapieentscheidung. Vortrag 7. 10. 2004, Symposium »5 Jahre psychosoziale Beratung für Tumorpatienten an der Universität Leipzig«

Schulz K-D, Albert U-S (2003) Stufe-3-Leitlinie Brustkrebs-Früherkennung in Deutschland. Zuckschwerdt, München Wien New York

Schulz K-D et al (2004) Kurzfassung der Stufe-3-Leitlinie »Brustkrebs-
Früherkennung in Deutschland«. Senologie 1: 40–50

Seiter H (2001) SGB IX – Einstieg in den Umbau des Gesundheitssystems? DRV-Schriften, Band 27: 70–76

Sozialgesetzbuch Fünftes Buch (SGB V) § 20 Absatz 3a (1993); SGB V
§ 20 Absatz 3 (1996); SGB V § 20 Absatz 4 (2000); Änderung durch
die GKV-Gesundheitsreform 2000 und durch das Rechtsanglei-
chungsgesetz zum 01. 01. 2000

Steichele C, Kienzl H, Alt D (1984) Ein neuer Weg zur Gebrauchsinfor-
mation für Patienten. Münch Med Wschr 126: 63–66

Weiss G (1991) Vier Anregungen für die Zusammenarbeit der Ärzte
mit Krebskranken. Aus: Alt D, Weiss G (1991) Im Leben bleiben.
Psychosoziale Aspekte der Nachsorge brustkrebskranker Frauen.
Springer, Berlin Heidelberg New York: 135–152

43.8 Anhang: Selbsthilfegruppen – Brustkrebsinitiativen – Hilfsorganisationen bei Brustkrebs

Übersicht und Charakteristik

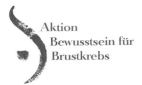

Aktion
Bewusstsein für
Brustkrebs

Aktion Bewusstsein für Brustkrebs e.V.

Gründung: 1995

Organisation/Struktur: Unabhängiger, gemeinnütziger Verein zur Förderung der öffentlichen Gesundheit mit dem Schwerpunkt der Verbesserung der Brustkrebs-Früherkennung, und -behandlung sowie der Schaffung von mehr Bewusstsein für Brustkrebs in der Öffentlichkeit.

Vorstand: Prof. Dr. Manfred Kaufmann, Frankfurt; Hilke Stamatiadis-Smidt, Andrea Gaisser, Heidelberg

Geschäftsführung: Dr. Dieter Alt

Schirmherrschaft: Prof. Dr. Rita Süssmuth

Wissenschaftlicher Beirat aus 12 anerkannten Brustkrebsexperten und Vertretern medizinischer Fachgesellschaften

Kooperierende Organisationen: Berufsverband der Frauenärzte, Deutsche Gesellschaft für Senologie, Deutsche Krebsgesellschaft, Deutsche Krebshilfe, Deutsches Krebsforschungszentrum/Krebsinformationsdienst (KID), Frauenselbsthilfe nach Krebs.

Fördernde Unternehmen der forschenden Pharmaindustrie und Kosmetik.

Ziele und Aufgaben:

- **Informieren von gesunden** und betroffenen Frauen über die Entstehung, über Risikofaktoren, über Möglichkeiten der Prävention und Früherkennung sowie über aktuelle Behandlungsmethoden von Brustkrebs;

- **Angst nehmen** – Aufklärung über Brustkrebs, um durch besseres Verständnis die Angst zu nehmen und die Erkrankung in der Öffentlichkeit weiter zu enttabuisieren. Je früher eine Brustkrebserkrankung erkannt wird, desto höher sind die Heilungschancen;

- **Früherkennung fördern** – Motivation von Frauen zur Teilnahme an Maßnahmen zur Brustkrebsfrüherkennung und zu stärkerem Körper- und Brustbewusstsein – auf den eigenen Körper zu achten und Veränderungen frühzeitig mit dem Arzt zu besprechen;

- alle Frauen zu bewegen, die Brustkrebsfrüherkennung als Chance zu sehen und sich bewusster damit auseinander zu setzen;

- Unterstützung der qualitätsgesicherten Früherkennung, Diagnostik und Behandlung von Brustkrebs in Deutschland;

- bundesweite Informationstage »Gesundheit für Frauen« und Informations-Veranstaltungen in Betrieben sowie bei Frauenorganisationen/-vereinen;

- Motivation und Anleitung zum Selbstabtasten der Brust;

- Unterstützung des »Brustkrebs-Telefons« als Hotline zur Information der Öffentlichkeit.

Geschäftsführung und Kontaktadresse:

Aktion Bewusstsein für Brustkrebs e.V.
Dr. Dieter Alt
Untere Kippstraße 21
69198 Schriesheim
Tel.: +49 (6220) 91 26 33
Fax: +49 (6220) 91 26 79
E-Mail: info@brust-bewusst.de
Internet: www.brust-bewusst.de

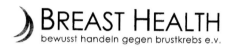

Breast Health – bewusst handeln gegen Brustkrebs e.V.

Gründung: Mai 2001

Organisation/Struktur: ca. 100 Mitglieder, überwiegend betroffene Frauen; offen auch für engagierte nicht betroffene Frauen und Männer; wissenschaftlicher medizinischer Beirat (Vorsitz: Prof. Dr. Fritz Jänicke).

Ziele und Aufgaben:

- Hilfe für Betroffene und Kampf gegen Brustkrebs;
- Etablierung eines Modellprojektes mit professionalisierter Beratung durch qualifizierte Patientinnen – in Gruppenseminaren und Einzelberatung wird Frauen das nötige Wissen vermittelt, sich zu Expertinnen ihrer Erkrankung zu entwickeln und den Mut zu finden, sich als solche zu behaupten;
- Schulung von qualifizierten Patientinnen als Beraterinnen;
- Medienarbeit und Aktionstage;
- nationale und internationale Vernetzung mit gleichgesinnten Organisationen sowie Kooperationspartnern aus Gesundheitswesen, Forschung und Politik;
- Mitglied im Bundesverband PINK e.V. (Patientinnen Initiativen Nationale Koalition Brustkrebs).

Kontaktadresse:

Breast Health – bewusst handeln gegen Brustkrebs e.V.
Martinistraße 52
20246 Hamburg
Tel.: +49 (40) 4 28 03 25 07
Fax: +49 (721) 1 51 42 47 82
E-Mail: info@breasthealth.de
Internet: www.breasthealth.de

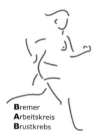

Bremer Arbeitskreis Brustkrebs

Gründung: Januar 2001

Organisation/Struktur: ca. 20 Mitglieder, betroffene und gesunde Frauen (u. a. Vertreterinnen von Selbsthilfegruppen, vom Bremer Frauenausschuss/Landfrauenrat, Landessportbund, Frauenärztinnen)

Ziele und Aufgaben:

- das Thema Brustkrebs durch Aktionen in die Öffentlichkeit rücken (Solidaritätslauf »Auf zur Venus«/ »Aktion Lucia«)
- Projekt: »Betroffene unterstützen und begleiten Betroffene« mit den Zielen:
  - Frauen besser über Diagnostik, Erkrankung, Behandlung und Rehabilitation zu informieren, um selbst bestimmend entscheiden zu können;
  - die psychische, soziale und materielle Situation betroffener Frauen angemessen zu berücksichtigen;
  - die Qualität der medizinischen Versorgung zu verbessern;
  - die Forschung Patientinnen-orientiert auszurichten.

Kontaktadresse:

Bremer Arbeitskreis Brustkrebs
c/o Bremer Krebsgesellschaft e.V.
Am Schwarzen Meer 101–105
28205 Bremen
Tel.: +49 (421) 4 91 92 22
Fax: +49 (421) 4 91 92 42
E-Mail: bremerkrebsgesellschaft@t-online.de
Internet: www.bremerkrebsgesellschaft.de, www.arbeitskreis-brustkrebs.de

wir wollen informieren und helfen!

brustkrebs-muenchen e.V.

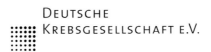

DEUTSCHE
KREBSGESELLSCHAFT E.V.

brustkrebs-muenchen e.V.

Gründung: Dezember 2001

Organisation/Struktur: Vereinigung von Brustkrebs-betroffenen, Nichtbetroffenen, Angehörigen, Ärzten und Pflegepersonal, ca. 245 Mitglieder

Ziele und Aufgaben: Wir wollen informieren und helfen!

- Bewusstsein für Brustkrebs bei allen entwickeln;
- informieren über die Erkrankung und helfen;
- forschen lassen;
- gesundheitspolitisches Mitwirken zur Qualitätsver-besserung der medizinischen Versorgung;
- psychotherapeutisch begleitete Kunst- und Tanzthera-pie.

Motto: »Brustkrebs geht uns alle an!«

Kontaktadresse:

brustkrebs-muenchen e.V.
Charles-de-Gaule-Straße 6
81737 München
Tel.: +49 (89) 60 19 09 23
Telefon-Hotline: Mo 11.00–12.00 Uhr, Di 17.00–18.00 Uhr
Fax: +49 (89) 60 19 09 24
E-Mail: info@brustbrebs-muenchen.de
Internet: www.brustkrebs-muenchen.de

Sprechstunden:

»Patientinnen helfen Patientinnen« im Klinikum Rechts der Isar (Frauenklinik):
Mo 12.30–15.00 Uhr, Mi 10.00–12.00 Uhr; Anmeldung Tel.: +49 (89) 41 40 66 58
»Betroffene beraten Betroffene« im Klinikum Großha-dern (Frauenklinik):
Di 10.00–12.30 Uhr; Anmeldung Tel.: +49 (89) 70 95 75 80

Die Ländergesellschaften der Deutschen Krebs-gesellschaft e.V. – Psychosoziale Beratungsstellen

Organisation/Struktur: Die Psychosoziale Krebsberatung ist die Aufgabe der Ländergesellschaften der Deutschen Krebsgesellschaft e.V., die ein bundesweites Netz von 33 Beratungsstellen unterhalten. Dort sind Ärzte/Ärztinnen, Psychologen/Psychologinnen, Sozialarbeiter/innen und Sozialpädagogen/-pädagoginnen mit psychoonkologi-scher und psychotherapeutischer Zusatzausbildung tätig.

Ziele und Aufgaben: Information und Beratung zu

- psychologischen Themen: Umgang mit Angst und De-pression, Krankheitsverarbeitung, Stressbewältigung, Entspannungsverfahren, Familie/Partnerschaft/Sexua-lität u. a.;
- medizinischen Fragen: Prävention und Früherken-nung, diagnostische Verfahren, therapeutische Stan-dards, Nachsorge, Methoden mit unbewiesener Wirk-samkeit, Schmerztherapie;
- sozialrechtlichen Aspekten: Anschlussheilbehand-lung, medizinische Rehabilitation, Rentenversiche-rungsleistungen u. a.;
- Broschüren, Adressen von Selbsthilfegruppen, Tumor-zentren u. a.

Kontaktadresse:

Eine Liste der Beratungsstellen der Ländergesellschaften ist erhältlich bei:
Deutsche Krebsgesellschaft e.V.
Steinlestraße 6
60596 Frankfurt/M.
Tel.: +49 (69) 6 30 09 60
Fax: +49 (69) 63 00 96 66
E-Mail: service@krebsgesellschaft.de
Internet: www.krebsgesellschaft.de

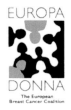

Europa Donna – Europäische Koalition gegen Brustkrebs

Nationales Forum Deutschland e.V.

Gründung: November 1996

Organisation/Struktur: überparteilicher, gemeinnütziger Verein, nationales Forum der Föderation Europa Donna, European Coalition Against Breast Cancer

Ziele und Aufgaben:

- Schärfung des öffentlichen Bewusstseins für Brustkrebs;
- Engagement für eine flächendeckende Einführung von Früherkennung (Mammographie-Screening nach EU-Leitlinien), Behandlung und Nachsorge nach europäischen Qualitätsstandards (Kriterien der Europäischen Gesellschaft für Brustkunde EUSOMA);
- Aufklärung von Frauen über Brustkrebs und seine Heilungschancen.

Kontaktadresse:

Europa Donna – Europäische Koalition gegen Brustkrebs
Nationales Forum Deutschland e.V.
Fedelhören 6
28203 Bremen
Tel.: +49 (421) 3 50 93 25
Fax: +49 (421) 35 31 21
E-Mail: joens@europadonna.de
Internet: www.europadonna.de

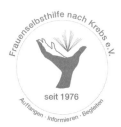

Frauenselbsthilfe nach Krebs e.V.

Gründung: September 1976

Organisation/Struktur: Vereinigung von Krebskranken mit einem Bundesverband, 12 Landesverbänden, ca.

445 regionalen Gruppen, ca.1400 aktiven ehrenamtlichen Mitgliedern, über 50.000 betreuten Krebskranken unter Schirmherrschaft und finanzieller Förderung der Deutschen Krebshilfe, Mitglied im Deutschen Paritätischen Wohlfahrtsverband und in der Bundesarbeitsgemeinschaft Hilfe für Behinderte e.V.

Ziele und Aufgaben: 6-Punkte-Programm

1. psychosoziale Begleitung Krebskranker – menschliche Zuwendung in Einzelgesprächen und Aussprache in Selbsthilfegruppen;
2. Hilfe bei der Überwindung der Angst vor weiteren Untersuchungen und Behandlungen – Vermitteln von Hoffnung durch persönliche Erfahrung und eigenes Erleben;
3. Vorschläge zur Festigung der Widerstandskraft – Vorträge aus verschiedenen Bereichen des Gesundheitswesens;
4. Hilfe zur Verbesserung der Lebensqualität – Überwindung von Isolation, Förderung der Kreativität;
5. Informationen über soziale Hilfen, Versicherungsfragen und Schwerbehindertenrecht;
6. Interessensvertretung Krebskranker im sozial- und gesundheitspolitischen Bereich.

Außerdem:

- Herausgabe von zahlreichen Broschüren,
- 4-mal jährlich das Magazin »Leben? Leben!«

Motti:

- »Krebskranke helfen Krebskranken – Hilfe zur Selbsthilfe«
- »Das Leben ruft mich immer wieder neu«
- »Auffangen – Informieren – Begleiten« (aktuell)

Kontaktadresse:

Frauenselbsthilfe nach Krebs, Bundesverband e.V.,
Haus der Krebs-Selbsthilfe
Thomas-Mann-Straße 40
53111 Bonn
Tel.: +49 (228) 3 38 89–400
Fax: +49 (228) 3 38 89–401
E-Mail: kontakt@frauenselbsthilfe.de
Internet: www.frauenselbsthilfe.de

Informations- und Beratungsdienst der Deutschen Krebshilfe e.V.

Gründung: September 1974

Organisation/Struktur: Team aus 7 Mitarbeiterinnen mit Berufen aus der Krankenpflege, dem Sozialversicherungswesen (Krankenkasse), dem pädagogischen Bereich und der Datenpflege

Ziele und Aufgaben:

- telefonische und schriftliche (auch per E-Mail) Informationen und psychosoziale Hilfen für Patienten und Angehörige/Freunde im Umgang mit der Krebserkrankung;
- Vermittlung umfangreichen Anschriftenmaterials (Kliniken, Reha-Einrichtungen, Tumorzentren, Hospizen, Palliativstationen etc.);
- Beratung bei Problemen mit Behörden und Ämtern.

Kontaktadresse:

Informations- und Beratungsdienst der Deutschen Krebshilfe e.V.
Buschstraße 32, 53113 Bonn
Postfach 1467, 53004 Bonn
Tel.: +49 (228) 7 29 90–95
Fax: +49 (228) 7 29 90–11
E-Mail: info@krebshilfe.de
Internet: www.krebshilfe.de

Sprechzeiten:

Montag bis Freitag 8.00–17.00 Uhr

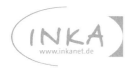

INKAnet – Informationsnetz für Krebskranke und Angehörige e.V.

Gründung: 1996 aus einer Patienteninitiative im Internet

Organisation/Struktur: Internetportal mit umfangreichem Informationsangebot und interaktiven Kommunikationsmöglichkeiten

Ziele und Aufgaben:

- Zugänglichmachen von Informations- und Beratungsangeboten;
- Motivation fördern zur eigenständigen Informationsbeschaffung;
- Unterstützung bei Entscheidungsprozessen durch besseres Wissen;
- Publikationsplattform für Beratungseinrichtungen, Initiativen und Selbsthilfegruppen;
- Internetkurse für Krebspatienten.

Kontaktadresse:

INKAnet – Informationsnetz für Krebspatienten und Angehörige e.V.
Projektträger: Theodor-Springmann-Stiftung
Reuchlinstraße 10–11
10553 Berlin
Tel.: +49 (30) 44 02 40 79
E-Mail: auskunft@patiententelefon.de; info@inkanet.de
Internet: www.inkanet.de

ISI – Internationale Senologie Initiative e.V.

Gründung: Oktober 1998

Organisation/Struktur: Selbsthilfeinitiative gegen Brustkrebs, 226 Mitglieder (betroffene Frauen und am Thema Interessierte), ehrenamtlich tätiges Team aus 8 betroffenen Frauen und einem Physiotherapeuten; ärztl. Berater Dr. Mahdi Rezai

Ziele und Aufgaben:

- Ansprechpartner für betroffene und gesunde Frauen zum Thema Brustkrebs;
- Information und Beratung von betroffenen Frauen, Angehörigen und Interessierten durch Informationsveranstaltungen, persönliche Gespräche und Betreibung eines Internet-Cafés;
- Information über Früherkennungsmöglichkeiten von Brustkrebs;
- Mitwirkung im Arbeitskreis Brustkrebs der Stadt Düsseldorf.

Motto: »Keine Chance dem Brustkrebs«

Kontaktadresse:

ISI – Internationale Senologie Initiative e.V.

Degerstraße 8

40235 Düsseldorf

Tel.: +49 (211) 69 92 22 93

Fax: +49 (211) 69 92 22 92

E-Mail: isi@senology.de

Internet: www.senology.de

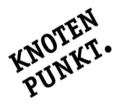

Knotenpunkt e.V.

Gründung: Juni 1999

Organisation/Struktur: Initiative gegen Brustkrebs in Bielefeld, ca. 24 Mitglieder: Brustkrebskranke Frauen, Mitarbeiterinnen von psychoonkologischen und psychosozialen Beratungsstellen und Einrichtungen des Gesundheitswesens, der Erwachsenenbildung und andere Interessierte

Ziele und Aufgaben:

- Informationsveranstaltungen über Prävention und Früherkennung von Brusterkrankungen und Nachsorge nach einer Brustkrebsoperation;
- Infofolder zur Brustkrebsnachsorge in 4 Sprachen;
- gesundheitspolitisches Engagement in Ostwestfalen zur Verbesserung der Versorgung brustkrebskranker Frauen;
- überregionale Kooperation und Erfahrungsaustausch mit Ärzten, Leistungserbringern im Gesundheitswesen und anderen Selbsthilfeinitiativen.

Kontaktadresse:

Knotenpunkt e.V.

Postfach 101 708

33517 Bielefeld

E-Mail: kontakt@knotenpunkt-bielefeld.de

Internet: www.knotenpunkt-bielefeld.de

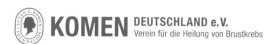

Komen Deutschland e.V.

Verein für die Heilung von Brustkrebs

Gründung: Februar 2000

Organisation/Struktur: ca. 50 Mitglieder und 400 freiwillige Helfer, deutsche Niederlassung der Susan G. Komen Breast Cancer Foundation, Dallas (USA).

Ziele und Aufgaben:

- Aktivitäten: Race for the Cure, Pink Tie Ball, Förderprojekte;
- das Besiegen von Brustkrebs als lebensbedrohende Krankheit durch Förderung von Forschung, Aufklärung, Früherkennung und Behandlung;
- gezielte und verstärkte Information der Öffentlichkeit zu Ursachen, Früherkennung, Diagnose und Therapie durch intensive Pressearbeit;
- Unterstützung von Früherkennungsprogrammen insbesondere für junge Frauen;
- Erhöhung der Aufmerksamkeit für die Bedürfnisse brustkrebskranker Frauen und ihrer Angehörigen bei Gesetzgeber, Leistungsträgern, wissenschaftlichen Organisationen, Frauenverbänden und Medien;
- Aufklärung über Brustkrebs und die Wichtigkeit der Früherkennung.

Kontaktadresse:

Komen Deutschland e.V., Verein für die Heilung von Brustkrebs

Louisenstraße 28

61348 Bad Homburg v.d.H.

Tel.: +49 (6172) 68 10 60

Fax: +49 (6172) 6 81 06 19

E-Mail: info@komen.de

Internet: www.komen.de

Krebsinformationsdienst KID im Deutschen Krebsforschungszentrum

Gründung: Mai 1986

Organisation/Struktur: Informationsdienst für die Öffentlichkeit, kostenlos und unabhängig. Im Telefondienst ca. 25 qualifizierte Mitarbeiter aus Berufen des Gesundheitswesens; regelmäßige Fortbildung im Bereich Onkologie und Gesprächsführung.

Wissenschaftliche Mitarbeiter aus den Bereichen Medizin, Biologie und Psychologie für Recherche, Informationsaufbereitung und -bereitstellung; Wissensdatenbank; Förderung: BMGS, Land Baden-Württemberg, Drittmittel, Spenden.

Ziele und Aufgaben:

- KID ist ein Angebot für jeden, der Fragen zum Thema Krebs hat;
- wissenschaftlich fundierte Informationen zu allen Krebsursachen, Krebsentstehung, Prävention und Früherkennung, Diagnostik, Therapie und Nachsorge per Telefon, E-Mail, im Internet und in Broschüren;
- Informationen zu Adressen und Angeboten von Einrichtungen der Krebsbehandlung, Nachsorge und Beratung für Krebspatienten und Angehörige;
- Hinweise auf allgemeinverständliche Literatur und Broschüren zu krebsbezogenen Themen.

Krebsinformationsdienst KID:

Tel.: +49 (6221) 41 01 21 Montag bis Freitag 8.00–20.00 Uhr

E-Mail-Service: krebsinformation@dkfz.de

Internet: www.krebsinformation.de

Spezielle Informationsdienste:

- **Brustkrebs-Telefon:** +49 (6221) 42 43 43; Montag bis Freitag 8.00–12.00 Uhr
- **Krebsschmerz-Telefon:** +49 (6221) 42 20 00; Montag bis Freitag 12.00–16.00 Uhr (www.ksid.de)
- **Fatigue-Telefon:** +49 (6221) 42 43 44; Montag, Mittwoch, Freitag 16.00–19.00 Uhr

Kontaktadresse:

Krebsinformationsdienst KID,
Deutsches Krebsforschungszentrum
Im Neuenheimer Feld 280
69120 Heidelberg
Tel.: +49 (6221) 42 28 90 (Büro)
Fax: +49 (6221) 40 18 06
E-Mail: sekretariat-kid@dkfz.de

Krebs–Kompass

Krebs-Kompass

Gründung: 1997

Organisation/Struktur: Internetplattform für Krebspatienten der gemeinnützigen Volker-Karl-Oehlrich-Gesellschaft e.V. mit interaktiven Kommunikationsmöglichkeiten

Ziele und Aufgaben:

- Vorrangige Aufgabe: Internetwegweiser zum Themengebiet »Krebs« mit dem Ziel, das Internet für Krebspatienten und Angehörige als Informationsquelle nutzbar zu machen;
- Krebs-Suchmaschine zur Unterstützung der speziellen und eigenständigen Informationssuche für Krebspatienten im Internet;
- Krebs-Chat zum Informationsaustausch mit anderen Krebspatienten;
- Krebs-Links: Verzeichnis der besten Internetseiten zum Thema Krebs;
- Krebs-Kompass-Forum zur Kontaktaufnahme mit anderen Krebspatienten, Angehörigen, um Erfahrungen mit der Krankheit auszutauschen;
- Veranstaltungskalender mit Terminangabe von Patientenveranstaltungen und wissenschaftlichen Krebskongressen;
- Newsletter und kostenlose Broschüre »Internetguide für Krebspatienten«.

Kontaktadresse:

Krebs-Kompass Geschäftsstelle
Volker-Karl-Oehlrich-Gesellschaft e.V.
Eisenacher Straße 8
64560 Riedstadt
E-Mail: info@krebs-kompass.de
Internet: www.krebs-kompass.de

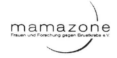

mamazone – Frauen und Forschung gegen Brustkrebs e.V.

Gründung: November 1999

Organisation/Struktur: Patientinnen-Initiative mit über 750 aktiven Mitgliedern in 8 regionalen Gruppen und wissenschaftlichem Beirat; Mitgliedschaften: European Cancer Patient Coalition, Netzwerk Frauengesundheit Berlin; AG Qualitätsentwicklung beim MGSFF/NRW, Gesundheitsportal DIMDI.

Ziele und Aufgaben:

- individuelle Hilfe und Begleitung für Frauen mit Brustkrebs;
- Verbesserung der Situation von Betroffenen durch wirksamere Ursachenforschung und Vorsorge, qualitätsgesicherte Früherkennung nach den EU-Richtlinien, qualitätsgesicherte Diagnostik und Therapie, eine risikoadaptierte Nachsorge sowie durch zertifizierte Brustzentren (EUSOMA);
- Stärkung der Einflussnahme von Brustkrebspatientinnen in den Bereichen Gesundheitspolitik, Brustmedizin, Wissenschaft und Forschung;
- Forderung eines nationalen, vernetzten Krebsregisters und Einbindung für klinische Studien in das internationale CCT-meta-Register;
- Projekte: »Diplompatientin« umfassende Fortbildung für Frauen mit Brustkrebs; Patientinnen-Award »Busenfreund«, ein Wissenschaftspreis für die Brustkrebsforschung; Schwesterprojekt »PATH – Patients Tumorbank of Hope«; Netzwerk Neue Nachsorge; mamazone-Mobil, mobiles bundesweites Informationsprojekt zu Brustkrebs.

Motto: »Mit Information und Qualität zum Überleben: mamazone macht Mut!«

Kontaktadresse:
mamazone – Frauen und Forschung gegen Brustkrebs e.V.
Max-Hempel-Straße 3
86153 Augsburg
Tel.: +49 (821) 5 21 31 44
Fax: +49 (821) 5 21 31 43
E-Mail: info@mamazone.de
Internet: www.mamazone.de

MUT e.V.

MUT – Frauen und Männer im Kampf gegen Brustkrebs e.V.

Gründung: April 1998

Organisation/Struktur: Fördergemeinschaft ca.145 Mitglieder: Betroffene und gesunde Frauen, Ärzte und Ärztinnen

Ziele und Aufgaben:

- Einbringen der Sichtweise von Frauen in die medizinische Behandlung, Forschung und öffentliche Diskussion;
- maßgebliche Mitbestimmung der betroffenen Frauen bei der Therapieentscheidung;
- Information und Unterstützung für Betroffene und Angehörige;
- Aufklärung über Früherkennungsmöglichkeiten;
- Information über alternative Therapieansätze;
- kritische Auseinandersetzung mit umstrittenen Heilmethoden;
- mehr Gelder für die Krebs-Grundlagenforschung.

Motto: »Veränderungen sind nur auf persönlicher und politischer Ebene möglich!«

Kontaktadresse:
MUT – Frauen und Männer im Kampf gegen Brustkrebs e.V.
Westfalenstraße 197
48165 Münster
Tel.: +49 (2501) 7 07 05
Fax: +49 (2501) 92 34 76
E-Mail: mut@muenster.org
Internet: www.muenster.org/mut

Patienteninitiative »Onko-Gyn«
Förderverein für Frauen mit gynäkologischen Krebserkrankungen e.V.
Gründung: Juni 1998

Organisation/Struktur: ca. 60 Mitglieder, betroffene Frauen und Angehörige, sowie am Problemkreis Interessierte

Ziele und Aufgaben:

- Informationen über neueste medizinische Kenntnisse auf dem Gebiet der gynäkologischen Krebserkrankungen;
- fachliche Beratung in medizinischen Fragen durch qualifizierte Fachärzte;
- Erarbeitung von wichtigen Verhaltensrichtlinien für den Alltag;
- Gedankenaustausch und Problembewältigung mit Personen des Vertrauens;
- Erfahrungsaustausch in der Gruppe;
- Teilnahme an überregionalen Informationsveranstaltungen;
- Zusammenarbeit mit anderen Gruppen aus diesem Problemkreis;
- Mitglied im Bundesverband PINK e.V. (Patientinnen Initiativen Nationale Koalition Brustkrebs).

Kontaktadresse:

Patienteninitiative »Onko-Gyn«
Förderverein für Frauen mit gynäkologischen Krebserkrankungen e.V.
c/o Maria Barth
Veilchenstraße 26
76571 Gaggenau
Tel.: +49 (7225) 7 36 40
Fax: +49 (7225) 98 37 65
E-Mail: onko-gyn@t-online.de

PINK – patientinnen initiativen nationale koalition brustkrebs e.V.

Gründung: August 2002

Organisation/Struktur: Zusammenschluss von unabhängigen Brustkrebs-Vereinen und aktiven, von Brustkrebs betroffenen Frauen

Ziele und Aufgaben:

- Vorrangige Aufgabe: die Kraft und Kompetenz der Mitglieder zu vernetzen;
- umfassende und verständliche Information durch intensive Öffentlichkeitsarbeit;
- ausgewogene, gesicherte Information für alle Frauen bei Vermeidung einseitiger Einflussnahme;
- Patientinnen-Charta von 11 Punkten als Grundlage für die gemeinsame gesundheitspolitische Arbeit;
- Pink arbeitet unabhängig von politischen Parteien, Sponsoren oder Leistungsträgern im Gesundheitswesen.

Kontaktadresse:

PINK – patientinnen initiativen nationale koalition brustkrebs e. V.
Horstweg 30
14059 Berlin
Tel.: +49 (30) 30 11 13 20
Fax: +49 (30) 32 60 25 53
E-Mail: kontakt@brustkrebs24.info
Internet: www.brustkrebs24.info

Pro Sina e.V.

Gründung: Juni 1998

Organisation/Struktur: Vereinigung von betroffenen Frauen, Helfern und Ärzten im Kampf gegen Brustkrebs, ca. 30 Fördermitglieder

Ziele und Aufgaben:

- die Möglichkeiten der modernen Medizin sollen möglichst allen Brustkrebspatientinnen zugute kommen, damit noch weniger Frauen amputiert werden und vor allem weniger Frauen an Brustkrebs sterben;
- allgemeine Informationen für verbesserte Früherkennung von Brustkrebs;
- spezielle Informationen für erkrankte Frauen zur Therapie und Brusterhaltung bzw. -aufbau;
- Empfehlungen geeigneter Kliniken;
- Förderung entsprechender Kliniken zur Brustkrebsbehandlung;
- Förderung neuer Behandlungskonzepte;
- Pro-Sina-Förderpreis zur Aufklärung zum Thema »weibliche Brust«;
- Zusammenarbeit mit Brustkrebsexperten.

Kontaktadresse:

Pro Sina e.V.
Dr. Ottmar-Kohler-Straße 2
55743 Idar-Oberstein
Tel.: 06781–66 15 50
Fax: 06781–66 15 53

Psychosoziale Beratungsstelle für Krebskranke und Angehörige

Selbsthilfe Krebs e.V. – Berlin

Gründung: 1983

Organisation/Struktur: Krebskranke und Angehörige mit psychologischer und sozialpädagogischer Ausbildung; besondere Qualität der Beratung aufgrund persönlicher Betroffenheit und fachlicher Kompetenz.

Ziele und Aufgaben:

- telefonische und persönliche Beratung von Krebskranken und Angehörigen in Form therapeutischer Einzelgespräche, Familienberatung, Trauerarbeit und Pflegeberatung;
- Information und Erfahrungsaustausch über Behandlungsmethoden, Nachbehandlung, Kliniken und Kuren;
- Gruppenarbeit zu Gesundheitstraining, Körper- und Atemarbeit und Selbsterfahrung;
- Unterstützung und Begleitung von Selbsthilfegruppen.

Kontaktadresse:

Psychosoziale Beratungsstelle für Krebskranke und Angehörige
Selbsthilfe Krebs e.V.
Albrecht-Achilles-Straße 65
10709 Berlin
Tel.: +49 (30) 89 40 90 40
Fax: +49 (30) 89 40 90 44
Internet: www.krebsberatung-berlin.de
Beratung für Betroffene: Tel.: +49 (30) 89 40 90 41; Mo, Di, Mi, Fr 10.00–13.00 Uhr
Beratung für Angehörige: Tel.: +49 (30) 89 40 90 42; Mo, Do, Fr 10.00–13 Uhr, Mi 14.00–17.00 Uhr

Psychosoziale Beratungsstelle für Tumorpatienten und Angehörige der Universität Leipzig

Gründung: Oktober 1999

Organisation/Struktur: Beratungsteam aus Ärzte/Ärztinnen, Diplompsychologen/-psychologinnen, Diplomsoziologen/-soziologinnen, Diplomsozialarbeiter/innen, Diplomsozialpädagogen/-pädagoginnen und Erzieher/innen

Ziele und Aufgaben:

- umfassendes Beratungsangebot für krebskranke Menschen und ihre Familien ausgerichtet an den individuellen Besonderheiten und Bedürfnissen und am spezifischen Krankheitsbild der Ratsuchenden;
- Unterstützung und Begleitung während der stationären und ambulanten Versorgung;

- das Leistungsprofil umfasst Informationen zu sozialrechtlichen Fragen, psychologische Einzelberatung, Psychotherapie und psychoonkologische Gruppenangebote;
- Vermittlung zu Selbsthilfegruppen und -verbänden sowie Unterstützung bei der Gründung von Selbsthilfegruppen;
- Fort- und Weiterbildung für onkologisches Fachpersonal;
- Durchführung von Forschungsprojekten zur Weiterentwicklung der psychoonkologischen Patientenversorgung.

Kontaktadresse:

Psychosoziale Beratungsstelle für Tumorpatienten und Angehörige der Universität Leipzig
Riemannstraße 32
04107 Leipzig
Tel.: +49 (341) 9 71 54 07
Fax: +49 (341) 9 71 54 19
E-Mail: beate.liebing@medizin.uni-leipzig.de
Internet: www.uni-leipzig.de/~sasm/beratungsstelle.htm
Sprechzeiten: Mo–Fr 9.00–16.00 Uhr

Psychosoziale Nachsorgeeinrichtung und Heidelberger Seminar für Psychosoziale Onkologie

Gründung: 1979

Organisation/Struktur: Ärztliche Leitung und Beratungsteam aus: Diplompsychologen/-psychologinnen, Diplomsoziologen/-soziologinnen, Sozialarbeiter/innen und Sozialpädagogen/-pädagoginnen

Ziele und Aufgaben:

- Ansprechpartner für soziale und psychologische Fragen und Probleme von Krebspatienten und Angehörigen im Zusammenhang mit der Krebserkrankung;
- Unterstützung und Begleitung während des Krankenhausaufenthalts und danach;
- Beratung bei seelischen und sozialen Belastungen durch die Krebserkrankung (Krankheitsverarbeitung, Partnerschaft/Familie, soziales und berufliches Umfeld);
- psychotherapeutische Einzel-, Paar- und Familiengespräche;
- Informationen über sozial- und versicherungsrechtliche Fragen, Anschlussheilbehandlung, Schwerbehindertenrecht, Rentenfragen, Selbsthilfegruppen und Kontakte zu Betroffenen.

Kontaktadresse:

Sektion Psychoonkologie und Heidelberger Seminar für Psychosoziale Onkologie

Ernst-Moro-Haus

Im Neuenheimer Feld 155

69120 Heidelberg

Tel.: +49 (6221) 56 27 27

Fax: +49 (6221) 56 52 50

E-Mail: psychoonkologie@med.uni-heidelberg.de

Internet: www.klinikum.uni-hd.de/psychosomatik

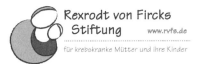

Rexrodt von Fircks Stiftung

Gründung: August 2005

Organisation/Struktur: Stiftung für krebskranke Mütter und ihre Kinder

Ziele und Aufgaben: Projekt: »Gemeinsam gesund werden«

- Das Modellprojekt verfolgt ein stationäres ganzheitliches Behandlungskonzept für brustkrebskranke Patientinnen und ihre Kinder im Anschluss an die onkologische Ersttherapie der Mutter.
- Mütter und Kinder erhalten in dieser Zeit durch ein interdisziplinäres Team intensive Unterstützung und Betreuung für einen heilsamen, Angst abbauenden Umgang miteinander, damit sie die vielschichtigen Probleme der Brustkrebserkrankung der Mutter besser gemeinsam lösen können.
- Das in fünf Jahren evaluierte Behandlungskonzept wird an Multiplikatoren weitergereicht, damit diese Form der Behandlung und Betreuung von Mutter und Kind zum Standard erhoben und auch bei anderen Krebsarten angewendet werden kann.
- Vortragsveranstaltungen und umfassende Information durch intensive Öffentlichkeitsarbeit

Kontaktadresse:

Rexrodt von Fircks Stiftung

Bendenkamp 98

40880 Ratingen

Tel.: +49 (2102) 52 85 49

Fax: +49 (2102) 52 85 48

E-Mail: annette@rexrodt-von-fircks.de

Internet: www.rvfs.de

BAYERISCHE KREBSGESELLSCHAFT E.V.

Selbsthilfegruppen in der Bayerischen Krebsgesellschaft e.V.

Gründung: 1977

Organisation/Struktur: 154 eigenständige Selbsthilfegruppen unter dem Dach der Bayerischen Krebsgesellschaft e.V., Mitglieder überwiegend krebskranke Menschen und deren Angehörige.

Ziele und Aufgaben: In den Selbsthilfegruppen können Menschen mit Krebs im offenen Gespräch

- ihren individuellen Krankheitsverlauf besprechen;
- Informationen und Erfahrungen austauschen;
- Ängste ansprechen und seelische Belastungen abbauen;
- die eigene Erkrankung besser verstehen lernen;
- Rückhalt finden und wieder Selbstvertrauen gewinnen;
- Freunde hinzu gewinnen und die Freizeit gemeinsam gestalten;
- neue Lebensfreude entwickeln.

Unterstützung durch die Bayerische Krebsgesellschaft e.V. in fachlicher und finanzieller Form:

- Hilfe bei der Gruppengründung und Betreuung durch psychosoziale Beratungsstellen;
- Vermittlung von Ratsuchenden in die Gruppen;
- Weitergabe von Informationsmaterial;
- Hilfe bei der Presse- und Öffentlichkeitsarbeit;
- regelmäßige Fortbildungen und Supervision;
- finanzielle Unterstützung und Vermittlung von Fördergeldern.

Motto: »Mut machen und neue Hoffnung geben«

Kontaktadresse:

Bayerische Krebsgesellschaft e.V.

Nymphenburger Straße 21a

80335 München

Tel.: +49 (89) 54 88 40-0

Fax: +49 (89) 54 88 40-40

E-Mail: info@bayerische-krebsgesellschaft.de

Internet: www.bayerische-krebsgesellschaft.de

»Wir Alle« – Frauen gegen Brustkrebs e.V.

Gründung: April 1997

Organisation/Struktur: ca.52 Mitglieder: betroffene und gesunde Frauen; Beirat aus Ärztinnen und Ärzten unterschiedlicher Fachrichtungen

Ziele und Aufgaben:

- Information und Beratung über Brustkrebs und dessen Früherkennung;
- Forderung nach mehr Transparenz bei Therapiemethoden;
- Beteiligung betroffener Frauen am Entscheidungsprozess für therapeutische Maßnahmen (Zweitmeinung, Aufklärung);
- Forderung eines bundeseinheitlichen Krebsregisters;
- Forderung nach mehr Ursachenforschung und internationalem Austausch für bessere und schonendere Therapieverfahren;
- Enttabuisierung von Brustkrebs;
- Qualitätssicherung bei Früherkennung und Therapie;
- Maßnahmen zur Verbesserung der Lebensqualität und Frauengesundheit;
- Forderung nach besserer psychoonkologischer Begleitung.

Motti:

- »Wissen kann Angst vermindern«
- »Wissen kann helfen, angemessene Therapiemethoden zu erhalten«
- »Wissen kann Lebensqualität erhöhen«

Kontaktadresse:

»Wir Alle« – Frauen gegen Brustkrebs e.V.
Informations- und Beratungsstelle
Goltsteinstraße 59
50968 Köln-Bayenthal
Tel.: +49 (221) 3 40 56 28
Fax: +49 (221) 3 40 56 29
E-Mail: info@wiralle.de
Internet: www.wiralle.de

Women's Health Coalition e.V.

Für eine geschlechtsspezifische Medizin

Gründung: 1997

Organisation/Struktur: Nonprofit »Advocacy« Organisation, ca. 200 Mitglieder, betroffene und gesunde Frauen und Männer

Ziele und Aufgaben:

- die Öffentlichkeit auf frauenspezifische Gesundheitsaspekte aufmerksam machen;
- Einbringung von frauenspezifischen Gesundheitsinteressen in die Entscheidungsprozesse der Politik und Gesellschaft;
- Frauen zu befähigen, Entscheidungen für ihre Gesundheit selbst zu treffen;
- Aktionsschwerpunkt in den Bereichen Brustkrebs, Herz- und Kreislauferkrankungen/Diabetes, Osteoporose und Rheuma, mentale Gesundheit, psychosoziale Aspekte und altersspezifische Gesundheitsprobleme;
- Stärkung einer geschlechtsspezifischen Forschung, Aus- und Weiterbildung sowie Versorgung.

Kontaktadresse:

Women's Health Coalition e.V.
Heidelberger Landstraße 22
64297 Darmstadt
Tel.: +49 (6151) 60 14 11
Fax: +49 (6151) 95 33 39
E-Mail: whc_nassde@yahoo.de
Internet: www.w-h-c.de

Psychotherapeutische Betreuung und Begleitung von Todkranken und Sterbenden[1] – Ein selbstpsychologischer Ansatz

Karl Köhle

---

[1] Gefördert vom Bundesministerium für Forschung und Technologie und von der Robert-Bosch-Stiftung

44.1 Psychotherapie für Todkranke?

❗ Psychotherapie ist eine Interaktion zwischen einem Patienten und einem Therapeuten (aufgrund einer standardisierten Ausbildung) zum Zwecke der Behandlung von Verhaltensstörungen oder Leidenszuständen durch Kommunikation mit einer lehrbaren Technik, einem definierten Ziel auf der Basis einer Theorie des normalen und abnormalen Verhaltens (Strotzka 1984; leicht gekürzt).

Lange Zeit haben sowohl Kliniker als auch Fachpsychotherapeuten das Ausmaß von Leidenszuständen unheilbar Kranker und Sterbender unterschätzt, die durch psychotherapeutisches Verstehen und Handeln gebessert werden können.

Eine wissenschaftlich begründete Einschätzung des Bedarfs an psychotherapeutischer Mitbetreuung dieser Krankengruppe wurde erst durch Ansätze zur interdisziplinären Kooperation zwischen Onkologen und Psychosomatikern bzw. klinischen Psychologen im Rahmen sog. »Psychoonkologischer Projekte« möglich. In diesem Beitrag wird versucht, das Ausmaß des Bedarfs anhand eigener Befunde zu illustrieren.

Nach Implementierung eines drittmittelfinanzierten psychosozialen Konsultations-Liaison-Dienstes in 2 internistisch-onkologischen Kliniken – für 5 Krankenstationen mit je 8 Betten stand je eine psychosoziale Mitarbeiterin zur Verfügung – evaluierten wir zwischen 1989 und 1993 den Aufwand für die psychotherapeutische Begleitung von 217 chemotherapeutisch behandelten Patienten mit hämatologisch-onkologischen Erkrankungen. Die Hälfte dieser Patienten war während des 1. Jahres mehr als 100 Tage stationär aufgenommen, 43% der 217 Kranken verstarben während des 1. Behandlungsjahres.

Während dieses Jahres wurden mit den 217 Patienten insgesamt 6765 Gespräche geführt. Die Gesprächszeit mit jedem Kranken betrug im Durchschnitt insgesamt mehr als 13 h bei einer Einzelgesprächsdauer von durchschnittlich 28 min. In jedem 6. Gespräch wurde die Auseinandersetzung mit der Todesbedrohung thematisiert.

Inhalt und Dauer der Gespräche stehen dabei deutlich im Zusammenhang mit Krankheitsbedrohung bzw. ungünstiger Prognose. Bei stärker bedrohten Patienten waren »Tod und Sterben« Thema jedes zweiten Gespräches. Patienten, die während des 2. Jahres verstarben, nahmen schon im 1. Jahr (zwischen der 17. und 52. Woche) 3-mal soviel Gesprächszeit in Anspruch wie Langzeitüberlebende (16:36 vs. 5:43 h; Thomas et al. 1995).

❗ Die Effektivität psychotherapeutischer Mitbetreuung auf die psychologische Verfassung vom Tode bedrohter Malignomkranker erscheint heute gesichert (Übersicht bei Fawzy et al. 1995). Jetzt besteht die Aufgabe darin, solche Konzepte in die durchschnittliche klinische und ambulante Versorgung zu implementieren und – wie in der übrigen Medizin – ihre Qualität zu sichern.

Die Kosten für die Mitarbeit von Psychotherapeuten sind relativ gering. So hätte die Übernahme unseres Projekts in die Kassenfinanzierung nur eine Erhöhung des Pflegesatzes der beiden Kliniken um 1,6% erfordert (Thomas et al. 1995). Die Finanzierung von Psychotherapie wäre dabei kostenneutral möglich – sie kann über eine psychologische Stabilisierung und Vermittlung in die häusliche Umgebung zur Verkürzung der Liegezeiten beitragen: Bei einer durchschnittlichen Liegezeit von 20 Tagen pro Patient und Aufnahme müsste in den beiden Kliniken lediglich jede 3. Aufenthaltsperiode um einen Tag verkürzt werden.

44.2 Zielvorstellungen

Die Zielvorstellungen für die psychotherapeutische Begleitung Sterbender können an die WHO-Definition der Palliativmedizin – Erhaltung oder Verbesserung der Lebensqualität – anknüpfen. »Lebensqualität« bezieht sich dabei auf Leben und Sterben. Psychotherapeutische Begleitung soll dazu beitragen, dass Kranke so lange wie möglich qualitätsvoll in der Gemeinschaft leben können und so gut wie möglich in ihrem Selbstgefühl unterstützt werden, wenn sie diese Gemeinschaft verlassen müssen.

Alle psychotherapeutischen Interventionen – durch niedergelassene Ärzte, im Krankenhaus durch alle Teammitglieder und durch spezialisierte Psychotherapeuten – sollen dazu beitragen, die dialektische Spannung zwischen 2 Teilzielen aufzuheben: Sie sollen die psychischen Systeme, vor allem die Regulation des Selbstwertgefühls, so unterstützen, dass sie auf möglichst hohem Niveau bis zum Ende funktionsfähig bleiben. Negativ formuliert soll Psychotherapie eine traumatische Überwältigung der psychischen Funktionssysteme verhindern helfen.

❗ Das Erleben von Tod und Bedrohung, die Wahrnehmung körperlichen Verfalls, intensive Schmerzen, die Erfahrung von Hilflosigkeit und sozialer Isolation sollen nicht zu Zuständen mit panischer Angst, Schreck oder Erstarrung führen. Kurz: Psychotherapie soll dazu beitragen, dass dem körperlichen Tod nicht ein psychischer Tod vorausgeht.

Die klinische Erfahrung zeigt, dass es gelingen kann, Sterben zu akzeptieren. Kranke können ihren Tod als »angemessen« (»appropriate death«; Weisman 1974, 1976) erleben, wenn es ihnen gelingt, den Abschied in Übereinstimmung mit dem Selbstverständnis und ihren Idealen mitzugestalten. Noch auf dem Weg ins Sterben kann es zu einer Intensivierung des Selbsterlebens, ja zur »Selbstfindung« kommen. In einer Suche nach Vollendung, im Bemühen um die Gültigkeit der eigenen Person – angesichts der Gefahr, Fragment zu bleiben (Böckle, unveröffentlichter Vortrag 1986) – kann eine »extension of values« (gegenüber einer »extension of time«) gelingen. Auch Todkranke und Sterbende können – bei aller gleichzeitigen Angst – ihre Gedanken auf Kommendes richten (Meyer 1979) und eine Art Neugier aufrechterhalten, von der Ernst Bloch im Abschnitt »Forschende Reise in den Tod« in Das Prinzip Hoffnung (1959) spricht.

❽ Fallbeispiel

Eine 58-jährige Kollegin, die an einem metastasierenden Kolonkarzinom leidet, spricht davon, wie sie einerseits erlebt, dass ihr Körper nicht mehr warm wird, von Kälte, die die Qualität von Schaudern hat und von den Beinen zum Rücken hoch krieche. Sie berichtet aber auch, dass sie bei aller Angst auch eine Art »Neugier auf den Tod«, auf das Geschehen im Sterben, wahrnehme.

Die Erfahrung zeigt auch, dass Fachkompetenz und günstige Rahmenbedingungen wesentlich dazu beitragen können, Kranken das Sterben zu erleichtern. Allerdings wird – zumindest in der Klinik außerhalb von Palliativeinheiten – eine solche Entwicklung oft durch den Konflikt zwischen kurativem und palliativem Ansatz, zwischen »cure« und »care«, erschwert (Köhle et al. 1996). Außerhalb solcher spezialisierten Krankenstationen hört man seltener Äußerungen von Sterbenden, Mitpatienten oder Angehörigen wie »… wenn ich gewusst hätte, dass Sterben so leicht sein kann…«, »… dass Sterben so schön sein kann…« u. Ä.

Andererseits spricht die klinische Erfahrung aber auch dafür, dass wir unsere Erwartungen an die Fähigkeit Kranker, Sterben und Tod zu akzeptieren, nicht zu hoch ansetzen sollten. Weisman (1976) kritisiert zu Recht Vorstellungen, wie sie auch durch die Arbeit von Frau Kübler-Ross induziert wurden, dass Patienten – würden sie nur richtig auf den »Kreuzwegstationen« des entsprechenden Phasenschemas begleitet – ihren Tod heroisch und mehr

oder weniger bewusst »auf einer Art Kalvarienberg« annehmen können.

Im klinischen Alltag geht es oft eher darum, einen »schlechten Tod« vermeiden zu helfen, die Kranken so gut es geht dabei zu unterstützen, sich an die Entwicklung anzupassen, in das nahe Ende einwilligen und Abschied nehmen zu können. Hierzu kann psychotherapeutische Intervention direkt oder indirekt über das Stationsteam beitragen.

❽ Fallbeispiel

Krankenschwestern ärgern sich über das extreme Rückzugsverhalten eines 20-jährigen Leukämiekranken. Jeden Näherungsversuch weise er zurück, inzwischen rufe er bei ihnen heftige Ablehnung hervor. Während einer Stationskonferenz gelingt es, den Konflikt des Patienten zwischen spätadoleszenten Verselbständigungs- und krankheitsbedingten regressiven Versorgungswünschen zu verstehen. Nach der Besprechung wollte sich die Bezugsschwester für das Wochenende vom Patienten verabschieden. Der bis dahin schroff abweisende Kranke antwortete: »Da sehen wir uns nicht wieder.« Zur Überraschung der Schwester gab er ihr die Hand zum Abschied und bedankte sich für die gute Versorgung. Er verstarb am Wochenende.

44.2 Der selbstpsychologische Verständnisansatz – Ein Konzept für die klinische Praxis

Soll die psychotherapeutische Begleitung vor allem die Regulation des Selbstgefühls – in der Fachterminologie das »narzisstische Regulationssystem« – unterstützen, so benötigen wir eine Modellvorstellung für dieses psychologische Konstrukt. Ich orientiere mich in der weiteren Darstellung an der von H. Kohut begründeten psychoanalytischen Selbstpsychologie in der von J. Lichtenberg (1989, 1992) entwickelten Systematisierung.

Definition

»Selbst« ist die Kurzbezeichnung für das Konstrukt eines autonomen, autoregulativen Zentrums, das unsere Motivation und Erfahrung initiiert, organisiert und integriert. Unser Selbsterleben (Selbstgefühl) entspricht der Qualität der Regelung dieser Funktion (Lichtenberg 1989).

Das Selbstgefühl entsteht aus Erlebnisqualitäten wie Sicherheit, Wohlbefinden, »Vitalität« und Zufriedenheit. Positives Selbstgefühl hängt darüber hinaus mit dem Erleben zusammen, eine zu aktivem Handeln, zu Gegenseitigkeit im Austausch mit der Umwelt fähige Einheit zu sein, mit dem Erleben von Kontinuität (und Identität), Kohärenz und Integrität.

Kontinuität meint das Erleben, auch im Wandel eine Einheit zu bleiben und diese wahrzunehmen (»Identität«). Kohärenz bezeichnet das Erleben, dass Gedanken und Handeln kompatibel bleiben, mit der Notwendigkeit von Austauschprozessen mit der Umwelt, mit der Abstimmung zwischen Eigenbedürfnissen und dem Entgegenkommen bzw. dem Widerstand der Umwelt. »Kohärenz« entspricht dem Erleben der Fähigkeit, die vorgegebenen Angebote der Umwelt so für sich zu organisieren, für sich »in Form zu bringen« (von Uexküll u. Wesiack 1998), dass sie zu einer »persönlichen ökologischen Nische« (Willi 1998) werden. Gelingt dies, so kann es in doppelter Weise zu einer positiven Auswirkung auf das Selbstgefühl kommen: Durch die eigene Effektanz entwickelt sich ein Gefühl von »Autonomie« und Zufriedenheit. Durch die Austauschprozesse mit der Umwelt (»beantwortetes Wirken«; Willi 1998) steigt mit der Akzeptanz das Gefühl von Sicherheit. Integrität meint ein Erleben moralischer Wahrheit, bezogen auf das eigene Fühlen und Handeln.

Der Medizinpsychologe Antonovsky (1987) hat einen verwandten Ansatz entwickelt. Im Zentrum seiner Betrachtung steht analog zum Selbstgefühl ein »sense of coherence«, ein Kohärenzerleben. Dieses stellt sich mit der Entwicklung der Fähigkeit ein, dauerhaft und dynamisch darauf vertrauen zu können, dass

1. im Verlaufe des Lebens innere und äußere Reize strukturiert, vorhersagbar und erklärbar sind (»comprehensibility«),
2. Ressourcen für die Bewältigung der gestellten Anforderungen verfügbar sind (»manageability«) und
3. diese Anforderungen eine sinnvolle Herausforderung darstellen, ein Engagement wert sind (»meaningfulness«).

Ein hoher Grad an »sense of coherence« fördert nach Antonovsky die Fähigkeit zur »Salutogenese«, zur Aufrechterhaltung bzw. Wiederherstellung von Gesundheit – sowohl in ihrer körperlichen als auch in ihrer psychischen Dimension.

Das Selbst organisiert sich von Anfang an bipolar (Kohut 1977): einerseits von der Wahrnehmung körperlicher Zustände, der eigenen Bedürfnisse, aber auch Talenten und Fähigkeiten her, andererseits ausgehend von unserer Wirkung auf andere bzw. deren Reaktionen. Im Rahmen dieser Prozesse entstehen zunächst Stimmungen und später Affekte, die für die weitere Regulation unseres Selbsterlebens und der Austauschprozesse mit der Umwelt von großer Bedeutung werden. Ihre Entwicklung ist eng mit der Entwicklung der Motivationssysteme, die diese Austauschprozesse mitorganisieren, verbunden.

Wollen wir die Regulation des Selbstsystems verstehen, ist ein Blick auf seine Entwicklung hilfreich. Der Säugling ist noch keine autoregulative Einheit: Kind und Mutter bilden zusammen ein im Wachstum befindliches System (Köhler 1990). Am Anfang des Lebens hat die Mutter an der Regulation dieses Systems großen Anteil; während der Entwicklung nimmt dieser Anteil ab und verändert sich qualitativ. Im frühen Stadium hängen Schwankungen des entstehenden Selbstgefühls entscheidend davon ab, ob die Mutter »gut genug« ist oder nicht. »Gut genug« ist sie dann, wenn sie die Bedürfnisse ihrer Kinder befriedigt *und* ihnen gleichzeitig auch ein erstes positives Erleben vom Gelingen ihrer aktiven Bemühungen zu vermitteln vermag. Beispielsweise kann sie versuchen, dem Kind ihre Brust genau dann anzubieten, wenn es hungrig geworden ist und sie zu suchen beginnt. Sie kann dabei Kind und Brust so halten, dass es die Brust »selbst entdecken«, sie »finden« kann.

Gelingt es der Mutter, sich auf solche Weise genügend gut an ihr Kind anzupassen, ermöglicht sie ihm die »Illusion«, die Befriedigung »selbst« herbeigeführt, ja die Brust selbst »erschaffen« zu haben (Winnicott 1972). Das Kind erlebt, wie sein Bedarf zu einem in der Beziehung befriedigbaren Bedürfnis wird *und* kann einen Zusammenhang zwischen seiner Intention und deren Folgen erfahren. So entstehende Ansätze von Selbstgefühl werden durch den Affekt der Freude beim Kind und die gleichzeitige Anerkennung der Mutter weiter verstärkt. Winnicott spricht davon, dass sich über solche Verhaltenszyklen das Erleben einer »Kontinuität des Seins« entwickle, aus dem erste Inseln eines positiven Selbstgefühls entstehen. Eine Mutter, die auf diese Weise – vom Außenbetrachter »real« beobachtbar – die Regulation des Kindes unterstützt, vermittelt diesem, subjektiv gesehen, die Illusion gelingender Selbstregulation – bevor das Kind hierzu außerhalb des Systems »real« fähig ist. Das Erleben dieser Illusion ist zugleich Vorläufer aller positiven »Selbst-Objekt-Erfahrungen«.

Erfahrungen mit diesen Abstimmungs- und Regulationsprozessen hinterlassen Gedächtnisspuren. Aus ihnen bilden sich allmählich innere Bilder, Repräsentanzen. Diese Repräsentanzen enthalten Wahrnehmungen vom Aktionspol (»Selbst«), vom Umweltpol (»Objekt«), von den Beziehungen zwischen beiden Polen und von den hiermit verbundenen Affekten. Aus positiven Erinnerungsspuren von Zuständen des Selbst bildet sich allmählich eine innere Idealvorstellung, die Repräsentanz eines »Ideal-Selbst«. Das Ideal-Selbst bildet einen inneren Bezugspunkt für die Bewertung aktueller Selbstzustände.

Während der weiteren Entwicklung wird die regulierende Funktion der Mutter[2] zunehmend **internalisiert**. Das Referenz- und Steuersystem wird nach innen verlegt, es entsteht die Fähigkeit zu innerem Dialog, Probehandeln und Phantasieren. Die psychischen Funktionsmöglichkeiten werden hierdurch erweitert, das Kind gewinnt an Autonomie. Dieser Autonomiegewinn ist jedoch nicht einfach gleichzusetzen mit »Unabhängigkeit« von der Unterstützung anderer. Autarkie ist ebenso wenig Ziel gesunder Entwicklung wie Unabhängigkeit von Sauerstoff (Kohut 1977). Lediglich die Qualität der für die Regulation des Selbstgefühls bedeutsamen Beziehungserlebnisse wandelt sich: von archaischen Erlebnisformen – oft als symbiotisch bezeichnet – zum Erleben von Gegenseitigkeit in Wirkung und Antwort, in »bezogener Individualität«.

Auch Erwachsene benötigen – in selbstpsychoanalytischer Terminologie – Selbst-Objekte für die Regulation ihres Selbstgefühls. Präziser formuliert kann Personen, aber auch Ideen und Dingen (Besitz) die Funktion zukommen, einem Subjekt gute **Selbst-Objekt-Erfahrungen**, Unterstützung bei der Regulation des Selbstgefühls zu vermitteln.

Auch professionelle Helfer vermitteln »Selbst-Objekt-Erfahrungen« bzw. werden als »Selbst-Objekt« benutzt. Sie können dieses Benutztwerden je nach Ausmaß und Qualität auch als Belastung bis hin zum Gefühl des Missbrauchtwerdens erleben. Für die professionelle Tätigkeit ist es entscheidend, sich der Funktion bewusst zu werden, Selbst-Objekt für Patienten zu sein, diese Funktion differenziert wahrzunehmen und systematisch zu reflektieren. Wesensmerkmal psychotherapeutischer Tätigkeit ist es, sich vom Patienten als Selbst-Objekt benutzen zu lassen, diese Inanspruchnahme jedoch auf die Bedürfnisse des Patienten hin zu reflektieren und hieraus hilfreich Interventionen abzuleiten.

In der Autoregulation unseres Selbst spielen Bewertungsprozesse eine wichtige Rolle. Der aktuelle Zustand des Selbstgefühls wird intern mit dem aus früheren positiven Erfahrungen stammenden **Ideal-Selbst**, extern mit den wahrgenommenen bzw. unterstellten Erwartungen anderer bzw. mit sozialen Normen verglichen. Dieser punktuelle Vergleich wird ergänzt durch eine kumulative Bewertung: Aus dem Bedürfnis nach Kontinuität und Kohärenz organisieren wir eine Gestalt über die Zeit. Wir entwickeln eine Art Selbsterzählung, eine Geschichte unserer Erfahrungen und unserer Leistungen, eine Geschichte unseres Lebens (◘ Abb. 44.1). Sie bildet eine Art

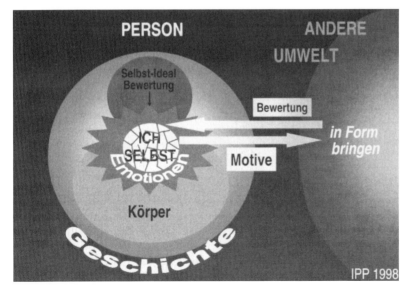

◘ Abb. 44.1. Selbstpsychologisches Persönlichkeitskonzept in Beziehung zur Umwelt

Hülle (**narrative Hülle**; Lichtenberg et al. 1992) für unser Selbst. In dieser Geschichte strukturieren und organisieren wir unser Leben so, dass es einen Sinn erhält. Diese sinngebende Funktion wird auch als zentrale Funktion unseres Selbst bezeichnet: »turning happenings into meanings« (Spence 1987).

Die Konfrontation mit unheilbarer Krankheit und Tod droht, unser Selbstgefühl zu erschüttern. Eine solche Erschütterung kann alle Komponenten des narzisstischen Regulationssystems betreffen, seine Kontinuität gefährden und zur Fragmentierung führen (◘ Abb. 44.2).

Verlust körperlicher Integrität, Funktionseinbußen und Schmerzen beeinträchtigen unser Körpererleben und unser Wohlbefinden – oft schon, wenn sie für den weiteren Verlauf befürchtet werden. Zusammen mit den Einschränkungen der Möglichkeiten zur Bedürfnisbefriedigung löst dies negative Affekte aus und stimuliert weitergehende Ängste.

❗ Die Konfrontation mit dem Tod erschüttert unsere Basissicherheit – das Vertrauen, dass unsere Ressourcen ausreichen, alle Vorkommnisse zu bewältigen (Antonovsky 1987), unsere alltägliche Sicherheitsillusion des »Ich kann immer wieder« und des »Und so weiter« (Schütz u. Luckmann 1979).

Von dieser Erschütterung kann die Funktion aller Motivationssysteme betroffen sein.

Die Intensität von »Belastungen« hängt zwar immer entscheidend von ihrer jeweiligen individuellen Bedeutung und unserer individuellen Fähigkeit zur psychischen Verarbeitung ab, die Konfrontation mit dem Tod als der »Grenzsituation« (Jaspers 1956) überfordert jedoch nicht selten auch »gesunde« psychische Anpassungs- und Abwehrfunktionen. Sie wird damit häufiger zu einer »traumatisierenden« Belastung, kurz: zu einem Trauma. Das **erschütterte Selbst,** das überlastete psychische System vermag nur mit Notmaßnahmen zu reagieren (»traumatische Reaktionen«), die biologisch (mit-)präformiert sind: panikartige Angstzustände und/oder massive kognitive, emotionale und psychophysiologische Störungen. Am häufigsten sind

– dissoziative Bewusstseinszustände (extreme Verleugnung, »Bewusstseinsspaltung«),
– emotionales Erstarren (»numbing«) mit einem Gefühl von Leere und
– psychophysiologische Daueraktiviät bzw. -erregung (u. a. extreme »Nervosität«, innere Unruhe, Schlafstörungen, Angst).

44.3   Ansätze zu psychotherapeutischer Intervention

Ziel aller psychotherapeutischen Interventionen ist die (Wieder-)Herstellung eines stabilen Selbstzustandes mit

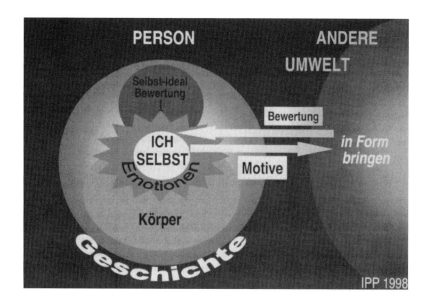

◘ Abb. 44.2. Fragmentiertes Selbst

ausgeglichener bzw. positiver Affektlage. Interventionen können an verschiedenen Stellen des narzisstischen Regulationssystems wirken. Psychotherapeuten können versuchen,

- zur Verbesserung verbliebener Fähigkeiten beizutragen,
- Möglichkeiten zur Befriedigung von Bedürfnissen zu fördern,
- reale Beziehungen oder Selbst-Objekt-Beziehungen zu verbessern und
- Einfluss auf die Bewertung des eigenen Selbst zu nehmen.

Sie können die Verarbeitung negativer Aspekte fördern und einen Wandel in der Bewertung verbliebener Fähigkeiten und Lebensmöglichkeiten unterstützen und auch zu einer (Neu-)Organisation der erzählten Lebensgeschichte beitragen.

Im selbstpsychologischen Konzept konzentrieren wir uns auf die Dynamik der Motivationssysteme und der Beziehungen, auf die Regulation der Affekte und auf die Selbstbewertungsprozesse.

44.3.1 Ausrichtung von Interventionen auf die Motivationssysteme

Die menschlichen Motivationssysteme entwickeln sich um angeborene Grundbedürfnisse herum. Bereits in der Säuglingsperiode können erste Ansätze dieser Systeme beobachtet werden. Sie entfalten sich während des ganzen Lebens weiter. Lichtenberg (1989, 1992) hat in seinem Konzept die Ergebnisse der modernen empirischen Entwicklungspsychologie und die breite psychoanalytische Erfahrung zusammengeführt. Er gliedert das menschliche Motivationssystem in 5 »funktionelle«, miteinander vernetzte Subsysteme. Die Bedürfnisbefriedigung im Austausch mit der Umwelt und die Entwicklung bzw. Aufrechterhaltung eines positiven Selbstgefühls, eines »kohäsiven Selbst«, sind von Anfang an untrennbar verbundene Funktionsziele dieses Systems:

Bedürfnis nach
- psychischer Regulierung physiologischer Anforderungen,
- Bindung und Zugehörigkeit,
- Erkundung und Selbstbehauptung,
- aversiver Reaktion,
- sinnlichem Vergnügen und sexueller Erregung.

Psychische Regulierung physiologischer Anforderungen

Die Mitwirkung der Mutter an der kindlichen (Selbst-)Regulation zu Beginn des Lebens gilt vor allem auch körperlichen Zuständen und Prozessen (Temperatur, Wasserhaushalt, Stoffwechsel) und damit zusammenhängenden Verhaltensweisen. Eng hiermit verbunden ist die Mitwirkung bei der Beseitigung unlustvoller Zustände, vor allem von Schmerzen. Für die Entwicklung des Selbstgefühls und der späteren Beziehungsfähigkeit ist die »Feinfühligkeit« der Mutter, ihre Fähigkeit zu empathischem Eingehen auf die physiologischen Bedürfnisse in Verbindung mit dem Bedürfnis nach Eigeninitiative und Selbstbehauptung (vgl. Subsystem 3) von entscheidender Bedeutung. Die optimale Förderung durch eine in diesem Sinne »genügend gute« Mutter bildet den positiven Pol des Möglichen. Ihm stehen 2 negative Pole gegenüber: eine durch Vernachlässigung deprivierende Mutter einerseits und eine Abhängigkeit fördernde, Eigeninitiative und Grenzen nicht berücksichtigende, einseitig dominierende, intrusive Mutter andererseits.

Bei Schwerkranken und Sterbenden ist die Fähigkeit zur autonomen Regulation physiologischer Bedürfnisse krankheitsbedingt häufig eingeschränkt. Sie werden wieder von der Unterstützung durch andere und/oder durch technische Hilfen abhängig. Vor allem Einschränkungen der Atemfunktion, starke Schmerzen, unzureichende Flüssigkeits- und Kalorienzufuhr und Störungen des Schlaf-Wach-Rhythmus beeinträchtigen Wohlbefinden und Sicherheitsgefühl oft massiv und schwächen damit auch das Selbstgefühl.

Basis jeder Psychotherapie ist damit zunächst eine genügend gute ärztliche und pflegerische Grundversorgung. Für alle an dieser Grundversorgung Beteiligten ist es wichtig zu wissen, dass sie über die (Mit-)Regulation physiologischer Bedürfnisse auch zur Stabilisierung der psychischen Funktionssysteme beitragen können. Dies gelingt ihnen vor allem dann, wenn sie ihre Versorgungsbemühungen feinfühlig auf die verbliebenen Fähigkeiten der Patienten abstimmen und jeden Ansatz zu eigener Initiative und Beteiligung berücksichtigen. Hat der Patient während der Versorgung in der kindlichen Entwicklung in diesem Sinne positive Erfahrungen machen können, wird sich das aktuelle Erleben mit der Erinnerung an früh erfahrene Selbstzustände verbinden können. Waren die Erfahrungen früher negativ, kann es bei der aktuellen Versorgung leichter zu Abstimmungsproblemen kommen, aber auch (manchmal erstmals) zu korrigierenden neuen Erfahrungen und Entwicklungen.

Die Planung ärztlicher Versorgung und pflegerischer Maßnahmen setzt damit Kenntnisse der Lebensgeschichte und des aktuellen Erlebens der Patienten voraus. Hierzu gehört auch das Wissen von Vorstellung und Phantasien (»subjektive Theorie«), die sich Patienten von den Ursachen ihrer Erkrankungen oder einzelner Beschwerden und auch vom Sterben selbst machen.

> ❗ Auch Routinepflegemaßnahmen wie Lagerung beim Betten und Waschen haben Einfluss auf das Selbstgefühl. Wird das Bedürfnis nach aktiver Beteiligung frustriert – auch wenn kleinste Ansätze oft nur die Illusion einer solchen Beteiligung aufrechterhalten –, so können aversive Reaktionen wie Aggressivität oder Rückzug auftreten:

❽ Fallbeispiel

Ein Patient wird gebettet, die Schwester begleitet ihre Handlung mit sanften Worten: »So, jetzt schütteln wir eben noch das Kissen, und die Bettflasche legen wir ihm unter die Füße – so, und dann ist alles recht.« Der Kranke, der – wie es schien – teilnahmslos im Bett gelegen hatte, setzte den Kommentar der Schwester ebenfalls in sanftem Tonfall fort: »Dann bringen wir ihm noch den Sarg.«

Die Stimulierung der Haut während der Pflege und die Förderung der Propriozeption, z. B. leichte gymnastische Übungen, fördern die Aufrechterhaltung eines geschlossenen Körperbildes. Gefühle von Hilflosigkeit und Verzweiflung, die in Suizidphantasien und auch Euthanasiewünsche münden können, sind meist die Folge einer Frustration bei der Befriedigung eigener Bedürfnisse, insbesondere der Frustration noch verbliebener Möglichkeiten zur Eigeninitiative und -aktivität. Suizidphantasien und Euthanasiewünsche sollen vor dem Gefühl hilflosen Ausgeliefertseins an Krankheitsverlauf und Tod schützen. Zumindest in der Phantasie versucht der Patient, sein Schicksal noch selbst zu bestimmen. Auch diese Phantasien haben damit die Funktion, das Selbst als psychisches Funktionssystem davor zu schützen, vor dem körperlichen Tod zu dekompensieren. Tritt Aggressivität oder psychischer Rückzug in der dargestellten Form auf, ist es wichtig, mögliche Frustration im Bereich der Bedürfnisbefriedigung detailliert zu klären, auch zurückhaltende Patienten zu ermutigen, ihre Bedürfnisse zu äußern und über Schwierigkeiten bei der Befriedigung solcher Bedürfnisse zu sprechen. Kranken fällt dies gegenüber den Versorgenden oft auch deshalb schwer, weil sie sich von ihnen abhängig fühlen. Hinzugezogene Psychotherapeu-

ten haben es dann leichter, die Situation zu klären und die Patienten zu neuer Aktivität zu ermutigen.

Die aktive Beteiligung bei der Dosierung der Schmerztherapie ist von analoger Bedeutung. Entspannungsverfahren können zur Schmerzkontrolle und zur Behandlung von Unruhezuständen und Schlafstörungen beitragen.

> ❗ Bei sedierender Medikation ist die Möglichkeit einer paradoxen Wirkung zu berücksichtigen: Mit der erwünschten, sedierenden Wirkung ist oft das Erleben verbunden, die eigenen Funktionen nicht mehr selbst kontrollieren zu können. Die Unruhe kann dann zunehmen, eine Erhöhung der Dosis ohne Besprechung der Situation könnte zu einer weiteren Eskalation führen.

Gespräche über Vorstellungen und Phantasien, die dem Sterben selbst gelten, vermindern Angst. Angloamerikanische Psychotherapeuten sprechen von »detoxifying dying« (Moorey u. Greer 1989; Spiegel 1993).

Bindung und Zugehörigkeit

Bindung an bedeutsame Andere ist das ganze Leben hindurch ein menschliches Grundbedürfnis. Die Selbstpsychologie unterscheidet dabei 2 Klassen von Beziehungs- und Bindungsformen:

- Andere können Partner sein, ihnen gelten dann Regungen zwischen den Polen Liebe und Hass. In dieser Beziehungsmodalität werden sie als abgegrenzte, selbstständige Personen gesehen, die ihrerseits an Partner Erwartungen richten. In der innerpsychischen Welt werden ihre Repräsentanten als »Objekte« bezeichnet, auf sie richtet sich – in der traditionellen Formulierung – »triebhaftes« Begehren.
- In der 2. Klasse von Beziehungen kommt anderen stärker eine Funktion im Rahmen der eigenen Selbstgefühlsregulation zu. Ihre empathische Antwortbereitschaft vermittelt dem Subjekt die Erfahrung eines vitalen und kohäsiven Selbst. Diese Erfahrung wird als »Selbst-Objekt-Erfahrung« (Lichtenberg et al. 1992) bezeichnet.

Kohut (1977) hat 3 Typen solcher Selbst-Objekt-Erfahrungen beschrieben, sie entsprechen einem Bedürfnis nach

- **Spiegelung**: Freudige Reaktionen anderer (relevanter Selbstobjekte) steigern das Selbstwertgefühl, den Selbstrespekt und fördern die Fähigkeit zur Selbstbehauptung.

- **Idealisierung:** Wiederholte Erfahrung beruhigender und beschützender Aktionen anderer (relevanter Selbstobjekte) fördern die Fähigkeit zur Selbstberuhigung und zum angemessenen Umgang mit bedürfnisinduzierter Erregung.
- **Gleichheit und Zugehörigkeit (»Alter ego«):** Erfahrungen gemeinsamer Aktivität ermöglichen das Erlebnis, sich als gleich und zugehörig anerkannt zu fühlen. Dies fördert die Entwicklung von Gemeinschaftsgefühl und von Stolz dazuzugehören (Milch u. Hartmann 1996).

Todkranke und Sterbende sind vom vorzeitigen Verlust ihrer realen partnerschaftlichen Beziehungen bedroht: Angehörige und Freunde fühlen sich vom Krankheitsverlauf und seinen Folgen für die Beziehung oft so stark belastet, dass sie sich vom Patienten zurückziehen. Oft droht so der soziale Tod dem physischen Tod zuvorzukommen. Andererseits fällt Kranken das Sterben, das Verlassen der Gemeinschaft manchmal auch dann besonders schwer, wenn Angehörige sie nicht »loslassen« können, sie für die Erfüllung eigener Erwartungen oder für die Stabilisierung des eigenen Gleichgewichtes (noch) benötigen.

❗ Für alle Teammitglieder ist es zunächst wichtig zu berücksichtigen, dass Todkranke und Sterbende in hohem Maße für das Beziehungsverhalten anderer sensibilisiert sind. Kleine Abweichungen vom üblichen, erwarteten Verhalten werden – oft zu Recht – bedeutungsvoll erlebt.

❽ **Fallbeispiel**

Ein Patient: »Als der Professor sich bei mir aufs Bett setzte, habe ich gewusst, jetzt muss ich sterben.« Eine jugendliche Leukämiekranke sagt, sie könne das Ergebnis der Knochenmarkpunktion aus dem Verhalten ihres Arztes vorhersagen: Bei einem guten Ergebnis trete er näher an ihr Bett, bei einem schlechteren Befund halte er größere Distanz.

Das Bindungsbedürfnis kann sich von den bisherigen Bezugspersonen auf Teammitglieder verlagern. Pflegepersonen und Ärzte erleben Patienten dann manchmal als »sich anklammernd«: Gespräche lassen sich schwer beenden; manchmal läuten Patienten nur zur Probe, ob jemand kommt; nachts soll die Zimmertür offen stehen.

Ein spezialisierter Psychotherapeut kann zur Klärung solcher Verhaltensweisen von Patienten und von Reaktionsformen von Teammitgliedern beitragen, oft lassen sich dann die Beziehungen ruhiger und offener gestalten. In der direkten Arbeit mit Patienten kann der Psychotherapeut zur Klärung und manchmal auch zur Entspannung familiärer Beziehungen beitragen. Je nach Situation wird er hierfür auch Paar- oder Familiengespräche anregen.

Neben der partnerschaftlichen Beziehungsebene haben Teammitglieder und Psychotherapeut in der Betreuung Todkranker und Sterbender auch die Funktion von Selbst-Objekten. Patienten richten an sie Selbst-Objekt-Bedürfnisse. Dabei fördert der Krankheitszustand oft regressive Vorgänge, so dass frühere, in der Kindheit übliche Formen von Selbst-Objekt-Bedürfnissen sich wiederbeleben können. Im Einzelnen benötigen Kranke Einfühlung in ihr Bedürfnis nach

- **Spiegelung:** Sie suchen nach Anerkennung und Freude über verbliebene Fähigkeiten und noch mögliche Leistungen, aber auch Freude an der Existenz ihrer Person ohne weitergehende Verpflichtungen.
- **Idealisierung:** Sie suchen nach Beruhigung und Schutz in der Beziehung.
- **Gleichheit und Zugehörigkeit (»Alter ego«):** Bei aller rollenbedingten Ungleichheit bzw. Asymmetrie zwischen leidenden Kranken einerseits und professionellen Helfern andererseits suchen Kranke nach Teilbereichen, in denen sie Symmetrie in der Beziehung erfahren können.

Bei Störungen des Selbstgefühls ist zunächst zu klären, inwieweit ein Mangelzustand, ein Fehlen ausreichender Selbst-Objekt-Erfahrungen vorliegt oder frühere Bezugspersonen »toxisch« erfahren wurden. Die krankheitsbedingte körperliche Schwächung, einzelne Aspekte der räumlichen und personellen Umgebung im Krankenhaus können solche negativen Erfahrungen mit früheren Bezugspersonen aktivieren. Beim Vorliegen eines Defizits können Teammitglieder und Psychotherapeut leichter (positive) Selbst-Objekt-Erfahrungen vermitteln. Im Fall einer »toxisch« mitverursachten Störung des Selbstgefühls muss der Psychotherapeut eine Art Antidot, eine korrigierende Beziehungserfahrung anbieten.

Wie komplex die Dynamik von Beziehungsgestaltung und -erleben im Bemühen um die Stabilisierung des Selbstgefühls sein kann, soll folgendes Beispiel illustrieren:

❽ **Fallbeispiel**

Eine 40-jährige, an einem Bronchialkarzinom mit Wirbel- und Hirnmetastasen leidende Kranke befand sich bereits vor Auftreten des Malignoms wegen extremer Adipositas bei gleichzeitigem süchtigen

Rauchen (80 Zigaretten pro Tag) bei mir in psychotherapeutischer Behandlung. Während eines längeren Gesprächs am Krankenbett hatte sie jetzt klar und ausführlich über die lebensgefährliche Bedrohung gesprochen. Ich hatte mich verabschiedet und war bereits an der Tür des Krankenzimmers, als sie mir nachrief: »Ich bin doch überhaupt nicht krank« und auf Bestätigung drängte.

Während meiner Anwesenheit war es ihr offenbar möglich, die Bedrohung auszuhalten. Bei der Trennung fühlte sie sich der Bedrohung nicht mehr gewachsen, jetzt musste sie sie in einem Ausmaß verleugnen, das einer psychischen Dissoziation entspricht. Man kann diesen Vorgang als pathologische Notlösung sehen, aber auch als einen kreativen Akt auffassen, der die Patientin vor einer weitergehenden Dekompensation schützt. Auf der Station blieb ihr Verhalten weitgehend unauffällig. Wichtig zu wissen ist, dass sie Beziehungsmängel nach dem Rückzug von einer selbst übererregten, von ihr als toxisch empfundenen Mutter lebenslang ähnlich verarbeitet hat. Sie arbeitete als Regieassistentin beim Theater. Dort konnte sie für andere, wohl aber auch für sich selbst illusionäre Welten gestalten. Außerhalb dieses Berufsfeldes lebte sie einsam: Sie meinte, außerhalb der Berufstätigkeit könne und würde sie überhaupt nicht existieren. Allerdings hatte auch sie ein Bedürfnis nach Bindung und Kommunikation. Hierfür hatte sie eine Phantasiewelt und einen »Phantasie-Partner« erschaffen – einen Stoffhasen, der auch im Krankenhaus unter ihrem Kopfkissen lag. Wie Kinder einem Übergangsobjekt, vertraute sie seit Jahren nur dem Stoffhasen ihre persönlichsten Gedanken und Sorgen an, nicht wirklichen Bezugspersonen.

Während meiner realen Anwesenheit konnte sie mich offenbar über Spiegelung und Idealisierung für die Stabilisierung ihres Selbstgefühls nutzen. Trennungsbedingter Verlust bedroht das Selbsterleben so stark, dass nur eine dissoziative Störung des Bewusstseins, nur eine extreme Verleugnung ihr Selbst noch zu schützen vermag.

Gegen Ende des Lebens kann das Bedürfnis nach Nähe zunehmen und – analog zu archaischen Selbst-Objekt-Erlebnissen – in ein Bedürfnis übergehen, sich gleichsam in einer Art sublimierter Liebe eingehüllt zu fühlen, ohne dass Gegenleistungen erwartet werden (Eissler 1955). Eine derartige regressive Sehnsucht sucht vor allem die

Sicherheit, nicht verlassen zu werden. Oft ist es hilfreich, dies immer wieder auch ausdrücklich zu bestätigen.

Das Bedürfnis nach Bindung, die Suche nach einem Selbst-Objekt ähnlicher Qualität kann auch in einer Wiederannäherung an eine religiöse Gemeinschaft enthalten sein.

Während des Sterbens können sich im Rahmen sog. »Todesnäheerlebnisse« in den psychischen Repräsentanzen gespeicherte Beziehungserinnerungen erlebnishaft, analog zu Halluzinationen aktualisieren. So berichten u. a. Reanimierte nicht nur von filmartigen Lebensrückblicken, sondern auch davon, »an der Grenze« von einer mütterlichen Person bzw. ihrer Mutter empfangen worden zu sein.

> **Fallbeispiel**
>
> Waren Patienten bereits früher in Lebensgefahr, können wir aus ihren Berichten Hinweise auch auf künftiges Erleben erhalten. So verneinte ein 55-jähriger Patient nach einem grauenhaften Unfall, während der Bewusstlosigkeit Derartiges erlebt zu haben. In ihm sei wie im Film ein Lebensrückblick abgelaufen. Ein Empfangenwerden könne er sich nicht vorstellen, weil es entsprechende Beziehungen bei ihm als Kind nicht gegeben habe. Schon von klein auf habe er umgekehrt seine depressive Mutter trösten und für jüngere Geschwister sorgen müssen.

Der Psychotherapeut kann manchmal in der Realität oder auf der Phantasieebene zugleich das Bedürfnis nach Zugehörigkeit und Abschiednehmen unterstützen.

> **Fallbeispiel**
>
> Ein 17-jähriger Lymphompatient im Finalstadium sucht Unterstützung bei der Planung eines Spanferkel-Abschiedsessens mit seinen Freunden. Einmal möchte er noch erleben, mit ihnen als junger Mann »von gleich zu gleich« zu essen und zu trinken. Andere Patienten sprechen detailliert über ihr Testament, die Versorgung ihrer Kinder, die Planung von Abschiedsriten und Beerdigung.

Solche Gespräche stärken auch deshalb das Selbstgefühl, weil der Patient sich beim Verlassen der Gemeinschaft noch als ein Zentrum erleben kann, das aktiv in die Zukunft hinein wirkt und dabei Anerkennung findet. Manchmal ist es möglich, auch nach dem Verlust von Planungsmöglichkeiten in der Realität wenigstens noch in der Phantasie analoge Gestaltungsmöglichkeiten zu unterstützen.

⊕ Fallbeispiel

Viele Patienten sprechen metaphernhaft vom Tod als von einer beabsichtigten Reise. Nachdem die reale Durchführbarkeit einer Reise für eine Patientin nicht mehr sicher war, erhielt sie von einem Freund eine Ansichtskarte, die einen Ausblick aufs Meer zeigte. Der Absender hatte ein Boot ins Meer eingezeichnet und schrieb der Patientin, er sende ihr dieses Boot, damit sie in der Phantasie einsteigen und es in einer von ihr zu bestimmenden Richtung steuern könne.

Erkundung und Selbstbehauptung

Der Wunsch, effektiv zu sein, der Wunsch, dass das eigene Tun wahrnehmbare Folgen in der Umwelt hat, ist ein weiteres menschliches Grundbedürfnis. Lichtenberg konzipierte deshalb ein eigenständiges Subsystem für Motive wie Neugier, Exploration und das Streben, Probleme zu lösen bzw. zu meistern, obwohl der Wunsch nach Effektivität in allen Motivationssystemen eine Rolle spielt.

Schon Neugeborene haben ein sich rasch steigerndes Bedürfnis, ihre Umwelt aktiv zu erkunden, sie sich vertraut zu machen, Zusammenhänge zwischen eigenem Verhalten und der Umwelt zu entdecken und aktiv auf die Umwelt einzuwirken. So verlieren Säuglinge ihr anfängliches Interesse an einem Töne erzeugenden Mobile rasch wieder, wenn ihnen dieses Mobile lediglich von einer anderen Person gezeigt und von dieser bewegt wird. Hat dagegen der Säugling die Möglichkeit, das Mobile selbst anzustoßen, so exploriert er es mit konzentrierter Aufmerksamkeit. Die ersten Erfolge seiner Manipulation führen zu weiterer motorischer Aktivierung und zu impulsiven Lautäußerungen, die zunehmende Kontrolle über das Spielzeug zu freudiger Erregung und zu offenkundigem Vergnügen. Trotz zunehmender Erschöpfung setzt das Kind seine Betätigung fort und äußert weiter Freude an den Erfolgen. Während ein 3 Monate altes Mädchen in der passiven Position nach etwa einer Minute das Interesse verliert, sind im aktiven Fall erst nach 27 Minuten die Grenzen der physiologischen Belastbarkeit erreicht, sodass sich das Kind abwendet (Papousek 1977, 1989).

Dieses Motivationssystem richtet sich gleichermaßen auf die Beeinflussung der Umwelt und eigener Selbstzustände. Freude und Steigerung von Lust resultieren aus dem Erleben, selbst Quelle der erwünschten Aktivität zu sein, etwas zu bewirken, ein Problem zu lösen, einen begehrten früheren Zustand bzw. eine erwünschte emotionale Erfahrung herbeiführen zu können.

❗ Ärzte und Pflegepersonal können das Selbstgefühl wirksam unterstützen, wenn sie bei allen Maßnahmen die Eigeninitiative des Patienten anerkennen, Eigenaktivität fördern und darauf achten, ihn als möglichst autonomen Partner zu behandeln. Auch in scheinbar verzweifelten Situationen kann es gelingen, in der Betreuung an verbliebene Fähigkeiten von Kranken anzuknüpfen.

⊕ Fallbeispiel

Von Uexküll berichtet von einem Extrembeispiel: Eine querschnittsgelähmte junge Frau im Endstadium einer multiplen Sklerose konnte nur noch ihre Zunge bewegen. Ihr Selbstgefühl, ihr Autonomieerleben ließen sich dadurch verbessern, dass sie einen Schalter für das Fernsehgerät erhielt, den sie mit der Zunge bedienen konnte (mündliche Mitteilung).

Die Förderung dieses Motivationssystems unterstützt auch eine Einstellung, die in der psychoonkologischen Forschung als »fighting spirit« (Moorey u. Greer 1989) bezeichnet wird. In einigen Untersuchungen steht dieses Merkmal in statistischem Zusammenhang mit der Überlebensdauer – ein dringend weiter zu prüfender Befund (Spiegel 1993).

Gelingt die Stabilisierung des Selbstgefühls, können Patienten sich selbst (wieder) positiv bewerten, kann sich ein Circulus benignus entwickeln: Die Kranken werden wieder fähig, ihre inneren Bewertungsschemata der neuen Situation entsprechend zu verändern. Es gelingt ihnen dann auch wieder, ein inneres Kohärenzerleben herzustellen. Verbliebene Befriedigungsmöglichkeiten erfahren eine Aufwertung, korrespondierende Angebote der Umwelt werden kostbarer erlebt.

In den Untersuchungen zur Lebensqualität von Krebskranken und auch von unheilbar Kranken wird ein solcher Wertewandel in der Regel nicht berücksichtigt. So kommt es, dass Malignomkranke auf Fragebögen ihre Lebensqualität ebenso positiv bewerten wie Gesunde – ein Befund, der im krassen Gegensatz zur Erwartung von Klinikern und zu Alltagserwartungen steht.

Der Fachpsychotherapeut kann in direkter Arbeit mit Patienten deren immer – bewusst und/oder unbewusst – vorhandenes Bemühen um Problemlösung und Meisterung erkennen, begleiten und unterstützen. Ein solches Konzept hat sich in der psychoanalytischen Praxis seit den Untersuchungen der Mount-Sinai-Forschungsgruppe (Weiss u. Sampson 1986) außerordentlich bewährt. Auch Todkranke und Sterbende lassen solche Ansätze erkennen, die Therapeuten entsprechend aufgreifen können.

> **ℹ Fallbeispiel**
>
> Einen Leukämiekranken beschäftigte über lange Zeit ein Traum, in dem er Schach spielte. Seine Partner waren dabei sowohl die Ärzte als auch der Tod. Nachdem er mir diesen Traum berichtete, konnte er nach langem Zögern – und geduldigem Abwarten meinerseits – erstmals offen über seine Ängste sprechen, die er mit seinen Vorstellungen von Sterben und vom Tod verband. Dabei wurde dann wieder deutlich, wie ihn vor allem beunruhigte, dass er auf den weiteren Verlauf selbst so wenig Einfluss nehmen konnte.
>
> Ein anderer Leukämiekranker versucht im Traum, seine real erlebte Ohnmacht zu kompensieren, indem er das Team oder den Chefarzt kontrolliert. Im Traum erhält er den Hauptgewinn im Lotto. Mit diesem Geld baut er eine riesige Spezialklinik mit einer Reihe neuartiger Behandlungsmöglichkeiten. Seinen Arzt bestellt er im Traum zum Chefarzt. Er selbst behält sich jedoch die Gesamtleitung der Klinik als Direktor vor.

Aversion

Aversion ist der Oberbegriff für antagonistisches (aggressives) Verhalten einerseits und Rückzugsverhalten andererseits. Aversives Verhalten wird durch negative Affekte in der Folge von Frustration, Verletzung, Kränkung oder Verlust ausgelöst. Beide Gruppen von Reaktionen dienen dem Selbstschutz, der Aufrechterhaltung eines kohäsiven Selbstgefühls. Die Verfügbarkeit auch aggressiver Reaktionen ist wesentlich für die Fähigkeit, ein vitales Selbstgefühl aufrechtzuerhalten. So vermittelt auch Wut ein Gefühl von eigener Stärke und kann zur (Wieder-)Aufrichtung des Selbstgefühls beitragen.

> **❗** Aversives Verhalten kann – verständlicherweise – Ärzte und Pflegepersonal erheblich irritieren. Wird es im Rahmen der Selbstgefühlsregulation verstanden, lassen sich die Beziehungskrisen oft entschärfen. Ein solches Verständnis ermöglicht es, nach auslösenden Frustrationen zu suchen bzw. Brüche im empathischen Verstehen zu entdecken. Gelingt dies, kann der Patient sich auch in seinem aversiven Verhalten verstanden und akzeptiert fühlen, können gestörte Austauschprozesse sich wieder normalisieren.

Fachpsychotherapeutische Intervention ist vor allem dann hilfreich, wenn aggressive Spannung zwischen Patienten und Teammitgliedern eskalieren. Eine solche Dynamik entsteht nicht selten dann, wenn die Toleranz von Patienten für innere Ambivalenzspannung, für Spannungen zwischen »guten« und »bösen« eigenen Anteilen überfordert wird. Negative Selbstanteile werden dann auf die Objektrepräsentanz projiziert und zur weiteren Entlastung der innerpsychischen Dynamik externalisiert. Scheinbar plötzlich können dann Spannungen im Team auftreten, Konflikte zwischen »guten« und »bösen« Mitarbeitern. Die Situation entspannt sich wieder, wenn es gelingt, solche Teamkonflikte als durch im Patienten nicht mehr integrierbare antagonistische Impulse induziert zu verstehen. Das Team leistet Integrationsarbeit – zunächst stellvertretend für den Patienten.

Der Fachpsychotherapeut kann auch in direkter Arbeit mit Patienten das aversive Motivationssystem unterstützen und so zur Verbesserung bedeutsamer Beziehungen auch im Alltag beitragen.

> **ℹ Fallbeispiel**
>
> Ein 52-jähriger Kranker mit chronisch-myeloblastischer Leukämie wirkte gegenüber seiner Ehefrau, aber auch auf der Station extrem zurückgezogen – er selbst sprach von einem »Bambusvorhang«. Erst im Verlauf zahlreicher Gespräche gelang es, das Rückzugsverhalten im Zusammenhang mit seiner Enttäuschung zu verstehen: Im bisherigen Leben habe er alle eigenen Interessen seiner Berufstätigkeit und seiner Familie, die Kinder waren 6 und 9 Jahre alt, geopfert. Womit habe er die Krankheit verdient? Erst als er erlebte, dass ich seine Enttäuschung verstehen und seine vorausgegangenen Leistungen anerkennen konnte, stabilisierte sich sein Selbstgefühl. Jetzt konnte er allmählich auch die Beziehung zu seiner Frau viel offener gestalten, mit ihr über seine Sorgen und Ängste sprechen. Schließlich plante er zusammen mit ihr die Versorgung der Familie nach seinem Tod. Nach vielen Bedenken und langem Zögern verstand er auch, dass eine angemessene Einbeziehung der Kinder in seine Auseinandersetzung mit Krankheit und Tod ein wertvoller Beitrag für ihre Entwicklung sein könnte. Er sorgte für ihre Ausbildung, bereitete sie aber auch behutsam auf die Trennung vor. Er beschrieb, wie sich während dieser Entwicklung sein Selbstgefühl besserte.

Sinnliches Vergnügen und Sexualität

Anregung für die Sinne und so entstehende Freude fördert das Selbstgefühl auch Todkranker – direkt und indirekt – über das Erleben von »Ich bin solches Bemühen noch wert«. Solche Anregung beginnt bei der Körperpflege, bei der Präsentation und der Gestaltung der Krankenzimmer. Künstlerische Angebote wie Musiktherapie und Beteiligung in der Gestaltungstherapie wirken gleichsinnig.

Auch sexuelle Interessen, Vorstellungen und Phantasien können bei Todkranken noch eine Rolle spielen.

Bei der Auswertung von Tonbandprotokollen einer Balint-Gruppe für Krankenschwestern einer onkologischen Station waren wir davon beeindruckt, dass die Schwestern häufiger als erwartet mit sexuellen Wünschen von Patienten konfrontiert wurden. Es handelte sich dabei vor allem um Versuche, die verbliebene Attraktivität (»Potenz«) zu testen und so auf diesem Wege das gefährdete Selbstgefühl zu stabilisieren.

Werden sexuelle Wünsche und Phantasien so verstanden, lassen sie sich anerkennen, ohne die Grenzen der Berufsrolle zu verletzen.

❽ Fallbeispiel

Der Leukämiekranke, der vom Schachspiel mit dem Tod träumte, entwickelte eine Tendenz zum Rückzug aus der Kommunikation. Er fühlte sich erleichtert, dass er auch dann akzeptiert wurde, wenn er »den Moralischen« bekam und längere Zeit weinte. Daraufhin klagte er über sein Gefühl von Wertlosigkeit und berichtete erstmals über »Impotenz«, eine erektile Dysfunktion. Seine Depression hellte sich auf, als ich mit ihm besprechen konnte, dass seine »Potenz« in dieser Situation nicht ausschließlich im sexuellen Bereich, sondern in einem umfassenderen Sinne gesehen werden könne, u. a. in der gemeinsamen Planung mit der Familie für die Zeit nach seinem Tod.

44.3.2 Äußerung von Emotionen

Konfrontation mit ungünstiger Prognose und Tod löst negative Emotionen aus: Vor allem Traurigkeit und depressive Reaktionen sind als situationsadäquat zu erwarten. Wie alle Emotionen haben sie auch kommunikative Funktion. Werden Patienten auch dann unterstützt, wenn sie depressiv reagieren, und erleben sie sich auch mit diesen – oft als irritierend erlebten – Gefühlen akzeptiert, kann dies ihr narzisstisches Gleichgewicht nachhaltig unterstützen. Anerkennung und Kommunikation erleichtern es, diese Gefühle integrierend zu verarbeiten. Trauer wird möglich, Depression kann sich eher zurückbilden.

44.3.3 Lebensbewertung im Rückblick

Die aktuelle »Lebensqualität« unheilbar Kranker und Sterbender wird durch die rückblickende Bewertung ihres eigenen Lebens, die Bewertung ihrer »narrativen Hülle« wesentlich mitbestimmt. Erzählen uns Patienten aus ihrem Leben – manchmal mit Hilfe von Fotoalben –, haben sie oft das Anliegen, Hilfe für eine gültige, positive Bewertung auch schwieriger Lebensabschnitte zu finden. Sie versuchen auch auf diese Weise, ihr Selbstgefühl zu stabilisieren.

Interesse und Anerkennung wirken zunächst unspezifisch: Sie vermindern Scham und Selbstzweifel. Anerkennung wertet Lebensleistung auf und kann zu einer Ermäßigung überhöhter Selbstideale beitragen. Gelingt dies, steigt die Selbstakzeptanz.

Manchmal benötigen Kranke Hilfestellung angesichts »ungelöster Aufgaben« (»unfinished business«; Kübler-Ross 1969). Hier ist zu prüfen, ob es um die Bewertung, um Hilfestellung angesichts realer Beziehungsprobleme oder um andere zu lösende Aufgaben geht. Oft ist die Vermittlung zu Angehörigen erforderlich. Nicht immer können solche Aufgaben noch tatsächlich erledigt werden. Manchmal genügt die Absichtserklärung, die gemeinsame Planung einer Lösung, manchmal bleibt nur Trauer über das Nicht-mehr-erledigen-Können.

Alle Teammitglieder können dazu beitragen, dass die entscheidende Bewertung des Lebens im Rückblick positiv ausfällt, und auf diese Weise das Kohärenzerleben fördern. Gelingt dies, so fällt es Kranken leichter, ins Sterben einzuwilligen, Abschied zu nehmen und angebotene Übergangsriten zu nutzen.

44.4 Rolle des Psychotherapeuten im Stationsteam

Die Einbeziehung psychotherapeutischer Ansätze in die Arbeit von Krankenstationen nach dem Liaison-Konzept erfordert eine möglichst gute Integration eines Psychotherapeuten in das Team. Gegenseitige Vertrautheit entwickelt sich nur in konkreter Zusammenarbeit. Der Psychotherapeut sollte deshalb an Routineveranstaltungen wie Visiten, Stationskonferenzen und Übergabesprechungen regelmäßig teilnehmen.

❗ Es bewährt sich, wenn seine Arbeit mit Kranken von Anfang an zur Routineversorgung gehört. Er wird dann mit jedem neu aufgenommenen Kranken ein Erstgespräch führen. Treten Schwierigkeiten und Krisen auf, ist er dem Patienten bekannt und kann auf die vorhandene Beziehung zurückgreifen. Würde der Patient erst in einer Krise an einen Psychotherapeuten überwiesen, wäre die Ausgangssituation sehr viel ungünstiger.

Ist der Psychotherapeut als Mitglied des Teams auf der Station präsent, können die Kranken Umfang und Intensität seiner Inanspruchnahme mitsteuern. Frequenz und Dauer der Gespräche können je nach Befinden und Bedürfnissen variieren. Entscheidend ist, dass der Therapeut zuverlässig verfügbar ist – einmal aufgebaute Erwartungen dürfen nicht enttäuscht werden.

In Teamsitzungen kann der Psychotherapeut Verhaltens- und Beziehungsprobleme verstehen helfen und damit zur Entlastung von Teammitgliedern und Patienten beitragen. So kann ein Klima entstehen, welches spezifische Therapieformen ermöglicht.

> **Cave**
>
> Die Mitarbeit des Psychotherapeuten sollte klar geregelt und auf die Organisation der Station abgestimmt sein. Er sollte zu fest vereinbarten Zeitpunkten – auf jeden Fall während einer wöchentlichen Stationskonferenz – über seine Beobachtungen und seine Arbeit berichten können. Eine enge Kooperation mit einer Sozialarbeiterin und evtl. einem Kunsttherapeuten sollte angestrebt werden.

44.5 Fazit

Psychotherapie kann auch und gerade bei Todkranken und Sterbenden Leid mindern helfen. Ziel psychotherapeutischer Intervention ist die Aufrechterhaltung oder Wiederherstellung eines ausreichend guten und stabilen Selbstgefühls angesichts der Gefahr einer traumatischen Überwältigung psychischer Funktionen.

Der Fachpsychotherapeut kann in der palliativen Medizin indirekt – über das Team – oder direkt – im Umgang mit dem Patienten – wirksam werden. Die Arbeit mit dem Team hilft über die Reflexion von Erleben, Einstellungen und Verhalten sowohl den Patienten als auch den Teammitgliedern, die durch Arbeit mit Sterbenden oft extrem emotional belastet werden.

In der direkten Arbeit mit Patienten kann der Fachpsychotherapeut das hier dargestellte Vorgehen je nach Situation und Kompetenz durch spezielle Interventionsansätze wie Entspannungsverfahren, Methoden zur psychologischen Schmerzkontrolle, aber auch durch die verstärkte Einbeziehung von Angehörigen in Paar- und Familientherapie ergänzen.

Während früher die Möglichkeiten psychotherapeutischer Interventionen bei Todkranken und Sterbenden praktisch unberücksichtigt blieben, muss heute auch darauf hingewiesen werden, dass psychotherapeutische Interventionen sowohl hinsichtlich ihrer Wirksamkeit als auch hinsichtlich ihrer Spezifität bei Sterbenden Grenzen haben. Wichtig ist, dass alle Teammitglieder dazu beitragen, Kranken angesichts des Todes Sicherheit, Geborgenheit und Schutz verlässlich zu vermitteln. Analog zur Situation einer Mutter am Anfang des Lebens kann kein »Ideal« für professionelle Helfer beim Sterben formuliert werden. Sie können ihre die Selbstregulation der Kranken unterstützende Funktion, wie ursprünglich die Mutter, nur individuell jeweils »genügend gut« ausüben, sich um empathisches Einstimmen und Begleiten immer wieder bemühen. Die Berufsrolle unterstützt und sichert dieses persönliche Bemühen.

Literatur

Antonovsky A (1987) Unraveling the mystery of health. How people manage stress and stay well. Joseey-Bass, San Francisco

Bloch E (1959) Forschende Reise in den Tod. In: Das Prinzip Hoffnung. Suhrkamp, Frankfurt am Main

Eissler KR (1955) The psychiatrist and the dying patient. Int Univ Press, New York 1955 (Deutsche Fassung: Der sterbende Patient: Zur Psychologie des Todes. Frommann-Holboog, Stuttgart, 1978)

Fawzy FI, Fawzy NW, Arndt LA, Pasnau RO (1995) Critical review of psychosocial interventions in cancer care. Arch Gen Psychiatry 52: 100–113

Jaspers K (1956) Philosophie. Springer, Berlin Heidelberg New York Tokio

Köhle K, Simons C, Kubanek B (1996) Zum Umgang mit unheilbar Kranken. In: Adler RJ, Hermann M, Köhle K, Schonecke OW, Uexküll T von, Wesiak W (Hrsg) Psychosomatische Medizin, 5. Aufl. Urban & Schwarzenberg, München Wien Balitimore, S 1224–1249

Köhler L (1990) Neuere Ergebnisse der Kleinkindforschung. Ihre Bedeutung für die Psychoanalyse. Forum Psychoanal 6: 32–51

Kohut H (1977) The restoration of the self. New York (Deutsche Fassung: Die Heilung des Selbst. Suhrkamp, Frankfurt am Main 1979)

Kübler-Ross E (1969) On death and dying. What the dying has to teach doctors, nurses, clergy, and their own families. McMillian, New York (Deutsche Fassung: Interviews mit Sterbenden. Kreuz Verlag, Stuttgart 1973)

Lichtenberg JD (1989) Psychoanalysis and Motivation. Analytic Press, Hillsdale, London

Lichtenberg JD, Lachmann FM, Fosshage JL (1992) Self and motivational systems. Toward a theory of psychoanalytic technique. Analytic Press, Hillsdale, London

Meyer JE (1979) Todesangst und das Todesbewußtsein der Gegenwart. Springer, Berlin Heidelberg New York Tokio

Milch WE, Hartmann HP (1996) Zum gegenwärtigen Stand der psychoanalytischen Selbstpsychologie. Psychotherapeut 41: 1–12

Moorey S, Greer S (1989) Psychological theory for patients with cancer: a new approach. Heiniman Medical, Oxford London Singapore Nairobi Ibadan Kingstone

Papousek H (1977) Entwicklung der Lernfähigkeit im Säuglingsalter. In: Nissen G (Hrsg) Intelligenz, Lernen und Lernstörungen. Springer, Berlin Heidelberg New York Tokio

Papousek H (1989) Frühe Phasen der Kind-Eltern-Beziehung. Prax Psychoth Psychosom 34: 109–122

Schütz A, Luckmann T (1979) Strukturen der Lebenswelt, Bd 1. Suhrkamp, Frankfurt

Spence DP (1987) Turning happenings into meanings: the central role of the self. In: Young-Eisendraht T, Hall JA (eds) The book of the self. University Press, New York London, pp 131–150

Spiegel D (1993) Living beyound limits: new help and hope for facing life-threatening illness. Times Books/Random House, New York

Strotzka H (1984) Psychotherapie und Tiefenpsychologie, 2. Aufl. Springer, Wien

Thomas W, Dierhold S, Behnke E, Köhle K (1995) Psychosoziale Rehabilitation onkologischer Patienten in der stationären Akutversorgung: Belastungen, Bedarf, Lebensqualität, Krankheitsbewältigung (Abschlußbericht). Institut und Poliklinik für Psychosomatik und Psychotherapie der Universität zu Köln

Uexküll T von, Wesiack W (1998) Theorie der Humanmedizin. Grundlagen ärztlichen Denkens und Handelns. Urban & Schwarzenberg, München Wien Baltimore

Weisman AD (1974) The realization of death. Jason Aroson, New York London

Weisman AD (1976) Appropriate and appropriated death. In: Shneidman ES (ed) Death: current perspectives. Mayfield, Palo Alto, pp 502–506

Weiss J, Sampson H (1986) The psychoanalytic process. Guildford Press, New York London

Willi J (1998) Die ökologische Dimension der Psychotherapie. Ein aus der Paartherapie entwickeltes theoretisches Modell. Psychotherapeut 43: 69–79

Winnicott DW (1972) The basis for self in body. Int J Child Psychoth 1: 7–16

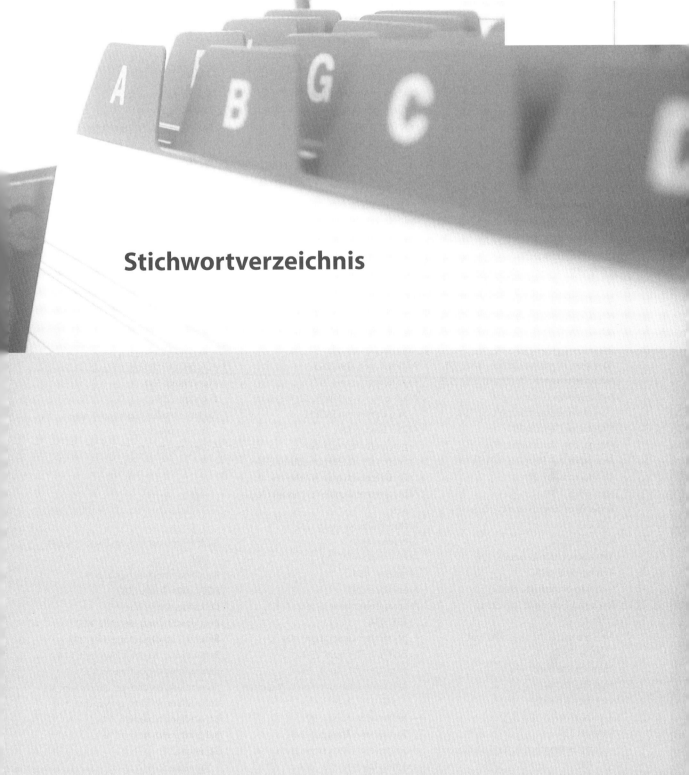

Stichwortverzeichnis